Chris Patron

KREBS und andere SCHWERE KRANKHEITEN ganz EINFACH BESIEGEN

Endlich wieder angstfrei leben!

„Wichtig ist es, ein gutes Herz zu haben.
Wenn Du ein Buch schreiben willst, frage Dich,
ob Du damit Gutes tun willst,
wenn nicht, lass es!“
Dalai Lama

amadeus-verlag.com

Ausschlussklausel

Dieses Buch dient ausschließlich der Information über Hypothesen, Methoden, Verfahren, Ansätze, Personen und Geräte der Gesundheitsvorsorge und der Selbsthilfe.

Wer die informativ mitgeteilten Hypothesen, Methoden, Ansätze, Verfahren, Aussagen oder Geräte anwendet, tut dieses ausschließlich in eigener Verantwortung. Autor und Verlag geben ausschließlich Informationen weiter. Sie beabsichtigen auf keinen Fall, Diagnosen zu stellen, medizinische Ratschläge oder therapeutische Empfehlungen zu geben.

Alle Angaben in diesem Buch wurden nach bestem Wissen erstellt. Die Angaben erfolgen ohne Verpflichtung oder Garantie des Autors. Der Autor übernimmt keine Verantwortung und Haftung für etwa vorhandene Unklarheiten und inhaltliche Unrichtigkeiten. Die Forschung ist auf diesem Gebiet noch im Fluss.

Die in diesem Buch beschriebenen Hypothesen, Methoden, Verfahren, Ansätze, Geräte und Aussagen von Personen sind nicht als Ersatz für professionellen und kompetenten medizinischen Rat bei gesundheitlichen Beschwerden und Störungen zu verstehen. Die gegebenen Hinweise und Empfehlungen zur Selbsthilfe können bei schweren Erkrankungen den Arzt oder Heilpraktiker nicht ersetzen. Jeder Leser und jede Leserin ist daher für sein/ihr persönliches Handeln und Entscheiden selbst verantwortlich. Es empfiehlt sich deshalb immer, medizinische Diagnosen von Behandlern einzuholen und sich von diesen therapeutisch begleiten zu lassen.

Die in diesem Buch aufgestellten Thesen und Darstellungen stellen ausschließlich die persönliche Sicht, Auffassung, Meinung und Wertung des Autors dar. Alle Angaben in diesem Buch erfolgen ohne jegliche Gewährleistung oder Garantie seitens des Autors und des Verlages. Eine Haftung des Autors bzw. des Verlages und seiner Beauftragten für Personen-, Sach-, Vermögens- oder Gesundheitsschäden ist ausgeschlossen.

Sämtliche Kapitel dieses Buches sind ausdrücklich und allein die Betrachtungsweise des Autors und ausschließlich als Wertungs- und Meinungsäußerung zu verstehen! Diese Meinungsäußerungen stellen niemals, in keiner Weise, in keinem Satz und in keinem Zusammenhang Tatsachenbehauptungen oder Empfehlungen dar, auch dann nicht, wenn der Buchtext selbst Empfehlungen ausspricht oder Anleitungen zu Anwendungen gegeben werden.

Die Quellen dieser Dokumentation sind Fachbücher, Studien, Untersuchungen, wissenschaftliche Arbeiten, Forschungsberichte, Fachzeitschriften, Organisationen, Presse, Internet etc.

aus rechtlichen Gründen

Amadeus Verlag GmbH & Co. KG
Birkenweg 4
74579 Fichtenau
Fax: 07962-710263
www.amadeus-verlag.com
Email: amadeus@amadeus-verlag.com

Druck:
CPI – Ebner & Spiegel, Ulm
Satz und Layout:
Jan Udo Holey
Umschlaggestaltung:
Amadeus Holey

ISBN 978-3985620005

INHALTSVERZEICHNIS

Vorwort von Sachbuchautor Johannes Holey

Verehrte Leserin, lieber Leser,
danke, dass Ihre Neugierde Sie dieses *außergewöhnliche* Buch erwerben ließ (vielleicht war es auch Ihre Körperintelligenz, die Sie verführt hat?). Sie werden Seite um Seite auch in eine neue und ebenfalls recht *außergewöhnliche* Welt geführt, in eine Welt der Wahrheiten und nicht des Mainstreams mit seiner Oberflächlichkeit und auch sehr außergewöhnlichen Lügen. Mainstream gibt es genauso im Bereich der Gesundheit und Medizin, doch dabei können wir nicht locker darüberstehen und erhaben lächeln, denn hierbei geht es um unser Leben.

Größenordnungen, die sich heute in ‚Milliarden' abspielen, beeindrucken uns schon fast nicht mehr – ob das unsere Zivilisation, die Tech-Multimilliardäre im Silicon Valley oder das Bekanntwerden auch sonst weltweit zunehmender Milliardäre betrifft. Doch da ausschließlich dieses Milliarden-Idol auch die Pharmakonzerne schon seit Jahrzehnten bestimmt, hat das leider mit Millionen Getöteten in unser Vergangenheit und unserer von ihnen geplanten Zukunft zu tun.

Somit ist das alles, was Sie hier nicht nur zum Thema Krebs erfahren, sondern zu fast allem, was ungesund ist, zwischen Staunen und Entsetzen angesiedelt. Schrecklich wird es nämlich, wenn wir erkennen, was wir im guten Glauben unserem Körper oder dem unserer Kinder haben antun lassen – natürlich aus diesbezüglich geplanter Unwissenheit.

So komme ich nun zur schwierigsten Aufgabe dieses wertvollen Aufklärungs-Werks: den damit verbundenen Herausforderungen. Auch diese sind *außergewöhnlich*, denn sie gehen nicht nur überzeugend gegen das Pharma- und Ärztesystem, sondern kommen jetzt auch auf uns zu – mit diesem neuen Wissen wird sich unser uns betreffendes Weltbild völlig ändern. Sie können es jetzt als übliche journalistische Übertreibung abtun, doch ich gestehe Ihnen, dass ich nach diesem gründlichen Durcharbeiten (mit nur Lesen ist da nicht viel) nicht mehr der bin, der ich vorher war.

Dieses Werk medizinischer Klarstellungen ist ein grundsätzlicher Lebensveränderer. Natürlich geht das nicht über Nacht, denn unser intelligentes Körpersystem tut ja bisher sein Bestes, dass es uns einigermaßen gut geht. Doch um wirklich gesund und auch gesund alt zu werden, müssen wir nun Schritt für Schritt in diese neue Welt einsteigen. Und das kann nun auch noch zu einer weiteren *außergewöhnlichen* Herausforderung werden, denn wir brauchen dazu ein neues oder erweitertes Bewusstsein, mehr Selbstbewusstsein. Das wird zwar zunächst einmal ein David gegen Goliath sein, doch unser ‚Wandel der Zeit' wird auch dieses Lügensystem knacken.

Sie werden es auch förmlich genießen, wenn Sie im Internet die vielen Gesundheits-Emails, die gutgemeinten und die kommerziellen, lesen und doch jetzt die volle Wahrheit kennen – es wird Sie dann nur noch amüsieren. Ja, hier wird nicht mehr gekleckert, der Autor muss klotzen – denn unsere Welt der sogenannten Krankheiten ist so perfekt verlogen und wird auch brutal weiterbestehen –, damit das nachhaltige Aufwecken aus den bequemen und brav ergebenen Anpassungen ein befreiendes Ende darstellen kann.

Diese Tsunami-Welle der Wahrheiten wird eine gründliche Reinigung und die Basis für einen glücklich- und gesundmachenden Wandel bringen – vor allem, wenn das große Erwachen beginnen wird. Das Neue Testament weist uns darauf hin, dass unser Körper der Tempel des Heiligen Geistes ist, und Tempel waren damals das Schönste und Großartigste, das der Mensch zu erschaffen fähig war.

Wir danken dem mutigen Autor Chris Patron, der diese profitorientierten Mächte entblößt; wir danken dem mutigen Verleger, der diese Wahrheiten veröffentlicht; wir danken den mutigen Patienten, die es ab jetzt leben und manifestieren werden, und wir danken den vielen Wissenschaftlern, Naturheilpraktikern, Forschern etc., die diese teils atemberaubenden Ergebnisse erzielt haben, trotz vielfältiger persönlicher Verfolgung und sie häufig sogar mit ihrem Tod dafür bezahlen mussten.

Dieses Werk ist ein großes Geschenk für die zukünftige Menschheit. Es ist gesegnet!

Kapitel 1

Verstehen, warum bin „ICH“ krank?

„Wer keine Zeit für seine Gesundheit hat,
wird eines Tages Zeit haben müssen, krank zu sein!“
Harold L. Reilly

Auch wenn Sie schwer erkrankt sein sollten...

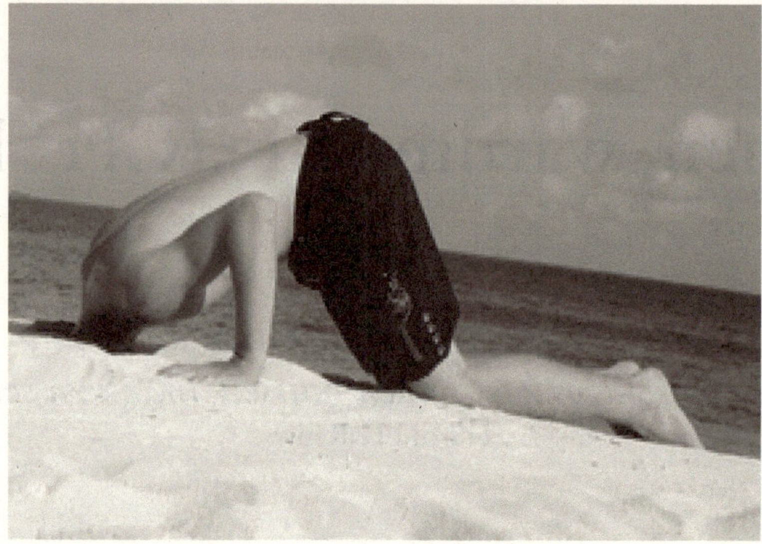

Abb. 1: Vergessen Sie die Indoktrination durch die Medizin, es gibt für jede Krankheit eine Lösung, nichts ist unmöglich.

Mit den Informationen in diesem Buch halten Sie den Schlüssel für eine dauerhafte Gesundheit in Ihren Händen! Sie werden – ohne Wenn und Aber – verstehen, warum Sie erkrankt sind und wie Sie wieder vollständig gesunden und gesund bleiben.

Ziel: dauerhafte Gesundheit!

- Aufklärung über Ernährung, medizinische Forschung und Wissenschaft, die Pharma-Industrie, GVO und die Haltung der Politik
- Vollständige Entgiftung des Organismus von Umweltgiften und Schwermetallen
- Beseitigung von Körper-Parasiten und Erregern
- Verhinderung und Eliminierung von Entzündungsprozessen
- Leistungssteigerung/Verbesserung der Kondition und Ausdauer
- Schnelles Ausheilen von Krankheiten und Verletzungen

Hemmung oder Verhinderung von:

- Allergien = Entzündungen/Erkältungen/Grippe
- Demenz

Wichtig:
Das Buch ist zielführend konsekutiv aufgebaut. Sie werden die einzelnen Elemente nur dann verstehen können, wenn sie Vorangegangenes auch wirklich gelesen haben.

Und nun lassen Sie sich inspirieren!

Inspiration

Gesundheit ist nicht alles, aber ohne Gesundheit ist alles nichts! Diese fundamentale Behauptung steht für sich. Gesundheit ist aber auch aus ethischen, sozialen und wirtschaftlichen Gesichtspunkten von nicht zu unterschätzender Bedeutung. Ausgangspunkt für ein aktives, erfülltes und harmonisches Leben ist immer und zuallererst die Gesundheit. Gesundheit ist von so elementarer Bedeutung, dass es unabdingbar ist, sorgsam mit ihr umzugehen und auch Wege zur Gesundung oder Gesunderhaltung zu suchen, die außerhalb eingefahrener Pfade des kommerziellen, nicht auf die Bedürfnisse des Einzelnen abgestimmten Gesundheitswesens liegen. Menschen unserer Zeit haben nur noch eine blasse Vorstellung von dem, was Gesundheit ausmacht. Wie der menschliche Körper funktioniert, mit der in alle Funktionen des Organismus eingreifenden Psyche, ist für viele Menschen mehr als ein undurchdringlicher Nebel.

So wird es umso bedeutsamer, einmal zu erkennen, wie sich Krankheiten etablieren und wie Gesundheit erreicht oder bewahrt werden kann. Welchen Einfluss haben Ernährung oder Mangelernährung, GVO, Umwelteinflüsse, Parasiten, Schwermetalle, Pilze, Arzneimittel oder Nebenwirkungen der sogenannten westlichen Medizin auf den Menschen? In naher Zukunft muss es deshalb ein Umdenken in diesen so lebenswichtigen Fragen geben, wollen wir nicht sehenden Auges unsere Gesundheit endgültig aufs Spiel setzen und die Zukunft unserer Kinder und Enkel zerstören.

Niemand anderes als wir selbst können die Verantwortung für unsere Gesundheit und unser Wohlergehen übernehmen, kein Arzt, kein Heilpraktiker, keine Pharmazie! Gesundheit muss uns ständig ein hohes persönliches Gut sein und bleiben.

Versuchen Sie zu verstehen, wie der menschliche Körper funktioniert und welche Zusammenhänge es zwischen äußeren Einflüssen, der Psyche und dem gesunden Funktionieren unseres Körpers gibt. Der ehemalige Präsident der Vereinigten Staaten von Amerika, Thomas Jefferson, brachte es auf den Punkt:

„Mit dem, was Du selbst tun kannst, bemühe niemals andere!“

Sie werden durch dieses Buch verstehen lernen, was die wirklichen Ursachen für Krankheit sind und dass Krankheit nicht gottgegeben ist, sondern einzig und allein durch Sie, durch Ihr Verhalten oder Ihre Lebensumstände entsteht, begünstigt oder verursacht wird, mit der Ausnahme angeborener Schäden. Die ungeschminkte nackte Wahrheit kann daher, mit wenigen Ausnahmen, nur lauten:

Sie allein sind die Ursache Ihres körperlichen Zustandes!

Wow, lassen Sie das erst einmal sacken. So brutal und direkt diese Feststellung auch sein mag, so **positiv** ist sie jedoch im Umkehrschluss, denn was nicht gottgegeben ist, sondern allein durch Sie verursacht ist, **können auch Sie wieder korrigieren!!!**

In der Folge wird Ihnen aufgezeigt, wie Sie Ihren Körper wieder „aufrichten“ und stärken können, um dann die alles entscheidenden Grundlagen zu erfahren, wie Sie, auch bei schwerster Erkrankung, ganz einfach wieder gesund werden und bleiben können. Darüber hinaus erhalten Sie weitreichende Informationen über die Rolle der Pharma-Industrie und anderer globaler Machtstrukturen, z.B. der Nahrungsmittel-Industrie, die im wahrsten Sinne des Wortes entscheidenden Einfluss auf Leben und Sterben eines jeden Einzelnen von uns haben.

Springen Sie über Ihren Schatten, haben Sie Mut, es lohnt sich, und nehmen Sie Ihre Gesundheit endlich in die eigenen Hände, auch wenn es anfänglich Angst macht. Niemand muss Arzt oder Therapeut sein, um zu verstehen, wie der menschliche Körper funktioniert und welcher Abläufe es bedarf, um Gesundheit zu erhalten oder wieder zu erlangen. Es bedarf keines medizinischen Studiums, sich sachkundig zu machen, wie man sich und seine Familie gesunderhalten kann, um letztendlich die Unabhängigkeit von Arzneimittel-Lobby und Medizin-Kartell zu erreichen.

Sicher wird es wohl nach meiner festen Überzeugung niemals einem Menschen gelingen, ganz sicher nicht in absehbarer Zeit, die chemischen oder genauer gesagt die energetischen Abläufe des menschlichen Körpers zu enträtseln, geschweige denn zu begreifen, was es erfordert, dass „etwas" lebt, Menschen, Fauna und Flora betreffend.

Um zu verstehen, wie man Gesundheit erhalten bzw. wieder erlangen kann, bedarf es keines Studiums oder Spezialwissens. Der normale gesunde Menschenverstand reicht hierzu völlig aus. Dieses Buch wird Ihnen in einfacher und verständlicher Form aufzeigen, dass es zur Erhaltung oder zur Wiedererlangung von Gesundheit keines Fachwissens bedarf.

Die Schöpfung kennt weder Fehler noch Krankheiten!

An den Beginn dieser Dokumentation stelle ich ganz bewusst eine wahre Geschichte, die Geschichte „Jos", die, so unglaublich sie auch erscheinen mag, keine Science-Fiction ist. Möglicherweise bekommen sie so eine leise Ahnung von den nahezu unfassbaren Tatsachen, die Pharma-Industrie, Politik, Wissenschaft, Wirtschaft, Gesundheit und Krankheit betreffend.

Und nun beginnen Sie, sich in den Bann dieses Buches ziehen zu lassen.
Ich wünsche Ihnen starke Nerven und jedmöglichen Erfolg.

Die über Leben und Tod entscheiden

Keine Science-Fiction, Namen und Orte sind zum Schutz der Personen geändert

Jonathans (Jos) Geschichte

Jos Story ist so unglaublich, dass es nicht leicht fällt, angemessene Worte zu finden, eine wahre Geschichte nicht als Science-Fiction erscheinen zu lassen. Andererseits sind die Früchte seiner Arbeit und seiner Nachfolger so allumfassend, dass sie tagtäglich für jeden von uns schmerzhaft spürbar sind und unser Leben in einem kaum darstellbaren Umfang beeinträchtigen und belasten.

Doch der Reihe nach: Wer ist Jo und was ist es, was ihn so einmalig, so einflussreich machte? Es ist kein halbes Jahrhundert her, als die unglaubliche Geschichte Jos, eines Jungen mit außerordentlichen Begabungen, begann. Er hatte ein fotografisches Gedächtnis, konnte schon mit drei Jahren lesen und hatte zudem eine außergewöhnliche Auffassungsgabe. So verwundert es nicht, dass sich Jo schon mit sechs Jahren in einer Hochbegabtenschule wiederfand und über Jahre der Primus war. Doch Klassenbester zu sein, kann neben etwaigen Vorteilen auch seine Schattenseiten haben: Sie sind selten beliebt und an der Spitze wird es einsam. Und auch Jo traf dieses Schicksal. Mit vierzehn Jahren, seine pubertären Gefühle glichen denen anderer gleichaltriger Jungen seines Alters, verliebte er sich, jedoch nicht in eine seiner Mitschülerinnen, sondern unglücklicherweise gleich unsterblich in seine Lehrerin, die auf Grund seiner Schwierigkeiten im Klassenverband versuchte, ihn besser zu integrieren.

Leider interpretierte Jo diese Intention seiner Lehrerin völlig anders, was der Lehrerin im Laufe der Zeit auch nicht entging. Jo wurde daraufhin von ihr zu einem Gespräch gebeten, in dem sie ihm die Situation unmissverständlich klar machte, dass sie schon verlobt sei und bald heiraten würde. Jo durchlebte daraufhin Höllenqualen, die jeder, der schon einmal unglücklich verliebt war, nachvollziehen kann. Eine Aussage seiner geliebten Lehrerin behielt Jo dabei besonders im Gedächtnis, die da lautete, dass ihr zukünftiger Mann reich war und sie, weil ihr zukünftiger Ehemann es so wollte, ihren Beruf als Lehrerin aufgeben würde.

Jo lernte aus dieser Aussage zwei für ihn wichtige Dinge: Erstens, man braucht viel Geld, um die Frau, die man liebt, zu bekommen, und zweitens, man kann sogar bestimmen, ob sie arbeiten muss oder nicht. Jos pubertäre Gedanken beschäftigten sich daraufhin mit den ausgefallensten Dingen. Für Jo war danach klar, er war nur noch von einer Idee geradezu besessen: Er wollte reich werden, sehr reich, die ihm erteilte Lektion würde er nie vergessen. Während der überwiegende Teil seiner Klassenkameraden ein Studium begannen, trat Jo in eine Marketingfirma ein.

Diese kleine Vorgeschichte soll dem besseren Verständnis dienen, was diesen außergewöhnlich begabten Jungen antrieb, zuallererst Manager einer Marketingfirma zu werden, um dann etwas später, im wahrsten Sinne des Wortes, in skrupelloser, rücksichtsloser, unverantwortlicher Weise seinen beruflichen Weg zu gehen. Mit gerade einmal vierundzwanzig Jahren hatte er schon seine eigene Marketingfirma und war Multimillionär. Er war eine machtvolle, einflussreiche Denkfabrik und produzierte tagtäglich neue Einfälle, Menschen über die Werbung manipulieren, betrügen und letztendlich auch ausnehmen zu können. Er war hemmungslos rücksichtslos, aber seine Ideen waren schlicht als genial zu bezeichnen. Er scheute die Öffentlichkeit, nicht einmal alle seine Angestellten bekamen ihn zu sehen.

Dann kam der Tag, der Jos Leben entscheidend verändern sollte. Er bekam die Einladung eines ihm nicht bekannten Unternehmens auf den Tisch, in der ihm angeboten wurde, in einem Privatflugzeug zu einer ihm unbekannten karibischen Insel zu einem ersten Kontaktgespräch zu fliegen. Details wurden nicht mitgeteilt. Jo akzeptierte trotzdem und machte sich auf den Weg. Jo wurde mit einer luxuriösen Limousine vom Flughafen abgeholt und war sichtlich überrascht, dass man ihn zu einem unvergleichlich prachtvollen Anwesen brachte. Ein Mann Namens Alessandro begrüßte ihn und bat ihn herein. Sie nahmen auf einer Terrasse Platz, wo sie freie Sicht auf das Meer hatten. Ohne weitere Umstände begann Alessandro das Gespräch, bedankte sich, dass Jo seiner Einladung gefolgt war und äußerte die Vermutung, dass Jo sich möglicherweise fragen würde, warum er auf diesem privaten Anwesen sei und nicht in irgendeinem Bürogebäude. Aber, so Alessandro, sei das, was er Jo vorschlagen werde, sicher auch nicht üblich, und er glaube, dass diese Rahmenbedingen seinem Angebot angemessener seien.

Jo bedankte sich für die Einladung und bevor er auch nur eine Frage stellen konnte, begann Alessandro, Jos Gedanken lesend, ihm zu erklären, was der Grund seiner Einladung war, nämlich dass er wünsche, dass Jo für seine Firma tätig wird. Ohne auch nur einen Augenblick zu zögern, unterbrach Jo Alessandro, weil er annahm, dass dieser ein Headhunter sei und ihn nur aus diesem Grund auf die Insel geholt hatte. Er erklärte Alessandro, dass er eine erfolgreiche Marketingfirma besitze und in keiner Weise daran interessiert sei, sich zu verändern. Es täte ihm leid, aber sie würden hier nur ihre Zeit vergeuden.

Alessandro hörte ihm aufmerksam, doch eigenartig ruhig zu. Irgendetwas war merkwürdig, ging es Jo durch den Kopf, und so wartete er erst einmal ruhig ab. Alessandro begann erneut und gab zu, dass er in der Tat so etwas wie ein Headhunter sei, aber keinesfalls einer wie Jo sie vielleicht kennen würde. Dann erzählte ihm Alessandro etwas mehr über seine Firma, seine Funktion und warum er Jo eingeladen hatte, und stellte ihm eine Frage. *„Was glauben Sie, wie schafft man es, jemanden dazu zu bringen, etwas zu tun, das sie oder er grundsätzlich ablehnen?“*

Jos Antwort kam wie aus der Pistole geschossen, *„Indem sie bestens bezahlt werden.“* Alessandro lächelte und gab ihm Recht, dass das wohl eine der Möglichkeiten sei. Er meine jedoch etwas anderes, etwas, bei dem das Individuum nicht nur nicht bezahlt, sondern sogar noch selbst dafür in die Tasche greifen würde. Die alleinige Möglichkeit, dies zu erreichen, wäre das Instrument „Angst“. Wenn es gelingt, bei einem Menschen oder besser einer großen Gruppe von Menschen Angst zu generieren, dann lassen sich diese Menschen führen, manipulieren und tun das, was man ihnen vorgibt zu tun.

Dann stellte sich Alessandro etwas näher vor, dass er der Chef des Communication-Centers sei und sein Unternehmen mit der alleinigen Aufgabe betraut wäre, Angst zu produzieren – Angst vor Religionen, Kriegen, vor fremden Staaten, vor Krankheiten usw. Er machte Jo klar, dass seine Auftraggeber nahezu unbegrenzte Macht hätten und ihr Einfluss auf die Welt in den letzten Jahrzehnten größer gewesen sei als der sämtlicher US-Präsidenten. Dass sie in diesem Geschäft die Besten seien, erwähnte er beiläufig. Ihre Arbeit werde extrem gut bezahlt. Er, Jo, habe im letzten Jahr, nach Abzug sämtlicher Steuern, etwa 105 Millionen US-Dollar Profit erwirtschaftet. Jo könnte bei ihm das Zehnfache dessen verdienen und hätte einen todsicheren (dead sure) Job bis an sein Lebensende.

Jos Gedanken überschlugen sich. Woher wusste Alessandro, was er im letzten Jahr verdient hatte, obwohl diese Frage müßig und sicher die unwichtigste war. Was sollte das Ganze? Ein Unternehmen, das lediglich Angst produziert? Ein Angebot, das ihm mehr als eine Milliarde US-Dollar Verdienst in Aussicht stellte? Wer kann solche Gehälter bezahlen, ist das alles nur ein ausgemachter Scherz?

Die Zeit verging wie im Flug, Jo hörte nicht auf, Fragen zu stellen, die Alessandro alle beantwortete. Fast alle, denn wenn Jos Fragen auf Namen abzielten, die hinter all dem standen, lächelte Alessandro nur. Alessandro beschrieb Jo im Detail, dass es noch viele weitere, kaum zählbare Tochterfirmen mit Milliarden Dollar Umsätzen gab, alle ausschließlich damit betraut, Angst aufzubauen. Unternehmen des **Pharmabereiches und Staatsregierungen** seien dabei die größten Auftraggeber. Gleichgültig worum es ginge, Angst vor Muslimen, Angst vor Diktaturen, Angst vor Krankheiten, die weder existent noch gefährlich sind, ihr Auftrag sei es, Angst zu verbreiten, um so z.B. größere Budgets in gesetzgebender Versammlung durchsetzen oder die Bevölkerung wie gewünscht manipulieren zu können. Sie seien die weltweite Nummer eins in diesem Metier und seien kaum in der Lage, sämtliche „Angst-Bedürfnisse“ von Regierungen und dem Pharma-Konglomerat zu befriedigen.

Jos entscheidende Frage, wofür er denn bei ihren großen Erfolgen noch gebraucht würde, kam erst Stunden später. Alessandro konnte sich ein Lächeln nicht verkneifen, er hatte Jo da, wo er ihn haben wollte, Jo war interessiert. Dann zeichnete er Jo das Bild seines Firmengeflechtes, mit seinen weltweit tausenden von Angestellten in Marketingfirmen, Verlagen, Fernseh- und Radiostationen. Der Kopf des Ganzen bestehe aus fünf Personen, zwei sogenannte Kreative, drei Exekutive, von denen er, Alessandro, einer sei. Alle anderen seien lediglich Befehlsempfänger. Einer ihrer Kreativen werde demnächst ausfallen, sodass Ersatz notwendig werde. Alessandro plauderte weiter, dass sie Jos berufliche Karriere seit vielen Jahren beobachtet hätten und nun der Augenblick gekommen sei, dass er bei ihnen einsteigen könne. „*That's it, nothing more nothing less*" (nicht mehr und nicht weniger). Jo bekam dieses „*That's it*", diesen Lieblingsspruch Alessandros immer wieder nach seinem Einstieg zu hören. Jos Anfangsjahresgehalt beliefe sich auf 150 Millionen US-Dollar mit der Möglichkeit einer Provision, die sein Jahresgehalt auf mehr als eine Milliarde US-Dollar erhöhen könne. Sein erster Auftrag komme von der amerikanischen Regierung, und er könne sofort anfangen. Für seine Marketingfirma, die gegenwärtig einen Wert von etwa 100 Millionen US-Dollar darstelle, gebe es einen Käufer, der das Doppelte zahlen würde. „*Bedingung: Sie müssen jetzt und heute unterschreiben – sind Sie unser Mann?*"

Eine Menge Fragen gingen Jo gleichzeitig durch den Kopf. Wer war der Mann, der ihm so ein Angebot machen konnte? 200 Millionen US-Dollar für sein Unternehmen? Bis zu einer Milliarde US-Dollar Gehalt? Jo wurde klar, eine Bedenkzeit lag nicht im Bereich des Möglichen, und gerade in diesem Moment, es war verrückt, schossen ihm erstmals wieder Gedanken seiner vormals so geliebten Lehrerin durch den Kopf. Jo zögerte keine Sekunde länger. „*Ich bin dabei*", war seine unzweifelhafte Antwort.

Ab hier beginnt nun Jos Lebensgeschichte, dessen Einfluss auf unser tägliches Leben weitaus größer ist, als Sie es sich in Ihren kühnsten Träumen auch nur annähernd jemals vorstellen können.

Installation eines Perpetuum mobile für das Medizin-/Pharma-Kartell

Jos erste Aufgabe war es, für einen bestimmten Verteidigungsetat eine deutliche Erhöhung herauszuholen. Er bestand mit Bravour, seine Auftraggeber waren mehr als zufrieden.

Dann kam der Tag, der vieles, wenn nicht alles, unser gesamtes Leben betreffend, gravierend verändern sollte. Ob jemand arm oder reich war, spielte auf einmal keine besondere Rolle mehr. Bei Krankheit haben alle Menschen ab sofort mit den gleichen Problemen zu kämpfen. Den Trugschluss, Reiche könnten sich mit ihrem Geld dieser neuen Entwicklung entziehen, konnte man nun getrost beiseite legen. Geld war ab sofort weder ein Maßstab noch ein Schlüssel für Gesundheit.

Alessandro hatte einen neuen Auftrag für Jo. Es sei eine ausgemachte Sache, so Alessandro, dass die Ausgaben für Krebsbehandlungen in den folgenden Jahren drastisch steigen würden, und seine Auftraggeber möchten ein Perpetuum mobile installiert haben. Der Auftrag hätte internationale Ausmaße und man hätte die Vorstellung, dass das Perpetuum mobile für einen Zeitraum von etwa einhundert Jahren installiert würde. Mit der Etablierung eines solchen Systems würde sich Jo „unsterblich" machen. Alessandro benutzte den Ausdruck „Perpetuum mobile" (eine Maschine, die Energie in unbegrenzten Mengen liefert), um damit deutlich zu machen, dass Jo ein System zu entwickeln hatte, das dauerhaft Profit generiert, ohne dass weiteres Handeln erforderlich wäre. Einmal installiert, soll es nicht mehr zu stoppen sein und Money, Money, Money produzieren.

Ohne weiter nachzufragen, meinte Jo, dass es möglich sei. Er brauche drei Monate zur Planung und fünfzig Mitarbeiter, um einen Ausblick darauf geben zu können, wie lange die Implementierung dauern würde. Alessandro nickte honorierend und beruhigt, denn mittlerweile kannte er Jo so gut, dass er schon an Jos Gesichtsausdruck ablesen konnte, dass sein genialer Kopf augenblicklich eine ingeniöse Idee hervorgebracht hatte.

Jo und sein Team verbrachten die folgenden Monate damit, sich durch Zahlen zu arbeiten, um die weltweite Onkologie besser verstehen zu lernen. In der Tat hatte Jo schon bei Alessandros Vortrag „atemberaubende" Ideen, dieses Vorhaben zum Erfolg zu bringen. Die arbeitsintensiven Wochen im Anschluss dienten lediglich dazu, seine ersten Gedanken zu analysieren.

Das Bild der „Krebsszene" sah in diesen Jahren um 1970 so aus, dass jedes Jahr mehr Menschen an Krebs starben und die Standardtherapie mit Operation, Bestrahlung und seit neuestem Chemotherapie dagegen stand, die allerdings die an sie gestellten Erwartungen nicht nur in keiner Weise erfüllte, sondern sogar noch für eine höhere Sterblichkeit sorgte. Zudem setzte sich bei den Menschen die Einsicht durch, dass Krebs durch eine Tumor-Zerstörung nicht erfolgreich behandelt werden kann, sondern dass für Krebs ein bis dato nicht erkanntes oder bekannt gemachtes Geschehen verantwortlich ist. So starben die Menschen zwar wie die Fliegen an Krebs, die Therapien jedoch, inklusive der Chemotherapie, mithin die Umsätze, stiegen nicht so, wie von der Pharma-Industrie erwartet und gewünscht.

Auch die sich immer mehr etablierenden sogenannten Alternativ-Mediziner waren auf dem Vormarsch. Sie überzeugten mit ihrer Argumentation, dass Tumore weder sofort beseitigt werden müssen, noch dass Krebs eine in der Regel tödliche Krankheit ist. In den USA gab es mit Royal Rife, Max Gerson, Emanuel Revici, Harry Hoxsey, William Coley und anderen ausreichend Therapeuten und Ärzte, denen man aufgrund ihrer Heilungsquote bei Krebs einfach Glauben schenken musste. Zudem gab es auf dem europäischen Kontinent, genauer gesagt in Deutschland, Koryphäen auf dem Gebiet des Krebses wie Dr. Alfons Weber, Joachim Josef Issels, Dr. Dr. Paul Gerhard Seeger, Dr. Johanna Budwig, Dr. phil. Dr. med. Dr. phys. Otto Warburg usw., die alle in der Lage waren, eine ernsthafte Alternative zur „Krebshysterie" des Medizin-Konglomerats zu bieten.

Je länger es also dauerte, den Weg der Chemotherapie als „state of the art" (dem Stand der Technik entsprechend) in die Köpfe der Menschen einzuhämmern, solange bestand die gute Chance, dass die o.g. Koryphäen in der Lage waren, eine weltweite ernsthafte Strömung zu initiieren mit der für das Pharma-Kartell desaströsen Aussicht, dass sich ein Großteil der Menschen von den Gewinn versprechenden Therapien wie der Chemo abwenden.

Jo begriff diesen Einfluss und die daraus resultierende Gefahr für seine Auftraggeber sofort, hatte aber innerhalb eines Augenzwinkerns die Lösung in Form eines Perpetuum mobile parat. Wie verabredet lud er Alessandro und die anderen vier Verantwortlichen nach Ablauf der verabredeten Zeit zu seiner Präsentation ein. Was sie da zu hören bekamen, entsprach der Genialität des Präsentators und überzeugte sie über alle Maßen. Jo begann damit, dass er ihnen die drei derzeitigen Hauptprobleme, die anzugehen waren, nannte.

- Gegenwärtig besteht die Situation, dass unsere Auftraggeber die immens kostenintensiven Forschungen nahezu ausschließlich allein bestreiten müssen. Dem muss entgegengewirkt und eine Plattform geschaffen werden, durch die ihnen der Profit zufällt, aber die Kosten durch die Zielgruppe selbst minimiert werden.
- Des Weiteren besteht die Problematik, dass Krebs bei den Menschen nicht das Schreckgespenst darstellt, das die Grundlage dafür bilden sollte, dass ein Kranker ausschließlich dem folgt, was der Arzt vorgibt.
- Drittens besteht das Problem, dass Fachleute, Wissenschaftler, Heilpraktiker etc. daran gehindert werden müssen zu behaupten, Krebs sei insbesondere ohne konventionelle Mittel der Pharma-Industrie zu behandeln und zu heilen.

Dann begann Jo zu erläutern, zuerst damit zu beginnen, das zweite Problem anzufassen, da es mithin den größten Effekt auf das Gesamtprojekt haben werde. Dazu benötige er „angepasste" Daten, die in aller Klarheit darstellen sollten, wie besorgniserregend Krebs sei, und dass in absehbarer Zeit jeder Zweite daran erkranken werde – Daten, die aufzeigen sollten, dass Krebs, habe er einmal ein fortgeschrittenes Stadium erreicht, nicht mehr heilbar sei. Hierzu würden die bewährten „Instrumente" wie die Hollywood-Connection, Buchautoren und der etablierte Journalisten-Apparat völlig ausreichen. Nochmals betonte er, dass es wichtig sei, die Öffentlichkeit zu indoktrinieren, dass Krebs in den folgenden Jahren wie eine Epidemie über die Menschen kommen werde. Die gesamte Konzeption sei ausgearbeitet, und es könne sofort damit begonnen werden. In spätestens zwei Jahren sollte die Botschaft in den Köpfen der Menschen verankert sein. Daraufhin nahm Jo zwei dicke Ordner in die Hände, die exakte Vorschläge enthielten, wer welche Bücher in die Welt setzen sollte, wie Krebs in Filmen und im Fernsehen vermarktet werden sollte und welche Anzeigen und Artikel in welchen Zeitschriften und Magazinen zu platzieren seien.

Eine weitere Schwierigkeit, so Jo, stellten die Forschungskosten ihrer Auftraggeber dar, obwohl nicht wirklich Forschung betrieben werden müsse. Eigentlich gehe es nur darum, wie man die Kranken gleich doppelt zur Kasse bitten könne, sowohl für die Forschung als auch für die Behandlung. Ohne Regierungsunterstützung gehe so etwas nicht. Und es werde ausschließlich in solchen Ländern funktionieren, in denen unsere Auftraggeber die jeweilige Staatsregierung kaufen könnten. Dass es keine große Hürde sein würde, Politiker zu kaufen, wusste Jo aus eigener Erfahrung und schmunzelte bei dieser Bemerkung. Schließlich dreht sich alles nur ums „eigene" Geld.

Wie selbstverständlich erklärte Jo, dass hierzu der mächtigste Mann der westlichen Welt, der Präsident der USA, benötigt werde und es nicht ausreichend sei, den Menschen lediglich zu offenbaren, dass erheblich mehr für die Krebsforschung investiert werden müsse. Der entscheidende Punkt sei, dass der Präsident der USA unmissverständlich klarmache, dass es Hoffnung auf Heilung gebe. Ob die Hoffnung nun relevant oder nur Fiktion sei, spiele dabei keine Rolle. Nach diesen Ausführungen konnte keiner der Anwesenden mehr ein Schmunzeln unterdrücken.

Nur wenn man den Menschen gleichzeitig Hoffnung gibt, funktioniert Angst als Geldmaschine. Ob diese Hoffnung der Realität entspricht, ist unerheblich!

Wird dagegen zu viel Angst verbreitet, resignieren die Menschen und der erwünschte Geldfluss versiegt. Deshalb gilt es, immer auch Hoffnung zu vermitteln. Jeder, der dieses simple Prinzip begriffen hat, kann sehr einfach sehr schnell reich werden.

Jo weiter: Der Präsident der Vereinigten Staaten von Amerika müsse folglich in einer Fernsehansprache behaupten, dass es am Horizont einen Hoffnungsschimmer gebe, Krebs in nicht mehr ferner Zukunft besiegen zu können und dass schon heute absolut klar sei, wie das möglich werde: durch Genmanipulation. Genmanipulation? Seine Zuhörer schienen verblüfft, nicht sofort war jedem klar, wie genial dieser Schachzug sein würde. Genmanipulation, so Jo, sei für das Vorhaben geradezu ideal. Jeder kenne Gene, jeder habe schon mal etwas über Gene gehört, ausschließlich Experten könnten sich mit so einer komplexen Materie auseinandersetzen, jeder wisse, wie schwierig, wie undurchsichtig dieser Bereich sei – und niemand, auch nicht die sogenannten Experten, hätten eine wirkliche Vorstellung, eine wirkliche Ahnung von dem, was Gene sind und was Gene bewirken können. Was die Gene betrifft, liege alles noch im Nebulösen und wir sorgten dafür, dass es so bleibe, das sei schlicht genial. Viele Professoren sinnierten über Chromosome und Gene, ohne auch nur im Entferntesten in diese geheimnisvolle Welt eingedrungen zu sein.

In der zu startenden Kampagne über den Alptraum „unheilbarer Krebs" sollte beständig erwähnt werden, dass Krebs ausschließlich über die Gene zu besiegen sein werde. Künftige Steuereinnahmen würden so vermehrt in die Medizinforschung fließen.

Hierzu sei an die „berühmte" Rede des damaligen amerikanischen Präsidenten Richard Nixon erinnert, in der er dem Krebs den Krieg erklärte (signing of the National Cancer Act of 1971, Heilung von Krebs innerhalb 25 Jahren).

Eine kleine Pause lag in der Luft, dann begann Alessandro zustimmend zu klatschen, denn ihm dämmerte langsam, wie genial dieser Schachzug sein konnte. Jeder hatte schon von Genen gehört, aber kaum jemand hatte eine wirkliche Vorstellung davon. Das war es, und Alessandro war es sofort bewusst. *„Nur noch eine Frage"*, sagte er, *„wie bringen wir die alternativen Therapeuten unter Kontrolle?"*

Mit der Antwort, die Jo ihm gab, war Alessandro sofort einverstanden, denn er wusste sofort, dass es so gehen würde. Jo schlug vor, dass als allererstes verhindert werden müsse, dass sich diese gegenwärtigen Noch-Einzelkämpfer zusammenschließen. Allerdings betrachte er dies nicht als sehr großes Problem, da Ärzte und Therapeuten in der Regel Individualisten seien, keine Teamplayer. Einzelgänger stellten nicht wirklich eine Gefahr dar. Zudem müssten, so Jo, weltweit Selbsthilfegruppen als gemeinnützige Vereine geschaffen werden, zu deren besten Eigenschaften es zählen werde, dass sie sich nach einer kurzen Anschubfinanzierung selber tragen würden. Sie würden von Spenden und Erbschaften leben, und umso mehr Menschen an Krebs stürben, umso mehr Zuwendungen würden sie erhalten. Je stärker sie ihre Belange verfechten würden, desto mehr Einfluss würden sie bekommen, und Spenden insbesondere von den Toten erhalten. Diese Selbsthilfegruppen könnten von den Auftraggebern gesteuert werden, seien aber gänzlich Selbstläufer, ohne dass sie es je begreifen würden. Ja, es komme noch viel besser, die eingehenden Spenden und Erbschaften würden ohne Ausnahme für die Ziele der Firma verwendet, zu Werbezwecken und für die konventionelle Onkologie und Krebsforschung. Die Öffentlichkeit werde davon überzeugt sein, dass diese Selbsthilfegruppen unabhängig sind, und so würden sie in jedem Land die beste Reputation haben. Jeder werde davon überzeugt sein, sie dienten nur dazu, den Krebs zu besiegen!

Inzwischen lässt sich behaupten, dass Jos Konzept in Gänze aufgegangen ist. Weltweit fließen den Selbsthilfegruppen jährlich viele Milliarden Dollar zu. Ein Großteil der Einnahmen der *Deutschen Krebshilfe* kommt aus Erbschaften. Die *American Cancer Society* bringt es jährlich auf Einnahmen im dreistelligen Millionenbereich. Es ist genau so gekommen, wie Jo es prognostiziert hatte.

Und Jo lief zur Hochform auf, er ließ es mit dem schon Gesagten nicht bewenden und schlug weiter vor, alternativen Therapeuten keine Plattform mehr zu bieten, in der ihre Therapien mit denen der konventionellen Therapie verglichen werden könnten. Gleich aus welchen Gründen, es müsse grundsätzlich verboten sein, alternative Heilverfahren mit konventionellen Therapien zu vergleichen. Es dürfe ausschließlich Chemotherapie inklusive Bestrahlung zu Chemotherapie ohne Bestrahlung in Bezug gebracht werden, was gewährleisten werde, dass es ohne Ausnahme einen Gewinner gebe, nämlich die Chemotherapie und ihre Auftraggeber. Abschließend schlug Jo vor, sogenannte „Quacksalber-Jäger" (Menschen, die sich nicht zu schade sind, für ein paar „Silberlinge" alternative Heilverfahren schlecht zu machen) finanziell zu unterstützen. Die Drecksarbeit würde so von Dritten übernommen, ihre Auftraggeber müssten nie auf „John Waynes Hilfe" zurückgreifen und würden so „sauber" bleiben. „John Waynes Hilfe" ist die Umschreibung dafür, einen Gegner auszuschalten, sollte ihr Vorhaben irgendwann einmal gefährdet werden.

Jedem der fünf Anwesenden war klar, welche Auswirkungen dieses Perpetuum mobile haben würde, käme es wirklich zum Tragen.

Millionen an Krebs erkrankter Menschen würden vorsätzlich nicht die angemessene und notwendige Behandlung erhalten!
Millionen Menschen würden profaner Profitgier geopfert und in den sicheren Tod geschickt!

Jos Perpetuum mobile wurde ein „Riesenerfolg"!

Die Genialität dieses perfiden Plans steckte jedoch in der Tatsache, dass es kaum jemandem bewusst werden würde. Ärzte würden nach wie vor weiterhin jeden Tag um das Leben eines jeden einzelnen Patienten kämpfen. Stürben die Patienten dann trotzdem, seien sie halt ungeachtet der „besten" Behandlung und Medikamente gestorben. Keiner der Beteiligten, weder der behandelnde Arzt noch die Angehörigen, würden begreifen, was vor sich geht. Und paradoxerweise, umso kläglicher diese Strukturen scheiterten, desto stärker werde man daran festhalten. Ärzte gehörten mehrheitlich zu den „Besserwisser-Menschen", denen es unglaublich schwer falle, auch nur ansatzweise darüber nachzudenken, dass vielleicht sie es sind, die etwas falsch machen. Mit „Besserwisser-Menschen" funktionieren „Perpetuum-Mobile-Systeme" besonders gut.

Möglicherweise lehnen Sie sich jetzt erst einmal zurück, das Gelesene ist ja auch wirklich nicht einfach zu verdauen. Natürlich ist es nahezu unglaublich, zu verstehen, dass Millionen Patienten durch dieses System systematisch zu Tode therapiert werden. Versuchen Sie einfach einmal, so neutral wie möglich, Revue passieren zu lassen, was Ihnen bzw. Ihren Bekannten und Verwandten nicht schon alles im Zusammenhang mit unserem sogenannten Gesundheitssystem passiert ist. Möglicherweise geht Ihnen dann das eine oder andere Licht auf.

Ihnen ist doch auch klar, dass der Irakkrieg nicht deshalb geführt wurde, weil die USA Angst vor Massenvernichtungswaffen hatten oder Angst, vom Irak angegriffen zu werden. Viele Unschuldige im Irak sind natürlich ausschließlich aus politischen und monetären Gründen gestorben. Diese Art von Wahrheiten konsumieren und akzeptieren wir tagtäglich, sie sind ja auch weit genug entfernt. Doch geht es erst einmal um uns persönlich, können wir nicht glauben, dass wir selbstverständlich auch Opfer dieser Systeme sind. *„Wir sind doch selbst so lebensklug, dass wir niemals auf so etwas hereinfallen würden."*

Vielleicht mag es überheblich klingen, aber Sie haben keine Ahnung!

Im Übrigen ist Jo durch den Tod seiner geliebten Frau „vom Saulus zum Paulus" geworden. Er setzt heute in großem Umfang sein Vermögen ein, um zumindest ein kleines Gegengewicht zum nahezu allmächtigen Medizin-Kartell zu bilden. Insbesondere liegen ihm die afrikanischen und asiatischen Länder am Herzen, wo unter dem Begriff „AIDS", insbesondere in Afrika, ein Genozid unvorstellbaren Ausmaßes stattfindet. Einer seiner „Amtsnachfolger" hat dort ein weiteres Perpetuum mobile implementiert. Pharmafirmen testen hier in großen Versuchsreihen, unter dem Schutzmantel vorgeblich neuer Krankheiten, neu entwickelte Antibiotika und immunsuppressive Medikamente.

In der Medizin funktioniert das Prinzip „Angst" geradezu in idealer Weise. Patienten müssen schlimmste Therapien durchmachen, sobald auch nur ein kleiner, harmloser Knoten gefunden wurde, der aber als bösartige Krebsart interpretiert wird. Wie lange erzählen uns die Komplizen der Pharma-Industrie schon den Unsinn, dass Medikamente an der Stärke ihrer Nebenwirkungen gemessen werden können: Je stärker die Nebenwirkungen, desto besser das Medikament. Was für Scheuklappen muss man eigentlich vor den Augen haben, um so einen unsäglichen Unsinn noch zu glauben?

Machen Sie sich klar: Nebenwirkungen stellen niemals notwendiges Übel, sondern ausschließlich die gesundheitsschädigende Hauptwirkung dar. Als Nebeneffekt sorgen sie zudem noch dafür, dass Sie weitere Medikamente benötigen und auf diese Weise, im günstigsten Fall, nicht schnell gesunden. Mit diesem perfekt installierten Perpetuum mobile lassen sich gerade mit älteren Patienten Unsummen verdienen. Für viele Menschen ist es schon Alltag, ein Dutzend verschiedener Medikamente zu schlucken, natürlich ausschließlich zum Vorteil des Patienten und keinesfalls zur Gewinnoptimierung, also zum Wohle der Pharma-Industrie.

Mit dem Beginn des Internetzeitalters und der vernetzten Medien ist es gelungen, Krankheiten in die Köpfe der Menschen zu implantieren, die es auf der ganzen Welt nicht gibt. Gleichgültig, um welche Krankheit es sich handelt, wichtig ist nur die Übertreibung, um der dann entstehenden Angst Vorschub zu leisten. Nach dem Motto, jeder mit über der Norm liegendem Cholesterinspiegel oder Blutdruck steht kurz vor einem Herzinfarkt oder Schlaganfall, oder die ultimative Rettung bei einer Herzerkrankung sind Bypässe etc. Diese Beispiele lassen sich hundertfach um weitere Erkrankungen ergänzen und niemandem, weder Ärzten noch Patienten, ist klar, dass sie beständig hintergangen, betrogen und belogen werden. So werden sich Pharma-Industrie und Ärzte mit allen Mitteln gegen notwendige und überfällige Änderungen wehren – Ärzte insbesondere deshalb, weil sie davon überzeugt sind, dass sie das Richtige tun. Diese Toren.

„Es ist besser, einer Bärin zu begegnen, die ihrer Jungen beraubt wurde, als einem Toren in seiner Torheit."
Bibel

Wie könnte man sich denn nun auch, nachdem man Bescheid weiß, eingestehen, dass man seit Jahrzehnten von skrupellosen Marketingleuten getäuscht wurde und aus unbedachter Überzeugung mitgewirkt hat, dass viele Menschen ihr Leben oder ihre Gesundheit verloren haben und wenige Menschen auf Kosten dieser bedauernswerten Menschen immer reicher geworden sind? Man schätzt, dass seit Mitte der 1970er-Jahre etwa 300 bis 400 Millionen Menschen weltweit ihr Leben aufgrund dieses Systems verloren haben. Wie können die hierfür Verantwortlichen nur mit so einer Schuld leben? Die Opfer des Zweiten Weltkriegs schätzt man auf ca. 55 Millionen.

Natürlich ist es verständlich, dass man als Betroffener seine Schuld verdrängt, dass die Mehrheit der Ärzte dies nicht wahrhaben will und sich große Interessengruppen gegen diese Informationen wehren. Und genauso verständlich ist es, dass man als Betroffener auf der Seite der Geschädigten die Welt gerne besser sehen würde, nur ändern wird dies überhaupt nichts. Und das haben Genies wie Jo verinnerlicht, sodass einmal installierte Perpetuum mobiles aller Voraussicht nach nicht zu stoppen sind.

Die Hoffnung bleibt dennoch, dass irgendwann in naher oder ferner Zukunft dieses auf Angst basierende Lügengebäude wie ein Kartenhaus in sich zusammenbrechen wird. Aber erst dann, wenn das Leid, das Menschen zu ertragen bereit sind, zu groß wird, und das Wissen um wahre Gesundheit Platz greift, besteht die berechtigte Chance auf eine nachhaltige Änderung zum Wohle der Menschen trotz Genies wie Jo.

Die Zelle (Aufbau und Funktion)

Zum allgemein besseren Verständnis ist es unabdingbar, ein paar grundlegende Informationen vorab aufzuzeigen, ohne die alles Nachfolgende nur schwer zu verstehen ist. Ganz entscheidend hängt unsere globale Gesundheit davon ab, wie gut jede einzelne der unzähligen individuellen Zellen unseres menschlichen Körpers funktioniert. Generell seien deshalb vorab der Stoffwechsel und die Wirkungsweise einer menschlichen Zelle dargestellt.

Für unser Wachstum und inneres Gleichgewicht benötigen wir Energie und Bausteine, die für den Aufbau von Zellwänden, Muskelfasern, Nervenfasern und Knochen notwendig sind. Beides, Energie und Bausteine, nehmen wir durch die Nahrung auf. Die Gesamtheit der Vorgänge, die zur Energieerzeugung und zum Aufbau von Körperbestandteilen führen, nennt man Stoffwechsel (Metabolismus). Alle Bestandteile der Nahrung werden in den Zellen verstoffwechselt, das heißt, sie werden auf-, ab- oder umgebaut. **Die Leber ist dabei unser wichtigstes Stoffwechselorgan.**

Wichtig!
Möglicherweise kommt hier schon das erste Mal der Augenblick, wo Sie versucht sind, die folgenden Seiten zu überblättern, weil Sie die Funktion der einzelnen Zelle ja eigentlich nicht interessiert. Sie wollen doch lediglich wissen, wie man gesund wird bzw. gesund bleibt. Natürlich ist es Ihnen unbenommen, so zu verfahren. Da dieses Buch jedoch eine Chronologie hat, ein Kapitel auf das nächste aufbaut, empfehle ich, dem Gedanken des Überblätterns nicht zu folgen. So wird es Ihnen dann im weiteren Verlauf des Buches auch einfacher gelingen, die notwendigen Zusammenhänge zu Ihrem Wohl und Ihrer Gesundheit zu erfassen und auch umzusetzen.

Vorab sei jedoch Folgendes deutlich gemacht. Mit diesem Buch will der Autor Sie zu nichts überreden, geschweige denn vorgeben, welche Entscheidung in welcher Situation zu treffen ist. Dieses Buch spiegelt ausschließlich die Meinung des Autors wieder und dient einzig und allein dazu, Ihren Horizont, Ihr Wissen über die heute schon verfügbaren vielfältigen Möglichkeiten zur Gesundung und Gesunderhaltung zu erweitern, die es neben der Ihnen bekannten konventionellen „Arzneimittel-Medizin" gibt. Mit diesem Buch wird lediglich ein „Menü", eine „Speisekarte" vorgelegt. Sie entscheiden, Sie wählen, Sie bedienen sich, was für Sie, für Ihre Situation das Richtige ist. Meine Aufgabe ist es dabei lediglich, diese „Speisekarte" so umfassend, so verständlich, so gewinnbringend und so „schmackhaft" zu gestalten, dass sie den bestmöglichen gesundheitlichen Nutzen davon haben und dauerhaft gesunden können. Die Basis unserer Gesundheit beruht auf dem Wohlergehen einer jeden Zelle!

Was muss ich tun, damit meine Zellen gesund bleiben oder werden?

Um Ursachen von Krankheiten erkennen und beheben zu können, muss man versuchen, die menschliche Zelle zu verstehen. Eine der wichtigsten Grundregeln ist dabei, vereinfacht ausgedrückt, die Zelle muss richtig ernährt werden, und die von ihr produzierten Abfallstoffe müssen umfassend und möglichst schnell entsorgt werden. Eine ständige Zufuhr frischer Energie ist zur Aufrechterhaltung der Zellstruktur und der internen Organisation einer Zelle existenziell.

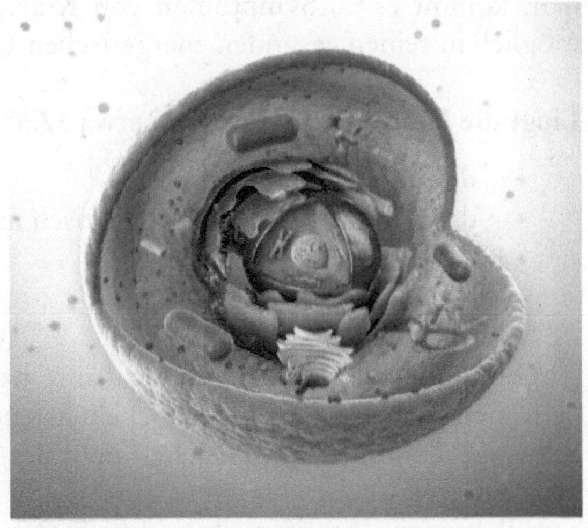

Abb. 2: Graphische Darstellung einer Zellstruktur

Haut, Organe, Muskeln, Knochen, Gehirn sowie alle anderen Körperteile bestehen ausschließlich aus Zellen. Es gibt etwa zweihundert unterschiedliche Körperzellen, die durch ihre Form, Größe und Funktion voneinander abweichen und ihrer individuellen Aufgabe jeweils angepasst sind. Der menschliche Organismus besteht mehr oder weniger aus sechzig Billionen Zellen, zehn Milliarden davon Nervenzellen. Die Gesundheit eines Menschen definiert sich somit nachdrücklich über die Gesundheit seiner Zellen. Alle Zellen, auch die funktionell unterschiedlichsten, haben den gleichen Aufbau. Jede Zelle für sich ist eine kleine autonome Einheit mit einem hochentwickelten organisierten System. Sie ist die Heimat unserer Gene und zweifellos der Grundbaustein allen Lebens.

Der Zellaustausch, also die sogenannte Zellatmung, erfolgt über die permeable Zellmembran. Der Stoffwechsel selbst vollzieht sich innerhalb der Zelle im sogenannten Zellplasma, in dem mehr als eintausend Mitochondrien schwimmen, die „Kraftwerke" einer Zelle. Diese Mitochondrien wandeln die Nährstoffe in Energie um, wobei dann auch Abfallprodukte entstehen. Der geregelte Stoffwechsel einer Zelle ist nur dann gewährleistet, wenn an der Zellmembran ein elektrisches Potenzial zwischen 70 und 90 Millivolt anliegt. Dieses elektrische Membranpotential verringert sich auf 70 bis 50 Millivolt bei Schmerzen oder Entzündungen. Gealterte Zellen haben nur noch ein Potential von etwa 50 Millivolt. Entsteht aufgrund äußerer Einflüsse, z.B. bei Sauerstoff- oder Nährstoffmangel, eine Unterversorgung, kann das Membranpotential bis unter 30 Millivolt absinken. Bei 40 bis 30 Millivolt beginnt die kritische Notlage einer Zelle. Gesteuert wird eine Zelle mit kaum messbaren elektrischen Strömen. Sie werden durch den Austausch von Kalium- und Natrium-Ionen des Zellkerns mit den Chlor-Ionen der Zellmembran erzeugt. Der Zellkern stellt dabei den Plus- und die Zellmembran den Minuspol dar. Der Austausch der Elemente erfolgt mit einer Frequenz von bis zu 200 Hertz/Sekunde. Durch Ionenaustausch zwischen der negativen Zellmembran und dem positiven Zellkern wird der Stoffwechsel einer Zelle gewährleistet. So fließen Ionen sowohl in die Zelle hinein als auch aus ihr heraus. Ein Stoffwechsel der Zelle wäre ohne das Spannungspotential zwischen dem Zellkern und der Zellmembran unmöglich. Jede Zelle hat ihre eigene unverwechselbare Frequenz. Je schwerer eine Krankheit, umso geringer ist die Intensität der Zellschwingung und umso geringer ist die Widerstandskraft der Zellmembran gegen krankmachende Einflüsse.

Jeder menschliche Körper ist in seiner Gesamtheit ein einzigartiges energetisches Schwingungsfeld (ähnlich dem eines Fingerabdrucks oder der Iris), in dem alle Organe und alles Gewebe in ihrer spezifischen Frequenz schwingen. Wohlbefinden, Gesundheit oder Krankheit werden hierdurch maßgeblich bestimmt. Krankheit muss als Störung der Schwingung dieses energetischen Feldes verstanden werden, die nicht erst mit körperlichen Manifestationen wie Schmerzen oder Tumoren ihren Anfang nimmt. Krankheit, Schmerz, Vitalitätsverlust, Angst etc. sind als Botschaften des Körpers zu verstehen, der sich dann schon in einem energetischen Notzustand befindet.

Gesundheit zu erhalten oder wiederzuerlangen, ist insbesondere bedingt durch die Fähigkeit unseres energetisches Feldes, immer wieder zu seinem einzigartigen Schwingungsmuster zurückzufinden. Erst wenn diese sich selbst regulierenden Kräfte das energetische Gleichgewicht nicht zurückgewinnen können, kommt es zu Symptomen von Krankheit. Ein gestörtes Energiefeld sollte daher so schnell wie möglich in seinen gesunden energetischen Urzustand zurückgeführt werden.

Liegt die Körpertemperatur bei etwa 37,5° Celsius, dann schwingen

- die Zellen mit 10^3 Hz
- das Bindegewebe und der Mensch mit 7 bis 10 Hz
- Atome mit 10^5 Hz
- Moleküle mit 10^9 Hz

Gesund ist der Mensch immer dann, wenn er sich in einem energetischen Gleichgewicht befindet. Sein sich selbst regulierendes „Lebensfeuer" kann dann voller Energie brennen. Jede Körperzelle schwingt dann in einem Gleichgewicht der Wechselwirkung von Frequenzen aus dem Kosmos und der Umwelt. Alles Leben hat seine ganz spezifische, unverwechselbare Eigenfrequenz. Jede Zelle, jedes Organ, Bakterien, Parasiten, chemische Stoffe und auch Gedanken haben ihre unverwechselbare Eigenfrequenz und damit enormen Einfluss auf unseren Körper. Abwehrzellen des menschlichen Organismus erkennen daher aufgrund der Eigenfrequenz eines Krankheitserregers zweifelsfrei, ob es sich um ein schädliches Element handelt. Schädliche Stoffe, Parasiten, Pilze, Erreger etc. wirken demnach insbesondere energetisch durch ihre Eigenfrequenz und nicht ausschließlich stofflich. Körperliche Reaktionen wie Herzklopfen, Schweißausbrüche, Zittern etc. können durch angstbesetzte Nachrichten und hieraus resultierende Gedanken verursacht werden, diese wirken somit unmittelbar auf den Körper und einzelne Organe. Ob eine körperliche Reaktion erfolgt, hängt davon ab, ob der Gedanke auf Resonanz stößt, sprich vom betreffenden Organ oder Gewebe verstanden wird.

Eine Zelle oder ein Organ kann nur dann in Resonanz kommen, sprich eine Wirkung erzeugen, wenn der auf sie einwirkende Gedanke oder die Frequenz einer Substanz der Eigenfrequenz der Zelle oder des Organs entspricht. Die Eigenfrequenz eines Gedankens oder einer Substanz muss also annähernd identisch der Eigenfrequenz der Zelle oder des entsprechenden Organs sein.

Frequenzen, Stoffe und Gedanken haben nur dann einen Einfluss auf unseren Körper, wenn sie auf Resonanz stoßen!

Die Matrix, das Bindegewebe

Das Bindegewebe des menschlichen Körpers umfasst mit Billionen von Zellen etwa 85% der gesamten Zellmasse. Es verbindet und umfasst alle Körperteile miteinander, Zellen mit Geweben und Organen, Knochen mit Muskeln und Gelenken, Nerven und Blutgefäßen. Das Bindegewebe umschließt also ausnahmslos jede Faser unseres gesamten Körpers.

Jede Zelle ist mit jeder anderen Zelle unseres Körpers über das Bindegewebe vernetzt!

Lange Zeit betrachtete man das Bindegewebe als nutzloses Füllgewebe, dessen einzige Aufgabe darin besteht, die Räume zwischen den Organen, Muskeln und dem Gewebe elastisch zu überbrücken bzw. auszufüllen. Nichts hat sich in den letzten Jahren grundlegender geändert als dieser vormals so manifestierte Grundsatz. Heute gilt: das Bindegewebe ist das wichtigste Informations- und Regulationssystem des menschlichen Organismus. Das Bindegewebe, auch Matrix genannt, ist eine HighTech-Kommunikations-Struktur, das elektrische Signale bis zu zwanzig Mal schneller leitet, als dies Nervenbahnen könnten. Nach neuesten Forschungen ist man davon überzeugt, dass sowohl sämtliche energetischen Impulse als auch alle Lebensfunktionen des Körpers über das Bindegewebe ablaufen.

Das Bindegewebe bestimmt primär den gesamten bioelektrischen Ablauf des Organismus, vom Wasser-, Wärme- und Sauerstoffhaushalt bis hin zum Gleichgewicht zwischen Säuren und Basen. Überschüssige Säuren, die nicht neutralisiert oder ausgeschieden werden können, finden im Bindegewebe ein Zwischenlager. Mit der Zeit entsteht so eine große, wenn nicht die größte Mülldeponie im menschlichen Körper. Beseitigen kann man diesen unhaltbaren, krankmachenden Zustand nur, indem man basische Lebensmittel zuführt, um damit den Müll, die Säuren, zu neutralisieren und das Bindegewebe zu „entmüllen".

Gesundheit kann nur Platz greifen, wenn im menschlichen Organismus ein energetisches Gleichgewicht vorherrscht. Durch äußere Einflüsse in Form von Schwermetallen, Parasiten, Pilzen, chemischen Stoffen oder Gedanken und Gefühlen wird dieses Gleichgewicht empfindlich gestört. Es ergeben sich disharmonische Schwingungen (Frequenzen), die sich dann in den jeweiligen Organen als Krankheit manifestieren. Krankheiten beginnen also zuallererst mit disharmonischen Schwingungen, die dann Fehlsteuerungen der energetischen Abläufe nach sich ziehen.

Krankheit ist immer ein Ausdruck gestörter Zellschwingung. Damit eine gestörte Zelle ihre genetische Aufgabe wieder erfüllen kann, muss ihr Energie mit den richtigen Schwingungen zugeführt werden, die sie in die Lage versetzt, ihre genetisch zugedachte Eigenfrequenz wieder zurück zu gewinnen. In den folgenden Kapiteln werden sie erfahren, wie das ermöglicht werden kann.

Quantenphysik, wiegt die Seele 20 Gramm?

Nun haben Sie schon eine kleine Ahnung davon, was eine menschliche Zelle ausmacht, wie sie mit Zellkern und Zellmembran aufgebaut ist, wie die Ernährung über Ionen-Austausch erfolgt, welche Spannung sie aufrecht erhalten muss, um sich krankmachender Einflüsse zu erwehren, kurzum wie eine menschliche Zelle letztendlich arbeitet und funktioniert. Aber das ist noch nicht alles, da gibt es noch eine andere, äußerst spannende Ebene der menschlichen Zelle, die atomare Ebene der Zelle. Die Zelle an sich lässt sich ja schon als kleines Element bezeichnen, schaut man sich die Zelle aber einmal genauer mit einem Elektronenmikroskop an, stellt man schnell fest, dass sich die Zelle aus noch viel kleineren Teilchen, den Atomen, zusammensetzt, die ihrerseits aus noch viel kleineren Teilchen den Quarks, Passierchen oder Wirks, wie sie von Wissenschaftlern bezeichnet werden, bestehen (sind mikroskopisch nicht erfassbar).

Und damit sind wir mit einem Schlag auf der Ebene der Quantenphysik. Die Quantenphysik weist auf einen universellen Code, auf den Ursprung allen Lebens hin, das gesamte Universum betreffend; ausschließlich aus Wellen (Lichtäther), Schwingung, purer Information bestehend, **keine Materie.** Wellen oder Informationen verhalten sich dabei wie Teilchen und Teilchen wie Wellen oder Informationen.

Wow … lassen wir uns einen Augenblick darauf ein, denn das Wissen um Information, Teilchen oder Wellen lässt ganz neue Möglichkeiten entdecken. Wie kann man sich das vorstellen, dass es eigentlich keine Materie gibt, dass alles, was wir sehen, fühlen, riechen, schmecken, nichts weiter ist als Information oder Schwingung? Ausschließlich existent sind ständiger Wandel, Beziehungsgefüge, Zusammenhänge, Verbindendes ohne jede materielle Grundlage, **keine Materie.** Denkt man konsequent weiter, gelangt man unweigerlich zu der Erkenntnis, **alles Leben ist ausschließlich Geist**. Als verdichtete Information, oder wenn man so will, als erstarrter Geist treten Materie und Energie erst sekundär in Erscheinung. Albert Einstein formulierte es auf seine Weise: *„Materie ist lediglich eine verdünnte Form der Energie, deren Untergrund Lebendigkeit ist.“*

Es bleibt uns nichts anderes übrig, wir müssen versuchen zu verstehen, dass „alles“ nur Information, nur Geist ist. Die Grundlage unseres Lebens, das gesamte Universum, ist etwas vollkommen Körperloses ohne jede Materie! „Alles“ besteht ausschließlich aus nur 12 Elementarteilchen. Ob das nun wir Menschen sind, Fauna und Flora, die Erde, Planeten, Sonnen, Galaxien oder das Universum. „Alles“ besteht lediglich aus 12 Elementarteilchen und somit ausschließlich aus Wellen, Energie, Information – **keine Masse, keine Materie!**

Am Cern, der Europäischen Organisation für Kernforschung, gehen viele Wissenschaftler dieser spannenden Frage unserer Zeit nach. Wenn „alles“, das gesamte Universum, aus nur 12 Elementarteilchen besteht, wie kann dann Masse, Materie entstehen? Was hält diese Elementarteilchen zusammen, dass daraus Menschen, Fauna, Flora, Materie entstehen können? Dieses Masseteilchen, dieses sogenannte Higgs Boson, glaubt man nun am Cern gefunden zu haben (Nachricht vom 4.7.2012). Man kann das „Fehlen von Materie“ vielleicht am besten mit einer Computer-Software vergleichen, die ja auch keine Masse darstellt, oder eine Beziehung zwischen Menschen, die wir als Liebe verstehen, nur um etwas Fassbares, etwas Begreifbares für unseren Verstand an die Hand zu bekommen. Aber dieses „Dazwischen“, die Liebe selbst, was Liebe ausmacht, bereitet unserer Vorstellungskraft große Mühe.

Quantenphysik ist aber genau dieses „Dazwischen“. In der Quantenphysik, dieser subatomaren Welt, gibt es ausschließlich Informationen, Verbindungen, Prozesse. Alles ist in Bewegung, alles läuft ab, alles hängt miteinander zusammen und weiß voneinander. Es gibt weder Materie noch Gegenstände, die wir greifen oder begreifen können. Unser Verstand kann sich so etwas eigentlich nicht vorstellen, doch das genau ist der Punkt. Quantenphysik kann man sich weder vorstellen noch begreifen. „Könnten wir Quantenphysik verstehen, hätten wir sie nicht verstanden.“ Quantenphysik ist einfach das „Dazwischen“, das „Sowohl als auch“, das „Nicht-Greifbare“, das „Göttliche“.

Möglicherweise haben Sie jetzt so etwas wie eine kleine Ahnung davon bekommen, was man gemeinhin als Leben bezeichnet. Wenn wir mit etwas in Resonanz, mit etwas viel Umfassenderem in Kontakt gekommen sind, dann kann das bedeuten, dass wir eine Ahnung von „etwas" bekommen haben.

Felder der Quantenphysik haben nichts mit einem dreidimensionalen Raum zu tun. Quantenphysik ist eine Art Quantencode, der als reines Informationsfeld wirkt und in andere, größere Räume hineinreicht. Dieses Informationsfeld erstreckt sich nicht nur über das gesamte Universum, sondern ist auch in uns. Der Quantencode ist grenzenlos, er hat weder Beschränkung noch Begrenzung. Das Universum ist ein Ganzes.

„Es gibt nur das Eine!"

In einer für unseren Geschmack vielleicht makabren Versuchsreihe hat man folgendes festgestellt: Menschen verlieren unmittelbar nach dem Ableben schlagartig ca. 20 bis 100 Gramm ihres Körpergewichts. Je gläubiger ein Mensch war, desto größer war der Gewichtsverlust. Hieraus ergibt sich dann möglicherweise folgende Frage:

„Wie schwer wiegt unsere Seele?"

Konsequent weitergedacht belegt und „beweist" die Quantenphysik (eine humane Wissenschaft) damit das, was alle Weltreligionen gemein haben und glauben, nämlich dass es ein Leben nach dem Tod gibt. Die Seele des Menschen kann nicht sterben, der Mensch legt beim Tod lediglich seinen „Rucksack", seine zum Leben auf der Erde benötigte materielle Masse ab. Die Seele, also das, was den Menschen definiert, ihn leben lässt, ist unsterblich; sie geht lediglich in eine für unsere irdischen Augen nicht sichtbare andere Dimension über, das, was wir gemeinhin als Himmel bezeichnen. So wird es auch leichter vorstellbar, dass diese andere Dimension, die wir gegenwärtig mit unserem sehr begrenzten menschlichen Sehspektrum nicht erfassen können, da ist, wo wir Menschen uns zu Lebzeiten aufgehalten haben – ein tröstlicher Gedanke. Vergessen Sie nicht, alles ist mit allem auf **ewig** verbunden.

Wie funktioniert Quantenphysik?

Quantenphysik ist die Wissenschaft über Information, Schwingung und Wellen. Alles Leben, auch wir Menschen, besteht ausschließlich aus Information, aus Schwingung und keinesfalls aus „Materie".

Doch die Antwort auf die Frage, wie Quantenphysik funktioniert, werden uns die Wissenschaftler wohl noch auf lange Zeit schuldig bleiben müssen. Quantenphysik ist für das menschliche Gehirn im Augenblick weder fassbar noch begreifbar. An zwei Beispielen soll jedoch einmal der Versuch unternommen werden, das Unverständliche etwas verständlicher zu machen.

Beispiel

Nehmen Sie einmal an, Sie wollen, um Musik zu hören, ein Radio einschalten (nur ein Gedanke). Bevor Sie sich jedoch auch nur in die Nähe des Radios zu bewegen beginnen, schaltet sich das Radio schon ein.

Ein anderes Beispiel

Sie sind gerade in eine Rauferei verwickelt. Sie sehen die Faust des Gegners auf sich zukommen, doch bevor Sie der Schlag wirklich trifft, spüren Sie schon den Schmerz. Das ist Quantenphysik. Quantenphysik ist zeitlos. Quantenphysik kennt keine Zeit im herkömmlichen Sinne. Wie Quantenphysik funktioniert, ist gegenwärtig schlicht nicht vorstellbar, geschweige denn erklärbar.

Auslaufmodell Gesundheit?

Einschlägige Statistiken legen es nahe; Krankheiten scheinen immer mehr zuzunehmen. Der Stellenwert der Gesundheitsvorsorge hat ohne Zweifel an Aufmerksamkeit gewonnen. Wie aus dem Nichts sind unzählige neue Krankheiten „entstanden“, Allergien, Pilz- und bakterielle Erkrankungen, Autoimmunkrankheiten, Herz-Kreislauf-Erkrankungen, Müdigkeits-Syndrom, „AIDS“ etc., um nur einige zu nennen.

Eine gesunde Darmflora hat heute kaum noch ein Mensch. Pilze finden sich im Darm, in der Leber, der Milz, eigentlich im ganzen Körper. Pilze machen vor nichts halt, sie sind praktisch allgegenwärtig. Dazu kommen vielfältige andere Belastungen, Parasiten, Würmer, Schwermetalle und chemische Stoffe, nicht zu vergessen der Ge- und Missbrauch von Arzneimitteln. Herzinfarkte sind die Todesursache Nr. 1, gefolgt von Krebs. Viele Menschen leiden an Allergien, Rheuma, Arthrose etc. Wirklich gesund scheint heutzutage kaum noch jemand zu sein.

Wenn alles leicht, einfach und angenehm ist, wenn wir keinen Schmerz fühlen, wenn unsere Psyche ausgeglichen und unsere Ernährung dem Körper zuträglich ist, wir ausreichend schlafen und ein intaktes privates Umfeld haben, dann sind wir eingebettet in Harmonie umfassender Gesundheit. Gesundheit ist letztlich der harmonische Zustand unserer gesamten Persönlichkeit.

In Disharmonie geraten wir durch negative Gedanken, Stress-Situationen, Fehlernährung, Schwermetallbelastung, Umweltgifte, Parasitenbesiedlung. Gesundheit ist immer der Ausdruck von tiefer Harmonie, Krankheit ist immer mit Disharmonie gleichzusetzen.

Erkenntnisse des Hippokrates, griech. Arzt (460-377 v.Chr.)

- Krankheiten entwickeln sich ausschließlich aus fortwährender Versündigung gegen die Natur.
- Der sicherste Weg zur Gesundheit geht einher mit dem richtigen Maß an Bewegung und Nahrung.
- Ruhe und Enthaltsamkeit sind der Schlüssel, um gesund zu werden und zu bleiben.
- Die natürliche Heilkraft, die jedem Menschen innewohnt, ist die wirksamste Medizin.
- Eure Lebensmittel sollen eure Heilmittel sein.
- Niemand kann die Natur belehren, sie tut immer das Richtige.
- Der Arzt, der Therapeut ist nur dem Ziel verpflichtet zu heilen, völlig unabhängig durch welche Maßnahmen dies gelingt.
- Die Folgewirkung der Medizin stellt sich als schnell ausbreitende Seuche dar.

Der Behandler, der Heiler, hat Hippokrates zufolge nur eine Pflicht: zu heilen, unabhängig davon, durch welche Maßnahmen das gelingt!

Die Auswirkungen der „modernen“ Medizin betrachtete Hippokrates um etwa 400 v.Chr. als schlimmsten Einfluss auf den Menschen, als sich schnell ausbreitende Seuche. Bis dato hat diese Aussage rein gar nichts an Gewicht und Bedeutung verloren.

Krankheit ist grundsätzlich als etwas Sinnvolles anzusehen. Es ist der natürliche Prozess des Körpers zur Gesundung, so absurd das auch klingen mag. Die Frage, ob unsere Gesundheit ein Auslaufmodell ist, wurde von der Pharma-Industrie indes schon lange beantwortet. Eine starke Macht ist an die Stelle des gesunden Menschenverstandes getreten. „Neue Krankheiten“ werden unterdessen systematisch erfunden. Die moderne Medizin ist dabei, den Menschen die Gesundheit auszutreiben. Mittlerweile wird vom „Medizinischen Establishment“ eine Heilkunst gepredigt, von Patienten- und Selbsthilfegruppen unterstützt, die keinen gesunden Menschen mehr kennt. So werden zunehmend auch gesunde Menschen in das Umfeld der zu behandelnden Menschen einbezogen, um die gewaltigen Gewinne der Pharma-Industrie vergangener Jahre zumindest zu sichern. Die perfide Behandlung nun auch von gesunden Menschen bringt erst den richtigen Profit und sichert die Machtstellung dieser Branche.

Gesundheit wurde einfach neu definiert!

Natürliche Veränderungen des Lebens werden systematisch als krankhaft dargestellt. Abweichende Eigenschaften oder Verhaltensweisen vom „Normalen“ (Was „normal“ ist, bestimmt das Medizin-Kartell), werden heute als krankhaft definiert. Lebendige Lebensabläufe werden zu abnormen krankhaften Prozessen aufgebauscht. Die Vorgehensweise ist dabei immer dieselbe, seltene Symptome werden sofort als gefährliche Krankheit diagnostiziert. Erfindungen neuer Krankheitsbilder sind da nur eine weitere Art der intriganten Vorgehensweise dieser Branche. So schafft man neue Märkte.

Das Ausmaß der Ausweitung dieser in der Tat „kranken Diagnosen“ in den Industriestaaten ist grotesk. Unterdessen wollen Ärzte bis zu dreißigtausend Krankheiten, Seuchen, Syndrome oder Störungen beim Menschen ausgemacht haben. Jede Krankheit erfordert eine neue Pille mit der Perversion, dass jetzt immer häufiger für jede Pille eine neue Krankheit her muss. Schon lange besteht kein Interesse mehr daran, Krankheiten zu heilen. „Neue Krankheiten“ werden nun durch Krankheitserfinder in das Bewusstsein der Bevölkerung gebracht, ein neues Berufsbild hat sich etabliert. Geld wird ab sofort auch mit gesunden Menschen verdient.

Medizinische Probleme haben plötzlich einen sozialen Hintergrund. Besonders eindrucksvoll gelingt die Umwandlung der Gesunden in Kranke in der Psychiatrie. Diese liegt zweifellos beim Ersinnen neuer Krankheiten weit vorne. Wahn- und Irrsinn breiten sich scheinbar seuchenhaft aus. Das hält natürlich nicht nur Psychiater und Psychotherapeuten in Lohn und Brot, sondern auch die Pharma-Industrie, die, wen wundert es, natürlich mit den passenden Medikamenten aufwartet. Enge finanzielle Verflechtungen zwischen Psychiatern und der Pharma-Industrie sind keine Fiktion.

Normgrößen des medizinischen Bereiches werden jeweils so verändert, dass die Anzahl der „Kranken“ praktisch beliebig erhöht werden kann. Möglichst jeder Mensch sollte als Kranker erfasst werden. Neue Gene, die im späteren Leben irgendwann einmal Krankheiten auslösen oder begünstigen sollen, werden fast im Wochentakt entdeckt. Leichte Symptome sind dann natürlich immer Vorboten für spätere schwere Krankheiten.

Geradezu exemplarisch ist das Verhalten, das Agieren der Pharma-Industrie, wenn es um Dinge wie die Vogel- und Schweinegrippe, Impfungen und AIDS geht. Patienten und Krankenkassen tragen dann ganz selbstverständlich die Kosten für die Behandlungen und Medikamente, wenn eine erfundene Krankheit erst einmal im öffentlichen Bewusstsein angekommen ist. Es ist halt immer derselbe Stoff, um den es in jedem Unternehmen geht, Geld und Macht. Das Auslaufmodell „Gesundheitswesen“ wird von der „Krankheitsverwaltung“ abgelöst.

„Was bringt den Arzt um Lohn und Brot?
Das ist Gesundheit und der Tod.
D'rum hält der Arzt, auf dass er lebe,
uns zwischen beidem in der Schwebe.“
Eugen Roth

Die Forschung und Entwicklung für neue Arzneimittel ist längst in den Hintergrund getreten. Um ihre Arzneimittel dennoch auf dem Markt platzieren zu können, wird ein Großteil der Gewinne der Pharma-Industrie ausschließlich zu Werbezwecken eingesetzt. Skrupellos oder auch „nur“ gedanken- oder verantwortungslos steigen Professoren renommierter Universitäten wie selbstverständlich als Fürsprecher der Pharma-Industrie in den Ring, um für entsprechende Produkte mit dem Verweis auf dazugehörige Krankheiten zu werben.

Die Zukunftsstrategie der Pharma-Industrie lässt sich folgendermaßen ableiten. Um ihren gewaltigen Profit zu sichern, wird unter hohem finanziellem Einsatz Marketing mit sogenannten Experten/Autoritäten betrieben, die die Menschen, Kranke wie Gesunde, bewusst in die Irre führen.

Bakterien

Einzellige, mikroskopisch kleine Organismen ohne wirklichen Zellkern bezeichnet man in der Mikrobiologie generell als Bakterien. Sie bestehen zumeist aus einer Zellwand, der Cytoplasmamembran und dem Cytoplasma, in dem das DNS-Molekül strangförmig als so bezeichnetes Bakterienchromosom vorliegt.

Man unterscheidet drei Arten von Bakterien in Bezug auf Stoffwechsel und Lebensweise.

- Aerobe Bakterien (benötigen Sauerstoff)
- Anaerobe Bakterien (bezüglich Sauerstoff tolerant)
- Bakterien, für deren Stoffwechsel Sauerstoff Gift ist

Bakterien haben ihren Stoffwechsel im Laufe der Evolution an ungünstige, ja sogar lebensfeindliche Bedingungen angepasst. Einige von ihnen bilden Sporen (Dauerstadien) aus, deren Stoffwechsel völlig eingestellt ist. Sie sind so in der Lage, große Zeiträume, mithin viele Jahre, schadlos zu überstehen. Auch gibt es Bakterienarten, die zur Photosynthese befähigt sind.

Bakterien vermehren sich durch Zellteilung wie Sporenbildung, Knospung oder noch andere Formen. Die Nachkommen bilden immer ein gleichartiges Genom aus, landläufig auch als Klon bezeichnet. Durch sogenannte Flagellen, auch Geißel genannt, bewegen sie sich frei schwimmend im flüssigen Medium, wobei die Flagellen zur Fortbewegung propellerförmig gedreht werden.

Bakterien besiedeln den gesamten menschlichen Körper, sie sind praktisch überall. Eine Vielzahl von ihnen leben im Darm, wo sie gemeinsam die zur Verdauung benötigte Darmflora bilden. Bakterien leisten eine nicht zu unterschätzende Rolle für den menschlichen Organismus, ohne die der Mensch nicht lebensfähig wäre.

Bakterien **sollen** auch als Krankheitserreger eine große Macht entfalten und für viele Entzündungen des menschlichen Organismus, von Organen wie Lunge und Blase, eitrige Wundentzündungen bis hin zur häufig tödlich verlaufenden Blutvergiftung (Sepsis) verantwortlich zeichnen. Antibiotika gelten sodann als Mittel der Wahl zur Infektionsbekämpfung, an erster Stelle sind hier die Penicilline zu nennen.

Bis dato gibt es nicht einen wissenschaftlichen Beweis dafür, dass Bakterien Krankheiten auslösen! Dies wird durch viele wissenschaftliche Arbeiten der vergangenen 100 Jahre eindrucksvoll bestätigt.

Fundierte Aussagen und Forschungsergebnisse, auch der „Neuen Medizin", sehen Bakterien ausschließlich in einer harmonischen Symbiose mit dem Organismus des Menschen. Die Ergebnisse der Forschungsarbeiten der „Neuen Medizin" gehen explizit davon aus, dass Bakterien ausschließlich positiv in Erscheinung treten, wenn es um das Ausheilen von Krankheiten geht. Krankmachende Bakterien seien nicht existent (siehe NM, „Das 4. biologische Naturgesetz").

Dr. Lanka (deutscher Mikrobiologe) führt dazu bezüglich des „EHEC-Bakteriums" aus, *„dass Erkrankungen, die den EHEC-Bakterien zugeordnet werden, lediglich Erkrankungen des Darms und Arzneimittel-Vergiftungen jedweder Art sind, verstärkt durch eine Beeinträchtigung der Nierenfunktion"*.

Bakterien ernähren sich von Hautschuppen, Lipiden und Mineralstoffen, die von der Haut und den Hautporen abgegeben werden. Der größte Teil aller Mikroorganismen des menschlichen Körpers, mithin etwa 99%, wirken im Verdauungstrakt, und hier insbesondere im Dickdarm, wo sie die wichtige Darmflora bilden, das Mikrobiom. Weitere große Bakterienkolonien findet man im Mund (etwa 12 Milliarden); auf der Haut, unterschiedlich verteilt, etwa eine Billion, und in fettigen und feuchten Regionen wie z.B. der Achsel, einige Milliarden Bakterien pro Quadratzentimeter.

Erreger, Bakterien, Pilze machen nicht krank, sie sind das Ergebnis von Krankheit!

„Würden Krankheiten durch das Einatmen von Erregern aus der Luft verursacht (wie Pasteur meinte), wäre keiner von uns mehr am Leben."
Prof. Dr. Dr. Pierre Jacques Antoine Béchamp

Prof. Dr. Dr. Pierre Jacques Antoine Béchamp beschrieb schon um 1866 den *„Kreislauf der lebendigen Substanz"*. Die von ihm im menschlichen und tierischen Blut festgestellte lebende Grundsubstanz (Kleinst-Lebewesen) nannte er Mikrozyme. Mikrozyme entstehen bzw. bleiben erhalten, wenn Zellen absterben. Mikrozyme sind daher so etwas wie die Ursubstanz von Bakterien und Mikroben, der Ursprung von Leben und praktisch unsterblich. Sie sind immer und überall vorhanden. Sie überdauern den körperlichen Tod und können Jahrmillionen in einem erstarrten Zustand verharren, um jederzeit wieder aktiv zu werden. Prof. Béchamp beobachtete, wie sich Mikrozyme zu neuen Zellen zusammenfanden und folgerte daraus, dass Zellen sterblich sind, Mikrozyme jedoch nicht.

Je nach Milieu oder pathologischen (krankhaften) Veränderungen im Organismus entwickeln sich aus Mikrozymen die erforderlichen Bakterien. Sie wandeln sich sozusagen in eine Struktur um, die dem Milieu des Organismus entspricht (Pleomorphismus), sodass sie den jeweiligen Lebensbedingungen angepasst sind und helfen und heilen können. Mikroorganismen/Bakterien sind daher keine biologisch wirksamen Lebewesen, die außerhalb eines Organismus entstehen und von außen kommend den Menschen krank machen können, sondern Organismen, die allein im menschlichen Organismus entstehen, in Abhängigkeit von seinem pathologischen Zustand.

Das Milieu des Mediums bestimmt das Bakterium (die Mikroben/Erreger)!

Während einer Krankheit sind Mikroorganismen/Bakterien für die Umwandlung der durch die Krankheit entstandenen Abfallprodukte zuständig. Sie stellen **niemals** die Ursache der Krankheit dar, sondern wandeln lediglich die Abfallprodukte in unschädliche Stoffe um, sie verstoffwechseln sie. Mit anderen Worten, Mikroorganismen/Bakterien unterstützen und fördern den Heilungsprozess.

Prof. Béchamp stand mit dieser Erkenntnis nicht alleine da, er wurde von vielen Wissenschaftlern und Forschern in seinen Einsichten und Grundsätzen unterstützt. Spätere Wissenschaftler wie Günther Enderlein und Wilhelm von Brehmer sind durch ihre Forschungsarbeiten zum gleichen Ergebnis gekommen.

Sie bestätigen:

- Krankheiten entstehen in unserem Organismus ausschließlich durch Einflüsse wie Nahrung, Giftstoffe, Schwermetalle, Radioaktivität, Parasiten etc.
- Erst durch Krankheit entstehen entsprechende Mikroben/Bakterien.
- Mikroben/Bakterien sind dabei lediglich das Ergebnis und niemals die Ursache von Krankheiten. Sie erzeugen keine Krankheit, sie zeigen sie nur an.
- Bakterien und Mikroben entstehen je nach saurem Milieu aus den roten Blutkörperchen. Ändert sich das Milieu in Richtung basisch, verwandeln sich die Bakterien und Mikroben wieder zurück in rote Blutkörperchen.

Mit diesem Wissen war schon im 19. Jahrhundert dem Impfwahn jegliche Grundlage entzogen. Geimpft wird ja ausschließlich deshalb, um von **außen** kommende Erreger (Bakterien/„Viren"/ Mikroben) unschädlich zu machen. Dies hat sich jedoch als Fiktion, als Irrglaube herausgestellt und entspricht nicht den Ergebnissen seriöser Wissenschaftler wie Béchamp, Enderlein oder Brehmer. Es gibt keine „Viren"/Bakterien/Mikroben, die durch die Luft fliegen und uns durch Einatmen krank machen.

Ganz anders sieht die Sache jedoch aus, wenn wir von pathogenen Erregern wie z.B. Parasiten, Protozoen und Trichomonaden sprechen, die in der Tat sowohl über die Luft, die Nahrung und Verletzungen als auch über stechende Insekten wie Mücken und Zecken etc. schwere Krankheiten wie z.B. Krebs auslösen können. Um 1888 wurde von Emile Roux und Alexandre Yersin nachgewiesen, dass nicht Bakterien die Symptome der Pest bewirkten, sondern ausschließlich das Gift, das die Bakterien unter Sauerstoffabschluss ausscheiden. Emil Adolph von Behring: *„Nicht das Diphtherie-Bakterium löst die Krankheit (Symptome) aus, sondern ein Toxin."*

Dr. Günther Enderlein (1872-1968) bestätigte die von Prof. Béchamp gemachten Erkenntnisse vollumfänglich. Er konnte selbst kleinste Lebewesen feststellen, die sich zu bakteriellen Formen zusammenfanden. Er nannte Béchamps Mikrozyme lediglich Spermiten bzw. Symprotiten. Mittels Dunkelfeldmikroskopie konnte er bestätigen, dass sich die Symprotiten zu bakteriellen Strukturen entwickelten, wenn es zu einer Verschlechterung des Milieus in einem Organismus kam.

Wilhelm von Brehmer stellte bei schweren Erkrankungen fest, dass sich mit der Veränderung des pH-Wertes im Organismus auch die Anzahl und die Struktur der Mikroben/Bakterien veränderte (Pleomorphismus). Seine Erkenntnisse wurden 1934 vom Reichsgesundheitsamt Berlin vollumfänglich bestätigt. Unter Zuhilfenahme eines Lichtmikroskops konnte der Wissenschaftler Wilhelm Reich nachweisen, dass sich Einzeller aus den Zerfallsprodukten von Pflanzengewebe reorganisierten. Er nannte die Einzeller Bione und war seitdem davon überzeugt, dass Leben jeden Augenblick neu aus zerfallener Materie entsteht. *„Das Vorkommen von „Erregern" (Bakterien, Mikroben) sei lediglich die Folge von Krankheit."* Mit seinem Lichtmikroskop, das eine 25.000-fache Vergrößerung erlaubte, entdeckte der franz. Biologe G. Naessens winzige Teilchen, die er Somatiden nannte. Er konnte feststellen, dass diese sogenannten Somatiden in Abhängigkeit des Milieus unterschiedliche mikrobiologische Strukturen annahmen, sodass auch er davon ausging, dass die Somatiden, diese winzigen Teilchen, die Grundbausteine des Lebens sind. Selbst Pasteur ging am Ende seines Lebens davon aus, dass der Keim nichts und der Nährboden alles ist. Hiermit hat er Béchamp und alle anderen Wissenschaftler diesbezüglich bestätigt. Aus Pasteurs Versuchsaufzeichnungen geht hervor, dass er die Öffentlichkeit über seine Versuchsergebnisse getäuscht hat. Seine eigenen Aufzeichnungen widerlegen seine sein Leben lang vertretenen Thesen.

Außer den oben genannten Wissenschaftlern gibt es viele weitere Forscher, die mit ihren wissenschaftlichen Ergebnissen die o.e. Erkenntnisse bestätigen. Sie waren sich einig, den Grundbaustein des Lebens gefunden zu haben, aus dem im Krankheitsfall Mikroben und Bakterien entstehen. Krankheiten entstehen demnach ausschließlich in einem pathogenen Milieu des Menschen; sie entstehen in keinem Fall durch Mikroben oder Bakterien, die im Organismus bei einer Erkrankung gefunden werden. Im Umkehrschluss lässt sich damit darstellen, dass der menschliche Organismus das Bakterium erzeugt, das er gerade zur Gesundung benötigt und dass Mikroben und Bakterien grundsätzlich **niemals** die Ursache von Krankheit sind. Mikroben/Bakterien sind sozusagen lediglich die Putz- und Reparaturkolonnen des menschlichen Organismus, die nach einer Krankheit den Körper reinigen, sodass er wieder gesunden kann.

Die Bakterien-Infektionstheorie widerlegt

Bei allen in diesem Kapitel beschriebenen Heilmethoden geht es daher ausschließlich um die Reinigung des Körpers von sämtlichen Giften, die Ausrottung von Parasiten, Pilzen und Würmern und die richtige Ernährung, **aber niemals um die Vernichtung oder Beseitigung von Bakterien und Mikroben!** Bakterien leben in einer einzigartigen Symbiose mit dem menschlichen Organismus, sie dienen ihm, Schaden wenden sie von ihm ab. Es gibt keinen Kampf zwischen Zellen, Organen, Geweben und Bakterien, derartiges wurde nie beobachtet oder wissenschaftlich nachgewiesen.

In einer groß angelegten jahrelangen Untersuchung stellten europäische Forscher und Anhänger der Infektionstheorie daher auch fest, dass alle Arten von Erregern, die vorgeblich Krankheiten verursachen, sowohl in kranken als auch immer in gleicher Art und Anzahl in gesunden Kindern zu finden waren. Veröffentlicht wurde diese für die Ärzteschaft eigentlich sensationelle Nachricht am 14. Mai 2013, dem 217. Jahrestag der ersten Impfung durch Edward Jenner (englischer Landarzt). Die Forscher begannen bei ihrer Forschungstätigkeit damit, das aus ihrer Sicht heimtückischste Bakterium, das „Mycoplasma Pneumoniae", in kranken Kindern nachzuweisen. Wie alle Bakterien kommt auch dieses Bakterium überall vor, wird aber den Menschen von den Medizinern als hochgefährlich dargestellt. Es soll lebensgefährliche Hirnhaut- und Lungenentzündungen auslösen, das Gehirn, die Nerven, die Ohren, das Blut und das Herz angreifen, obwohl dies niemals wissenschaftlich nachgewiesen wurde.

Weisen Ärzte dieses Bakterium in kranken Kindern nach, werden entsprechende Einrichtungen geschlossen und Menschen, die Kontakt mit dem kranken Kind hatten, werden mit hochgefährlichen chemischen Antibiotika zwangsbehandelt. Und dann die kaum zu glaubende wissenschaftliche Erkenntnis in den durch die Forscher veröffentlichten Ergebnissen, dass das Bakterium, nach dem sie in kranken Kindern suchten, auf die gleiche Art und Weise auch in gesunden Kindern vorhanden war. Als sie ihre Suche dann auch noch auf andere Erreger (Bakterien) erweiterten, wurden sie auch hier sowohl in gesunden als auch in kranken Kindern fündig (Wissenschaftler mit genauer Kenntnis der Biologie vertraten schon lange diese These).

Bisher ging die Infektionstheorie davon aus, dass man Erreger (Bakterien, „Viren", Mikroben) von der Außenwelt aufnimmt und hierdurch angesteckt und krank wird. Riesige Anstrengungen werden deshalb durch die Industrie unternommen, die Menschen und ihr Verhalten so zu indoktrinieren, dass sie den Kontakt mit Bakterien als krankmachend wahrnehmen und so gut wie möglich vermeiden sollen (Waschen der Hände, Desinfizieren usw.). Große Industrien leben allein von der Angst der Menschen, sich anstecken zu können. Desinfektionsmittel, Putz- und Körperpflegemittel sind so wie selbstverständlich in unser normales Leben integriert.

Und nun erfahren wir ganz offiziell, dass alle Erreger (Bakterien, „Viren", Mikroben), die als krankheitserregend gebrandmarkt sind, sowohl in gesunden als auch kranken Menschen ganz natürlich vorkommen. Es kommt also kein Krankheitserreger von außen auf uns zu, vor dem man sich schützen müsste, alle Erreger sind und waren, jetzt auch von offizieller Seite bestätigt, schon immer in uns, unabhängig davon, ob man gesund oder krank ist. Fasst man die Unzahl von Bakterien zusammen, die in friedlicher, ja lebensnotwendiger Symbiose im menschlichen Körper zusammenleben und legte sie auf eine Waage, dann würden sie ein Gewicht von etwa 1,5 kg ausmachen. Kann man mit diesem Wissen noch ernsthaft erwägen, dass ein Teil dieser unzählbaren Bakterien in unserem Organismus uns schädlich gesinnt sein sollen? Der Mensch würde keine 24 Stunden überleben können, wäre diese Annahme auch nur im Ansatz richtig. Es bleibt dabei, man kann es wenden wie man will, das Dogma der Medizin, dass Bakterien unseren Organismus angreifen und schädigen, ist unhaltbar und grundlegend falsch.

Die seit mehr als 100 Jahren verfochtene, als wissenschaftlich zweifelsfrei belegte Infektionstheorie ist damit offiziell vollständig widerlegt, zu den Akten gelegt. Wäre sie richtig, gäbe es keinen gesunden Menschen mehr, da alle Menschen sämtliche Bakterien schon in sich tragen. Ein Bakterium kann von sich aus kein Krankheitserreger sein. Es ist eine These, an der man nun schon mehr als 100 Jahre trotz mangelnder Beweise festhält. Dieses Dogma hat sich nun selbst ad absurdum geführt.

Doch Entwarnung kann nicht gegeben werden. Keinesfalls will die Medizin eingestehen, dass ihre bisherige Annahme der Infektionstheorie völlig falsch und in unzählbaren Fällen auch für den Patienten gefährlich war und ist. So versucht man nun wie bei der Krebsbehandlung eine Verbindung zu den Genen herzustellen, um ihre jahrzehntelange Fehleinschätzung noch irgendwie zu retten oder zu kaschieren. So soll in den kommenden Jahren die schon beim Krebs unhaltbare Gentheorie auch in der Infektionstheorie Einzug halten und überprüft werden. In Konsequenz bedeutet das, für die Menschen wird sich in der Behandlung von Krankheiten nichts ändern. Die Infektionstheorie wird so, trotz fehlender Beweise, weiterhin am Leben erhalten.

Streptokokken/Staphylokokken

Dies gilt beispielsweise auch für die Bakterienarten „Streptokokken/Staphylokokken" die in/an nahezu allen Menschen dauerhaft ganz regulär auf der Haut, im Mund sowie im Darm vorhanden sind und dort leben. Sie gehören sozusagen zur Normalflora von Haut und Schleimhäuten der Menschen. Laut Schulmedizin sollen sie aber ein pathogenes Potential besitzen, das für eine Vielzahl von Krankheiten verantwortlich zeichnen soll, so zu nennen Lungenentzündungen, Harnwegsinfekte, Hautabzesse, Meningitis, Ohrentzündung etc. **Den Beweis für ihre abenteuerliche Behauptung hat die Schulmedizin nie angetreten.**

Laut dieser soll der Mensch immer dann an Streptokokken/Staphylokokken erkranken, wenn das Immunsystem eines Betroffenen geschwächt ist und die Bakterien so in das Körperinnere vordringen können (vergessen wird dabei lediglich, dass diese Bakterien schon immer im Körperinneren der Menschen vorhanden sind). Aus den einst harmlosen Bakterien, die mit dem Organismus in Symbiose leben, sollen sich dann rasant vermehrende krankmachende Keime entwickeln, was zu schwerwiegenden Entzündungen und zu lebensgefährlichen Erkrankungen führen soll. Das Gegenteil ist der Fall, Bakterien sind die Putzkolonnen unseres Körpers, der nach Krankheit ganz spezielle auf die Krankheit abgestimmte Bakterien zum Abbau der Abfallprodukte produziert. Sie sind nichts weniger als lebensnotwendig. Die Behauptung, dass Bakterien krank machen, wird von der Schulmedizin weltweit gelehrt und in den Krankenhäusern an den hilflosen Patienten praktiziert. Sie steht im vollkommenen Widerspruch zu allen Koryphäen der Bakterienforschung, so zu nennen Prof. Béchamp, Wilhelm Reich, Dr. Günther Enderlein, Emil Adolph von Behring, Wilhelm von Brehmer, Emile Roux, Alexandre Yersin, etc. **Diese Wissenschaftler waren sich ausnahmslos einig: Bakterien/Mikroben machen niemals krank.**

Überflüssige und schädliche Eingriffe der Schulmedizin

Eine Krankheit ist daher eigentlich nicht behandlungsbedürftig, zumindest nicht mit schulmedizinischen Mitteln. „Krankheit" ist die einfache und geniale Methode eines Körpers, sich von einem übersäuerten Milieu zu befreien, sich selbst zu heilen.

Was aber passiert dagegen in der Schulmedizin? Man gibt Pharmazeutika, Antibiotika etc., was den Heilungsprozess unterbricht und die Mikroorganismen (Bakterien/Mikroben) zerstört? Die geniale Selbstschutzmaßnahme des Körpers, die Mikroorganismen, werden dabei zerstört. Die Bemühungen des Körpers, sich selbst zu heilen, werden zunichte gemacht, während die für den Organismus schädlichen Säuren nach wie vor im Körper verbleiben. Die Schulmedizin schleift die Helfer zum Schafott, die eigentlichen Mörder allerdings lässt sie laufen! **Ein Vorgehen, welches das Fundament unserer heutigen Schulmedizin bildet.**

Eine Behandlungsmethode für alles!

Gleich welche Krankheit Sie quält, ändern Sie konsequent das Milieu Ihres Körpers! Machen Sie sich basisch, führen Sie Ihrem Körper vermehrt alkalische Stoffe zu, sodass er wieder energetisiert wird! Er wird dann genau das tun, was Sie sich so sehnlichst wünschen, er wird sich und damit Sie heilen.

Die Forschungsergebnisse Antoine Béchamps liegen wohlbehütet in den Katakomben der New Yorker Universität, für niemanden einsehbar. Man hört so gut wie nichts von seinen wissenschaftlichen Arbeiten.

Krankheit ist immer auch eine Wahl, ist ganz allein Ihre Wahl. Sie *bekommen* keine Krankheit, Sie machen sich Ihre Krankheit immer selbst.

Der Darm denkt, der Kopf lenkt

Der Darm ist atemberaubend

Schon der Volksmund wusste es, geahnt hatte man es schon immer: Bauch und Kopf haben miteinander zu tun, das Gefühlszentrum des Menschen liegt nicht im Kopf, sondern in der Mitte seines Körpers, im Darm. Dort, wo es kribbelt, wenn der Mensch vor Glück oder Freude „Schmetterlinge" im Bauch hat oder sich Angst durch „Darmdruck" bemerkbar macht, wenn ihn schlechte Neuigkeiten erreichen oder er vor Herausforderungen steht.

Schon unsere Vorfahren waren davon überzeugt: Gesundheit kann nur über einen gesunden Darm erreicht werden. Ein gesunder Darm charakterisiert den gesunden Menschen. Was unsere Vorfahren über ihr Bauchgefühl nur erahnen konnten, ist heute wissenschaftlich belegt. Im Darm, speziell in der Darmschleimhaut und der Darmflora, dem Mikrobiom, werden die Weichen für einen gesunden Körper gestellt. Der Darm reguliert den Wasserhaushalt unseres Körpers, verarbeitet unsere Nahrung, produziert lebensnotwendige Hormone, Enzyme und Botenstoffe und bildet den Großteil unseres Immunsystems. Nicht umsonst liegt daher der Schlüssel für viele Erkrankungen oder unser Wohlbefinden im Darm. Der Darm ist mit einer Gesamtlänge von etwa 7 Metern das größte Organ des Menschen. Um seine lebenserhaltende Arbeit überhaupt tun zu können, ist er mit unzähligen Zotten, Fältchen, Grübchen, mit Schleimhautzellen, einem riesigen Nervensystem, Blut- und Lymphgefäßen und mit dem Mikrobiom (etwa 1.000 Bakterienstämme) ausgestattet.

Täglich werden im Verdauungssystem (Mund, Darm, Galle, Bauchspeicheldrüse) etwa 9 Liter Sekret produziert, die dann über den Dickdarm in den Organismus zurückgeführt werden. Letztlich verlassen nur geringe Mengen an Flüssigkeit den Körper, eine gewaltige Leistung unseres Verdauungssystems. Etwa 35 Tonnen Lebensmittel und etwa 50.000 Liter an Flüssigkeiten durchlaufen den menschlichen Organismus während eines durchschnittlichen Erdenlebens, werden in ihre chemischen Bestandteile zerlegt und dem Organismus als Energiespender zugeführt. Gesteuert wird dies durch unser hochintelligentes Bauch-Hirn, das unzählige Substanzen und Gifte während der Verarbeitung im Darm analysiert, ausscheidet oder dem Organismus zuführt.

Das komplexe Nervensystem des Darms, das Darm-Hirn, besteht aus rund 100 Millionen Nervenzellen. Es verbirgt sich in zwei hauchdünnen Schichten der Darmwand, die den Verdauungstrakt wie ein fein gestricktes Netz einhüllen. Es ist mit dem Kopf-Hirn über den Vagusnerv verbunden, der den Kommunikationsstrang zwischen Bauch und Kopf bildet (der Vagusnerv, ein dickes Nervenbündel, als größter Nerv des Parasympathikus, reguliert nahezu alle inneren Organe). Neurowissenschaftler sind sich einig, dass das Bauch-Hirn als „zweites Gehirn" nahezu ein identisches Abbild des Kopf-Hirns ist, auch Wirkstoffe, Zelltypen und Rezeptoren sind identisch. Etwa 90% der Nervenbindungen zwischen Bauch und Kopf verlaufen von unten nach oben, eine gewaltige Flut von Information vom Bauch- zum Kopf-Hirn. Für die Informatiker unter Ihnen, 90% im Kopf-Hirn ist Download vom Darm-Hirn, 10% upload. Neben den bewussten Alarmsignalen, wie z.B. bei Vergiftungen, sind es insbesondere die unbewussten Informationen des Verdauungssystems, die unser Kopf-Hirn erreichen. Sobald die Prozesse des Verdauungstraktes hinter dem Magenausgang abzulaufen beginnen, nimmt die Einflussnahme des Kopf-Hirns auf den Darm ab. Das Darm-Hirn übernimmt ganz selbstverständlich die Führung, übernimmt vollkommen autonom die Steuerung sämtlicher Darmfunktionen. Wo sich Mund und Magen noch temporär vom Kopf-Hirn steuern lassen, beim Darm hört die Einflussnahme des Kopf-Hirns so gut wie vollständig auf. Erst beim Darmausgang kann das Kopf-Hirn durch bewusste Steuerung wieder eingreifen. Das Darm-Hirn ist ein unabhängiges, hochspezialisiertes, bewusst nicht zu beeinflussendes Datenverarbeitungszentrum unseres Körpers. Es hat große Macht, es erfasst, reagiert und verarbeitet autonom alle verfügbaren Daten, koordiniert das Immunsystem, diktiert den anderen Organen Anweisungen und bestimmt seine eigenen Muskelbewegungen – es denkt.

Im Darm werden mehr als 40 Botenstoffe (Neurotransmitter) für die Nerven synthetisiert, u.a. Dopamin und GABA und das für die Gemütsverfassung des Menschen so wichtige Hormon Serotonin, das bis zu 95% im Darm hergestellt wird, um dann in der Darmwand auf Abruf gelagert zu werden. Diese Botenstoffe sind die Sprache, in der sich Nervenzellen „unterhalten". Was im Bauch-Hirn abläuft, bleibt in keinem Augenblick des Lebens dem Kopf-Hirn verborgen und umgekehrt.

70% aller Abwehrzellen des Immunsystems haben ihre Heimat im Darm, es ist das größte Immunorgan unseres Körpers. Eingedrungene Erreger werden hier durch die Darmwände wirkungsvoll und sehr effektiv zurückgehalten, um dann ausgeschieden zu werden. Rund die Hälfte des Darminhalts besteht aus Bakterien, dem Mikrobiom, das in Kombination mit den Abwehrzellen in direkter Verbindung zum Bauch-Hirn steht. Bei Bedarf werden die Informationen der Bakterien und Abwehrzellen vom Bauch-Hirn abgerufen. Über den Vagusnerv gelangen diese, ohne dass das Kopf-Hirn auch nur das Geringste tun müsste, in das Kopf-Hirn. In Notsituationen kann das Kopf-Hirn dann entscheiden, was z.B. bei einer Vergiftung zu tun ist. Passieren schädliche Pathogene die Darmwand, wird nahezu zeitgleich die Verteidigungslinie des Immunsystems aktiviert. Augenblicklich werden entzündliche Substanzen wie z.B. das Histamin generiert, um die Erreger unschädlich zu machen. Das Kopf-Hirn wird gleichzeitig informiert, sodass notwendige Entscheidungen bewusst getroffen werden können. Im Magen und Darm verspürt der Mensch dann so subtile Gefühle wie Unwohlsein, Übelkeit oder auch Stress und Angst. Diese riesige Ansammlung von Nervenzellen in der Darmwand, das Bauch-Hirn, hat zudem noch weitere vielfältige Aufgaben, u.a. steuert es durch psychoaktive Substanzen wie beispielsweise das Serotonin und Dopamin die Gemütslage des Menschen weit umfänglicher als man sich dies gemeinhin bisher vorstellen konnte.

Das Bauchgefühl

Mittlerweile versucht die Wissenschaft auch das sogenannte Bauchgefühl, das in viele Entscheidungen unseres Lebens eingreift, als wichtigen Faktor für die Gesundheit zu verstehen. Bauch-Hirn und Kopf-Hirn sind dabei für diesen Prozess des Bauchgefühls gegenseitig rückgekoppelt. Meldet beispielsweise das Bauch-Hirn immer wieder an das Kopf-Hirn eine chronische Darmentzündung, dann ist die Chance groß, dass der Mensch nach einiger Zeit bei bleibender Problematik Krankheiten entwickelt.

Die Signale, die Gefühle, kommen von „unten", durch Neurotransmitter im Darm, die gleichen Neurotransmitter, die auch unser Kopf-Hirn steuern. Sie sind verantwortlich dafür, ob wir uns gut fühlen oder depressiv sind, sie regeln die Körpertemperatur und die Knochendichte, unseren Appetit und Schlaf, sie sorgen dafür, dass Zellen repariert oder ersetzt werden, im Wesentlichen zeichnen sie jedoch für unsere Gemütslage verantwortlich.

„Die Kraft des Baumes stammt aus seinen Wurzeln.
Die Kraft des Menschen aus seinem Darm."
F. X. Mayr

Das Mikrobiom, das Bakterien-Organ, das 3. Gehirn

Unter dem Begriff „Mikrobiom", der vom US-Molekularbiologen Joshua Lederberg geprägt wurde, versteht man die Gesamtheit aller im Menschen oder anderen Lebewesen vorhandenen Mikroorganismen. Primär sind damit die Bakterien der Darmflora, der Hautflora, der Flora der Genitalorgane, der Schleimhäute, der Mundhöhle, des Rachens und der Nase gemeint. Das Mikrobiom ist ein wesentliches Element des menschlichen Stoffwechselsystems und hat daher einen unschätzbaren maßgeblichen Einfluss auf das menschliche Leben, sein Wohlbefinden und seine Gesundheit. Mittlerweile geht man schon soweit, das Mikrobiom, die Gemeinschaft aller Bakterien unseres Organismus, als eigenständiges Organ und die größte medizinische „Entdeckung" der letzten 150 Jahre zu betrachten. Es spielt eine extrem wichtige Rolle in Bezug auf unser Immunsystem, unsere Stimmung, Vitalität und unsere Gesundheit im Allgemeinen, obwohl im vergangenen Jahrhundert nahezu alle Wissenschaftler glaubten, die Mikroben/Bakterien seien unsere Erzfeinde.

Doch wie sich jetzt mehr und mehr herausstellt, sind Mikroben/Bakterien nicht nur nicht unsere Feinde, sondern in höchstem Maße nutzbringend und von enormer Bedeutung für ein gesundes Leben. Ohne Bakterien wäre der Mensch nicht lebensfähig, Bakterien sind lebensnotwendig und Gesundheit erhaltend. Der menschliche Körper ist ein Organismus, der sich aus einer unvorstellbar großen genetischen Vielfalt, die aus Zellen und Bakterien besteht, zusammensetzt, und maßgeblich durch die Ernährung, aber auch durch unsere Herkunft, Pharmazeutika (Antibiotika) und das menschliche Alter bestimmt wird.

Der Organismus des Menschen beheimatet etwa 1,5 kg bis 2 kg Bakterien, die meisten davon im Darm. Schätzungen gehen von etwa 100 Billionen „Bewohnern" aus. Damit übersteigt die Menge der Bakterien die Anzahl der gesamten Zellen des menschlichen Körpers um ein Vielfaches. Zudem hat das Mikrobiom, das aus etwa 1.000 verschiedenen Mikrobenstämmen besteht, noch etwa 100 Mal mehr Gene als der Mensch. Das Mikrobiom ist ein Superorgan, ein Superorganismus im Organismus des Menschen. Kann man in diesem Zusammenhang überhaupt noch von einem Menschen sprechen oder sind wir lediglich ein Biotop, ein Lebensraum für Mikroorganismen? Müsste uns ein Außerirdischer beschreiben, würde er wohl sagen, dass es da auf der Erde eine große Lebensform, den „Menschen" gibt, auf der sich etwa 100 Billionen kleinster Lebewesen (Bakterien) angesiedelt haben. Ein gesundes Mikrobiom ist in höchstem Maße davon abhängig, welche Nahrung der Mensch zu sich nimmt, wie er sich ernährt. Eine schlechte Ernährung wirkt sich im Allgemeinen geradezu fatal auf das Mikrobiom und folglich auch auf die Gesundheit des Menschen aus. So erhält auch das Sprichwort ***„Du bist, was Du isst!"*** eine vollkommen neue Bedeutung, essen ist ganz sicher mehr als lediglich genussvolle Nahrungsaufnahme. Durch eine gesunde, rohkostreiche Ernährung lässt sich das Mikrobiom gesund erhalten, ungewollte Mikroben werden sogar aushungert, verzichtet man beispielsweise auf Kohlenhydrate (Zucker), künstliche Süßstoffe, fleischliche Produkte, Milch, Transfette, etc. Dazu braucht es noch nicht einmal einen langen Zeitraum, schon in wenigen Tagen kann man bei gesunder Ernährung das Mikrobiom nachhaltig positiv beeinflussen. Das Mikrobiom-Profil eines Veganers unterscheidet sich daher auch erheblich von dem eines Alles-Essers (positiver/gesünder). Das Mikrobiom hat eine nachhaltige Wirkung auf vielfältige Funktionen des menschlichen Organismus. Es hat tiefgreifenden Einfluss auf das Immunsystem und mannigfache Krankheiten wie Diabetes, Asthma, Verdauungsstörungen, Allergien/Erkältungen, Infektionen, Gelenkschmerzen, Entzündungen, Ekzeme, Pilzbefall, Parkinson, Morbus Crohn, Multiple Sklerose, Demenz, Depression, Reizdarmsyndrom etc.

Wie kann ich mein Mikrobiom aktivieren?
Kurz gesagt, essen Sie alles, was Ihnen an „Grünzeug"/Gemüse in die Hände gelangt und das täglich. Und essen Sie nicht nur einen Teil des Gemüses wie z.B. die Knolle, sondern nehmen Sie auch die Blätter auf, essen Sie die ganze Pflanze! Wählen Sie insbesondere Lebensmittel, die reich an Inulin sind. Inulin ist ein Polysaccharid (Fruchtzuckermolekül) und die ideale Ernährung für Darmbakterien, Inulin ist sozusagen das Futter für den Darm. Inulin kann von den Enzymen des Verdauungssystems nicht verstoffwechselt werden und gelangt daher unverdaut in den Dickdarm. Dort sorgt das Inulin für eine Wachstums-Stimulation der Bifidobakterien und trägt so zu einer gesunden Darmflora bei. Natürlich hergestelltes Inulin wird aus der Agave gewonnen und ist rein pflanzlich. Inulin findet man beispielsweise auch in Zwiebeln, Knoblauch, Chicorée oder in der Yacón. Da Inulin aber in der Regel nur in geringen Mengen in der Nahrung vorkommt, kann es notwendig werden, die tägliche Zufuhr durch ein Nahrungsergänzungsmittel „Inulin" zu ergänzen. Weitere wichtige Nahrungsmittel für das Mikrobiom sind:

- Möhren, Lauch, Radieschen, Spargel, Tomaten und fermentierte Lebensmittel wie Joghurt, Kohl, Sauerkraut, Gemüse, Kimchi, Kurkuma, Zimt und Okra.

Das Mikrobiom hat die Fähigkeit, den menschlichen Organismus allein durch eine gesunde Ernährung zu heilen, Cholesterin und Triglyceride abzubauen und das Körperfett dauerhaft zu senken. Dieses sträflich vergessene „Organ" wird schon bald die Grundlage einer neuen Medizin von morgen sein. Fangen Sie an, fangen Sie sofort an, sich mit den o.e. Nahrungsmitteln zu ernähren, Ihr Körper wird es Ihnen sehr schnell danken.

Was verbindet das Mikrobiom, das Bauch- und das Kopf-Hirn?

Die Darm-Bakterien (Darmflora = Mikrobiom), das Bauch-Hirn (Enterisches Nervensystem) als auch das Kopf-Hirn kommunizieren ohne Unterlass miteinander. Das Kopf-Hirn erhält so laufend den Status der Darmflora und des Bauch-Hirns gemeldet. Die Wissenschaft geht mittlerweile auch davon aus, dass nicht nur das Darm-Hirn, sondern insbesondere das Mikrobiom unsere Persönlichkeit und unseren Gemüts- und Gesundheitszustand entscheidend beeinflussen. In Tierversuchen mit Mäusen konnte man feststellen, dass sich das Verhaltensmuster, der Gemütszustand änderte, wenn man anderes Futter verabreichte, was zu eine Veränderung der Darmflora führte. Diese Verhaltensänderung konnte wahlweise von einer Maus auf jede andere beliebige Maus übertragen werden.

Auch das Vorhanden- oder Nichtvorhandensein bestimmter Darm-Bakterien scheint ein Grund für genetische Dispositionen, z.B. ob wir unter Fettleibigkeit leiden, zu sein. Fehlte bei Mäusen beispielsweise das Bakterium Akkermansia muciniphila im Darm, konnte man feststellen, dass sie schneller dick wurden als genetisch gleich veranlagte Mäuse mit Bakterium. Zur Kontrolle wurden die Mäuse jeweils umgekehrt behandelt, den vorher dicken Mäusen wurde das Bakterium Akkermansia muciniphila zugeführt und den vormals dünneren Mäusen nicht mehr. Das erwartete Ergebnis wurde durch die Umkehr der Verhältnisse bei den Mäusen eindrucksvoll bestätigt. Gleichermaßen könnte man durch bestimmte Veränderungen der Darmflora andere positive Effekte erzielen, beispielsweise eine erhöhte Insulinresistenz.

In einer Versuchsreihe am „Center for Neurobiology of Stress“ der Universität von Los Angeles wurden 60 gesunden weiblichen Probanden über einen Zeitraum von 2 Wochen probiotische Darmbakterien zugeführt, mit dem Ergebnis, dass eine geringere Stressreaktion im Kopf-Hirn der Probanden festgestellt wurde. So hält das Mikrobiom durch seine verschiedenartigen Bakterien das empfindliche Ökosystem unseres Organismus in Balance. Ausgangspunkt ist jedoch immer eine gesunde, ausgewogene, rohkostreiche Ernährung, die Abwesenheit von Schwermetallen, Umweltgiften, Parasiten und mehrheitlich von Medikamenten, insbesondere von Antibiotika, Kortison, Schmerzmitteln und Krebsmedikamenten, einigen Abführmitteln, Stress sowie Nahrungsmittelzusätzen. Ohne das Beachten dieser Parameter ist eine gesunde Darmflora, ein gesundes Darm-Hirn, ein gesundes Kopf-Hirn und in der Folge ein gesunder Organismus nicht möglich. Wird die Darmflora, das Mikrobiom und das Darm-Hirn durch die o.e. Stoffe dauerhaft geschädigt, hat dies unweigerlich gravierende Folgen. Die Darmschleimhaut entzündet sich, sodass in der Folge Darmschleimhautzellen absterben, das sogenannte Leaky-Gut-Syndrom (löchriger Darm) entsteht. Erreger, Körpergifte und unverdaute Nahrung geraten in den Blutstrom, sodass das Immunsystem im „Ruhezustand“ nahezu dauerhaft voll belastet wird. Jedes dann noch hinzukommende kleine Problem, seien es Blütenpollen, Gluten, Kasein, Umweltgifte etc., führt dann dazu, dass das Immunsystem vollkommen überlastet wird, sodass sich eine Reihe unterschiedlichster körperlicher Beschwerden manifestieren.

Unsere Nahrungsaufnahme kann unsere Gefühlswelt also weit umfangreicher beeinflussen als man sich das gemeinhin vorstellt. So lässt sich mittlerweile auch wissenschaftlich nachvollziehen, dass Fleisch von Tieren, die unter Stress aufgewachsen sind oder in Todesangst geschlachtet wurden, diese emotionale energetische Information im Fleisch speichern. Mit dem Verzehr dieses Fleisches nimmt der Mensch dann diese energetische Information über sein Darm-Hirn auf und gibt es an das Kopf-Hirn weiter. Die Grundlage für Ängste und Depression ist geschaffen.

Im Umkehrschluss kann man daraus auch folgern, dass sich der Mensch glücklich essen kann, nimmt man nur ausreichend natürliche ausgewogene Nahrung, z.B. Rohkost, zu sich. Das Darm-Hirn wird es mit beruhigenden Signalen an das Kopf-Hirn danken.

Insbesondere für Menschen, die mit Depression und Ängsten zu kämpfen haben, können diese Erkenntnisse von größter Bedeutung sein. Früher suchte man die Ursache für Erkrankungen der Psyche im Kopf-Hirn, mittlerweile jedoch hat sich in der Wissenschaft ein großer Wandel vollzogen, immer mehr Wissenschaftler kommen zu der Erkenntnis, dass ein gesunder Darm (Darm-Hirn), ein gesundes

Mikrobiom (Bakterienstämme) und eine ausgewogene rohkostreiche Ernährung der wahre Schlüssel sind, Depressionen und Ängste erfolgreich besiegen zu können. Gerade ein Mangel an Hormonen und Enzymen, wie z.B. Serotonin, kann den menschlichen Organismus schnell aus dem Gleichgewicht bringen und zu Depressionen führen, denn gerade Serotonin ist ein Garant für Glücksgefühle. Da etwa 90% des Serotonins im Darm synthetisiert werden, kommt einer gesunden Darmflora und einem gesunden Darm-Hirn größte Bedeutung zu.

Eine ausgewogene rohkostreiche und fleischarme Ernährung mit guten Fetten wie z.B. Kokos- und Leinöl sind die Garanten und der Schlüssel für eine ruhige Gemütslage, für ein dauerhaft angst- und depressionsfreies Leben. Zudem sind folgende Substanzen für die Bildung von Serotonin von großer Bedeutung: essentielle Aminosäuren wie das Tryptophan, Omega-3-Fettsäuren, Magnesium, Vitamin C, Mangan, Vitamin D3 (Sonnenlicht) mit Vitamin K2 und Zink, um nur einige wichtige Stoffe zu nennen. Lebensmittel wie Algen, Bananen, Cashewkerne, Ginseng, Haferflocken, Kokosöl, Leinsamen, Mandeln, Wal- und Paranüsse, Sesamkörner und Sonnenblumenkerne tun ein Weiteres und können zur Stimmungsaufhellung beitragen. Besonders positiv wirken sich Getränke mit rechtsdrehender L-(+)-Milchsäure aus. Vermeiden Sie hingegen möglichst Kohlenhydrate, das Gluten in vielen Getreidearten und das Milch-Protein Kasein.

Um sich möglichst dauerhaft von Ängsten und Depressionen zu befreien und wieder glücklich zu sein, geht kein Weg daran vorbei, die Ernährung soweit umzustellen, dass sowohl die Darmflora (Bakterienstämme = Mikrobiom) als auch der Darm, das Darm-Hirn, gesunden können. Neueste Studien weisen in die gleiche Richtung, probiotische Keime nehmen Einfluss auf unsere Gemütslage. Bifido infantis 35624 zeigt z.B. Wirksamkeit in der Behandlung von Depressionen; Lactobazillus rueteri zeigt Wirkung in der Angstregulierung und im Immunsystem; Lactobazillus helveticus und Bifidobakterium longum zeigen positiven Einfluss auf Stress, Angst und Depressionen. Die Wissenschaft steht diesbezüglich erst am Anfang ihrer Forschungstätigkeit, schon jetzt aber scheint sie verstanden zu haben, dass unser Bauch-Hirn und unsere Darmflora (Bakterienstämme) eine weit größere Rolle in Bezug auf unsere allgemeine Gesundheit und insbesondere auf unseren Gemütszustand spielen.

In den vergangenen Dekaden wurden Bakterien vom Medizin-Kartell als schädlich betrachtet, ihre Bedeutung vollkommen unterschätzt. Viele Arzneimittel wurden entwickelt, um diese „Schädlinge" zu vernichten. Ein fataler Irrtum, den viele Patienten bitter bezahlen mussten. Heute ist die Bedeutung von Bakterien erkannt und anerkannt. Die Ergebnisse vieler Studien ergeben ein eindeutiges Bild, obwohl man diesbezüglich erst am Anfang der Forschung steht. Darm-Bakterien, die Darm-Flora, haben entscheidende Bedeutung in der Entstehung vieler Krankheiten, auch derer, die aus Sicht der orthodoxen Medizin nicht heilbar sein sollen.

Mikrobiologen wie Graham Rook (Professor am University College London) und seine Mitarbeiter gehen auch davon aus, dass Depressionen einer gestörten Darmflora zuzuordnen sind, da die Darmflora auch für Entzündungsprozesse im Körper verantwortlich zeichnet, Entzündungsprozesse, die für viele, auch schwerste Krankheiten und Depressionen die Grundlage bilden. Sie gelangten zu der Erkenntnis, dass chronisch entzündliche Prozesse im menschlichen Körper im unmittelbaren Zusammenhang mit der modernen, industriellen Nahrung/dem Lebensstil und dem daraus folgendem miserablen Zustand des Darms und der Darm-Flora stehen.

Beispielsweise haben depressive Menschen eine erhöhte Konzentration des Stresshormons Cortisol im Blut. Mit der einfachen Gabe des Bakteriums Bifidobacterium infantis konnte der Stress jedoch wieder abgebaut werden. Einer Gruppe von Menschen wurden in einem klinischen Versuch über 30 Tage Probiotika zugeführt, Lactobacillus helveticus und Bifidobacterium longum. Eine weitere Gruppe erhielt ein Placebo. Die Gruppe, die die Probiotika erhielten, hatten weniger Angstgefühle und ein größeres Wohlbefinden als die Placebogruppe. Ähnliche Studien wurden mit Patienten durchgeführt, die an chronischer Erschöpfung litten, eine Erkrankung, die auch mit Angstgefühlen und Depressionen einhergeht. Mit der Gabe von Probiotika wurden ähnliche Ergebnisse erzielt, das Wohlbefinden verbesserte sich und die Angstzustände wurden minimiert.

In der Vergangenheit hat das Medizin-Kartell ausschließlich darauf gesetzt, Bakterien im menschlichen Organismus zu bekämpfen (gängige Lehrmeinung über Dekaden). Welch ein Wahnsinn, bedenkt man, dass der Mensch ohne Bakterien überhaupt nicht lebensfähig wäre. Unsere Gesundheit hängt in entscheidendem Maße davon ab, dass wir eine ausgewogene Darmflora haben. Der Darm ist mit der Darmflora ein äußerst dicht besiedeltes Gebiet. Jedes einzelne Gramm unserer Darmflora beinhaltet mehr Bakterien als Menschen auf der Erde leben. Bis heute ist keinem Wissenschaftler gelungen, alle Bakterienarten zu dechiffrieren, viele Bakterien lassen sich erst gar nicht außerhalb des Darms kultivieren. Die Nerven des Darm-Hirns überwachen in jedem Augenblick unseres Lebens, wie viel von welchen Bakterien sich gerade im Darm befinden, wie stark sie sich vermehren und welche Signal- und Botenstoffe, Hormone und Enzyme sie gerade synthetisieren und über den Vagusnerv an das Kopf-Hirn senden. So wird auch verständlich, dass eine gesunde Darmflora (Mikrobiom) und ein gesundes Darm-Hirn wesentliche Bedeutung für unser Wohlbefinden und unsere Emotionen haben. Das Mikrobiom (Darmflora) hat entscheidenden Einfluss auf unseren Stoffwechsel und unser Immunsystem. Es ist unser Energielieferant, es spaltet unverdauliche Nahrung auf, liefert Mineralien und Vitamine, regeneriert die Darmschleimhaut, sortiert Krankheitskeime aus und scheidet Giftstoffe aus.

Die Fortpflanzungszyklen der jeweiligen Bakterienart unterscheiden sich alle. Jede Bakterienart hat ihren eigenen Stoffwechsel und synthetisiert jeweils andere Substanzen. Sie kommunizieren untereinander, mit dem Darm-Hirn und über das Darm-Hirn auch mit dem Kopf-Hirn und stehen in Wechselwirkung mit dem Immunsystem. Obwohl Billionen von Bakterien täglich ausgeschieden werden, bleibt ihre Anzahl im großen Ganzen ausgewogen.

Tod und Krankheit – ist der Darm schuld?

Alzheimer, Autismus, Morbus Crohn, Multiple Sklerose, Colitis ulcerosa, Reizdarm, „Leaky-Gut-Syndrom“, Arthritis, Rheuma, Diabetes, ADHS, je eingehender sich die Wissenschaft mit dem Organ Darm und Mikrobiom beschäftigt, umso länger wird die Liste der schweren, scheinbar unheilbaren Krankheiten, die mit dem Darm-Hirn und dem Mikrobiom in Verbindung gebracht werden. Wie das funktioniert, weiß noch niemand so ganz genau, doch dass diese Zusammenhänge bestehen, darüber sind sich die meisten Wissenschaftler einig. Je mehr der Darm in den Vordergrund tritt, umso mehr Krankheiten werden mit ihm in Verbindung gebracht. Eines ist jedoch jetzt schon deutlich, bei allen o.e. Krankheiten ist die Darmbesiedlung deutlich pathologisch verändert, spielt der Darm die entscheidende Rolle.

Morbus Crohn

Kaum eine andere Krankheit als die chronisch-entzündliche Darmerkrankung Morbus Crohn steht exemplarisch für die Rolle, die die Darmbakterien offensichtlich bei dieser Erkrankung spielen. Lange Zeit ging man in der Medizin von einer genetischen Disposition aus. Mehr und mehr konzentriert sich die Wissenschaft jedoch auf etwas anderes, denn es wird immer deutlicher, dass das Mikrobiom, die Zusammensetzung der Darm-Bakterien und eine gesunde Darmflora mit großer Wahrscheinlichkeit der entscheidende Faktor sind.

Was lange Zeit nur eine Vermutung war, wurde schon bald zur Gewissheit, zumindest in Tierversuchen. Eine Studie mit Mäusen brachte zutage, dass ein Ungleichgewicht zwischen den Darm-Bakterien typische Morbus-Crohn-Entzündungen hervorruft. Übertrug man nun diese sich im Ungleichgewicht befindlichen Darm-Bakterien der an Morbus Crohn erkrankten auf gesunde Mäuse, entwickelten sie die gleichen Morbus-Crohn-spezifischen Entzündungen.

Transplantierte man dann eine gesunde Darm-Flora in den Darm von an Morbus Crohn erkrankten Mäusen, ging die entzündliche Erkrankung zurück. Eine einfache, aber sehr effektive Therapieform, die sich mithin auch bei vielen anderen schweren Erkrankungen einsetzen lassen würde.

An der Technischen Universität in München (TUM) wurde der gleiche Nachweis erbracht. Ein Ungleichgewicht zwischen Darmbakterien, dem Mikrobiom, zog unweigerlich Entzündungen des Darms nach sich. Auch hier transplantierte man das Mikrobiom von an Morbus Crohn spezifischen Symptomen leidenden Mäusen in den Darm keimfreier Mäuse, die daraufhin die gleichen Entzündungs-Symptome entwickelten.

Unter anderem setzte sich die wichtige Erkenntnis durch, dass die Ursache einer chronischen Darmentzündung nicht durch einzelne Bakterienstämme, sondern immer durch die richtige oder falsche Gesamtzusammensetzung des Mikrobioms hervorgerufen wird. Eine Erkrankung des Darms wird demnach durch eine Dysbiose, durch ein Ungleichgewicht der Darm-Bakterien initiiert.

Ebenfalls weisen Forschungsergebnisse darauf hin, dass der Funktionsverlust, das Zellsterben von Paneth-Zellen in der Dünndarmschleimhaut, die auch für das Funktionieren der Immunabwehr zuständig sind, eine Folge der Entzündung im Darm ist. Gehen Sie davon aus, dass ein im Ungleichgewicht befindliches Mikrobiom und eine ungesunde Ernährung in entscheidendem Umfang chronische Entzündungsprozesse und damit viele Erkrankungen und die Zellalterung begünstigen und fördern. Welche Darmbakterien den Darm besiedeln, hängt ganz entscheidend von der Ernährung, von den Lebensmitteln ab, die wir im Laufe des Lebens zu uns nehmen. Für die Erhaltung oder Gesundung eines Mikrobioms können zur Unterstützung insbesondere auch Präbiotika, Probiotika, Milchsäurebakterien und entzündungshemmende Stoffe wie Astaxanthin, L-Glutathion, Schwarzkümmelöl und Leinöl sehr hilfreich sein.

Auch sollte man unter allen Umständen darauf achten, täglich etwa 3 bis 6 g natürliches Vitamin C (z.B. Acerola) mit L-Lysin (ca. 3 bis 6 g), über den Tag verteilt einzunehmen, da das Vitamin C und L-Lysin entscheidende Faktoren bei der Bildung von Kollagen sind. Auch eine Darmreinigung kann entscheidenden Einfluss auf die Darm-Flora und somit auf Ihre Gesundheit haben. Einerseits werden dabei angelagerte Schlacken entfernt, andererseits kann sich dann, bei einer gesunden Ernährung, eine neue Darm-Flora ausbilden.

Parasiten/Parasitismus/Pilze (Schmarotzertum, einige Formen)

Von Parasitismus spricht man, wenn der Nahrungserwerb z.B. eines Parasiten über einen sogenannten Wirt oder Wirts-Organismus erfolgt. Nicht selten wird der Wirt, der den Parasiten erst das Leben ermöglicht, geschädigt oder auch umgebracht.

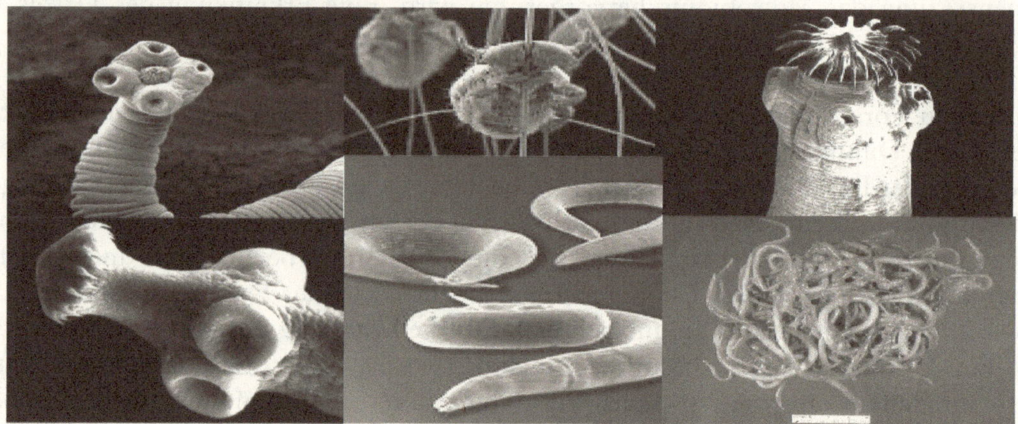

Abb. 3: Beispielhaft verschiedene Formen von Parasiten, Haken- u. Bandwürmer, Rund- u. Plattwürmer

In der Regel ist der Lebensraum von Parasiten ein Lebewesen, Mensch oder Tier, an das sie sich während der Evolution in mannigfacher Art und Weise zu ihrem Vorteil und für ihr Überleben angepasst haben. Parasiten sind hochentwickelte Organismen, die allgemein in großer Abhängigkeit von ihrem Wirt, der Wirtsart und vom Milieu leben. Die allgemein vorherrschende Meinung, Parasiten seien eher harmlose „Kerle", die eigentlich nur in Ausnahmen ernsthafte Schäden verursachen können, ist nach aller Erkenntnis vollkommen falsch. Selten hört man ja auch von Menschen, die aufgrund der Besiedelung mit Parasiten erblinden oder von Parasiten, die ernste physische und psychische Probleme anrichten, weil sie bis ins Gehirn vorgedrungen sind. Den wenigsten Menschen ist bekannt, dass Parasiten die Grundursache für die Entwicklung von Krebs sind. In aller Regel stellen sich Menschen Parasiten als mehr oder weniger sichtbare Würmer, wie Haken- und Bandwürmer oder auch Rund- und Plattwürmer vor. Diese Annahme ist an sich auch nicht falsch, sieht man sich die Bilder oben an. Aber nicht sie stellen das wirkliche Problem dar, sondern die mikroskopisch kleinen Parasiten (Parasiten können mehrere Meter lang, aber auch mikroskopisch klein sein), die auf denaturierter Nahrung außerordentlich gut gedeihen. Im menschlichen Organismus können bis zu 300 Parasitenarten „beheimatet" sein, deren Ausscheidungen zudem ernsthafte Probleme verursachen.

Möglichkeiten der Infizierung mit Parasiten

- Über die Atmung und den Magen
- Durch den Verzehr von rohen Fleisch- und Fischwaren
- Allgemein über die Nahrungsaufnahme (ungewaschenes Obst und Gemüse)
- Allgemein durch Stiche/Bisse von Insekten (Mücken, Zecken, Flöhe)
- Durch den Umgang mit parasitär behafteten Haustieren, Tieren allgemein
- Über Hautverletzungen

Die Belastung des menschlichen Organismus kann je nach Dimension des Parasitenbefalls unangenehm bis lebensbedrohlich sein. Auch wenn der Organismus zu Beginn nicht lebensbedrohlich geschädigt wird, wirkt sich der Parasitenbefall doch immer negativ auf die Infektanfälligkeit, das Wohlbefinden, die Fortpflanzung sowie die Lebensspanne aus. Insbesondere sind die giftigen Stoffwechselendprodukte von Parasiten stark gesundheitsgefährdend, die bei weniger günstigen Lebensbedingungen unweigerlich eine Verkürzung der Lebenszeit nach sich ziehen. Alle Lebewesen müssen sich mit den allgegenwärtigen Parasiten auseinandersetzen und versuchen, mit ihnen fertig zu werden, auf Dauer ist jedoch kein Leben mit Parasiten möglich.

Auswirkungen von Parasitenbefall

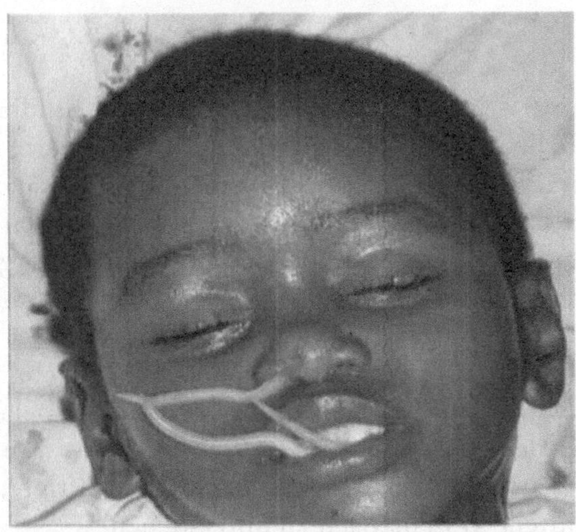

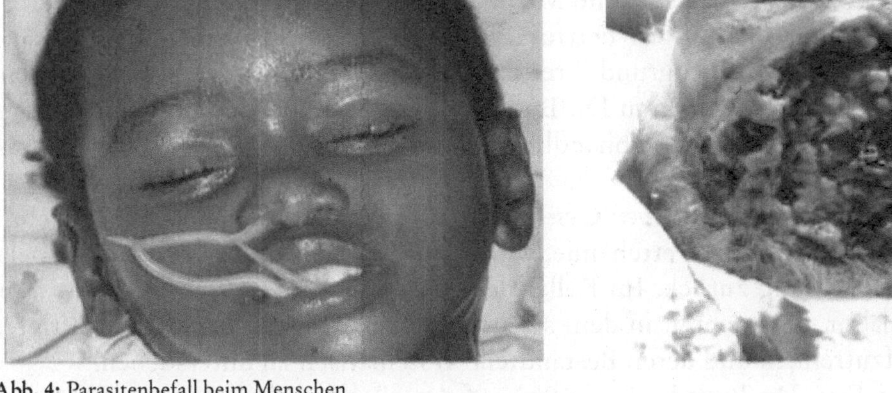

Abb. 4: Parasitenbefall beim Menschen

Pilzerkrankungen (*Mykosen*)

Eine Infektion durch Pilze im lebenden Gewebe bezeichnet man als Mykose. In der Medizin unterscheidet man grob zwischen:

- Fadenpilzen (Dermatophyten)
- Sprosspilzen (Hefen) und Schimmelpilzen

Mykosen der Fuß- und Fingernägel, der Haut sowie der Schleimhäute werden als oberflächliche Mykosen klassifiziert, zudem gibt es noch die den gesamtem Organismus befallenden systemischen Mykosen. Eine Pilzinfektion erfolgt durch Anhaften oder Eindringen der Sporen von pathogenen Pilzen in den Wirtsorganismus. Die Pilzkrankheit selbst, die Mykose, entwickelt sich dann, wenn der Pilz im Wirt (Mensch, Tier, Pflanze) aus der Infektion heraus zu wachsen beginnt. Der Wirt wird dann mit den jeweiligen Symptomen geschädigt. Nagelpilze, Hautpilze oder Darmpilze lieben ein saures Umfeld als Nährboden. Bei einer basischen Ernährung haben Pilzinfektionen keine oder nur geringe Chancen, sich zu entwickeln. Ist der Wirt jedoch einmal infiziert, steht dem Pilz kaum noch etwas im Weg, sich im gesamten Organismus auszubreiten. Krankmachende Pilze leben im Organismus des Menschen unter ähnlichen Bedingungen wie Pilze in der Natur, die auf saurem Boden besonders gut gedeihen. Sie bevorzugen als Nahrungslieferant „saures" oder schon erkranktes Gewebe und feuchtwarme Stellen auf der Haut. Nur dort also, wo Pilze diese Bedingungen vorfinden, können sie sich ansiedeln. Häufig treten daher Pilzinfektionen in Hautfalten und den Schleimhäuten im Genitalbereich auf.

Aufgrund der vielfach „sauren" Nahrungsaufnahme durch den Menschen haben Pilzerkrankungen ein globales Ausmaß angenommen. Gleichgültig, um welche Form einer Pilzerkrankung es sich handelt, die Folgen sind nicht nur unangenehm und lästig, sondern stellen für den Organismus eine enorme Belastung dar, die mit Symptomen wie Kopfschmerzen, Sehstörungen, Müdigkeit, Benommenheit und anderen schweren Erkrankungen einhergehen kann. Pilzinfektionen des Darmtraktes können sich u.a. durch Blähungen, Sodbrennen, Unverdaulichkeit bestimmter Nahrungsmittel, Schmerzen im Unterleib und Durchfall zeigen. Pilzinfektionen, gleich welcher Art, haben ihre Ursache in der Regel in einem starken Pilzbefall des Darms. Pilze, die in einem gesunden Organismus normalerweise nur in geringen Mengen vorkommen, haben das Kommando übernommen und die für die Gesundheit so wichtigen guten Darmbakterien verdrängt. Eine starke Übersäuerung durch säurebildende Nahrungsmittel ist die häufigste Ursache dafür, dass sich ein freundliches Klima für Pilze bilden kann. Es gilt daher grundsätzlich, auf das Säure-Basen-Gleichgewicht im menschlichen Organismus großen Wert zu legen.

Transfette

Transfette, Dr. Johanna Budwig

Johanna Budwig, geboren 1908, starb mit 94 Jahren am 19. Mai 2003 in Freudenstadt. Ihr Studium umfasste die Bereiche Chemie, Physik, Pharmazie und Medizin, in Physik und Chemie promovierte sie. Als Obergutachterin war sie im Bundesinstitut für Fettforschung für Fette und Arzneimittel zuständig, zudem war sie approbierte Apothekerin. Aufgrund ihrer bahnbrechenden und aufsehenerregenden Arbeiten in der Erforschung von Fetten wurde Frau Dr. Budwig einige Male für den Nobelpreis vorgeschlagen. Sie ist Autorin vieler wissenschaftlicher Abhandlungen und Bücher.

Mit Prof. Kaufmann (Gründer der *Deutschen Gesellschaft für Fettwissenschaft*) nahm sie nach 1948 die Forschungsarbeit ihres Fachgebietes, der Fettchemie, wieder auf und ging an das in Münster beheimatete Bundesinstitut für Fettforschung zurück. Im Keller des Privathauses Prof. Kaufmanns wurde für sie ein spezielles Forschungslabor eingerichtet, in dem sie sich im Wesentlichen damit beschäftigte, unterschiedliche Fettsäuren aufzutrennen und deren Bestandteile systematisch zu untersuchen.

Erste Ergebnisse stellte Frau Dr. Budwig dann 1950 auf dem Fettforscherkongress in München mit Prof. Kaufmann vor. Sie wurden durch das Fachblatt „Fette und Seifen" mit dem Titel „Neue Wege der Fettanalyse" in die Öffentlichkeit gebracht. Frau Dr. Budwig gelang in der Folgezeit in präziser Kleinarbeit, das neu entwickelte Papierchromatographie-Verfahren planvoll organisiert zu verfeinern. Selbst geringste Fettmengen, z.B. in einem Tropfen Blut, konnten nun auf die vorhandenen Bestandteile der unterschiedlichsten Fettsäuren analysiert werden. Für den Forschungsbereich der Fettchemie war diese Form der Fettsäuremessung ein gewaltiger Fortschritt. Erstmals konnte nun auch das Maß der Ungesättigtheit von Fettsäuren ermittelt werden und so auch erstmals die Anziehungskraft der Fettsäure auf Sauerstoff. Frau Dr. Budwig war sofort klar, dass dies erhebliche Bedeutung für die zellinternen Atmungsabläufe des menschlichen Körpers haben musste.

In der Folge identifizierte Frau Dr. Budwig dann mit diesem revolutionären Analyseverfahren das Leinöl als bedeutendste und ergiebigste Quelle ungesättigter Fettsäuren. Das Leinöl nahm daraufhin eine bedeutende Stellung in ihrer Forschungsarbeit ein. Auch war es mit dieser neuen Analysemethode nun möglich, die negativen Konsequenzen von Erhitzung und chemischer Manipulation auf Öle zu erkennen. Erstmals war nun eindeutig feststellbar, welch verheerende Auswirkungen sich aus dem Prozess der Fetthärtung auf die lebenswichtigen hoch ungesättigten Fettsäuren für den menschlichen Organismus ergaben.

Im staatseigenen Gesundheitsamt war Frau Dr. Budwig ab 1951 Obergutachterin für Fette und Arzneimittel. Die Forschung selbst lag ihr jedoch weiterhin sehr am Herzen, sodass sie mit der ihr nun zur Verfügung stehenden Technik der Papierchromatographie unzählige Patienten-Blutproben aus vielen Kliniken untersuchten konnte. Dabei kristallisierte sich heraus, dass, sobald man dem Blut krebskranker Patienten hoch ungesättigte Fettsäuren zuführte, sich die Struktur des Blutes sofort normalisierte. Erstaunlicherweise erreichte man diese positiven Ergebnisse sowohl über die normale Nahrungsaufnahme als auch unter strengen Laborbedingungen. So wurde es mit einem Mal sehr einfach möglich, ausreichend Sauerstoff im Blut transportieren zu können.

Neben den speziellen Eiweißen war nun auch der zweite Faktor entdeckt, der für den Transport und die Speicherung von Energie im Körper von unabdingbarer Bedeutung war. Der erste Faktor – das schwefelhaltige Eiweiß – war bereits etwa 100 Jahre früher entdeckt worden. Die Suche nach dem notwendigen Reaktionspartner begann dann etwa um das Jahr 1911. Auf Grund der zu diesem Zeitpunkt noch nicht entwickelten Analysemethodik Frau Dr. Budwigs war man jedoch weder in der Lage, diese Substanz aufzuspüren noch zu isolieren.

Dem Ziel der Lösung dieser schwierigen Aufgabenstellung kam Otto Warburg (Nobelpreisträger) am nächsten. Er vermutete den gesuchten Stoff unter den Fetten. Da er jedoch ausschließlich mit gesättigten Fettsäuren arbeitete, schlugen seine Versuche allesamt fehl.

Frau Dr. Budwig untersuchte mit ihrem Team nicht nur natives Blut, sondern auch eine große Anzahl frisch operierter Tumore auf ihren Gehalt an Fetten und Eiweißverbindungen im Fett. Zunehmend erkannte sie dabei die enormen, äußerst negativen Auswirkungen industriell veränderter Fette auf den menschlichen Körper. So wurden durch ihre Forschungsarbeit die großen Gefahren durch Transfettsäure für den Organismus des Menschen schon mit Beginn der 1950er-Jahre er- und dann auch bekannt. Industriell veränderte Fettsäuren können die ihnen zugedachten Funktionen im Organismus nicht mehr im Geringsten erfüllen, denn sie zerstören die lebensnotwendige Zellatmung. Die Auswirkungen waren, insbesondere im Krebsgeschehen, so dramatisch, dass Frau Dr. Budwig die Ergebnisse ihrer Forschung an die Öffentlichkeit brachte. Ein letztes Mal war es ihr dann nach der Veröffentlichung ihrer Forschungsarbeit über industriell veränderte Fettsäuren erlaubt, zwei Artikel zu diesem Thema zu publizieren. Im März und Juni 1952 erschienen dazu im damaligen Fachjournal „Fette und Seifen" die beiden Artikel: „Fette aus Karzinom-Geschwulsten und Poly-Öle" und „Die Papier-Chromatographie der Blutlipoide, Geschwulstproblem und Fettforschung". Danach wurde den Verantwortlichen die Angelegenheit um die Transfettsäuren zu „gefährlich", da die wirtschaftlichen und politischen Konsequenzen offensichtlich unabsehbar erschienen.

Frau Dr. Budwig untersuchte faktisch nahezu alle vorkommenden Öle und Fette. Die optimale Kombination fand sie im Leinöl mit einem ausgesprochen hohen Gehalt an ungesättigten Fettsäuren (Linolsäure mit 25% ungesättigter Fettsäuren). Es galt jedoch, den wesentlichen Aspekt der chemischen Formel zu berücksichtigen, wie die Linolsäure verarbeitet wird. Linolsäure ist auch in anderen Nahrungsmitteln oder Produkten enthalten. Bei den Produkten ist jedoch darauf zu achten, dass die Linolsäure in ihrer ursprünglichen „Cis-Form" und keinesfalls in der sogenannten „Trans-Form", vorliegt. Beispielsweise sei hier die Margarine genannt, in der auch ein großer Anteil Linolsäure vorkommt, jedoch in der gesundheitsschädigenden „Trans-Form". Bei der dem Organismus zuträglichen gesunden „Cis-Form" liegen beide Atome auf der gleichen Seite der Referenzebene, bei der „Trans-Form" liegen sie einander gegenüber. Wenn also die Linolsäure ihren Zweck, die Zellatmung zu verbessern bzw. wieder zu reaktivieren, erfüllen soll, ist unter allen Umständen darauf zu achten, dass die Linolsäure in ihrer ursprünglichen „Cis-Form" vorliegt. Die „Trans-Form"-Linolsäure ist nicht in der Lage, zusätzliche Photonen oder Elektronen aufzunehmen. Produkte mit diesen Linolsäuren sind aus gesundheitlichen Gründen unbedingt zu meiden. Sie können mit großer Sicherheit davon ausgehen, dass die betreffenden Produkte, wie z.B. auch Margarine, keinen Hinweis darauf enthalten, ob die Linolsäure in der „Cis-" oder der „Trans-Form" vorliegt.

Fettsäuren und Quantenbiologie

Die Quantenbiologie beschäftigt sich mit den Zusammenhängen der Aufrechterhaltung von Prozessen in existenten Organismen und mit der Quantenenergie des Lichtes, sie sind Teil der Quantenphysik. Offensichtlich kann die Lichtenergie der Sonne auch direkt über die Haut absorbiert werden. Sie muss nicht ausschließlich über die indirekte Nahrungskette der Fettsäuren in den Pflanzen aufgenommen werden.

Frau Dr. Budwig untersuchte daraufhin ausgewählte Öle in Bezug auf die Absorptionsfähigkeit für Photonen (Lichtteilchen) besonderer Wellenlängen. Der Grundgedanke ihrer Überlegungen war, dass es vom Grundsatz her denkbar sein müsste, unter Zuhilfenahme von Laserlicht-Photonen, stark entladene menschliche Organismen wieder aufzuladen. Diesbezüglich gab es schon Jahre früher Versuche in den USA, die aber allesamt nach schlimmen Verbrennungen bei den Probanden wieder eingestellt wurden. Der Ansatz, Photonen von außen zuzuführen, galt damit in der Praxis als gescheitert und nicht durchführbar.

Frau Dr. Budwig war sich jedoch bewusst, warum die Versuche in den USA ein Misserfolg waren. Aufgrund ihrer Forschungsarbeiten war sie in der Lage, den richtigen Ansatz zu finden, der darin bestand, dass der menschliche Körper erst einmal vorbereitet werden muss, diesen enormen Photonenbeschuss durch das Laserlicht überhaupt aufnehmen und in das Gewebe weiterleiten zu können. Diese Grundlage stellte sie durch die Zurverfügungstellung einer ausreichenden Menge von Lipoproteinen für den Organismus her (zwei- bis dreifach ungesättigte Fettsäuren mit schwefelhaltigen Aminosäuren). Diese Bedingung ließ sich letztendlich sehr einfach durch die Ernährungsumstellung auf Öl-Eiweiß-Kost realisieren.

Ein erkrankter Organismus braucht zur Gesundung Fette, gute Fette, die einfach und leicht verstoffwechselt werden können. Die Kombination mit Quark ist dabei essentiell, da durch den Quark die Fette einfacher und leichter vom Organismus aufgenommen werden können. Menschen, die ihre Ernährung derart umgestellt haben, berichten einhellig, dass sie die Sonnenbestrahlung nun wieder gut vertragen, ja geradezu von einer neu aufkommenden Sehnsucht nach Sonne erfüllt sind. Dies gilt in gleichem Maße für Menschen, die die Sonnenbestrahlung früher gemieden haben oder meiden mussten. Sie begannen nun, das direkte Sonnenlicht wieder zu suchen und waren positiv überrascht, dass ihre Haut nun einer längeren Sonnenbestrahlung ausgesetzt sein konnte, bevor sie mit einem Sonnenbrand reagierte.

Dr. Johanna Budwig wählte für die künstliche „Besonnung" ihrer Patienten einen Rubin-Laser, dessen Frequenzband im roten Bereich des sichtbaren Lichts liegt. Um Verbrennungsschäden sicher ausschließen und die Aufnahme von Elektronen aus diesem Frequenzbereich des sichtbaren Lichtes weiter verbessern zu können, entwickelte sie hierfür die speziellen ELDI-Öle. Sie wählte dabei eine Mischung verschiedener Öle hinsichtlich ihrer Absorptionsspezifikation aus. Mit dieser Methode war sie bei der Behandlung schwerkranker Krebspatienten sehr erfolgreich. Diese neue Laser-Methode wurde jedoch als eine Art von „Behandlung" gesehen, da es einem Eingreifen in den Organismus des an Krebs erkrankten Patienten gleichkam. Sie legte daher, um bestehende Gesetze nicht zu verletzen, noch eine Heilpraktikerprüfung ab.

Photonen sind wissenschaftlich ausgedrückt *„die elementare Anregung des quantisierten elektromagnetischen Feldes"*. Einfacher ausgedrückt sind Photonen Lichtteilchen, die auch Welleneigenschaften besitzen und einen Teil der elektromagnetischen Strahlung der Sonne ausmachen. Photonen kontrollieren sämtliche Lebensfunktionen. Ohne Photonen gäbe es kein Leben, keine Fauna, keine Flora, keine Menschen.

Transfettsäuren *(Giftcocktail in gehärteten Ölen)*

Fette lassen sich umgangssprachlich in gesundheitsfördernde und -schädliche Fette einteilen. Eine dritte Kategorie sind Fette mit Transfettsäuren, die man mit Recht als krankmachende Ungeheuer bezeichnen kann. Schon lange ist bekannt (seit den 1950er-Jahren durch Frau Dr. Budwig), wie organismusschädigend diese Art von Fetten sind. Eine neue Studie der Harvard-Universität beweist nun ein weiteres Mal die äußerst negativen Auswirkungen von Transfettsäuren auf die Gesundheit. Man kann diese Studie nur als Weckruf für die Menschen verstehen. Um pflanzliche Öle länger haltbar und weniger ölig zu machen, werden sie hydrogeniert (gehärtet). Das sind die Qualitäten, die die verarbeitende Industrie (Restaurants, Bäckereien etc.) wünscht. Der beängstigende, extrem gesundheitsschädigende Nachteil der durch das Hydrieren entstehenden, krankmachenden Transfettsäuren wird schlicht ausgeblendet und ignoriert.

Laut einer Mitteilung der National Academy of Sciences wurde angestrebt, einen nicht gesundheitsschädigenden Level von Transfettsäuren für den menschlichen Organismus zu identifizieren. Dabei drehte es sich um das Risiko von Herzerkrankungen im Zusammenhang mit Transfettsäuren. Das Ergebnis dieser Studie brachte man wie folgt unmissverständlich auf den Punkt:

„Die einzige sichere Dosis von Transfettsäuren ist Null (0)!"

Die Harvard School of Public Health bestätigt diese spezielle Studie und kam nach Überprüfung verschiedener anderer Transfettsäure-Studien zu folgenden klaren Erkenntnissen:

- Transfettsäuren haben durchschnittlich größere nachteilige Effekte für die Gesundheit als Lebensmittel-Verunreinigungen oder Pestizid-Rückstände.
- Transfettsäuren senken die HDL- und erhöhen die LDL-Cholesterinwerte.

- Triglyceridwerte werden durch Transfettsäuren erhöht.
- Transfettsäuren stehen stark im Verdacht, koronare Herzerkrankungen zu verursachen.

Über mehr als 16 Jahre wurden in einer Großstudie über 84.000 Krankenschwestern untersucht. Das Ergebnis belegt ganz eindeutig ein erhöhtes Diabetes-Typ-2-Risiko bei der Aufnahme von Transfettsäuren über Nahrungsmittel. Würde der Verzehr von Transfettsäuren in den USA eingeschränkt, so das Harvard-Team, könnten 19% aller koronaren Herzerkrankungen vermieden werden.

Transfettsäuren sind in fast allen industriell gefertigten Nahrungsmitteln zu finden. Die ergiebigsten Quellen für Transfette sind frittierte Lebensmittel, Chips, Tiefkühlkost, Backwaren, Müsliriegel, Müslis, Snacks, Margarine, Fertigsuppen, Wurst, Braten-Soßen etc. Viele Menschen sind sich der Gefahren durch Transfette schon bewusst. Die FDA (Gesundheitsbehörde der USA) hat daraufhin ihre Regeln für die Kennzeichnung von Verpackungen geändert. Weist der Inhalt der Verpackung < 0,5 Gramm Transfette aus, gilt das Produkt als transfettfrei. Leider ist die Gefahr damit keineswegs gebannt. Nehmen sie von einem Produkt, das so „0 Gramm" Transfettsäuren ausweist, mehrere Portionen zu sich, können sie schnell größere Mengen konsumiert haben.

Derzeit gibt es keine Pflicht zur Deklarierung, sodass es für den Verbraucher kompliziert ist zu erkennen, ob in einem Produkt gesundheitsschädigende Fettsäuren enthalten sind. Steht auf der Zutatenliste „hydrogeniert" (Englisch „hydrogenated"), können sie mit Sicherheit davon ausgehen, ein Produkt mit Transfettsäuren in den Händen zu halten, gleichgültig, was die Nährwerttabelle ausweist. Umschreibungen wie *„enthält pflanzliches Fett"* oder *„gehärtetes Fett"* oder *„beinhaltet zum Teil gehärtetes Fett"* weisen mit großer Wahrscheinlichkeit auf den Inhalt von Transfettsäuren hin.

Immer wieder finden sich auch kryptische Formulierungen auf den Verpackungen, die keinen Aufschluss mehr darüber geben, ob Transfette enthalten sind. Dann heißt es z.B. wie auf Chips Packungen, „enthält pflanzliche Öle". Bisher gibt es jedoch niemanden, der beim Öffnen einer solchen Verpackung gesehen hätte, dass Öl heraus fließt. So ist davon auszugehen, dass diese Öle gehärtet oder teilgehärtet sind. Backwaren, Flips, Chips und auch Mikrowellen-Popcorn haben einen Anteil von bis zu 50% an Transfetten. Bei Backmargarinen aus dem Großhandel hat man Transfettanteile von kaum glaublichen 55% ermittelt. Grundsätzlich kann man davon ausgehen, dass in Produkten, die lange haltbar gemacht wurden, Transfettsäuren zu finden sind. Die Fette haben den Vorteil, nicht ranzig zu werden, was sich bei Soßen, Keksen, Kuchen etc. „positiv" auswirkt.

New York und Kalifornien: Verbot von Transfettsäuren

Die zuständige Behörde in New York hat im Jahr 2006 angekündigt, die gesundheitsschädigende Wirkung der extrem gefährlichen Transfettsäuren in keinem Nahrungsmittel mehr zu tolerieren. In Kalifornien sind die die gesundheitsschädlichen Transfette seit 2010 in allen Restaurants verboten. Seit 2011 ist es dem Einzelhandel untersagt, unverpackte Produkte zu vertreiben, in denen Transfette verarbeitet sind. Deutschland und die Europäische Union tun sich dagegen als erklärte Protektionisten von Verbraucherrechten mehr als schwer. Sie haben sich weder der guten Praxis anderer Länder angeschlossen, noch ist ein Verbot oder zumindest eine Einschränkung von Transfetten, in welcher Form auch immer, in Sicht.

Weizen/Getreide/Nahrungszusätze – gesunde Naturprodukte?

Weizen und weizenhaltige Produkte sind äußerst ungesund und zählen zu den schädlichsten Nahrungsmitteln überhaupt, so der gemeinsame Konsens von Fachleuten auf diesem Gebiet. Weizen zeichnet verantwortlich für weitverbreitete Krankheiten wie Ekzeme, Sodbrennen, Durchfall, Krämpfe, Demenz etc. und lässt das entzündungsfördernde tiefe Eingeweidefett, im Volksmund „Weizenwampe" genannt, wachsen. Dieses Bauchfett setzt zudem Insulin frei, was zu weiterer Fetteinlagerung und Diabetes Typ 2 führen kann, und erzeugt bei Männern darüber hinaus Östrogene, die das Brustwachstum begünstigen. Die Weizenproteine, das Gluten, fördern entzündliche Reaktionen im Darm (Zöliakie, chronische Erkrankung des Dünndarms), im Herzen und im Gehirn (Demenz), in der Leber, in der Schilddrüse und in den Gelenken (Arthrose).

Von allen Getreidesorten wurde der Weizen in den letzten Dekaden durch Züchtung und Kreuzung den meisten dramatischen Veränderungen unterzogen. Höchstwahrscheinlich zeichnen diese Veränderungen maßgeblich für die zerstörerischen Immunreaktionen auf den Organismus des Menschen verantwortlich, da Getreide, hier Weizen, heute anstatt eines einfachen Chromosomensatzes nun zwei Chromosomensätze (42 Chromosomen) beinhaltet. Hierdurch ist ein Nahrungsmittel entstanden, das dem Organismus des Menschen nicht bekannt ist und nur schwer verstoffwechselt werden kann. Das Einkorn, als reinste Form des Weizens, hat im Unterschied dazu nur 14 Chromosomen. Insbesondere ist der hohe Glutengehalt des Weizens heutiger Form für die meisten Menschen vollkommen unverträglich (Gluten ist Bestandteil der bekanntesten Getreidearten wie Roggen, Dinkel, Gerste, Hafer, Kamut, Grünkern etc.). Für den Stoffwechsel des Menschen ist diese Nahrung (Weizen/Getreide) eine fremde Substanz.

Alternativ sollte man auf andere Getreidearten wie Quinoa, Hirse, Amaranth, Emmer, Einkorn und auch Roggen und Hafer mit einem geringeren Gluten- und Lektingehalt umsteigen. Aber auch diese Getreidearten sollten nicht in großer Menge verzehrt werden.

Fazit:

- Getreide, insbesondere Weizen, ist für viele Entzündungsreaktionen im Organismus verantwortlich. Es können Entzündungskrankheiten wie Arthrose, Zöliakie, Morbus Crohn, Alzheimer, Diabetes, Allergien (Erkältung/Grippe) etc. entstehen. Zudem wird das Immunsystem enorm geschwächt.
- Weizen/Getreide stört den Muskelaufbau und greift die Gelenke an. Sportler sollten daher weitestgehend auf Weizen/Getreide verzichten.
- Die gesündeste Form der Aufnahme von Kohlenhydraten erfolgt über Gemüse.

In der Tat hat die Industrie hier ein Monster, ein Getreidemonster (Weizen) erschaffen, das in der ganzen Welt eine Spur der Verwüstung hinterlassen hat. Nehmen Sie die o.e. Fakten zum Anlass, sich sachkundig zu machen, Ihre Gesundheit wird es Ihnen sehr schnell danken.

Gluten

Gluten ist eine Mischung aus mehreren Eiweißen (Proteinen), genauer gesagt, einem Klebereiweiß, das sich aus den Eiweißen der Prolamin- und Glutelin-Gruppen zusammensetzt, das in den meisten Getreidesorten wie Weizen, Dinkel, Roggen, Hafer oder Gerste enthalten ist; beim Weizen sind es z.B. die Proteine Gliadin und Glutenin. Unser heutiger Weizen ist schon lange nicht mehr der Weizen, den man in der Antike verzehrt hat. Damals bestand der Weizen aus 14 Chromosomen, heute hingegen sind es schon 42, ein künstliches für viele Menschen kaum noch verzehrbares Produkt. Man kann davon ausgehen, dass Gluten in allen Lebensmitteln, wie z.B. Nudeln, Soßen, Mehl, Stärke, Paniermehl, Müsli, vielen Backwaren und Keksen bis hin zu Salzstangen vorkommt, in denen die o.g. Getreidesorten verwendet werden. Auch Bier enthält Gluten, selbst Medikamente, verschiedene Schinkensorten, Pommes Frites, Kosmetikprodukte und Zahnpasta sind vor Gluten nicht gefeit. Gluten ist *das* Zaubermittel der Nahrungsmittelindustrie. Es wird als Geschmacksträger, Stabilisator, Farb- und Aromastoff und als Gelier- und Verdickungsmittel eingesetzt. Gluten sorgt dafür, dass der Teig des Sonntagsbrötchens oder Brotes elastisch ist und nicht einfach zerbröselt.

Warum ist Gluten so ungesund, so gesundheitsgefährdend?

Der Gluten-Baustein Gliadin ist die Ursache dafür, dass Darmwände durchlässig werden, der Darm undicht wird. Die an sich sehr dichte Struktur der Darmwand, die verhindert, dass Nahrungsteilchen in den Blutkreislauf gelangen, wird porös und durchlässig. Man spricht dann vom Leaky-Gut-Syndrom, bei dem sowohl Giftstoffe als auch unverdaute Nahrungsbestandteile direkt in den Blutkreislauf gelangen. Darüber hinaus reagiert das gegen die Enzyme des Verdauungssystems resistente Gliadin mit dem Lymphgewebe und kann so Entzündungsreaktionen auslösen. Für den Organismus sind unverdaute Nahrungsbestandteile im Blut unbekannte Stoffe, auf die er augenblicklich mit einer Immunreaktion und -abwehr antwortet. Laufen diese Prozesse kontinuierlich und lang anhaltend ab, befindet sich der glutensensitive Organismus in einer dauerhaften Stresssituation. Die wegen des Gluten-Proteins ausgeschütteten Botenstoffe, wie z.B. das Histamin, können dann in allen Bereichen des Körpers Entzündungen hervorrufen, was die vielfältigen Symptome einer Glutenunverträglichkeit erklärt. Gluten gilt mittlerweile als Ursache vieler, auch schwerer Erkrankungen, dazu gehören u.a. Diabetes (Typ 1), Entzündung der Darmschleimhaut, Multiple Sklerose, Ausschlag, Rheumatoide Arthritis, Rosazea (chronisch verlaufende, entzündliche Hauterkrankung, vornehmlich des Gesichts), Juckreiz, Schuppenflechte (Psoriasis), Arteriosklerose, IgA Nephritis (Morbus Berger), Allergien, Hashimoto (Autoimmunerkrankung, die zu einer chronischen Entzündung der Schilddrüse führt), Gelenkschmerzen und -verschleiß, Sjögren-Syndrom (chronische, entzündliche Autoimmunerkrankung der Tränen- und Speicheldrüsen), Haarausfall und Zöliakie (chronische Erkrankung des Dünndarms). Mit der Zöliakie sind dann weitere Krankheitssymptome wie Müdigkeit, Durchfall, Appetitlosigkeit, Kopfschmerzen und Migräne, Gewichtsverlust, Erbrechen und Depressionen verbunden.

Grundsätzlich lässt sich festhalten: Jeder Mensch ist betroffen, der sich mit glutenhaltigen Nahrungsmitteln ernährt, lediglich die unmittelbaren Auswirkungen können in ihrer Ausprägung sehr unterschiedlich sein. Der eine spürt nach dem Essen ein leichtes Unbehagen, Völlegefühl, Bauchdruck, Durchfall oder ist im Kopf wie von einem nebeligen Schleier umhüllt, als hätte er Drogen genommen etc.; andere spüren nichts oder sind diagnostisch unauffällig. Hat man nach dem Essen dieses unbestimmte Gefühl eines undurchdringlichen Nebels oder Konzentrationsprobleme oder kann man nicht klar denken oder Informationen in der Schule oder am Arbeitsplatz nicht schnell genug aufnehmen, dann sollte man nicht sofort an eine beginnende Demenz oder Alzheimer denken, die Ursache kann in der Tat sehr viel einfacher sein, nicht selten steckt dann lediglich eine Glutenunverträglichkeit dahinter. Schwierig wird es allerdings immer dann, wenn sich allergische Entzündungen im Gehirn manifestieren, denn das Gehirn hat wenig Möglichkeiten, sich bemerkbar zu machen. Nur durch so subtile Symptome wie „sich im Nebel fühlen", „Unschärfen" beim Sehen, leichter Schwindel oder auch leichte Kopfschmerzen kann sich das Gehirn bemerkbar machen.

Brotwaren oder Getreide als Nahrungsmittel dienen weder einer gesunden Ernährung noch sind Brotwaren/Getreide essentielle Nahrung, noch sollte man Brotwaren/Getreide als Grundnahrungsmittel verstehen. In Japan spielen Brotwaren in der Ernährung so gut wie keine Rolle, und an Mangelerscheinungen leiden Japaner sicher auch nicht. Ganz im Gegenteil, durch ihre insbesondere auf Reis und Gemüse ausgerichtete Nahrung legen sie den Grundstock für eine gesunde, ausgewogene Ernährung. Glutenfrei zu leben und diesbezüglich weder Brotwaren noch glutenreiches Getreide aufzunehmen, hat auf ihre Gesundheit keinerlei negative Auswirkungen.

Gluten und ATIs

Neben dem Gluten gibt es noch eine Gruppe von Eiweißen im Getreide, die ATIs (AmylaseTrypsin-Inhibitoren), die ähnlich wie das Gluten das Immunsystem aktivieren und körperliche Beschwerden wie o.e. hervorrufen können. Dieses ATI-Protein ist ein Pestizid, das in den Weizen eingezüchtet wurde, um den Ertrag zu erhöhen. Es tötet Insekten, die das Weizenkorn auch als Nahrung beanspruchen. Natürlich bleibt uns dieses Pestizid auch nach der Verarbeitung zu Mehl erhalten und landet so auch auf unserem Tisch. Dass uns Menschen dieses Pestizid dann auch langsam, aber um so sicherer vergiftet, darauf wird bei der Gewinnmaximierung keine Rücksicht genommen.

Das Gluten und das ATI bewirken, dass der Darm, insbesondere der Dünndarm, über den wir alle wichtigen Nährstoffe für unseren Körper aufnehmen, über Jahre hinweg erheblich geschädigt wird. Das ATI wie auch das Gluten zerstören die faltenartige Oberfläche, die Schleimhaut des Dünndarms, sodass dieser, so geschädigt, die Nahrungsmittel nicht mehr in ausreichendem Maße aufnehmen kann. Zudem entsteht das sogenannte „Leaky-Gut-Syndrom", das den Darm durchlässig werden lässt, sodass das Blut mit Giftstoffen überschüttet wird, was zu vielfältigen Symptomen/Erkrankungen führt.

Allerdings scheinen beide Stoffe, das Gluten wie auch das ATI, ihre negative Wirkung erheblich einzubüßen, wenn der Brotteig vorab einer längeren Gärzeit ausgesetzt wurde. Scheinbar werden diese Stoffe während längerer Gärzeit ab- oder zu schadstoffärmeren Stoffen umgebaut. Die meisten Brote werden heute aus Kostengründen schon nach einer Gärzeit des Teiges von nur etwa 90 Minuten gebacken, was dazu führt, dass viele Inhaltsstoffe erst gar nicht richtig verstoffwechselt werden (chemische Reaktionen sind unvollständig) und so unverarbeitet als „Giftstoffe" im Brot verbleiben. Versuchen Sie daher nach Möglichkeit eine Bäckerei zu finden, die ihre Brote noch mit einem Teig backt, der mindestens 24 Std. gären konnte. Die Wahrscheinlichkeit, dass Sie dann weniger bis keine Beschwerden mehr haben, ist nicht gering; immer vorausgesetzt, dass Ihr Darm relativ gesund ist, ansonsten bleibt nur eine Darmsanierung.

Glutamat

Als Glutamate bezeichnet man die Salze und Ester der Glutaminsäure. Glutamat ist ein wichtiger Neurotransmitter des zentralen Nervensystems, des Gehirns und der Netzhaut. Bekannt ist Glutamat als Geschmacksverstärker (E621 bis E625). Es fehlt in kaum einem Fertigprodukt von Nahrungsmitteln. Glutamat verleiht den Lebensmitteln eine sehr würzige, schmackhafte Note. Doch mittlerweile verbindet kaum noch jemand Glutamat mit positiven Eigenschaften. Im Gegenteil, viele Wissenschaftler sind davon überzeugt, dass Glutamat schwerwiegende Krankheiten auslösen kann oder ihnen Vorschub leistet.

Erstmalig rückte Glutamat in das Licht der Öffentlichkeit, als in den 1970er-Jahren das sogenannte China-Restaurant-Syndrom bekannt wurde. Viele Personen klagten nach einem Besuch in einem China-Restaurant über Übelkeit, Kopfschmerzen, Kribbeln im Hals, Zittern, Nackensteifheit, Muskelschmerzen, Herzklopfen, Angstzustände, Hautrötungen und auch Hitze- und Engegefühl. Man führte dies auf einen extensiven Gebrauch von Glutamat zurück, das in diesen Restaurants verwendet wurde, wie in unserer Hemisphäre Pfeffer und Salz. Die Auswirkungen sind eine allergische Reaktion auf das Glutamat, und dies sind nur die kurzfristigen Auswirkungen.

Glutamat ist ein Botenstoff, der das Gehirn verletzt. In Tierversuchen wurde nachgewiesen, dass Glutamat in den Hirnen von Mäusebabys Verletzungen und Hohlräume verursacht. Neugeborenen Ratten und Mäusen wurden an 5 Tagen hintereinander Injektionen mit Glutamat verabreicht, mit dem Ergebnis, dass bestimmte Nervenzellen im Gehirn abstarben. Im fortgeschrittenen Alter litten die Tiere dann an Übergewicht, Herzproblemen und Diabetes. Glutamat bringt die Körperfunktionen durcheinander und zerstört die Synapsen der Hirnzellen, sodass die Neuronen absterben. Viele Wissenschaftler warnen mittlerweile, dass Glutamat ein ganz entscheidender Faktor bei vielen neuro-generativen Erkrankungen wie z.B. Alzheimer, Demenz, Parkinson und Multiple Sklerose sein kann. Zudem steht Glutamat im Verdacht, Menschen dazu zu bringen, mehr zu essen als sie eigentlich sollten oder müssten. Durch Glutamat entsteht ein sogenannter Masteffekt, der dazu führt, dass die Menschen ständig hungrig sind und schneller essen und weniger kauen. Auch scheint das Glutamat erhebliche negative Auswirkungen auf die Augen zu haben. In Tierversuchen konnte nachgewiesen werden, dass hohe Gaben von Glutamat zur Schädigung der Netzhaut führte und die Sehkraft der Tiere nachließ. Auch wird der

„Grüne Star", der in Ostasien stark verbreitet ist, mit Glutamat in Verbindung gebracht, das den meisten asiatischen Gerichten beigefügt wird. Um das o.a. noch zu toppen, wird das Glutamat zur Verbesserung der Wirtschaftlichkeit nun durch Bakterienstämme erzeugt, die gentechnisch verändert wurden.

Glutamat in Lebensmitteln zu erkennen, ist für den Verbraucher kaum mehr möglich. In den Zutatenlisten wird es häufig erst gar nicht mehr benannt oder versteckt sich unter Begriffen wie Hefeextrakt, Aroma, Würze oder auch fermentierter Weizen. Am besten meidet man grundsätzlich diesen Geschmacksverstärker, insbesondere dann, wenn man an o.a. Beschwerden leidet oder auch nur die Vermutung hat, die Symptome könnten auf Glutamat zurückzuführen sein. Die Symptome treten in der Regel sehr schnell auf, meist in wenigen Stunden nach dem Verzehr.

Nitrat, Nitrit

Die chemische Formel NO_3, gemeinhin Nitrat genannt, stellt ein trigonalplanares Anion (negativ geladenes Atom) dar, das mehrheitlich in wasserlöslichen Salzen vorliegt. Nitrate sind Salze der Salpetersäure (HNO_3). Für Nitrite stellt die schwache salpetrige Säure (HNO_2) die Stammverbindung dar. Sie kann sehr einfach durch Reduktion (schwaches Erhitzen) von Nitraten hergestellt werden. Für die Konservierung von Fleischprodukten (Wurst etc.) wird das bekannte, jedoch giftige **Nitrit-Pökelsalz** vorrangig eingesetzt. In Verbindung mit Hämoglobin, dem roten Blutfarbstoff, entsteht dann die gewünschte rosarote Farbe der Fleischwaren, die die oxidative unansehnliche Graufärbung des Fleisches verhindert. Nicht unerwähnt bleiben sollte aber auch, dass das Nitrit-Pökelsalz das Wachstum des Gift produzierenden Bakteriums Clostridium botulinum verhindert.

Nitrat, eine Gefahr für Nahrung und Trinkwasser

Unabhängig von den Konsequenzen der Nitrat-Belastung des Wassers für den Organismus des Menschen ist immer häufiger die Rede von zu hohen Nitrat-Konzentrationen in Trinkwasser, Obst, Gemüse und auch Fleischwaren. Um Eiweiße (Aminosäuren) herstellen zu können, benötigen nahezu alle Pflanzen Nitrate, die Salze der Salpetersäure. Deshalb sind sie auch Bestandteil der meisten Düngemittel (Fertilizer). Zu einer erhöhten Nitrat-Konzentration im Boden kommt es immer dann, wenn der Landwirt der Meinung ist, viel hilft viel. Aufgrund der einfachen Löslichkeit der Salze in Wasser kommt es sehr schnell zu einer Überdüngung mit Nitraten, die dann leicht vom Oberflächenwasser und den Pflanzen aufgenommen werden können. Sind die Pflanzen nicht in der Lage, den Überfluss an Nitraten in Aminosäuren umzuwandeln, werden sie erst einmal gespeichert. Bedingt durch diese Speicherung enthält das Obst und Gemüse dann viel zu hohe Nitrat-Konzentrationen.

Der Mensch erhält die für seinen Organismus benötigten Aminosäuren aus tierischen oder pflanzlichen Eiweißen. Nitrate selbst verfügen über keine physiologischen Eigenschaften, die der menschliche Organismus benötigen würde. Das Gegenteil ist der Fall, die vom Körper aufgenommenen Stickstoffverbindungen (Nitrate) beeinträchtigen den Organismus vielfach negativ, obwohl der größte Teil sofort wieder ausgeschieden wird. Gefahren durch Nitrate:

- Anionen (negativ geladene Atome) des Nitrits erschweren die Sauerstoffaufnahme im Blut durch Bildung von Hämoglobin-Komplexen, es entsteht Methämoglobin. Da insbesondere Säuglinge nur über unzureichende Schutzmaßnahmen für den noch jungen Organismus verfügen, sind sie in Bezug auf Nitrit und die Bildung von Methämoglobin besonders gefährdet.
- Das Nitrat wird zu Nitrit reduziert, wenn im Mundraum Bakterien oder im Verdauungstrakt ein saures Milieu vorherrschen.
- Natriumnitrit wird beim Abbau von Stickstoffmonoxid während des Stoffwechsels gebildet.
- Nitrit kann sich in den feinen Kapillaren ablagern und so Durchblutungsstörungen verursachen.
- Nitrit behindert die Jodaufnahme, es entsteht sowohl die Gefahr einer Kropfbildung als auch einer funktionellen Beeinträchtigung der Schilddrüse (mehr als die Hälfte der deutschen Bevölkerung leidet unter Jodmangel).

- Im Magen kann sich Nitrit mit sekundären Aminen (stickstoffhaltige chemische Verbindungen) verbinden und so schädliche Nitrosamine erzeugen. Sekundäre Amine entstehen während der Verdauung und kommen in vielen Lebensmitteln vor.

Der Gesetzgeber hat deshalb aufgrund dieser folgenschweren gesundheitlichen Einflüsse einen Grenzwert festgelegt. Ein Liter Trinkwasser darf max. 50 mg Nitrat beinhalten, für Säuglinge besteht ein Grenzwert von 10 mg/l. Außer für die beiden Gemüsearten Kopfsalat und Spinat gibt es dann nur noch für Diät- bzw. Säuglingsnahrung einen Grenzwert mit 250 mg Nitrat/kg. Für andere pflanzliche Erzeugnisse existieren keine verbindlichen Höchstwerte.

Wie bereits erwähnt, wird das giftige Nitrit nach wie vor als Pökelsalz zur Haltbarmachung von Fleischprodukten benutzt, obwohl bereits seit längerem natürliche biologische Substitute wie z.B. rot fermentierter Reis bei entsprechend hygienischer Herstellung und ordnungsgemäßer Lagerung als Ersatz verfügbar ist. In Asien (z.B. in China) wird der rot fermentierte Reis seit vielen Jahrhunderten hergestellt und verspeist. Dieser speziell vergorene und somit veredelte Reis schadet dem menschlichen Organismus nicht und kann in veränderter Form sogar Pharmazeutika als Heilmittel ersetzen. In Deutschland und der EU ist der rot fermentierte Reis aufgrund fadenscheiniger Argumente bis zum heutigen Tag nicht zugelassen, sodass das die Gesundheit schädigende Nitrit bzw. Nitrat nach wie vor verwendet wird.

Beurteilung des Risikos durch den Verzehr von nitrit-/nitrat-gepökelten Fleischwaren für den Menschen. Auszug aus einem Gutachten:

Das Ziel des Gutachtens war es, anhand bekannter Fachliteratur (Studien) in der Medizin zu erforschen, ob ein gesundheitliches Risiko durch den Verzehr von gepökelten Fleischwaren für den menschlichen Organismus besteht. Das Ergebnis war so erschreckend und ernüchternd zugleich. Die Mehrzahl der Studien wies eine teils drastische Erhöhung des Risikos für bestimmte Karzinom-Arten bei erhöhtem Konsum von nitrit- und nitratsalz-gepökelten Fleischwaren aus, sodass die Frage nach einem erhöhten Risiko, an Krebs zu erkranken, bejaht werden muss.

Ein besonders hohes Risiko entsteht bei erhöhtem Verzehr gepökelter Fleischwaren für das Entwickeln eines Magen-Karzinoms, welches laut Gutachten den Faktor 1,9 bis 2,61 erreichen kann. Bei kolorektalen Karzinomen ist das Risiko um den Faktor 2,12 bis 8,82 erhöht. Ein erhöhtes Risiko, an Tumoren des Gastrointestinaltrakts (z.B. Pankreaskarzinom) zu erkranken, war ebenso erkennbar wie Hirntumor-Erkrankungen bei Kindern, sobald gepökeltes Fleisch/Fleischwaren vermehrt konsumiert wurden. Besonders drastisch fällt die Erhöhung des Risikos von Rauchern aus, ein Lungenkarzinomen zu entwickeln. Vor allem starke Raucher haben mit einem hohen Konsum von Pökelfleisch ein Erkrankungsrisiko, das etwa dreimal so hoch ausfällt wie bei gleich starken Rauchern mit geringem Konsum von Pökelfleisch. Zu einer Verdoppelung des Risikos kann es auch bei einer Schwangerschaft kommen, wenn während dieses Zeitraums vermehrt Pökelfleisch von der Mutter konsumiert wird, im Unterschied zu angehenden Müttern, die während der Schwangerschaft keine gepökelten Fleischwaren verzehren. Die wissenschaftlichen Studien sind allerdings noch nicht abschließend belastbar, da nicht alle Studien übereinstimmende Ergebnisse erbrachten. Primär weisen Studien aus den USA eine deutliche Erhöhung des Risikos auf.

Einen nicht unerheblichen Einfluss auf Magenulkus (Magengeschwüre) wie auch auf das Karzinomrisiko des Magens und des Verdauungstraktes scheint der Erreger Helicobacter pylori zu haben. In Kombination mit Nitrit, das sich durch das aufgenommene Nitrat im Rahmen der Nitrosierung ausgesprochen stark im Magensaft bildet, ist der Erreger ebenfalls in der Lage, Nitrit aus Nitrat zu bilden und gleichzeitig den Hemmstoff der Nitrosierung, das Vitamin C, im Magensaft deutlich zu reduzieren. Insbesondere fällt dies bei Patienten auf, die an chronischer Magenschleimhautentzündung (Gastritis) leiden.

Ein Ersatz für Nitrit- und Nitrat-Pökelsalze ist weder in Deutschland noch der EU in Sicht, obwohl fermentierter Rotschimmel-Reis (Angkak) den Einsatz von Pökelsalz in Fleischprodukten zumindest für das überschaubare Feld der Umrötungsmittel überwiegend ersetzen könnte.

Milch – ein Stück Gesundheit?

Milchprodukte schmecken, sind ausnahmslos preiswert und machen keine Moralprobleme, denn Milch kommt ja von „glücklichen Kühen“ auf saftigen Almwiesen. Schlechthin, auf den ersten Blick, die Idealnahrung? Eiweiß, Fett, Kohlenhydrate und Kalzium, alles aus einem Nahrungsmittel. Unseren Vorfahren stand Milch nur in beschränktem Umfang zur Verfügung. Umso „dankbarer“ ist die heutige Generation, Milch ist im Überfluss vorhanden. Der Mediziner Dr. Robert M. Kradjian (MD Breast Surgery Chief Division of General Surgery, Seton Medical Centre, Daly City, CA) befasst sich schon sein ganzes medizinisches Leben mit der Milch und den nicht unerheblichen gesundheitlichen Problemen, die durch Milch und ihre Folgeprodukte entstehen. Seine Schlussfolgerungen, die er aus der Überprüfung der wissenschaftlichen Literatur in Bezug zur Milch zog, lassen den Normalbürger aufschrecken.

Im Zeitraum 1988 bis 1993 erschienen etwa 2.700 Publikationen in wissenschaftlichen Zeitschriften, die sich ausschließlich mit Milch auseinandersetzten. Von diesen 2.700 Artikeln hatten etwa 1.500 Artikel Milch als Thema Nr. 1. Publikationen, bei denen die Forschung noch nicht abgeschlossen war, oder Artikel, die eher veterinären bzw. keinen wissenschaftlichen Bezug hatten, wurden in seiner Studie ausgeklammert. **Es blieben mehr als 500 fundierte Publikationen, die nach akribischer Auswertung ein Bild des Horrors abgaben. Es gab nicht einen der 500 ausgewerteten Artikel, der auch nur im Ansatz etwas Positives zur Kuhmilch als Nahrungsmittel für den Menschen ausgewiesen hätte!**

Folgende Erkrankungen kristallisierten sich u.a. heraus:

Bei Kindern	**Bei Erwachsenen**
• Allergien, Erkältungen	Arthritis
• Asthma, Bronchialinfektionen	Allergien, Erkältungen, Stirnhöhlenentzündungen
• Bettnässen,	Herzerkrankungen
• Koliken, Darmblutungen	Krebs, Leukämie
• Jugendlicher Diabetes	Lymphdrüsenerkrankungen
• Ohrinfektionen	

Grundsätzlich sollte man in Sachen Milch folgende Dinge beachten: Milch ist eine weibliche Drüsenflüssigkeit von Säugetieren und somit auch von Menschen. Ihre alleinige Bestimmung besteht darin, während eines begrenzten Zeitraumes das Neugeborene mit allem Erforderlichen zu einem gesunden Wachstum zu verhelfen. Infolgedessen enthält die Milch u.a. in erheblichem Umfang **Wachstumshormone.**

Kein Säugetier ernährt sich nach der Stillzeit jemals wieder freiwillig mit Milch!

Viele Studien über Milch belegen einen starken Zusammenhang zwischen Milchkonsum und o.a. Erkrankungen. So hat Finnland, das Land mit dem statistisch höchsten weltweiten Konsum von Milch, auch die höchste Rate an jugendlichem Diabetes. In Großbritannien stellte man fest, dass Immigrantenkinder aus Pakistan um ein vielfaches häufiger Diabetes entwickelten als Kinder in Pakistan, nachdem sie die Ernährungsgewohnheiten des Landes adaptiert hatten.

Ein Großteil der Rinderherden in den Vereinigten Staaten von Amerika, man geht von ca. 80% aus, sind mit dem „Leukose-Parasiten“ infiziert. Durch Vermengung von unkontaminierter mit kontaminierter Milch sind die Parasiten aber praktisch in der gesamten Milchkette enthalten. Beim Menschen soll der „Leukose-Parasit“ Leukämie auslösen, und so verwundert es auch nicht, dass in den US-Staaten Nebraska, Minnesota, South-Dakota, Iowa und Wisconsin, in denen der Parasit verstärkt festgestellt wurde, eine höhere Leukämierate auftritt als in anderen US-Staaten. Die gleiche Abhängigkeit stellte man nach dem Ausbruch von Rinder-Leukose in Russland und Schweden fest. Die Leukämierate beim Menschen stieg entsprechend.

Die vor einigen Jahren in Europa aufgetretene Rinder-Erkrankung „Bovine Spongiforme Enzephalopathie“ (BSE) ist in dieser Form in den USA nicht bekannt, dafür aber das sehr ähnliche BIV (Bovine Immunodeficiency „Virus“), im Sprachgebrauch Rinder-AIDS genannt. Da ein erheblicher Anteil amerikanischer Rinder-Herden mit BIV kontaminiert ist, konsumiert der Verbraucher tagtäglich Milch- und Fleischprodukte von BIV-verseuchten Rindern. Studien belegen immer wieder eine Korrelation zwischen dem Verbrauch von Milch und Krebs. Im Roswell Park Memorial Institute in Buffalo, N.Y. wurde in einer Studie festgestellt, dass bei Frauen, die täglich etwa ein Glas Milch oder die gleiche Menge an Milchprodukten konsumierten, das Risiko um das 3,1-fache erhöht war, Eierstockkrebs zu entwickeln als bei Frauen ohne Milchkonsum.

An der Harvard Medical School wurden schon in den 1970er-Jahren Daten aus 27 Ländern bezüglich ihres Milchkonsums analysiert. Das Ergebnis wies eine beachtenswerte Korrelation zwischen Eierstockkrebs und Milchkonsum auf. Einen Zusammenhang zwischen Lymphdrüsenkrebs und Milchkonsum konnte durch eine über einen längeren Zeitraum in Norwegen durchgeführte Untersuchung belegt werden.

Eine Roswell-Park-Studie kam zu dem Ergebnis, dass sowohl Lungenkrebs als auch Prostatakrebs beim Konsum von Milch eine erhöhte Häufigkeit aufwiesen im Vergleich zu einer Kontrollgruppe, die keine Milch trank. Der Faktor bei Prostatakrebs war etwa 2,49fach höher. Der Sachbuchautor und Präsident des Physicians Committee for Responsible Medicine (PCRM), Washington D.C., Dr. Neal Barnard, geht sogar noch einen Schritt weiter, indem er erklärt, dass Milch und Milchprodukte keine empfehlenswerten Lebensmittel sind. Aus den Forschungsergebnissen zieht er die gleichen Schlussfolgerungen wie Dr. Kradjian, der die Milch-Erforschung zu seiner Lebensaufgabe gemacht hat.

In den USA streichen daher immer mehr Menschen Milch und Milchprodukte aus ihren Speiseplänen. Achtsame Eltern bemerkten, dass sowohl Krankheitssymptome als auch die Krankheiten ihrer Kinder verschwanden, sobald sie keine Milch oder Milchprodukte mehr verzehrten. Am häufigsten sind dies: Darmkrämpfe, Erkältungen, Colitis (entzündliche Darmerkrankung), Ohrenschmerzen, Diabetes.

Forschungen zeigen auf, dass die enorm wichtigen Insulin-erzeugenden Betazellen der Bauchspeicheldrüse durch das Eiweiß aus der Rindermilch zerstört werden!

Es ist noch nicht lange her, da war es wissenschaftlicher Konsens, dass die Eiweißhormone in der Milch durch die Magensäure (Pepsin, Hydrochlorid-Säure) und Verdauungsenzyme so zersetzt werden, dass sie keine Vitalität mehr haben. Dies war jedoch ein fataler Trugschluss, da der im Magen gemessene pH-Wert nach dem Verzehr von nur einem Glas Milch (etwa 350 g) auf einen fast basischen pH-Wert von 6 ansteigt (Werte ab einem pH-Wert von 7 sind basisch). Der Normal-pH-Wert des Magens schwankt um den sauren pH-Wert von ca. 2. Liegt der pH-Wert des Magens jedoch bei etwa 6, wird die sogenannte Kuhmilch-Xanthine-Oxidase verhindert, weil die Pepsin-Enzyme des Magens bei diesem nahezu basischen pH-Wert inaktiv sind. Die Wissenschaft musste demnach zur Kenntnis nehmen, dass Milch ein starker Enzymhemmer ist und den pH-Wert des Magens von einem sauren pH-Wert von etwa 2 zu einem fast basischen pH-Wert von 6 verändert. Nicht nur Eiweiße, auch wachstumsfördernde Hormone der Milch, die eigentlich im Magen zersetzt werden sollten, können so ungestört und unzerstört den Magen passieren.

Langsam aber sicher scheint es nun der Wissenschaft zu „dämmern“, welch fatale gesundheitliche Auswirkungen Milch auf den Organismus des Menschen hat, wenn Eiweiße und Wachstumshormone, Parasiten und Antibiotika unzerstört den Magen passieren können. Alle Tumore haben ein gemeinsames Charakteristikum: Sie benötigen, um wachsen zu können, das Wachstums-Hormon IGF-I, das in der Wissenschaft als eines der mächtigsten Hormone des menschlichen Körpers angesehen wird. Dieses Insulin-ähnliche Hormon IGF-I zeichnet für Krebs nicht selbst verantwortlich, erlaubt aber, vorhandene

Tumore wachsen zu lassen. Ohne dieses Hormon sollte Krebswachstum unmöglich sein. Der Körper produziert das Wachstums-Hormon IGF-I eigenständig. Mit dem Milchkonsum nehmen wir jedoch weit darüber hinaus weiteres IGF-I zu uns, das über die Darmwände in Fettpartikeln in den Blutkreislauf gebracht wird und so seine starken, verheerenden Wachstumseffekte im Organismus entfalten kann.

Mittlerweile hat es die „innovative Wissenschaft" sogar fertiggebracht, das IGF-I in Mikro-Organismen einzuschleusen, die in der Lage sind, sich mit E. coli-Bakterien und den Genen von Rindern zu vereinen. Dieses jetzt neu entwickelte Wachstumshormon, „rbST" (recombinant bovine somatotropin) genannt, soll nun die Milchproduktion bei Rindern erheblich steigern.

Die Wirkung dieses neuen Hormons „rbST" über die Milchprodukte auf die Gesundheit des Menschen lässt sich in ihrem Ausmaß noch gar nicht abschätzen. Die Büchse der Pandora, der die Milchindustrie lieber niemals begegnet wäre, wurde geöffnet. Die Auswirkungen werden die gesamte milchverarbeitende Industrie noch im Mark erschüttern.

Alternativen

Wenn Sie auf Milch nicht verzichten können, greifen Sie auf Naturprodukte wie Hafermilch, Hanfsamenmilch, Mandelmilch oder Reismilch zurück, keine Sojamilch, die in der Regel genverändert ist. Grundsätzlich ist darauf zu achten, dass jedwede Produkte weder genmanipuliert noch mit Pestiziden verseucht sind.

Krebszellen lieben Zucker (Kohlenhydrate)

Krebs hat sicher auch mit unserem Wohlstand und dem Überangebot an Kohlenhydraten zu tun. Kohlenhydrate sind allgegenwärtig und reine Energielieferanten. Man findet sie z.B. in Zucker, Obst, Kartoffeln, Getreide, Brot, Backwaren, Nudeln, Reis, Müsli, Haferflocken, Alkohol usw.

Kohlenhydrate werden im menschlichen Organismus durch Zerlegen in ihre Bestandteile in Energie umgesetzt. Kohlenhydrate haben alle eine einheitliche chemische Struktur, sie bestehen aus Wasserstoff, Sauerstoff und Kohlenstoff. Erst die verschiedenartige Zusammensetzung der Inhaltsstoffe machen die Stärken und Vorzüge der unterschiedlichen Kohlenhydrate aus.

Kohlenhydrate unterteilt man in:

- Monosaccharide (Einfachzucker) z.B. Fruchtzucker, Traubenzucker
- Disaccharide (Zweifachzucker) z.B. Malz-, Milch-, Haushaltszucker
- Polysaccharide (Vielfachzucker) z.B. pflanzliche und tierische Stärke

Kohlenhydrate sind lediglich eine Umschreibung für Zucker!
Kohlenhydrate, also die Reihung von Zuckermolekülen, können vom menschlichen Organismus nicht direkt verarbeitet werden. Sie müssen erst zu Glukose (Glykogen) umgewandelt werden, bevor sie in den Zellen der Muskeln und der Leber gespeichert werden können. Bei den unterschiedlichsten Stoffwechselvorgängen des menschlichen Organismus spielt Glukose eine elementare Rolle. Der Glukosegehalt des Blutes wird durch die Hormone Insulin und Glucagon geregelt.

Aufgrund der besonderen Charakteristika von Glukose kann es jedoch bei übermäßigem Verzehr zu erheblichen Zellschäden und somit auch zu schweren Erkrankungen kommen, da ein Anteil des Glukose-Moleküls in der den Organismus schädigenden offenen reaktiven Aldehydform vorliegt (zu vergleichen mit dem bekannten Formaldehyd). Wenn Proteine (Eiweiße) dann mit der Glukose reagieren, kommt es zu irreversiblen Schäden im Körper.

So wird auch leichter verständlich, warum es bei zu hoher Glukose-Konzentration in den menschlichen Zellen zu erheblichen Schäden mit den dann unvermeidlichen Folgeerkrankungen kommen kann. Glukose stellt zwar die Energie für die Muskeln zur Verfügung, hat aber auch die o.g. schädigenden Effekte, zu denen insbesondere gehört, dass sich „Krebszellen" ausschließlich von Glukose (Zucker) ernähren, der dann in der Folge zu linksdrehender Milchsäure verarbeitet wird. („Krebszelle" wurde in Anführungszeichen gesetzt, weil es die „Krebszelle" im eigentlichen Sinne des Wortes nicht gibt, dazu später mehr).

Die Hypothese der Forschungstätigkeit Otto Heinrich Warburgs, Nobelpreis für Medizin 1931, erlebt derzeit weltweit eine Renaissance. Mehr als achtzig Jahre nach den Erkenntnissen seiner Forschertätigkeit erscheinen nun neue Studien zum Metabolismus von „Krebszellen". Der anerkannte Wissenschaftler arbeitete in Berlin-Dahlem, am Kaiser-Wilhelm-Institut. Er starb 1970 im Alter von 86 Jahren. Unbeirrbar hielt der berühmte Physiologe bis zu seinem Tod an seiner Auffassung fest, dass Krebs eine Entgleisung des Stoffwechsels im menschlichen Körper ist. Für ihn gab es keinen Zweifel, Krebszellen haben ein „Problem mit dem Sauerstoff", da sie sich von normalen Zellen im Besonderen durch eine erheblich schwächere Zellatmung abgrenzen. Er erkannte, dass die Energiegewinnung von Krebszellen nur unter Zuhilfenahme der anaeroben Glykolyse (ohne Sauerstoff zu nutzen) erfolgt. Glukose wird dabei nicht mehr mit Sauerstoff abgebaut, sondern ausschließlich über die Glukose-Vergärung. Krebszellen vergären also den Zucker (Glukose) – im Gegensatz zu gesunden Zellen, die unter Mitwirkung von Sauerstoff Eiweiß-, Zucker- und Fettabbauprodukte verbrennen. Die Glukose-Vergärung erfolgt dagegen ohne Sauerstoff in der Zelle, es entsteht das Abbauprodukt Milchsäure (Laktat).

Für die Zucker-Vergärung zur Energiegewinnung zeichnet das Enzym TKTL1 (Transketolase-like-1-enzym) verantwortlich. Die Krebszellen erhalten durch die Aktivierung des TKTL1-Enzyms die Möglichkeit, Energie aus Glukose zu ziehen, wenn kein oder nur wenig Sauerstoff für die Verarbeitung des Zuckers verfügbar ist. Das Enzym TKTL1 ermöglicht der Zelle, sofern ausreichend Glukose zur Verfügung steht, genügend Energie zu generieren und sich durch Zellteilung zu vermehren. Dabei entstehen enorme Mengen an Laktat (Milchsäure). Es ist daher bei einer Ernährungsumstellung eines an Krebs Erkrankten unabdingbar, den Konsum von Kohlenhydraten (Zucker) jeder Art soweit möglich einzuschränken. Durch den Verzicht auf Kohlenhydrate bei der Ernährung sowie einer ruhigeren Lebensführung (Stress erzeugt auch „inneren Zucker") sollten an Krebs erkrankte Menschen den Stoffwechsel in Richtung Gesundung umstellen können.

Eines der Ernährungsübel besteht darin, **dass Krebspatienten buchstäblich verhungern**, weil ihre Nahrung aus Kohlenhydraten besteht. Da Kohlenhydrate sozusagen das Grundnahrungsmittel von „Krebszellen" darstellen, verzehren sie demzufolge auch sämtliche über Kohlenhydrate eingebrachte Energie. Die noch gesunden Zellen des übrigen Organismus verhungern schlicht. Einen deutlichen Beweis für die Glukose verschlingenden „Krebszellen" fanden Wissenschaftler, als sie das Blut von Krebspatienten untersuchten, das direkt aus der Vene hinter dem Tumor abgenommen wurde. Im direkten Vergleich mit dem Blut vor dem Tumor stellte sich dann heraus, dass das Blut direkt hinter dem Tumor 31mal weniger Glukose und 43mal mehr Milchsäure aufwies. Krebszellen verbrauchen also die gesamte in Form von Glukose vorliegende Energie und produzieren große Mengen von Milchsäure. Fehlt Glukose, wird kein Insulin produziert, und der Transport von Glukose zu den Körperzellen ist unterbrochen. Gesunde Zellen sind jedoch in der Lage, die unterbrochene Energieproduktion durch die Nutzbarmachung von Ketonkörpern (Produkt des Stoffwechsels, das bei stärkerem Fettabbau entsteht) zu überbrücken. „Krebszellen" sind zu dieser Reorganisation durch die blockierte Fettverbrennung nicht fähig. Das erfreuliche Ergebnis: „Krebszellen" verhungern ganz natürlich, ohne dass sie die Möglichkeit hätten, sich in irgendeiner Form zur Wehr zu setzen.

„Krebszellen" sind ohne Glukose und Insulin von der gesamten Versorgung mit Energie abgeschnitten und verhungern!

Ab < 70 Gramm Kohlenhydrate täglich geraten gesunde Zellen in einen Alarmzustand. Die Energieversorgung wird dann auf eine andere Energieart umgestellt. Kohlenhydrate/Zucker/Glukose sind dann nicht mehr die Hauptenergielieferanten einer Zelle. Die gesunden Zellen greifen dann in ihrer Energienot auf die Verwertung der energiereichen Fettreserven der Ketonkörper zurück, die beim Fettabbau durch die Leber gebildeten werden. Gehirn und Muskeln stellen sich dann zur Verwertung der Ketonkörper auf die neuen Gegebenheiten ein und schütten behelfsweise notwendige Enzyme aus. So sind die Zellen auch in Hungerzeiten auf Leben eingestellt und sorgen dafür, dass der Organismus über die Ketonkörper in zufriedenstellendem Umfang Energie erhält.

Das menschliche Gehirn benötigt etwa 120 Gramm Glukose pro Tag. Kommt es aufgrund eines Energiemangels zu einem „Reset" des Organismus, reichen dann auch etwa 40 Gramm Kohlenhydrate (Glukose) pro Tag aus. Die neuen Energielieferanten des Körpers sind dann Ketonkörper. Die zu diesem Zeitpunkt seltene Glukose wird nur noch für besondere Aufgaben verwendet und als außergewöhnlicher Schatz behandelt. Die Grundlage eines gesund-erhaltenden Ernährungsplanes sollte daher durch viel pflanzliches Eiweiß geprägt sein. Dazu gehören immer auch Gemüse, roh oder leicht gegart, **zuckerarmes** saures Obst und Beeren, Leinsamen, Sonnenblumenkerne, alle Arten von Nüssen und die wichtigen ungesättigten Öle mit den Fettsäuren Omega 3 und 6 (z.B. Leinöl).

Zusammenfassung, Fazit
Achten sie darauf, keine Transfette oder Acrylamide aus Fertigprodukten zu verzehren, nehmen Sie Abstand von Geräuchertem und Gepökeltem (Nitrit, Nitrat), trinken Sie keine Milch und nur wenig Milchprodukte, nutzen sie keine Mikrowelle und verzichten sie weitestgehend auf alle Kohlenhydrate (Zucker, Glukose), dann ist der erste Grundstein für eine dauerhafte Gesundheit gelegt.

Xylit, der gesunde Zuckerersatz

Ab sofort können auch gesundheitsbewusste Menschen ohne schlechtes Gewissen Süßes genießen. Es gilt lediglich, von normalem Zucker auf Xylit als Süßungsmittel umzustellen. Mit dieser Umstellung verbinden sich ausschließlich gesundheitliche Vorteile. Bis auf wenige Ausnahmen kann Xylit Zucker eins zu eins ersetzen. Xylit, auch Xylitol genannt, ist ein natürlicher Zuckerersatz, der etwa die gleiche Süßkraft wie der bekannte, normale Zucker (Saccharose) hat. Trotzdem ist diese süße Alternative kaum bekannt. Xylit gibt es als Pulver, Kaugummi, Lutschpastillen und in Zahnpasta. Auch nach größerem Konsum von Xylit erhöht sich der Blutzuckerspiegel kaum. Die Insulinausschüttung ist schwach und wird auch noch verzögert ausgelöst.

Alles spricht für Xylit (Xylit ist ein kohlenhydrathaltiges Produkt)

Xylit süßt in etwa so stark wie Zucker und hat ca. 40% weniger Kalorien als Zucker
Xylit hat einen glykämischen Index von nur 10, Zucker von 65

Medizinische Studien: In vielen Bereichen zeigen eine Reihe medizinischer Studien bei regelmäßigem Verzehr von Xylit positive Ergebnisse:

- Xylit schützt bei regelmäßiger Anwendung vor Karies und Paradontitis
- Xylit kann zur Remineralisierung der betroffenen Zahnbereiche führen
- Xylit kann von Mikroben nicht verstoffwechselt werden, sie verhungern!!
- Xylit verringert das Diabetes-Risiko (Typ 2)
- Xylit wirkt im Mund- und Rachenraum antibakteriell
- Kinder erkranken seltener an Mittelohrentzündung
- Verringerung von Nasennebenhöhlen-Entzündungen bei Spülungen mit Xylit
- Darmbakterien werden nicht geschädigt
- Das Wachstum von Hefepilzen im Organismus wird gehemmt

Richtig angewendet ist Xylit ein Segen für die Gesundheit. **Alternativ können Sie auch den gesunden Kokosblütenzucker verwenden!**

Die gefährlichste Form aller Zuckerarten: Fructose (HFCS)!

HFCS = High-Fructose-Corn-Syrup

Fructose, umgangssprachlich Fruchtzucker, gehört zu den sogenannten Einfachzuckern (Monosaccharide) und zur Gruppe der Kohlenhydrate. Unser Haushaltszucker (Saccharose) besteht zu je 50% aus Fructose und dem Einfachzucker Glucose, umgangssprachlich Traubenzucker. Fructose ist ein natürlicher Bestandteil von Obst und Gemüse und ist in dieser Form, wenn man nicht übermäßig viel davon aufnimmt, nicht schädlich. Gemüse und Früchte sind gesund, und der Verzehr ihres Fruchtzuckers sollte sich der Gesundheit auch als zuträglich erweisen.

Doch Fructose ist nicht gleich Fructose, wie man vielleicht glauben mag, es gibt noch eine andere Form der Fructose, und die ist für den menschlichen Organismus äußerst schädlich und gesundheitsgefährdend. Es ist die Fructose, die industriell in hochkonzentrierter Form als Fructose-Glucose-Sirup hergestellt wird und mittlerweile in weitem Umfang in Nahrungsmitteln Anwendung findet. Fructose, als Fructose-Glucose-Sirup, wird in ihrer reinen Form von der Nahrungsmittelindustrie hoch geschätzt, da sie etwa doppelt so stark süßt wie reine Glucose. Bei weitem übertroffen wird die Süße dieses Fructose-Glucose-Sirups jedoch noch von dem in den USA industriell hergestellten High-Fructose-Corn-Syrup, dessen Fructoseanteil zwischen 60% und 90% liegt.

Der High-Fructose-Corn-Syrup setzt sich aus einer Mischung aus Fructose und Glucose zusammen und wird in der Regel aus genmanipuliertem Mais/Weizen mittels Fermentierung unter Anwendung von

Enzymen gewonnen, die wiederum aus genmanipulierten Mikroorganismen hergestellt werden. Erschwerend kommt hinzu, dass das Nervengift Bt-Toxin in dem gentechnisch veränderten Mais gefunden wurde. Sowohl bei Schwangeren als auch in der Nabelschnur von Babys konnte das Gift schon nachgewiesen werden.

Die Herstellung von HFCS ist äußerst kostengünstig (Haushaltszucker ist etwa dreimal so teuer) und der Verbrauch aufgrund der großen Süßkraft viel geringer als bei einem „normalen" Fructose-Glucose-Sirup. So verwundert es nicht, dass HFCS umfassend Einzug in nahezu sämtliche Bereiche der Nahrungsmittelindustrie gehalten hat. Zudem wird die Maisproduktion in den USA staatlich subventioniert, was den Profit der Industrie auf Kosten der Konsumenten noch steigert. So ist es nicht verwunderlich, dass viele Amerikaner, aufrecht stehend, ihre Füße schon lange nicht mehr sehen können. Ohne Zweifel hat der übermäßige Gehalt an Fructose und insbesondere HFCS in der modernen Ernährung verheerende Wirkungen auf die Gesundheit der Menschen.

HFCS – der Krankmacher

Vor noch gar nicht langer Zeit galt Fructose als risikoloses Süßmittel. Doch mittlerweile ist man vollständig aus diesen Träumen erwacht, HFCS ist der Dick- und Krankmacher schlechthin; HFCS lässt sich in nahezu allen verarbeiteten Nahrungsmitteln finden. HFCS kam 1975 auf den amerikanischen Markt. In der Folge gab es zahlreiche wissenschaftliche Studien, die auf die erheblichen Risiken dieses Produkts verwiesen. So kam es letztendlich auch zu der Aussage: *„Diesen Zucker zu essen, ist Selbstmord mit dem Löffel."* Zucker ist, in größeren Mengen genossen, schlicht ein Toxin.

Trotz vieler unwiderlegbarer Studien über die große gesundheitliche Gefahr, die von HFCS ausgehen, hält die Nahrungsmittelindustrie an HFCS fest und auch der Staat als verantwortlicher Gesetzgeber in Gesundheitsfragen sieht keine Veranlassung einzugreifen. Sehenden Auges wird akzeptiert, dass der Konsument, der Bürger, durch die Ernährung, durch die Nahrungsmittelindustrie krank gemacht wird. Es gibt keinen Zweifel, der übermäßige Konsum von Fructose, hier HFCS, hat eine verheerende Wirkung auf unsere Gesundheit. In der Tat wird HFCS mit vielen schweren chronischen Erkrankungen in Verbindung gebracht. Fructose fördert z.B. das Entstehen des sogenannten „metabolischen Syndroms", das auf das gleichzeitige Auftreten verschiedener Krankheiten verweist, die ein enormes Risiko für den Organismus und insbesondere Herz und Kreislauf des Menschen darstellen.

Dazu gehören:

- Bluthochdruck
- Übergewicht
- Insulinresistenz, Diabetes Typ 2
- Stoffwechselstörungen

Ein zu hoher Verzehr von Fructose und insbesondere des hochsüßen HFCS beschleunigt das Entstehen des metabolischen Syndroms enorm. Selbst das Bundesinstitut für Risikobewertung (BfR) ist von der schädlichen Wirkung der Fructose überzeugt, denn zahlreiche Studien konnten belegen, dass Fructose mit der Entstehung des metabolischen Syndroms und Diabetes mellitus Typ 2 zumindest in engem Zusammenhang steht.

Folgende schwere Erkrankungen werden mit HFCS in Verbindung gebracht:

- Fructose verhindert die Fettverbrennung und blockiert das Sättigungsgefühl, Fructose wird in Fett umgewandelt (Fettleber, nicht alkoholisch, ist die Folge)
- Hepatitis (Leberinfektion), Leberzirrhose
- Verhärtung, Verengung und Verlust der Elastizität der Blutgefäße
- Vergrößerung des Herzmuskels
- Erhöhter Harnsäurespiegel

- Fibromyalgie, Gicht, Rheuma, Arthrose, Arthritis, Osteoporose
- Nierensteine, chronische Nierenerkrankung, eingeschränkte Nierenfunktion
- Krebs **(Krebszellen lieben Zucker über alles)**
- Depression und Erschöpfungszustände
- Chronische Erkrankungen und Entzündungsprozesse, Demenz, Allergien etc.
- Schwächung des Immunsystems
- Darmschädigung und Pilzinfektionen
- Schädigung der Dünndarmschleimhaut, es kann zum „Leaky-Gut-Syndrom" kommen (erhöhte Durchlässigkeit der Schleimhaut), sodass schädliche Substanzen vom Darm in den Organismus eindringen können.
- Malabsorption, Überforderung des Dünndarms aufgrund der Menge von HFCS
- Zudem kann sich die Darmflora so verändern, dass ein giftiges Milieu entsteht (Dysbakterie), in dem gesunde Darmbakterien kaum noch überleben können. Für pathogene Pilze und Parasiten ist dieses Milieu jedoch ein geradezu optimaler Lebensraum, sie gedeihen und vermehren sich hier rasant.
- Aufgrund der Menge von HFCS kann Fructose in den Dickdarm gelangen, sodass sich Darmerkrankungen wie Durchfall, Bauchschmerzen, Blähungen etc. bemerkbar machen können.

Obst und Gemüse sind gesund

Trotz des oben Beschriebenen ist die Aufnahme von Obst und Gemüse alternativlos und gesund, denn der hohe Konsum von Fructose lässt sich in der Regel sicher nicht vom übermäßigen Verzehr von Obst und Gemüse ableiten. Trotz Fructose gehören Obst und Gemüse mit Abstand zu den gesündesten Lebensmitteln überhaupt. Lediglich für Menschen mit einer Fructose-Intoleranz ist Vorsicht geboten.

Fructose bereitet nur Probleme, wenn sie in größeren Mengen in der hochkonzentrierten, isolierten Form Verwendung findet. Fructose (HFCS) und große Mengen von Haushaltszucker finden mittlerweile in unzähligen Fertigprodukten Verwendung, sodass häufige Aufnahme dieser Produkte vielen Erkrankungen Tür und Tor öffnet – ausschließlich dann macht Fructose krank.

Wie vermeide ich die Aufnahme von zuviel Fructose?

- Schränken Sie den Verbrauch von Haushaltszucker (Saccharose) drastisch ein, greifen Sie auf Naturprodukte wie Xylit, Stevia oder Kokosblütenzucker zurück.
- Vermeiden Sie Fertigprodukte, die Fructose oder Fructose-Sirup (HFCS) enthalten, lesen Sie die Inhaltsangaben auf den Verpackungen.
- Trinken Sie Fruchtsäfte/Obstsäfte nicht im Übermaß, seien sie sparsam im Umgang mit diesen Säften.
- Auch Trockenfrüchte, Honig, Agavendicksaft und Dicksäfte aus Äpfeln oder Birnen sollten nur mäßig verzehrt werden.
- Weniger Fructose enthalten z.B. Reissirup, Yaconsirup oder Gerstenmalzsirup

Fazit: Ernähren Sie sich so natürlich wie möglich und vermeiden Sie unter allen Umständen verarbeitete Nahrungsmittel, insbesondere diejenigen, auf deren Etikett Fructose oder Fructose-Sirup (neuerdings auch als „sugar" (Zucker) oder „corn sugar" bezeichnet) vermerkt ist. Vermeiden Sie Limonaden in jeder Form und schränken Sie unbedingt die Menge an Haushaltszucker ein. Mit diesen einfachen Regeln leben Sie viel gesünder und sind letztendlich nicht mehr Teil einer Nahrungsmittelindustrie, deren Ziel schon lange nicht mehr die Gesundheit des Konsumenten ist.

Aspartam

Steckbrief: Aspartam ist ein Zuckeraustauschstoff (chemische Bezeichnung „L-Aspartyl-L-Phenylalaninmethylester“) mit der etwa 200fachen Süßkraft von Haushaltszucker und findet in vielen Nahrungsprodukten, Nahrungsergänzungsmitteln und Medikamenten Anwendung. Vertrieben wird es unter den unterschiedlichsten Namen wie Nutra-Sweet, Canderel, Amino-Sweet, Spoonfull, Sanecta, Equal, E951.

Ursprünglich wurde Aspartam in der Tiermast eingesetzt, da es im Gehirn der Tiere das Sättigungszentrum blockiert. Bis zur Mitte der 1970er-Jahre führte die CIA Aspartam als potentes Mittel zur biologischen Kriegsführung.

Die freie ungebundene Aminosäure Aspartam ruft, in größeren Mengen verzehrt, schwerste chronisch neurologische Erkrankungen des Gehirns hervor, was insbesondere für Kinder eine große Gefahr darstellt, da ihre Blut-Hirn-Barriere noch nicht vollständig ausgebildet ist.

Es gibt überhaupt keinen Zweifel, Aspartam gehört zu den gefährlichsten Substanzen, die jemals als Nahrungsmittel in den Verkehr kamen. Normalerweise kann man davon ausgehen, dass Zusätze in Nahrungsmitteln keine größeren gesundheitlichen Schäden anrichten, doch beim Aspartam sieht das völlig anders aus; die Krankheiten, die mit diesem Stoff in Verbindung gebracht werden, sind nichts weniger als eine Horrorliste vieler bekannter schwerster Erkrankungen. Langzeituntersuchungen weisen folgende Erkrankungen aus:

Hirnschäden, Kopfschmerzen, Multiple Sklerose (MS) und ähnliche Symptome, Lupus, Epilepsie, Parkinson, Alzheimer, Hautwucherungen, Hirntumore, Schwindel, Depressionen, Schädigung des Kurzzeitgedächtnisses, Angst-/Panikzustände, Asthma, Arthritis, Unterleibsschmerzen, Hypoglykämie und Hyperglykämie, Gehirnkrebs, Atembeschwerden, Augen- und Rachenbrennen, Schmerzen beim Urinieren, chronischer Husten und chronische Müdigkeit, extremer Durst oder Hunger, Haarausfall, Durchblutungsstörungen, Migräne, Zittern, hoher Blutdruck, Herzrhythmusstörungen, Impotenz, Infektionskrankheiten, Kehlkopfentzündung, Schlafstörungen, Juckreiz und Hautbeschwerden, Schwellungen, Muskelkrämpfe, Nervosität, Übelkeit und Erbrechen, Gelenk-/Gliederschmerzen, Fibromyalgie, Atembeschwerden, Hörverlust, Tinnitus, Allergien, Phobien, Sprachstörungen, Schluckbeschwerden, Gewichtszunahme, ALS, Gedächtnisverlust, Übelkeit, Verdauungsbeschwerden, verschwommenes Sehen, Einengung des Gesichtsfeldes, Zerstörung der Netzhaut und Blindheit u.v.m. Man kann es auch ganz einfach ausdrücken: Aspartam zerstört „ohne Wenn und Aber“ den menschlichen Körper.

Natürlich schweigen sich sowohl die Hersteller als auch die jeweiligen Landesbehörden hierüber aus oder behaupten gar das Gegenteil. Machen Sie sich auf jeden Fall Ihr eigenes Bild.

Die Zähne, Wurzel „allen“ Übels?

Alles geht zurück auf die Forschungsarbeit von Dr. Weston A. Price, einem berühmten Forscher und Spezialisten für Zähne, der Anfang des 19. Jahrhunderts eine weitreichende Entdeckung machte. Eine Patientin von Dr. Price entwickelte nach einer von ihm durchgeführten Zahnwurzelbehandlung eine starke Arthritis an Händen und Füßen. Weil Dr. Price vermutete, dass diese Folgeerkrankung möglicherweise etwas mit der Wurzelbehandlung zu tun haben könnte, überredete er die Erkrankte, den behandelten Zahn entfernen zu lassen. Nachdem er den Zahn gezogen hatte, desinfizierte er ihn und pflanzte ihn dann unter das Rückenfell eines Kaninchens. Schon zwei Tage später zeigte das Kaninchen die gleichen Symptome einer Arthritis wie seine Patientin. Zehn Tage später starb das Kaninchen an der durch den Zahn hervorgerufenen Entzündung.

Patienten, die nun zu ihm kamen und beispielsweise an Gelenks- oder Augenerkrankungen, an Leber-, Herz- oder Nierenproblemen litten und sich einer Wurzelbehandlung unterziehen wollten, schlug er vor, die Zähne entfernen zu lassen. Er implantierte diese Zähne dann unter die Haut von Tieren. In der Vielzahl der Fälle entwickelten die Tiere dann die gleichen Krankheiten wie seine Patienten, um nach kurzer Zeit auch daran zu sterben. Vergleichsweise setzte man etwa einhundert Tieren gesunde Zähne unter die Haut. Keines der Tiere entwickelte eine Entzündung oder verstarb.

Unter der Leitung von Dr. Price und unter Aufsicht der „American Dental Association“ wurde in einem 25 Jahre laufenden Versuchsprogramm an etwa 5.000 Versuchstieren zweifelsfrei belegt, **dass ein wurzelkanal-behandelter Zahn immer ohne Ausnahme infiziert bleibt.** Weitere Untersuchungen ergaben dann folgerichtig, dass etwa die Hälfte aller chronischen und akuten Erkrankungen unmittelbar mit kranken oder abgestorbenen Zähnen in Verbindung stand. Dr. Price fand heraus, dass er mit infektiösen Zähnen eine Herzerkrankung zu 100% und andere Erkrankungen zu 80% auf Kaninchen übertragen konnte. 93% aller Frauen mit Brustkrebs hatten eine Zahnwurzelbehandlung. Dr. Josef Issels berichtete, dass in den 40 Jahren seiner Behandlung von Krebspatienten im Endstadium 97% eine Zahnwurzelbehandlung erhalten hatten.

Die „Toxic Element Research Foundation“ (TERF) führte die Forschungsarbeit von Dr. Price fort. Sie untersuchte Wurzelkanäle unter Zuhilfenahme von DNS-Analysen und fanden Kontaminierungen in 100% ihrer geprüften Zahnproben. In 43 Zahnproben wurden 42 unterschiedliche anaerobe Bakterien, in 85 Zahntaschenproben 67 unterschiedliche Bakterienarten gefunden.

Unter ihnen folgende Typen:

- Capnocytophaga ochracea
- Fusobacterium nucleatum
- Gemella morbillorum
- Leptotrichia buccalis
- Porphyromonas gingivalis

Denken Sie daran, Bakterien sind die Reparaturkolonnen unseres Organismus, sie treten immer nur dann auf, wenn es gilt, krankheitsbedingten Abfall zu entsorgen.

Bisher ging man in der zahnärztlichen Behandlung davon aus, dass nach Desinfektion und Wurzelkanalfüllung der Zahn ohne gesundheitliche Gefahr für den Patienten erhalten werden kann. Von dieser Annahme muss man sich nun verabschieden. Es gibt gegenwärtig keine Möglichkeit, einen infektiösen Zahn keimfrei zu bekommen. Dies wird umso verständlicher, wenn man sich vor Augen führt, dass in jedem Quadratmillimeter eines Zahns zwischen 30.000 und 75.000 Dentinkanälchen existieren, die bei einer Wur-

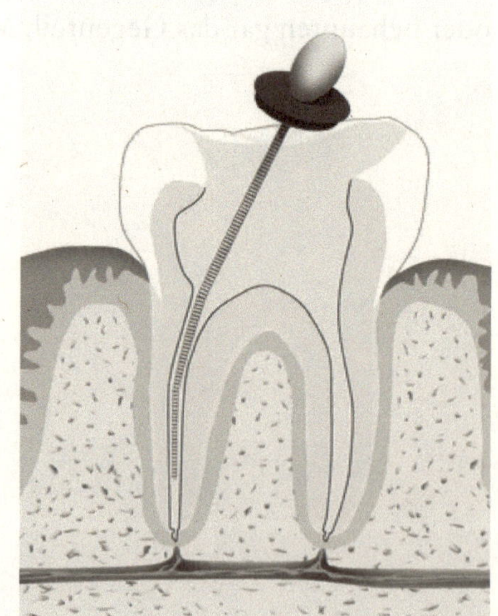

Abb. 5: Querschnitt eines Zahns

zelbehandlung **unbehandelt** bleiben. Eine Wurzelbehandlung kann das Austreten von Keimen und Toxinen über die Wurzelhaut nicht verhindern. Unter Zuhilfenahme von Jod war man in der Lage festzustellen, dass der Stoffwechsel wurzelbehandelter Zähne ungebrochen bleibt.

Die Dentinkanälchen bleiben auch bei noch so guter Desinfektion infiziert und bilden mit dem in den Dentinkanälchen verbliebenen Eiweiß toxische Abbauprodukte. Diese Gifte können aufgrund der Wurzelfüllung nicht mehr in die Mundhöhle ausgeleitet und abgetötet werden. Sie gelangen dann über die Kapillaren der Wurzelhaut und das Kanälchensystem des Kieferknochens in den menschlichen Organismus. Entzündliche Vorgänge werden dabei nicht mehr wahrgenommen, da dem wurzeltoten Zahn das Schmerzempfinden fehlt!

Wurzelbehandelte oder „tote“ Zähne stellen somit unzweifelhaft eine „sprudelnde“ Quelle chronischer Entzündungsherde dar, die ihre Gifte und Allergene fortwährend in den Organismus schleusen. Sind diese einmal im Blut angekommen, können Erkrankungen an jedem beliebigen Ort des Körpers auftreten.

Konsequent weitergedacht dürfte eine zahnärztliche Behandlung daher nur noch dann erfolgen, wenn zuvor eine konsequente Diagnose und Therapie im Zahn-Mund-Kieferbereich durchgeführt wurden. Unabhängig davon müsste jedem Schwerkranken und chronisch Kranken grundsätzlich jeder tote Zahn entfernt werden. Die Bioresonzmethode oder die Kinesiologie (Lehre von der Bewegung; Identifikation von Dysharmonien und Störungen sowie deren Ausgleich) bieten sich für eine Zahnanalyse an.

Erkrankungen durch tote Zähne sind vielfältig und betreffen alle Organe, u.a.:

- Entzündung der Nasennebenhöhlen
- Entzündung der Augen
- Schlaganfall, Herzinfarkt/Herzschmerzen
- Nierenprobleme
- Prostatitis
- Beschwerden der Halswirbelsäule, Rückenbeschwerden
- Gelenkerkrankungen
- Ohrenschmerzen
- Erschöpfungszustände
- Lähmungserscheinungen
- Blinddarmentzündung
- Neurologische Erkrankungen (ALS und MS)
- Autoimmunerkrankungen (Lupus, etc.)

Die Wirkung der krankmachenden Gifte auf den Organismus hängt von der Konstitution des Körpers und des Immunsystems ab. Solange die Abwehrmaßnahmen des Körpers noch ausreichend greifen und die Infektionslage beherrschbar bleibt, sind schwerwiegende Auswirkungen auf den Organismus nicht zu erwarten. Sobald jedoch die körpereigene Resistenz nachlässt oder gar zusammenbricht, können sich alle möglichen bekannten Erkrankungen manifestieren. **Die einzig verbleibende Konsequenz muss daher lauten:**

Eine Wurzelbehandlung oder der Verbleib eines toten Zahnes im Mund ist unter allen Umständen zu vermeiden bzw. abzulehnen!

Wichtig:
Zudem gilt es zu beachten, regelmäßig eine **intensive Zahnreinigung** durchzuführen, die auch den Zahn tief unterhalb des Zahnfleisches reinigt, denn hier verbergen sich häufig Erreger, die ebenso für o.e. Krankheiten verantwortlich sein können.

Speisesalz, Zahnpasta, Deodorants – giftige Cocktails?

Was ist eigentlich Speisesalz (Kochsalz)?

Chemisch gesehen ist Speisesalz nichts weiter als eine Verbindung aus den Elementen Chlor und Natrium. Natürliches, unbehandeltes Salz jedoch besteht aus einer Kombination von etwa 84 natürlichen Elementen und enthält nahezu alles, was der menschliche Organismus zum Leben benötigt. Sein lateinischer Name – SAL – findet sich daher z.B. in dem Wort „Salvator" (Retter) wieder. Salz war in früheren Kulturen wertvoll wie Gold und diente zudem als Zahlungsmittel. Natürliches, naturbelassenes Salz sorgt für eine Vitalisierung der menschlichen Zellen, während raffiniertes Salz den Zellen Energie raubt, da der Organismus des Menschen das raffinierte Salz (NaCl) nur unter hohem energetischen Aufwand neutralisieren kann. So unterscheidet sich biochemisch gesehen das Speisesalz ganz erheblich von naturbelassenem Salz. Dem heute allgemein gebräuchlichen Speisesalz werden nahezu sämtliche Inhaltsstoffe durch Raffinierung entzogen. Zurück bleibt ein kümmerlicher Rest von Salz, das seinen Namen nicht mehr verdient.

Raffinieren von Salz

Aus unterschiedlichsten Gründen wird natürlich vorkommendes Salz raffiniert. Zum Einen kann es verunreinigt sein und muss gereinigt werden, zum Anderen verlangt das Lebensmittelgesetz, dass Speisesalz einen Mindestgehalt von 97% Natriumchlorid (NaCl) aufweisen muss. So werden die Hersteller von Speisesalz praktisch gezwungen, dem Speisesalz nahezu sämtliche Spurenelemente und Mineralien zu rauben. Die Vollständigkeit sämtlicher natürlich vorhandener Mineralien ermöglicht jedoch erst die so wichtige sogenannte Zellverfügbarkeit des Salzes für die menschlichen Zellen. Der elende Rest des einst so gesunden Salzes, der nach der Raffinierung noch übrigbleibt, ist für den Organismus des Menschen nicht mehr verstoffwechselbar und extrem schädlich.

Durch das Raffinieren

- werden dem Salz nahezu alle lebensnotwendigen Mineralstoffe und Spurenelemente entzogen;
- bleibt von den im natürlichen Salz vorhandenen etwa 84 Mineralien und Spurenelemente lediglich das für unsere Zellen giftige pure Natriumchlorid (NaCl) übrig, das in der Natur in dieser isolierten Form so nicht vorkommt. Schon Anfang des 20. Jahrhunderts wies der Biologe Jaques Loeb nach, dass aus dem natürlichen Vollwertsalz nach der Raffinierung eine unnatürliche Substanz entsteht, die den menschlichen Organismus extrem schädigt;
- werden die in den Mineralien enthaltenen Photonen (hochenergetische Lichtteilchen) entfernt, sodass sie für die Energetisierung und Harmonisierung der menschlichen Zellen fehlen;
- verliert das Salz aufgrund der fehlenden Mineralien und Spurenelemente (Antagonisten) seine sogenannte kolloidale Zellverfügbarkeit;
- nimmt der notwendige Stromleitwert an den Zellmembranen ab, sodass die Zellen ihre Leitfähigkeit verlieren, der Stromfluss nicht mehr gesichert ist und der Mensch energetisch geschwächt wird. Zahlreiche Salzmangel-Erkrankungen können sich so manifestieren.

Raffiniertes Salz, also Speisesalz, sollte unter keinen Umständen in der Nahrungskette Verwendung finden, da die gesundheitlichen Folgen gravierend sein können und nicht absehbar sind. Zudem enthält Speisesalz oftmals nicht deklarierungspflichtige Substanzen wie E535, E 536, E540, E550, E551, E552, E553b, E570, E572, Kalziumcarbonat, Magnesiumcarbonat und Aluminiumhydroxid (Aluminiumsilikat), die ein weiteres unkalkulierbares Gesundheitsrisiko darstellen.

Anhand eines kleinen Versuchs, den man leicht selbst durchführen kann, wird der Unterschied zwischen einem naturbelassenen und einem raffinierten Salz sofort erkennbar. Wenn sie naturbelassenes Salz mit etwas Essig in einem Glas zusammenbringen, gibt es kaum eine sichtbare Reaktion. Nimmt man jedoch Speisesalz anstatt des natürlichen Salzes, schäumt es nach dem Übergießen mit Essig stark auf. Dabei wird viel Energie verbraucht und es entstehen aggressive Gase.

Ähnliche Reaktionen entstehen im menschlichen Körper. Um das Speisesalz zu neutralisieren, muss der Organismus des Menschen viel Energie aufwenden. Statt Energie zu liefern, wird so dem Körper viel Lebensenergie entzogen. Je nach körperlichem Zustand, Alter und Geschlecht kann der menschliche Organismus über die Nieren täglich bis zu 7 Gramm Speisesalz ausscheiden. Bei einer Zufuhr von mehr als 7 Gramm, in Europa sind etwa 12 bis 20 Gramm täglich pro Person üblich, verbleibt ein erheblicher Teil Speisesalz im Organismus, der sich dann in den Arterien, Venen, Blutgefäßen, Gelenken, usw., im Grunde genommen in allen Zellen des Körpers ablagert. Die Auswirkungen bemerkt der Mensch dann beispielsweise in Form von Gicht in den Gelenken, Gefäßverengungen in den Herzkranz- und Blutgefäßen oder auch als Herzinfarkt, erhöhten Blutdruck, Thrombosen, Embolien oder Gehirnschlag. Weitere mögliche Folgen können sein:

- Chronische Müdigkeit (CFS), da den Zellen ihre Energie geraubt wird,
- Schwächung der Knochenstruktur, der Osteoporose wird Vorschub geleistet,
- Nächtliche Muskelkrämpfe, mangelnde Blasenkontrolle,
- Salzhunger, der wegen des Mangels an naturbelassenem Salz entsteht. In der Regel wird der Bedarf an Salz dann durch salzhaltige Snacks/Chips etc. gedeckt, die jedoch nahezu ausschließlich mit schädlichem, raffiniertem Salz gewürzt sind, sodass der Überschuss an minderwertigem Salz noch vergrößert wird. Es entsteht ein Teufelskreis, der zu starken Zellwasserverlusten führt.

Reines Natriumchlorid, also Speisesalz, wird vom menschlichen Organismus als unnatürliche Substanz, als aggressives Zellgift wahrgenommen, die er versucht, in einer Art Schutzreaktion sofort wieder auszuscheiden. Als Kompensation, um dem Gift nicht zu lange ausgesetzt sein zu müssen, reagiert der Körper:

- Das NaCl wird von Wassermolekülen in Natrium und Chlorid ionisiert und so neutralisiert. Dazu opfert der Organismus eine große Menge an hoch strukturiertem, lebensnotwendigem, energiereichem Zellwasser. Das so gebundene kostbare Zellwasser fehlt dann den Zellen und führt zu Wassermangel, sodass die entwässerten Zellen absterben.
- Andere mit Zellwasser neutralisierte Salzmoleküle schwemmen den Organismus auf. Es entstehen übersäuerte Ödeme, Depots von Schlackestoffen im Gewebe (Cellulitis). Das lebensnotwendige Prinzip der Osmose, des Austausches von Substanzen in den Zellen, wird gestört.
- Steht zu wenig Zellwasser zur Neutralisierung der Salzmoleküle zur Verfügung (bei einem Wassermangel von etwa 40% besteht Lebensgefahr), bindet der Organismus das giftige NaCl mit Eiweißen und lagert es im Gewebe, in den Organen und den Gelenken ab. Es entstehen Ablagerungen, die die Blutgefäße und das Zellgewebe verschlacken lassen, und es können Nieren- und Gallensteine entstehen. Die sogenannte Verkalkung ist also u.a. eine Rekristallisation des hochgiftigen und zu viel aufgenommenen Speisesalzes.

Das Neutralisieren dieses raffinierten und zudem noch mit äußerst schädlichen Zusätzen angereicherten Salzes erfordert viel Energie. Mit der Zeit werden dann unsere Organe, insbesondere die Ausscheidungsorgane Niere und Haut überfordert. Auf diese Weise geschwächt, können unsere Zellen und Organe ihren die Gesundheit erhaltenden Funktionen nicht mehr nachkommen und in den Körper eindringenden Erregern keinen ausreichenden Widerstand mehr entgegensetzen. Letztendlich verschlackt der Körper und es manifestieren sich schwere und schwerste Erkrankungen, wenn raffiniertes Speisesalz nicht rechtzeitig ausgeschieden wird.

Lebenswichtiges Salz gibt es als Steinsalz und als Meersalz. Was sind die Unterschiede von Steinsalz und Meersalz? Gleichgültig, wo das Salz auf dieser Welt gewonnen wird, alles Salz hat seinen Ursprung in den Meeren von heute oder von einst (Alpen, Himalaya, Polen). Natürliche Steinsalze haben basischen Charakter und helfen, das Körperwasser zu entsäuern. Beide Salze gibt es grob- und feinkörnig, jedoch *stets* ohne Jod oder Fluorid.

Aluminiumhydroxid

Um das Speisesalz in weitem Umfang rieselfähig zu halten, wird ihm eine sogenannte „Rieselhilfe", die hochgiftige Substanz Aluminumhydroxid, beigefügt. Ein Leichtmetall, das sich wissenschaftlichen Erkenntnissen zufolge im Gehirn ablagert und so zu erheblichen neurologischen Störungen im Nervensystem führt. Auch in **Deodorants** wird Aluminiumhydroxid sehr „geschätzt", da es, vereinfacht dargestellt, Zellen miteinander verklebt und so die Schweißabsonderung verhindert. Doch auch hier stellt sich ein vermeintlicher Vorteil bei näherer Betrachtung als sehr nachteilig heraus. Das hochgiftige Aluminiumhydroxid wird nämlich über die Haut aufgenommen und lagert sich dann im Brustgewebe ab. Dies löst auch im Brustgewebe Zellverklebungen und in der Folge ernsthafte Erkrankungen aus. Zudem wird das so abgelagerte Aluminiumhydroxid beim Stillen aufs Baby übertragen. Die Vermutung liegt daher nahe, zumindest gibt es ernste Hinweise darauf, dass Aluminiumhydroxid sowohl für Alzheimer als auch für Brustkrebs mitverantwortlich zeichnet.

Aluminiumhydroxid wird auch in Impfstoffen verwendet. Ergebnisse neuester Studien aus Tierversuchen, durchgeführt vom Neurowissenschaftler Chris Shaw aus Vancouver, weisen darauf hin, dass ein direkter Zusammenhang zwischen Aluminiumhydroxid in Impfstoffen und Symptomen der Parkinson-Krankheit, der Amyotrophen-Lateral-Sklerose (ALS) und Alzheimer besteht. Shaw zufolge verwendet die Industrie ähnliche Zusätze auch in den Hepatitis-A- und B-Impfstoffen und dem sogenannten Pentacel-Cocktail, der gegen Tetanus, Keuchhusten, Polio, Diphterie und eine Form von Meningitis eingesetzt wird. Um die Hypothese der erheblichen Toxizität des Aluminiumhydroxids einer genaueren Untersuchung unterziehen zu können, injizierte das Shaw-Team, das aus vier Wissenschaftlern der University of British Columbia und der Lousiana State University bestand, Mäusen den Anthrax-Impfstoff, der den Soldaten im ersten Golfkrieg appliziert wurde.

Das Golfkriegssyndrom der aufgrund der Impfung erkrankten Soldaten ähnelt den Symptomen des ALS (Amyotrophe-Lateral-Sklerose) sehr stark. Als Auslöser von ALS konnte das Shaw-Team zweifelsfrei die hierfür verantwortliche Substanz, Aluminiumhydroxid, identifizieren. Die Mäuse entwickelten die gleichen Symptome wie die Truppen im Golfkrieg, die unter der Beimischung von Aluminiumhydroxid geimpft wurden. Sie bekamen Angstzustände, hatten Gedächtnislücken und zeigten allergische Hautreaktionen. Die Obduktion der Mäuse brachte zutage, dass viele Nervenzellen in den Gehirnen unwiederbringlich zerstört waren. Sowohl bei der Reinigung des Wassers in Schwimmbädern als auch bei der Trinkwassergewinnung selbst wird u.a. das hochtoxische Aluminiumchlorid eingesetzt. Es wird über die Haut und den Magen-Darmtrakt aufgenommen und sammelt sich, da es vom Organismus nicht ausgeschieden werden kann, mehr und mehr im Körper an. Die Wissenschaft ist sich einig, dass der einzig tolerierbare Wert für Aluminiumchlorid und Aluminiumhydroxid im Organismus des Menschen null (0) ist.

Jod

Ein jeder weiß, *„Jodsalz ist gesund"*, *„Deutschland ist ein Jodmangelgebiet"*, *„Jod ist gut gegen Kropfbildung"*, *„Jod ist ein Heilspender"*. Jod steckt über jodiertes Salz in jedem Brot, in jeder Wurst, in Saucen, in Tierfuttergemischen, in Milch, Quark, Butter und auch in der Säuglingsnahrung. Doch das ist ein Mythos, weder ist Jod unschädlich, noch trägt es in irgendeiner Form zur Gesundheit bei. Was alle zu wissen glauben, die sogenannte Schwarmintelligenz ist häufig genug der beste Beweis dafür, dass das Gegenteil richtig ist.

Zur Aufrechterhaltung der grundlegenden Lebensfunktionen des Menschen benötigt der Organismus Mineralstoffe. Einige davon in erheblichen, andere in geringen Mengen oder kleinsten Spuren, den sogenannte Spurenelementen. Dazu gehören beispielsweise Mangan, Kobalt, Chrom, Nickel, Eisen und auch Jod, Fluor, Chlor etc. Doch wer käme wohl auf die absurde Idee, Eisennägel zu zermahlen oder Chrom von Autofelgen zu kratzen und dies dann Speisen beizumischen, um seinen täglichen Bedarf an Eisen oder Chrom zu decken. Auch würde es kaum jemandem einfallen, chloriertes Wasser aus dem

Schwimmbad zu trinken oder an Geldmünzen zu lutschen, um seinen Nickelbedarf zu befriedigen. Und das hat auch seinen guten Grund, denn diese Mineralstoffe liegen dort nicht in der Form vor, dass der menschliche Organismus sie aufnehmen und verwerten könnte. Dies ist allein Pflanzen vorbehalten, die entsprechende Mineralien in für den Menschen verstoffwechselbare Formen aufbereiten.

Der menschliche Organismus ist ausschließlich in der Lage, natürliches Jod aus Pflanzen aufzunehmen. Kein vernünftiger Mensch käme wohl auch auf den befremdlichen Gedanken, eine auf der Haut brennende, stechend riechende, giftige Jodtinktur zu trinken, denn industrielles Jod, also künstlich hergestelltes Jod, ist für den menschlichen Organismus eine giftige, nicht verwertbare Substanz. Industrielles Jod als Speisesalzzusatz wird aus Sondermüll wie z.B. Desinfektionsmitteln oder auch Druckerpatronen recycelt und müsste eigentlich entsorgt werden. Die Industrie hat es jedoch geschafft, diesen Sondermüll als förderlichen Zusatz für Speisesalz zu vermarkten, Jod hat ja als Wunddesinfektionsmittel einen guten Namen. So gibt es auch keinen Grund, selbst wenn Deutschland ein Jodmangelgebiet wäre, die Menschen zwangszujodieren, da der menschliche Körper diese unnatürliche, künstliche Form des Jods weder aufnehmen noch verstoffwechseln kann. Der Organismus des Menschen erkennt diese Form des künstlichen Jods als giftige Substanz, was sie auch ist, und versucht sie so schnell wie möglich wieder auszuscheiden. Leider hat diese Jodflut mittlerweile ein derartiges Ausmaß angenommen, dass Konsequenzen nicht mehr zu übersehen sind. Neben allergischen Ausschlägen und entzündlichen Prozessen im ganzen Organismus kommt es zu Jod-Einlagerungen im Gewebe und hierdurch bedingt zu unterschiedlichsten Erkrankungen.

Fluor (chemisch exakter: Fluoride = Fluorverbindungen)

Ebenso wie beim Jod „weiß ein jeder", Fluoride sind nützlich und insbesondere für die Zähne gesund. Als weitere Beigabe zum Speisesalz und auch als Zugabe in Zahnpasta wird Fluor daher immer populärer. Keiner mag sich daran erinnern oder weiß davon, dass dasselbe Fluor einst als Mäuse- und Rattengift erfolgreich eingesetzt wurde. Dennoch findet man Fluor/Fluoride in Zahncremes, Mundwässern oder je nach Region schon im Trinkwasser; auch wird es Babys mit Tabletten verabreicht.

Offizieller Darstellung zufolge soll Fluor, als wichtiges Mineral, gesund für die Zähne sein, indem es die Zähne gegen Karies schützt und härtet. Doch, wie auch beim Jod, stellt sich bei näherer Betrachtung heraus, dass von den angeblich gesundheitlichen Vorteilen nichts mehr übrig bleibt. Nahezu jedes künstliche Fluor ist nachweislich nicht nur nicht gesund, sondern extrem schädlich. Fluoride, gleich ob durch Zahnpasta oder Speisesalz aufgenommen, binden u.a. Magnesium und entziehen es so dem Stoffwechsel, was die Struktur der Zähne erheblich schwächt. Zudem darf nicht unerwähnt bleiben, dass Fluor in Zahnpasten das schädliche Quecksilber aus Amalgamfüllungen in den Zähnen vermehrt freisetzt.

Fluoride werden, beispielsweise in den USA, auch dem Trinkwasser beigefügt. Nachweislich stieg hierdurch die Herzinfarktrate nach Einführung dieser Maßnahme erheblich an, was durch fundierte medizinische Berichte belegt wurde. Fluor/Fluoride sind hochgiftiger Sondermüll, der bei der Aluminium- und Edelstahlproduktion anfällt. Eigentlich müssten sie unter hohen Kosten entsorgt werden (das sehr aggressive Fluor und Wasserstoff sind z.B. Bestandteile von Flusssäure, einer Substanz, die sich sogar durch Glas frisst). Die Giftigkeit von Fluoriden ist unter Wissenschaftlern unumstritten.

Fluoride werden in zwei chemischen Verbindungen als Amin-Fluorid und Natrium-Fluorid den Zahncremes/-gels beigefügt. Dabei ist die enorme Schädlichkeit beider Verbindungen als gleich zu betrachten. Beim Amin-Fluorid kommt allerdings verschärfend hinzu, dass es, wie ein Tensid bei Spülmitteln, fetthaltiges Zellgewebe zu durchdringen vermag und auf diese Weise direkten Zutritt in menschliche Zellen erhält, sodass die schädlichen Eigenschaften der Fluoride als noch brisanter anzusehen sind. Zudem lagern sich Fluoride im blutbildenden Knochengewebe ab. Fluoride haben eine sehr geringe therapeutische Bandbreite, d.h. der Spielraum, in dem eine Substanz noch wirksam oder schon giftig ist, gilt als sehr gering. Aufgrund der vielfältigen Umweltbelastungen und der Tatsache, dass man Fluoride in vielen Nahrungsmitteln, in der Luft und im Wasser findet, kann man mit großer Sicherheit davon ausgehen, dass die therapeutische Grenze des Verzehrs von Fluoriden, insbesondere für Kinder, das Maß des Unschädlichen bei Weitem überschritten hat.

Neben vielen anderen schädlichen, jetzt schon erforschten negativen Eigenschaften der Fluoride kommt noch hinzu, dass sie u.a. lebensnotwendige Stoffwechselfunktionen von Enzymen und Coenzymen blockieren. Enzyme sind Proteine, die eine wesentliche Rolle im Stoffwechsel des Menschen und aller lebenden Organismen spielen. Sie steuern und katalysieren einen großen Teil der biochemischen Reaktion im menschlichen Körper, vom Verwerten der Erbinformation bis hin zur Verdauung. Für den Stoffwechsel sind sie als Initiator unzähliger Prozesse von entscheidender Bedeutung. Praktisch sind sie an jedem körperlichen Prozess beteiligt. Ohne Enzyme könnten weder Hormone noch Mineralstoffe und Vitamine ihrer Aufgabe nachkommen, noch würde das „Wunder Mensch" funktionieren. Auch bei der Entgiftung des menschlichen Organismus spielen sie eine entscheidende Rolle, ihr Aufgabenkatalog ist lang und atemberaubend. Jedes Enzym hat dabei seine eigene spezifische Aufgabe.

So wird auch viel leichter verständlich, warum Fluoride so schädlich sind und auf den Organismus des Menschen einwirken. Fluoride zerstören eine wesentliche Grundlage des menschlichen Lebens, sie greifen in lebensnotwendige Tätigkeiten der Enzyme ein oder zerstören sie gar. Viele gesundheitliche Probleme sind daher auf eine zu geringe enzymatische Aktivität zurückzuführen, deren Beginn in der Aufnahme der äußerst schädlichen Fluoride liegt. Manch ein Hersteller umschreibt dies dann in etwa so: „Die in diesem Produkt enthaltenen Enzyme sind mit Fluor nicht verträglich." Erschwerend kommt hinzu, wenn der Mensch schon mit Zahnpasta-Fluoriden verseucht ist, ist er sehr empfänglich für Fluor-Frequenzen, die von außen durch fluorbehaftete Handys, Reinigungsmittel, Kosmetika, Wasser, Leuchtmittel usw. auf ihn einstrahlen. **Der Körper geht dann mit dieser Frequenz in schädliche Resonanz!**

Nahezu alle Mediziner, Ärzte oder Wissenschaftler empfehlen heutzutage regelmäßig, Nahrung zu konsumieren, die in der Lage ist, als Radikalenfänger zu dienen. Hierzu gehören u.a. die Vitamine C und E. Radikale sind für den menschlichen Körper schädliche Substanzen, die u.a. auch Krebs fördern sollen. Nur, dass dieses kleine Allroundtalent Fluor seinerseits genau die Substanzen und Enzyme vernichtet, die die Radikale bekämpfen sollen, wird wohlweislich von einem Großteil genau dieses o.e. Personenkreises aufgrund wirtschaftlicher Interessen einfach ausgeblendet.

Und nun setzen Sie einmal beispielsweise die o.a. extrem schädlichen Eigenschaften der Fluoride dem vermeintlichen Vorteil der Schmelzhärtung und Kariesvermeidung bei Zähnen entgegen. Kann dieser vermeintliche Vorteil die möglichen gesundheitlichen Schäden wirklich überwiegen? Sicher nicht – was bleibt?

Schauen Sie bei allem, was Sie zur Körperpflege nutzen oder als Nahrung aufnehmen, immer sehr genau hin. Vertrauen Sie nichts und niemandem, wenn es um Ihre und die Gesundheit Ihrer Familie geht. Wenn es um wirtschaftliche Interessen von Unternehmen geht, treten nicht nur die gesundheitlichen Aspekte in den Hintergrund, denn schädliche Substanzen in den Produkten werden bewusst verschleiert, falsch dargestellt, oder wie beim Jod und Fluor gar positiv beworben. Verzichten Sie daher zu Gunsten Ihrer Gesundheit auf raffiniertes Speisesalz, Zahnpasta mit Fluor und Deodorants mit Aluminiumhydroxid. Verzichten Sie auch auf die gesundheitlich schädlichen Tenside in Shampoos, Weichspülern und Spülmitteln, die auf der Haut, in der Wäsche und am Geschirr haften bleiben und über die Haut und mit der Nahrung aufgenommen werden.

Elektromagnetische Strahlung (Ein Rezept für Krebs?)

Heutzutage eines natürlichen Todes zu sterben, ist deutlich schwieriger, ja so gut wie unmöglich geworden. Schlaganfälle, Herzinfarkte und Krebs sind mittlerweile die häufigsten Todesursachen in der westlichen Welt. Und das ist weder natürlich noch sollte dies einfach so hingenommen werden.

Um das Jahr 1900 lag das Risiko, an Krebs zu erkranken, bei etwa 1 zu 500, in der heutigen Zeit bei nahezu 1 zu 2! Im Alter von 35 bis 54 Jahren ist die häufigste Todesursache bei Frauen Brustkrebs. Noch vor etwa 40 Jahren lag das Risiko einer Frau, an Brustkrebs zu erkranken, bei 1 zu 14, gegenwärtig schon bei 1 zu 8.

In der Tat gibt es die unterschiedlichsten Gründe, zu guter Letzt auch medizinische Behandlungsfehler, warum die Mitmenschen immer häufiger an Herzproblemen und Tumoren erkranken und nicht selten wie die Fliegen dahingerafft werden. Unbedingt sollte man daher einmal versuchen zu reflektieren, warum diese Erkrankungen so bestürzend schnell zunehmen. Was macht es aus, was ist der Grund, der chronische Müdigkeit, Konzentrationsstörungen oder auch Hyperaktivität zu schleichenden Volkskrankheiten werden lassen? Viele Antworten haben Sie hierzu schon im Anfangsteil dieses Buches erhalten, doch es gibt noch viele weitere.

Die Mikrowelle

Viel zu wenig Bedeutung wird in der heutigen Zeit den verschiedensten äußeren Einflüssen in Bezug auf Symptome oder Erkrankungen beigemessen. Einen der Bereiche, den man dem unbedingt zuordnen muss, ist die Mikrowelle, die eine Ursache für viele Erkrankungen und Symptome sein kann.

„Wir Menschen leben vermehrt in einer globalen ‚Mikrowelle', dessen Ausmaß an Strahlung sich fortwährend erhöht und uns mehr oder weniger langsam, aber umso sicherer, gar kocht!"

Dr. Hans U. Hertel

Deutlicher könnten die Worte kaum sein, die der Wissenschaftler Dr. Hans U. Hertel angesichts der Gefährdung durch die moderne Technologie der Mikrowelle immer wieder warnend ausspricht. Viele Jahre war die Justiz bemüht, diesen einsamen Kämpfer mit Gerichtsprozessen zu überziehen und schlussendlich auch zum Schweigen zu bringen, was aber Gott sei Dank nicht gelang. Mit der Zeit kamen viele weitere kritische Stimmen hinzu, die Dr. Hertel tatkräftig unterstützen. Doch kaum jemand besitzt wie der Agronom Dr. Hertel ein so tiefes Verständnis von der Natur. Mit einfachen Worten stellt er auch wissenschaftliche Zusammenhänge leicht verständlich dar.

Gesundheit und Zeit sind mittlerweile zu unseren wichtigsten und kostbarsten Gütern geworden. Die Menschen hetzen durch ihr Leben. Dank Mobilfunk und Mikrowelle gewinnen wir scheinbar „kostbare" Zeit. Doch je mehr Zeit wir durch diese moderne Technik gewinnen, desto häufiger werden Krankenhausaufenthalte und desto höher die Krankenhausprämien. Kann das alles so noch richtig sein?

Mit dem Handy als auch mit der Mikrowelle sparen wir viel Zeit, Zeit, die letztendlich unsere eigene Lebenszeit beschneidet!

Seit Jahrzehnten kennen wir diese Gefahren. Kaum einer der heutigen Jugendlichen kann sich noch vorstellen, dass gesellschaftliches Leben auch ohne Mikrowelle oder Mobiltelefon möglich war. Das tägliche Kochen nahm noch Zeit in Anspruch, was der Gesundheit ohne die tägliche Hetze nicht unbedingt abträglich war.

Die Mikrowelle wird in der modernen Küche zwar als neue technische Errungenschaft angesehen, ist aber in Wirklichkeit schon etwa 70 Jahre alt. Ebenso alt ist das Wissen um die gesundheitlichen Risiken dieser Technologie, die in den 1930er-Jahren des 20. Jahrhunderts von Deutschen erfunden wurde.

Deutsche Wissenschaftler hatten bereits während des Zweiten Weltkriegs ein Radarsystem entwickelt, dessen Grundlage künstlich erzeugte Mikrowellen waren, um feindliche Flugzeuge frühzeitig entdecken zu können. Ein scheinbar positiver Nebeneffekt war die starke Erwärmung dieser Radaranlagen, was die Soldaten nutzten, um sich an kalten Wintertagen an diesen Geräten aufzuwärmen. Dies führte jedoch dazu, dass die Soldaten allesamt an Krebs erkrankten, was sich in Form kanzerogenen Blutes oder von Leukämie zeigte. Als die Gefahr erkannt wurde, erließ das Deutsche Oberkommando ein sofortiges Radarverbot.

Die Humboldt-Universität in Berlin erhielt Anfang der 1940er-Jahre die Anweisung, einen Mikrowellenofen zu konstruieren, der es der deutschen Wehrmacht während des Russland-Krieges ermöglichte, ohne weiteren Brennstoff warme Essen zuzubereiten. Ausnahmslos alle Soldaten erkrankten. Wer diese Nahrung konsumierte, wies nach kurzer Zeit ein gleichartig krankes Blutbild wie die Techniker des Radarsystems auf. Der menschliche Organismus war offensichtlich nicht in der Lage, diese durch die Mikrowellen veränderte Nahrung zu metabolisieren. Die Anwendung von Mikrowellenöfen wurde daher umgehend im gesamten deutschen Reichsgebiet untersagt.

Die Archive sowie die Forschungsergebnisse der Humboldt-Universität fielen nach Kriegsende der Sowjetunion in die Hände und somit auch sämtliche medizinischen Dokumente und Unterlagen über Mikrowellenöfen. Russische Wissenschaftler führten daraufhin die von der Humboldt-Universität begonnene Forschung in Minsk, am Institut für Radiotechnologie, weiter. Das unmissverständliche Ergebnis ihrer Studie hatte zur Folge, dass die Nutzung von Mikrowellenöfen 1976 per Gesetz verboten wurde. Eine internationale Warnmeldung ging an die Weltgemeinschaft. Während der Perestroika wurde dieses Verbot dann allerdings wieder aufgehoben. Im Übrigen sind die Grenzwerte der Telekommunikation in Russland bis dato um den Faktor eintausend niedriger als in Westeuropa und um ein paar tausend Mal niedriger als in den Vereinigten Staaten von Amerika.

Von Unwissenheit der Behörden und Wissenschaftler kann also bezüglich der Gefahren um Mikrowellen oder Mikrowellenöfen nach einem halben Jahrhundert deutscher und russischer Forschung nicht mehr ausgegangen werden. Im Jahre 1989 begannen zwei Schweizer Wissenschaftler ohne Kenntnis der deutsch-russischen Forschungsarbeiten damit, die Schädlichkeit von Mikrowellen für den menschlichen Organismus zu untersuchen.

Dr. Hans U. Hertel und Prof. Bernard Blanc von der Technischen Hochschule in Lausanne, Schweiz, beantragten zu diesem Zweck beim staatlichen Schweizerischen Nationalfonds einen Forschungsbeitrag von 150.000 Franken. Der Antrag wurde jedoch abgelehnt, die Begründung: für derartige Untersuchungen bestünde kein allgemeines Interesse. In der Folge finanzierte Dr. Hertel die Forschungsarbeit aus privaten Mitteln, wie auch die hieraus resultierenden Prozesskosten, nachdem er wegen der Veröffentlichung seiner Untersuchungsergebnisse verklagt wurde.

Der Schweizerische Verband für Elektroapparate, Haushalt und Gewerbe reagierte auf diese Studie mit Einschüchterungsversuchen und Machtgehabe und verklagte Dr. Hertel wegen Geschäftsschädigung. In der Folge verlor Dr. Hertel sämtliche Prozesse durch alle Instanzen Schweizer Gerichte. Erst der Internationale Gerichtshof der Vereinten Nationen für Menschenrechte in Den Haag rehabilitierte ihn vollumfänglich.

Das Fazit Dr. Hertels ist eindeutig:

„Menschen, die Nahrung konsumieren, die mit Mikrowellen direkt oder indirekt bestrahlt wurde, erfahren pathogene Veränderung ihres Blutes wie zu Beginn des Krebsgeschehens.“

Wie aber kann man nun feststellen, ob Mikrowellen die Gesundheit schädigen, wenn sie physikalisch betrachtet das gleiche Frequenzspektrum elektromagnetischer Strahlen aufweisen wie es im natürlichen Licht der Sonne auch vorkommt?

Geht man davon aus, dass die physikalischen Eigenschaften praktisch identisch sind, woran misst sich dann die Qualität von Mikrowellen? Die beiden Wissenschaftler gingen deshalb davon aus, dass nur die Auswirkung auf die Gesundheit des Menschen und das Leben an sich die gesuchte Antwort bringen konnte. Um erkennen zu können, wie schädlich Nahrung ist, die aus der Mikrowelle stammt, untersuchte man daher, welche Wirkung der menschliche Organismus auf die Aufnahme dieser Art von Nahrung zeigte.

Die Wissenschaftler legten daher ihr Augenmerk auf die Lymphe und das Blut und nahmen den Versuchspersonen zu diesem Zweck vor und nach der Aufnahme der Nahrung Blut ab, um es zeitnah im Labor zu untersuchen. Die Nahrung war diverse Rohkost.

Die Rohkost wurde für die Studie

- einmal klassisch gekocht,
- einmal in der Mikrowelle aufgetaut und
- einmal in der Mikrowelle zubereitet,

verabreicht.

Das Fazit von Dr. Hertel und Prof. Blanc:
Sowohl das Auftauen als auch das Kochen von Rohkost/Nahrung in der Mikrowelle sind ausnahmslos gesundheitsschädlich!

Während eines Zeitraumes von etwa zwei Monaten (Aug./Sept. 1989) wiesen Dr. Hertel und Prof. Blanc an der Universität Lausanne in einer nach streng wissenschaftlichen Kriterien jederzeit nachvollziehbaren Versuchsreihe an acht Versuchspersonen nach, dass sich ihr Blutbild unmittelbar nach der Aufnahme von in einer Mikrowelle erhitzter oder aufgetauter Nahrung deutlich verschlechterte.

Nach einmaliger Nahrungsaufnahme der bestrahlten Rohkost blieb das Blutbild im Rahmen des normalen Toleranzbereiches. Nach mehrfachem Konsum von Mikrowellenkost änderte sich das Blutbild dann aber so erheblich, dass eine eindeutige statistische Tendenz beginnender Anämie und Krebs erkennbar wurde.

Was wird durch die Mikrowelle in der Nahrung verändert?

Ob die Nahrung nun in der Mikrowelle nur aufgetaut, aufgewärmt, erhitzt oder gekocht wird, ändert nichts an der Tatsache, dass die Strahlung der Mikrowelle sämtliche Nahrung gesundheitsschädigend vergiftet. Es wurde eine Regression sämtlicher Cholesterin- und Hämoglobinwerte festgestellt. Sowohl das LDL („schlechtes" Cholesterin), als auch das HDL („gutes" Cholesterin), wiesen auffallende Veränderungen auf. Auch konnte ein markanter Rückgang der weißen Blutkörperchen (Lymphozyten) nach dem Konsum von Mikrowellennahrung konstatiert werden. Bei konventionell gekochter Nahrung stellte man diesbezüglich keine Veränderungen fest.

Durch die Strahlung der Mikrowelle wird die Nahrung denaturiert, d.h. die natürliche Struktur der Zellen, die Permeabilität der Zellmembran zwischen der Zellaußen- und Zellinnenseite wird negativ verändert. Derart manipulierte Zellen wirken sich im menschlichen Organismus extrem negativ aus und werden ein einfaches Ziel für Erreger, Pilze und Parasiten.

Die Milch wird beispielsweise durch die Mikrowellenstrahlung in Eiweiß-Bausteine (Aminosäuren) aufgetrennt, die es so in der Biologie natürlich nicht gibt.

Im Jahre 1992 fanden R. Quan et al. an der Stanford University School of Medicine heraus, dass Muttermilch, die in einer Mikrowelle erhitzt wurde, einen enormen Verlust aller Abwehrfaktoren erleidet. In der Folge traten sowohl verstärkt Infektionen des Darm-, Gallen- und Harnwegbereiches als auch Hirnhautentzündungen und Blutvergiftungen auf. Andere Versuche von C. F. Li und C. C. Lin im Jahr 1971 ergaben, dass das Vitamin C bei der Pasteurisierung von Orangensaft zerstört wird. Getreidekörner, die mit Mikrowellen bestrahltem Wasser benetzt wurden, so die Anthroposophin A. Bohmert, verloren ihre Keimfähigkeit. Tierversuche von W. M. Leach und P. Czerski ergaben schon 1973, dass Mikrowellenstrahlen Blutkrebs erzeugen. Die US-Strahlenschutzbehörde NCRP veröffentlichte Ende der 1980er-Jahre die Information, dass bei Schwangeren, die Mikrowellengeräte nutzten, die Missbildungsrate deutlich erhöht war.

Mit Bekanntwerden der negativen Auswirkungen von Mikrowellen setzte man sie schon im Zweiten Weltkrieg stark leistungsverstärkt ein, um gegnerische Soldaten kampfunfähig zu machen.

Neben den negativen Folgen durch mikrowellenbestrahlte Nahrung muss auch der sogenannten Leckstrahlung von Mikrowellengeräten große Bedeutung geschenkt werden, denn nicht nur die „thermische Wirkung“ der Mikrowelle verursacht Schäden im Organismus, sondern auch die „a-thermische Wirkung“ der Leckstrahlung.

Folgende Nebenwirkungen wurden 1980 durch das Institut für Strahlenhygiene des Deutschen Bundesgesundheitsamtes über die Auswirkungen nicht thermischer und thermischer Mikrowellenstrahlung in einer vergleichenden Untersuchung publiziert.

- Trübung der Augenlinsen (Grauer Star)
- Negative Einflussnahme auf die Konzentration und die Hormone des Gehirns
- Negative Einflussnahme auf das Blut, Blutsystem und seine Funktion
- Negative Wirkung auf die Schilddrüse, Nebennieren und deren Hormone

Seit vielen Jahren sind derartige Nebenwirkungen bekannt. Warum diese Geräte mit derart gesundheitsschädigenden Auswirkungen nicht von Seiten des Gesetzgebers aus dem Verkehr gezogen und Forschungsergebnisse weiterhin diskreditiert werden, wird wohl deren Geheimnis bleiben. Nach wie vor behaupten offizielle Stellen, dass es keine sicheren Beweise für Gesundheitsschädigungen durch Strahlungen der Mikrowelle gebe. Machen Sie sich Ihr eigenes Bild.

Aufgrund dieser seit vielen Jahren bekannten Risiken müsste eine derartige Technik aus Verantwortung für die Gesundheit der Bevölkerung längst verboten sein. Nahrung, die unter Einsatz einer Mikrowelle zubereitet wird, führt nach ihrem Konsum zu unmittelbaren Konsequenzen (zitiert nach der Studie von Dr. Hertel/Prof. Blanc, publiziert in „raum & zeit“ 55/92):

- Die Zahl der Erythrozyten, der roten Blutkörperchen, nimmt zu. Dies deutet auf Stresszustände und/oder beginnende Anämie, Blutarmut hin.
- Das Hämoglobin (roter Blutfarbstoff) nimmt ab, was wiederum ein Anzeichen von Stress und/oder Anämie, Blutarmut ist.
- Die Zahl der Leukozyten, der weißen Blutkörperchen, die Krankheitserreger bekämpfen, nimmt zu. Ihre Zunahme lässt auf die Notwendigkeit schließen, negative Einflüsse (Gifte) bekämpfen zu müssen. Die Anzahl der Lymphozyten aus den Lymphknoten verringert sich, was ein Charakteristikum für Vergiftungs- und Stresszustände ist.
- Ebenso nehmen sowohl die Cholesterinwerte als auch das „Blutfett“, vor allem HDL und LDL, ebenfalls rasch zu.
- Auch die Eisenwerte im Blut steigen an. Hertel/Blanc gehen von einer Zellmembranschädigung und einer hieraus folgenden Hämolyse (Austritt des Blutfarbstoffes durch Blutgifte) aus.
- Die „Leckstrahlung“ eines Mikrowellenofens arbeitet mit einem Frequenzbereich, der in der Lage ist, Zellwände aufzubrechen (109 Hz bis 1011 Hz). In der Gentechnik wird diese Art von Energie daher auch dazu genutzt, um „Gene zu knacken“.
- Eine derart geschädigte Zelle befindet sich in einem Energienotstand und stellt seine Sauerstoffatmung („aerobe Atmung“) auf „anaerobe Atmung“ um. Dabei entstehen die Zellgifte CO und H_2O_2, genau wie bei einer Krebszelle.
- Ein solches Blutbild zeigt eine Charakteristik, die zweifelsfrei auf pathologische Vorgänge verweist und auch bei Beginn eines krebserzeugenden Geschehens beobachtet werden kann.
- Die elektrischen Spannungsverhältnisse an den Zell-Außen- und -Innenwänden heben sich auf. Die Zelle wird hierdurch funktionsunfähig und Giften und Krankheitserregern schutzlos ausgesetzt.

Nachfolgende Auswirkungen der Nutzung der Mikrowelle wurden von Wissenschaftlern aus Russland veröffentlicht:

- In der Mikrowelle erhitztes Fleisch generiert D-Nitrosodiethanolamin (krebserregend). Aktiv biologische Verbindungen des Eiweißes werden destabilisiert.
- In Getreide und Milch bilden sich in den Eiweiß-Hydrolysat-Verbindungen krebserregende Substanzen.
- Die Nahrungsverarbeitung von Alkaloiden verändert sich in kurzer Zeit.
- Galactoside und Glucoside ändern sich in tiefgefrorenem Obst, wenn es in der Mikrowelle aufgetaut wird.
- Es entstehen krebsbegünstigende freie Radikale.
- Der Verzehr von Nahrung aus der Mikrowelle verursacht im Blut eine Vermehrung krebsartiger Zellen.
- Es entstehen Probleme im Lymphsystem und in der Kapazität des Immunsystems.
- Mikrowellen-Nahrung wird nur schwer verdaut, sodass es generell zu Verdauungsstörungen kommt.
- Statistisch litten Probanden, die Nahrung aus der Mikrowelle aufnahmen, häufiger an Darm- und Magen-Krebs, verbunden mit einem umfassenden körperlichen Verfall.
- Der biologische Wert der gesamten Nahrung verminderte sich drastisch.
- Die biologische Verfügbarkeit der B-, C- und E-Vitamine sowie der elementaren Mineralien verschlechterte sich deutlich.

Wie auch schon von anderen Wissenschaftlern festgestellt, ist der Einfluss der Mikrowelle auf Milch besonders evident. Es entstehen Veränderungen der Aminosäuren in den Proteinen, die bei gewöhnlicher Erwärmung nie beobachtet wurden.

Die Aminosäuren der Milcheiweiße werden durch die Mikrowelle in einer Weise aufgespalten, wie sie in der Natur nicht vorkommen. Das D-Prolin, das sich in Tierversuchen als neurotoxisch erwies, und das cis-D-Hydroxiprolin waren auffällig erhöht.

Man vermutet, dass sich diese Isomere in organismuseigene Proteine und Peptide einbauen und es so zu funktionellen, immunologischen und strukturellen Veränderungen kommen kann.

Muttermilch in der Mikrowelle aufgetaut oder erwärmt, verursacht einen messbaren Rückgang der Antikörper in der Milch, und das schon bei geringer Erwärmung von 20 °C bis 53 °C. Einen nachweisbaren signifikanten Rückgang sämtlicher überprüfter Abwehrfaktoren fand man an der Stanford University in Kalifornien heraus, wenn die Aufwärmtemperatur > 72 °C war. Der Gebrauch von Mikrowellenöfen zum Aufwärmen von Muttermilch wird daher einhellig von allen Forschern auch für niedrige Temperaturen grundsätzlich abgelehnt.

Jeder Mensch trägt Verantwortung für seine Gesundheit, Eltern insbesondere auch für ihre Kinder. Hinsichtlich der eigenen Gesundheit kann man von der Politik und der ausschließlich auf Profit ausgerichteten Wirtschaft nicht viel erwarten. Umso mehr ist in der heutigen Zeit der gesunde Menschenverstand und Eigenverantwortung gefragt.

Impfungen/Impfgifte (Der Start„-Schuss“ für lebenslanges Leid?)

Der menschliche Körper gerät durch eine Vergiftung, wie z.B. bei einer Impfung, ganz oder auch nur teilweise in eine Schock-Phase, aber nur dann, wenn die Vergiftung durch den Organismus noch irgendwie ausgeglichen werden kann. In diesem Zustand der „Phase des Schocks“ ist der Körper schmerzfrei. Fieber, Schwellungen und Schmerzen treten aufgrund dieser Vorgänge nicht auf, werden unterdrückt. Irrtümlich wird dann von den Menschen, die sich in Biologie nicht auskennen, angenommen, dass durch die Unterdrückung und den hierdurch bedingten Wegfall der Schmerz-Symptome Heilung eintritt. Eine Annahme, die durch nichts begründet ist. Impfstoffe beinhalten immer auch teils starke Giftstoffe, die eine stärkere Eiweißvermehrung initiieren. Dies fördert im Organismus die Bildung von Antikörpern, die den fiktiven Erreger über diese fiktive Annahme nachweisen sollen. Außerdem gelten Antikörper als sicherer Immunschutz gegen die jeweilige Krankheit. Der Körper wird durch diese Impfungen, durch diese Impfgifte, in einen Alarmzustand versetzt, der bewirkt, dass die Umbauvorgänge, die mit Fieber, Schwellungen und Schmerzen einhergehen, also der Ausheilung der Erkrankung, unterdrückt werden. Ständig befindet sich der Körper durch die dauerhaft eingebrachten Impfgifte in einem ungleichen Kampf, der einen beständigen Verlust an Substanz und wertvoller Eiweiße und Fette bewirkt. Dem gesamten Organismus wird fortwährend Energie abgefordert. Ständig müssen neue Zellen produziert werden, um den Zellverlust, der durch die implantierten Impfgifte entsteht, kompensieren zu können. Der Stoffwechsel verteilt diese Impfgifte im gesamten Organismus, auch und insbesondere in Richtung Gehirn, mit der höchsten Stoffwechselaktivität. Wird die Blut-Hirn-Schranke von den Impfgiften überwunden, können die Auswirkungen verheerend sein, mit der Folge einer schleichenden Zerstörung des Gehirns und insbesondere der Verstandesfunktionen.

Impfungen sollen dem alleinigen Zweck dienen, den menschlichen Organismus auf „feindliche“, von außen kommende Bakterienangriffe vorzubereiten. Da Bakterien jedoch ausschließlich im menschlichen Körper zum Zwecke der Heilung von Erkrankungen und Verletzungen erzeugt werden (jede Erkrankung erzeugt ihre speziellen Bakterien = Pleomorphismus), sind Impfungen vollkommen sinnlos und mit ihren Inhaltsstoffen wie Quecksilber, Formaldehyd, Aluminiumhydroxid etc. extrem giftig.

Impfstoffherstellung (Aus dem Pharma-Horrorkabinett)

Hinter der Entwicklung und Anwendung von Impfstoffen stand noch vor vielen Dekaden der redliche Gedanke, den menschlichen Organismus zu stimulieren und das Immunsystem gegen bestimmte Erreger zu aktivieren. Geschehen soll dies mittels Bruchstücken von Erregern, die man in den menschlichen Organismus injiziert. Dazu muss der Erreger zuerst aus erkrankten Personen, die diesen Erreger nachweislich in sich tragen, isoliert werden. Spricht man von einem sogenannten viralen Erreger, wird ein Impfstoff unter Zuhilfenahme eines lebenden Wirtes (in der Regel Hühnereier) hergestellt. Keine Seltenheit ist es mehr, anstelle von Hühnereiern als lebende Wirte Vogelembryonen, tierisches Gewebe oder auch Zellkulturen zu nutzen.

Nimmt man beispielsweise die klassischen Hühnereier als Wirt, werden diese Hühnereier, nachdem man ihnen das fiktive Virus (fiktiv, weil es bis zum heutigen Tag niemandem gelungen ist, den Nachweis eines Virus zu führen, siehe „Viren“, „AIDS, Vogel- und Schweinegrippe“, und „Vogelgrippe, Schweinegrippe, Pandemie“) eingespritzt hat, einige Tage zur Vermehrung der fiktiven Viren bebrütet. Anders ausgedrückt, es wird „etwas“ in das Hühnerei Eingespritztes bebrütet. Nach der Bebrütung wird dieses „Etwas“ dann mit Hilfe verschiedenster Chemikalien wieder ausgefiltert. Das Ausgefilterte ist dann der neue Impfstoff, der den Menschen injiziert wird.

Die modernere Art der Herstellung von Impfstoffen besteht darin, dass man anstatt steriler Hühnereier Zellen aus den Nieren von Affen (Vero-Zellen) gewinnt und diese dann als Wirt zur Züchtung fiktiver Viren nutzt. Der Vorteil für den Hersteller liegt in der einfachen und wesentlich preiswerteren Herstellung von Kulturen.

Man unterscheidet zwischen Tot- und Lebend-Impfstoffen. Die Lebend-Impfstoffe sollen eine behauptet bessere Wirkung als Tot-Impfstoffe haben, sie bleiben jedoch hochinfektiös. Dem Patienten wird also „etwas" in seinen Organismus verbracht, vor dem er eigentlich beschützt sein möchte. Dass solche Impfstoffe das Gegenteil von dem bewirken können, was sie eigentlich sollen, liegt auf der Hand. Neben diesem „Etwas", was den Menschen als Impfstoff injiziert wird, gibt es noch ein weiteres hohes Risiko, das Patienten eingehen, wenn sie sich impfen lassen. Die Gefahr liegt in den hochgiftigen Hilfsstoffen (Formaldehyd, Quecksilber, Aluminiumhydroxid etc.), die den Impfstoffen aus welchen Gründen auch immer beigemengt werden, und den Verunreinigungen, die der Wirt von Haus aus mitbringt.

Janine Roberts, die mehrfach ausgezeichnete Journalistin und Autorin von „Fear of the Invisible", (Furcht vor dem Unsichtbaren), hat eine Reihe von Artikeln über die Erzeugung von Impfstoffen geschrieben. Sie geht davon aus, dass Impfstoffe keinesfalls sauber gefiltert und gereinigt sind, sondern ein Gemenge aus Substraten zerstückelter Vogelembryonen, Affennieren oder geklonter Zellkulturen sind. Diese Ansicht deckt sich mit der vieler Wissenschaftler angesehener Universitäten, die davon ausgehen, dass Impfstoffe gar nicht sauber gefiltert werden können und auf diese Weise viele unbekannte Stoffe beinhalten. In der Regel werden die Impf-Substrate/-Suspensionen nur auf wenige bekannte Stoffe untersucht, der Rest verbleibt einfach ungefiltert und unerkannt in der Lösung.

Der Virologe an der University of California, San Francisco, Dr. Leonard Hayflick, machte ebenso seine Bedenken über die herkömmliche Erzeugung von Impfstoffen mit tierischem Gewebe und Vogelembryonen als lebende Organismen mit den Worten öffentlich: *„Es ist ganz offensichtlich, dass diese Zellen viele unerwünschte Stoffe enthalten, von denen einige für den Menschen tödlich sein können."*

Selbst Dr. Khan von der Weltgesundheitsorganisation (WHO) bestätigt die Kontaminierung der Impfstoffe für Masern, Mumps und Röteln (MMR) mit einem bestimmten Leukose-„Virus" (Vogel-Leukämie-Virus), mit der Anmerkung, dass diese „Viren" für den Menschen keine Gefahr darstellen. Auch das ursprünglich vom Affen abstammende sogenannte SV40-„Virus" soll so über die Polio-Impfung unter das „Volk" gekommen sein. Das SV40-„Virus" wird mit dem „Non-Hodgkin-Lymphom-Krebs" und Hirntumoren in Verbindung gebracht. Eine Liste der Inhaltsstoffe, die sich in den unterschiedlichen Impfstoffen verbergen, finden Sie im Internet.

Sehens- und lesenswert ist in diesem Zusammenhang das Buch „Impf-Friedhof" aus dem Jahr 1912, in dem schon damals exemplarisch die vielfältigen Impfschäden im Detail dokumentiert sind. **Bei vielen Wissenschaftlern gilt die Impfung, historisch gesehen** (zweifelsfrei bestätigt durch eine Vielzahl von Studien sowie eine umfangreiche Literatur), **als einer der größten Irrtümer der Schulmedizin!** Bisher ist es niemandem gelungen, den Nutzen einer Impfung wissenschaftlich zu beweisen. Die Impfung ist und bleibt ein schädlicher Eingriff in die natürlichen Regulationssysteme des menschlichen Organismus.

Der Impfirrtum geht auf Arbeiten Louis Pasteurs (1822-1895) zurück, der zwischenzeitlich als Betrüger entlarvt wurde. Sein riesiges, zehntausend Seiten umfassendes Werk (bekannt seit 1964) enthüllt, dass er schon damals erkannte, dass Impfen in Bezug auf die gewünschten Eigenschaften unwirksam ist.

Dies belegen mittlerweile auch wissenschaftliche Studien mit hoher Belastbarkeit, denn jedem Menschen ist ein einzigartiges Schwingungsmuster seines Organismus zu eigen, ähnlich dem Fingerabdruck oder der DNS, sodass überhaupt kein Bedarf besteht, dem menschlichen Organismus Informationen mittels Impfung „mitzuteilen", da alles, was nicht dem körpereigenen Schwingungsmuster entspricht, Fremd-/oder Schadstoffe sein müssen, die in jedem Fall durch das Immunsystem des jeweiligen Organismus erkannt, angegriffen und eliminiert werden. Beispielsweise sei hier eine Bluttransfusion mit Fremdblut angeführt, die das Immunsystem des jeweiligen Organismus sofort als fremd erkennt, angreift und vernichtet, das Blut stockt dann förmlich in den Blutgefäßen, auch wenn alle Blutgruppenfaktoren übereinstimmen.

Seit 2004 stufte die IARC, eine Agentur der WHO, die Substanz Formaldehyd als „krebserregend für den Menschen“ ein. Den Möbelherstellern ist es seit langem verboten, Formaldehyd aufgrund der krebserregenden Wirkung zu verwenden, unseren Kindern aber darf Formaldehyd mit der Impfung direkt in die Blutbahn gespritzt werden. Zudem enthalten die Impfstoffe abgeschwächte und tote Erreger, Aluminiumhydroxid, Antibiotika, artfremde Eiweiße und Gifte sowie die Quecksilberverbindung Thiomersal. **Zudem werden Impfstoffe nicht wissenschaftlich getestet!**

Man fand: („Viren“ steht hier begrifflich für „Mikroben/Erreger“)

- Hühner-„Viren“ im Masernimpfstoff Rivamex,
- Hirn-zersetzende Akanthamöben und das Affen-Cytomegalo-„Virus“ im Polio-Impfstoff, Spumaretro-„Viren“ im Rotavirus-Impfstoff,
- Avian-Leukosis-„Viren“ im Grippe-Impfstoff,
- Enten-, Hunde- und Kaninchen-„Viren“ im Röteln-Impfstoff und das Pesti-„Virus“ im MMR-Impfstoff.

Die katastrophalen Auswirkungen dieser Impfvergewaltigung zeigen sich dann auch sehr schnell und auffällig in:

- Allergien, Infektanfälligkeit und Fieber, Autoimmunerkrankungen,
- Entwicklungsstörungen und Wesensveränderungen,
- Blutdruckabfall, Magen- und Darmstörungen,
- Sprachproblemen, Konzentrations- und Lernschwierigkeiten,
- Narkolepsie (Schlafkrankheit) oder großer Unruhe,
- Immunologischen Schocks bei Babys und einer möglichen verkürzten Lebenserwartung

„Ich weiß nicht, ob ich nicht doch einen furchtbaren Fehler gemacht habe und etwas Ungeheueres geschaffen habe!“
Dr. med. Edward Jenner (sog. Entdecker der Pockenimpfung)

Jede Impfung führt zu mehr oder weniger großen Schädigungen des Gehirns. 75% aller „unerklärlichen“ Kindstod-Fälle treten beispielsweise nach wenigen Tagen bis zu sieben Wochen nach einer Keuchhustenimpfung auf.

Die Gefahr, dass ihr Kind einen Impfschaden davonträgt, ist um ein Vielfaches größer als an der Krankheit selbst zu erkranken. Einer der wichtigsten ethischen Grundsätze der Ärzteschaft, dass eine Behandlung vorrangig nicht schaden darf, wird schon lange ad absurdum geführt! Kinder werden als Testprobanden missbraucht. Hersteller von Impfstoffen sind dabei durch das Gesetz vor jeglicher Haftung geschützt.

Die Kindersterblichkeit steigt mit der Anzahl der Impfungen im ersten Lebensjahr. In Amerika sterben bei durchschnittlich 26 Impfungen/Kind im 1. Lebensjahr 6 Kinder von 1.000. In Deutschland sterben bei 18 Impfungen pro Kind 4 Kinder und in Schweden und Japan sind es bei 12 Impfungen pro Kind 3 Kinder von 1.000.

In Indien wurden in einem großen Impftest der WHO (1968 bis 1971) 364.000 Menschen mit dem Ergebnis gegen TBC geimpft, dass es unter den Geimpften mehr Erkrankungen und Todesfälle gab als bei einer vergleichbaren Gruppe, die nicht geimpft wurde. Nebenwirkungen blieben dabei gänzlich unberücksichtigt. **„Nur“** 27 Jahre später hielt es das in Deutschland zuständige Robert-Koch-Institut (Deutsche Bundesoberbehörde für Infektionskrankheiten) für opportun, das Ergebnis dieser Untersuchung bekannt zu geben. Seit neuestem werden Impfstoffe aus gentechnisch veränderten Organismen hergestellt, was zu einer irreversiblen Verseuchung der Erbsubstanz (Eizellen und Samenfäden) zukünftiger Generationen führt.

Sind Impfstoffe um den Preis dauerhafter Vergiftung, Zerstörung von Zellen, einem Energieverlust und der Zerstörung der Vererbung, zur vielleicht möglichen Minderung von Symptomen akzeptabel?

Glaubt der Mensch ernsthaft, er könnte die Schöpfung korrigieren?

Masernimpfung

Masern werden bis zum heutigen Tag trotz besseren Wissens von der Schulmedizin als durch eine durch Viren hervorgerufene Krankheit dargestellt. Den Beweis, dass Masern durch Viren hervorgerufen werden, ist die Schulmedizin bis heute schuldig geblieben. Dass dieser Beweis auch niemals erbracht werden kann, liegt schon darin begründet, dass es bis dato noch niemandem gelungen ist, überhaupt die Existenz eines Virus nachzuweisen. Was sind dann aber Masern, und wie entstehen sie? Hierzu zwei Theorien, die miteinander korrelieren können und die These von Dr. Hamer.

Theorie 1: Man weiß, dass die Leber etwa 4,5 Jahre benötigt, um voll auszureifen. Bis zu diesem Zeitpunkt arbeitet die Leber daher bis zu ihrer vollen Funktionalität nur eingeschränkt, sodass Schadstoffe nur reduziert abgeführt werden können. Hat sich die Leber dann jedoch voll entwickelt, werden die Schadstoffe, die sich im Laufe der Jahre angesammelt haben, abgebaut, was dann zu den bekannten Flecken auf der Haut führen kann, nicht muss (in Abhängigkeit vom Ernährungs- und Gesundheitszustand des Kindes).

Theorie 2: Mit Abschluss des Reifeprozesses erzeugt die Leber ein ganz spezielles Protein, das den Abschluss der vollen Funktionalität der Leber kennzeichnet. Dieses Protein zeichnet dann verantwortlich für das Auslösen der Masern (Abbau der Schlacken) und ist als ein ganz natürlicher Prozess zu sehen. Das Protein trägt die genetische Struktur/Schwingung des jeweiligen Menschen und wird von der Pharma-Industrie extrahiert, um es dann etwas abgeschwächt in den Impfstoff einzubringen. Mit Hinzufügung größerer Mengen höchst gefährlicher Neurotoxine ist der Impfstoff dann zur Verwendung an gesunden Kindern bereit.

Der Nutznießer dieses Verbrechens am Menschen ist in jedem Fall die Pharma-Industrie, die einerseits ihren Profit durch den Verkauf der Impfstoffe macht und andererseits die potentiellen Kunden/Kranken für die Zukunft durch deren Schaden an Körper und Seele generiert.

Masern nach Dr. med. Ryke Geerd Hamer (siehe Neue Medizin)
Laut Dr. Hamer sind Masern oder Windpocken nichts weiter als die Auflösung eines Konfliktschocks, den Kinder oder Jugendliche erleben.

Beispiel:

- Kinder erleiden im Kindergarten oder in der Schule einen Konfliktschock aufgrund der Tatsache, dass ihre geliebte Kindergärtnerin/Lehrerin von einem Tag auf den anderen z.B. durch einen Unfall ausfällt (Trennungskonflikt). Der Konflikt schlägt sowohl im Gehirn als auch im entsprechenden Organ der Kinder oder Jugendlichen als akuter Schock ein.
- Dann werden die Kindergärtnerin respektive die Lehrerin durch eine andere Person ersetzt. Mit der Zeit beginnen die Kinder, sich mit dieser neuen Person anzufreunden und sie zu akzeptieren. Die alte Kindergärtnerin/Lehrerin gerät in Vergessenheit, und der Konfliktschock kann beginnen sich zu lösen, die Heilungsphase tritt ein, mit entsprechenden Auswirkungen auf den Körper (die Medizin spricht dann von Krankheiten), die dann als Masern oder Windpocken in Erscheinung treten.

Masern sind demnach also keine Krankheit, und schon gar nicht eine ansteckende Krankheit!

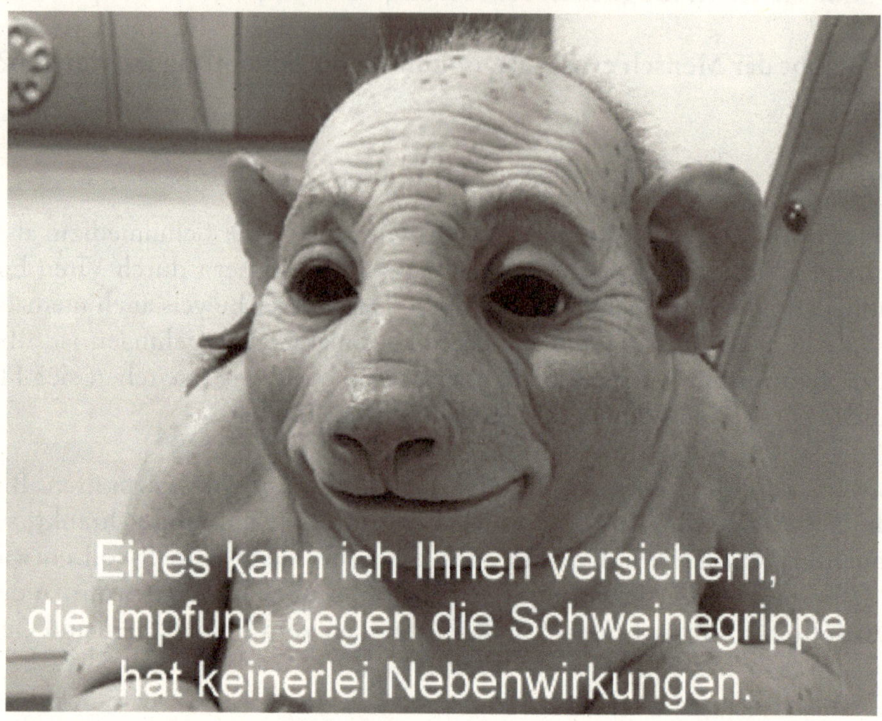

Abb. 6: Keine Impfung ohne Nebenwirkung

Graphenoxid-Entgiftungs-Protokoll für Geimpfte und Ungeimpfte

Viele Menschen leiden jetzt unter den Vergiftungen durch die Covid-19-Impfungen und möchten gerne wissen, was sie tun können, um Graphenoxid-Nanopartikel und das chimäre Spike-Protein, das ihnen injiziert wurde, zu entfernen. In der Zwischenzeit erleben auch die Ungeimpften aufgrund der Übertragung von Geimpften unerwünschte Wirkungen.

Dieser kurze Artikel enthält deshalb alle gegenwärtig bekannten, sicheren und wirksamen Entgiftungs-Empfehlungen, die sowohl Geimpfte als auch Ungeimpfte verwenden können, um diese krankmachenden Gifte zu entfernen oder sich davor zu schützen.

Dr. Vladimir Zelenko, ein staatlich geprüfter Hausarzt, war der Erste in den USA (März 2020), der eine erfolgreiche Behandlung von Covid-19 anbot. Der für den Nobelpreis nominierte Dr. Zelenko wurde zensiert und von der Plattform der großen Technologieunternehmen entfernt, weil er seine lebensrettenden Informationen öffentlich gemacht hatte und darlegte, dass Covid-19 eine *„Biowaffe für Massenvölkermord“* sei.

Die „Todesschüsse“ des Covid-19-Impfstoffs erzeugen Killer-Antikörper, und Killer-Antikörper sind Zeitbomben, sagt Dr. Zelenko. Zum Beispiel könnte „NANA-ME“ u.a. dies verhindern (N-Acetylneuraminsäure-Methylester – NANA-ME)“. Zudem enthält Dr. Zelenkos Medikations-Protokoll noch die Wirkstoffe Ivermectin, Hydroxychloroquin (HCQ), Zink, Vitamin D3 und Quercetin.

Covid-19 Impfung; Graphenoxid und Spike-Proteine neutralisieren

Natürliche Medikations-Empfehlungen, wenn Graphenoxid und die Spike-Proteine durch die Covid-19-Impfung im menschlichen Organismus sind.

- **N-Acetylneuraminsäure-Methylester** (NANA-ME) (Menge nach Angabe auf Packung).
- **Strophanthin:** Grundsätzlich zur Verhinderung von Thrombosen (Herzinfarkt, Schlaganfall, Lungenembolie, Darminfarkt, etc.) nüchtern einnehmen.

- **Chlordioxid** (mehrfach täglich 1 ml mit ca. 20ml Wasser einnehmen). Chlordioxid dient auch der Ausleitung von Graphenoxid-Nanopartikeln.
- **L-Glutathion** (zur Entgiftung, 3 x 2 Kapseln täglich).
- **Vitamin D3** (5.000-10.000 IE täglich) immer in Verbindung mit Vitamin K2 nehmen.
- **Vitamin K2** (bis zu 200μg täglich)
- **Vitamin C** (min. 3 bis 6 g täglich, Antioxidans), entspricht etwa 6 bis 12 TL Acerola-Pulver täglich. Studien zeigen auf, dass Vitamin C sehr effektiv bei der Bekämpfung von Graphenoxid-Toxizität im Körper ist.
- **L-Lysin** (3 x 1 TL täglich) mit dem Vitamin C einnehmen.
- **NAC (N Acetyl-Cystein)** erzeugt Glutathion (nur natürliche Form einnehmen) und **Zink:** Dr. Rima Laibow empfiehlt die Einnahme von 900 mg NAC pro Tag. Da NAC eine Aminosäure ist, empfiehlt es sich, sie in der natürlichen Form zu konsumieren. NAC entfernt Graphenoxid-Nanopartikel aus dem menschlichen Körper und bewirkt, dass der Körper Glutathion endogen absondert, sodass die Schädlichkeit von Graphenoxid stark reduziert werden kann.
- Die Einnahme von NAC wird gleich morgens auf nüchternen Magen empfohlen. Nehmen Sie dazu auch 2 Zinktabletten zu je 25 mg ein (oder Tropfen).
- **Quercetin** (Menge nach Angabe auf Packung).
- **Bentonit/Zeolith** (Größe <10 Mikrometer, zur Entgiftung) (2 x 1 gehäufte TL täglich), nüchtern. Hilft Ihrem Körper, Graphenoxid-Nanopartikel auszuleiten.
- **Kiefernadeln-Extrakt** (2 x täglich 20 Tropfen) oder **Kiefernadeln-Tee.** Soll u.a. die unangemessene Replikation und Modifikation von RNS und DNS hemmen.
- **Löwenzahn-Extrakt** (Menge nach Angabe auf der Packung).
- **Rooibos-Tee:** ist antioxidativ; eine Tasse entspricht in ihrer antioxidativen Wirkung etwa dem Konsum von 50 Tassen grünem Tee. Dient ebenso der Ausleitung von Graphenoxid-Nanopartikeln.
- **Astaxanthin** (starker Entzündungshemmer 3 x 2 Kapseln täglich).
- **Antioxidantien allgemein/Gemüse**
- **CBD-Öl** und Cannabis helfen Ihrem Körper, Graphenoxid-Nanopartikel zu binden.
- **MSM** ist eine weitere Ergänzung, die den Glutathionspiegel erhöht.
- **Natriumbicarbonat** (Backpulver) hilft, Ihren pH-Wert im alkalischen (basischen) Gleichgewicht zu halten.
- **Super Blue Green Algae** ist ein wunderbarer Meta-Nährstoff, der das Blut chelatisiert und Schwermetalle entfernt.
- **Zink:** Zink moduliert etwa 300 Enzyme und Coenzyme und nimmt so für das Immunsystem und SARS-CoV-2 eine zentrale Rolle ein.

Besprechen Sie dies immer auch mit Ihrem Therapeuten.

Kapitel 2

Gesundung einleiten

Merksatz

Vergessen Sie diesen Merksatz niemals!

„Der Mensch ist von Gott so geschaffen,
dass er auf Dauer, ein Leben lang, gesund bleiben kann!

Der Mensch erkrankt ausschließlich dann,
wenn er sich ungesund ernährt (Essen/Trinken),
von stechenden Gliederfüßlern mit Parasiten/Erregern infiziert
oder über die Haut oder Atemluft belastet oder vergiftet wird.

(unberücksichtigt sind angeborene Fehler,
Unfälle oder radioaktive Verstrahlung)!

Darm gesund – kerngesund
Darm krank – Mensch krank!"

Die Darmsanierung

Der Tod sitzt im Darm

Schon im 16. Jahrhundert lehrte und warnte Paracelsus eindringlich mit den Worten: *„Der Tod sitzt im Darm."* Von Hippokrates wurde dies schon vor etwa 2400 Jahren proklamiert, und auch heute noch hat diese These uneingeschränkte Gültigkeit. Die Ursache einer Vielzahl gesundheitlicher Beschwerden und Krankheiten und ein idealer Nährboden für Gärung und Fäulnis ist häufig genug ein verdreckter Darm voller Ablagerungen. Selten noch macht sich jemand bewusst, warum und wie es zu diesen Deponien im Darm kommt und warum viele Menschen der westlichen Hemisphäre durch einen verschlackten Darm erkranken.

Der Grund liegt auf der Hand, eine schleimbildende Ernährung mit Nahrungsmitteln, die einen hohen Anteil an Proteinen (Eiweiß) kombiniert mit Kohlenhydraten und Fett beinhalten, hinterlassen ihre schmierigen Spuren. An erster Stelle stehen dafür Milch und Milcherzeugnisse (hoher Fettanteil), Fleisch und Wurstwaren sowie Getreide und ganz besonders Weißmehlprodukte. Zudem sind sämtliche Süßigkeiten und Industriezucker enorme Schleimbildner. So bildet sich über Jahre hinweg eine klebrige Schicht von Kotmassen, die sich an der empfindlichen Darmschleimhaut anheftet und so eine ideale Brutstätte für Krankheitserreger und Pilze darstellt. Grobe, unverdauliche Ballaststoffe sind das, was dem Darm fehlt, um seine lebensnotwendige Aufgabe erfüllen zu können. Fehlen diese Ballaststoffe, ist es dem Darm unmöglich, immer wieder all die klebrig anhaftenden Schlacken auszuscheiden. Dieser Abfall, dieser zähe, klebrige Fäkalienkleister, lagert sich nach und nach an der sensiblen Darmschleimhaut ab, die Müllschichten nehmen zu und werden immer dicker. Kommen dann noch, wenn der Darm schon dick und fett mit Fäkalien verklebt ist, Medikamente wie Antibiotika hinzu oder auch Drogen, Alkohol, Konservierungsstoffe, Nikotin, gechlortes Trinkwasser etc., wird die einstmals gesunde Darmflora so stark belastet, dass der Weg für sämtliche Arten von Pilzen, Würmern, Parasiten, Fäulnisbakterien und auch Darmegeln frei wird. Psychische Konflikte und chronischer Bewegungsmangel tragen dann letztendlich dazu bei, dass das Verdauungssystem grundlegend bis zur vollständigen Verschlackung belastet wird. Nach und nach wird der Fäkalienkleister hart wie Putz und mineralisiert an der Darmschleimhaut aus. Bald lagern sich die nächsten Kotmassen ab, mineralisieren und werden ebenso putzhart. Ein unheilvoller Kreislauf mit unabsehbaren Folgen nimmt seinen Anfang.

Das alles könnte vermieden werden, würde nur darauf geachtet, dem Darm ausreichend Ballaststoffe zuzuführen, die ihn dann wie mit einer Bürste reinigen würden. Werden jedoch keine Ballaststoffe aufgenommen, verbleiben die verklebten Ablagerungen im Darm, sodass nachfolgende Kotmassen den Darmkanal nur schwer passieren können. Sieht man sich heutzutage einmal die Bier- und Wohlstandsbäuche an, werden einem die jahrzehntelangen Ernährungsfehler mehr als deutlich vor Augen geführt. Wohlstands- und Bierbäuche sind in Wahrheit nichts weiter als Kotbäuche, aufgetrieben von Massen abgelagerter Kotmassen.

Umgangssprachlich würde man jetzt behaupten wollen: *„Gefahr erkannt, Gefahr gebannt."* Also, Ernährung ändern, ballaststoff- und rohkostreich essen, inkl. Obst etc., dazu noch lebensnotwendige essentielle Vitalstoffe über Nahrungsergänzungen aufnehmen, das müsste doch genügen, den Darm auf den Pfad der Gesundung zurückzubringen. Weit gefehlt! Ist die Darmschleimhaut erst einmal vollkommen mit nahezu steinharten, klebrigen Kotmassen zugekleistert, dass lebensnotwendige Vitalstoffe kaum noch zur Darmschleimhaut vordringen können, dann wird auch eine nährstoffreiche Versorgung des Organismus praktisch unmöglich.

Trotz des Vorhandenseins aller notwendigen Nährstoffe besteht bei einem mit Ablagerungen verschlacktem Darm keine Möglichkeit, die Zellen des Organismus mit nährstoffreicher Nahrung zu versorgen. Stattdessen nimmt die Darmschleimhaut Stoffwechselprodukte schädlicher Keime, Pilze und Fäulnisbakterien auf, die in den faulig-schleimigen Ablagerungen ihre ideale Brutstätte haben.

Trotz bester Versorgung mit sämtlichen Vitalstoffen findet dann über den Darm eine dauerhafte Selbstvergiftung des Organismus statt, denn bevor die zugeführte Nahrung wieder ausgeschieden werden kann, beginnt sie zu gären und zu faulen. Der fortwährenden Vergiftung des Körpers ist damit Tür und Tor geöffnet.

Die unheilvolle Konsequenz manifestiert sich sodann in einer dauerhafter Vergiftung, Verschlackung und Schwächung des gesamten Körpers, verbunden mit einer Übersäuerung des Organismus, rheumatischen Erkrankungen, Hautkrankheiten, dickflüssigem Blut, Depressionen, Verpilzung etc. Selbst eine ganzheitliche Entschlackung, Blutreinigung und Entsäuerung nützt dann nichts mehr. Eventuell schon gereinigtes Blut wird über den stattfindenden Fäulnis-Prozess im Darm augenblicklich wieder mit Stoffwechselgiften und Säuren verunreinigt. Letztendlich ist der gesamte Organismus verschlackt, und die Organe sind allesamt geschädigt. So wird dann auch verständlicher, warum es heißt:

„Der Tod sitzt im Darm!"

Ist es einmal so weit gekommen, gibt es nur noch eine Maßnahme, Gesundheit und Fitness zurückzugewinnen: Die Ablagerungen im Darm müssen aufgeweicht und ausgeschieden werden, um so Pilzen, Krankheitserregern und Würmern den Nährboden zu entziehen.

Eine bewährte Darmreinigungsart (Darmsanierung), deren Hauptbestandteil indische Flohsamenschalen (Plantago ovata, eine Gattung des Spitzwegerichs) sind, ist dann das Mittel der Wahl. Flohsamenschalen besitzen die Eigenschaften, die zu diesem Zeitpunkt gefordert sind. Da sie aus bis zu 87% Ballaststoffen bestehen, besitzen sie die Fähigkeit, putzharte, schleimige Kotmassen aufzuweichen und die freigesetzten Fäulnisstoffe zu binden und mit auszuscheiden.

Für eine effiziente Darmreinigung darf jedoch ein wesentliches Element, eine Kräutermischung, nicht fehlen, um dem Organismus zu helfen, die anfallenden Kotmassen in Bewegung zu setzen und schnellstmöglich auszuscheiden. Gehen Sie jedoch nicht von der Annahme aus, den in Jahren zuvor angesammelten Müll in wenigen Tagen wieder loswerden zu können.

Den Darm wieder frei zu „putzen", dauert seine Zeit, in der Regel mehrere Monate, bis die abgelagerten mineralharten Kotmassen aufgeweicht und alles restlos ausgeschieden wurde. Eine effektive Darmreinigung sollte daher grundsätzlich auf längere Zeit, mithin bis zu mehreren Monaten (2 bis 4 Monate), je nach Verschlackung, angelegt werden, um eine gründliche Reinigung erzielen zu können.

Führen Sie eine Darmsanierung schon um der Gesundheit und des Wohlbefindens Willen durch. Eine optimale Darmreinigung reinigt nie nur den Darm, sondern immer auch den gesamten Organismus. Fangen Sie dabei immer langsam mit einer Darmsanierung an, brechen Sie nichts übers Knie, so vermeiden Sie mögliche Reinigungsreaktionen wie Übelkeit, Schwäche, Benommenheit, starke Körpergerüche, Kopfschmerzen und, so unglaublich es auch klingen mag, Verstopfung.

Grundsätzlich ist eine Darmsanierung sinnvoll bei/nach:

- „Bierbäuchen" (Bäuche angefüllt mit langjährigen Kotablagerungen)
- Antibiotika-Einnahme
- Darmpilzen
- Verdauungsproblemen, wie z.B. bei Verstopfung und Durchfällen
- häufig starken Blähungen
- deutlicher Verschlackung des Körpers, z.B. bei Cellulitis
- häufiger Aufnahme schleimbildender Nahrungsmittel wie Milchprodukte, Süßspeisen und Schokolade
- häufiger Aufnahme ballaststoffarmer Nahrung
- starken Hautunreinheiten und Körpergerüchen

Während einer Darmsanierung sollte man viel Wasser, möglichst viel reines, unbelastetes, mineralarmes Wasser ohne Kohlensäure trinken. So ein Wasser ist für eine effektive Darmreinigung die erste Wahl, da es freigewordene Ablagerungen am besten auszuspülen vermag. Zwei Liter Wasser zusätzlich pro Tag sollten das Minimum während einer Darmreinigung sein. Beschleunigen kann den Reinigungs-

Prozess viel Bewegung, Hydrocolon-Therapien und Darmspülungen, die für den Darm mit Beginn der vierten Woche äußerst segensreich sein können. Der Reinigungs-Prozess erfährt durch diese Maßnahmen zusätzliche Unterstützung und Erleichterung. Möglichst viel Rohkost, frisches Gemüse und Früchte sind der Gesundung Ihres Darms ebenso förderlich wie der beschleunigten Entschlackung. Sollten Sie jedoch während der Darmreinigungsphase weiterhin schleimbildende Nahrung konsumieren, die Darmablagerungen unterstützt, wird sich die Gesundung Ihres Darms und Organismus erheblich verzögern.

Folgende Nahrungsmittel sind daher während der Kur unbedingt, und vielleicht auch grundsätzlich darüber hinaus, möglichst zu vermeiden:

- Milch sowie Milcherzeugnisse
- Wurst- und Fleischwaren, gebratene Speisen
- Sämtliche Süßigkeiten, die Industriezucker enthalten
- Getreide- und Weißmehlprodukte
- Sojaerzeugnisse (achten Sie insbesondere auf genmanipulierte Produkte)
- Alle raffinierten und denaturierten Nahrungsmittel
- Alle bestrahlten Nahrungsmittel und Nahrungsmittel, die haltbar gemacht wurden oder Geschmacksverstärker beinhalten
- Kohlenhydrathaltige Nahrung (Nudeln, Kartoffeln, Brot, Reis etc.)
- Alkohol und Antibiotika/Drogen

Reagiert Ihr Organismus auf die Darmreinigung, dann wird erkennbar, dass die Entschlackung Ihres Darms sehr vonnöten war. In der Tat ist es ein gutes Zeichen, wenn Ihr Körper auf die Darmsanierung reagiert. Keinesfalls sollten Sie daher eine Darmsanierung aufgrund leichter körperlicher Beschwerden abbrechen, zeigen sie doch lediglich auf, dass die Sanierung angeraten war. Hat man aufgrund starker Kotablagerungsschichten einen dicken Kotbauch, ist es höchstwahrscheinlich, dass der Bauch in der ersten Zeit (zwei bis drei Wochen) der Darmsanierung sogar noch etwas anschwillt. Im Allgemeinen ist dies positiv zu bewerten und nicht besorgniserregend. Mit dem Anschwellen des Bauches hat aufgrund des Aufquellens der Kotmassen die Darmreinigung ihren Anfang genommen.

Hält man diese möglicherweise schwierige Phase durch, können Sie den Erfolg in den darauffolgenden Wochen an Ihrem immer flacher werdenden Bauch selbst ablesen. Sie haben dann ganz sicher einige Kilos an Darmschlacken verloren. Bei langsamem Beginn der Darmsanierung (anfangs mit niedriger Dosierung, dann stetig bis zur Normaldosierung steigernd) sind unangenehme Begleitsymptome vermeidbar. Die Kur sollte mit ausreichend kohlensäurefreiem, mineralarmen Wasser begleitet werden. Sollten wider Erwarten doch Reinigungsreaktionen auftreten, ist die Dosierung zu verringern und sind nach Möglichkeit Maßnahmen durchzuführen, die eine Entschlackung des Organismus fördern, wie Einläufe, Sport etc.

Leiden Sie an einem Darmpilz, sollten Sie bei der Sanierung des Darms besonders behutsam vorgehen, da die Reinigungsreaktionen bei einer Darmpilzbelastung stärker ausfallen können. Es ist angebracht, den Darmpilz vor Beginn einer Darmreinigung durch eine ca. dreiwöchige Darmpilzkur abzutöten und dann erst mit der Darmsanierung zu beginnen. Loswerden kann man den Darmpilz z.B. durch die Einnahme von Chlordioxid, bitteren Aprikosenkernen, anorganischem Schwefel, kolloidalem Silber, oder indem man drei bis vier Wochen auf sämtliche Kohlenhydrate, sprich Zucker, strikt verzichtet. Ohne Zucker ist der Darmpilz nicht lebensfähig, er verhungert.

Kolloidales Silber und Chlordioxid töten praktisch alle bekannten Parasiten, Krankheitserreger und Pilze innerhalb weniger Minuten ab. Auch resistente Keime werden vom kolloidalen Silber nicht verschont. Parasiten, Krankheitserreger und Pilze benötigen für ihren Stoffwechsel nämlich ein ganz besonderes Enzym, das beispielsweise von den elektrisch geladenen Silberteilchen des kolloidalen Silbers eliminiert wird, sodass sie absterben. Die nicht parasitären Einzeller/Darmbakterien bleiben hiervon weitestgehend verschont. Resistenzen bilden sich bei kolloidalem Silber nicht.

Jeder Mensch benötigt für seine Gesundheit, für eine gesunde Darmflora Laktobakterien, ohne die er nicht überleben könnte. Ist der Darm aber mit Schlacken verkleistert, gibt es für diese lebenswichtigen Bakterien keine Möglichkeit sich anzusiedeln. Wie man so leichthin sagt, oben rein und unten raus, ohne positive Wirkung für den Organismus. Allerdings geht es einem während des Zeitraums der Einnahme von Laktobakterien bedeutend besser. Der alte Zustand ist jedoch schnell wieder erreicht, setzt man die Einnahme ab, was die Behauptung zulässt, dass zuallererst der Darm zu reinigen ist, dann siedeln sich die symbiotischen Darmkeime von ganz alleine an. Ist die begonnene Darmsanierung effektiv, kommt es zu einem erheblichen Anstieg der Stuhlmassen nach etwa vier bis sechs Wochen. Die Darmsanierung ist dann solange fortzuführen, bis der Bauch flach ist und die Stuhlmenge sich auf die Stuhlmenge vor dem Beginn der Reinigung reduziert hat, selbst wenn es mehrere Monate, ein halbes Jahr oder noch länger dauert. In jedem Fall sollte sich eine gute Verdauung eingestellt haben, bevor man die Darmreinigung beendet.

Während einer effizienten Darmsanierung verringert sich häufig der Appetit. Der Körper benötigt jetzt nicht mehr so viel Nahrung, um sich mit den notwendigen Vitalstoffen zu versorgen, weil er die zugeführte Nahrung jetzt besser verwerten kann. Ein merklicher zusätzlicher Gewichtsverlust ist dann bei beleibteren Personen eine nicht unerwünschte Begleiterscheinung, die noch mit einer zwangsfreien Reduktion der Lust auf Kaffee und Süßem etc. einhergeht.

Der Darm ist „schuld" – Allergien, Depressionen etc.

Schwermetalle, die Ursache vieler chronischer Erkrankungen

Zu den „Schwermetallen" zählt man unter anderem die Edelmetalle, Quecksilber, Kupfer, Blei, Zink, Zinn, Cadmium, Uran etc. Alle Schwermetalle wirken im Darm antibiotisch und verändern oder zerstören die gesunde Darmflora. Die Wachstumsbedingungen der physiologischen Flora verändern sich durch Schwermetalle derart dramatisch, dass eine Dysbiose entsteht, Keime und Pilze siedeln sich an, das sogenannte „Leaky-Gut-Syndrom" (löchriger Darm) entsteht. Die Folge sind äußerst negative gesundheitliche Auswirkungen. Auch Nahrungsmittel- und Pollenallergien sind die Folge eines überlasteten und gestörten Immunsystems des Darms.

Durch Schwermetalle im Darm wird sowohl das Pilzwachstum als auch das Wachstum anderer pathogener Erreger im Darm enorm gefördert. In einem nicht abreißenden Strom werden dann fortlaufend Körpergifte über den Darm ins Blut abgegeben. Das Immunsystem wird hierdurch dauerhaft überfordert, nie gibt es eine Pause, das „Fass" des Immunsystems ist sozusagen immer kurz vor dem Überlaufen. Kommen dann noch durch äußere Umstände wie Essen, Trinken, die Luft oder Medikamente das Immunsystem belastende Komponenten hinzu, wird das Fass zum Überlaufen gebracht und eine kaum überschaubare Anzahl an „Unpässlichkeiten"/Krankheiten können sich manifestieren.

Folgende Erkrankungen stehen in Verbindung mit einem verpilzten Darm:

- Depressionen, Erschöpfung, Müdigkeit, Magen-Darmbeschwerden
- Kopfschmerzen, besonders im Hinterkopf
- Gedächtnisstörungen, Konzentrationsstörungen
- HWS-Beschwerden, Bandscheibenprobleme, Wirbelsäulenschmerzen
- Sehstörungen, Dunkelsehanpassungsstörung
- Herzrasen, Herz-, Herzklappen-Beschwerden, Belastungsdyspnoe (Atemnot)
- Schwindel, Tinnitus
- Lähmungserscheinungen der Extremitäten mit Zittern
- Morbus Crohn, Morbus xyz, erhöhter Cholesterinspiegel
- Chronische Sinusitis (Infektion der Nebenhöhlen) und Bronchitis
- Chronische Harnwegsinfekte, chronisch erhöhte Leberenzyme
- Chronisches Weichteil- und Gelenkrheuma, Muskelschmerzen, Fibromyalgie

Allgemein gefasst werden die o.e. Symptome/Erkrankungen und Infektionen/Entzündungen des Organismus, in der Medizin, ohne das Darm-Milieu zu ändern oder die Entfernung der Schwermetalle zu betreiben, als singulare Erkrankungen behandelt. Ohne Sanierung des Darms ist eine dauerhafte Heilung jedoch ausgeschlossen.

Die Therapie und Heilung chronischer Erkrankungen steht und fällt mit der Eliminierung von Schwermetallen und Pilzen aus dem Darm/Körper!
Darm gesund – Mensch gesund; Darm krank – Mensch krank

Nahrung zur Bildung von Laktobakterien
Frische Zwiebeln, frisches Sauerkraut, Weißkraut und Inulin sind dann das Mittel der Wahl, um dem Darm ganz natürlich und ausreichend Laktobakterien zuzuführen. Essen Sie am Ende der Darmreinigung möglichst viel davon. Zusätzliche Maßnahmen sind bei ausreichender Versorgung mit diesen Lebensmitteln dann kaum noch erforderlich.

Auf keinen Fall dürfen Sie bei einer Darmreinigung den Mund- und Rachenraum außer Acht lassen. Sämtliche Mühe könnte nämlich vergebens sein, wenn kariöse Zähne, Zahnfleischtaschen, Zahnstein, Zahnprothesen oder die gesamte Mundhöhle eine verpilzte Nachschubbasis für den Darm darstellen und ihn auf diese Weise immer wieder neu infizieren. Dieser Infektionsweg muss unter allen Umständen vor einer jeden Darmsanierung ausgeschlossen werden (siehe „Die Zähne, Wurzel allen Übels?“).

Folgende Maßnahmen können für die Erhaltung oder Wiedererlangung eines gesunden Darms sehr hilfreich sein:

- Einnahme von anorganischem Schwefel
- Auf den Darm mit großen Platten zappen (Zapper von Hulda Clark)
- Verzehr von rohem Sauer- oder Weißkraut, soviel man davon essen mag
- Verzehr von Haferkleie mit Quark, etwa zwei Esslöffel Haferkleie/Tag
- Ozonisiertes Olivenöl (s. Kapitel „Magix 4“) einnehmen
- Verzehr von bitteren Aprikosenkernen
- Einnahme von Apfelpektin (bindet Schwermetalle)
- Einnahme von Flohsamenschalen, Zeolith, Bentonit, grüne Mineralerde
- Verzehr von frisch gepressten Gemüsesäften, Rote Bete, Sellerie, Kohlrabi, Karotten etc.
- Chlordioxid und/oder kolloidales Silber gegen Pilzbefall einnehmen
- Astaxanthin, R-Alpha-Liponsäure, L-Gluthation als Antioxidantien einnehmen
- Einsatz des Celltuners, auf die Leber platziert, zur Verbesserung des Stoffwechsels und Abbau von Schadstoffen (Siehe Celltuner unter Kapitel 8)

Wichtig: Kauen Sie sämtliche Nahrung solange, bis wirklich ein dünnflüssiger Brei entstanden ist, den man kaum noch vom Schlucken zurückhalten kann.

Die Leber- und Nierenreinigung

Die Leberreinigung

Die Leber ist unser wichtigstes Stoffwechselorgan (Metabolismus). Hier werden die unterschiedlichsten Stoffe um-, auf- oder abgebaut, sodass der Organismus in die Lage versetzt wird, sie auf die richtige Art und Weise zu nutzen, zu verstoffwechseln. Die Leber erhält daher die Nährstoffe direkt aus dem Blut des Darms. Schon aus diesen Gründen ist es nur zu verständlich, dass eine aktive, gut funktionierende Leber für die Gesundheit des Organismus unersetzlich ist.

Wichtige Funktionen der Leber

- Die Leber produziert 95% der Bluteiweiße,
- sie steuert den Blutzuckergehalt,
- sie reguliert den Fettstoffwechsel (z.B. Cholesterin),
- sie speichert das Eisen und
- sie stellt die Galle her und dekontaminiert körperfremde und -eigene Stoffe.

Zusammen mit den existenziellen Nährstoffen im Blut passieren auch nicht wünschenswerte Stoffe wie Umweltgifte und Konservierungsstoffe die Leber. Die für den Organismus metabolisierten gesunden Nährstoffe werden dabei geradewegs über die Arterien in den Blutkreislauf eingebracht. Die schädlichen Stoffe hingegen, die eigenen „verbrauchten" Stoffe und Hormone werden mit der Gallenflüssigkeit über den Darm ausgeschieden. Die Leber ist also für unseren Körper eine große Klär- oder Filteranlage für das vom Darm kommende nährstoffreiche Blut. Die von der Leber produzierte Gallenflüssigkeit hat aber nicht nur die Aufgabe der Entgiftung des Organismus, sondern sorgt auch für die Fettverdauung, für die Zerkleinerung der in unserer Nahrung enthaltene Fette im Darm, damit die Fette überhaupt vom Körper aufgenommen werden können. Die Resorption (Aufnahme) der Vitamine A, D, E und K, also der fettlöslichen Vitamine, gehört demnach zu den Kernaufgaben der Leber und der Gallenblase.

In den ein bis zwei Millimeter großen Leberläppchen mit feinsten Gängen (Funktionseinheiten der Leber) wird die Gallenflüssigkeit erzeugt. Diese feinen Verästelungen vereinigen sich zu immer größer werdenden Gängen. Es ist eine Art verästelter Baum, dessen Zweige sich hin zu einem „Baumstamm" entwickeln, der dem außenliegenden Gallengang der Leber entspricht. Am Ende dieses Stammes, des Gallenganges, liegt dann als Speicher die Gallenblase. Sie sammelt die Gallenflüssigkeit und gibt sie bei Bedarf, wenn Fett zur Verdauung anfällt, an den Darm ab.

Wenn also von der Reinigung der Leber gesprochen wird, dann sind damit die unzähligen verästelten Gallengänge der Leber gemeint. Mit Ultraschall sichtbar gemachte Gallensteine in der Gallenblase oder dem großen Gallengang lassen den sogenannten Gallengrieß in den verästelten Gallengängen vergessen, er bleibt aufgrund seiner Größe und Zusammensetzung unerkannt.

Ein Liter Galle ist die tägliche Durchschnittsmenge, die von der Galle, den Gallengängen produziert wird. Durch verstopfte Gallengänge wird jedoch häufig nur weniger als die Hälfte der notwendigen Galle für die Fettverdauung erzeugt. Insbesondere die Kleinstgallengänge der Leber werden durch den feinen Gallengrieß verstopft, sodass ein gleichmäßiger Abfluss der Galle behindert wird. Bildhaft vergleichen lässt sich das mit einem Gartenschlauch, in dem kleine Kieselsteine den Wasserfluss behindern. In der modernen Diagnostik, ob Ultraschall oder Röntgen, entzieht sich der Gallengrieß der Entdeckung. Er wird durch die Maßnahmen der Schulmedizin nicht erkannt, sodass er unbeachtet und daher unbehandelt bleibt. Dass die Behinderung des Abflusses der Gallenflüssigkeit gesundheitliche Konsequenzen nach sich zieht, erklärt sich hierdurch von selbst.

Die Reinigung der Gallengänge ist eine sichere, einfache und preiswerte Chance, die ordnungsgemäße Funktion der Leber wieder herzustellen.

Achtung
Hatten Sie schon einmal Gallensteine oder ist Ihnen bekannt, dass größere Gallensteine in Ihren Gallengängen vorhanden sind, dann führen Sie eine Leberreinigung nur unter therapeutischer Aufsicht durch. Gallensteine, die sich lösen, könnten möglicherweise einen Verschluss der Gallengänge bewirken. Halten sie also grundsätzlich Rücksprache mit Ihrem Therapeuten. Ein kompletter Verschluss ist bis dato zwar nicht bekannt geworden, aber im Rahmen denkbarer Komplikationen sicher nicht unmöglich.

Eine Leberreinigung sollte bei folgenden Beschwerden erwogen werden:

- Cholesterinspiegel zu hoch
- Hoher Wert des Gallenfarbstoffs Bilirubin, Gelbfärbung von Haut oder Augen
- Schlechte Fettverdauung
- Übermäßige Blähungen
- Schmerzen im oberen Rücken, in der Schulter und im Oberarm
- Chronische Müdigkeit und Schlafstörungen

Will man sein Wohlbefinden verbessern, ist die Leberreinigung hierzu ein effektives Verfahren. Zu einer Leberreinigung gehören vorbereitende Aktivitäten und Maßnahmen am Tag der Reinigung. Die Vorbereitung dient der Verhütung von Komplikationen sowie der Erhöhung der Effektivität. Möglicherweise lassen sich Steine und Grieß schon während dieser Phase etwas lösen, sodass die gesamte Prozedur am Ende noch effizienter ist. Während der Leberreinigung werden die vorne liegenden Steine und der Grieß ausgeschieden. Der in den kleineren Gängen „geparkte" Grieß kann dann weiter nach vorne rücken. Es ist nahezu unmöglich, sämtlichen Grieß oder Steine aus den kaum zählbaren Gallengängen bei einer einzigen Reinigung auszuscheiden, dafür sind die Gallengänge einfach zu weit verzweigt. So liegt es auf der Hand, bei größeren oder großen Beschwerden Reinigungen im Abstand von Monat zu Monat mit jeweils einem Monat Pause durchzuführen, bis keine Beschwerden mehr das Wohlbefinden beeinträchtigen. Beispielsweise könnten drei bis fünf Leberreinigungen notwendig sein, um einen hohen Cholesterinspiegel auf ein gesundes Maß zu senken. Es kommt vor, dass sich die Beschwerden erst bei der dritten oder vierten Reinigung wirklich verbessern und viele Steine und Grieß ausgeschieden werden. In der Tat ist die Reinigung von Leber und Gallenblase eine bedeutende und nachhaltige Maßnahme zur Erlangung einer umfassenden und anhaltenden Gesundheit.

Vorbereitung
Die vorbereitenden Maßnahmen zur Leberreinigung benötigen sechs Tage, die dann folgende eigentliche Reinigung nur sechzehn bis zwanzig Stunden.

Folgende Zutaten sind für eine Leberreinigung erforderlich:

- Bio-Apfelsaft: sechs Mal ein Liter
- Bittersalz: vier Esslöffel aufgelöst in einem dreiviertel Liter Wasser
- Natives, kaltgepresstes Olivenöl: 125 ml
- Frische Grapefruits (die rosaroten sind die besten) ca. 200 ml Saft

Den Grapefruitsaft kann man durch die gleiche Menge frisch gepressten Zitronen- und Orangensaft ersetzen, falls man den Grapefruitsaft nicht verträgt. Die Wirkung bleibt davon unberührt und in jedem Fall erhalten. Trinken Sie über die Dauer von sechs Tagen mindestens einen Liter Apfelsaft täglich, wenn Sie es vertragen, Apfelsaft hat einen enorm reinigenden Effekt. Außerdem werden mit der Säure des Apfelsaftes auch die Gallensteine etwas angeweicht, sodass das Rutschen der Gallensteine und des Grießes durch die Gallengänge erheblich einfacher vonstatten geht. Es kann vorkommen, dass Sie während dieser Vorbereitungstage Blähungen oder auch Durchfall bekommen. Bei Durchfall ist davon auszugehen, dass über die Leber und die Gallenblase die vorab gestaute Gallenflüssigkeit abgeht, zu erkennen an der gelb-bräunlichen Farbe.

Durch den Effekt der Gärung des Apfelsaftes wird es möglich, dass sich die Gallengänge weiten. Um unangenehme Begleiterscheinungen zu minimieren, lässt sich der Apfelsaft mit etwas Wasser verdünnen. Den Apfelsaft sollten Sie, verteilt über den ganzen Tag, langsam trinken, aber keinesfalls zu den Mahlzeiten. Ausschließlich ca. zwei Stunden vor und nach dem Essen sollte der Saft aufgenommen werden. Der Apfelsaft ist als zusätzliche Trinkmenge zu sehen und ersetzt keinesfalls die normale tägliche Menge an Wasser. Sie sollten ausschließlich biologisch einwandfreien Apfelsaft trinken. Um Schäden an den Zähnen durch die Apfelsäure zu vermeiden, ist es hilfreich, den Mund nach dem Trinken des Saftes mit Backsoda (Natron) auszuspülen.

Vermeiden sollte man sowohl während der Vorbereitung als auch während der Leberreinigung selbst kalte bzw. gefrorene Nahrungsmittel, Speisen wie Getränke. Sie reduzieren durch Unterkühlung der Leber die Effektivität der Leberreinigung. Speisen und Getränke sollten in etwa Zimmertemperatur haben. Auch sollte man während des gesamten Zeitraums eher weniger essen und davon absehen, tierische Nahrungsmittel, gebratene und frittierte Speisen sowie Milchprodukte zu verzehren.

Während der Leberreinigung sollte man die Leber nicht noch zusätzlich belasten und auf Medikamente, Vitamine und Nahrungsergänzungsmittel, die nicht absolut notwendig sind, verzichten. Führen Sie möglichst einige Tage vor der Leberreinigung Darmreinigungen durch, Sie können hierdurch Übelkeit am Tag der Leberreinigung vermeiden. Ein regelmäßiger Stuhlgang ist kein Indiz dafür, dass Ihr Darm nicht doch noch verschlackt ist. Die Darmreinigung kann einen Rückfluss der Leberreinigungs-Ölmischung vom Intestinaltrakt (Darmtrakt) verhindern helfen. Außerdem werden gelöste Gallensteine schneller aus dem Darm ausgeschieden. Zu Beginn des sechsten Tages der Vorbereitung kann man ein leichtes Frühstück zu sich nehmen, z.B. einen warmen Haferflockenbrei. Zucker, Süßstoffe, Gewürze, Butter, Milch, Öl, Joghurt, Käse, Schinken, Eier, Nüsse, Gebäck, kalte Getreideflocken (Cerealien) etc. sind in jedem Fall zu meiden. Früchte und/oder Fruchtsäfte können verzehrt werden. Mittags können Sie dann gekochtes oder gedünstetes Gemüse mit weißem Reis, gewürzt mit etwas unraffiniertem Meer- oder Steinsalz, genießen.

Bitte halten Sie sich strikt an diese Vorgaben. Wenn Sie während der Leberreinigung eiweißhaltige Nahrungsmittel, Butter oder Öl verzehren, werden Sie sich aller Wahrscheinlichkeit nach krank fühlen. Ab ca. 14 Uhr essen und trinken Sie nichts mehr außer Wasser, anderenfalls war alle Mühe umsonst, denn Sie werden dann weder Steine noch Grieß ausscheiden. Den vorgegeben Zeitplan sollten Sie auf jeden Fall präzise einhalten.

Die aktuelle Leberreinigung

- **18 Uhr:** Geben Sie vier Esslöffel Bittersalz in dreiviertel Liter gefiltertes Wasser, warten Sie, bis es gelöst ist. Daraus ergeben sich vier Portionen.
- Trinken Sie jetzt die erste Portion Bittersalz.

Das Bittersalz ist, wie der Name schon sagt, bitter und nicht unbedingt schmackhaft. Trinken Sie daher ein paar Schlucke Wasser hinterher, um den Geschmack erträglicher zu gestalten. Sie können auch ein wenig Zitronensaft zur Bittersalzmischung hinzugeben. Am einfachsten lässt sich die Bittersalzlösung mit einem Strohhalm trinken, da hierbei die Geschmacksnerven der Zunge umgangen werden.

Die wichtigste Aufgabe des Bittersalzes besteht darin, die Gallengänge auszuweiten und damit den Gallensteinen weniger Widerstand beim Durchgleiten dieser engen Kanäle zu bieten. Darüber hinaus werden die Gallengänge von Abfallprodukten, die das Durchgleiten der Gallensteine behindern könnten, gereinigt.

- **20 Uhr:** Trinken Sie jetzt die zweite Portion Bittersalz.
- **21.30 Uhr:** Hatten Sie bis zu diesem Zeitpunkt noch keinen Stuhlgang und während der vergangenen 24 Std. keine Darmreinigung, sollten Sie jetzt einen Einlauf mit Wasser beginnen.
- **21.45 Uhr:** Waschen Sie nun die Grapefruits (oder Zitronen und Orangen), und pressen Sie sie aus, bis Sie etwa ca. 200 ml Saft haben. Das Fruchtfleisch ist zu entfernen. Geben Sie 125 ml Olivenöl in den Saft und schütteln Sie diese Mischung so lange, bis die Lösung wässrig ist.

- **22 Uhr:** Trinken Sie nun, neben Ihrem Bett stehend (nicht hinsetzen), die gesamte Menge des Saft-Öl-Gemisches auf einmal. Um das Trinken etwas angenehmer zu gestalten, können Sie zwischen den Schlucken ein wenig Honig nehmen und/oder einen Strohhalm zum Trinken nutzen. Sie sollten nicht länger als 5 Minuten benötigen, um das Gemisch herunterzubringen. Etwas mehr Zeit können sich ältere und kranke Menschen nehmen.
- **Legen Sie sich jetzt sofort hin, ausschließlich auf den Rücken, mit dem Kopfkissen unter Ihrem Kopf.** Für die Freisetzung der Gallensteine ist das unabdingbar. Der Bauch sollte nicht höher liegen als der Kopf. Sollte Ihnen die Rückenlage unangenehm sein, können Sie sich auch auf die rechte Seite, mit den Knien soweit wie möglich unter das Kinn angezogen, hinlegen. Für einen Zeitraum von zwanzig Minuten bleiben Sie so ganz ruhig liegen. Unterlassen Sie möglichst auch das Sprechen.

Es kann hilfreich sein, die Aufmerksamkeit auf die Leber zu richten. Möglicherweise spüren Sie sogar die Bewegung der Gallensteine in den Gallengängen. Da das Bittersalz Ihre Gallengänge entkrampft und offen hält und die Gallenflüssigkeit die Gallengänge mit dem Abgang der Gallensteine schmiert, werden Sie keinerlei Schmerzen haben. Versuchen Sie jetzt zu schlafen.

Sofern Sie nachts zur Toilette müssen, tun Sie das. Es ist sehr gut möglich, dass Sie schon zu diesem Zeitpunkt erbsengrüne oder bräunliche Gallensteine sehen. Sollte Ihnen in der Nacht oder am Morgen übel sein, rührt dies in der Regel von einem schnellen und starken Abgang von Toxinen und Gallensteinen aus der Leber und der Gallenblase her. Im Verlauf des Morgens wird die Übelkeit schnell wieder verschwinden.

Am nächsten Morgen

- **6 Uhr bis 6.30 Uhr:** Innerhalb dieses Zeitraumes trinken Sie nun das dritte Glas Bittersalz, jedoch keinesfalls vor 6 Uhr. Haben Sie großen Durst, dann nehmen Sie **vor** dem Bittersalz ein Glas warmes Wasser zu sich. Sollten Sie noch müde sein, legen Sie sich wieder hin, obwohl es jetzt angebrachter wäre, in aufrechter Haltung zu verweilen. Fühlen Sie sich jedoch gut, dann machen sie jetzt leichte Körperübungen.
- **8 Uhr bis 8.30 Uhr:** Trinken Sie jetzt die letzte Portion Bittersalz.
- **10 Uhr bis 10.30 Uhr:** Ab diesem Zeitpunkt dürfen Sie frischen Fruchtsaft trinken und ein bis zwei Stunden später etwas frisches Obst essen. Etwa gegen 13 Uhr können Sie wieder normal essen, jedoch etwas Leichtes. Gegen Abend oder spätestens am nächsten Morgen sollten Sie sich wieder richtig gut oder zumindest besser fühlen.

Über die nächsten Tage, wie eigentlich auch grundsätzlich, sollten Sie leichte Mahlzeiten zu sich nehmen. Vergessen Sie nie, Sie sind durch diese Leberreinigung mit einfachen Mitteln ohne schädliche Nebenwirkungen einer auf Dauer körperverletzenden Operation entgangen.

Am Tag der Leberreinigung selbst werden Sie mehrfach wässrige Durchfälle aus Gallensteinen gemischt mit Essensresten, später nur noch aus Steinen mit Wasser bestehend, haben. Weil die meisten Gallensteine Gallenflüssigkeit enthalten, sind sie erbsengrün, haben Grünschattierungen oder sind hell wie Edelsteine und schwimmen in der Toilette. Gallensteine können jedoch in allen möglichen Farben und Farbschattierungen vorkommen, wobei die hellsten immer die jüngsten und die schwärzesten immer die ältesten sind. Die Gallensteine können so groß wie Erbsen oder auch zwei bis drei Zentimeter groß sein. Die unterschiedlichsten Farben und Formen können in die Hunderte gehen. Die bräunlichen und weißlichen Gallensteine stammen aus der Gallenblase, sind kalzifiziert und enthalten höhere Giftansammlungen mit geringen Mengen an Cholesterin. Die grünen und gelblichen Gallensteine sind aufgrund der Säure des Apfelsaftes weich wie Kalk. In der Toilette wird man zusätzlich weißen oder bräunlichen „Schaum“ schwimmen sehen, der aus unzähligen winzigen, scharfeckigen Cholesterinkristallen besteht, die die engen Gallengänge sehr leicht verletzen können.

Es ist immens wichtig, sich aller Gallensteine zu entledigen, wollen Sie ernsthaft Beschwerden wie Entzündungen, Rückenschmerzen, Kopfschmerzen, Ohrenschmerzen, Verdauungsprobleme, Blähungen, Nervosität, Angst, Allergien oder andere gesundheitliche Probleme dauerhaft kurieren oder neuen Erkrankungen vorbeugen. Es bedarf bis zu sechs Reinigungen im Abstand von zwei bis vier Wochen. Es empfiehlt sich nicht, Leberreinigungen in kürzeren Abständen zu wiederholen. Lassen Sie dem Körper immer genügend Zeit, sich zu erholen.

Auch größere Abstände zwischen den einzelnen Reinigungen sind unproblematisch. Haben Sie jedoch erst einmal begonnen, dann sollten Sie auf keinen Fall aufhören, bis sämtliche Gallensteine und sämtlicher Grieß ausgeschieden sind. Eine halbherzige Leberreinigung kann zu größeren Beschwerden führen, als hätten Sie nie eine Reinigung durchgeführt. Sie werden sehr schnell bemerken, wie effektiv die Leber nach einer Reinigung arbeitet, manchmal schon nach wenigen Stunden. Ihre Energie nimmt zu, Schmerzen verschwinden auf wundersame Weise, und Ihre Geisteskraft und -frische verbessern sich. Dann beginnt die Phase, in der innerhalb von Tagen Gallensteine aus dem Leberinneren zum Leberausgang nachrutschen, sodass Ihre Beschwerden wieder aufleben können. Seien Sie dann wegen der kurzen Dauer Ihres verbesserten Wohlbefindens nicht enttäuscht. Es ist nichts weiter passiert, als dass noch vorhandene Gallensteine in den Gallengängen nach vorne zum Ausgang gerutscht sind, die jetzt darauf warten, bei der nächsten Reinigung ausgeschieden zu werden.

Trotz alledem: Die Effizienz und die Selbstheilungskräfte der Leber werden sich schon zu diesem Zeitpunkt erheblich verbessert haben. Jedoch kann es immer wieder zu Beschwerden kommen, solange sich Gallensteine in den Tausenden kleinen Gallengängen befinden. Die Beschwerden werden aber mit jeder Reinigung in ihrer Intensität abnehmen. Fördert die Leberreinigung keine Gallensteine mehr zutage, ist davon auszugehen, dass der gesundheitliche Zustand Ihrer Leber nichts zu wünschen übrig lässt. Es ist jedoch immer ratsam, eine Leberreinigung in regelmäßigen Abständen zu wiederholen, da jede Reinigung immer auch Toxine und andere Ansammlungen entfernt und so Ihre Leber auf Dauer gesund erhält.

Sollten Sie akut erkrankt sein, und sei es auch nur eine banale Erkältung, führen Sie **niemals** eine Leberreinigung durch. Bei chronischen Erkrankungen gilt jedoch der umgekehrte Fall, dann ist die Leberreinigung das Mittel der Wahl, um zu gesunden.

Bitte nehmen Sie die folgenden Anweisungen sehr ernst!
Die Sanierung der Leber ist eine sehr effektive und preiswerte Maßnahme, Ihre Gesundheit zu erhalten oder wieder herzustellen. Sie birgt kaum Risiken, wenn man alle Anweisungen einhält.

Gallensteine können sich, nachdem sie die Gallengänge verlassen haben, im Darm festsetzen. Mit Darmspülungen werden sie einfach ausgeschieden. Gute Ergebnisse erzielen Sie, wenn Sie am zweiten oder dritten Tag nach der Leberreinigung eine Darmspülung vornehmen. Verbleiben Gallensteine im Darm können Entzündungen, Infektionen, Kopfschmerzen und Abdominalschmerzen (Bauchbereich) auslösen oder auch eine ständige Giftquelle im Körper sein. Holen Sie sich in diesem Fall Rat bei Ihrem Therapeuten, wie die Steine zu beseitigen sind. Sollte die Wahl auf eine Darmreinigung fallen, nehmen Sie am Morgen des Tages der Darmreinigung einen Teelöffel Bittersalz in einem Glas mit warmem Wasser zu sich.

Eine Leberreinigung sollte idealerweise immer erst nach einer Darm- und Nierenreinigung durchgeführt werden, in dieser Reihenfolge. Durch die Darmreinigung wird sichergestellt, dass die ausgespülten Gallensteine einfacher aus dem Dickdarm verbracht werden können. Die Nierenreinigung hingegen sorgt dafür, dass die aus der Leber freigesetzten Gifte dieses lebensnotwendige Entgiftungsorgan nicht überlasten.

Sind Ihnen Nierenprobleme fremd, (Nierensteine, Entzündungen etc.), können Sie in der Reihenfolge Darmreinigung, Leberreinigung vorgehen. Führen Sie die Nierenreinigung zu einem späteren Zeitpunkt durch. Hilfreich ist es, zwei bis drei Tage nach der Leberreinigung jeweils eine Tasse Nierentee zu trinken. Leiden Sie häufig an Verstopfung, sollten Sie in jedem Fall vor der ersten Leberreinigung etwa zwei bis drei Darmreinigungen durchführen.

Um deren Wichtigkeit zu unterstreichen, sei noch einmal erwähnt: Führen Sie innerhalb von drei Tagen nach der Leberreinigung eine Darmreinigung durch. Das Lösen von Gallensteinen aus der Leber kann dazu führen, dass Steine und andere toxische Abfallprodukte im Darm verbleiben. Für Ihre Gesundheit ist es unabdingbar, dass diese Gallensteine auch ausgeschieden werden.

Sollten Sie aufgrund einer Erkrankung wie Diabetes, Unterzucker, Hefepilz-Infektionen (Candida), Krebs- oder Magengeschwüren Probleme haben, die erforderliche Tagesdosis an Apfelsaft zu trinken, können Sie den Apfelsaft durch Apfelsäure in Kapselform ersetzen. 1.500-2.000 mg Apfelsäure ersetzen dabei einen Liter Apfelsaft. In warmem Wasser aufgelöst, trinken Sie es in kleinen Schlucken verteilt über den ganzen Tag. Die Vorbereitungszeit ändert sich hierdurch nicht.

Das oben dargestellte Verfahren der Leberreinigung steht im Widerspruch zur schulmedizinischen Meinung, die die Auffassung vertritt, dass Gallensteine ausschließlich in der Gallenblase und nicht in der Leber gebildet werden. Eine weitere Differenz besteht in der Sichtweise, dass es immer nur wenige Gallensteine und nicht Tausende sein sollen und dass diese wenigen Gallensteine lediglich Koliken und keine anderen Schmerzen auslösen können.

Die Wirklichkeit ist ganz sicher eine andere. Wenn eine Gallenblase operativ entfernt wurde, werden nach wie vor viele grüne, mit Galle überzogene Steine ausgeschieden. Bei näherer Untersuchung fällt auf, dass diese wie Gallensteine mit Cholesterinkristallen aus dem Lehrbuch aussehen.

Gratulation!
Wenn Sie den obigen Anweisungen gefolgt sind, haben Sie ganz allein Ihren Gallensteinen ohne schulmedizinischen chirurgischen Eingriff den Garaus gemacht. Dieses Rezept besteht seit Hunderten von Jahren, der Dank gebührt den Heilkundlern, die diese Methode entwickelt haben.

Suchen Sie bei der Durchführung einer Darm-, Nieren- oder Leberreinigung immer auch therapeutische Unterstützung!

Um die Effektivität der Leberfunktion erheblich zu verbessern, empfiehlt es sich, den Power Tube und QuickZap, sofern verfügbar, direkt auf die Leber platziert anzuwenden (siehe: **Der Krankheit keinen Freiraum lassen**, Power Tube QuickZap).

Achtung

Celltuner (Tesla-Oszillator)
Eine weitere sehr effektive Maßnahme, die Leber zu reinigen und den Stoffwechsel zu fördern, kann durch den Celltuner erreicht werden. Allerdings ist das Gerät sehr teuer, sodass man sich möglicherweise besser einen Therapeuten sucht, der mit diesem Gerät arbeitet und vertraut ist, sofern man diese Methode präferiert. Siehe dazu die Ausführungen unter Celltuner in Kapitel 8.

Die Nierenreinigung

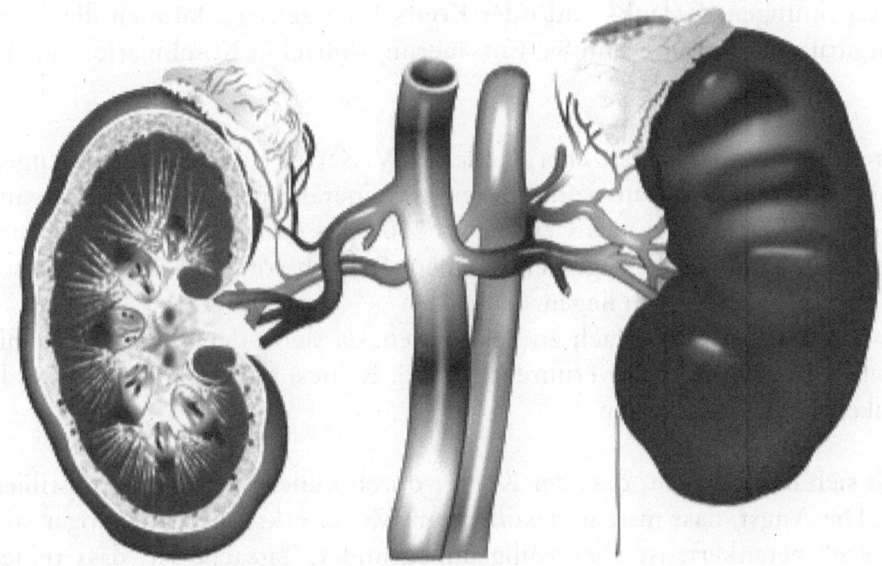

Abb. 7: Darstellung der menschlichen Nieren mit Blutversorgung

Die Nieren sind mit ihrem äußerst komplexen und komplizierten Filtersystem ein wahres Wunderwerk der Schöpfung. Etwa 200 Liter Blut werden jeden Tag gefiltert, ca. 2 Liter davon sind Abfallprodukte und Urin. Damit unsere Organe körpergemäß funktionieren können, brauchen Sie unbedingt gesunde Nieren. Etwa ein Fünftel des Blutes, das durch unser Herz fließt, fließt auch durch die Nieren.

Die Niere ist im Wesentlichen ein Entgiftungsorgan,

- sie filtert Abfallprodukte aus und säubert das Blut,
- sie regelt den Wasserhaushalt und das Plasmavolumen,
- sie reguliert den Blutdruck,
- sie erzeugt Hormone, wie z.B. das Erythropoietin (EPO), das im Rückenmark die Bildung roter Blutkörperchen anregt und
- sie reguliert den pH-Wert des Blutes.

Die Filtereinheiten der Niere sind die sogenannten Nephrone; jede Niere hat mehr als eine Million davon. Sind die Nephrone einmal zerstört, regenerieren sie sich nie wieder, sie sind dann unwiederbringlich verloren. Bei einer funktionellen Störung der Nieren sind beachtenswerte Befindlichkeiten wie Bluthochdruck, Rückenschmerzen, Übersäuerung, Kopfschmerzen, Hautkrankheiten, Gelenkschmerzen, Gicht, Schmerzen in Fingern und Zehen, Harnwegsinfektionen, Ödeme und Eiweißausscheidungen im Urin keine Seltenheit. Außerdem können sich Steine bilden, und Substanzen wie Harnsäure und Oxalat werden nicht ausreichend schnell ausgeschieden. Erreger oder Pilze können sich ansiedeln und die weitere Ausscheidung zusätzlich erschweren. Die Nierenreinigung bringt Nierensteine zur Auflösung, sodass sich Abfallstoffe und Erreger einfacher ausscheiden lassen. Immer dann, wenn saure Stoffwechselschlacken nicht mehr neutralisiert werden können, werden sie im Gewebe eingelagert. Was anfangs noch keine Probleme bereitet, kann sich später jedoch in immer wiederkehrenden Azidosephasen (Störung des Säure-Basen-Haushaltes in Richtung „sauer" pH-Wert < 7,34) zu Nierensteinen entwickeln.

Bei einer Nierenreinigung wird ein Großteil der abgelagerten Schlacken mobilisiert, mit der Folge, dass die plötzlich anfallenden Schlackenmengen vor der Ausscheidung nicht neutralisiert werden können. Je nach Übersäuerung kommt es dann zu Entgiftungs-Symptomen, die wie bei einer Schwermetallmobilisierung aussehen können. Schlappheit, das Aufstehen fällt schwer, zähes Denken, Vergesslichkeit, Lähmungserscheinungen, Gelenk- und/oder Kopfschmerzen etc. können die Folge sein. Erträglicher wird eine Entgiftungsreaktion, wenn Sie Entsäuerungsmittel in Kombination mit Basenbädern einnehmen.

Die beste Nieren-Medizin ist reines, energiereiches Wasser in ausreichender Menge. Toxine (Gifte) sind vielfach wasserlöslich, sodass man sie durch reines, mineralarmes Wasser einfach ausscheiden kann. Man spricht von reinem Wasser, wenn es weniger als 200 ppm (parts per million, Schadstoffanteile pro einer Million) hat. Leitungswasser bewegt sich in einem Bereich von etwa 200 ppm bis 700 ppm, Mineralwässer können bei bis zu 2.500 ppm liegen.

Saubere Trinkwasser sind nicht einfach zu bekommen, da sie in der Regel mit Reinigungsalkoholen und/oder organischen Lösungsmitteln verunreinigt sind. Reines, mineralarmes Wasser lässt sich jedoch einfach durch Umkehrosmose herstellen.

Hartnäckig hält sich das Gerücht, dass der Körper durch mineralarmes oder destilliertes Wasser entmineralisiert wird. Die Angst, dass man an destilliertem Wasser erkranken oder sogar sterben würde, hat sich im „Volkswissen" verankert, ist aber völlig unbegründet. Tatsache ist, dass reines, mineralarmes Wasser, mithin Osmosewasser, „hungrig" ist und alle Verunreinigungen aufzunehmen versucht.

Die Niere als lebenswichtiges Filterorgan löst Abfälle und Toxine aus dem Blutorgan und scheidet diese über die Harnwege als Urin aus. Ein großer Teil der ausgeschiedenen Stoffe können auch Säuren sein, die auskristallisieren können, wenn der Flüssigkeitsanteil im Verhältnis zu den herausgefilterten Stoffen sinkt. In der Folge kann es zu Steinbildung in den Nieren kommen, deren Filterwirkung hierdurch bis zum vollkommenen Funktionsverlust behindert werden kann.

Die Nierenreinigung nach „Clark" (Dr. Hulda Clark) bewirkt eine allgemeine Entsäuerung der Nieren, ein Auflösen von Nierensteinen/-kristallen und einen Abbau rheumatischer Schlacken. Nicht wenige Menschen der sogenannten westlichen Bevölkerung sind chronisch übersäuert, eine Nierenreinigung ist daher grundsätzlich geboten und immer eine sinnvolle Maßnahme zur Gesunderhaltung des Körpers.

Beispielsweise benötigen Sie für die „Clark" Nierenreinigung:

- 1 Dose Wurzelmischung (Wasserdost-, Eibisch- und Hortensienwurzel, je 40g)
- 2 Dosen Vitamin-B6-Kapseln (Pyridoxin), je Kapsel 250 mg
- 1 Dose Uva-Ursi-Kapseln (Bärentraube), je Kapsel 500 mg
- 1 Dose Ingwerwurzel-Kapseln, je Kapsel 500 mg
- 1 Dose Magnesium-Oxid-Kapseln, je Kapsel 300 mg
- 1 Flasche Goldrutentinktur, 40 ml

Die Kur wird immer mit einer genauen Anleitung ausgeliefert; die Menge reicht bei richtiger Anwendung für etwa drei Wochen.

Zuallererst weicht man die Wurzel-Teemischung ein, metallische Gefäße sind hierbei unbedingt zu vermeiden. Am nächsten Morgen oder frühestens nach vier Stunden fügen Sie einen sauberen Zweig Petersilie hinzu. Hernach wird der Sud kurz zum Kochen gebracht, um ihn dann zwanzig Minuten köcheln zu lassen. Der Sud wird dann durch ein Plastiksieb in ein Glasgefäß abgegossen. Sobald der Sud gut abgekühlt ist, träufeln Sie etwa zehn bis fünfzehn Tropfen Goldruten-Tinktur hinzu. Diese Mischung trinken Sie dann verteilt über den ganzen Tag. Trinken Sie jeden Tag eine Tasse des Wurzeltees, nach Kur-Anleitung etwa drei Wochen lang. Trinken Sie nie die gesamte Tasse Tee auf einmal, Sie könnten Magenschmerzen und Blasenprobleme bekommen.

Das Nierenreinigungs-Programm
Je nach Zustand der Nieren ist die Nierenreinigung innerhalb von drei bis sechs Wochen durchzuführen. Trinken Sie während dieser Zeit ausreichend viel reines, möglichst energetisiertes Wasser, etwa zwei bis drei Liter pro Tag.

Die Mahlzeiten ergänzen Sie jeweils mit:

Morgens
- 1 Kapsel Ingwer
- 1 Kapsel Bärentraube (Uva Ursi)
- 8 Tabletten Vitamin B6
- 2 Kapseln Magnesium-Oxid

Mittags
- 1 Kapsel Ingwer
- 8 Tabletten Vitamin B6

Abends
- 1 Kapsel Ingwer
- 2 Kapseln Bärentraube (Uva Ursi)

Die tägliche Einnahme von Magnesium und Vitamin B6 kann eine etwaige Nierensteinbildung (Oxalatsteine) verhindern helfen, allerdings nur dann, wenn Sie es beherzigen, keinen schwarzen Tee zu sich zu nehmen. Schwarzer Tee enthält nämlich einen großen Anteil an Oxalsäure, etwa 16 mg pro Tasse. Stellen Sie daher möglichst auf Kräutertees um und naschen weniger Kakao und Schokolade, die auch einen hohen Anteil an Oxalsäure haben.

Nehmen Sie auch unbedingt weniger Phosphate zu sich, es könnten sich Phosphatsteine bilden. Einen hohen Phosphatgehalt finden Sie insbesondere in Fleisch, Brot, Teigwaren, Getreideflocken und kohlensäurehaltigen Getränken. Trinken sie mehr Frucht- oder noch viel besser frische Gemüsesäfte.

Wenn Sie alle Hinweise strikt beachten, können Sie davon ausgehen, Ihre Nierensteine in etwa sechs Wochen aufgelöst zu haben. Ist es Ihnen jedoch nicht möglich, auf Kakao, schwarzen Tee, Cola etc. zu verzichten, können Sie nahezu mit Sicherheit davon ausgehen, dass sich Nierensteine innerhalb weniger Tage neu bilden werden.

Entgiftungsreaktionen
Wie bei der Darm- oder Leberreinigung kann es auch bei der Nierenreinigung zu Entgiftungsreaktionen kommen, die häufig mit einer Übersäuerung des Organismus einhergehen. Nierensteine als kristallisierte Säuren können jedoch durch Kräutermischungen mobilisiert, sprich aufgelöst werden. Immer jedoch müssen diese Säuren vor der Ausleitung zuallererst neutralisiert werden. Dies kann zu der Problematik führen, dass durch die Kräutermischung auch andere Säureablagerungen im Organismus mobilisiert werden und so die Fähigkeit zur Neutralisierung und damit die Ausscheidungskapazität der Nieren überschritten wird. Nicht neutralisierte Säuren können dann teils heftige Reaktionen auslösen. Dazu können Übelkeit, Gelenkschwellungen mit Rötung und Hitze, Kopfschmerzen und Muskelverspannungen besonders im Nacken- und Schulterbereich gehören.

Es wird daher zur Verhinderung von Entgiftungsreaktionen sehr empfohlen, grundsätzlich vor einer Nierenreinigung den Säure-Basen-Haushalt ausgeglichen zu gestalten!

Besprechen Sie dies immer auch mit Ihrem Therapeuten.

Belastung durch Schwermetalle

Quecksilber, Blei, Cadmium, Nickel, Zink und Kupfer werden als Schwermetalle bezeichnet, weil ihr spezifisches Gewicht höher ist als das der sogenannten Leichtmetalle, wie z.B. Aluminium. Schwermetalle findet man eigentlich überall in der Luft, im Wasser, im Boden, in Fauna und Flora und im Menschen. Sie sind ein fester Bestandteil unserer gesamten Nahrungskette und somit auch natürlicher Bestandteil unseres Organismus.

Das Schwermetall Kupfer ist z.B. in vielen Enzymen vorhanden und bei der Bildung der roten Blutkörperchen ein wichtiges Element. Selen und Zink haben als Schwermetalle ihre elementaren Aufgaben in der Schilddrüse und im Immunsystem. Magnesium ist ein bedeutender Faktor vieler Enzyme und der weißen Blutkörperchen. Allgemein bezeichnet man die in unserem Körper natürlich vorkommenden Schwermetalle als **Spurenelemente**.

Metalle, die sich – über die benötigte Menge hinaus – auf keinen Fall in unserem Organismus befinden sollten, bezeichnet man der Kenntlichkeit wegen als Schwermetalle. Eine Schwermetallbelastung des Organismus lässt sich nicht einfach erkennen. Anfängliche Signale werden daher von den wenigsten Menschen, Therapeuten oder Ärzten erkannt. Erst im Laufe der Zeit, mit Verstärkung und Manifestation von Krankheitssymptomen, verfestigt sich das Bild einer Schwermetallvergiftung, die allerdings mit den Untersuchungsmethoden der Schulmedizin in den wenigsten Fällen dokumentiert werden kann. So bleibt es letztendlich nur bei der Behandlung von Symptomen, die Ursache bleibt unentdeckt und wird nicht behandelt. Heilung kann sich jedoch nur dann einstellen, wenn die erkannten Schwermetall-Schadstoffe ausgeleitet werden.

Mögliche Beschwerden/Auswirkungen einer Schwermetallbelastung

- Bluthochdruck
- Schwächung des Immunsystems
- Alzheimer und Altersdemenz
- Parkinson
- Erkrankungen des Nervensystems
- Störung der Nierenfunktion
- Depressionen
- Entzündung der Nebenhöhlen
- Gelenkschmerzen
- Infektanfälligkeit
- Kopfschmerzen
- Allergien
- und vieles andere mehr
- Nervosität
- Neurodermitis
- Pilzerkrankungen
- Schlaflosigkeit
- Schwindel
- Asthma
- Belastung der Leber
- Fibromyalgie
- Hautekzeme
- Belastung der Bauchspeicheldrüse
- Antriebsschwäche, chronische Müdigkeit
- Anämie

Unsere tägliche Nahrung ist die Quelle für Schwermetalle. Ein Paradebeispiel dafür ist schwermetallverseuchter Fisch. Leider sind die Meere zur Müllkippe der Industrie geworden, jeglicher Unrat, so auch Schwermetalle, erreichen über die Flüsse letztendlich immer auch die Meere. In der unteren Nahrungskette nehmen die Weichtiere diesen Unrat und die Schwermetalle auf, werden von den größeren Fischen gefressen, die dann wiederum von den sehr großen Fischen, wie z.B. den beliebten Thunfischen gefressen werden. So reichern sich die Schwermetalle in teils erschreckenden Konzentrationen nach und nach in den Fischen an. Am bitteren Ende der Nahrungskette steht dann der Konsument Mensch.

Auch im Gemüse- und Obstanbau verwendete Pestizide enthalten Schwermetalle. Obwohl Schwermetalle auch über die Haut in den Organismus gelangen, ist dies lange nicht so gefährlich wie das Einatmen von Schwermetallen. Atmet man beispielsweise verdampftes Quecksilber ein, nimmt der Organismus etwa 82% dieses Quecksilbers auf, um es dann im Nervensystem abzulagern. Konsumiert man Quecksilber über die Nahrung, wird nur etwa 7% vom Organismus aufgenommen, der Rest bleibt an die Inhaltsstoffe der Nahrung gebunden und wird ganz natürlich wieder ausgeschieden. Schädliche

Schwermetalle wie Eisen, Blei, Cadmium, Molybdän, Quecksilber, Mangan, Zink und Kupfer sind gleichzeitig auch nötige Spurenelemente für den Organismus und werden dort für lebenswichtige Stoffwechsel- und Immunfunktionen benötigt. Schädigend hinzu kommen Goldlegierungen, beispielsweise mit Palladium, aus Zahnfüllungen und Zahnersatz, die bei den dafür empfindlichen Menschen zu gesundheitlichen Problemen führen können.

In der Zahnmedizin gebräuchliche Amalgamfüllungen enthalten etwa 50% Quecksilber und Anteile von Silber, Kupfer und dem ausgeprägt toxischen Zinn. Über das Kauen bei der Nahrungsaufnahme werden Quecksilber-Ionen von den Füllungen freigesetzt und gelangen so mit dem Speichel über den Magen-Darm-Trakt ins Blut. Ist das Quecksilber erst einmal freigesetzt, lagert es sich organismusschädigend im Bindegewebe, den Muskeln, den Gelenkkapseln und anderen Körperdepots ab. Schulmedizinisch versucht man den Nachweis von Quecksilber über Urin-, Blut- und Stuhlproben zu führen, doch ohne Erfolg. Quecksilber lagert sich wie sämtliche anderen Schadstoffe und Schwermetalle auch insbesondere im Bindegewebe des Körpers ab. Ein Nachweis über Körperflüssigkeiten ist demnach nur schwer zu führen.

Schwermetall-Ausleitung

Bevor man mit der Ausleitung von Schwermetallen beginnt, sollte zunächst analysiert werden, welche Belastung vorliegt. Ein Mangel an Mineralstoffen kann zudem leicht dazu führen, dass Schwermetalle nur mit erheblichen Schwierigkeiten auszuleiten sind. Über eine kostenintensive Blut- oder Haaranalyse oder die preiswerte und einfache Bioresonanzmethode kann geprüft oder ausgetestet werden, welche Schwermetalle im Organismus angereichert sind und welche Mineralien fehlen.

Für eine erfolgreiche Durchführung einer umfassenden Schwermetall-Ausleitung ist das einwandfreie Funktionieren der Ausscheidungsorgane Leber und Niere unerlässlich. Ob die Leber und/oder die Nieren voll funktionsfähig oder nur eingeschränkt belastbar sind, lässt sich ebenso durch die Bioresonanzmethode austesten. Einer Ausleitung von Schwermetallen steht nichts im Wege, haben Sie vorab eine Leber- und Nierenreinigung durchgeführt, zwingend erforderlich sind sie jedoch nicht. Um Schwermetalle aus dem Organismus ausscheiden zu können, müssen sie zunächst mobilisiert und gebunden werden, um eine Verlagerung in andere Gewebeteile zu verhindern. Insbesondere hat sich für diese Aufgabe die Alge Chlorella (Chlorella Pyrenoidosa) als geeignet erwiesen, da sie Schwermetalle mobilisiert, aus dem Gewebe löst und dann wie ein Schwamm aufsaugt. Die so gebundenen Schwermetalle werden dann auf natürlichem Weg ausgeschieden.

Die Alge Chlorella ist nahezu multifunktional zur Bindung von Schad- und Giftstoffen. Außer Quecksilber bindet sie noch Blei, Cadmium, Platin, Gold, Nickel, Palladium sowie Umweltgifte wie Formaldehyd, Dioxin, Insektenschutzmittel etc. Ist Ihr Darm der Chlorelle-Alge gegenüber zu empfindlich, können Sie auch auf einen anderen Chlorella-Typ zurückgreifen, wie z.B. die Heidelberger oder die INK-Chlorella. Nehmen Sie zu der Chlorella-Alge noch zusätzlich Bärlauch auf, entstehen stabile Komplexe, die die schon durch die Chlorella-Alge mobilisierten Schwermetalle nun auch noch durch die Schwefelgruppen des Bärlauchs binden. Eine Verlagerung oder Neuaufnahme der Giftstoffe in andere Gewebe wird so noch wirksamer verhindert.

Um das Gehirn wirksam von Schwermetallen zu befreien und zu entgiften, benötigt man zusätzlich noch das Gewürz Koriander. Dieses Kraut hat die wunderbare Eigenschaft, Schwermetalle aus den Nervenzellen zu mobilisieren und abzubauen, sodass die Nervenzellen nach der Ausleitung der Schwermetalle, z.B. des Quecksilbers, zu heilen beginnen.

Aber das ist noch nicht alles. Neben der Ausleitung von Quecksilber bindet Koriander auch noch andere Giftstoffe, wie z.B. Formaldehyd, Dioxin, Metalle wie Zinn, Aluminium etc., was ansonsten unmöglich wäre. Die Einnahme von Koriander ist die gegenwärtig einzig bekannte natürliche Prozedur, Gehirn und Nervengewebe von Schwermetallen und Giftstoffen zu befreien.

Anwendung zur Entgiftung
Die richtige Dosierung lässt sich individuell kinesiologisch austesten. Nehmen Sie die folgenden Mengenangaben daher nur als Anhaltspunkt.

Solidago:	3 Mal täglich	10-20 Tropfen
Hepanest:	3 Mal täglich	30 Tropfen
Chlorella Pyrenoidosa:	3 Mal täglich	4 Presslinge
Bärlauchtinktur:	2 Mal täglich	10 Tropfen
Omega-3-Fettsäuren:	3 Mal täglich	2 Kapseln
Koriandertinktur:	3 Mal täglich	5 Tropfen

Auch Pektine, z.B. Apfelpektine besitzen eine hohe Bindungsaffinität für Schwermetalle, da sie eine negative Ladung besitzen. Sie können hierdurch positiv geladene Schwermetallionen anziehen, an sich binden und ausscheiden.

Auch wenn Sie nie Amalgam-Füllungen hatten, können Sie mit Quecksilber belastet sein. Durch Untersuchungen hat man festgestellt, dass während Schwangerschaft und Stillzeit etwa 60% der Menge an Quecksilber im Organismus der Mutter an das erstgeborene Kind übertragen werden. Bei verstorbenen Alzheimer-Patienten wurden viermal mehr Quecksilber und zweimal mehr Aluminium gefunden als bei Patienten ohne Alzheimer.

Leiden Sie während der Schwermetall-Ausleitung unter Müdigkeit, Kopfschmerzen u.ä., sollte die Menge an Chlorella-Algen gesteigert werden, da die Schwermetalle in diesem Fall zwar mobilisiert wurden, jedoch nicht gebunden werden konnten. Durch ein Mehr an Chlorella-Algen kann das Schwermetall gebunden werden, ohne es weiter zu mobilisieren.

Für Chlorella-Algen gibt es keinen adäquaten Ersatz, nehmen Sie deshalb ersatzweise keinesfalls z.B. Spirulina Algen. Spirulina Algen sind unfähig, Schwermetalle aus den Geweben zu binden und auszuleiten. Eine Ausleitung von Schwermetallen ist ausschließlich über die Algen Chlorella pyrenoidosa oder Chlorella vulgaris möglich.

Begleitend sollte immer auch Silicium/Kieselsäure in kolloidaler Form zugeführt werden, um Schadstoffe, insbesondere auch Aluminium, auszuleiten.

Ein weiteres Mittel zur Entgiftung und Schwermetallbindung stellt die medizinische Aktivkohle dar. Aktivkohle ist ein sogenanntes Antidot, das viele organische Schadstoffe und Gifte adsorbiert, bevor eine Schädigung des Körpers eintreten kann.

Jede Entgiftungs-Therapie sollte durch einen Therapeuten begleitet werden.

Als Alternative und herausragende Ergänzung bietet sich zur Schadstoffausleitung der Power Tube QuickZap an (siehe unter **„Der Krankheit keinen Freiraum lassen“**). Der Power Tube QuickZap kostet zwar je nach Ausführung in Silber oder Gold zwischen 1.800 € und 2.200 €, ist aber sicher jeden Cent wert.

Der Krankheit keinen Freiraum lassen (Power Tube QuickZap®)

Die Gesundheit ist ein kostbares und häufig genug ein seltenes Gut. Martin Frischknecht kann das aus eigenem Erleben nur bestätigen. Als junger Mann litt er an Epilepsie und Rheuma, sodass mit dieser Erfahrung im „Gepäck" Gesundheit zum zentralen Thema seines Lebens wurde. Sein Ziel war es, unter allen Umständen gesund zu werden.

Der Strahl, der den Körper „entstaubt"

Die unbestrittene Weisheit „Die Mikrobe ist nichts, der Nährboden ist alles" war nie fortschrittlicher als heute. Ungesunde, teils vergiftete Nahrung, schädliche Umwelteinflüsse, Trägheit, Medikamente etc. machen es unserem Organismus nahezu unmöglich, Gesundheit zu erhalten oder wiederzuerlangen. Der Schweizer Martin Frischknecht hat vor einigen Jahren ein Gerät erfunden, das in geradezu einzigartiger Art und Weise vermag, das Milieu des menschlichen Organismus durch Ausrichtung der Wassermoleküle im Körper in wenigen Minuten wiederherzustellen. Dieses einmalige Gerät, das mittels elektrischer Impulse in der Lage ist, den Körper zu harmonisieren und letztendlich sich selbst zu heilen, wird immer das größte Verdienst Martin Frischknechts um die Gesundheit der Menschen bleiben. Sein Fundament zur Entwicklung und zur Verwirklichung dieses Gerätes, der Power Tube Technologie, war sein Wissen um die technischen Belange in Sachen Musik und als Elektroingenieur (Martin Frischknecht besitzt ein Tonstudio und spielt zehn Instrumente).

„Zappen, aber richtig", war sein Motto. Motiviert wurde Martin Frischknecht durch die amerikanische Wissenschaftlerin Dr. Hulda Regehr Clark, die den sogenannten Clark-Zapper erfunden und konstruiert hatte, ein Gerät, das mit erregerspezifischen Resonanz-Frequenzen gezielt pathogene Erreger im menschlichen Körper abtötet. Inspiriert war Martin Frischknecht von dieser Erfindung, richtig überzeugt jedoch nicht, sodass er nach einer eigenen Lösung suchte. Sein Ausgangsgedanke dabei war, dass eine Erkrankung nicht unbedingt von Erregern verursacht sein muss, sondern eher die Auswirkung einer Disharmonie im Organismus ist. So machte er sich daran, ein Gerät zu entwickeln, das in der Lage war, den gesamten Körper zu harmonisieren, um so die in ihm wohnenden Kräfte sowie das natürliche Gleichgewicht wiederherzustellen.

Also den Organismus stärken, die Gesundheit fördern, wie es dem naturheilkundlichen Denkansatz entspricht, und nicht gegen Krankheitssymptome kämpfen. Diese Gedanken brachten Martin Frischknecht konsequent dazu, sich nachhaltig in die Zapper-Technologie einzuarbeiten. So sehr ihn die Zapper-Methode interessierte, war er doch der Überzeugung, dass es noch einen anderen, einen ganzheitlicheren, einen auf die Stärkung des gesamten Organismus ausgerichteten Pfad geben musste. Nach einem Jahr intensiven Forschens war Martin Frischknecht frustriert, weil er seinem Ziel keinen Schritt näher gekommen war. Doch *„den Seinen gibt's der Herr im Schlaf"*, so ein Sprichwort, und so geschah es in der Tat. Eines Abends wurde Martin Frischknecht bewusst, dass er in der kommenden Nacht die Lösung für sein Problem präsentiert bekommen würde. Dank dieses besonderen Traumes wusste er am nächsten Tag, was er tun musste, um seinen ersten Prototyp bauen zu können. Nach kurzer Zeit war das erste Gerät namens „FriZap" hergestellt. Die Effektivität dieses Gerätes war so gewaltig, dass Martin Frischknecht es lange Zeit einfach nicht fassen konnte. Auch verstand er zu diesem Zeitpunkt noch nicht wirklich, wie und warum diese Technik so effektiv funktionierte.

In einem weiteren Traum, so Martin Frischknecht, wurde ihm im Jahre 2002 die notwendige Erkenntnis geschenkt. Er träumte von dem „Power Tube QuickZap", einem Therapiegerät, welches das erste Gerät an Leistung um den Faktor tausend übertraf. Martin Frischknecht berichtet darüber, dass er den Power Tube QuickZap eine ganze Nacht lang in seinem Traum von allen Seiten betrachten und in die Hände nehmen konnte. Am darauffolgenden Tag zeichnete er die Schalt- und Baupläne auf, wie er es geträumt hatte, und beauftragte ein Unternehmen, das Gerät genau so herzustellen. Martin Frischknecht sieht sich deshalb auch nicht als Erfinder des Power Tube QuickZap, sondern eher als Werkzeug eines höheren Bewusstseins, das ihn ausgewählt hat, dieses sehr leistungsstarke Gerät auf den Markt zu bringen. Motiviert wurde er zudem von der Vorstellung, die Wirksamkeit der naturheilkundlichen Lehre nachhaltig belegen zu können.

Martin Frischknecht bietet den Menschen mit dem Power Tube QuickZap eine großartige Möglichkeit, der Abhängigkeit von der Pharma-Industrie zu entkommen. Der Power Tube QuickZap wurde dem Bereich der TENS-Geräte (TENS = Transkutane Elektrische Nerven-Stimulation) zugeordnet, das über den Kontakt mit der Haut mit elektrischen Impulsen, einer Schwingungs-Trinität, das Nervensystem harmonisiert.

Die elektrischen Schwingungen (Frequenzen) werden auf einfachste Art mit zwei Handelektroden in den Körper geleitet. Der Power Tube QuickZap arbeitet mit einer hochfrequenten Wechselspannung, sodass man nicht von einem effektiven Stromfluss sprechen kann, sondern lediglich von einem „Vibrieren". Der Power Tube QuickZap arbeitet mit drei spezifischen Grundfrequenzen, die dank ihres Zusammenspiels den ganzen Körper grundlegend zu harmonisieren vermögen. Erst später erkannte Martin Frischknecht, dass in seinem Gerät das Trilogie-Gesetz Anwendung fand. Das Trilogie-Gesetz wurde von Viktor Schauberger, einem österreichischen Erfinder, gest. 25.9.1958, schon viele Jahre früher erforscht. Für den männlich energetischen Gravitationswirbel (Yang) und den weiblich energetischen Levitationswirbel (Yin) stehen zwei im Kilohertz-Bereich befindliche Grundfrequenzen, die sich zu einer dritten Frequenz im Megahertz-Bereich verbinden. Hieraus resultierende Obertonreihen schwingen in noch weit höhere Bereiche hinein. **Yin** steht für die Frau, die Mutter, die Erde, das Fruchtbare, das Empfangende, das Nährende, das Sorgende, das Erhaltende, das Bewahrende. **Yang** steht für den Mann, den Vater, das Gebende, das Zeugende, das Bewegende, das Schöpferische, den Himmel (Wolken, Wind, Regen, Donner, Blitz, Sonne, Mond und Sterne).

Diese drei Grundfrequenzen bauen im Organismus eine Resonanz auf, die ihn grundlegend zu harmonisieren vermag und für die einzigartige Wirkung des Gerätes stehen. Sie sind das Betriebsgeheimnis Martin Frischknechts.

Betrieben wird der Power Tube QuickZap mit einer 9-Volt-Blockbatterie, die Bedienung ist sehr einfach, man stellt lediglich die Dauer der Therapie in Minuten ein. Die drei Grundfrequenzen laufen dann hintereinander die jeweils gewählte Zeit ab. Ein akustisches Signal zeigt das Ende der Therapie an. Hat man z.B. fünf Minuten eingestellt, dann dauert die gesamte Sitzung 3 Mal 5 Minuten. Während dieses Zeitraums wird das Gerät auf die zu therapierende Stelle des Körpers gehalten. Man hört nichts, man sieht nichts, man fühlt nichts, Irritationen an Schleimhäuten oder der Haut treten nicht auf, und trotzdem ist die Wirkung durchschlagend.

Die Frequenzen des Power Tube QuickZap verändern die Winkel der Wassermoleküle im Körper, so der „Wasserpapst", Professor Hechtl von der amerikanischen Princeton-Universität. Die einzelnen Wassermoleküle bilden nämlich sogenannte Tetraeder, gleichseitige Pyramiden (das sind die kleinsten der fünf platonischen Körper).

Das Bild des Atomphysikers Merkl (Abb. 8) zeigt die Aufnahme von Mitochondrien, den Kraftwerken der Zelle, in dreißigmillionenfacher Vergrößerung in Supergitterstruktur. Die gleichmäßig homogene Anordnung der Dreiecke ist deutlich erkennbar. Die geometrischen Abmessungen sind perfekt, das Gewebe ist nicht geschwollen, die Energie kann ungehindert fließen. Martin Frischknecht benutzt gerne dieses Bild, um die Wirkung der Power Tube QuickZap Technologie besser beschreiben zu können.

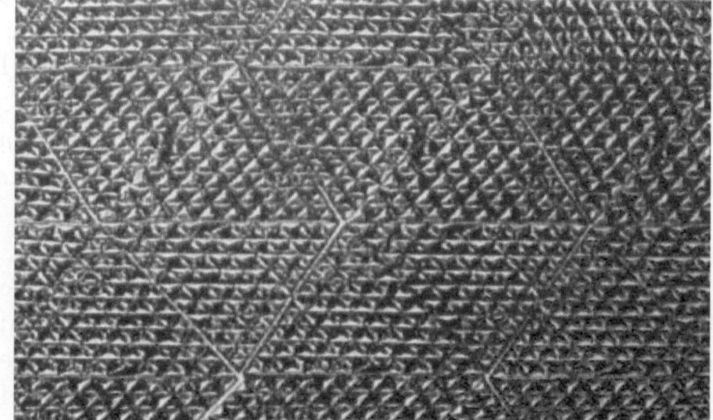

Abb. 8: Elektronenmikroskopische Aufnahme von Mitochondrien, den Kraftwerken von Zellen, in dreißigmillionenfacher Vergrößerung

Zweidimensional betrachtet lassen sich nur Dreiecke erkennen, die sich zu riesigen Clustern zusammenschließen – betrachtet man sie in dreißig-millionenfacher Vergrößerung. Dreieck an Dreieck lügen sich so fugenlos zusammen, die ihrerseits wieder übergeordnete fugenlose Dreieck-Strukturen bilden. Jedes einzelne Molekül besitzt einen Vektor, eine bestimmte energetische Richtung, die, einmal gleichgerichtet, also vektoriell homogen, den Energiefluss nicht behindert. Ohne diese Homogenität würden Energieblockaden entstehen. Nehmen Sie beispielsweise einmal an, Sie hätten viele gläserne Tetraeder in völlig chaotischer Anordnung und würden versuchen, durch diese Tetraeder gezielt Licht zu leiten. Es würde nicht gelingen, das Licht würde ständig in alle möglichen Richtungen abgelenkt, ein gerichteter Energiefluss wäre nicht möglich.

Zwischen Tetraedern mit unterschiedlich großen Zwischenräumen können sich Informationen pathogener Erreger ablagern, die in der Folge durch die so chaotisch depolarisierte Molekülstruktur den Organismus und sein Immunsystem schwächen. Sind diese durchsichtigen Prismen/Tetraeder jedoch fugenlos zusammengefügt, kann die Energie ohne Ablenkung ungehindert fließen. Pathogene Erreger finden keinen Zwischenraum mehr, um sich abzulagern. Sobald die Moleküle in einem Zustand von Harmonie in einer molekular homogenen Zellordnung strukturiert sind, bilden sie aus sich heraus eine sehr starke widerstandsfähige Front. Die entstehenden Kraftlinien addieren sich dann aufgrund ihres parallelen Gleichlaufs. Das Gewebe wird durch die Schwingungen (Frequenzen) des Power Tube QuickZap in nicht spürbare Vibration versetzt, mit der Folge einer gleichmäßigen Struktur der molekularen Zellordnung. De facto werden die Moleküle zu einer homogenen molekularen Zellstruktur gezwungen, sozusagen zurechtgeschüttelt.

In erster Linie werden die Wassermoleküle im menschlichen Organismus durch die Schwingungen des Power Tube QuickZap harmonisch ausgerichtet. Das erklärt auch den universell positiven Effekt der Power Tube QuickZap-Technologie, da der menschliche Organismus ja überwiegend aus Wasser besteht. Mit dieser Technologie steht ein Instrument zur Verfügung, das ein gezieltes Vorgehen gegen Erreger, laut Martin Frischknecht, nicht mehr unbedingt erfordert. Es reicht vollkommen aus, die natürliche harmonische Polarität der molekularen Zellstruktur wieder herzustellen. In der Folge kann der Organismus seine energetischen Blockaden überwinden und wird so wieder in die Lage versetzt, gesund zu werden.

Energiemessungen zeigen auf, dass in einer nur dreiminütigen Therapiezeit die Lebensenergie des Körpers auf gewaltige 8.500 Bovis-Einheiten ansteigt, was sich in größerer Energie und Leistungsfähigkeit niederschlägt. Dr. Alexis Carrel erhielt für seine Entdeckung der „Unsterblichkeit" der menschlichen Zelle 1992 den Nobelpreis für Medizin. Der Forscher konnte nachweisen, dass die Lebensdauer unserer Zellen von der Qualität der Körperflüssigkeit unseres Organismus abhängt. Dr. Carrel stellte fest, dass die Wasserqualität unabdingbar mit der Ordnungsgeometrie seiner Molekülketten einhergeht. Je besser die Ordnung, desto besser funktioniert das Entfernen von Stoffwechselresten und die Versorgung der Zelle mit energetischen Informationen. Im Zusammenhang mit der therapeutischen Wirkung des Power Tube QuickZap bekommt diese Erkenntnis eine völlig neue Dimension. Ordnung ist und macht gesund! Eine streng strukturierte Ausrichtung der Molekülstrukturen des Organismus führt also, wenn nicht unbedingt zu „ewigem Leben", so doch zumindest zu Gesundheit und erheblich längerer Lebenszeit.

Die Power Tube QuickZap-Technologie scheint ihre Wirkung bis ins Erbgut zu entfalten. Der Entwickler des Vegatest-Gerätes, Dr. Helmut Schimmel, stellte hierzu unter Einsatz des Photonen-Resonanz-Tests (PRT) fest, dass die energetische Information des Epstein-Barr-„Virus" nach einer Power Tube QuickZap-Behandlung in der DNS eines betroffenen Patienten nicht mehr nachgewiesen werden konnte.

Sein Fazit: Der Power Tube QuickZap ist im Zeitalter erhöhter systemischer Pilzinfektionen sowie Kontamination mit resistenten Erregerstämmen eine wertvolle therapeutische Hilfe, ohne dass bei korrekter Anwendung Nebenwirkungen zu erwarten wären.

Auch ein Schweizer Therapeut, bekannt als Akupunktur-Experte, konstatierte, dass Patienten, die den Power Tube QuickZap nur sieben Minuten in den Händen hielten, sämtliche Meridiane des Organismus entstört hatten. Die Akupunktur würde sich somit erübrigen. Pathogene Informationen sowie deren Schadstoffe, die sich in den Zwischenräumen chaotisch angeordneter Wassermoleküle befinden, werden durch die Schwingungen des Power Tube QuickZap bildhaft „aufgewirbelt" und aus den sich dann schließenden Zwischenräumen „herausgequetscht". Ist der Organismus nicht in der Lage, diese Schadstoffe sofort zu verarbeiten, sprich unmittelbar auszuscheiden, kann es unter Umständen zu einer Erstverschlimmerung, zu einer Herxheimer-Reaktion (Übelkeit, Schwäche etc.), kommen. Außerdem können sich die nicht ausgeschiedenen pathogenen „Sedimente" wieder absetzen, sodass weitere Power Tube QuickZap-Anwendungen notwendig sind, was insbesondere auf geschwächte Menschen zutrifft.

Primär entgiftet sich der menschliche Organismus über den Urin, den Schweiß und die Lymphe. Im Gegensatz zur Wasserausscheidung ist die Lymphe ein passives System, das nur bei körperlicher Bewegung aktiv wird. So kann es wichtig sein, sich nach einer Power Tube QuickZap Behandlung ausreichend zu bewegen. Zu einer erfolgreichen Behandlung gehört ebenso, vor und nach einer Therapie viel reines Wasser zu konsumieren, um die aufgewirbelten toxischen Schlackenstoffe schneller ausscheiden zu können.

Ein regelmäßiger Gebrauch der Power Tube QuickZap-Technologie verändert das Milieu des Körpers dauerhaft zum Positiven. Parasiten wird die Lebensgrundlage entzogen, **Bakterien passen sich entsprechend der Gesetzmäßigkeit des „Pleomorphismus" dem veränderten Milieu an und verwandeln sich in andere Bakterienstrukturen!**

Schmerzen

Chronischer Schmerz ist eine der schleichenden Geißeln unserer Zeit. Schmerz zerstört jegliche Lebensqualität, ist für viele Menschen kaum mehr zu ertragen. Der Bedarf an Schmerzmitteln ist entsprechend stark gestiegen. Etwa 170 Millionen Franken setzte die Pharma-Industrie 2005 ausschließlich in der Schweiz um. Ein Ansporn mehr für Martin Frischknecht, eine wirkliche Alternative zum Konglomerat der Pharmalobby zu schaffen.

Die Qualität der in der Schweiz hergestellten Geräte hält den weltweit strengsten Prüfnormen stand. Seit dem Jahr 2005 ist die Power Tube Technologie mit ihren Geräten durch den TÜV Rheinland auch für Deutschland zur Schmerztherapie zertifiziert. In Australien sind die entsprechenden Zulassungen ebenfalls erteilt.

Natürlich ist der Power Tube QuickZap kein Wundermittel, das chronische Krankheiten mit einem Fingerschnippen heilt, sein Wirkungsspektrum geht allerdings weit über das einer Schmerztherapie hinaus. Weder sollte es jedoch die Zusammenarbeit mit einem kompetenten Therapeuten ersetzen, noch sollten ganzheitlich flankierende therapeutische Behandlungen, wie z.B. die Entsäuerung des Organismus, entfallen!

Die korrekte Anwendung des Power Tube QuickZap ist wirklich einfach. Die erste Grundregel lautet: *„Immer dort therapieren, wo es weh tut oder die Erkrankung sich manifestiert hat, plus einer zusätzlichen Grundtherapie."* Die Grundtherapie wird so ausgeführt, dass einer der beiden Handgriffe in die Leiste gelegt wird, während der andere Handgriff in der gegenüberliegenden Hand gehalten wird (linke Hand mit rechter Leiste oder rechte Hand mit linker Leiste).

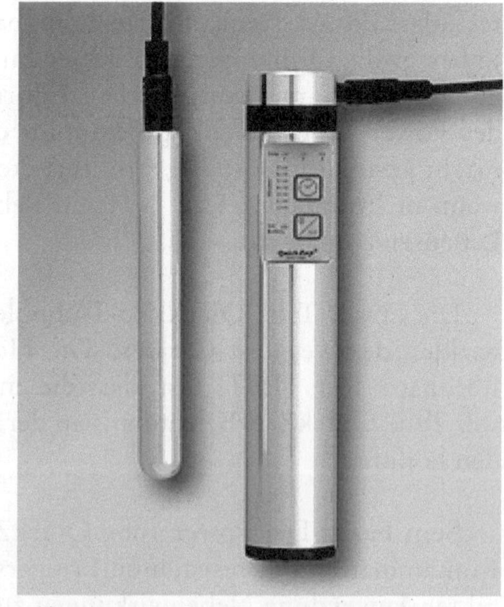

Abb. 9: „Power Tube" der Firma Fritonex AG

Die Therapie mit dem Power Tube QuickZap ist einfach, schmerzfrei und ungefährlich. Jedem Gerät ist eine Anwendungsinformation beigefügt. Empfohlen wird jedoch, bei Erwerb eines Power Tube QuickZap der Kauf des Buches „Zukunftschance Gesundheit" von Rolf Carson. Es enthält zahlreiche Erfahrungsberichte und nützliche Tipps für eine erfolgreiche Therapie.

Entgiften und Verjüngen

Das einzigartige Wirkungsspektrum der Power Tube QuickZap-Technologie wird immer wieder eindrucksvoll bestätigt. Ein beeindruckendes Beispiel hierfür ist die Forschungsarbeit von Prof. Dr. Dr. Harun Parlar von der Technischen Universität München, die er im Auftrag Martin Frischknechts durchführte. Obwohl Prof. Parlar nicht einen Augenblick erwartete, dass seine Studie die Ergebnisse zeigen würde, die sich sein Auftraggeber erhoffte, führte er das Projekt doch regelkonform und präzise durch. Mit dem Auftrag an Parlar wollte Martin Frischknecht bestätigt wissen, ob die durch ihn entwickelte Power Tube QuickZap-Technologie den Organismus wissenschaftlich belegbar entgiftet.

Der Weg zur dauerhaften Gesundheit geht letztendlich nur über die Entgiftung des Körpers. **Entgiftung, Entgiftung und nochmals Entgiftung!** Nicht umsonst sagt man:

„Der Mensch ist nicht krank, er ist vergiftet!"

Erreicht man dieses erstrebenswerte Ziel einer umfassenden, tiefgreifenden Entgiftung, wird das Immunsystem ganzheitlich gestärkt und der Organismus pathogenen Erregern gegenüber widerstandsfähig.

Die wissenschaftliche Untersuchung des von Martin Frischknecht erteilten Auftrages stellt insoweit eine Novität dar. Noch niemals wurde eine Studie über die Entgiftung eines menschlichen Körpers mittels einer Geräte-Technologie wie der von Martin Frischknecht erhoben. Nicht umsonst stand Prof. Parlar der ganzen Angelegenheit sehr skeptisch gegenüber. Das änderte sich jedoch sehr rasch. Der anerkannte Wissenschaftler, der an der Technischen Universität München den Lehrstuhl für Chemisch-Technische Analyse und Chemische Lebensmitteltechnologie inne hat, ist durch seine eigenen Forschungsergebnisse vollkommen bekehrt. Seine Ergebnisse zur Wirksamkeit der Power Tube QuickZap-Technologie stellte er im Mai 2008 vor. Für seine Versuche, die Fähigkeit der Entgiftung des menschlichen Organismus durch die PQZ-Technologie (PQZ = Power Tube QuickZap) nachzuweisen, wählte Professor Parlar Chlorphenole aus. Weltweit sind praktisch alle Menschen damit verseucht. Die hochgiftigen Chlorphenole findet man nachweislich in Herbiziden, Holzschutzmitteln, Fungiziden, Farbstoffen, Desinfektionsmitteln und sogar in Arzneimitteln. Sie reichern sich, die Gesundheit schädigend, in der Nahrungskette an und sind sehr einfach über den Urin oder das Blut verifizierbar.

Mit dem Power Tube QuickZap ist eine so tiefgreifende Detoxifikation des Körpers möglich, dass selbst Professor Parlar ins Staunen kam. Zehn Probanden waren für die Versuchsreihe vorgesehen. Ihre Chlorphenolwerte wurden über Blut- und Urinproben nüchtern ermittelt. Es folgte eine 21minütige Power Tube QuickZap-Anwendung. Weitere Blut- und Urinproben wurden dann nach neunzig Minuten und weiteren vierundzwanzig Stunden genommen. Die Ergebnismuster waren bei allen Probanden identisch. Neunzig Minuten nach der Power Tube QuickZap-Behandlung war die Chlorphenol-Konzentration im Urin und Blut stark erhöht, um dann vierundzwanzig Stunden später signifikant gesunken zu sein.

Dieses Ergebnis bestätigt eindrucksvoll die Annahme Martin Frischknechts über die Effektivität seiner PQZ-Technologie. Selbst im Bindegewebe eingelagerte, im Urin oder Blut nur bedingt nachweisbare Giftstoffe werden durch diese Technologie aufgewirbelt, um dann ausgeschieden zu werden, was die hohe Chlorphenol-Konzentration nach neunzig Minuten in Urin und Blut belegt. Der menschliche Organismus wird also durch diese Technologie befähigt, Umweltgifte über den Harn auszuscheiden. Trinken Sie während dieser Behandlung reichlich mineralarmes Wasser.

Die durch Professor Parlar ermittelte Entgiftungsleistung des Power Tube QuickZap lag weit über den Erwartungen seines Erfinders Martin Frischknechts. Eine Behandlung von 21 Minuten reichte aus, die anfangs ermittelten Giftwerte um bis zu 70% zu verringern. Auf den ersten Blick sind das zwar nur trockene Zahlen, dahinter allerdings verbirgt sich nichts Geringeres als eine wissenschaftliche Sensation. Entsprechend ausgeprägt war dann auch das Fazit Professor Parlars, indem er festhielt, dass der Power Tube QuickZap den Stoffwechsel-Prozess eindeutig aktiviert und zu einer Entgiftung des gesamten Organismus führt, in seiner Studie ohne Ausnahme bei allen Probanden. Würde der Power Tube QuickZap kontinuierlich angewandt, wäre die Wahrscheinlichkeit immens hoch, sämtliche Chlorphenole praktisch vollständig aus dem Organismus zu eliminieren.

Mit der Einnahme von Medikamenten verringert sich die Menge der ausgeschiedenen Giftstoffe allerdings erheblich. Chemische Produkte der Pharma-Industrie, im Grunde genommen nichts anderes als Giftstoffe, schwächen den Körper zusätzlich. Zudem muss dieses Mehr an Giftstoffen auch wieder ausgeschwemmt werden, was den gesamten Entgiftungsprozess naturgemäß verlangsamt. Schädliche Nebenwirkungen der PQZ-Technologie, wie sie bei chemischen Medikamenten an der Tagesordnung sind, wurden bis dato nicht bekannt. Prof. Parlar bescheinigt denn auch, dass sich bei ordnungsgemäßem Gebrauch des Power Tube QuickZap die Zell-Proteomuster nicht verändern und es zu keinem, nicht dem geringsten Schaden an Humanzellen kommt. Ja, es tritt bei regelmäßiger Anwendung des Power Tube QuickZap sogar das Gegenteil ein. Aufgrund seiner Erkenntnisse geht Prof. Parlar sogar davon aus, dass sich der Alterungsprozess durch die PQZ-Technologie verlangsamt und so das Leben verlängern hilft. Er stützt sich dabei auf das Faktum, dass sich bei Anwendung der PQZ-Technologie volumenmäßig größere Cholesterinteilchen bilden. Seit einiger Zeit ist nämlich durch die Altersforschung bekannt, dass das Cholesterin im Blut von Hundertjährigen in außergewöhnlich großen Fetteiweißen (Lipoproteinen) transportiert wird. Das legt die Vermutung nah, dass das Cholesterin in Partikeln gebunden wird und sich so weder in den Blutbahnen noch in den Gefäßen des Gehirns ablagern kann.

Allgemein bekannt sind die Auswirkungen von Ablagerungen im Blut oder Gehirn als Arteriosklerose und mentalem Verfall (Demenz, Alzheimer). Das Risiko für Herz-Kreislauf-Erkrankungen wächst mit der Größe oder besser mit der Minimierung von LDL-Cholesterin-Partikeln im Blut. So stellte Prof. Parlar fest, dass sich dank der Power Tube QuickZap-Technologie größere Cholesterin-Partikel bildeten – so wie bei den Hundertjährigen. Martin Frischknecht empfiehlt daher, den Power Tube QuickZap auch ohne Krankheitsanzeichen täglich mindestens fünfzehn Minuten zu nutzen. Er ist überzeugt, auf diese Weise den Alterungs-Prozess des Körpers deutlich entschleunigen zu können.

Es ist mehr als nur eine Annahme, dass der Power Tube QuickZap eine enorm wertvolle Hilfe sein kann, ein hohes Alter in körperlicher und geistiger Frische zu erreichen und zu genießen.

Radioaktivität im Körper neutralisieren

Zeolith

Zeolith ist eines der bedeutendsten in der Natur vorkommenden Mineralien. Mit der Lava gelangte das Tuffgestein und Aluminiumsilikat vor Millionen von Jahren an die Erdoberfläche. Seine ausgeprägtesten Eigenschaften sind seine Ionenaustauschfähigkeit, seine Absorptionseigenschaften, seine Katalysatorfunktion in biologischen Prozessen und sein hoher Siliziumgehalt. Das Natur-Klinoptilolith-Zeolith hat sich seine biogenen regulatorischen Fähigkeiten bis in unsere Zeit hinein erhalten. Zeolith ist als Bioregulator bekannt, der nur dann in den menschlichen Stoffwechsel eingreift, wenn Beeinträchtigungen vorliegen.

In der Wissenschaft besteht Übereinstimmung darin, dass Natur-Klinoptilolith-Zeolith aufgrund des umfangreichen Spektrums seiner positiven Eigenschaften und Heilwirkungen ein unter den medizintherapeutisch relevanten Stoffen hoch zu bewertendes Naturprodukt ist. Natur-Klinoptilolith-Zeolith ist aufgrund seiner molekularen Siebfähigkeit in der Lage (zahlreiche wissenschaftliche Untersuchungen belegen dies zweifelsfrei), radioaktive Nuklide wie Cäsium-137, Iod-131 und Strontium-90 sowie schädliche Schwermetalle, Petrochemikalien, Medizinalgifte und Stoffe wie Methan, Sulfat- und Ammoniumionen im Organismus zu binden, unschädlich zu machen und auszuleiten. Die Wirkung des Natur-Klinoptilolith-Zeolith erfolgt mittels Ionenaustausch durch Abgabe von Kalziumionen und Einlagerung von Radionukliden (Isotopen). Zeolith wird im menschlichen Organismus weder verdaut noch gespeichert, sondern nach der Rezeption der giftigen Radionuklide sofort wieder ausgeschieden. Seine gewaltige Aufnahmefähigkeit verdankt das Zeolith seinen Poren und Kanälchen und der hieraus resultierenden riesigen Oberfläche, die bei einem Gramm Zeolith etwa gewaltige 1.000 m² ausmachen. Die Absorptionswirkung von Zeolith beruht dabei allein auf einem physikalischen Bindungsvorgang.

Erfolgreich wurde Zeolith bei den Reaktorunfällen 1979 in Harrisburg, Pennsylvania, USA, 1986 in Tschernobyl, Ukraine und 2011 in Fukushima, Japan, auch in Verbindung mit Bentonit (Mineralerde/Gesteinsmehl) eingesetzt. In Tschernobyl haben der Katastrophenschutz und die zuständigen medizinischen Einrichtungen Natur-Zeolith in großem Umfang zur Detoxifikation und Dekontaminierung erfolgreich angewendet. Die positiven Erfahrungen, die hier gemacht wurden, sind umfangreich und wissenschaftlich dokumentiert. Dies gilt auch für den Atomunfall nahe Harrisburg. Zur Prävention von Strahlenschäden und zur Dekontamination beim Menschen als auch der Umwelt wurde und wird Natur-Klinoptilolith-Zeolith in Fukushima, Japan nach wie vor erfolgreich eingesetzt. Zeolith hat sich zur Entgiftung von Tier, Mensch, Nahrung, Boden und Wasser als absolut zuverlässig bewährt.

Aufgrund dieser besonderen Eigenschaften des Zeoliths werden das Blut, die Leber, Nieren, Lymphe, Bindegewebe und der Verdauungstrakt etc. dekontaminiert, gereinigt und die vollgesaugten Zeolithteilchen ausgeschieden.

Anwendungsbeispiele nach radioaktiver Verstrahlung

- 1945 wurde die Bevölkerung von Nagasaki und Hiroshima, Japan, nach den Atombombenabwürfen erfolgreich gegen die Folgen der radioaktiven Verstrahlung mit Klinoptilolith-Zeolith behandelt.
- Radioaktiv verstrahlte Arbeiter in Tschernobyl, Ukraine, wurden ebenso erfolgreich mit Zeolith behandelt.
- Kinder mit besonders hohen Werten an Schwermetallen wie Cadmium, Kupfer, Blei, Chrom und Nickel des großräumig radioaktiv verseuchten Gebietes der Stadt Tshelyabinsk, Russland, wurden durch die Einnahme von Zeolith innerhalb eines Monats von diesen Schwermetallen befreit. Täglich nahmen sie etwa 3 bis 5 Gramm Zeolith ein.
- In den USA werden große Mengen Zeolith zur Vorsorge nach nuklearen Unfällen eingelagert.
- Zeolith entfernt sowohl das radioaktive **Caesium-137** als auch das **Jod-131** und das **Strontium-90** sowohl beim Tier als auch beim Menschen aus dem Organismus.

- Den Unglücksreaktor von Tschernobyl umhüllte man strahlungssicher mit etwa 22.000 Tonnen Zeolith-Zement.

Außer seinem essentiellen Charakteristikum der Neutralisation radioaktiver Nuklide hat das feinst zermahlene Gesteinsmehl Klinoptilolith-Zeolith noch weitere fabelhafte Eigenschaften, was zahlreiche wissenschaftliche Untersuchungen und praktisch-medizinische Erfahrungen der letzten 25 Jahre zweifelsfrei belegen.

Zeolith

- hat eine große Entschlackungs- und Entgiftungswirkung für Stoffwechselendprodukte, Schadstoffe, Schwermetalle, Toxine, Medizinalgifte und radioaktive Partikel jeder Art
- scheidet bakterielle Schad- und Giftstoffe aus
- schwächt Nebenwirkungen von Pharmazeutika ab
- wirkt gegen „Krebszellen“
- hat antimykotische (d.h. pilzbefreiende) Wirkung
- schützt den Organismus vor freien Radikalen
- liefert wichtige Mineralien, wie z.B. kolloidales Silizium (Si), das die Mineralhomoöstase, die Erhaltung des Mineralstoffgleichgewichts bei Mangelerscheinungen sicherstellt

Das kolloidale Silizium von Zeolith

- aktiviert den Zellaufbau
- wirkt gegen Gelenkknorpelverschleiß
- wirkt brüchigen Fingernägeln und Haarausfall entgegen
- verzögert den Alterungsprozess
- sorgt für eine Verbesserung der Elastizität des Bindegewebes
- erweitert Gefäße und zeigt regulierende Wirkung
- hilft Arteriosklerose und Verengung (Kalzifizierung), z.B. der Aorta, zu verhindern
- hilft gegen Faltenbildung der Haut, bei Akne und anderen Hauterkrankungen
- wirkt gegen Diabetes mellitus
- aktiviert spezifische und unspezifische Immunreaktionen
- dient der besseren Bewältigung von Stress
- steigert die Leistungsfähigkeit sowohl körperlicher als auch geistiger Prozesse
- erhöht die Motivation und hellt die Stimmung auf
- unterstützt die Regulation des Mineralstoffgleichgewichts
- sorgt für eine verbesserte Gleichgewichtsregulation
- reguliert und regeneriert den Stoffwechsel
- reguliert den Kreislauf des Verdauungssystems, der Nieren, der Reproduktionsorgane und des Nervensystems
- reguliert das Blutbild und die Gerinnungsfunktion
- steuert den Elektrolythaushalt
- reguliert einen etwaig gestörten Lipid-, Eiweiß- und Kohlenhydratstoffwechsel sowie den Wasserhaushalt

Klinoptilolith-Zeolith ist ein wichtiges, biophysikalisch wirkendes Basistherapeutikum mit großer, nicht spezifischer Heilkraft. Allerdings darf die Körnung nicht kleiner als ca. 10 Mikrometer sein, damit vom Körper kein Aluminium aufgenommen werden kann. Trotz seiner vielfältigen Eigenschaften ist Zeolith kein Heilmittel im Sinne des Wortes, sondern vielmehr ein Stimulator, ein Reizgeber zur Selbstheilung.

Bentonit

Auch die Mineralerde Bentonit zeichnet sich wie das Zeolith durch eine außerordentliche Absorptionskraft gegenüber Schwermetallen, Schädlingsbekämpfungsmitteln, Medikamentenrückständen und insbesondere radioaktiven Elementen aus. Bentonit saugt diese Stoffe förmlich auf und sorgt dafür, dass sowohl die radioaktiven als auch die anderen Gift- und Schadstoffe aus dem Körper ausgeleitet werden.

Ursprünglich wurde Bentonit in Fort Benton, Montana, USA, entdeckt, dessen Name die Mineralerde nun trägt. Bentonit entstand durch Verwitterung von Vulkanasche und besteht aus unterschiedlichen Tonmaterialien mit bis zu 95% Montmorillonit.

Bentonit hat ebenso wie Zeolith eine große negativ geladene Oberfläche, verbunden mit einer enorm hohen Quell- und Resorptionsfähigkeit für Schadstoffe aller Art. Die Oberfläche von Bentonit weist bei einem Gramm etwa 600 m^2 aus.

Neben seinen besonderen physikalischen Eigenschaften, der Absorption von Schwermetallen, Giftstoffen und radioaktiven Elementen, übt Bentonit wie auch Zeolith einen enormen psychologischen Effekt aus, nimmt es uns doch das Gefühl der Ohnmacht gegenüber all diesen Schadstoffen und gibt uns stattdessen ein Gefühl von Hoffnung und Sicherheit. Niemand ist mehr schutzlos diesen krankmachenden Giften und Gefahren ausgeliefert. Auch beim Bentonit darf die Körnung nicht kleiner als ca. 10 Mikrometer sein, damit der Körper das im Bentonit enthaltene Aluminium nicht aufnehmen kann.

In diesem Zusammenhang sei noch einmal an „Schindele's Mineralien®" und an die „grüne Mineralerde" erinnert, deren besondere Charakteristika die äußerst positiven Eigenschaften von Zeolith und Bentonit zumindest ergänzen, wenn nicht sogar noch beträchtlich erweitern. So steht Ihnen mit diesen vier Mineralerden/Gesteinsmehlen Zeolith, Bentonit, „Schindele's Mineralien" und grüner Mineralerde ein Arsenal zur Verfügung, um sämtlichen Gefahren von Vergiftung und Verstrahlung wirksam begegnen zu können.

Kapitel 3

Dauerhafte Gesundung (Teil 1)

„Der Mensch opfert seine Gesundheit, um Geld zu verdienen.
Wenn er es hat, opfert er es, um wieder gesund zu werden.

So lebt der Mensch weder in der Gegenwart noch in der Zukunft.
Er lebt, als würde er nie sterben
und schließlich stirbt er, ohne jemals richtig gelebt zu haben."
Dalai Lama

Grundlagen der Ernährung

Irgendwann, über kurz oder lang, kommt der Tag, an dem wir über unsere Gesundheit nachdenken müssen. Je eher wir das erkennen und das Erkannte umsetzen, umso erstaunter werden wir sein, was dann innerhalb kurzer Zeit alles erreicht werden kann. Gleichgültig welchen Alters, auch Hochbetagte können ihre Gesundheit noch grundlegend innerhalb weniger Tage, Wochen oder Monate verbessern. Frühes Altern, häufig begleitet von Krankheiten, ist regelmäßig das Produkt einer ungesunden Ernährung und Lebensweise. Vielen Menschen sind die für ein vitales, gesundes Leben notwendigen Informationen einfach nicht mehr bekannt. Umso faszinierender ist es dann zu erleben, wie schlichte Veränderungen der Lebensführung eine kaum nachvollziehbare ganzheitliche Erneuerung hin zur Gesundheit bewirken können.

Remineralisierung und Entsäuerung des Organismus ist die Grundlage für Gesundheit, Gesundung und letztendlich auch Heilung. Ein ausgeglichenes Säure-Basen-Verhältnis ist eine der elementarsten Erfordernisse der Naturheilkunde. Ohne ein ausgeglichenes Säure-Basen-Verhältnis kann eine Behandlung nicht von Erfolg gekrönt sein. Der Organismus ist vollkommen darauf angewiesen, Basen aus der Nahrung bilden zu können. Im Unterschied zu Säuren, die sich allein schon durch den Stoffwechsel-Prozess des Körpers bilden, können Basen nicht eigenständig gebildet werden. Der Basenanteil in unseren weitgehend denaturierten Lebensmitteln ist oftmals viel zu gering. Der Mensch lebt somit ständig im Status der Übersäuerung. Die Säuremenge, die wir tagtäglich durch denaturierte Nahrung oder auch nur durch Getränke aufnehmen, die Kohlensäure beinhalten, sollte man keinesfalls unterschätzen. Auch Ärger, Stress und Sport führen zu einer erheblichen Säurebelastung. Sagt der Volksmund: *„Ich bin sauer.“*, dann kann man das geradezu wörtlich nehmen!

Ist der Organismus einmal im wahrsten Sinne des Wortes „sauer“, dann zerstört der Säureüberschuss die Eiweißhülle vieler Zellen des Körpers, sodass der Organismus sich gezwungen sieht, erhebliche Mengen an Histamin auszuschütten, um zu veranlassen, dass die zerstörten Zellen durch frische Zellen ersetzt werden. So lässt sich auch die mittlerweile bei vielen Menschen auftretende sogenannte Histamin-Intoleranz teils erklären und auch „bekämpfen“.

Um eine Entmineralisierung des Körpers zu vermeiden, benötigt der Organismus in erheblichem Umfang Basen, die sich der Organismus, wenn sie nicht über die Nahrung zugeführt werden, aus seinen Mineraldepots und Organen holt. Anders ausgedrückt, die Mineralien werden auch dort abgebaut, wo sie eigentlich dringend benötigt werden, nämlich in den Organen, Knochen, Muskeln, Knorpeln, dem Bindegewebe und den Blutgefäßen, mit dem fatalen Ergebnis, dass sich schleichend Krankheiten manifestieren, die auf den ersten Blick keinen Rückschluss auf die Ursache geben. In der Folge werden Arterien und Knochen verstärkt bruchanfällig, Krankheiten wie Herzinfarkt, Arteriosklerose, Kreislaufstörungen, Schlaganfall, Nierenschädigungen, Schädigung des Seh- und Hörvermögens, Krampfadern und auch Infektionen halten Einzug.

Weitere Folgeerkrankungen können Gicht, Rheuma, Arthrose, Osteoporose, Depressionen sowie Haarausfall, Ekzeme oder auch Karies als noch „harmlosere“ Erscheinungsbilder der Übersäuerung eines Organismus sein. Man kann davon ausgehen, dass in der Gesamtheit alle Organe, Knochen, Gewebe somit sämtliche Bereiche des Körpers durch Übersäuerung belastet werden. Genau genommen sind diese Folgeschäden gar keine Erkrankungen, sondern ausschließlich ein Ausdruck der Übersäuerung und Entmineralisierung des Organismus.

Der Säuregehalt des Körpers wird als Standardmethode der Schulmedizin über den pH-Wert des Blutes bestimmt. Diese Methode ist aber keinesfalls verlässlich, da das System „Organismus“ das Blut generell mit großer Präzision und gewissenhaft abpuffert. Der Organismus ist beständig bestrebt, den pH-Wert des Blutes unter allen Umständen konstant zu halten. So kann das Blut, obwohl der Organismus total übersäuert sein kann, völlig neutral erscheinen. Es gibt allerdings auch eine präzise medizinische Methode zur Säurebestimmung, das Titrationsverfahren, das jedoch kosten- und zeitintensiv ist.

Wenig hilfreich ist die Bestimmung des pH-Wertes über den Speichel oder den Urin (Überprüfung des pH-Wertes mit dem Indikatorpapier von Madaus). Bei diesen Messungen kann nur schwer beurteilt werden, ob die Werte, die ermittelt werden, ein Versuch des Organismus sind, sich gegen ein Problem zu wehren oder ob sie Ausdruck des Problems Übersäuerung sind. Beispielsweise kann es sein, dass ein stark basischer Urin morgens fälschlich darauf hinweist, der Organismus sei basisch ausgeglichen. In Wirklichkeit greift der Körper in seiner Not nur auf seine Basenreserven zurück und ist **übersäuert**.

Der pH-Normalwert des Blutes darf niemals, weder nach unten < pH 7,1 (Azidität) noch nach oben > pH 7,5 (Basizität) unter- bzw. überschritten werden. Werte abseits dieser engen Normen führen unweigerlich zu schweren Problemen, letztendlich zum Tod. Ohne Kompromiss muss der Organismus daher ein etwaiges Ungleichgewicht zwischen Basen und Säuren immer sofort neutralisieren. Ist eine ausreichende Versorgung des Körpers über die Nahrung zur Neutralisierung nicht möglich, ist der Organismus gezwungen, Organe, Knochen und Gefäße mit desaströsen Folgen für den menschlichen Körper zu entmineralisieren, um so sein Überleben sicherzustellen.

Sämtliche Nährstoffe werden über die Blutbahn zu den Billionen von Körperzellen transportiert. Zwischen den Körperzellen und der Versorgungsbahn des Blutes gibt es jedoch ein „Hindernis", das Bindegewebe, das erst einmal überwunden werden muss. Ein unmittelbarer Nährstoffaustausch vom Blut zu den Körperzellen ist daher nicht möglich. In umgekehrter Reihenfolge müssen aber ebenso die Abbauprodukte der Körperzellen das Bindegewebe in Richtung Blutbahn passieren. Ist das Bindegewebe jedoch durch Übersäuerung mit deponierten Schlacken verstopft, ist der Austausch von Nährstoffen und Abbauprodukten zumindest erschwert und gefährdet.

Auch ohne physische Belastung sind mit Säuren belastete Menschen häufig müde. Schlafen können sie aber trotzdem nur schlecht, da der Organismus rund um die Uhr damit beschäftigt ist, die Übersäuerung zu neutralisieren. Es bedarf täglich einer ausreichenden Menge von Basen, möglichst morgens, um sämtliche Schlacken und Säuren aus dem Bindegewebe und den Zellen zu neutralisieren. Es gibt kaum eine andere Maßnahme, bei der man eine schnellere Wirkung verspürt. Sobald der Organismus in ausreichendem Maße Zugriff auf externe Basen hat und hierdurch die Übersäuerung abgebaut werden kann, verschwinden viele Erkrankungen wie von Zauberhand.

Basische Mineralstoffe	**Saure Mineralstoffe**
Calcium (Kalzium)	Schwefel
Natrium	Phosphor
Kalium	Chlor
Magnesium	Fluor
Kupfer	Jod
Eisen, Mangan	Silizium

Der übersäuerte Organismus ist die Keimzelle für viele Krankheiten!

Mangelernährung

Im Bundesstaat Arizona (USA) wurde im November 2001 ein weit beachtetes Experiment zu Ende gebracht. Zwei Jahre lebten sechs Probanden, drei Paare, in einer künstlich geschaffenen Welt ohne jede Verschmutzung. Wissenschaftler, die die sechs Probanden nach Durchführung der Studie untersuchten, prognostizierten ihnen eine Lebenserwartung von ca. 160 Jahren, vorausgesetzt, sie würden diesen experimentellen Lebensstil beibehalten. Die 160 Jahre einmal dahingestellt, wird hierdurch jedenfalls eines deutlich, die Lebenserwartung des Normalbürgers kann, sofern die Voraussetzungen hierfür gegeben sind, jenseits der 100 Jahre liegen.

Laut Dr. Joel D. Wallach, einem Humanmediziner, liegt das Durchschnittsalter der Berufsgruppe „Ärzte" bei 58 Jahren. Lebenszeit kann man also allein schon durch die Tatsache gewinnen, dass man diesen Beruf nicht wählt und Pharmazeutika meidet. Weltweit gibt es Stämme und Völker, deren Lebenserwartung derjenigen in den industrialisierten Ländern der westlichen Hemisphäre bei weitem überlegen ist. Die Lebensspanne der in Pakistan und Bangladesch lebenden Hunzas, der Georgier oder auch der Aserbaidschaner und Armenier reicht bis zu 140 Jahren. Dazu zählen noch ein Indianervolk in Ecuador sowie die Titikakas im Süden Perus, deren Lebenserwartung bei etwa 120 Jahren liegt.

Der vormals schon erwähnte Humanmediziner Dr. Joel D. Wallach studierte zudem noch Veterinärmedizin und führte auf Grundlage dieses Wissens sowohl in Chicago, New York, St. Louis als auch in Los Angeles viele Autopsien an Tier und Mensch durch. Die Gesamtanzahl sämtlicher an 450 Tierarten durchgeführten Autopsien lag bei etwa 17.000. An menschlichen Leichen führte er etwa 3000 Autopsien durch. Sein Fazit aus diesen zahlreichen Autopsien ist sowohl aus biochemischer als auch aus biologischer Sicht aufregend, ernüchternd, aber auch ermutigend.

Jeder Mensch und jedes Tier starben ausnahmslos an Mangelernährung!

Laut Dr. Wallach liegt die Lebenserwartung des Menschen unter verbesserten Lebensbedingungen nicht unter 120 Jahren. Was also muss getan werden, um ein vitales Leben, um viele Jahre bereichert, gesund erleben zu dürfen? Diese Frage lässt sich bezüglich der Ernährung sehr einfach beantworten. Der Mensch braucht täglich 91 nährende Stoffe, 60 davon Mineralien, 16 Vitamine, 12 Aminosäuren und 3 essentielle Fettsäuren. Doch damit ist es nicht getan, laut Dr. Wallach gilt es, einem weiteren Element unbedingt große Beachtung zu schenken:

„Meiden Sie Ärzte wie der Teufel das Weihwasser!“
Dr. Joel D. Wallach

Untermauert wird seine Feststellung durch eine Untersuchung der Ralph Nader Group aus dem Jahr 1993, die sich über einen Zeitraum von drei Jahren erstreckte. Diese Studie untersuchte in amerikanischen Hospitälern die Ursachen, die bei der Behandlung von Patienten zum Tod führten. Die Ralph Nader Group kommt zusammenfassend in dieser Studie zu einem erschreckenden Ergebnis. In amerikanischen Hospitälern sterben jährlich etwa 300.000 Amerikaner an den Folgen falscher Medikamente, falscher Dosierung oder schlicht an medizinischer Fahrlässigkeit.

„Geht ein Arzt hinter dem Sarg seines Patienten her, dann kann es sein, dass die Ursache der Wirkung folgt!“
Robert Koch, Mediziner und Mikrobiologe, 1843-1910

Vergleicht man die **jährlich** etwa 300.000 Krankenhausopfer (1993) mit den etwa 50.000 Gefallenen während des gesamten **10-jährigenden** Vietnamkrieges, wird einem die kaum glaubliche Größenordnung deutlich, um die es hier geht. *„Mineralien und Vitamine zu schlucken, bringt doch nichts, unsere Nahrung liefert alles, was der Mensch benötigt.“* Wie oft haben wir diese pauschale Feststellung schon gehört? Von außen zugeführte Ergänzungsmittel mit Vitaminen und Mineralien werden ja doch nur wieder ausgepinkelt. Nichts kann falscher sein, dies belegen nicht nur die Autopsien von Dr. Wallach zweifelsfrei. Und sollte doch eine Spur Wahrheit an dieser dogmatischen Feststellung haften, sollte es uns trotzdem nicht kümmern, lebt man dann doch in der Sicherheit und dem guten Gefühl im Sinne der Vorbeugung, das Notwendige gegen Erkrankungen getan zu haben. Sehen Sie jedoch ein Problem darin, eventuell ein paar Dollar oder Euro durch die Toilette zu spülen, dann müssen Sie halt in der Gewissheit leben, möglicherweise Krankheiten Tür und Tor geöffnet zu haben. Das Fehlen von Vitaminen und Mineralien, auch nur weniger Elemente, kann daher desaströse Auswirkungen auf den Körper nach sich ziehen.

Die Implikation fehlender Mineralien wurde bei einer Studie mit etwa 250.000 Truthähnen deutlich. Über die Nahrung führte man dieser großen Menge von Truthähnen über mehrere Monate nur 90 Vitalstoffe (zzgl. Kupfer in geringem Umfang) zu. Etwa die Hälfte der Truthähne verendete nach 13 Wochen. Bei der daraufhin durchgeführten Autopsie stellte man fest, dass alle Truthähne sämtlich an Aneurysmen (sackförmige Erweiterung von Blutgefäßen/Arterien) zu Grunde gegangen waren. Daraufhin erhöhte man die Kupferdosis auf das Doppelte, worauf in der Folge, im nächsten Versuch mit der gleichen Anzahl von Truthähnen, kein Truthahn mehr starb. Diese Versuchsreihe führte man dann noch mit Ratten, Hunden, Mäusen, Schweinen, Hasen, Katzen, Schafen und weiteren Tieren durch. Die Ergebnisse waren denen der Truthähne jeweils entsprechend.

Kupfermangel kann der Beginn und die Ursache vieler Erkrankungen sein. Egal in welchem Alter, die Haare ergrauen, es zeigen sich deutliche Gesichtsfalten, die Elastizität des Bindegewebes lässt nach, unter den Armen erschlafft die Muskulatur, und es bilden sich Krampfadern. Andere Mängel an Vitalstoffen rufen andere Erkrankungen hervor. Selenmangel z.B. kann für Leber- und Altersflecken, aber auch für eine Herzmuskelschwäche verantwortlich zeichnen. Viele Erkrankungen lassen sich so mit hoher Wahrscheinlichkeit einem Mangel an Vitalstoffen zuordnen. Denken sie nur daran, dass ein Mangel von Vitamin C in direkter Korrelation zu Arteriosklerose und Herz-Kreislauf-Erkrankungen steht. Eine Supplementation von etwa 2 bis 3 g natürlichem Vitamin C täglich, über den Tag verteilt, ist daher unerlässlich.

Es führt kein Weg daran vorbei, unter allen Umständen muss die Menge an Mineralien, Vitaminen und Aminosäuren zu jeder Zeit in einem ausgeglichenen Verhältnis im Organismus vorliegen. Wollen Sie Gewissheit und einen möglichen Mineral-, Vitamin- oder Aminosäuren-Mangel ausschließen, dann lassen Sie sich z.B. mit der preiswerten **Bioresonanzmethode** austesten.

Man ist, was man isst!

Das Grundübel vieler gesundheitlicher Probleme ist häufig genug eine falsche Ernährung, wobei die Interpretation von „falscher Ernährung“ variantenreich sein kann. Neben Sonnenlicht, sportlichen Aktivitäten, einem ausgeglichenen Gemüt und innerem Seelenfrieden hat eine gesunde, ausgewogene Ernährung wohl die größte Bedeutung, den stärksten Einfluss auf unsere Gesundheit und unser Wohlergehen.

Nun hat die Psyche oft ihren eigenen „Kopf“, Sport liebt man oder eben nicht, doch die Ernährung lässt sich mit ein wenig gutem Willen ohne großen Aufwand mit am eigenen Körper direkt fühlbarem Ergebnis ändern. Leider ist es für viele Menschen Gewohnheit, ihre Nahrung über Fast-Food-Ketten oder Supermärkte zu beziehen. Es ist so einfach, es ist so „normal“, man kennt diese Form des Lebensmitteleinkaufs von Kindesbeinen an. Nur haben wir verdrängt oder vergessen, welche Nahrung oder besser welche Lebensmittel unserer Gesundheit zuträglich sind. Dabei ist mit Sicherheit davon auszugehen, dass der größte Teil der in Supermärkten und Fast-Food-Ketten angebotenen Nahrung das Prädikat „Lebensmittel“, Mittel zum Leben, nicht verdient, unserer Gesundheit nicht förderlich ist und der Hauptgrund für den miserablen Gesundheitszustand vieler Menschen ist.

Hochgradig industriell verarbeitete Nahrungsmittel, wochen- oder monatelang haltbar gemacht, mit einer kaum noch überschaubaren Diversität chemischer Zusatzstoffe in Kombination mit hochtechnisierten Herstellungsprozessen für eine jederzeit propere Optik sind eine so gewaltige, ungesunde Mischung, die der „normale“ Organismus auf Dauer einfach nicht kompensieren kann. Der menschliche Organismus kann nur durch „Lebensmittel“, nicht durch „Nahrungsmittel“ gesund erhalten werden oder im Krankheitsfall wieder gesunden. Der Begriff „Nahrungsmittel“ ist dabei so irreführend wie falsch. Es hat einfach keinen Sinn und ist krankmachend zugleich, sich mit Hilfe irgendwelcher denaturierten Nahrungsmasse möglichst schnell vollzustopfen – zum Preis von Verdauungsbeschwerden, Unwohlsein und langfristig von Krankheit.

Eigentlich kann nur in Notzeiten der Sättigungswert der Nahrung von Wichtigkeit sein. Steht genügend Auswahl an Nahrung zu einem vertretbaren, dem eigenen Geldbeutel entsprechenden Preis zur Verfügung, sollte man seine Lebensmittel immer nach dem Vitalstoffgehalt auswählen, also möglichst frische, keinesfalls industriell verarbeitete Nahrungs-/Lebensmittel.

Ausschließlich in frischen, unverarbeiteten Lebensmitteln finden wir noch die für unsere Gesundheit nötige Menge und Qualität an sekundären Pflanzen- und Vitalstoffen wie Vitaminen, Enzymen und Mineralien. Nur diese Lebensmittel geben unserem Organismus, was er für seine Gesundheit braucht. Kaum jemand hält noch Ausschau nach frischen, nicht denaturierten Lebensmitteln. Die Volksgesundheit und die stetig steigenden Kosten für unser „Gesundheitssystem" sind dann lediglich das Spiegelbild, der Ausdruck unserer täglichen ungesunden, unnatürlichen Ernährung. Im Besonderen sind dabei die allzeit und überall verfügbaren Ratgeber und Gesundheitsblätter kritisch zu sehen, deren Anliegen nicht wirklich das Wohlbefinden des Einzelnen ist (Ausnahmen bestätigen die Regel). Ihre ausschließliche Aufgabe besteht darin, Absatzmärkte sowohl für Arzneimittel als auch für Therapien zu erschließen. Keinesfalls ist der hehre Ansatz von Prävention und/oder Heilung die treibende Kraft. Die Nutznießer dieses perversen Systems sind dann auch letztendlich diejenigen, denen der Gedanke an wirkliche Prävention oder dauerhafte Heilung fremd ist, mithin die gesamte Industrie rund um das Pharmakartell.

„Das ganze Geheimnis, gesund zu bleiben und sein Leben zu verlängern, besteht darin, es nicht zu verkürzen!"

Ernst von Feuchtersleben, österreichischer Philosoph, Arzt, Lyriker, 1806-1849

Und darum geht es!

Ernähren Sie sich so natürlich wie möglich, verzichten Sie möglichst auf alle Fertignahrung und alle Lebensmittel mit chemischen Zusatzstoffen. Das ist eine wichtige Voraussetzung, nicht **resonant** zu werden. Wenn Sie resonant werden, dann bedeutet das, Sie haben einen bestimmten chemischen ungesunden Stoff schon im Körper, der nun mit dem gleichen ungesunden Stoff, den Sie über die Nahrung zu sich nehmen, in Resonanz geht. Das bedeutet, dass sich dieser chemische, ungesunde Stoff um ein Vielfaches im Körper potenziert.

Ein typisches Beispiel ist das Fluorid in Zahnpasten. Ist der Mensch schon mit Zahnpasta-Fluoriden verseucht, ist er sehr empfänglich für Fluor-Schwingungen, die von außerhalb durch fluorbehaftete Handys, Kunststoffe, Reinigungsmittel, Kosmetika, Wasser, fluoreszierende Leuchtmittel und insbesondere durch verarbeitete Nahrungsmittel und Pharmazeutika usw. auf ihn einstrahlen. Wenn wir diese Mittel im Körper haben, auch Jod und Brom gehören dazu, ist der Körper bereit, diese negativen Schwingungen zu empfangen. **Er geht dann unweigerlich mit dieser Frequenz in schädliche Resonanz!** Mit anderen Worten, der Mensch wird über die „normale" Zahnpasta zu einem Spielball von Manipulation. Um eine Resonanz des Körpers auf diese Stoffe weitestgehend zu vermeiden, helfen zwei Dinge: Nehmen Sie ausschließlich unraffiniertes Steinsalz oder Meersalz zu sich, niemals Kochsalz, und trinken Sie möglichst reines, gefiltertes Wasser, am besten Umkehr-Osmose-Wasser. Wenn man natürliches Stein- oder Meersalz und möglichst reines Wasser zu sich nimmt, ist eine Beeinflussung durch Stoffe, die eine Resonanz auslösen können. weitestgehend ausgeschlossen.

Vergessen Sie nicht, in unseren Wasserwerken lagern große Mengen an Beruhigungsmitteln, die dann zum Einsatz kommen sollen, wenn es in der Bevölkerung zu Unruhen kommen sollte. Geschehen in den sechziger Jahren, als die Apo-Bewegung in Berlin noch aktiv war. Über das Trinkwasser wurde damals die Bevölkerung ruhiggestellt. Überall gab es Unruhen, nur nicht mehr in Berlin. Und gehen Sie so oft wie möglich in den Wald, wenn möglich in einen Eibenwald, dessen Ausstrahlung für den Menschen äußerst förderlich ist.

Nur ein Experiment

Im Rahmen seiner Forschungen war Dr. Alexis Carrel, Nobelpreisträger für Medizin, davon ausgegangen, dass Zellen vollkommen abhängig von der Gewebeflüssigkeit sind, die sie umgibt. Folgerichtig leben Zellen von Nährstoffen, die in ihnen selbst nicht vorhanden sind. Es müsste demnach möglich sein, so Dr. Carrel, Zellgewebe auch außerhalb lebender Organismen durch geeignete Nährstoffe am Leben zu erhalten.

Diese Hypothese konnte er dann auch de facto in Experimenten beweisen. Aus dem Herzen eines Hühner-Embryos entnahm er dazu Zellgewebe, züchtete und ernährte es wochenlang in verdünntem

Plasma. Das Zellgewebe wuchs auf diesem künstlichen Nährboden heran und nach dem 65. Tag begann das Zellgewebe aus dem Hühnerherzen wie ein natürliches, rhythmisch arbeitendes Herz zu schlagen.

Sein Meisterstück der modernen Alchimie machte der französische Biologe dann, als er dieses rhythmisch arbeitende Zellgewebe 27 Jahre lang in einer immer wieder erneuerten Nährstofflösung am Leben erhielt. Durch die Unachtsamkeit eines Laborgehilfen, der es versäumte, das Zellgewebe mit neuen Nährstoffen zu versorgen, wurde das Experiment dann abrupt beendet, das Zellgewebe starb an Unterernährung. Im Umkehrschluss bedeutet dies für unsere Gesundheit, für ein langes und gesundes Leben ohne Krankheit: Es muss alles daran gesetzt werden, unseren Organismus einerseits mit den besten Nährstoffen zu versorgen und andererseits ausnahmslos alle anfallenden Zellschlacken auszuleiten.

Eine wichtige Grundlage, Schlacken bestmöglich aus den Zellen abzuführen, stellt reines mineralarmes Wasser dar. Alles, was unserem Körper über das Wasser nicht zugeführt wird, seien es Schadstoffe, Mikroorganismen oder andere Verunreinigungen, muss er auch nicht wieder beseitigen. Es ist einfacher und gesünder, gereinigtes Wasser zu trinken, als dem menschlichen Organismus diese Filteraufgabe, soweit er dazu überhaupt noch in der Lage ist, aufzubürden. Alles, was nicht ausgefiltert und ausgeschieden werden kann, verbleibt im Körper und wird in Zellen und Gewebe auf Dauer krankmachend gespeichert. Wasser ist für den Organismus als Transport- und Lösungsmittel unabdingbar und lebensnotwendig. Dabei ist seine Aufnahmekapazität für Schlacken und Schadstoffe begrenzt, obwohl es sehr viele Stoffe zum größten Teil lösen und auch binden kann. Die Aufgabe, Stoffe zu lösen oder zu transportieren, vermindert sich jedoch mit zunehmender Belastung oder Mineralisierung des aufgenommenen Wassers.

Auf die Idee, in schmutzigem Wasser zu baden oder damit Geschirr oder Kleidung zu reinigen, kommt doch auch niemand. Mit schmutzigem Wasser ist Reinigung jeglicher Art schlicht unmöglich. Und so verhält es sich auch mit unserem Körper. Niemand kann erwarten, mit Wasser, das schon viele unerwünschte Stoffe mit sich führt, den Organismus reinigen zu können. Mit dem Reinheitsgrad des Wassers steigt auch seine Fähigkeit, Stoffe zu binden. Der Transport von Nährstoffen in die Zellen und die Ausscheidung von Zellschlacken wird durch reines Wasser enorm gefördert und gesteigert.

So hat Dr. Alexis Carrel auf einfache Weise mit seiner Forschungsarbeit und seinem Experiment bewiesen, dass Zellen in der Theorie unsterblich sind. Zwei Bedingungen müssen dabei aber unbedingt erfüllt werden:

- Alle für die Zelle notwendigen Nährstoffe müssen durch das Wasser in die Zelle transportiert werden können.
- Sämtliche Abbauprodukte, Schlacken, Schad- und Giftstoffe müssen aus der Zelle rückstandsfrei ausgeschieden und abgeführt werden können.

Zwischenzeitlich hat die Forschung auf diesem Gebiet große Fortschritte gemacht. Als gesichertes Wissen gilt heute, dass insbesondere das das Bindegewebe umfließende extrazelluläre Wasser und nicht ausschließlich das intrazelluläre Wasser für die Gesundheit und Lebenszeit von äußerster Wichtigkeit ist, denn Schadstoffe lagern sich sowohl in den Zellen als auch im umliegenden Bindegewebe ab. Die Wasserqualität ist also sowohl für die Zellen (intrazelluläres Wasser) als auch für die Zellumgebung (extrazelluläres Wasser) von geradezu lebenswichtiger Bedeutung. Im besten Fall ist das Wasser wirklich rein im Sinne von gereinigt durch die hierfür bestens geeignete Umkehrosmose. Durch die Umkehrosmose lassen sich nahezu jegliche im Wasser gelösten Stoffe herausfiltern. Die hierdurch eintretende Entmineralisierung des Wassers ist ein außerordentlich wichtiger Effekt der Umkehrosmose, denn je „leerer“ Wasser ist, desto umfassender besteht die Aussicht, Stoffe aus dem Organismus aufnehmen und ausleiten zu können.

Ein durch Umkehrosmose gereinigtes Wasser ist im wahren Sinne des Wortes „leeres“ Wasser. Es trägt keinen Ballast mit sich herum und hat hierdurch eine viel höhere Aufnahmekapazität für Stoffe, die zu den Zellen gebracht oder abgeführt werden müssen. Wie so häufig im Leben gibt es auch bei der Umkehrosmose „zwei Seiten einer Medaille“, die darin bestehen, dass einerseits die Schadstoffe zwar aus dem Wasser herausgefiltert werden, andererseits jedoch die negativen Schwingungsinformationen der Schadstoffe noch im Wasser wie auf einer Festplatte gespeichert verbleiben. Diese Schwingungsinformationen können je nach Wellenlänge für den Organismus eine große Belastung darstellen.

Umkehrosmose-Wasser ist ein von Schadstoffen weitestgehend gereinigtes, aber noch kein vitales, im wirklichen Sinn gesundes Wasser. Es ist Wasser, das durch Wasserwerke und Rohrsysteme geschleust wurde und nach der reinigenden Filterung von Schad- und Feststoffen wieder in seinen energetischen, strukturierten Urzustand umgewandelt werden muss. Erst dann kann man wieder von einem lebendigen und Gesundheit bringenden Wasser sprechen. Hierzu gibt es ein seit vielen Jahren bekanntes und bewährtes Verfahren, das nach seinem Erfinder, Johann Grander, „Wasserbelebung nach Grander" benannt wird.

Die Quintessenz:
Die Grundlagen für eine robuste Gesundheit und ein langes vitales Leben sind u.a. einerseits vitalstoffreiche frische, nicht denaturierte Lebensmittel und andererseits reines, mineralstoffarmes, energetisiertes Wasser. Dazu bedarf es der Beachtung eines wichtigen Details. Auch bei vitalstoffreichen frischen Lebensmitteln gilt es unbedingt, zwischen säurebildender und basenreicher Nahrung zu unterscheiden.

Der Säure-Basen-Haushalt

Die meisten Menschen haben sicher schon einmal von dem Begriff „Säure-Basen-Haushalt" gehört oder gelesen. Gleichwohl können die Wenigsten mit diesem Begriff etwas anfangen, dessen Bedeutung für unser Wohlbefinden und unsere Gesundheit von unschätzbarem Wert ist. Der folgende Grundsatz hat dabei allgemeine Geltung und ist denkbar einfach:

Säure ist mit Krankheit verbunden – Gesundheit mit Base!

Eine Übersäuerung ist nicht nur für den menschlichen Organismus schädlich, sondern auch für die gesamte Fauna und Flora. Fische sterben beispielsweise schon ab einem pH-Wert von < 5 in Gewässern, die diesen Wert unterschreiten. Die körperchemische Grundregulation des Menschen wird maßgeblich über den Säure-Basen-Haushalt bestimmt. Akribisch werden die Atmung, der Kreislauf, die Verdauung und Ausscheidung, die Abwehrkraft und der Hormonhaushalt usw. durch den Säure-Basen-Haushalt geregelt. Unterschiedlichste Vorgänge im Organismus erzeugen aus sich heraus schon Säuren, dazu gehören z.B. die Atmung, bei der der eingeatmete Sauerstoff in Kohlensäure umgewandelt wird, oder die Milchsäure, die durch Muskeltätigkeit, also bei sportlicher Betätigung, entsteht. Der Organismus selbst bildet mehr Säuren und wenig Basen.

Ein Baby ist bei seiner Geburt in der chemischen Reaktion seiner Säfte absolut „basisch". Mit dem Alterungsprozess verändert sich dieses Verhältnis negativ in Richtung „sauer". Buchstäblich „sauer" ist der Mensch zum Zeitpunkt seines Ablebens. Durch falsche Ernährungsgewohnheiten kann der Mensch allerdings schon in jungen Jahren vollkommen übersäuert sein. Die Folge ist: Der Mensch wird nicht nur schneller krank, er altert auch viel schneller. Geradezu lebensnotwendig ist das Vermeiden von Nahrungsmitteln, die zwar selber geschmacklich nicht sauer sind, z.B. Zucker und Honig, aber den Organismus in der Folge sauer reagieren lassen. Über empirische Untersuchungen ist bekannt, dass sich der menschliche Organismus im Gleichgewicht befindet, wenn das Blut, die Körpersäfte, das Gewebe etc. etwa 20% an Säuren und 80% an Basen aufweisen. Erst bei diesem Verhältnis laufen sowohl die biochemischen Prozesse als auch der Metabolismus des Organismus optimal ab. Durch diese Proportion lässt sich sehr einfach erkennen, dass die Gefahr von Säuren ausgeht und keinesfalls von Basen.

Der menschliche Körper wird ständig wechselnden Mengen an Basen und Säuren ausgesetzt, wobei der gesunde Organismus sein Gleichgewicht naturgemäß im basischen Bereich findet. Der pH-Wert des Blutes hat seinen Normwert bei 7,34. Dieser organische Normwert muss unter allen Umständen erhalten bleiben. Ein Leben unterhalb von 7,3 (Azidose) und oberhalb von 7,6 (Alkalose) ist auf Dauer nicht möglich. Aufgrund der durch den Stoffwechsel produzierten Säuren ist der Organismus ständig gezwungen, einen Ausgleich durch Basen zu schaffen, andernfalls würde die Übersäuerung unweigerlich zu vielfältigen Funktionsstörungen des Organismus führen. Allerdings hat die Natur durch die Pufferkapazität des Organismus eine elegante Möglichkeit geschaffen, den pH-Wert des Blutes im Bereich von 7,34 zu halten. Als Pufferkapazität bezeichnet man den Basenspeicher des Körpers, ohne dass andere Depots wie z.B. die Knochen angegriffen werden müssen.

Die allgemeine Übersäuerung eines großen Teils der Menschen ist zum überwiegenden Teil unserer heutigen Ernährung geschuldet, also den verzehrten Nahrungsmitteln. Der Organismus kann demnach sein Säure-Basen-Gleichgewicht nur aufrecht erhalten, wenn ihm Säuren und Basen in einem ausgeglichenen Verhältnis über die Nahrung zugeführt werden.

Einfacher ausgedrückt:
Eine kaum überschaubare Anzahl beliebter Nahrungsmittel, ob Schokolade und Kuchen, Cola-Getränke und Limonaden, Kaffee, Schwarztee, Alkohol und Wurstwaren sind starke Säurebildner. Wird unser Speiseplan durch diese Nahrungsmittel dominiert, ist die Übersäuerung des menschlichen Organismus unausweichlich. Werden diese sauren Stoffwechselprodukte durch Basen, z.B. Rohkost/Gemüse, neutralisiert und über die Lunge (70%), Nieren, Haut und Ausscheidungsorgane „entsorgt", entsteht dem Organismus kein Schaden. Basische Mineralien wie Natrium, Kalium, Kalzium und Magnesium sind die „Alkalireserve" des Körpers. Fehlen jedoch die zur Neutralisierung der Säuren benötigten Basen, reagiert der Körper sofort mit einem Notprogramm, um den lebensnotwendigen pH-Wert des Blutes konstant zu halten. Dazu speichert er die überschüssigen Säuren zunächst im Bindegewebe, um sie dann dort auch abzulagern, sollte keine Neutralisierung durch Basen erfolgen. Erschwerend kommt hinzu, dass unser normales Leitungswasser keinerlei basische Werte mehr aufweist und so auch keinen Beitrag zu einer Neutralisierung von Säuren im Organismus leisten kann. Der Mensch ist so „sauer" oder so „basisch" wie das, was er isst und trinkt!

Geläufige Säurebildner beispielhaft:

- quarkähnliche Käse, Quark, Kefir, Sauerrahm, Joghurt, Molke, Milch und alle Milchgetränke, Buttermilch, Sauerrahm, Wurst, Saft von Fleisch etc.
- alle Arten Getreide, Brot, Teigwaren, Nudeln, Vollreis, Sojaspeisen, Tofu etc.
- kohlensäurehaltige Getränke, Cola, süße Getränke, Alkohol, unverdünnte Obst- und Gemüsesäfte, allgemein Flüssigkeitsmangel etc.
- Sauerkraut, Hülsenfrüchte (Erbsen, Bohnen, Linsen, Soja etc.)
- Konservierungsstoffe, Geschmacksverstärker (Glutamat), Farbstoffe, Süßstoffe (Aspartam), Zucker, Süßspeisen, Schokolade, alles Geröstete etc.
- alle raffinierten und gehärteten Öle
- Zahngifte wie Quecksilber, Palladium etc.
- Stress, Angst, Medikamente, Nikotin, körperliche Anstrengung etc.

Geläufige Basenbildner beispielhaft:

- Alle Gemüse, Salate (Endiviensalat, Chicoree), Gurken, Kohl, Rettich, Knollen und Rüben etc.
- Wasser ohne Kohlensäure, keine sauren Tees (Früchtetees) etc.
- nur säure- und fructosearmes Obst, Äpfel und Birnen, grüne Feigen, Mango, Bananen, Melonen etc.
- Tafelbutter, Kokosöl, Olivenöl, Leinöl etc.
- Schlaf, Ruhe, Ausgeglichenheit, positive Gedanken etc.

Nimmt die Übersäuerung zu, werden die überschüssigen Säuren nicht nur im Bindegewebe, sondern auch in „höherwertigen" Organen abgelagert. Durch diese Ablagerungen wird die Ver- und Entsorgung der Zellen behindert, sodass sich alle möglichen Erkrankungen manifestieren können.

Durch Übersäuerung auftretende Schäden lassen sich in drei Gruppen fassen:

- Durch die Entmineralisierung können Zahnkaries, Leistenbrüche, Altersknochenbrüche und Bandscheibenschäden entstehen sowie Blutgefäße geschädigt werden (Arterien bekommen Risse) etc.
- Durch Stoffe, die nicht ausgeschieden, sondern im gesamten Organismus abgelagert werden, können Rheuma, Arthritis und Gicht entstehen; Steinablagerungen in der Gallenblase, den Nieren, im Harnleiter, und in der Harnblase können die unmittelbare Folge sein. Zudem können sich Allergien, Diabetes, Osteoporose und Neurodermitis manifestieren. Insbesondere der mögliche Verlust der Funktionalität der Nieren, das Blut zu filtrieren, kann der Ausgangspunkt verschiedenster Erkrankungen sein.
- Der Organismus kann seine Immunität gegen Infektionskrankheiten verlieren.

Trifft auch nur einer der drei o.g. Punkte zu, muss etwas in unserer Lebensweise, in unserer Ernährung im Wesentlichen falsch sein. Das Einlagern säurehaltiger Schlacken im gesamten Organismus bewirkt eine Stoffwechselbelastung, die zweifelsfrei zu einer Vielzahl folgenschwerer Erkrankungen führen kann.

Da unser Organismus den Säure- oder auch Basen-Überschuss über den Urin ausscheidet, lässt sich eine Übersäuerung dauerhaft, sehr einfach und auch preiswert austesten. Hierzu nimmt man ein Indikator-Stäbchen (100 Stück sind in jeder Apotheke für etwa fünf Euro erhältlich), das sich, wenn es mit Urin benetzt wird, verfärbt. Auf einer beiliegenden Farbskala lässt sich dann in Abstufungen sofort ablesen, ob der Organismus „sauer" oder „basisch" ist. Bis Sie sich und Ihr Ernährungsverhalten besser einschätzen können oder positiv verändert haben, sollten Sie den Test mehrfach am Tag über einen längeren Zeitraum durchführen, so lässt sich ein täglicher Durchschnittswert besser bestimmen.

Mit zunehmender Sicherheit durch die täglichen Testergebnisse können Sie Ihr Ernährungsverhalten dann sehr einfach und nachträglich positiv steuern. Mit der Zeit wird Ihnen dann fühlbar bewusst, wie stark eine an Säure überschüssige Ernährung für unterschiedlichste Beschwerden und Erkrankungen verantwortlich zeichnet. Ein gesunder, mit allen Nährstoffen hinreichend versorgter Körper ist in der Lage, die natürlichen ernährungsbedingten Schwankungen im Stoffwechsel durch seine Vielzahl an Puffersystemen auszugleichen.

Will man seine Gesundheit ernsthaft und nachhaltig verbessern, führt kein Weg an einer umfassenden Umstellung der Ernährung mit basenbildenden Nährstoffen vorbei.

„Wenn Du nicht bereit bist, Dein Leben zu ändern,
kann Dir nicht geholfen werden."
Hippokrates

Sehr hilfreich kann eine ausgewogene **Nahrungsergänzung** mit Vitaminen und Mineralstoffen sein, die unserem Körper lebensnotwendige Vitalstoffe zuführt. Sie sorgt für ein Gleichgewicht im Säure-Basen-Haushalt und greift regulierend in den Stoffwechsel ein. Insbesondere ist eine Nahrungsergänzung denjenigen zu empfehlen, die z.B. aufgrund von Zeitmangel nicht auf eine gesunde Ernährung achten können. So kann man dem Organismus zumindest basisch wirkende Vitamine und Mineralstoffe zuführen.

„Was auch immer der Vater (Auslöser) einer Krankheit war,
die Mutter war immer eine schlechte Ernährung!"
Alte chinesische Weißheit

Grüne Mineralerde

Als Ergänzung der Ernährung bieten sich gleich zwei hervorragende Produkte aus dem Mineralstoffbereich an. Das eine ist „grüne Mineralerde", das andere ein sehr spezielles Produkt aus Österreich, „Schindele's Mineralien". Durch die Verwitterung vulkanischer Asche entstand ein tonhaltiges Gestein, das Tonmineral Montmorillonit, im Sprachgebrauch „grüne Mineralerde". Dieses tonhaltige Gestein hat außergewöhnliche Eigenschaften, steckt voller Mineralien und hat eine enorme Absorptions- und Bindefähigkeit, sowohl für Schwermetalle als auch Drogen und andere Giftstoffe. Grüne Mineralerde ist seit Jahrhunderten bekannt und als altbewährtes Hausmittel ein „unbezahlbares" Geschenk der Natur.

Bei „grüner Mineralerde" handelt es sich also nicht um ein künstlich hergestelltes pharmazeutisches Produkt, sondern ausschließlich um einen in der Natur natürlich vorkommenden mineralhaltigen Stoff, der durch das Eindringen von Vulkanasche in den Boden vor Urzeiten entstanden ist. Tiere nutzen diese Wohltat der Natur instinktiv, indem sie die Mineralerde ganz natürlich als Nahrung aufnehmen. Grüne Mineralerde gilt zudem als natürlicher Stoff zur Neutralisierung radioaktiver Strahlung. Dr. Jensen, Forscher und Arzt aus den Vereinigten Staaten von Amerika, proklamiert, Heilerde zur Absorption von im Knochengewebe gespeicherten Strahlungsrückständen zu verwenden. Da wir tagtäglich unzähligen Strahlungsquellen wie z.B. Röntgenstrahlung, Funkstrahlung, Strahlung aus TV-Geräten, Mobiltelefonen, Computern, Starkstromleitungen, Strahlung aus dem Stromnetz etc. ausgesetzt sind, sollte man unbedingt in Erwägung ziehen, grüne Mineralerde auch zur Absorption von Strahlungsrückständen einzunehmen. Insbesondere kann es für diejenigen enorm hilfreich sein, die sich einer Strahlentherapie gegen Krebs ausgesetzt haben.

Schindele's Mineralien®

Das Mineralvorkommen von „Schindele's Mineralien" besteht aus metamorphem Paragneis eines vulkanischen Kegels und ist in dieser Zusammensetzung weltweit einzigartig und unverwechselbar. Von ganz besonderem Wert ist das Lösungsverhalten des Gesteins bzw. die Umwandlung desselben unter der Emission von Molekülen und Atomen in alternative Minerale.

Das Gestein wird ohne Sprengstoffe rein mechanisch abgebaut, um danach unter Beachtung des Mondkalenders vermahlen zu werden. Das Gesteinsmehl wird sehr fein vermahlen, 95% unter 90 μ, und dann ohne jegliche Zugabe fremder Stoffe in Blechdosen oder vegetarische Kapseln verfüllt. Die Inhaltsstoffe von „Schindele's Mineralien" unterliegen geringen Schwankungen, da sie ein natürliches Produkt sind.

„Schindele's Mineralien" wirken multifunktional

- Giftige Substanzen im Darm werden gebunden und dann ausgeschieden.
- Mineral-Mangelerscheinungen werden ausgeglichen.
- Durch den Mahlvorgang bei sehr hohen Temperaturen ist das Gesteinsmehl praktisch völlig keimfrei und schleppt keine Infektionen ein.
- „Schindele's Mineralien" sind rechtsdrehend, hoch magnetisch und schirmen ab.
- Das Gesteinsmehl neutralisiert durch seine positive Polarisierung (rechtsdrehende Magnetisierung) negative, linksdrehende Strahlen wie z.B. Strahlung aus Radio, Fernsehen, Radar, Funk etc. Durch diese Plus-Polarisierung fördert „Schindele's Mineralien" alles Leben, da alles Leben gleichfalls plus-polarisiert ist. Minus-Polarisierte Strahlung hingegen wird neutralisiert.

Am Samstag, dem 12. Dezember 1987, so berichtete Robert Schindele, wurde eine Sendung im Ö3 (Österreichischer Rundfunk) über „Schindele's Mineralien" ausgestrahlt. Während der Ausstrahlung gab der jetzige Ingenieur, Stanislaus Krumpholc, Auskunft darüber, wie er vor zwei Jahrzehnten nach Österreich kam. Durch seine vorhergehende Tätigkeit im Uranbergbau war er stark durch Strahlen geschädigt. Außer einem Rückenleiden hatte er starken Juckreiz am ganzen Körper sowie außergewöhnliches Zittern seiner Hände. Irgendwann hörte er von „Schindele's Mineralien". Nur so zum „Spaß" schluckte er das Gesteinsmehl wie viele andere Menschen vor ihm auch. Zu seiner großen Überraschung waren sämtliche Beschwerden nach wenigen Tagen verschwunden.

Inzwischen lässt sich dieses für Stanislaus Krumpholc kleine Wunder auch erklären. Die plus-magnetische, rechst-drehende Schwingung von „Schindele's Mineralien", die sogenannte „retrograde Änderung des Atomkristallgitters", wirkt auf die negativ-magnetische, links-drehende Schwingung der sehr hoch schwingenden, strahlenden radioaktiven Teilchen ein und bewirkt so eine Veränderung des Kristallgitters der Atome und ein Aufbrechen der negativen Strahlung. Nach Schindele ist es ein natürlicher, nicht ungewöhnlicher Vorgang, der seine Bedeutung erst dann richtig gewinnen wird, wenn es zu einem Atomunfall kommen sollte.

Das Schindele Gesteinsmehl setzt sich aus zahlreichen Mineralstoffen und Spurenelementen zusammen, die von der Wissenschaft als unerlässliche Stoffe für die Gesunderhaltung des Menschen nachgewiesen wurden. **„Schindele's Mineralien" sind gesundheitlich unbedenklich.** In einer Studie vom Februar 1994 wurde festgestellt, dass die Stoffe, die bei der täglichen Aufnahme von 6 g „Schindele's Mineralien" (etwa ein Teelöffel) dem Organismus zugeführt werden, unbestritten vollkommen unbedenklich sind. Die Studie ermittelte, welche Menge von welchen Stoffen im Magensaft gelöst werden, um vom Organismus aufgenommen werden zu können, denn nur der im Magensaft gelöste Teil der Stoffe wird im Körper verarbeitet und nicht die Gesamtmenge der aufgenommen Stoffe von „Schindele's Mineralien".

Die Analyse in Bezug auf das enthaltene Aluminium ergab, dass nur etwa 3,5% des gesamten Aluminiums löslich sind, der Rest ist gebunden und wird ungenutzt wieder ausgeschieden. Insgesamt wird dabei von den sechs Gramm Mineralien nur die geringe Menge von 6,48 mg Aluminium vom Organismus aufgenommen, was einem ADI-Wert (ADI = acceptable daily intake) von 10% entspricht. Somit soll der Gehalt an Aluminium in „Schindele's Mineralien" gesundheitlich völlig unbedenklich sein. Die Aufnahme toxischer Substanzen wie z.B. Aluminium wird möglicherweise auch verhindert, wenn mit dem Aluminium auch ausreichend ungiftige Mineralien, die in Schindele's Mineralien enthalten sind, aufgenommen werden. **Grundsätzlich sollte man jedoch die Aufnahme von Aluminium unbedingt vermeiden.**

WHO (World Health Organisation/Welt-Gesundheits-Organisation)
Der ADI-Wert ist ein Wert, der von der WHO festgelegt wurde. Er ist die durch die Wissenschaft festgestellte Menge eines Stoffes, die bei täglicher lebenslanger Einnahme als für die Gesundheit unbedenklich betrachtet werden kann.

In Bezug auf Eisen ist deutlich größere Vorsicht geboten. Mit sechs Gramm des Gesteinsmehls wird etwa 12 mg Eisen pro Tag aufgenommen, was in etwa 85% des täglichen Bedarfs entspricht. **Verzichten Sie daher auf die zusätzliche Einnahme von Eisenpräparaten. Besprechen Sie dies jedoch immer mit Ihrem Therapeuten.**

Alle anderen begutachteten Inhaltsstoffe von „Schindele's Mineralien", so die Studie, liegen weit unter den ADI-Werten. Die empfohlene Dosis (6 Gramm) kann somit unbedenklich über einen langen Zeitraum zugeführt werden, ohne dass die Gefahr einer Überdosierung von Schwermetallen, Mineralstoffen oder Spurenelementen entsteht.

Schindele's Mineralien als Nahrungsergänzung
Schindele's Mineralien werden durch Reibung hoch-magnetisch, was auf die Elemente Eisen und das magnetische Spurenelement Kobalt zurückzuführen ist. „Schindele's Mineralien" (bisher wurden 26 Mineralien identifiziert) besitzen eine retrograde (rückläufige, gegenläufige) Umwandlung des Atomkristallgitters mit Übergangsmetallen und Rückbildung auf Alkalifeldspat, soweit das Gutachten.

Möglicherweise war sich der Wissenschaftler, der das Gutachten erstellte, nicht der Folgenschwere seiner Feststellung bewusst. Konsequent weitergedacht wird mit dieser Feststellung/Entdeckung eines der größten Geheimnisse des Universums, die Umwandlung von Materie belegt.

In Schindele's Mineralien steckt das größte Geheimnis Gottes, die Materie-Umwandlung!
Auch hier war der Ingenieur Krumpholc der Auslöser bzw. der Entdecker. Im Dezember 1986 prüfte er die Innenisolierung des Prototyps der Mineraliendose auf Stromdurchlässigkeit und stellte dabei zu seiner großen Überraschung fest, dass das Gesteinsmehl einen Plus-Strom erzeugte. Genauer gesagt, bei Vibration, beim Rütteln erzeugt das Gesteinsmehl im Wechsel einmal einen Plus-, ein anderes Mal einen Minus-Strom, was zu diesem Zeitpunkt ein nicht erklärbares Mysterium darstellte.

Exakt ausgemessen war dies ein Plus-Strom mit acht Teilstrichen auf einer Messskala. Eine weitere Messung mit der gleichen Messsonde ergab dann plötzlich einen völlig unerklärbaren Minus-Strom mit acht Teilstrichen. Aufgrund dieser zu diesem Zeitpunkt nicht zu verstehenden Messergebnisse wurde das Gesteinsmehl zur Analyse an ein atomphysikalisches Institut geschickt.

Das Ergebnis: Aufgrund eines gigantischen Elektronenaustausches der in dem Gesteinsmehl enthaltenen Mineralien wird Strom produziert, wobei das größte bisher nicht bekannte Geheimnis der Mineralien darin besteht, dass sie sowohl rechtsdrehende als auch linksdrehende „Stromteilchen" zu vollkommen gleichen Anteilen besitzen. Diese Stromteilchen bezeichnet man als „Positronen". Der Minus-Strom wird durch diese Positronen generiert, mit der unglaublichen Fähigkeit, Materie umzuwandeln und in entsprechender Höhe und Bündelung auch Strahlung zu entmaterialisieren – eine wissenschaftliche Sensation!

„Schindele's Mineralien" (Gesteinsmehl) sind in Pulver- oder Kapselform erhältlich. Die einzunehmende Menge entnehmen Sie bitte den beigefügten Tabellen.

Coral-Calcium (Original Coral-Calcium aus Okinawa)

Coral-Calcium besteht aus 73 Mineralien, Spurenelementen und ionisiertem Kalzium. Coral-Calcium ist das elementare Element zur Versorgung des Organismus mit basischen Mineralien in natürlicher Zusammensetzung.

Die 161 Inseln Okinawa gehören zu Japan. Ihre Bevölkerung gehört zu den lang lebenden Menschen auf der Welt. In der Tat drehen sich die Räder auf Okinawa auch langsamer, denn die Bewohner haben es erreicht, den Alterungs-Prozess zu entschleunigen. Warum sind diese Menschen mit 100 Jahren noch vital und gesund, was ist ihr Geheimnis? In Okinawa ist es keine Seltenheit, wenn dynamische Hundertjährige voller Tatendrang noch ganz ohne Unterstützung ihren eigenen Garten bewirtschaften.

In einem kleinen Dorf im Norden von Okinawa, in Ogimi, kann man eine in Stein geschlagene Inschrift lesen, die man mit Fug und Recht als das Motto von ganz Okinawa bezeichnen kann.

„Mit siebzig bist Du noch ein Kind,
mit achtzig noch immer ein Jugendlicher,
und wenn Dich mit neunzig Deine Vorfahren in den Himmel einladen,
sage ihnen, sie sollen sich noch etwas gedulden,
bis Du einhundert Jahre alt geworden bist,
dann wirst Du anfangen, darüber nachzudenken."

Nirgendwo auf der Welt leben mehr Hundertjährige als in Okinawa. Die Menschen sind hier überdurchschnittlich fit, sowohl mental als auch physisch. Altersbedingte Krankheiten sind eine Seltenheit. Zufall? Wissenschaftler untersuchten dieses Phänomen in einer über 25 Jahre dauernden Studie. Dabei fanden Sie heraus, dass die Lebensumstände der mehr als 70-jährigen in Okinawa durch drei Fakten geprägt werden, die als hauptverantwortlich dafür angesehen werden, dass die Inselbewohner vital und gesund bleiben:

- Die Nahrung hat einen überwiegenden Anteil an Salaten, Soja, Gemüse, Obst und Omega-3-reichem Fisch. Es werden keine großen Mahlzeiten eingenommen. Der Kaloriengehalt ist niedrig. Man isst wenig Fett, Eier, Fleisch und Kohlenhydrate. Mehrere Tassen Jasmin- oder grüner Tee werden täglich getrunken.
- Die Inselbewohner sind ein Leben lang körperlich aktiv, inklusive positiver Lebenseinstellung.
- Okinawas Inseln sind Koralleninseln. Die Korallen liefern über das Trinkwasser alle elementaren Spurenelemente und Mineralien für den Organismus. Das Trinkwasser ist außerordentlich reich an basischen Mineralien, sodass eine krankmachende Übersäuerung des Körpers praktisch ausgeschlossen ist.

Erstaunlich ist die Ähnlichkeit der DNS-Struktur des Coral-Calciums mit der menschlichen DNS. Viele weitaus höher entwickelte Lebewesen weisen nicht die strukturelle Nähe zum Menschen auf, wie es die Korallen aus Okinawa tun. Das Coral-Calcium aus Okinawa, insbesondere die Sedimente, sind daher geradezu ideal, den Säure-Basen-Haushalt unseres Körpers ausgeglichen zu halten und uns beim Aufbau und der Regeneration unserer Knochen zu unterstützen. Die Koralle ist viele Millionen Jahre alt und doch für immer jung. Über das Coral-Calcium erhalten wir so die Möglichkeit, an ihrer unentwegten Regeneration und jugendlichen Vitalität zu partizipieren.

Gewonnen wird das Coral-Calcium aus Okinawa durch das Mahlen von versteinerten Korallen. Die Hauptbestandteile sind Calciumcarbonat und Magnesiumsalze in Verbindung mit vielen anderen Mineralien. Durch den Stoffwechsel der Koralle im Meerwasser sind im Coral-Calcium viele Spurenelemente sowie Calcium und Magnesium in einem biologisch ausgewogenen Verhältnis bioverfügbar enthalten. Dieses Korallen-Vorkommen ist einzigartig.

Insgesamt liegen 73 Mineralien in einer natürlichen Ausgewogenheit vor, was insoweit von großer Bedeutung ist, weil die einzelnen Mineralien nur durch das Zusammenspiel in der Gesamtheit wirken. Kein Mineral darf fehlen, damit jedes einzelne Mineral richtig wirken kann.

Die einzigartige Fähigkeit des Coral-Calciums besteht darin, dass es in Kontakt mit Wasser sofort beginnt zu ionisieren. Nur so kann es vom Organismus einfach absorbiert werden. Aufgrund des vollen Spektrums der vorhandenen Mineralien des Coral-Calciums mit seiner außergewöhnlichen natürlichen Fähigkeit zu ionisieren, gehört es zu den wertvollsten Mineralien-Lieferanten. Nur ausgewählte Unternehmen dürfen Coral-Calcium, das „Gold von Okinawa“, staatlich streng überwacht, ernten.

Das Trinkwasser auf Okinawa ist aufgrund des hohen Gehaltes an basischen Mineralien vollkommen einzigartig. Der Regen sickert durch die Korallensedimente und nimmt dabei die wertvollen Spurenelemente und Mineralien auf. Dabei wird ein außergewöhnlich hoher basischer pH-Wert des Wassers von 8 bis 8,5 erzielt, den die Einwohner Okinawas seit Jahrhunderten aufgenommen und so ihre Gesundheit auf natürliche Weise gefördert und erhalten haben.

Ein Mangel an basischen Mineralien kann durch Coral-Calcium ausgeglichen werden. Es neutralisiert die Säuren im Organismus, bringt den pH-Wert unserer Körperflüssigkeiten wieder in den basischen Bereich und ermöglicht so einem erkrankten Körper, sich zu erholen.

Am Beispiel des Lebensstils der Einwohner Okinawas lässt sich einfach ableiten, wie man in Gesundheit älter werden kann. Eine gesunde Ernährung mit vitalen Lebensmitteln, verbunden mit regelmäßiger Bewegung und unterstützender Versorgung durch basische Mineralien, ist das spektakulär einfache Geheimnis.

- Coral-Calcium ist ein ideales Nahrungsergänzungsmittel, das Säure-Basen-Gleichgewicht im Organismus wieder herzustellen.
- Die wertvollen basischen Spurenelemente und Mineralien liegen in ionisierter Struktur vor, was eine bestmögliche Assimilation in den Organismus garantiert.

- Coral-Calcium gleicht einen Mangel an Spurenelementen und Mineralien in unseren Nahrungsmitteln aus, die aufgrund von z.B. Monokulturen nicht mehr ausreichend Mineralstoffe enthalten.
- In einem gesunden Organismus des Menschen findet man beinahe den gleichen prozentualen Anteil aller Mineralien und Spurenelemente wie im Coral-Calcium aus Okinawa.
- Im Coral-Calcium aus Okinawa liegt Calcium und Magnesium etwa in einem Verhältnis von 2:1 vor.
- Im Coral-Calcium sind essentielle Spurenelemente wie z.B. Selen, Jod, Zink, Kupfer, Chrom, Germanium, Mangan und vieles andere mehr enthalten.
- Coral-Calcium aus Okinawa enthält keinen Milchzucker (Laktose), keine Bindemittel, keine Farb-, Geschmacks- oder Füllstoffe.
- Coral-Calcium aus Okinawa ist kein Medikament. Es ist ein nahezu vollkommenes Naturprodukt, zeigt keinerlei Nebenwirkungen und kann beliebig neben Medikamenten eingenommen werden.

Die „banale" Zitrone – ein Gesundbrunnen?

Ein wohlbehaltenes Leben zu führen, gesund zu essen, ausreichend zu schlafen, ein geregeltes Maß an Sport, sind nicht für jedermann Normalität, kaum einer hält das auf Dauer durch. Daher können Maßnahmen, die wenig Aufwand erfordern und so manchen Ernährungsfehler kompensieren, der Faktor sein, „Gesundheit" doch erhalten zu können. Eine dieser nicht ganz unwichtigen Maßnahmen ist ganz sicher die mehrfache, tägliche Aufnahme von Zitronenwasser aus einer frisch gepressten Zitrone, beginnend am besten gleich morgens nach dem Aufstehen.

Zitronenwasser ist extrem gesund mit überzeugenden Eigenschaften. Es wirkt basisch (die Grundlage für einen gesunden Organismus), verhindert Entzündungen, hilft abzunehmen, fördert die Verdauung und versorgt den Körper mit hochwertigen bioverfügbaren Mineralien. Neben der entzündungshemmenden Wirkung des Zitronenwassers fördert es zudem den Proteinstoffwechsel, die Gallenproduktion und optimiert die Fettverbrennung. Zitronenwasser hat einen hohen Vitamin-C-Gehalt und von allen Fruchtsäften die höchste Citratmenge. Zitronenwasser wirkt entwässernd und beschleunigt auf diese Weise die Ausscheidung von Gift- und Schadstoffen mit dem Urin. So kann u.a. auch der Gicht vorgebeugt werden.

Obwohl die Zitrone sehr sauer schmeckt, wirkt sie im Organismus doch stark basisch. Die Fruchtsäuren der Zitrone werden im Körper zu Wasser und Kohlendioxid verstoffwechselt, die übrigbleibenden basischen Mineralien stehen dem Organismus dann zur Verfügung. Obwohl man glauben könnte, die Säuren der Zitrone greifen die Schleimhäute des Magens an, ist das Gegenteil der Fall, der Zitronensaft regeneriert sogar eine angegriffene, entzündete Magenschleimhaut. Lediglich bei empfindlichen Zähnen oder Schmelzdefekten an den Zähnen sollte man Vorsicht walten lassen.

Die basischen Ebenen der Zitrone/des Zitronenwassers; die Zitrone:

- ist reich an Magnesium, Kalium, Antioxidantien, Vitamin C und Fruchtsäuren
- fördert die Bildung der basischen Galle in der Leber
- hinterlässt keine Schlacke (belastende Stoffwechselrückstände)
- wirkt entzündungshemmend, entsäuert und entgiftet
- fördert die Magen-Darm-Gesundheit, indem sie die Schleimhäute regeneriert
- fördert das Abnehmen (preiswerte Variante, Gewicht zu reduzieren)

Wollen Sie die an sich schon gewaltigen positiven Eigenschaften der Zitrone/des Zitronenwassers noch steigern, dann sei Ihnen empfohlen, in das Zitronenwasser noch die geriebene Schale einer Bio-Zitrone zu geben, die sehr reich an hochwirksamen Polyphenolen ist (Polyphenole regulieren beispielsweise den Blutdruck, schützen vor freien Radikalen, hemmen Entzündungen). Achten Sie jedoch unbedingt darauf, dass die Schale nicht schadstoffbelastet ist. Noch gesünder wird es, wenn Sie einen halben Teelöffel Natron hinzufügen oder eine Zitronen-Knoblauch-Kur durchführen. Die Zitronen-Knoblauch-Kur wirkt wie ein Jungbrunnen auf Ihren Organismus, denn sie befreit Ihren Körper von Ablagerungen, die sich u.a. an den Arterienwänden, den Gelenken oder im Gehirn befinden (siehe im Internet „Die Zitronen-Knoblauch-Kur"). Letztlich findet eine Regeneration des gesamten Körpers statt.

Zitronensäure, die gefährliche Täuschung
Allgemein wird Zitronensäure daher als eine natürliche und harmlose Substanz angesehen. Dies trifft jedoch nicht auf die in vielen Lebensmitteln und Getränken verwendete konzentrierte Zitronensäure zu. Diese isolierte und chemisch erzeugte Form der Zitronensäure ist extrem gesundheitsgefährdend, sie fördert schädliche Oxidationsprozesse, die Aufnahme von Aluminium in den Körper und schädigt die Zellmembran jeder einzelnen Zelle. Die Produkte vermitteln mit dem Verweis auf die Zitronensäure den Eindruck von Natürlichkeit, in Wirklichkeit ist Zitronensäure jedoch ein Lebensmittelzusatzstoff, mit E330 gekennzeichnet. Zitronensäure ist lediglich ein Konservierungsmittel und keinesfalls ein gesundes Nahrungsmittel. Vermeiden Sie daher möglichst den Verzehr von Nahrungsmitteln, die Zitronensäure als Konservierungsmittel enthalten. Zitronensäure finden Sie u.a. in Speiseeis, Eistees, Limonaden, Gummibärchen, Marmeladen, Süßwaren, Fruchtsäften, Dosenfrüchten, allgemein zur Konservierung vieler Lebensmittel.

Magnesiumchlorid, ein Wundermittel?

Magnesium ist mit über 300 Enzymreaktionen im menschlichen Organismus einer der wichtigsten Mineralstoffe. Es unterstützt sowohl das Herz-Kreislauf- als auch das Nervensystem, ist ganz wesentlich an Muskel- und Knochenaufbau beteiligt und löst Krämpfe und Verspannungen. Magnesium ist lebensnotwendig und wird für die elementarsten Abläufe im menschlichen Organismus benötigt wie z.B. die Verdauung, Fortpflanzung und Atmung, den Stoffwechsel, den Blutzucker, das Cholesterin und das Lymph- und Immunsystem, den Eiweiß-, Kohlenhydrat- und Fettstoffwechsel und die Funktion von Leber und Schilddrüse.

Magnesiumchlorid kann sowohl oral als auch über die Haut aufgenommen werden. Auch wenn die orale Aufnahme bei bestimmten Indikationen Vorteile aufweist, stellt die Aufnahme über die Haut doch die erste Wahl dar. Oral wird nur etwa 30 bis 50% des Magnesiumchlorids vom Organismus aufgenommen, über die Haut sind es 100%, und der Verdauungstrakt wird so elegant umgangen. Zudem gelangt das Magnesiumchlorid über die Haut direkt ins Blut und ist so sehr schnell für Zellen, Gewebe, Muskeln, Knochen und Lymphe verfügbar.

Zur oralen Einnahme von Magnesiumchlorid löst man etwa 34 g in einem Liter Wasser auf und trinkt von dieser 3%igen Sole über den Tag verteilt 3 x 20 ml (entspricht etwa 2 g Magnesiumchlorid). Zur äußerlichen Anwendung trägt man die gleiche Sole (3 x 10 ml) auf die Haut auf und massiert es leicht ein, bis das ölige Gefühl verschwunden ist; am besten gleich auf die Stellen, die Ihnen Probleme bereiten. Magnesiumchlorid sollte nach Möglichkeit immer auch mit Protein eingenommen werden.

Magnesiumchlorid sollten Sie anwenden:

- zur Muskel- und Nervenentspannung und zur Stärkung des Immunsystems
- zur Energiegewinnung aus Fett, Kohlenhydraten und Proteinen
- zur Bildung von Gelenkflüssigkeit, Knochen-, Knorpel- und Bandscheibengewebe und zur Behandlung von Überbeinen
- bei Angstzuständen, beklemmendem Herzgefühl, unregelmäßigem Herzschlag
- bei zu hohem Blutdruck und zum Abbau von Depressionen und innerer Unruhe

Doch das ist noch nicht alles, Magnesiumchlorid soll bei vielen anderen Erkrankungen eine unabdingbare Hilfe darstellen, u.a. bei: Atemnot, Asthma, Allergien, Migräne, Ekzemen, Schwindel, Kopfschmerzen, Kreislaufbeschwerden, Kribbelgefühl in den Beinen, Krämpfen, Arthrose, Arthritis, Osteoporose (das Mittel der Wahl bei Osteoporose ist der Ackerschachtelhalm (Silizium)), Zittern, Herzrasen usw.

Alles in allem ist Magnesium ein extrem wichtiger Bestandteil des menschlichen Organismus/Stoffwechsels und zeichnet für viele Funktionen und Systeme im Körper verantwortlich. Bei Beschwerden nahezu jeglicher Art sollte ein Mangel an Magnesium unbedingt ausgeschlossen werden.

Grüne Smoothies

Sie haben eine Abneigung gegen dieses struppige grüne Gemüse, das man schlecht auf die Gabel und erst nach langem Kauen runter bekommt? Dann haben Sie mit grünen Smoothies jetzt die Lösung gefunden. Grüne Smoothies sind die perfekte Ergänzung und ideale Nahrung für Menschen, denen Gesundheit wichtig ist oder die ihre Gesundheit wieder herstellen wollen. Grüne Smoothies können ausgesprochen lecker sein und stehen für die bestmögliche Versorgung Ihres Organismus mit hochkonzentrierten Nährstoffen in ihrer natürlichen Beschaffenheit. Grüne Smoothies bestehen aus grünem Blattgemüse, Früchten und reinem Wasser ohne Kohlensäure.

Victoria Boutenko „entdeckte" die grünen Smoothies

Victoria Boutenko und ihre Familie stammen aus Russland, seit den 1980er-Jahren lebt sie mit ihrer Familie in den USA. Es ist noch gar nicht so lange her, da litt die Familie Boutenko unter einer Vielzahl gesundheitlicher Beschwerden. Bei Victoria Boutenko wurde eine Herzkrankheit diagnostiziert, ihr Mann litt unter einer progressiven Hyperthyreose (Schilddrüsenüberfunktion) und einer schmerzhaften rheumatischen Arthritis, ihre Kinder schlugen sich schon im Teenageralter mit chronischen Erkrankungen wie Diabetes (Typ 1) und Asthma herum. Die sie behandelnden Ärzte konnten nicht helfen und gaben ihnen zu verstehen, sie hätten sich mit ihren Gebrechen abzufinden. Medikamente, die man ihnen verschreiben könne, würden ihr Leiden zwar lindern, heilen könnten sie sie aber nicht. Victoria Boutenko aber gab sich mit dieser eigentlich niederschmetternden Diagnose nicht zufrieden und suchte nach einer Lösung, die sie letztendlich auch fand.

In ihrer Suche nach geeigneten Maßnahmen, die Gesundheit ihrer Familie wiederherzustellen, stieß sie alsbald auf die Ernährung durch Rohkost. Ohne lange zu überlegen, stellte sie die Ernährung ihrer Familie praktisch über Nacht auf Rohkost um. Von Begeisterung für Rohkost war zu diesem Zeitpunkt bei ihrer Familie wenig zu spüren, schon gar nicht bei den Kindern. Als sie aber mit der Zeit bemerkten, dass sämtliche Erkrankungen nach und nach verschwanden, war ihre Begeisterung groß.

Plötzlich schlug Victorias Herz wieder normal, und ihr Mann, der seinen Alltag vorher nur mit großen Schmerzen bewältigen konnte, nahm nach nur drei Monaten Rohkost mit der ganzen Familie an einem Lauf über 10 km teil. Über Jahre hinweg ernährten sie sich in dieser gesunden Form, aßen viele Früchte, Wurzelgemüse, Nüsse und Samen und hatten doch das Gefühl, dass ihnen noch irgendetwas fehlte. Victoria analysierte daraufhin ihren Speiseplan und erkannte, dass sie fast nie grünes Blattgemüse aufnahmen. Es war ein banaler Grund: Sie mochten es schlicht nicht. In der Tat bekamen sie Blattgemüse nur mit einer Menge Dressing verspeist, was dann jedoch schwer im Magen lag.

Durch die zufällige Beobachtung der Essgewohnheiten von Schimpansen wurde Victoria plötzlich bewusst, was sie falsch machten. Die Schimpansen aßen Blattgemüse besonders gerne mit Früchten. Auch schlangen sie ihre Nahrung nicht herunter, sondern kauten sie sehr ausgiebig und sorgfältig, ganz im Gegensatz dazu, wie ihre Familie Blattsalate verzehrte. Ein weiteres Merkmal war auch die außergewöhnliche Vielfalt der Blattmahlzeiten, die Menschenaffen zu sich nahmen, die sich von mehr als einhundert unterschiedlichen Blattpflanzen, genauer gesagt Wildpflanzen, die eine äußerst vitalstoffreiche Nahrungsquelle darstellen, ernähren.

Victoria entschied demzufolge, ab sofort vermehrt Blattgemüsearten, Kräuter und Wildpflanzen in großer Vielfalt auf den Tisch zu bringen und beim Verzehr darauf zu achten, dass sie gründlich gekaut würden. Leider war die Akzeptanz der Familie für das Blattgemüse nach wie vor sehr niedrig, es schmeckte ihnen einfach nicht, und das ausgiebige Kauen war ausgesprochen lästig. Das war die Geburtsstunde der „grünen Smoothies“. Victoria nahm einen Mixer, gab das Grünzeug mit Früchten und ein wenig Wasser hinein, mischte das Ganze ausgiebig durch, und am Ende stand ein grüner Drink, der ihnen, ganz entgegen ihrer Erwartung, ausgezeichnet schmeckte. Plötzlich und unerwartet war es ihnen möglich, große Mengen an Blattgemüse in der für die Verdauung optimalen breiigen Form sogar mit Genuss zu verzehren. Das Ergebnis für die Gesundheit ihrer Familie war so durchschlagend, dass Victoria mittlerweile in Sachen grüner Smoothies die halbe Welt bereist und zwei Bücher geschrieben hat, damit möglichst viele Menschen in den Genuss dieser einfachen Methode kommen und mit ihr vertraut werden. Einfacher kann man kaum etwas für seine Gesundheit tun.

Was macht grünes Blattgemüse so wirkungsvoll?
Grüne Blätter, Blattgemüsearten (weniger Kopfsalat, der arm an Mineralien und Vitaminen ist) sind sehr reich an Eiweiß, Mineralien und Vitaminen. Ihr Nährstoffgehalt ist weit höher als der ihrer Knollen und es wäre viel zu schade, sie nicht zu verzehren. Rote-Beete-Blätter haben beispielsweise sechsmal soviel Vitamin C, achtmal soviel Calcium, dreimal soviel Magnesium und Eisen, etwa 2.000 Mal soviel Vitamin K und etwa 200 Mal soviel Vitamin A wie die Knolle selbst. Zu den Blattgemüsearten gehören nahezu sämtliche Wildgemüse, Kräuter und Sprossen sowie die Blätter der Roten Beete, Karotten, Kohlrabi und Radieschen.

Sekundäre Pflanzenstoffe
Blattgemüse sind der Urquell sekundärer Pflanzenstoffe (Phytamine), ihr Anteil in Blattgemüsearten ist sehr hoch. Aufgrund dieser sekundären Pflanzenstoffe haben sie antitumorale, antibakterielle, antiarthritische, immunsystem-stimulierende, blutverdünnende, darmreinigende, leberschützende und noch viele andere für die Gesundheit vorteilhafte Effekte. Phytamine dienen zudem als Fänger freier Radikale, sind Antioxidantien und sollen den Alterungsprozess verlangsamen.

Ballaststoffe
Blattgemüsearten sind sehr ballaststoffreich und daher besonders befähigt, den Darm fortwährend zu reinigen, sodass sich keine Ausscheidungsreste an den Darmwänden anheften oder ablagern können. Unlösliche Ballaststoffe sind daher von unschätzbarem Wert für unser Verdauungssystem, die Entgiftung unseres Körpers und die Versorgung unseres Organismus. Zudem stabilisieren sie den Blutzuckerspiegel, senken das Diabetes-Risiko, senken den LDL-Cholesterinwert und verringern das Krebsrisiko. Blattgemüse und die darin enthaltenen Ballaststoffe sind ein einziger Segen für den gesamten Organismus.

Basisches Blattgemüse
Die meisten unserer gängigen Nahrungsmittel, die wir tagtäglich konsumieren, bilden im Körper Säuren. Zudem produziert unser Organismus von sich aus Säuren, verstärkt beispielsweise durch Stress oder sportliche Betätigung. Diese Säuren muss unser Organismus unter allen Umständen durch Basen und basische Lebensmittel fortwährend neutralisieren, andernfalls werden die Säuren im gesamten Organismus mit der Folge abgelagert, dass Arterien oder das Bindegewebe verstopfen und so unseren Organismus fortwährend in der Ausübung seiner notwendigen Funktionen behindert wird. Letztendlich können sich hierdurch alle nur denkbaren Krankheiten etablieren.

Das Mittel der Wahl zur Neutralisierung von Säuren ist Blattgemüse mit seiner starken basischen Ausrichtung. Basisches Blattgemüse mit seinen vielen Vitaminen und Mineralien in leicht verstoffwechselbarer Qualität ist in hohem Maße befähigt, die Säuren im menschlichen Organismus – und das auch noch schmackhaft – auszugleichen. Ohne Blattgemüse ist ein ausgeglichenes Säure-Basen-Verhältnis nur schwer denkbar.

Chlorophyll im grünen Blattgemüse

Es gibt nicht viele Substanzen, von denen man unzweifelhaft behaupten kann, dass sie zu den wichtigsten lebensspendenden Stoffen unserer Nahrungsmittel gehören. Chlorophyll verleiht den Pflanzen ihre grüne Farbe und ermöglicht ihnen, zusammen mit dem Sonnenlicht Photosynthese zu betreiben und so Kohlendioxid in Kohlenhydrate umzuwandeln. Chlorophyll bezeichnet man daher auch als grünes Sonnenlicht. Je reichlicher Chlorophyll in Lebensmitteln enthalten ist, umso stärker ist der gesundheitliche Effekt auf den menschlichen Organismus. Chlorophyll ist unersetzlich bei der Bildung von frischen Blutzellen, unterstützt den Abbau von Strahlenschäden und neutralisiert krebserregende Substanzen. Zudem hilft Chlorophyll bei der Wundheilung und der Entgiftung des Körpers. Doch vor allem zeichnet Chlorophyll für reines gesundes Blut verantwortlich und ist daher in der Gesamtheit für unsere Gesundheit von unschätzbarer Bedeutung. Chlorophyll in grünem Blattgemüse, unser grünes Blut, ist unserem körpereigenen Hämoglobin (roter Blutfarbstoff) sehr ähnlich, im Aufbau fast identisch. Unter anderem zeichnet sich Chlorophyll dadurch aus, dass es einen nicht unerheblichen positiven Einfluss auf die Bildung der im Knochenmark entstehenden Blutkörperchen hat.

Viele weitere Vorzüge des Chlorophylls, durch unzählige Studien belegt, könnten hier noch aufgeführt werden. Die wunderbaren Eigenschaften des Chlorophylls muss man aber gar nicht in allen Details kennen, es reicht, wenn Ihnen klar wird oder ist, dass Blattgemüse mit Chlorophyll ein unabdingbarer Bestandteil Ihrer Ernährung sein muss.

Ärzte wissen heute kaum noch um die Vorzüge grüner Lebensmittel. Wie viele Tabletten hätte man sparen können, wie vielen Menschen hätte man einfach zu neuer Gesundheit verhelfen können, würde man sich nur darauf besinnen, dass die Natur seit Jahrmillionen all das schon in idealer Zusammensetzung für uns bereit hält.

Blattgemüse sollte unbedingt gemixt werden!

Natürlich können Sie das Blattgemüse auch kauen, doch um den größtmöglichen Nutzen zu haben, muss es ausgiebig breiig gekaut werden, was langwierig und auch mühsam sein kann oder bei kranken Menschen einfach nicht mehr möglich ist. Grünes Blattgemüse enthält so ziemlich alles, was unser Organismus benötigt, um gesund zu bleiben, Mineralstoffe, Aminosäuren, Phytamine und auch Ballaststoffe, also Zellulose, die ein wichtiger Bestandteil von Pflanzen ist. Die Zellulose umschließt und schützt die in den Pflanzenzellen enthaltenen Nährstoffe. Zellulose ist aber mit Abstand das Unverdaulichste und Zäheste, was die Natur zu bieten hat. Um nun überhaupt an diese so wichtigen Nährstoffe gelangen zu können, muss die Zellulose durch Kauen aufgebrochen werden, was sich als äußerst mühsam darstellen kann.

Vergessen Sie daher einfach das mühsame Kauen, leichter und effektiver geht es mit einem Mixer, der einen noch so gründlichen Kauvorgang optimal ersetzen kann. **Allerdings sollten die gemixten Smoothies vor dem Schlucken gut eingespeichelt und nicht einfach nur hinuntergetrunken werden!**

Das Grundrezept eines „Grünen Smoothies“

- 150 g grünes Blattgemüse
- 150 g zerkleinerte Früchte
- 200 ml Wasser

Mixen Sie das Ganze so lange, bis ein flüssiger Drink entstanden ist. (Wurzel- und Knollengemüse sind wegzulassen). Diese Grundrezeptur lässt sich mit den unterschiedlichsten gesunden Ingredienzien verfeinern.

Dazu gehören:

- Frisch gepresster Grapefruit-/Orangensaft anstelle des Wassers
- Etwa ein Teelöffel Kokos- oder Leinöl und ein Esslöffel Mandelmus
- Frischer Ingwer (nach Geschmack)
- Bio-Zitronensaft oder eine frisch geriebene Bio-Zitronenschale
- Gewürze wie Vanille, Zimt oder Kardamom
- Blätter von Brokkoli, Karotten, Kohlrabi, Rote Bete, Radieschen etc.
- Wildgemüse wie Löwenzahn, Melde, weißer Gänsefuß, Wegerich, Giersch,
- Kräuter wie Petersilie, Basilikum, Minze, Oregano, Dill etc.
- Sprossen von Brokkoli, Alfalfa, Sonnenblumenkernen etc. (keine Hülsenfruchtsprossen)
- Staudensellerie- und Grünkohlblätter, Mangold, Spinat, Rucola, Freilandsalate

Etwa 500 bis 1.000 Gramm sollte das Verzehrziel von grünem Blattgemüse pro Tag sein. Beginnen Sie aber mit einer kleineren Menge, die Ihnen zusagt, etwa 150 Gramm. Möglicherweise werden Sie sehr schnell bemerken, dass Sie Ihre Smoothies jeden Tag mehr mögen. Mit der Zeit, wenn sich Ihr Geschmackssinn verbessert hat, verringern Sie den Anteil der Früchte in den Smoothies bis gegen Null, so wird der grüne Cocktail noch effektiver sein, Ihr Körper wird es Ihnen mit Gesundheit danken.

- Würzen Sie nach Geschmack mit Kräutersalz, Steinsalz und Würzöl.
- Wollen Sie Ihre Smoothies noch vitaler und gehaltvoller machen, geben Sie nach Gusto Ginseng, Ginkgo, Bertram, Bärlauch, Beifuß, Knoblauch, Curcuma, Curry, Silicium und Koriander etc. hinzu.

Eines sollten Sie jedoch unbedingt noch beachten: Um jegliche Speisen ordentlich aufschließen zu können, bedarf es der richtigen Portion Magensäure. Und hier hapert es schon bei vielen, insbesondere bei älteren und kranken Menschen.

Was ist zu tun?
Nun zuallererst gilt es festzustellen, ob Sie einen Mangel an Magensäure haben. Dies können Sie einfach austesten, indem Sie Rote-Beete-Saft trinken. Verfärben sich danach Ihr Urin und Stuhl rot, liegt der Verdacht nahe, dass Ihr Magen zu wenig Magensäure produziert.

Abhilfe schaffen Sie, indem Sie grüne Smoothies verzehren. Unterstützen können Sie das Ganze durch tägliches Trinken von Apfelessig (2 kleine Gläser/Tag) und die Einnahme von Hydrochlorsäure-Kapseln (nach Packungsangabe). Hydrochlorsäure ist eine natürliche, vom Magen produzierte Säure, die für die Aufnahme von Eiweiß, Kalzium, Zink, Eisen, Vitamin B 12, sowie vieler weiterer Mineralien unentbehrlich ist. Da die Magensäure zudem die Aufgabe hat, Mikroorganismen und Parasiten abzutöten, kommt der Magensäure eine große Bedeutung für Ihre Gesundheit zu.

Heilfasten und Krebs

Mit zu den ältesten Heilmethoden zur Wiederherstellung der Gesundheit zählt das Heilfasten. Schon im alten Ägypten wurde Heilfasten, wurden Fastenkuren zur Wiederherstellung der Gesundheit gegen die unterschiedlichsten Krankheiten eingesetzt. Die Schulmedizin steht dem Heilfasten nach wie vor kritisch gegenüber und rät sogar z.B. bei einer Krebserkrankung davon ab. Möglicherweise dreht sich der Wind gerade, denn viele aktuelle Studien zeigen auf, wie wirksam gerade Heilfasten bei Krebs ist. Während des Heilfastens konnte nachgewiesen werden, dass Krebszellen in ihrem Wachstum gehindert werden. Heilfasten kann demnach eine wichtige Komponente in einer ganzheitlichen Krebstherapie werden.

Gegenwärtig nimmt die Schulmedizin diese gut dokumentierten Studien nicht wirklich ernsthaft zur Kenntnis, zu lukrativ ist das Geschäft mit den teuflischen Mitteln der Chemotherapie und Bestrahlung. Anders sieht es jedoch bei rheumatischen Erkrankungen wie Arthrose und Arthritis aus. Hier kann sogar die Schulmedizin nicht mehr die Augen vor der deutlich sichtbaren schmerzlindernden und entzündungshemmenden Wirkung des Heilfastens verschließen. Auch bei Fibromyalgie, Bluthochdruck, Diabetes, Übergewicht u.a. ist Heilfasten angebracht und zeitigt nahezu immer positive Ergebnisse.

Heilfasten wirkt gegen Krebs

Aus dem Jahr 2012 gibt es eine Studie der wissenschaftlichen Forschergruppe um Dr. Valter Longo, Professor für Gerontologie und biologische Wissenschaften an der University of Southern California, die in der Medizinwelt für großes Aufsehen sorgte. Die Gruppe konnte nachweisen, dass sich das Heilfasten äußerst positiv auf die Tumorentwicklung auswirkt. Das Wachstum der Tumore verlangsamte sich und die „Metastasierungsgefahr“ soll sich um etwa 75% verringert haben. Darüber hinaus zeigte sich, dass die Kombination aus Chemotherapie und Heilfasten deutlich effektiver war als eine Behandlung nur mit Chemotherapie. Die Studie wurde mit unterschiedlichsten Krebsarten durchgeführt, u.a. an Gehirntumoren, Eierstockkrebs und Brustkrebs. Die Mehrheit der in der Studie getesteten Krebsarten reagierte positiv auf das Heilfasten, ohne die Chemotherapie als zusätzliche Behandlungsmethode mit einzubeziehen.

Die Bedenken des Heilfastens während einer Krebstherapie wurden von Dr. Longo mit den Worten zerstreut, dass keine Hinweise auf eine mögliche Gefährdung des Krebspatienten durch Heilfasten erkennbar seien. Stattdessen sehe er überzeugende Beweise dafür, dass das Heilfasten große Vorteile bietet. Allerdings kann es zu einer kurzfristigen Erhöhung der Leberwerte kommen, was aber zu vernachlässigen sei.

Heilfasten zerstört „Krebszellen“

(Krebszellen im eigentlichen Sinne des Wortes gibt es nicht, siehe „Die wahre Ursache schwerer Erkrankungen und von Krebs“, Dr. Weber)
Dr. Longo konnte auch Hinweise darauf geben, warum sich Heilfasten so positiv auf die Gesundheit eines Krebspatienten auswirkt. Dazu führte er aus, dass gesunde Zellen beim Heilfasten in einen Nährstoffmangel geraten, um sodann in einen „Energiesparmodus“ umzuschalten. Bei „Krebszellen“ geschieht dies jedoch nicht, sie stehen für ungebremstes Tumorwachstum. „Krebszellen“ sind nicht in der Lage, bei Nährstoffmangel in einen Ruhezustand zu schalten. Sie brauchen dauerhaft Nahrung und verbrauchen auch noch die letzten im Blut verbliebenen Nährstoffe. Das ist auch der Grund, warum Krebspatienten trotz ausreichender Versorgung mit Nahrung letztendlich so abmagern und verhungern.

Krebszellen lieben Zucker (Kohlenhydrate)

Krebs hat sicher auch mit unserem Wohlstand und dem Überangebot an Kohlenhydraten zu tun. Kohlenhydrate sind allgegenwärtig und reine Energielieferanten. Man findet sie z.B. in Zucker, Obst, Kartoffeln, Getreide, Brot, Backwaren, Nudeln, Reis, Müsli, Haferflocken, Alkohol usw. Kohlenhydrate werden im menschlichen Organismus durch Zerlegen in ihre Bestandteile in Energie umgesetzt. Kohlenhydrate haben alle eine einheitliche chemische Struktur, sie bestehen aus Wasserstoff, Sauerstoff und Kohlenstoff. Erst die verschiedenartige Zusammensetzung der Inhaltsstoffe machen die Stärken und Vorzüge der unterschiedlichen Kohlenhydrate aus.

Kohlenhydrate unterteilt man in:

- Monosaccharide (Einfachzucker) z.B. Fruchtzucker, Traubenzucker
- Disaccharide (Zweifachzucker) z.B. Malz-, Milch-, Haushaltszucker
- Polysaccharide (Vielfachzucker) z.B. pflanzliche und tierische Stärke

Kohlenhydrate sind lediglich eine Umschreibung für Zucker!
Kohlenhydrate, also eine Aneinanderreihung von Zuckermolekülen, können vom menschlichen Organismus nicht direkt verarbeitet werden. Sie müssen erst zu Glukose umgewandelt werden, bevor sie in den Zellen der Muskeln und der Leber gespeichert werden können. Bei den unterschiedlichsten Stoffwechselvorgängen des menschlichen Organismus spielt Glukose eine elementare Rolle. Der Glukosegehalt des Blutes wird durch die Hormone Insulin und Glucagon geregelt.

Aufgrund der besonderen Charakteristika von Glukose kann es jedoch bei übermäßigem Verzehr zu erheblichen Zellschäden und so auch zu schweren Erkrankungen kommen, da ein Anteil des Glukose-Moleküls in der den Organismus schädigenden, offen-reaktiven Aldehydform vorliegt (zu vergleichen mit dem bekannten Formaldehyd). Wenn Proteine (Eiweiß) dann mit der Glukose reagieren, kommt es zu irreversiblen Schäden im Körper. So wird auch leichter verständlich, warum es bei zu hoher Glukose-Konzentration in den menschlichen Zellen zu erheblichen Schäden mit den dann unvermeidlichen Folgeerkrankungen kommen kann. Glukose stellt zwar die Energie für die Muskeln zur Verfügung, hat aber auch die o.g. schädigenden Effekte, zu denen insbesondere gehört, dass sich „Krebszellen" ausschließlich von Glukose (Zucker) ernähren, der dann in der Folge zu linksdrehender Milchsäure verarbeitet wird.

Die Hypothese der Forschungstätigkeit Otto Heinrich Warburgs, Nobelpreis für Medizin 1931, erlebt derzeit weltweit eine Renaissance. Mehr als achtzig Jahre nach den Erkenntnissen seiner Forschertätigkeit erscheinen nun neue Studien zum Metabolismus von „Krebszellen". Der anerkannte Wissenschaftler arbeitete in Berlin-Dahlem, am Kaiser-Wilhelm-Institut. Er starb 1970 im Alter von 86 Jahren. Unbeirrbar hielt der berühmte Physiologe bis zu seinem Tod an seiner Auffassung fest, dass Krebs eine Entgleisung des Stoffwechsels im menschlichen Körper ist. Für ihn gab es keinen Zweifel, Krebszellen haben ein „Problem mit dem Sauerstoff", da sie sich von normalen Zellen insbesondere durch eine erheblich schwächere Zellatmung unterscheiden. Er erkannte, dass die Energiegewinnung von Krebszellen nur unter Zuhilfenahme der anaeroben Glykolyse (ohne Sauerstoff zu nutzen) erfolgt. Glukose wird dabei nicht mehr mit Sauerstoff abgebaut, sondern ausschließlich über die Glukose-Vergärung. Krebszellen vergären also den Zucker (Glukose) im Gegensatz zu gesunden Zellen, die unter Mitwirkung von Sauerstoff Eiweiß-, Zucker- und Fettabbauprodukte verbrennen. Die Glukose-Vergärung erfolgt dagegen unabhängig vom Sauerstoff in der Zelle, es entsteht das Abbauprodukt Milchsäure (Laktat).

Für die Zucker-Vergärung zur Energiegewinnung zeichnet das Enzym TKTL1 (Transketolase-like-1-Enzym) verantwortlich. Die Krebszellen erhalten durch die Aktivierung des TKTL1-Enzyms die Möglichkeit, Energie aus Glukose zu ziehen, wenn kein oder nur wenig Sauerstoff für die Verarbeitung des Zuckers verfügbar ist. Das Enzym TKTL1 ermöglicht der Zelle, sofern ausreichend Glukose zur Verfügung steht, genügend Energie zu generieren und sich durch Zellteilung zu vermehren. Dabei entstehen enorme Mengen an Laktat (Milchsäure). Es ist daher bei einer Ernährungsumstellung eines an Krebs Erkrankten unabdingbar, den Konsum von Kohlenhydraten (Zucker) jeder Art soweit als möglich einzuschränken. Durch den Verzicht auf Kohlenhydrate bei der Ernährung sowie durch eine ruhigere Lebensführung (Stress erzeugt auch „inneren Zucker") sollten an Krebs erkrankte Menschen den Stoffwechsel in Richtung Gesundung umstellen können.

Eines der Ernährungsübel besteht darin, **dass Krebspatienten buchstäblich verhungern**, weil ihre Nahrung überwiegend aus Kohlenhydraten besteht. Da Kohlenhydrate sozusagen das Grundnahrungsmittel von „Krebszellen" darstellen, verzehren sie demzufolge auch sämtliche über Kohlenhydrate eingebrachte Energie. Die noch gesunden Zellen des übrigen Organismus verhungern schlicht. Einen deutlichen Beweis für die Glukose verschlingenden „Krebszellen" fanden Wissenschaftler, als sie das Blut von Krebspatienten untersuchten, das direkt aus der Vene hinter dem Tumor abgenommen wurde. Im direkten Vergleich mit dem Blut vor dem Tumor stellte sich dann heraus, dass das Blut direkt hinter dem Tumor 31mal weniger Glukose und 43mal mehr Milchsäure aufwies. Krebszellen verbrauchen also die gesamte in Form von Glukose vorliegende Energie und produzieren große Mengen von Milchsäure. Fehlt Glukose, wird kein Insulin produziert, und der Transport von Glukose zu den Körperzellen ist unterbrochen. Gesunde Zellen sind jedoch in der Lage, die unterbrochene Energieproduktion durch die Nutzbarmachung von Keton-Körpern (Produkt des Stoffwechsels, das bei stärkerem Fettabbau entsteht) zu überbrücken.

„Krebszellen" sind zu dieser Reorganisation durch die blockierte Fettverbrennung nicht fähig. Das erfreuliche Ergebnis: „Krebszellen" verhungern ganz natürlich, ohne dass sie die Möglichkeit hätten, sich in irgendeiner Form zur Wehr zu setzen.

„Krebszellen" sind ohne Glukose und Insulin von der gesamten Versorgung mit Energie abgeschnitten und verhungern!

Ab weniger als 70 Gramm Kohlenhydrate täglich geraten gesunde Zellen in einen Alarmzustand. Die Energieversorgung wird dann auf eine andere Energieart umgestellt. Kohlenhydrate/Zucker/Glukose sind dann nicht mehr die Hauptenergielieferanten einer Zelle. Die gesunden Zellen greifen dann in ihrer Energienot auf die Verwertung der energiereichen Fettreserven, der Keton-Körper, zurück, die beim Fettabbau durch die Leber gebildet werden. Gehirn und Muskeln stellen sich dann zur Verwertung der Keton-Körper auf die neuen Gegebenheiten ein und schütten behelfsweise notwendige Enzyme aus. So sind die Zellen auch in Hungerzeiten auf Leben eingestellt und sorgen so dafür, dass der Organismus über die Keton-Körper in zufriedenstellendem Umfang Energie erhält.

Das menschliche Gehirn benötigt etwa 120 Gramm Glukose pro Tag. Kommt es aufgrund eines Energiemangels zu einem „Reset" des Organismus, reichen dann auch etwa 40 Gramm Kohlenhydrate (Glukose) pro Tag aus. Die neuen Energielieferanten des Körpers sind dann Keton-Körper. Die zu diesem Zeitpunkt knappe Glukose wird nur noch für besondere Aufgaben verwendet und als außergewöhnlicher Schatz behandelt.

Die Grundlage eines gesunderhaltenden Ernährungsplanes sollte daher viel pflanzliches Eiweiß sein. Dazu gehören immer auch Gemüse, roh oder leicht gegart, **zuckerarmes** saures Obst und Beeren, Leinsamen, Sonnenblumenkerne, alle Arten von Nüssen (außer Erdnüsse) und die wichtigen ungesättigten Öle mit den Fettsäuren Omega 3 und 6 (z.B. Leinöl). Fazit:

Achten sie darauf, keine Transfette oder Acrylamide aus Fertigprodukten zu verzehren, nehmen Sie Abstand von Geräuchertem und Gepökeltem (Nitrit, Nitrat), trinken Sie keine Milch und nur wenig Milchprodukte, nutzen sie keine Mikrowelle und verzichten sie weitestgehend auf alle Kohlenhydrate (Zucker, Glukose). Ernähren Sie sich unbedingt überwiegend basisch, siehe „Dauerhafte Gesundung Teil 1", und FASTEN Sie, dann ist der erste Grundstein für eine dauerhafte Gesundheit gelegt.

Die Wächter unseres Immunsystems, die weißen Blutkörperchen (Leukozyten), haben u.a. die Aufgabe, Tumorzellen zu bekämpfen. Die Leukozyten-Anzahl ist bei Krebspatienten in der Regel, bedingt durch Chemotherapie und Medikamente, viel zu niedrig. Hierdurch ist das Immunsystem erheblich geschwächt. Und auch hier kommt die positive Wirkung des Heilfastens zum Tragen. In einer klinischen Studie konnte nachgewiesen werden, dass Krebspatienten, die eine Chemotherapie erhalten hatten, mit Heilfasten die Regeneration des Immunsystems anstoßen konnten. Die Leukozyten-Bildung konnte über die Stammzellen wieder aktiviert und verbessert werden.

Andere Studien konnten belegen, dass Krebspatienten mit Fastenperioden deutlich geringere Nebenwirkungen durch die Chemotherapie erfahren haben. Hat man sich dazu entschieden, Heilfasten in die Krebstherapie mit einzubeziehen, dann sollte man nicht unbedingt auf eigene Faust handeln, sondern immer auch die Zusammenarbeit mit einem Therapeuten seines Vertrauens suchen.

Schüßler-Salze (Das unterschätzte Heilmittel)

Viele Menschen setzen für Ihre Gesundheit auf gesunde Ernährung, ausreichende Bewegung und auch auf Meditation und Regeneration. Gesundheit umfasst unser gesamtes körperliches und seelisches Wohlbefinden und ist nicht nur die Abwesenheit von Krankheit oder Schmerz. Ein optimaler Mineralstoffwechsel ist dabei eine große Hilfe und ein wichtiger Aspekt. Ohne optimalen Stoffwechsel läuft in unseren Zellen so gut wie gar nichts ab.

Unter Stoffwechsel versteht man die meisten biochemischen Prozesse in Organismen von Lebewesen; dazu gehören u.a. die Nahrungsaufnahme und deren Verarbeitung, die Atmung, die Nährstoffe – Mineralien, Vitamine und Spurenelemente –, die für alle Lebensvorgänge gespeichert und verarbeitet werden; nicht zu vergessen die Enzyme und Hormone, die für unser Nervenkostüm von außerordentlicher Bedeutung sind. Gesunder Stoffwechsel ist also nichts weiter als die Umwandlung von gesunder Nahrung in körperlich verwertbare Stoffe (Aminosäuren, Mineralien, Fettsäuren, etc.), die dann vom Blut an ihren Bestimmungsort, zu den Zellen, gebracht werden, in denen dann der Stoffwechsel stattfindet. Ständig werden so Stoffe aufgenommen, umgewandelt, abgeführt und wieder ausgeschieden – ein ununterbrochener Energiekreislauf für Gewebe, Organe und Zellen.

Häufig genug kommt es aber vor, dass der Mineralstoffhaushalt aus dem Ruder läuft und das Gleichgewicht des Organismus erheblich gestört ist, nämlich immer dann, wenn der Organismus die Nährstoffe zwar noch aufnehmen, aber nicht mehr richtig verarbeiten kann. Um dieser fatalen Entwicklung Einhalt zu gebieten, bieten sich in nahezu idealer Weise die Schüßler-Salze an, die von ihrem Wirkprinzip her den Organismus in seinen natürlichen Funktionen erheblich unterstützen. Schüßler-Salze zielen nämlich darauf ab, die Selbstheilungskräfte des Körpers anzuregen und zu stärken, und das auf eine ganz natürliche Art und Weise.

Nach dem Verständnis von Dr. Wilhelm Schüßler (1821-1898) setzen die Schüßler-Salze genau an dem Punkt an, wo sie den Organismus wieder in Balance bringen. Sie arbeiten wie ein Türöffner für die Zellen und geben ihnen einen Startimpuls für eine verbesserte Aufnahme und Verarbeitung der Nährstoffe. So werden bei einer Vielzahl von Beschwerden die Selbstheilungskräfte enorm aktiviert, immer vorausgesetzt, es stehen auch ausreichend Mineralien zur Verfügung.

Was sind Schüßler-Salze?

Schüßler-Salze sind homöopathische Arzneimittel, deren Therapieprinzip auf zwölf einzelnen Schüßler-Salzen basiert. Krankheiten entstehen nach Schüßler aufgrund fehlender Mineralstoffe. Werden sie zugeführt, tragen sie teils erheblich zur Heilung bei. So sind aber Schüßler-Salze allein als Supplementation nicht ausreichend, immer müssen zwingend auch die notwendigen Mineralien durch Lebensmittel oder Nahrungsergänzungsmittel dem Körper zugeführt werden. Schüßler-Salze haben demnach ausschließlich eine regulierende Funktion im Organismus.

Jedem Mineralstoff wird dabei eine spezifische Wirkung zugeschrieben, und er soll einen bestimmten Einfluss auf ein jeweiliges Organ oder Gewebe haben. Zur besseren Aufnahme durch das Blut werden die Mineralsalze nach dem Prinzip der Homöopathie hergestellt.

Wann helfen Schüßler-Salze?

Schüßler-Salze können bei den verschiedensten Beschwerden/Krankheiten eingesetzt werden, da der Stoffwechsel ja bei allen Krankheiten eine wesentliche Rolle spielt. Die Erkenntnisse Schüßlers lauten: Es gibt zwölf Mineralsalze, die in den jeweiligen Zellen des Organismus, in den Organen, im Blut und im Gewebe vorkommen. Er spricht dabei von Funktionsmittel, da jedes Mineralsalz einen ganz bestimmten Einfluss auf die Körperfunktionen ausübt.

Um die Mineralsalze einfach auseinanderhalten zu können, wurden sie nummeriert. Mit der Zeit kamen weitere 15 Schüßler-Salze hinzu, sodass nun insgesamt 27 homöopathische Schüßler-Salze zur Verfügung stehen.

Zwölf Schüßler-Salze im Überblick

1. **Calcium fluoratum:** Salz des Bindegewebes, der Gelenke und Haut. Soll Bindegewebe und Haut festigen und Gewebe elastischer machen. Das ist etwa wichtig für Sehnen, Bänder und Gelenke, wo das Mineralsalz auch vorkommt.
2. **Kalium phosphoricum:** Salz der Knochen und Zähne. Soll Knochen und Zähne stärken und kommt dort auch vor.
3. **Ferrum phosphoricum:** Salz des Immunsystems. Kommt in der Leber und in den roten Blutkörperchen vor und soll dabei helfen, dass das Blut Sauerstoff besser aufnehmen kann. Wirkt zudem im ersten Stadium einer Entzündung und zu Beginn eines Infektes.
4. **Kalium chloratum:** Salz der Schleimhäute. Kommt in roten Blutkörperchen, Bronchien und Drüsen vor und soll Unregelmäßigkeiten in Atem- und Harnwegen sowie im Magen-Darm-Trakt regulieren. Schützt außerdem die Schleimhäute und wirkt im zweiten Entzündungsstadium.
5. **Kalium phosphoricum:** Salz der Nerven und Psyche. Kommt in Nerven-, Muskel- und Blutzellen vor und soll über das Nervensystem gegen Symptome wie Stress, Antriebslosigkeit, Erschöpfung und Unruhe helfen.
6. **Kalium sulfuricum:** Salz des Zellinneren/der Entschlackung. Kommt in allen eisenhaltigen Zellen wie Blutzellen und der Bauchspeicheldrüse vor und soll helfen, dass der Körper bzw. die Leber belastende Stoffe ausscheidet.
7. **Magnesium phosphoricum:** Salz der Muskeln und Nerven. Kommt im Rückenmark, in den Nerven und im Herzen vor und regelt unter anderem die Aktivität der Muskeln und die Weiterleitung von Nervenimpulsen. Soll außerdem bei Schmerzen, Krämpfen, Verspannungen und bei Schlafproblemen helfen.
8. **Natrium chloratum:** Salz des Flüssigkeitshaushalts. Kommt in Schleimhäuten, Knorpelgewebe und der „Gelenkschmiere" vor und regelt den Flüssigkeitshaushalt im Körper.
9. **Natrium phosphoricum:** Salz des Stoffwechsels/des Säure-Basen-Haushalts. Kommt in der Lymphe, in den Muskel- und Nervenzellen vor. Soll den Stoffwechsel anregen und wird bei Störungen des Säure-Basen-Haushalts empfohlen.
10. **Natrium sulfuricum:** Das Salz der Ausscheidung/der inneren Reinigung. Kommt im Blutserum, in Leber und Galle vor und soll den Körper unterstützen, überschüssiges Wasser auszuscheiden. Wirkt zudem entgiftend.
11. **Silicea:** Salz der Haut, der Haare und des Bindegewebes. Kommt im Bindegewebe, in den Haaren und Nägeln vor und soll deren Festigkeit und Wachstum stärken.
12. **Calcium sulfuricum:** Salz der Dynamik/der Gelenke. Kommt in Blut, Leber und Galle vor, ist wichtig für die Festigkeit und Widerstandskraft von Gelenken und hilft zusätzlich bei eitrigen Entzündungen.

Schüßler-Salze wie einnehmen?

Schüßler-Salze können je nach Bedarf als Tabletten, Tropfen, Pulver, Globuli oder als Bestandteil von Cremes oder Lotionen eingenommen oder angewendet werden. Die Produkte sollen auch für Kinder geeignet sein. Die Tabletten kann man langsam unter der Zunge im Mund zergehen lassen oder in Wasser auflösen.

Wann und wie oft die Salze eingenommen werden sollen, richtet sich nach den Anwendungshinweisen. Bitte besprechen Sie dies mit Ihrem Therapeuten.

Wie KRANK, wie GESUND bin „ICH"?

Die „Bioelektronische Terrain-Analyse" (BETA)

Mit Hilfe der „Bioelektronischen Terrain-Analyse" wird das sogenannte biologische Terrain durch eine physikalisch-biochemische Messmethode bestimmt.

Mit dieser Methode wird Ihr Gesundheits- oder Krankheitspotential lange vor Ausbruch einer Krankheit sicht- und messbar!

Jedes Lebewesen, und dazu gehören auch Krankheitserreger, benötigt, um leben zu können, ein ganz spezielles Milieu/Terrain. Darunter versteht man ein besonderes Umfeld mit geeignetem Nährboden. Dem Organismus zuträgliche Bakterien, sogenannte Symbionten, können sich in einem anderen Milieu/Terrain zu krankmachenden Erregern entwickeln, **so die These**. Parasiten benötigen ein anderes Terrain als beispielsweise Pilze, wie Candida albicans. Das für die Entstehung von Krebs, Thrombosen und Infarkten erforderliche Terrain ist seit langem bekannt, nun aber kann es auch gemessen und visualisiert werden.

Drei Werte, **pH, rH2** und **R,** gemessen an drei Flüssigkeiten des Körpers, Blut, Speichel und Urin, sind zu erfassen, um das biologische Terrain des menschlichen Körpers bestimmen zu können. Unter Zuhilfenahme einer dreidimensionalen Computergrafik ist eine Sicht auf das gesamte menschliche Terrain und damit die individuelle Gestaltung einer Therapie möglich. Unter anderem wird im Rahmen der BETA-Analyse ermittelt, welche Bedeutung die Energiekraftwerke der Zellen, die Mitochondrien, auf Alterung und Krankheit haben. Neudeutsch ausgedrückt, man erforscht das „anti-aging" oder versucht die Frage zu beantworten: **Wie kann „ICH" gesund älter werden?**

Folgende Fragen werden bei der BETA-Analyse gezielt beantwortet:

- Bin ich gegenwärtig in Gefahr zu erkranken?
- Hat mein Immunsystem noch Reserven, ist es aktiv?
- Wie steht es um meine aktuelle Abwehrlage gegen Infekte?
- Arbeitet mein Redoxsystem ordnungsgemäß (Reduktions- und Oxidations-Prozess) z.B. gegen freie Radikale?
- Bewegen sich die Messwerte der drei Grundflüssigkeiten meines Organismus in einem Gesundheit erhaltenden Terrain?
- Stimmt mein Säure-Basen-Haushalt?
- Ist mein Darm durch Pilze belastet? Ist mein Verdauungssystem gesund?
- Welche Vitamine, Antioxidantien, Mineralstoffe oder Enzyme benötigt mein Organismus, um zu gesunden bzw. seine Gesundheit zu erhalten?
- Wie stark ist mein Energie- und Leistungspotential?
- Ist die Symmetrie meines biologischen Alters mit meinem Lebensalter in Jahren noch gegeben?

Historie

Der hohe französische Regierungsbeamte und Hydrologe Prof. Dr. Louis-Claude Vincent ist der Begründer der BETA. Ursprünglich hat er BETA in den 1960er-Jahren entwickelt, um für die Analyse der Wasserqualität über ein aussagekräftiges und brauchbares Verfahren zu verfügen. Vincent prüfte mit BETA in vielen französischen Städten die Trinkwasserqualität durch unzählige Wasseruntersuchungen. Hierbei zeichnete sich ab, dass Orte, die mit weichem, mineralarmem Wasser versorgt wurden, deutlich weniger Herz-Kreislauf-Erkrankungen zu verzeichnen hatten als Orte mit hartem, mineralreichem Wasser. Des Weiteren fand er eine Korrelation zwischen chloriertem Trinkwasser und einer höheren Krebsrate (Vincent et al. 1976). Die Messmethode von Prof. Vincent wurde in enger Kooperation mit französischen und deutschen Medizinern mit Erfolg auf die Abgrenzung der biologischen Qualität von Körperflüssigkeiten angewendet.

Vincent setzte folgende BETA-Werte für ein gesundes Wasser fest

1. pH: 6,2 bis 6,8, Maßstab des Säuregrads einer wässerigen Lösung.
2. RH: 22 bis 28, Maßstab des Oxidations- bzw. Reduktions-Zustandes einer wässerigen Lösung.
3. R: > 6000 Ohm, Maß für den elektrischen Widerstand einer wässerigen Lösung. Geringer R-Wert = viele freie Ionen, hoher R-Wert = wenig freie Ionen in der Lösung.

Ärzte der Naturheilkunde sowie Heilpraktiker setzen diese Messmethode zur Bestimmung des biologischen Milieus/Terrains sehr erfolgreich bei der Diagnose, der Prävention und nach der Feststellung von Erkrankungen ein. Nach den Erfolgen bei der biologischen Abgrenzung des Milieus bei kranken und gesunden Menschen wandte man diese Messmethode auch zur Festsetzung einer ganzheitlich ausgerichteten Analyse der Lebensmittelqualität an. Im Unterschied zu einer gewöhnlichen Analyse der Lebensmittelqualität ist es mit der BETA-Analyse mit geringem Aufwand möglich und reproduzierbar, ökologisch hergestellte Nahrungsmittel von konventionell hergestellten zu unterscheiden.

Der **pH-Wert** ist das Maß einer Lösung für die Wasserstoffionen- bzw. Protonenkonzentration. Er dient dazu, die Alkalität (definiert das Säurebindungs-Vermögen von Böden, Gesteinen und natürlichem Wasser) bzw. die Azidität (Maß für die Fähigkeit einer chemischen Verbindung, Protonen abzugeben) einer Flüssigkeit zu bestimmen. Anders ausgedrückt, er zeigt das Säure-Basen-Verhältnis einer Lösung auf.

Die Skala des pH-Wertes reicht von 0 bis 14

- pH-Wert = 0 bedeutet stark sauer
- pH-Wert = 7,07 bedeutet Neutralität
- pH-Wert = 14 bedeutet höchste Alkalität (basisch)
- Der ideale Blut-pH-Wert liegt bei 7,34
- Der ideale Speichel-pH-Wert liegt bei 6,50
- Der ideale Urin-pH-Wert liegt bei 6,80

Der **rH2**-Wert ist das Maß für die Oxidations- bzw. Reduktions-Fähigkeit und damit das Maß für vorhandene freie Elektronen einer Lösung. Der **rH2**-Wert zeigt bei einem definierten pH-Wert das Elektronenpotential an. Die Aufnahme von Sauerstoff und auch ein Mangel an Elektronen werden durch Oxidation angezeigt. Ein Verlust an Sauerstoff und auch ein Überschuss an Elektronen bedeutet Reduktion. Auch ist der **rH2**-Wert ein Maß für den Partialdruck von Sauerstoff und Wasserstoff einer Lösung. Maximaler Wasserstoffpartialdruck hat auf einer Skala von „0 bis 42" den Wert „0", maximaler Sauerstoffpartialdruck den Wert von „42". Wenn der Partialdruck des Sauerstoffs dem des Wasserstoffs entspricht, dann ist der neutrale Wert „28". Zwischen „22" und „24" liegt der biologische Idealwert für Blut, Urin und Speichel.

Die Reaktionsfähigkeit der einzelnen Moleküle wird über die Elektronenzahl bestimmt. Ist die Elektronenzahl einmal verringert, wird die Reaktionsfähigkeit der Moleküle entschleunigt, was zur Ablage nicht reaktionsfähiger Substrate in das Fett- und Bindegewebe des Organismus führen kann. Ein gestörtes Milieu/Terrain muss dann durch geeignete Maßnahmen unbedingt verbessert und in die Norm zurückgeführt werden. Dazu gehören der Ersatz fehlender Elektronen und vor allem die Verbesserung der Sauerstoffverwertbarkeit, um den Krankheiten so weit als möglich den Nährboden zu entziehen.

Leider gehen schon die meisten Elektronen aufgrund der Vorgänge bei der Konservierung zu Gunsten der Optimierung der Haltbarkeit (Oxidierung) verloren. Im Darm reagiert oxidierte Nahrung biochemisch eingeschränkt und kann nicht mehr optimal verstoffwechselt werden. Gegenüber den nicht reaktionsfähigen Substanzen scheint der Organismus eine regelrechte Abneigung zu entwickeln, die sich mit zunehmender Anfälligkeit des Einzelnen als Unverträglichkeit oder Allergie manifestiert.

Chemische Verunreinigungen und Sterilisationsmethoden können mit Hilfe dieses **rH2**-Wertes in großartiger Weise geprüft und überwacht werden. Dies hat insbesondere große Bedeutung für unser Trinkwasser. Je niedriger der **rH2**-Wert eines Trinkwassers, desto mehr Wasserstoff-Ionen enthält es. Beispielsweise liegt der **rH2**-Wert des als wertvoll anerkannten Hunza-Wassers bei 21 (Dr. Vincents bester **rH2**-Wert in Frankreich lag bei 22), d.h. das Hunza-Wasser hat einen zehnfach höheren Anteil an negativen Wasserstoff-Ionen als das beste Wasser Frankreichs, da die **rH2-Werte** in Zehnerpotenzen angegeben werden. Auch das Wasser in Lourdes hat einen höheren Wasserstoff-Ionenanteil. Ein frisch gepresster Orangensaft voll von Wasserstoff-Ionen, Antioxidantien, Mineralien und Vitaminen hat einen **rH2**-Wert von etwa 7, das heißt sein antioxidatives Potential ist um das Zigtausendfache höher als das des Hunza-Wassers. Da die Schädigung des Organismus, der Alterungsprozess, nach Ansicht vieler Wissenschaftler durch freie Radikale erheblich beschleunigt wird, kommt der Aufnahme von Antioxidantien und Wasserstoff-Ionen für die Erhaltung der Gesundheit und ein langes Leben enorme Bedeutung zu; es ist das Anti-Aging-Mittel schlechthin.

Die Lebensspanne eines Menschen ist proportional zur Menge an Antioxidantien, die sich in jedem Augenblick in unserem Organismus befinden. Eine jederzeit angemessene Menge an Antioxidantien sind **das** Schutzschild, das uns vor schneller Alterung und Krankheit bewahrt. Darüber hinaus verbessert die Aufnahme von Antioxidantien und Wasserstoff-Ionen die körpereigene Energie, das Basen-Säure-Gleichgewicht und neutralisiert Toxine. Antioxidantien sind Stoffe, die über ein freies Elektron verfügen, das sie gerne an Moleküle abgeben, denen ein Elektron fehlt (freien Radikalen fehlt ein Elektron). Hierdurch werden freie Radikale neutralisiert, sodass unsere Zellen besser geschützt sind. Freie Radikale entstehen u.a. durch schlechte Ernährung, Allergien, Stress und Umweltverschmutzung. Der **R-Wert** zeigt den elektrischen Widerstand, z.B. der Körperflüssigkeit, auf, insoweit den Sättigungsgrad an komplex gelösten Elektrolyten in einer Lösung. Enthält die Lösung eine große Menge Elektrolyte, ist der **R-Wert** gering. Ist der **R-Wert** hoch, sind wenige Elektrolyte in einer Lösung vorhanden. Es lassen sich also mit dieser physikalischen Messgröße **R** präzise Aussagen über den Mineralisierungsgrad einer jeden Flüssigkeit und damit auch des Organismus machen. Insbesondere kann man darauf schließen, wie gut der Organismus in der Lage ist, Mineralstoffe aufzunehmen. Rückschlüsse auf den Verbleib von Schlacken im Organismus können ebenso über den **R-Wert** gezogen werden. Gutes Trinkwasser hat einen **R-Wert** > 6.000 Ohm.

Mit diesen grundlegenden Faktoren ist es möglich, ein **Bio-Elektrogramm** zu erstellen, das ein Bild sowohl des jeweiligen biologischen Milieus/Terrains als auch des jeweiligen biologischen Gleichgewichts ermöglicht. Mit diesen drei physikalischen Messmethoden kann nun grundsätzlich jedes Milieu/Terrain eines jeden Organismus bestimmt werden (Wasser, Flüssigkeiten, Lebens- und Arzneimittel etc.).

Definition „biologisches Terrain"?

Für ein gesundes Wachstum benötigt jedes Lebewesen, jedes biologische System ein ganz spezielles biologisches Milieu/Terrain, einen ganz besonderen Nährboden zur optimalen Entwicklung. Beispielsweise braucht ein Pilz einen anderen Nährboden, andere Licht- und Feuchtigkeitsverhältnisse und andere Nährstoff- und Temperaturbedingungen als eine Blume. Das gleiche gilt für Bakterien und Parasiten, die auch nur in einem ganz besonderen, für sie geeigneten Milieu/Terrain leben, wachsen und sich fortpflanzen können. Jeder Organismus benötigt demnach ein ganz spezielles Milieu/Terrain, dessen Lebensumstände dann für die jeweilige Disposition einer Erkrankung verantwortlich zeichnen. Auch jede Krankheit hat also das ihr eigene spezifische Milieu/Terrain. Eine jede Krankheit kann im menschlichen Organismus nur dann entstehen bzw. hat eine Chance, sich zu entwickeln, wenn dieses spezielle, die Krankheit fördernde Milieu/Terrain vorhanden ist. Der gesamte Körper stellt somit den Nährboden für eine Krankheit dar.

Nimm der Krankheit den Nährboden und Du wirst gesund! (Prof. Vincent)

Die entscheidende Grundlage für alle biologischen und medizinischen Beurteilungen, Therapieansätze, Verlaufskontrollen und vorbeugende Maßnahmen ist immer und zuallererst der Befund des biologischen Milieus/Terrains durch Feststellung der drei genannten Parameter **pH, rH2** und **R**. Es ist also immer das

Milieu/Terrain in Kombination mit Parasiten und Mikroben, das den Krankheitsverlauf bestimmt. Mit der Messmethode „Vincent“ ist es nun erstmalig möglich, ein biologisches Milieu/Terrain messtechnisch zu erfassen, um dann eine geeignete Therapie zu wählen, die der Krankheit den Nährboden entzieht.

Praktische Anwendung
Naturheilkundliche Therapeuten wenden diese Methode regelmäßig im Rahmen der Früherkennung von Erkrankungen und der Verlaufskontrolle ihrer therapeutischen Anwendungen an. Für den Verlauf chronisch-degenerativer Erkrankungen gilt in der Naturheilkunde der Zustand des Milieus und damit der Ordnungszustand der elementaren Funktionszustände, **pH, rH2** und **R,** als extrem wichtiger Indikator.

Die Grundlage für nahezu alle Erkrankungen wird immer durch Ernährung und Umwelt bereitet, der Auslöser z.B. für Krebs sind sie jedoch nicht!

Osmose-Wasser

Wasser ist mehr als die Menge seiner chemischen Charakteristika. Seine innere Struktur ist durch ganz besondere Merkmale gekennzeichnet, die sich sowohl in seinen mikrobiologischen Eigenschaften darstellen als auch seine Haltbarkeit beeinflussen. Diese innere Struktur beeinflusst die Ablagerung von Rost oder Kalk, wie auch je nach pH-Wert die Verträglichkeit für Mensch, Tier und Pflanze.

Zwei chemisch völlig identische Wässer (H_2O) können sich daher in ihren biologischen Eigenschaften essentiell voneinander unterscheiden und auf Tier und Mensch ganz unterschiedlich wirken, obwohl sie chemisch vollkommen identisch sind. Um die Wirkungsweise von Wasser auch nur annähernd erfassen zu können, reicht die bekannte Formel H_2O nicht mehr aus. Sonne, Mond und Kosmos, alles kommuniziert mit dem und durch das Element Wasser. Die innere Anordnung des Wassers verändert sich hierdurch fortlaufend. Auch Dinge wie Funkanlagen, Starkstromleitungen, chemische Stoffe, Pestizide, Schwermetalle, Salze, Nitrat, Kunststoffe (Plastik) etc., mithin aller Unrat, der seinen Weg ins Wasser findet, wirkt mit seinen individuellen Schwingungen auf das Wasser ein. Sämtliche Schwingungen, ob gute oder schlechte, werden vom Wasser aufgenommen und in seinem „Gedächtnis“ gespeichert. Diese physikalisch gespeicherten Schwingungen kann das Wasser beliebig oft aufnehmen und auch wieder abgeben, ohne dass sich die ursprüngliche Information verändert, sie bleibt erhalten. Unsere Gesundheit hängt daher in einem nicht unerheblichen Ausmaß von der Belastung des Wassers mit seinen künstlichen Informationen und Umweltgiften ab.

Zuallererst müssen daher möglichst sämtliche Schadstoffe aus dem Wasser herausgefiltert werden. Die Lösung, die sich hierfür geradezu aufdrängt, ist eine bekannte, gut funktionierende Hightech-Lösung, die Umkehr-Osmose. Durch die Umkehr-Osmose wird verschmutztes oder ungereinigtes Wasser durch eine in nur einer Richtung durchlässige (semipermeable), mit einem Laser perforierte ultrafeine Membrane gepresst. Die Poren, die durch den Laser entstehen, sind für das menschliche Auge nicht zu erkennen. Hierdurch erfolgt ein molekularer Trennungsprozess. Wassermoleküle passieren die Membrane, Parasiten, Erreger, gelöste Stoffe wie Schwermetalle, organische Verbindungen (THMs, Dioxine, PAKs), radioaktive Teilchen, Nitrate, Salze, Hormone, Pestizide, Arzneimittelrückstände etc. werden zurückgehalten und je nach Feinheit der Membran bis zu 99% der Verunreinigung herausgefiltert. Schlechter Geschmack und Chlor werden neutralisiert.

Die Umkehr-Osmose wurde um das Jahr 1960 auf Anforderung der NASA als Trinkwasser-Recycling-System zur Wasserversorgung für Weltraumflüge entwickelt. Heutzutage wird die Umkehr-Osmose zur Meerwasserentsalzung und Trinkwasseraufbereitung in Entwicklungsländern und bei Katastrophen eingesetzt. Schon längst hat das Umkehr-Osmose-Wasser-Verfahren unterschiedlichste Einsatzbereiche erreicht. In den Malls (Einkaufszentren) der USA wird Osmose-Wasser in großen Behältern verkauft, und in nahezu jedem Wartezimmer oder Büro steht ein Watercooler mit Osmose-Wasser. Bei ihren Auslandseinsätzen wird die amerikanische Armee ausschließlich mit Umkehr-Osmose-

Wasser verpflegt. Durch diese einfache Technik sind mittlerweile auch Kreuzfahrtschiffe von der teils zweifelhaften Wasserqualität in den Häfen auf die Meerwasserentsalzung durch das Umkehr-Osmose-Verfahren umgestiegen und haben sich so unabhängig gemacht. Die Umkehr-Osmose ist eine bewährte, sichere, kostengünstige Technik zur Gewinnung von sauberem Trinkwasser. Der Reinheitsgrad liegt je nach Qualität der Membran bei bis zu 99%.

Die Bioresonanzmethode (Krankheit ganz einfach diagnostizieren)

Die Bioresonanz ist ein ganzheitliches biologisches Verfahren, mit dem man harmonische und disharmonische Schwingungsmuster von Stoffen, Schwermetallen, Parasiten, Umweltgiften, Zellen, Geweben und Organen im menschlichen Organismus erfassen kann. Das Verfahren dient der Diagnose, kann aber auch gezielt zur Behandlung eingesetzt werden. Jeder Mensch, jede Zelle, jedes Organ, jeder Fremdstoff, jeder Parasit hat seine ganz eigene Schwingung. Gesunde Menschen schwingen dabei anders als kranke. Die Gesamtheit aller Schwingungen bildet ein großes Schwingungsbild, das als elektromagnetisches Rauschen des Menschen mit einem Bioresonanzgerät (z.B. Bicom) erfasst werden kann. Das Ziel dieser Diagnosemethode ist es, fremdstoffliche, krankmachende und disharmonische Schwingungen präzise in jedem Bereich des menschlichen Körpers zu lokalisieren und daraufhin gezielt zu therapieren. Disharmonie lässt darauf schließen, dass eine Krankheit vorliegt oder sich zu manifestieren beginnt. Im Rahmen der Bioresonanz-Therapie werden krankmachende Ursachen, als disharmonische Schwingungsmuster mit großer Genauigkeit erkannt, exakt geortet und durch das Bioresonanzgerät durch Rückleiten in den Körper in eine positive, heilende Schwingung umgewandelt oder gelöscht. So kann die natürliche Ordnung des menschlichen Organismus über seine Selbstheilungskräfte wieder hergestellt werden. Dies geschieht vollkommen schmerzfrei mit Hilfe von Elektroden über die Haut.

Technisch gesehen wird das Schwingungsmuster des Körpers über zwei Elektroden an Hand oder Fuß abgegriffen, die disharmonischen Schwingungen nach optischer Entkopplung im Bioresonanzgerät invertiert (phasenkonstant gespiegelt) und dann wieder über die Elektroden in den Körper rückübertragen. Der Frequenzbereich kann dabei zwischen 1 Hz und 200 kHz liegen. Über bestimmte Akupunkturpunkte sind die physiologischen Auswirkungen dieser Therapie sofort überprüfbar. Der dabei vermutete Wirkmechanismus ist die auslöschende Überlagerung pathologischer Schwingungen mit sich selbst. Nach dieser Hypothese sind pathologische Schwingungen das Abbild einer Erkrankung. Unter Mitwirkung noch unbekannter Selbstregulierungsvorgänge werden so vormals pathologische Schwingungen wieder in den harmonischen Schwingungsverband des Menschen eingebettet. Physiologische Blockaden lösen sich auf.

Allgemein gesehen ist die Bioresonanz-Diagnostik ein extrem einfaches Verfahren, Krankheiten/Krankheitsherde zu lokalisieren und die Bioresonanz-Therapie ist eine weitere Möglichkeit, die Selbstheilungskräfte des Körpers zu stärken.

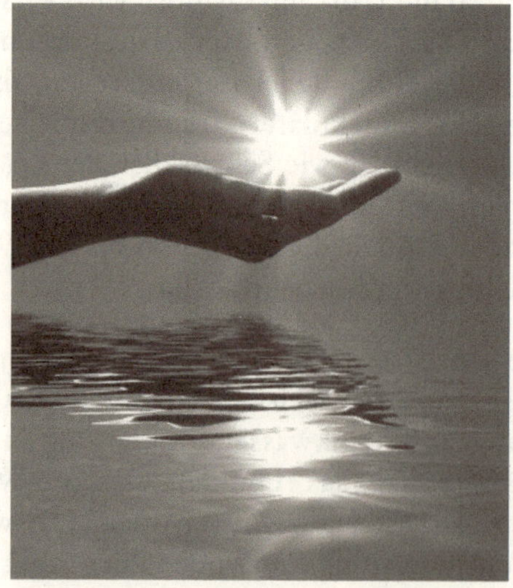

Abb. 10: Reines Wasser, Osmose-Wasser, die Quelle von Gesundheit

Dr. Johanna Budwig (Öl-Eiweiß-Kost)

Der Name Dr. Johanna Budwig ist heute untrennbar mit dem Begriff „Öl-Eiweiß-Kost" verbunden. Nur wenigen ist allerdings bekannt, dass ihr als erste Wissenschaftlerin die Trennung der Omega-3-Fettsäure (Alpha-Linolensäure) und die Entdeckung der für den Organismus äußerst schädlichen Transfette gelang.

Die Omega-3-Fettsäure ist für viele Menschen ein im Sprachgebrauch mit Gesundheit verbundener Begriff. Mehr als zweitausend Studien bestätigen allesamt eine positive Auswirkung auf den menschlichen Organismus. So scheint die Omega-3-Fettsäure die Antwort auf viele Volkskrankheiten unserer Zeit zu sein. Der Mensch kann ohne diese essenzielle Fettsäure nicht auskommen. Die Omega-3-Fettsäure zeichnet sowohl für biochemische Abläufe in der Zelle als auch für den Aufbau und die Funktion der Zellmembran verantwortlich. Trotz des weit verbreiteten allgemeinen Wissens um die Omega-3-Fettsäure weisen viele Menschen, ganz besonders in den westlichen Industrienationen, einen diesbezüglichen Mangel auf. Mit nur einem Esslöffel Leinöl pro Tag lässt sich ein Mangel allerdings schnell beheben. Omega-3-Fettsäuren kommen vor allem in wilden Pflanzen vor.

Öl-Eiweiß-Kost

Erfunden und konzipiert wurde die Öl-Eiweiß-Kost vor mehr als fünfzig Jahren von der begnadeten Visionärin und Wissenschaftlerin Dr. Johanna Budwig (1908-2003). Den allergrößten Wert legte sie auf die Naturbelassenheit sämtlicher Lebensmittel. Der Organismus braucht keine denaturierte Nahrung, sondern naturbelassene Vitamine, Mineralstoffe und sekundäre Pflanzenstoffe mit ihren natürlichen Strukturen. Zusatzstoffe und manipulierte Fette sind daher bei Budwig-Produkten untersagt.

Empfohlen wird hingegen die Aufnahme von kaltgepresstem Leinöl aus Leinsamen oder Leinsamen in seiner Ursprungsform, Hüttenkäse, Quark oder Molke. Leinsamen oder Leinöl enthält viel Omega-3-Fettsäure, Hüttenkäse, Quark und Molke viele schwefelhaltige Aminosäuren. Die schwefelhaltigen Aminosäuren sorgen für eine verbesserte Aufnahmefähigkeit der Omega-3-Fettsäuren. Nach heutiger Erfahrung liegt der große Vorteil der Öl-Eiweiß-Kost im Verhältnis der vorliegenden essenziellen Fettsäuren Omega-6 und Omega-3 von fünf zu eins. Nach etwa vier bis sechs Stunden ist oral aufgenommenes Leinöl in der Haut nachweisbar.

Während der Forschungsarbeiten erkannte Frau Dr. Budwig, dass die normalerweise in der Zellmembran beheimateten ungesättigten Fettsäuren die seit mehr als fünf Jahrzehnten gesuchte zweite Komponente im System der inneren Atmung darstellen. So wurde durch ihre Arbeiten erstmals deutlich, wie bedeutend das Vorhandensein der ungesättigten Fettsäuren Omega-6 und Omega-3 wirklich ist. In unzähligen Experimenten wurde ihre Entdeckung zweifelsfrei immer wieder bestätigt. Nach ihrer Entdeckung begann Frau Dr. Budwig sofort, ein System zu entwickeln, wie man kranken Menschen ausreichende Mengen ungesättigter Fette und schwefelhaltiger Aminosäuren zuführen und die physiologisch schlechten Fette ausschließen kann. Dazu boten sich Quark und Leinöl in geradezu einzigartiger Weise an.

Im Leinöl und Quark findet man in nahezu idealer Zusammensetzung die wichtigen ungesättigten Fettsäuren und schwefelhaltigen Aminosäuren. Eine Kombination, die sich auch im täglichen Kochen einfach einsetzen und umsetzen lässt.

Die „Öl-Eiweiß-Kost" war geboren!

Nahezu fünf Jahrzehnte lang verhalf Frau Dr. Budwig mit der Umsetzung ihrer Entdeckung Tausenden von Kranken zu neuer Gesundheit. Wissenschaftliche Erkenntnisse belegen die Wirksamkeit der mehrfach ungesättigten Fettsäuren in der Behandlung Schwerkranker, und so wurde die im Laufe der Jahre fast vergessene Öl-Eiweiß-Kost nach Dr. Budwig wieder neu entdeckt.

Es reicht keinesfalls aus, chemische Konservierungsstoffe, künstliche Farbstoffe oder schädliche Fette zu vermeiden. Ausschließlich die Aufnahme hochaktiver Nahrungsfette wie das hochwertige, unraffinierte Leinöl, das einen zentral wichtigen Wirkstoff darstellt, gewährleisten eine bestmögliche Verwertung der aufgenommenen Lebensmittel, eine ausreichende Energiegewinnung und die Bildung neuer Zellen.

Eine ausgewogene, vollwertige Ernährung ist daher ausschließlich als Einheit mehrfach ungesättigter Fettsäuren z.B. des Leinöls mit den schwefelhaltigen Aminosäuren von Eiweißquellen (Proteinquellen) darstellbar. Als Eiweißquellen können neben Quark ebenso auch Molke oder pflanzliche Proteine von Hanf, Reis, Erbsen, Sonnenblumen, Mandeln, Soja oder Kürbiskernen dienen. Die Öl-Eiweiß-Kost kann man daher resümierend als eine sehr empfehlenswerte Aufbaukost und Vollwertnahrung deklarieren. Von besonderer Bedeutung ist bei dieser Art der Ernährung der Verzicht auf sämtliche schwerverdaulichen gehärteten Fette, Konserven aller Art, Zucker und jedwede Konditor-, Fleisch- und Wurstwaren. Empfohlen werden stattdessen leicht verdauliche, leicht verbrennbare Öle und Fette, die Energie- und Spannkraft in Kombination mit frischem Obst und Gemüse liefern. Dies sollten immer die Grundbausteine einer gesunden Ernährung sein.

Ernährungsanweisung für die Öl-Eiweiß-Kost

Das eigentliche Ziel der Ernährung mit der Öl-Eiweiß-Kost besteht grundsätzlich darin, schwer verdauliche, gehärtete Fette auszuschalten und an ihrer Stelle leicht verdauliche Fette einzusetzen. Zudem werden alle Konservierungsmittel, die als Atemgifte wirken, ausgeschaltet. Nicht gekochte, frische Nahrung ist dagegen reich an Anteilen, die eine eigenständige Sauerstoffaufnahme fördern.

Diese Ernährungsform wird als Vollwertnahrung, als Aufbaukost bezeichnet, nicht zu verwechseln mit einer Diät, die nur eine Schonkost darstellt. Sämtliche Gemüse sollten nur frisch und roh, im Ausnahmefall gedämpft, bereitet werden. Eingeweckte Gemüse und Konserven sind nicht erlaubt. Das rohe Gemüse sollte bei keiner Mahlzeit fehlen. In der Kombination mit Eiweiß kann reichlich Fett (z.B. Leinöl) Verwendung finden. Quark mit Leinöl in vielerlei Variationen muss immer ein elementarer Teil dieser belebenden Ernährungsform sein.

Sonstige Regeln:

- Alle Speisen müssen grundsätzlich frisch zubereitet werden, sie dürfen niemals aufgewärmt werden, es darf keine Tiefkühlkost verzehrt werden
- Warme Getränke z.B. grünen Tee, Kräutertee, mindestens dreimal am Tag trinken, kein Zucker, nur mit Honig süßen
- keine Kosmetika, Rauchen ist verboten
- Wer mit dem tierischen Produkt „Quark“ ein Problem hat, darf auch gerne als Ersatz auf pflanzliche Proteinprodukte wie Hanf-, Reis-, Erbsen- und Lupinen-Proteine zurückgreifen, ohne dass sich dies nachteilig auswirken würde.

Erlaubte Lebensmittel (nur aus biologischem Anbau):

- **Gemüse:** alle Sorten, kalt oder gedämpft, mit Kräutern und Oleolux würzen
- **Salate:** alle Sorten, auch Wildkräutersalate
- **Obst:** alle Obstsorten
- **Gemüsebeilagen:** Buchweizen, Hirse, Reis, Kartoffeln
- **Fette und Öle:** Kokosfett, Leinöl
- **Nüsse:** Pinienkerne, Haselnüsse, Cashewkerne, Mandeln, Walnüsse, Paranüsse usw. **(keine Erdnüsse!)**
- **Aufstriche:** Olelux nimmt man als Buttterersatz, alle Arten Käse (auf Schnittkäse abends verzichten), Quark-Leinöl-Mayonnaise
- **Süßungsmittel:** Honig, Stevia, Traubensaft, Feigen und Datteln
- **Gewürze:** unverfälschte Kräuter und Gewürze, keine Würzmischungen
- **Getränke:** grüner Tee, alle Arten von Kräutertee, Muttersäfte aus Gemüse, Wasser, möglichst Osmose-Wasser, am Morgen vor dem Müsli Sauerkrautsaft

Verboten sind

- alle Fleisch- und Wurstwaren
- alle Sorten Fisch
- Butter und Margarine
- alle Konserven durch Konservierungsmittel oder Erhitzung haltbar gemacht
- Tiefgefrorenes und aufgewärmte Speisen
- Konditoreiwaren und Nudeln
- alle Formen von raffiniertem oder braunem Zucker
- Bier, Kaffee

Kokosfett

Während einer Südsee-Reise stellte der amerikanische Arzt Dr. Weston A. Price, vor mehr als 7 Jahrzehnten mit Erstaunen fest, dass die mit Kokosnussöl zubereiteten Speisen einen positiven Effekt auf die Gesundheit der hier lebenden Bevölkerung hatte. Wie sich später herausstellte, lag dies nicht nur an den Mineralien Calcium, Kalium und Magnesium oder dem hohen Vitamin-C-Gehalt der Kokosnuss.

Herstellung von Kokosfett
Das Fruchtfleisch der Kokosnuss, das Kopra, besteht zu etwa 65% aus Fett. Hieraus gewinnt man mit Hilfe eines Pressvorgangs in der herkömmlichen Produktion das Kokosfett. Um die Fettausbeute aus der Kopramasse zu maximieren, setzt man zum Teil unterschiedlichste Lösungsmittel wie z.B. auch Benzin ein, was dazu führt, dass diese industriell hergestellten Kokosfette und -öle nichts mehr mit dem nativen Kokosfett gemein haben, da nur noch wenige der wertvollen ursprünglichen Inhaltsstoffe der Kokosnuss durch diese industrielle Verarbeitung erhalten bleiben. Dagegen ist das natürliche, mit der Hand hergestellte Kokosöl ein Naturprodukt, das seinen Namen auch verdient. Ökologisch arbeitende Familienbetriebe trocknen und zerkleinern schonend die Kokosnüsse, um sie dann in einem weiteren Schritt ohne zusätzliche chemische Hilfsmittel kalt zu pressen. Das Kokosöl wird danach lediglich noch gefiltert und abgefüllt. Dieses native Kokosfett ist weder raffiniert noch gehärtet, noch sonst wie verändert oder mit irgendwelchen Stoffen versehen und enthält somit alle wertvollen Ingredienzien der Kokosnuss.

Beachten Sie, dass die Bezeichnung **„extra vergine“** (extra nativ) in Verbindung mit Kokosöl oder -fett **keine** Bedeutung hat, da es nur die zwei vorab erwähnten Produktionsverfahren gibt. Als **„nativ“** hingegen werden naturbelassene Öle besonders hoher Qualität gekennzeichnet, die ohne Nachbearbeitung Extrakte aus erster Pressung ohne Raffination sind.

Eine in West-Sumatra durchgeführte klinische Studie (im Jahr 2004) bestätigt denn auch, dass der relativ hohe Fettgehalt von Kokosnüssen keine gesundheitlichen Nachteile hat. Kokosöl ist ein gesundes köstliches Öl mit vielen Einsatzmöglichkeiten insbesondere in der warmen Küche. Auch in Bezug auf Triglyzerid- und Cholesterin-Werte des Blutes hat Kokosfett keine negativen Auswirkungen.

Es ist noch gar nicht so lange her, da betrachtete man gesättigte Fette, wie das Kokosfett, als schädliche Fette. Arteriosklerose oder Herzinfarkte brachte man mit gesättigten Fetten in Verbindung, was dazu führte, dass die Verbraucher gezielt desinformiert wurden und Kunstfette, chemisch bearbeitete und denaturierte Speisefette den Markt beherrschen. Gesättigte Fette haben einen unbestreitbaren Vorteil gegenüber den ungesättigten, sie sind absolut hitzebeständig, also wie geschaffen für die heiße Küche. An allererster Stelle steht da das Kokosfett mit einer Sättigung von 92%, gefolgt vom Kernfett der Palme (Palmfett), das einen Anteil von 83% gesättigter Fettsäuren hat. Ganz im Gegenteil zu den Erkrankungen, die der Nahrungsaufnahme mit gesättigten Fettsäuren angedichtet werden, sind Krankheiten wie Arteriosklerose oder Herzinfarkte in den sogenannten „Kokospalm-Ländern“, trotz des hohen Pro-Kopf-Verbrauches an gesättigten Fettsäuren, nicht verbreitet. Wo die Kokosnuss über Jahrtausende wichtiges Grundnahrungsmittel war, erfreuten sich die Menschen eines beeindruckend guten Gesundheitszustandes, bevor ihre Nahrungsaufnahme mehr und mehr durch westliche Kost geprägt wurde. Das „native" Kokosfett enthält alle essenziellen Bestandteile der Kokosnuss und ist **nicht gehärtet** im Unterschied zur Massenware der industriell produzierten Kokosfette.

Gesättigte Fettsäuren sind schon dadurch beliebt, dass sie sich länger bei höheren Temperaturen aufbewahren lassen und für höhere Brattemperaturen viel besser geeignet sind – im Gegensatz zu ungesättigten Fettsäuren, die schneller ranzig werden. Zahlreiche Pflanzenöle sind weder zum Braten noch zum Kochen oder Backen, sondern ausschließlich für die Zubereitung kalter Speisen geeignet. In der Regel spricht man im Umgang mit gesättigten Fettsäuren unerklärlicherweise nur über tierische Produkte, obwohl das Kokosfett mit 92% gesättigten Fettsäuren die unbestrittene Nr. 1 auf dem Markt pflanzlicher Produkte ist. Die wertvolle Laurinsäure weist dabei sogar den Hauptbestandteil des Fettes aus. Sie wird im Organismus in Monolaurin umgebaut und unterstützt und stärkt so das Immunsystem. Ein weiterer wichtiger Bestandteil des Kokosfettes ist die Caprinsäure, die Schutz vor Pilzerkrankungen bietet.

Auch Muttermilch weist einen hohen Gehalt von etwa 50% gesättigter Fettsäuren aus. Von einer Gefährdung der Gesundheit durch Kokosfett wegen seines hohen Anteils von gesättigten Fettsäuren zu reden, ist vollkommen ungerechtfertigt. Muttermilch lässt sich doch wohl unbestritten als natürliches unschädliches Nahrungsmittel bezeichnen. Die Fettbestandteile des „nativen" Kokosöls sind für den Menschen unentbehrlich. Weder können die fettlöslichen Substanzen (Vitamine) A, K, D und E ohne die Fette aufgenommen werden, noch kann das über die Nahrung aufgenommene Provitamin A in das entsprechende Vitamin umgebaut werden. Auch zur Bildung zahlreicher Hormone und Botenstoffe sind diese Fette unerlässlich. Außerdem sind die natürlichen Bestandteile der Kokosnuss reich an Ballaststoffen, den unverdaulichen Bestandteilen der Nahrung, die für eine ordnungsgemäße, die Gesundheit erhaltende Darmfunktion sorgen. Ballaststoffe versorgen die Darmflora mit Nährstoffen, sodass der Darm vital bleibt und Verstopfungen vermieden werden. Auch sorgen Ballaststoffe für das Gefühl der Sättigung, das uns dann vor übermäßiger Nahrungsaufnahme schützt.

Aufgrund des großen Anteils gesättigter Fettsäuren ist das Kokosfett das gegenwärtig hitzebeständigste Fett.

Ohne dass Kokosfett freie Radikale bildet, kann es bei hohen Temperaturen zum Braten, Backen, Kochen und Frittieren bestens eingesetzt werden. Bis zu zwei Jahren kann man mit Kokosfett frittieren, ohne es wechseln zu müssen. Es muss lediglich regelmäßig gefiltert werden. Aufgrund des süßen Geschmacks des natürlich hergestellten Kokosöls kann zudem die Zuckermenge bei Speisen zur Reduzierung der Kalorien verringert werden.

Kokosöl und -Fett werden, da sie leicht verdaulich sind, sofort vom Körper aufgenommen. Das Entstehen von schädlichen Stoffen, von freien Radikalen, wird auf diese Weise auf das mögliche Minimum gesenkt. Kokosöl wird selbst bei langer Lagerung (viele Monate) nicht ranzig. Unverträglichkeiten oder Allergien auf Kokosfett/-öl oder Produkte sind so gut wie unbekannt.

Für Erkrankte oder Personen, die gegen glutenhaltige Getreidearten wie Weizen, Dinkel, Roggen und Gerste eine Allergie entwickelt haben, ist das glutenfreie Kokosmehl geradezu ideal. Kokosmehl setzt sich aus 38% Ballaststoffen, 8% Fett, 20% Eiweiß und ungefähr 26% Kohlenhydraten zusammen, was im Unterschied zu anderen Mehlsorten gering ist.

Zusammenfassend: Kokosfett besteht aus einer einzigartigen Kombination von Fettsäuren mit starker medizinischer Relevanz.

- Mit der Einnahme von nur 2 Esslöffeln Kokosöl/Tag verbessert sich der Energielevel und die Fettverbrennung, insbesondere die des Bauchfetts.
- Entzündungen und Infektionen, Erreger, Pathogene und freie Radikale können erfolgreich bekämpft werden.
- Blutwerte und das Verhältnis LDL-/HDL-Cholesterin verbessern sich.

- Sämtliche Organe werden besser ernährt, sodass sich der allgemeine Gesundheitszustand umfassend verbessert. Dazu gehören u.a. das Senken des Herzinfarktrisikos und die Minimierung der Gefahr einer Arteriosklerose.

Kokosfett, Alzheimer und Astaxanthin

Allein in den USA leben geschätzt etwa 5,2 Millionen Menschen, die an Alzheimer erkrankt sind. Die Behandlung der Krankheit gestaltet sich seit vielen Jahren wie das Stochern im Nebel. Sowohl die Kosten für die Behandlung dieser Krankheit als auch der Profit aus den vielfach nutzlosen Medikamenten der Pharma-Industrie gegen diese Krankheit sind geradezu schwindelerregend. Doch wie so häufig im Leben liegt die Lösung von Problemen oder die Heilung von Erkrankungen nicht weit entfernt, sie ist eben nur zu diesem Zeitpunkt nicht bekannt. Verkürzt sei deshalb die Geschichte der Mary Newport wiedergegeben, die eine bedeutende Entdeckung beschreibt (im Internet unter Mary Newport zu finden).

Alles begann im Jahr 2003, als Mary Newport, Direktorin einer medizinischen Spezialabteilung des Spring Hill Regional Hospitals in Florida, erkannte, dass ihr Ehemann Steve Anzeichen von Demenz aufwies, die dann in der Folge als Alzheimer diagnostiziert wurden. Steve bekam Alzheimer-Medikamente, aber seine Symptome wurden nur noch schlimmer. Viele einfache Dinge wusste er einfach nicht mehr, wie er z.B. an Wasser kommen sollte oder wo sich das Besteck befand. Als dann auch noch die Aufnahme ihres Mannes Steve in ein Versuchsprogramm mit einem neuen Alzheimer-Medikament scheiterte, entschloss sich Mary Newport, die Krankheit, deren Auslöser und Mechanismen selbst zu erforschen. Bei ihren Recherchen fand sie dann heraus, dass bestimmte Gehirnzellen bei Alzheimer-Patienten Schwierigkeiten haben, Glukose zu verarbeiten. Da Glukose aber für das Gehirn die Hauptnahrung schlechthin ist, stellt sich eine ungenügende Verwertung derselben als fatal dar. Kann die Glukose weder verarbeitet noch abgebaut werden, „verhungern" die Neuronen im Gehirn.

Der menschliche Organismus kennt aber noch eine andere Möglichkeit, die Neuronen des Gehirns mit Energie zu versorgen. Wenn dem Organismus keine Kohlenhydrate (Glukose) mehr angeboten werden, stellt er sich von ganz alleine auf die Ernährungsart „Ketone" um. Nachdem Mary Newport dieses Wissen um die Ketone verarbeitet hatte, versuchte sie, Steves Organismus durch die Aufnahme bestimmter Öle zur Ketonproduktion anzuregen. Dazu nahm sie die sogenannten MCT-Öle (Medium-Chain-Triglycerides), die erwiesenermaßen nach dem Verzehr Ketone durch die Leber produzieren.

Bestätigt wurde Mary Newports Weg, Ketone als Glukose-Ersatz einzusetzen, nachdem sie erfuhr, dass der in dem erwähnten Alzheimer-Versuchsprogramm eingesetzte Wirkstoff aus MCT-Öl, Kokosnussöl bzw. Palmkernöl bestand. Es stellte sich heraus, dass eine Menge von zwanzig Gramm verabreicht wurde, um die erhofften Resultate zu erhalten. Tatsächlich erwies sich diese Maßnahme als äußerst erfolgreich, was die Forschungsergebnisse schlussendlich auch zeigten. Bei der Verstoffwechselung von MCT-Ölen werden Ketone erzeugt, die nicht nur vor Alzheimer schützen, sozusagen als Prophylaxe, sondern sogar in der Lage sind, den Verlauf der „Gehirnzerstörung" rückgängig zu machen. In der Folge wurde klar, dass MCT-Öl ein probates, potentes Heilmittel gegen die Parkinson-Krankheit, Multiple Sklerose, die Huntington-Krankheit, Epilepsie, Diabetes Typ I und Typ II usw. darstellt.

Steve erhielt also von seiner Frau Mary täglich zweimal das Kokosnussöl. Als sie mit der Behandlung begann, war Steve kaum noch in der Lage, eine Uhr zu zeichnen. Nach wenigen Wochen wurden seine gezeichneten Bilder besser mit zunehmend verbesserter Aufnahmefähigkeit und Achtsamkeit sowie einer Stimmungsaufhellung. Steve konnte sich zunehmend besser konzentrieren und erledigte auch schon wieder Aufgaben ums Haus. Nach und nach nahmen seine Demenz-Symptome ab, die Gehirnatrophie (Verlust von Hirnsubstanz) war vollkommen zum Stillstand gebracht.

Demenz, der Versuch einer einfachen Erklärung

Stellen Sie sich einmal vor, das Gehirn wäre ein riesiges Gebäude mit nahezu unendlich vielen Räumen. Jeder Raum hat eine Tür, die sich bei Bedarf automatisch öffnet oder schließt. Die Räume sind vollgestopft mit Wissen, Emotionen, Erinnerungen, Gefühlen, prallem Leben. Bei Menschen, die an Demenz erkranken, geht mit der Zeit eine Tür nach der anderen aufgrund **entzündlicher** Vorgänge im Gehirn zu, sodass auf den Inhalt dieser Räume nicht mehr zugegriffen werden kann. Der Inhalt, die Information dieser Räume bleibt aber mehr oder weniger erhalten, ist nach wie vor vorhanden. Kokosöl (MCT-Öl), Vitamin D3, Astaxanthin, R-Alpha Liponsäure, Resveratrol, aktiver Wasserstoff und Glutathion scheinen nun erste Schlüssel zu sein, die Entzündung wieder rückgängig und diese Räume wieder zugänglich machen zu können.

Weiterführende Forschungen konnten belegen, dass in der Ernährung eingesetztes natürliches Kokosfett die Körperfettwerte normalisiert, entzündungshemmende Reaktionen des Immunsystems verbessert und die Leber vor Alkoholschäden schützt. Zunehmend werden die gesundheitsfördernden Mechanismen der aus Kokosnüssen gewonnenen Fettsäuren offenbar. Auch die amerikanische Gesundheitsbehörde FDA ist aufmerksam geworden und hebt das Kokosöl in eine bessere Wettbewerbsposition, was dazu führen kann, dass es seinen Weg in die Back- und Schnellimbiss-Industrie zurückfindet. Ein einfaches Grundnahrungsmittel erlangt für seine Fähigkeit, die Gesundheit der Menschen erheblich zu verbessern, neue Wertschätzung.

MCT-Öle (Kokosöl) auch bei anderen neurologischen Erkrankungen hilfreich?

MCT-Öle sind einzigartig in ihrer Wirkung. Es ist kein anderes Lebensmittel bekannt, aus dem sehr schnell ketogene Energie, insbesondere für das Gehirn gewonnen werden kann. Das Gehirn ist der stärkste „Energieräuber“ (Gehirnzellen verbrauchen etwa 30% unseres täglichen Bedarfs).

Sind unsere Zellen mit Glukose unterversorgt, kann das enorme Auswirkungen haben, insbesondere auch bei neurologischen Erkrankungen, beispielsweise der eines Schlaganfalls, wo eine energetische Unterversorgung des Gehirns vorliegen kann. Viel zu wenig wurde bisher auf diesen Umstand hingewiesen. Mit der Einnahme von MCT-Ölen kann ein augenblicklicher Mangel in nur wenigen Minuten behoben werden und sich die kognitiven und motorischen Fähigkeiten eines Schlaganfallpatienten in wenigen Wochen, bei täglicher Einnahme (ca. 3 Esslöffel täglich), erheblich verbessern.

Bei allen Maßnahmen, die Sie ergreifen, vergessen Sie niemals, die Ernährung in ihrer Gesamtheit umzustellen und den Organismus von Schadstoffen zu befreien (siehe u.a. „Ernährung“, „The Magix 4“, „Schwermetall-Ausleitung“ und insbesondere auch „Der Strahl, der den Körper entstaubt“).

Maßnahmen zur Verbesserung von Alzheimer

- Erhöhen Sie den Anteil an Magnesium in Ihrem Blut. Vorzugsweise Magnesium, das die Blut-Hirn-Schranke überwindet, beispielsweise Magnesium-Orotat.
- Optimieren Sie Ihren Vitamin-D3-Anteil im Blut. Vitamin D3 wird normalerweise durch Sonneneinstrahlung über die Haut produziert. In sonnenarmen Monaten ist eine Supplementierung mit Vitamin D3 jedoch unerlässlich.
- Nehmen Sie möglichst wenig Fructose (High-Fructose-Corn-Sirup) und raffinierten Zucker auf. Meiden sie zudem die Aufnahme von Kohlenhydraten.
- Häufig liegt ein Vitamin-B12-Mangel bei an Alzheimer Erkrankten vor. Hohe Dosen von Vitamin B12 können erkennbare Verbesserungen bringen.
- Nehmen Sie viel grünes Gemüse in Rohkostform auf (siehe „Grüne Smoothies“).
- Nehmen Sie Ginkgo-Biloba zu sich, in Studien wurden kognitive und soziale Verbesserungen bei Menschen mit Demenz nachgewiesen.
- Kokosöl und Eiweiß mit Leinöl (Omega 3 Fettsäuren) helfen, kognitive Funktionen und die Energieversorgung von Zellen/Nervenzellen zu verbessern.
- Versorgen Sie Ihr Blut mit ausreichend **Astaxanthin**, R-Alpha Liponsäure, Glutamin, L-Glutathion und Resveratrol!

Astaxanthin, der stärkste gegenwärtig bekannte Entzündungshemmer

Neuesten wissenschaftlichen Erkenntnissen zufolge ist das Entstehen von Demenz und Alzheimer auf entzündliche Prozesse im menschlichen Organismus und Gehirn zurückzuführen, hervorgerufen durch eine Vergiftung mit Schwermetallen und anderen toxischen Substanzen. Sollten diese bahnbrechenden Erkenntnisse in weiteren Studien bestätigt werden, dass entzündliche Prozesse für Demenz und Alzheimer verantwortlich zeichnen, dann gibt es momentan kaum eine bessere Substanz, die für die Behandlung gegen diese Erkrankung geeigneter wäre als Astaxanthin, (siehe Astaxanthin) zumindest jedoch für die Prophylaxe, da Astaxanthin die Blut-Hirn-Schranke überwindet und Entzündungen so wirksam verhindern oder gar ausheilen kann.

Vermeiden Sie:

- unter allen Umständen Antitranspirant-Deos, die in irgendeiner Form Aluminium enthalten. Vermeiden Sie Aluminium überall um jeden Preis!
- Fruchtsäfte und andere Getränke, die Säuren enthalten und die es in Aludosen oder Pappe-Alu-Verpackungen gibt, da die Blut-Hirn-Schranke Aluminiumzitrate passieren lässt.
- Impfungen (z.B. Grippeimpfungen), die viele schädliche Substanzen wie z.B. Aluminium und Quecksilber enthalten (siehe „Impfungen/Impfgifte"). Ansonsten leiten Sie diese Gifte aus (siehe „Schwermetall-Ausleitung" und „Der Strahl, der den Körper entstaubt").
- weitestgehend Pharmazeutika, denn Arzneimittel sind in der Regel für den menschlichen Organismus pures Gift. Nehmen sie also nur das absolut Notwendigste.

Besprechen Sie dies immer auch mit Ihrem Therapeuten!

Allergie, Histamin, Erkältung, Grippe

Das Erkältungs-Ansteckungs-Experiment

Im November 1918 führten Marineärzte in Boston einen Grippe-Ansteckungsversuch mit 62 „Freiwilligen", gesunden jungen Matrosen durch, die wegen Dienstvergehen verurteilt waren und deshalb im Gefängnis saßen. Man bot ihnen Begnadigung an, sollten sie sich für ein spezielles Experiment zur Verfügung stellen. Die Marineärzte vermuteten, dass 39 der Matrosen für Grippe besonders empfänglich wären, da sie noch niemals vorher eine Grippe hatten, also nach dem Verständnis der Mediziner auch keine Antikörper gegen Grippe gebildet haben konnten.

Die Durchführung dieses Experiments stellte sich für die Matrosen als sehr unangenehm und unappetitlich heraus. Unter anderem sammelten die Marineärzte Sekret aus Nasen und Rachen todkranker Patienten und sprühten es den Testpersonen in die Augen oder rieben es anderen Testpersonen direkt in die Nasenscheidewand. Andere Testpersonen wurden schwer grippekranken, fieberheißen Patienten direkt ausgesetzt. Die Testpersonen mussten sich über diese schwerkranken Personen beugen, ihren übelriechenden Atem einatmen und fünf Minuten mit ihnen sprechen. Sicherheitshalber musste der Schwerkranke während dieses Zeitraums kräftig ausatmen und die Testperson gleichzeitig den Atem des Patienten inhalieren, sodass die Testperson auch wirklich der Krankheit ausgesetzt war. Letztendlich musste der Grippekranke der Testperson noch fünf Minuten lang ins Gesicht husten. Diese Prozedur musste jede gesunde Testperson bei 10 verschiedenen Grippepatienten absolvieren. Der Krankheitsbeginn der Patienten durfte dabei nicht länger als 3 Tage zurückliegen, um zu gewährleisten, dass das „etwas", das die Grippe verursacht hatte, sich auch wirklich noch in der Lunge oder im Sekret aus der Nase befand.

Unter noch strengeren Bedingungen wurde ein ähnliches Experiment mit 50 in Gefängnissen inhaftierten Matrosen in San Francisco durchgeführt. Obwohl die Ärzte wirklich alles daran setzten, die Testpersonen mit Grippe erkranken zu lassen, wurde das Bostoner Ergebnis eindrucksvoll bestätigt. Das Ergebnis beider Experimente:

Nicht eine Testperson erkrankte nach dieser Tortur!

Der Mythos, dass ein „Virus" oder ein „Bakterium" eine Grippe oder nur eine Erkältung durch Tröpfchen-Übertragung verursacht, ist nach diesen Experimenten und jetzigem Wissensstand ad absurdum geführt. Im Übrigen gilt dies ebenso für den Mythos, dass eine Erkältung durch Zug oder Unterkühlung entstehen könnte. Ein von der Common Cold Unit, der Erkältungsforschungsabteilung des Harvard Hospitals in der Nähe Londons, durchgeführtes Experiment kam zu dem Ergebnis: *„Es gibt keinen Zusammenhang zwischen einer Erkältung und vorherigem Frieren."*

Erkältung, ein dramatisch isolatives Konfliktgeschehen?

Dr. Hamer, Gründer der „Neuen Medizin" (NM), (siehe dazu das Gutachten von Prof. Dr. Hans-Ulrich Niemitz über die Neue Medizin) beantwortet diese Frage ohne Zweifel ganz eindeutig: *„Eine schwere Erkrankung oder auch eine banale Erkältung kann durch ein DHS (Dirk Hamer Syndrom) ausgelöst sein. Ein DHS ist ein schweres, hochakut-dramatisch isolatives Konfliktgeschehen. Keinesfalls wird z.B. eine Erkältung durch „Viren" oder Ansteckung ausgelöst. Bakterien spielen nur in der Phase der Heilung für die Heilung eine wesentliche Rolle."*

Nach Dr. Hamer läuft jede Krankheit, wie auch jede Erkältung, immer in zwei Phasen ab. Jede Krankheit hat eine **KALTE** und eine **WARME** Phase. Die erste Phase, die kalte Phase, steht für die konflikt-aktive Phase, wir fühlen ein Kratzen im Hals, uns fröstelt, Füße und Hände sind kalt, teils haben wir diffuse Schmerzen. Die Symptomatik ist noch nicht ausgeprägt, so richtig krank fühlt man sich noch nicht. Ist das Konfliktgeschehen jedoch gelöst, kommt der Übergang zur warmen Phase. Die Symptomatik ist deutlich ausgeprägter, man hat Kopfschmerzen, ist müde und erschöpft, hat Fieber, die Nase läuft und Gliederschmerzen stellen sich ein. Jetzt lösen sich auch die während der konflikt-aktiven

Phase in den Nasennebenhöhlen entstandenen Ulcera, die in der Regel in der kalten Phase keine Beschwerden auslösen. Erst in der warmen Phase, der Heilungs-Phase, nach dem Lösen des Konfliktes, schwillt die Schleimhaut der Nase dann im Bereich der Ulcera an und sondert Sekret oder auch Eiter ab und juckt. Am Ende dieser Phase sind die Ulcera dann verheilt.

Die Behauptung Dr. Hamers ist für jede einzelne Erkrankung verifizierbar. Wird nämlich der Konflikt eines an Erkältung Erkrankten in der kalten Phase gelöst, wird dem Erkälteten schlagartig warm, und er befindet sich sofort in der warmen Phase der Heilung und Regeneration. Die Probleme sind damit aber noch nicht überwunden, denn die warme Phase ist immer mit Schmerzen verbunden, und wir fühlen uns wirklich krank. Je kürzer ein Konflikt, desto harmloser läuft die Gesamterkrankung ab. Die schmerzvolle warme Phase wird daher immer auch als Krankheitsphase empfunden. Man kann aber mit Sicherheit behaupten: Wenn wir die Erkältung schmerzvoll wahrnehmen, sind wir schon auf dem Weg der Besserung.

Fühlt man sich also so richtig krank, befindet man sich schon in der regenerativen Heilungs-Phase, man benötigt demnach in der Regel auch keinen Arzt mehr. Ein Eingriff während dieser Phase, gleich welcher Art, kann die Heilung stören, aufhalten oder sogar verhindern. Der Körper sagt einem zu jedem Zeitpunkt sehr genau, was man in dieser Regenerationsphase zu tun hat. Man hat keinen Appetit, also isst man nichts; man ist erschöpft und müde, also legt man sich hin und schläft möglichst; Geräusche stören, also sucht man sich einen ruhigen Platz, schaltet kein Radio ein. Helles Licht wirkt unangenehm, also verdunkelt man den Raum etc. Die Phase des Unwohlseins, der Schlappheit, der Appetitlosigkeit etc. ist demzufolge die Phase der Heilung.

Erkältung/Grippe, eine Allergie?

Die wissenschaftlichen Erkenntnisse Dr. Hamers wie eine Erkältung/Grippe entsteht und verläuft, scheinen aber nur die eine Seite einer Medaille zu sein, denn es gibt seit etwa Mitte des 19. Jahrhunderts Erkenntnisse, die darauf hinweisen, dass eine sogenannte Erkältung/Grippe auch noch andere Ursachen haben kann.

Es begann mit den Experimenten eines amerikanischen Marinearztes, Dr. Brewster, der ein Mittel gegen seine allergische Erkrankung suchte. Mit der Einnahme eines Histaminikums verschwanden alle seine Allergie-Beschwerden und mit ihnen auch Beschwerden die er für eine Erkältung hielt, die er sich kurz vorher zugezogen habe. Aufmerksam geworden, führte Dr. Brewster ausgedehnte Untersuchungen durch, deren Ergebnisse er im „US Naval Medical Bulletin" veröffentlichte. Zusammengefasst kam er zu dem Ergebnis, dass ein Übermaß an Histamin im menschlichen Organismus für eine sogenannte Erkältung/Grippe verantwortlich zeichnet. In der Folge traten Unternehmen auf den Plan, die aufgrund der Ergebnisse Dr. Brewsters ein gutes Geschäft witterten. In kurzer Zeit kamen dann auch zwei Mittel gegen „Erkältung" auf den Markt, Inistol und Anahist, die in der Tat das hielten, was sie versprachen, „Erkältungsbeschwerden" zu kurieren. Millionenfach wurden diese Medikamente dann über die Ladentheke verkauft, zum Preis von 98 Cent für eine 36er-Packung. Unbeeindruckt von den ganz offensichtlichen Erfolgen dieser Medikamente beschäftigte sich die amerikanische Ärztevereinigung (American Medical Association – AMA) auf ganz andere Weise mit diesen Mitteln und kam zu dem Schluss, dass die Wirksamkeit dieser Antihistaminika kein Beweis dafür sei, dass die Erkältung auch wirklich geheilt ist. Sie, die AMA, seien sich einig, dass eine Erkältung auf Viren zurückzuführen sei und Antihistaminika daher keine Wirkung entfalten könnten.

Letztendlich schaltete sich dann zudem die amerikanische Bundeshandelskommission ein, mit dem Ergebnis, dass gegen die Hersteller der Antihistaminika ein Verfahren wegen „wissentlich falscher und irreführender Reklame" eingeleitet wurde. Wenig später war dann der Hype um die Antihistaminika gegen „Erkältung" Geschichte.

Auch wenn die sogenannten „Erkältungs-Mittel“ aufgrund des Einflusses der AMA und amerikanischer Behörden aus dem Gedächtnis der Menschen verschwunden sind, bleibt doch im Ergebnis eine wichtige Erkenntnis: Erkältung ist in der Regel eine allergische Reaktion und wird aufgrund vielfältiger Ursachen (Hausstaubmilben, Schimmelpilze, Tierhaare, unausgeglichener Säure-Basen-Haushalt, Blütenpollen, Nahrung, verunreinigte Luft, chemische Substanzen und last but not least Stress/Konflikte/Schocks), durch **Histamin** ausgelöst. Ein Virus als Auslöser einer Erkältung/Grippe kann mit großer Sicherheit ausgeschlossen werden, da es keinen Nachweis für die Existenz von Viren gibt.

Histamin

Histamin ist ein stickstoffhaltiger Naturstoff, der sowohl im menschlichen als auch im tierischen Organismus als Neurotransmitter und Gewebehormon in natürlicher Form vorkommt. Es spielt eine zentrale Rolle bei der Abwehr körperfremder Stoffe und allergischer Reaktionen. Es dient als Botenstoff bei Entzündungen, zur Regulation der Magensäure, zur Steuerung des Schlaf-Wach-Rhythmus und zur Kontrolle des Appetits. Einfach ausgedrückt: Histamin greift in vielfältiger Weise in den Organismus des Menschen ein, teils mit schweren Folgen für die Gesundheit der Menschen, die an einer Histamin-Unverträglichkeit (-Intoleranz) leiden oder sich über eine falsche Ernährung mit Histamin „vergiften“.

10 mg ist in etwa der Grenzwert für Histamin. Darüber hinaus gehende Mengen können im menschlichen Organismus bereits zu deutlichen Vergiftungserscheinungen führen, was durch akute Atemnot, Herzrasen, Blutdruckabfall, Ausschlag, Durchfall, Erbrechen, Kopfschmerzen etc. gekennzeichnet sein kann. Bei Menschen mit einer Histamin-Intoleranz kann die Verträglichkeitsgrenze auch deutlich herabgesetzt sein.

Weitere mögliche Beschwerden/Erkrankungen

Durch Histamin können die Blutgefäße so erweitert werden, dass Blut in das umgebende Gewebe austritt und so starker Druck auf die Nerven dieses Bereiches ausgeübt wird, was zu schmerzhaften Muskelverhärtungen im Hals-, Nacken-, Wirbelsäulen- und Adduktoren-Bereich und zu Migräne führen kann. Im Einzelnen:

- **Kopfbereich:** Halbseitenkopfschmerz (Migräne), Stirnkopf- und Spannungskopfschmerz, immer wieder auftretende Mittelohrentzündung
- **Atmungsorgane:** chronischer Schnupfen, chronische Sinusitis (Nasennebenhöhlenentzündung), Erkältungsanfälligkeit, chronische Bronchitis, chronisches Asthma bronchiale
- **Verdauungstrakt:** Erhöhung der Magensäurebildung, Magenschleimhautentzündung (Gastritis), Entzündungen des Dünn- und Dickdarms (Morbus Crohn, Colitis Ulcerosa), Durchfall, Verkrampfung der Muskulatur im Darmtrakt, Darmkrämpfe und Stuhlunregelmäßigkeiten, Blähungen
- **Herzkreislaufsystem:** Herzrhythmusstörungen, Herzklopfen, Herzrasen, niedriger Blutdruck, Bluthochdruck
- **Schwellungen** im Bereich der Knöchel, Füße, Augen und Finger
- **Erschöpfungszustände** (Chronic fatigue syndrome), Gefäßkrämpfe
- **Haut:** Neurodermitis, Hautausschläge (schuppend, juckend, trocken, nässend)
- **Abwehrsystem:** wiederkehrende Infekte
- **Bewegungsapparat:** Gelenkschmerzen, Muskelschmerzen (Fibromyalgie), Gelenkentzündungen, chronische Rückenschmerzen im Lendenbereich
- **Allergien:** Heuschnupfen, Bindehautentzündung, Asthma, Sonnenallergie
- **Angst-** und **Panikattacken, Zappelphilipp-Syndrom**
- **Nervosität, Unruhezustände** und verstärktes **Aggressionsverhalten**

Beispiele für Nahrungsmittel mit einem hohen Histamin-Gehalt:

- Konservierte/eingelegte Lebensmittel
- Käse, vor allem Hartkäse (je länger gelagert, umso mehr Histamin)
- Salami, Schinken, geräuchertes Fleisch, Dosenwurst
- nahezu alle Fischprodukte (sämtliche Meeresfrüchte), Fischkonserven
- Bohnen und Hülsenfrüchte (insbesondere Sojabohnen und Erdnüsse)
- Sojaprodukte (Sojasahne, Sojamilch, Sojasaucen, Tofu usw.)
- Obst und Gemüse wie Bananen, Birnen, Orangen, Kiwi, Erdbeeren, Auberginen, Zitrusfrüchte, Kiwi, Sauerkraut
- Alkohol, Rotwein, Weißwein, Bier, Sekt, Essig, Weinessig
- grüner und schwarzer Tee
- Süßigkeiten mit Konservierungs- und/oder Farbstoffen, Kakao, Schokolade, Knabbergebäck, Backhefe, Sauerteig, Hefe
- Nüsse (zu lang gelagerte Nüsse)

Speziell Alkohol wirkt sich bei einer Histamin-Intoleranz schädlich aus, da er nicht nur das körpereigene Histamin freisetzt, sondern auch die Blutgefäße erweitert und die Darmwand für das Histamin durchlässiger macht; die Resorption wird gefördert. Achten Sie unbedingt auf die Lagerung (Kühlung) und die Hygiene bei Lebens- und Nahrungsmitteln und verzehren sie möglichst nur frische Lebensmittel, sie sind in der Regel histaminarm. Alles, was lange gelagert, geräuchert, gegärt oder eingelegt ist, hat einen stark erhöhten Histamin-Gehalt.

Histamin entsteht beim Abbau der Aminosäure Histidin. Histamin ist kaum zerstörbar und in großem Umfang temperaturunempfindlich. Es kann weder durch Tiefkühlen noch durch Erhitzen zerstört werden. Testen Sie Ihre Toleranzgrenze aus. Probieren Sie, was Ihnen hilft und was Sie weglassen müssen, diese „Forschertätigkeit“ kann Ihnen wohl niemand abnehmen. Leider ist eine korrekte Angabe von Histamin-Werten in Lebensmitteln nur bedingt möglich, da der Histamin-Gehalt von variablen Faktoren wie der Alterung, dem Reifegrad, der Hygiene, der Bearbeitung und der Lagerung abhängig ist. Es bleibt nur das individuelle Austesten unter Zugrundelegung obiger Faktoren. Zwei Enzyme sind in der Lage, das Histamin im Organismus abzubauen, das DAO und das HNMT, wovon das DAO für uns das entscheidende ist.

DAO (Diaminoxidase)
Die DAO ist ein sekretorisches Protein, das von den Zellen abgesondert wird. Zellen der Dünndarmschleimhaut bilden beispielsweise ständig DAO und geben diese ins Innere des Darms ab. Aber auch Leber- und Nierenzellen bilden DAO. Die DAO baut insbesondere Histamin ab, das sich außerhalb der Zellen befindet.

Die Pharma-Industrie bietet Antihistaminika und beispielsweise das Medikament DAOSIN an, welches das menschliche Protein DAO (Diaminoxidase) substituieren soll. In der Naturheilkunde wird auf Globuli und die Schüßler-Salze Nr. 2 und 17, Calcium phosphoricum D6 und Manganum sulfuricum zurückgegriffen. Große Erfolge hat man mit der gleichzeitigen Einnahme von Flohsamenschalen und Zeolith gemacht. Gleichzeitig wird durch diese Einnahme einer Darmsanierung Vorschub geleistet und das Histamin gebunden und ausgeschieden.

Was ist dann eine Erkältung/Grippe (Allergie), was hilft wirklich?

Jede Allergie (Erkältung/Grippe) wird durch zuviel Histamin provoziert, deren Ursachen sehr vielfältig sein können. Sie kann über die Atmung (Pollen), die Nahrung, chemische Substanzen oder andere Stoffe ausgelöst werden. **Die wahre Ursache jedoch liegt in einem mit Schwermetallen verseuchten und verpilzten Darm.**

Durch Schwermetalle im Darm wird sowohl das Pilzwachstum als auch das Wachstum anderer pathogener Erreger im Darm enorm gefördert. In einem nicht abreißenden Strom werden dann fortlaufend Körpergifte, erzeugt durch Pilze, über den Darm ins Blut abgegeben. Das Immunsystem wird hierdurch dauerhaft überfordert, nie gibt es eine Pause, das „Fass" des Immunsystems ist sozusagen immer kurz vor dem Überlaufen. Kommen dann noch durch äußere Umstände wie Essen, Trinken, die Luft oder Medikamente das Immunsystem belastende Komponenten hinzu, wird das Fass zum Überlaufen gebracht und eine kaum überschaubare Anzahl an „Unpässlichkeiten"/Krankheiten können sich manifestieren. **Eine Reinigung des Darms von Schwermetallen und Pilzen ist daher das Mittel der Wahl** (siehe auch – Der Darm ist „schuld")!

Neben den Grundvoraussetzungen eines ausgeglichenen Säure-Basen-Haushalts und der Entgiftung des Körpers und insbesondere des Darms haben sich aufgrund ihrer entzündungshemmenden Wirkung zudem als sehr wirksam erwiesen:

- **Astaxanthin als stärkstes bekanntes Antioxidant, L-Glutathion, R-Alpha Liponsäure;** Astaxanthin immer mit Omega-3-Fettsäuren einnehmen (Leinsamen, Leinöl, Leinöl-Kapseln),
- Zeolith, Bentonit, grüne Mineralerde, Huminsäure (reinigt den Darm von Schwermetallen),
- Vitamin B1 und B6 in fettlöslicher Form, MSM (Methyl-Sulfonyl-Methan)
- Vitamin D3 mit Vitamin K2 (Vitamin D3 unbedingt im Winter oder bei wenig Sonneneinstrahlung auf die Haut hochdosiert (5.000 bis 10.000 IE) supplementieren)
- Zur Unterstützung der Darmbakterien auch Zink und Selen einsetzen,
- Natürliches Vitamin C hochdosiert (**niemals Ascorbinsäure**), Zitrone
- Piperin/Bioperine kombiniert mit Curcuma

Vitamin D3

Insbesondere scheint das Vitamin D3 im Zusammenhang mit allen entzündlichen Prozessen im menschlichen Organismus und so auch bei der Histamin-Intoleranz eine wesentliche Rolle zu spielen. Sehr viele Menschen leiden an einem **extremen** Vitamin-D3-Mangel. Neuesten Forschungen zufolge erreichen nicht einmal 9% der Bevölkerung Deutschlands die angestrebte D3-Blutkonzentration. Die Deutsche Gesellschaft für Ernährung (DGE) empfiehlt einen Vitamin-D3-Blutkonzentrationsgehalt von mindestens 50 nmol/l = 20 ng/ml. Bei fehlender körpereigener Vitamin-D3-Bildung soll diese Konzentration mit einer Zufuhr von 800 IE = 20 µg Vitamin D3 täglich erreicht werden.

Wissenschaftliche Untersuchungen zeigen jedoch auf, dass diese Menge viel zu gering ist, um einen Menschen gesund zu erhalten. Von der Wissenschaft wird daher eine tägliche Mindestzufuhr von plus/minus 4.000 IE Vitamin-D3 empfohlen (Anfangsdosis bei sehr niedrigem Vitamin-D3-Blutlevel 400.000 IE **einmalig**, oder 8 x 50.000, um einen Blutspiegel von etwa 50 ng/ml Vitamin D3, beispielsweise für einen Menschen mit einem Gewicht von etwa 75 kg zu gewährleisten.) Vitamin D3 unbedingt immer mit Vitamin K2 und Magnesium kombinieren (Dosierung nach Alter und Gewicht).

Wichtig!
Als unerlässlich hat sich zudem erwiesen, dem Säure-Basen-Haushalt des menschlichen Organismus unbedingt Beachtung zu schenken (siehe **„Der Säure-Basen-Haushalt"** und **„Ernährung"**). Allein die Durchführung dieser Maßnahmen kann der Garant dafür sein, den Histamin-Spiegel dauerhaft und wirksam auf ein gesundes Maß zu senken.

Astaxanthin (der stärkste bekannte Entzündungshemmer)

Astaxanthin ist ein Carotinoid und gilt als das stärkstes bekanntes Antioxidans. Carotinoide finden sich in Früchten und Gemüse und bestimmen deren kräftige Farben. Bekannt sind etwa 700 unterschiedliche Carotinoide, die man in zwei Gruppen aufteilt, Carotine und Xanthophylle. Das Astaxanthin gehört zur Gruppe der Xanthophylle.

In der Natur kommt Astaxanthin sowohl in Algen (Plankton) als auch in einer geringeren Zahl von Pilzen und Bakterien vor. Auch Lachse enthalten beispielsweise eine sehr hohe Konzentration von Astaxanthin, weil sie die Algen aufnehmen und in ihren Muskeln einlagern. Dies macht die Lachse zu Ausdauer-Champions in der gesamten Tierwelt. Denken sie nur an die Kraftanstrengung, die sie aufbringen müssen, um stromaufwärts zu ihren Laichplätzen zu gelangen.

Man unterscheidet zwischen dem natürlichen und dem synthetischen Astaxanthin:

- Aus der Mikroalge *Haematococcus pluvialis* oder dem Lachs wird das hochwertige, natürliche Astaxanthin mit dem höchsten antioxidativen Potential aller bekannten Antioxidantien gewonnen.
- Das synthetisches Astaxanthin wird unter Zuhilfenahme von **gentechnisch veränderten Hefepilzen**, des *Phaffia rhodozyma*, aus Erdöl hergestellt.

Das synthetische Astaxanthin wird zwar unter der gleichen chemischen Formel wie das natürliche Astaxanthin geführt, unterscheidet sich jedoch in seiner Form, Gestalt und Wirkung erheblich, da das natürliche Astaxanthin noch den Gesamtkomplex aller Substanzen und Schwingungen beinhaltet, die eine Alge besitzt. Zudem wirkt das natürliche Astaxanthin aufgrund seiner speziellen Molekularstruktur niemals pro-oxidativ, d.h. es fördert niemals die Entstehung freier Sauerstoffradikale. Astaxanthin reagiert jedoch augenblicklich, wenn es mit Sauerstoff in Kontakt gerät. Dann zerfällt es sofort und verliert sein enormes antioxidatives Potential. Im direkten Vergleich mit anderen starken Antioxidantien wurden in Studien folgende positive Wirkungen des natürlichen Astaxanthins festgestellt:

- Astaxanthin wirkt in Bezug auf die Neutralisierung des reaktionsfreudigen Singulett-Sauerstoffs 550mal stärker als Vitamin E.
- In der gleichen Versuchsanordnung wirkte Astaxanthin 11 Mal stärker als Beta-Carotin und übertraf das des Luteins um das Dreifache.

Eine weitere Studie testete die Wirkung der Antioxidantien Astaxanthin, Vitamin C, Vitamin E und Beta-Carotin gegen freie Radikale. Das Ergebnis:

Astaxanthin wirkt etwa:

- 20 Mal besser als Vitamin E,
- 50 Mal besser als Beta-Carotin,
- und 60 Mal stärker als Vitamin C.

Astaxanthin reduziert die Aktivität vieler Entzündungsbotenstoffe im Organismus und kann so bei chronisch-entzündlichen Krankheiten eine enorme Hilfe sein.

- Astaxanthin überwindet beispielsweise die Blut-Hirn-Schranke und kann so auf direkte Weise das zentrale Nervensystem und das Gehirn von freien Radikalen befreien und vor Entzündungen schützen.
- Ebenso überwindet Astaxanthin die sogenannte Blut-Retina-Schranke des Auges, es wirkt hier entzündungshemmend und antioxidativ und sorgt so für den direkten Schutz der empfindlichen Netzhaut.

- Astaxanthin verteilt sich zudem sehr effektiv im gesamten Organismus, sodass seine schützende Wirkung jeder einzelnen Zelle, allen Organen, Geweben, Gelenken und der Haut zugute kommt.
- Astaxanthin ist hochwirksam gegen Entzündungen, die durch zu viel Histamin, z.B. bei Allergien, entstehen, die sich als Erkältung und Grippe darstellen.

Kurzum, Astaxanthin ist ein sehr starkes, außergewöhnlich leistungsfähiges Antioxidans, das in der Lage ist, sehr schnell zu reagieren und freie Radikale im Handumdrehen zu eliminieren.

Im Einzelnen: Astaxanthin

- hemmt und besiegt Entzündungen, gleich wo im Organismus, z.B. bei Allergien (Erkältungen, Grippe), Histamin-Intoleranz etc.
- stimuliert und stärkt das Immunsystem
- verbessert den Haut- und Sonnenschutz
- hält Herz, Gefäße und Kreislauf gesund
- verbessert die Kraft- und Ausdauerleistung
- verbessert die Sehfähigkeit, fördert die Durchblutung der Netzhaut
- hilft bei Morbus Crohn etc.

Astaxanthin ist sicher kein Wundermittel im Sinne des Wortes, jedoch ganz sicher ein natürliches Mittel, ein Antioxidans, das bei vielen gesundheitlichen Problemen Hilfe, wenn nicht gar Heilung bringen kann. Astaxanthin sollte nach Möglichkeit immer in Verbindung mit Leinöl/Leinöl-Kapseln (Omega 3 Fettsäuren) eingenommen werden.

L-Glutathion

L-Glutathion bzw. reduziertes Glutathion, als wirksame Form, ist ein schwefelhaltiger Eiweißstoff (Aminosäure), ein Antioxidans, das in jeder Zelle des Körpers vorhanden ist. Es wird in der Leber aus Glycin, Cystein und Glutaminsäure produziert und schützt den Organismus u.a. vor schädlichen Substanzen und freien Radikalen. Glutathion zeichnet für viele biochemische und metabolische Reaktionen verantwortlich, es beeinflusst die Gesundheit des Menschen in nicht zu unterschätzendem Umfang.

Freie Radikale sind gefährliche, instabile, unvollständige Moleküle, deren Atomen ein Elektron fehlt. Um diesen Mangel auszugleichen, versucht das freie Radikal, und dies absolut rücksichtslos, sich zu vervollständigen. Dem nächstmöglichen Molekül wird daher blitzartig ein Elektron entzogen, sodass in dieser Zelle ein Elektronenmangel, eine Oxidation, eine Entzündung entsteht, was zur Funktionsunfähigkeit lebenswichtiger Organe und Strukturen führen kann. Zudem wird durch die dauerhafte Zellschädigung der Prozess des schnelleren Alterns aktiviert, was in Konsequenz bedeutet, dass der Mensch häufiger und schneller erkrankt, früher altert und stirbt. Eine Vielzahl von freien Radikalen ist daher in der Lage, eine Lawine von Oxidationen, von Entzündungen auszulösen und den Organismus so massiv zu schädigen. Im Volksmund spricht man dann von Allergie, Erkältung oder auch Grippe. Freie Radikale entstehen durch die Nahrungsaufnahme, verschmutzte Luft, verunreinigtes Wasser, Konservierungsstoffe, Schwermetalle, chemische Reinigungsmittel, Abgase von Autos und Flugzeugen, Giftstoffe im Allgemeinen, Allergien, Pollen, Traumata, Elektrosmog, radioaktive Strahlung, Medikamente, Drogen, Zigaretten, Stress, Schocks, Verletzungen, Sonnenlicht, Sport, eine überwiegend saure Ernährung etc. Schätzungen gehen davon aus, dass jede Zelle des menschlichen Organismus tagtäglich tausende Male von freien Radikalen angegriffen wird.

Um Krankheiten und vorzeitigem Altern vorzubeugen, ist es daher unabdingbar, den Organismus zu jeder Zeit mit ausreichend Antioxidantien zu versorgen, die in der Lage sind, schädliche freie Radikale durch ihren Überschuss an freien Elektronen zu neutralisieren. Und hier spielen alle Antioxidantien wie z.B. Astaxanthin, Resveratrol, R-Alpha Liponsäure, aktiver Wasserstoff, Vitamin D3 sowie L-Glutathion ihre gewaltige Power aus.

L-Glutathion wird in der Leber auf natürliche Weise synthetisiert und allen Zellen zur Verfügung gestellt. Es ist eines der stärksten und wichtigsten Antioxidantien, das den Organismus vor schädlichen freien Radikalen zu schützen vermag, wenn es in ausreichendem Umfang zur Verfügung steht; was die Crux des Ganzen ist. Häufig ist der Organismus, ganz besonders im Alter, aufgrund der vielfältig vorhandenen freie Radikale auslösenden Stoffe und Substanzen nicht mehr in der Lage, L-Glutathion in ausreichendem Umfang in der Leber zu synthetisieren und den Zellen zur Verfügung zu stellen. Aus diesem Grund sollte unbedingt über eine Supplementation nachgedacht werden, entweder durch L-Glutathion selbst oder durch L-Glutamin, eine natürliche Aminosäure, die den L-Glutathions-Gehalt im Blut noch weitaus stärker erhöhen soll als reines L-Glutathion. L-Glutamin und L-Glutathion sind keine Medikamente, sie sind natürliche Aminosäuren und soweit bekannt nebenwirkungsfrei.

L-Glutathion ist eine Art „Rambo" zur Neutralisierung freier Radikale, die schnelleres Altern fördern und Erkrankungen Vorschub leisten. Wollen Sie länger jung bleiben, länger und gesund leben, dann denken Sie über L-Glutathion (L-Glutamin) nach, ein höherer Glutathion-Spiegel reguliert den Alterungsprozess und schützt Ihre Organe und Körperzellen in geradezu optimaler Art und Weise. Zudem ist L-Glutathion (L-Glutamin) in der Lage, sowohl Vitamin C, E und andere Antioxidantien als auch die Leber zu regenerieren. Dem Organismus werden diese Substanzen so erneut wieder zur Verfügung gestellt; sie werden sozusagen recycelt.

Abschließend
Es ist zwingend erforderlich, dem Organismus immer einen ausreichenden Level von Antioxidantien zur Verfügung zu stellen, da ansonsten die schädliche Wirkung (Erkrankungen, Allergie-, Erkältungs-, Grippe-Symptome, schnelles Altern) freier Radikaler Raum greift und eine geraume Zeit vergehen kann, bis die nachträgliche Gabe von Antioxidantien diesen Mangel beheben kann.

Serrapeptase

Serrapeptase ist ein proteolytisches Enzym. Es wird im Darm der Seidenraupe innerhalb des Kokons durch die Serratia-Bakterie produziert, um den festen Kokon vor dem Schlüpfen des Schmetterlings auflösen zu können. Die Wirkkraft dieses Enzyms ist gewaltig. Serrapeptase löst jegliche leblose Materie auf, lässt lebendes Gewebe jedoch vollkommen unversehrt. Seit mehr als 30 Jahren wird Serrapeptase sowohl in Asien als auch Europa mit großem Erfolg als Heilmittel gegen Entzündungen, Durchblutungsstörungen, Schmerzen, Schleimausscheidungen etc. eingesetzt und seine Wirksamkeit durch mehr als 40 Studien bestätigt. Serrapeptase ist ein starkes natürliches und entzündungshemmendes Medikament ohne bekannte Nebenwirkungen.

Im Einzelnen soll Serrapeptase über folgende Eigenschaften verfügen:

- wirkt stark gegen Entzündungen und lindert Schmerzen und Schwellungen
- löst arteriosklerotische Plaques auf, ohne die arteriellen Gefäßwände zu beschädigen
- zersetzt Blutgerinnsel, Brustzysten und Gewebe jeglicher Konsistenz
- hilft, Schwermetalle im Körper zu binden und schwemmt Toxine aus
- regeneriert Zellen, stärkt das Immunsystem und verkürzt die Heilzeit
- spielt eine wichtige Rolle bei der Wundheilung und der Genesung
- reguliert den Hormonhaushalt, reduziert die Blutgerinnung und reduziert Krampfadern
- verbessert die Durchblutung sämtlicher Organe und endokriner Drüsen und stellt deren Funktionalität wieder her
- hilft bei Rheuma, Asthma, Arteriosklerose, Multipler Sklerose, Alzheimer, Arthritis, Herzerkrankungen, Zahninfektionen
- eignet sich für die Behandlung von Lungen-, Brust-, Leber-, Darm- und Bauchspeicheldrüsenkrebs sowie für die Behandlung der weiblichen und männlichen Geschlechtsorgane.

Da Serrapeptase ein fibrinolytischer (auflösender) Stoff ist, wird er auch zur Verbesserung der Reinigung und der Gefäßelastizität der Atemwege verwendet. Serrapeptase ist sehr effizient in der Behandlung von Entzündungen der Lunge, sie führt zum verbesserten Abhusten des Schleims und beseitigt totes Gewebe. Die Behandlungsdauer richtet sich nach der Schwere der Erkrankung und kann bis zu 12 Monate betragen. Sie ist ein natürliches, physiologisches Mittel ohne gastrointestinale Nebenwirkungen. Serrapeptase sollte nüchtern und nicht in Zusammenhang mit Blutverdünnern oder Nahrungsergänzungsmitteln eingenommen werden, die das Blutungsrisiko erhöhen. **Besprechen Sie dies immer auch mit Ihrem Therapeuten.**

Sollten nach der Einnahme von Serrapeptase trockene Augen, Magenkrämpfe oder Allergien auftreten, sollte die Behandlung sofort eingestellt werden. Auch gilt es vor der Einnahme abzuklären, ob sich Serrapeptase mit anderen Medikamenten verträgt, die zusätzlich eingenommen werden.

Serrapeptase wird in Japan in der klinischen Praxis in großem Umfang eingesetzt, insbesondere bei Patienten mit persistierender Atemwegserkrankung. Nach einem Monat Behandlung mit Serrapeptase nahm z.B. die Menge von Schleim und Auswurf drastisch ab. Die Forscher kamen zu dem Schluss, dass Serrapeptase die Elastizität und das viskose Verhalten des Schleims bei Patienten mit anhaltenden Atemproblemen verändern kann. In einer anderen Studie wurde nachgewiesen, dass Menschen mit Ohren-, Hals- und Nasenproblemen unter Verwendung von Serrapeptase eine signifikante Linderung finden können.

Gefährliches Bauchfett

Was ist eigentlich Bauchfett?
Das Bauchfett, auch Viszeral-Fett genannt, lagert sich bevorzugt in der Bauchhöhle und dort insbesondere um die inneren Organe, um die Eingeweide (lat. viscera, „die Eingeweide") ab. Bauchfett ist schon seit geraumer Zeit als großer Risikofaktor für die Gesundheit bekannt, es setzt im Blut sowohl schädliche Fettgewebshormone als auch entzündungsfördernde Botenstoffe des Immunsystems, die sogenannten Zytokine, frei. So werden durch dieses intraabdominale Fettgewebe inflammatorische Prozesse initiiert, die in den Organen zu chronisch entzündlichen Ablaufen führen. Entzündungen des Herz-Kreislauf-, des Atem- und Nervensystems sowie auch des Bewegungsapparates sind daher bekannte Auswirkungen von einem „etwas zuviel an Bauchfett". Nur etwa 1% des Fettgewebes beim Menschen besteht aus fettverbrennendem, stoffwechselaktivem, braunem Bauchfett, der Rest, also 99%, sind energiespeichernde weiße Fettzellen.

Warum ist Bauchfett so gefährlich?
Bauchfett birgt ein hohes Gesundheitsrisiko, es entlässt mehr Fettanteile ins Blut als alle anderen Fettdepots des Körpers und erhöht so den Blutfettspiegel und den des schädlichen Cholesterins enorm. Zudem ist Bauchfett sehr stoffwechselaktiv, es produziert mehr als 20 Signalstoffe und Hormone, die es ins Blut und somit in den gesamten Organismus abgibt. Es prägt den Stoffwechsel daher in großem Umfang folgenschwer mit.

Zu den drei wesentlichsten vom Bauchfett produzierten Stoffen gehören Leptin, Adiponektin und Interleukin 6. Leptin und Adiponektin sind insbesondere für das Hungergefühl, die Nahrungsaufnahme und die Insulinempfindlichkeit zuständig. So wird auch verständlich, dass, wenn die Produktion dieser beiden Substanzen aus dem Ruder läuft, die Gefahr für eine weitere Gewichtszunahme, insbesondere des Bauchfetts, erheblich sein kann.

Interleukin 6 hingegen reguliert die Entzündungsreaktionen im Körper. Aufgrund seiner komplexen Regelungsmechanismen nimmt es im Orchester der Zytokine, in Verbindung mit dem Immunsystem, eine wichtige Schlüsselstellung ein. In normalen gesunden Mengen ist Interleukin 6 unabdingbar für ein funktionierendes Immunsystem. Werden jedoch vom Bauchfett zu hohe Konzentrationen von Interleukin 6 freigesetzt, gerät der Stoffwechsel durcheinander und es entstehen im gesamten Organismus Entzündungen.

Hieraus resultierende Erkrankungen:

- Allergien (Erkältungen und Grippe)
- Arteriosklerose/Bluthochdruck
- Diabetes
- Asthma
- rheumatische Erkrankungen, Arthritis
- Herzrhythmusstörungen, Herzinfarkt und Schlaganfall
- allergische Rhinitis (chronische Entzündung der Schleimhaut)
- systemische Anaphylaxie (krankhafte Reaktion des Immunsystems).

Die Kombination von Hormonen und Blutfetten, die vom Bauchfett ausgehen, erhöht das Risiko der Manifestierung von Krankheiten um ein Vielfaches. Bauchfett ist nicht nur ein Problem für fettleibige Menschen. Ganz besonders gefährdet sind auch die sogenannt Normalgewichtigen, die einen hohen Anteil von Fett im Bauchbereich haben, so eine US-amerikanischen Studie mit über 15.500 Probanden.

Mastzellen – Bauchfett – Allergien – Histamin

Mastzellen (Mastozyten) sind körpereigene Zellen, weiße Blutkörperchen, die sowohl Botenstoffe als auch Heparin und Histamin zur Unterstützung des Immunsystems enthalten. Insbesondere Bauchfette enthalten eine signifikante Anzahl dieser Mastzellen, die, wenn sie durch Allergene im Übermaß und schlagartig freigesetzt werden, erhebliche Entzündungsprozesse im Organismus des Menschen auslösen können. Ohne Mastzelle könnte keine Entzündung entstehen.

Immer mehr Menschen leiden an Allergien, die durch eine Fehlfunktion des Immunsystems ausgelöst werden. Der Körper reagiert dabei auf harmlose Substanzen, z.B. in der Nahrung, auf Blütenpollen, durch Medikamente oder schlechte Luft etc. als wären es Giftstoffe, die versuchen, den Organismus anzugreifen. Durch diese Fehlfunktion werden fälschlicherweise Mastzellen aktiviert, die in der Folge zerplatzen und ihre Botenstoffe wie z.B. das entzündungsfördernde Histamin aus der Granula (Granula = Einlagerungen in biologischen Zellen, die Speicher- oder Sekretstoffe enthalten) schlagartig in die Blutgefäße und das Gewebe freisetzen.

Histamin kann in wenigen Sekunden/Minuten heftige Reaktionen hervorrufen; der Vorgang wird allgemein als allergische Reaktion bezeichnet. Dass die Symptome unmittelbar auftreten, liegt an der schnellen Reaktion des umliegenden Gewebes, dessen Blutgefäße sich sofort durch das Histamin erweitern, sodass sich Körperflüssigkeit einlagern kann. Dies kann zu starken Entzündungsreaktionen, Quaddelbildung, Atemnot oder im schlimmsten Fall zu einem allergischen Schock führen. Eine Stabilisierung der Mastzellen kann durch ein Flavonoid, den pflanzlichen Farbstoff **Quercetin** erreicht werden. Gebunden an kaltgepresstes Olivenöl kann das Platzen der Mastzellen so eindrucksvoll verhindert werden.

Im Übrigen lässt sich das Bauchfett sehr effektiv und dauerhaft abbauen, wenn man es etwa alle 4 Wochen einmal 1 Std. lang mit Kältekompressen herunterkühlt. Durch die Kälte werden die betroffenen Mastzellen des Bauchfetts dauerhaft zerstört. Dabei ist jedoch unbedingt darauf zu achten, die Kompressen innerhalb der Behandlungszeit rechtzeitig zu wechseln, sodass die Kältekette nicht unterbrochen wird.

MSM (Methyl-Sulfonyl-Methan, organischer Schwefel)

Hört man den Begriff „Methyl-Sulfonyl-Methan", kurz MSM, denkt man unweigerlich an ein künstlich hergestelltes pharmazeutisches Produkt. Doch weit gefehlt, was nach purer Chemie klingt, ist in der Realität pure Natur. MSM ist ein in natürlicher Form vorkommender, geruchloser, organisch gebundener Schwefel, der schon vor mehr als 100 Jahren von russischen Wissenschaftlern entdeckt wurde.

MSM ist ein lebensnotwendiger Nährstoff und als Bestandteil von Enzymen und Immunoglobulinen und für die Synthese des Bindegewebes von enormer Bedeutung. MSM hält das Immunsystem im Gleichgewicht, hilft bei der Bildung von Galle und ist von großer Bedeutung für die Säure-Basen-Balance. Zudem ist MSM an der Herstellung von Vitaminen, Aminosäuren, Antioxidantien und Kollagen beteiligt. MSM ist unersetzlich für den Stoffwechsel von Fetten und unverzichtbar für die ordnungsgemäße Funktion unserer Organe. Kurzum, MSM ist ein Universalgenie und für die Gesundheit des Menschen eine nicht zu ersetzende Substanz. MSM kommt in seiner natürlichen Form in Fleisch, Fisch, Zwiebeln, Sauerkraut, Tomaten, Tee etc. vor, wird aber durch moderne Verarbeitungsmethoden wie z.B. Erhitzen oder Trocknen zerstört.

MSM ist ein Nahrungsergänzungsmittel und kein Medikament, doch es wirkt wie ein sehr gutes Medikament und wird gegen eine Vielzahl von Krankheiten und Beschwerden eingesetzt, u.a. gegen Schmerzen, Allergien, Sodbrennen, Entzündungen, Arthritis, Krebserkrankungen, Parasitenbefall, Durchfall, Verstopfung und Übelkeit. MSM hält Haut, Haare und Fingernägel geschmeidig und gesund und unterstützt den Erhalt der geistigen Funktionen des Menschen. MSM ist ein körpereigener Stoff, untoxisch, macht nicht abhängig und kann nicht überdosiert werden.

Anorganischer Schwefel (Heilmittel für das „Leaky-Gut-Syndrom")

Die Tatsache, dass das „Leaky-Gut-Syndrom" (durchlässiger Darm) (siehe „Der Darm ist schuld") die Ursache für fast alle, auch schwere Erkrankungen ist, gilt heute schon als Allgemeinwissen, bis hin zum medizinischen Konglomerat. Dass es hierfür aber schon ein großartiges Heilmittel, den anorganischen Schwefel gibt, wird immer noch zum Schaden der Menschen verschwiegen. Anorganischer Schwefel ist ein nicht patentierbares „Pfennigprodukt", daher besteht auch kein Interesse an seiner Vermarktung.

Anorganischer Schwefel führt dem Organismus lebensnotwendige negative Elektronen zu. Er saniert die Darmwand, macht sie sozusagen wieder dicht, sodass keine Fremdstoffe mehr ins Blut gelangen können, die das Immunsystem überlasten und vielen auch schweren Krankheiten Vorschub leisten. Jede therapeutische Maßnahme sollte daher mit der Sanierung der Darmwand mit anorganischem Schwefel beginnen. Die Wiederentdeckung dieses bereits im Altertum bekannten Heilmittels kann man ohne Übertreibung als echte Sensation bezeichnen.

Bindegewebe-/Knorpelaufbau (Aminosäuren L-Prolin, L-Lysin)

Lysin = L-Lysin

Aminosäuren untergliedern sich in essentielle und nicht-essentielle Aminosäuren. L-Lysin (Lys) ist eine essentielle basische Aminosäure, ein elementarer Eiweißbaustein des Bindegewebes/Kollagens (Bestandteil von Knochen, Haut, Sehnen und Blutgefäßen), den der menschliche Organismus nicht selbst herstellen kann. L-Lysin sollte in ausreichender Menge über die Nahrung aufgenommen werden, falls nicht, ist eine Supplementation von L-Lysin unabdingbar. Sowohl pflanzliche als auch tierische Nahrung liefern Lysin.

Lysin ist für die Bildung von Proteinen, Enzymen, Hormonen, Antikörpern und das Zellwachstum unersetzlich. Es hilft gegen Arterienverkalkung, sorgt für glänzendes Haar und die Einlagerung von Kalzium in Knochen und Zähne. Auch bei der Heilung von Herpes spielt es eine wichtige Rolle. Auf natürliche Weise verhindert Lysin zudem den Abbau und die Zerstörung von Kollagen. Lysin wirkt sich sehr positiv auf den Stoffwechsel, das Immunsystem, die Fettverbrennung und die Zellerneuerung aus und hält die Stickstoffbalance im Organismus aufrecht. Arteriosklerotische Ablagerungen in den Arterien können zudem unter Zuhilfenahme vom L-Lysin und L-Prolin abgebaut werden.

Lysin wird fermentativ aus dem Bakterium Corynebacterium glutamicum hergestellt. Unter den Aminosäuren nimmt L-Lysin in etwa den gleichen Stellenwert ein wie das Vitamin C bei den Vitaminen. Ein Lysinmangel führt unweigerlich zu einer Bindegewebsschwäche und einer Instabilität und Funktionsschwäche von Arterienwänden (Blutgefäßen).

Lysin-Bedarf

Der Bedarf an Lysin lässt sich nicht pauschal darstellen, da zu viele Faktoren eine Rolle spielen. Man kann jedoch grob unterteilen:

Basis-/Normwerte: Lysinbedarf in mg pro kg Körpergewicht

- Erwachsene ➔ 16 mg/kg (bei einem Körpergewicht von z.B. 80 kg = 1,28 g)
- Kinder 10-12 Jahre ➔ 44 mg/kg (bei einem Körpergewicht von z.B. 50 kg = 2,20 g)
- Kinder 2-5 Jahre ➔ 58 mg/kg (bei einem Körpergewicht von z.B. 30 kg = 1,74 g)
- Säuglinge 3-4 Monate ➔103 mg/kg

Überdosierung und Nebenwirkungen

Bei bis zu 4 g täglich für einen „gesunden" Erwachsenen ist keine toxische Wirkung bekannt. Erst bei „Mega-Dosen" von 15 bis 40 g täglich können Diarrhö und Darmkrämpfe auftreten; auch gibt es Hinweise auf eine verminderte Blutgerinnung. Eine langfristige tägliche Einnahme von 3 g Lysin/Tag gilt als ungefährlich. Eine sinnvolle wirksame Dosierung von L-Lysin sollte bei 3 bis 6 g täglich liegen. Eine Überdosierung von L-Lysin und Vitamin C gilt als ausgeschlossen, da der Organismus eines 70 kg schweren Menschen einen Lysin-Bindegewebsspeicher von ca. 600 g hat.

Prolin (Prolin = L-Prolin)
Aufbau von Kollagen (Knorpel/Bindegewebe)
Prolin ist für den menschlichen Körper unabdingbar und ein immens wichtiger Baustein zur Kollagenbildung. Für den Organismus des Menschen stellt die proteinbildende Aminosäure L-Prolin etwas Besonderes dar, da sie, wie keine zweite Aminosäure, eine nicht essentielle, genetisch neutrale Ausführung ihrer Aminosäure hat. Prolin kann im Organismus des Menschen nur in einer bestimmten Menge hergestellt werden. Bei schlechter Ernährung oder längerer Krankheit kommt es daher fast immer, bedingt durch eine zu große Menge Kollagen verdauender Enzyme und eine Erschöpfung der Produktion, zu einem Prolinmangel. Eine Supplementation von Prolin als auch Lysin gilt daher als unabdingbar.

Wissenschaftlich konnte nachgewiesen werden, dass die Aminosäure L-Prolin einem gesunden Zellwachstum sehr zuträglich ist. Daher ist insbesondere während der Wachstumsphase von Kindern und Jugendlichen der Prolinspiegel im Blut von hoher Bedeutung und sollte regelmäßig überprüft werden.

Lysin und Prolin (grundsätzlich immer nur in Verbindung mit natürlichem Vitamin C einnehmen) sind für ein gesundes Bindegewebe/gesunden Knorpel von außerordentlicher Bedeutung.

Insbesondere krankhafte Vorgänge im Körper zeichnen für eine Verdauung/Zerstörung von Bindegewebe verantwortlich. Das gilt für alle chronische Entzündungen, Allergien, Infektionen, Arteriosklerose und auch Krebs. Insgesamt „bedienen“ sich grundsätzlich expansiv pathologische Prozesse des physiologischen Mechanismus der Verdauung von Bindegewebe. Die Wissenschaft hat mittlerweile herausgefunden, und was die Verdauung von Bindegewebe/Kollagen initiiert und welche körpereigenen Inhibitoren es gibt, diesen Vorgang zu stoppen. Die Lösung des Problems gestaltet sich daher eigentlich auch ganz einfach, sie besteht lediglich in der Zuführung von Stoffen, die den enzymatischen Abbau von Bindegewebe/Kollagen verhindern. Folgerichtig ist daher, dass, wenn man es schafft, den krankhaften Abbau von Bindegewebe zu verhindern, die Ausbreitung krankhafter Vorgänge im Organismus wirksam gestoppt und auch geheilt werden können.

Mit L-Lysin und L-Prolin, als Enzymblocker, ist das nun auf natürliche Weise möglich. L-Prolin und L-Lysin sollten jedoch immer nur in Verbindung mit **natürlichem** Vitamin C eingenommen werden, da ein Vitamin-C-Mangel immer auch für eine mangelhafte Bindegewebssynthese mitverantwortlich zeichnet. Eine optimale Versorgung mit natürlichem Vitamin C ist daher Grundvoraussetzung für einen gesunden Aufbau und eine ausreichende Elastizität des Bindegewebes und der Blutgefäße.

Als sinnvolle therapeutische Dosierung werden beim L-Prolin 1500 mg bis 2000 mg pro Tag angesehen, sofern L-Prolin mit L-Lysin und natürlichem Vitamin C eingenommen wird. Um eine Neuproduktion von Bindegewebe/Kollagen zu gewährleisten, sehen namhafte Wissenschaftler eine tägliche Einnahme von 5 bis 20 g Vitamin C als sinnvoll an.

Verstärkungsfaktor Piperin/Bioperin mit Curcuma

Bedingt durch einen Leistungsverlust des Organismus oder aufgrund von Umweltbelastungen und einem Qualitätsverlust unserer Nahrung werden Nährstoffe nicht mehr optimal verwertet. Daher scheint es sinnvoll, eine Verbesserung herbeizuführen, was durch den Wirkstoff Piperin, einem Extrakt aus schwarzem Pfeffer, insbesondere in Verbindung mit Curcuma erreicht wird. Piperin fördert die Aufnahme, Verarbeitung und Verdauung der Nahrung, es gleicht einseitige Ernährung aus, kurbelt den Stoffwechsel an, beugt Entzündungen vor, steigert die Bioverfügbarkeit von Arzneimitteln und hemmt die Bildung neuer Fettzellen, **es macht de facto schlank.**

Hämorrhoiden/Bindegewebsschwäche

Entzündete oder angeschwollene Venen im Analbereich werden gemeinhin als Hämorrhoiden bezeichnet. Man unterscheidet zwischen inneren und äußeren Hämorrhoiden; jeder kann sie bekommen. Als Ursache wird der Druck angesehen, der auf den Analbereich beim Stuhlgang ausgeübt wird.

Die wahre Ursache aber liegt in einer Bindegewebsschwäche, hervorgerufen durch eine falsche Ernährung und das Nichtwissen um die notwendigen Enzyme und Hormone zur Stärkung des Bindegewebes. Und genau hier helfen die beiden o.e. Aminosäuren L-Prolin und L-Lysin. Zur Stärkung des analen Bindegewebes sollte man daher unbedingt eine Supplementation dieser Aminosäuren erwägen und zudem auf eine ballast- und vitalstoffreiche gesunde Ernährung umstellen.

Ist man jedoch von Hämorrhoiden betroffen, ist schnelle Hilfe gefragt. Man bekommt sie durch die Anwendung eines Alaun-Adstringens, das man als farbloses Kristall in Wasser auflösen kann. Nutzen Sie jedoch nur Alaunpulver, keinen Alaunstift. Informationen zur optimalen Nutzung des Pulvers liegen jeder Packung bei.

Durch die Anwendung von Alaun zieht sich das Bindegewebe sofort zusammen. Zudem wirkt es blutstillend, austrocknend und entzündungshemmend, ähnlich einem Alaunstift, den man beim Stillen von Blutungen durch Rasierwunden einsetzt.

Aktiver Wasserstoff – der vitale Gesundbrunnen

Große Wirkung vom kleinsten Element

Es dauert häufig länger als ein Jahrzehnt, bis der Normalbürger etwas von einem wissenschaftlichen Durchbruch erfährt. Nicht so bei dem kleinsten Element unseres Periodensystems, das nach der Veröffentlichung einer einmaligen Studie im Jahr 2007 in der Fachzeitschrift „Nature Medicine“ ganz plötzlich die volle Aufmerksamkeit von Wissenschaftlern und Medizinern erregte. Der gemeine molekulare Wasserstoff wurde in dieser Studie als einzigartig potentes Antioxidans hervorgehoben, mit geradezu enormen positiven Auswirkungen auf den menschlichen Organismus.

Es folgten seitdem weltweit über 700 Studien, die allesamt das Ergebnis der ersten Studie aus dem Jahr 2007 vollumfänglich anerkannt. Gemeinsam bestätigen sie das ungeheure Potential vom molekularen Wasserstoff auf die Gesundheit des Menschen oder gar die Heilung von Krankheiten. Bei über 170 Krankheiten wurden positive therapeutische Effekte konstatiert. Dazu gehörten so schwerwiegende Erkrankungen wie Stoffwechselstörungen, Demenz, Alzheimer, Entzündungen, Rheuma und Diabetes, um nur einige zu nennen.

Fast scheint es zu gut, um wahr zu sein. Das kleinste Element in unserem gewaltigen Universum scheint die Lösung für einen Großteil unserer gesundheitlichen Beschwerden zu sein. In China, Japan oder Korea gehört „aktiver Wasserstoff“ schon zum medizinischen Alltag. Mittlerweile wurde eine wahre Forschungslawine, auch im Westen, losgetreten, die das große Potential von „aktivem Wasserstoff“ auf die menschliche Gesundheit und seine heilungsfördernde Wirkung bei vielerlei Erkrankungen bestätigt.

Die Wirkungsweise von „aktivem Wasserstoff“ im menschlichem Organismus

Allgemein gilt, dass der durch „freie Radikale“ ausgelöste oxidative Stress die Hauptursache von Entzündungen, Alterung und Krankheit ist. Normalerweise setzt man zu dessen Bekämpfung herkömmliche Antioxidantien, beispielsweise Vitamin A, C oder E ein, die aber aufgrund ihrer großen Moleküle nicht direkt in die Zellen eindringen oder die Blut-Hirn-Schranke überwinden können. Zudem werden diese Antioxidantien selbst zu schwachen freien Radikalen, wenn sie ihre Elektronen abgegeben haben.

Und hier kommt der „aktive Wasserstoff“, dieses kleinste Molekül aller Elemente ins Spiel, das seine Elektronen ganz freiwillig abgibt und somit die allgegenwärtigen freien Radikalen auf einfache Art und Weise neutralisiert. Sobald der „aktive Wasserstoff“ sein Elektron abgegeben hat, löst er nicht wie andere Antioxidantien eine negative Kettenreaktion im Organismus aus, sondern wird einfach zu Wasser. „Aktiver Wasserstoff“ verbindet sich ausschließlich mit den schädlichsten Sauerstoffverbindungen, den Hydroxyl-Radikalen mit der chemischen Formel OH und neutralisiert sie (Hydroxyl-Radikale sind freie Radikale, die weder eine wichtige Signalfunktion noch eine Wirkung auf die Genexpression haben).

Aus Wasserstoff „H“ und „OH“ entsteht dann „H_2O“, Wasser.
Wasserstoff macht so aus den schädlichen freien Radikalen einfach Wasser!

Das heißt, die enorm schädlichen freien Radikale werden nicht nur bekämpft und neutralisiert, sondern in etwas sehr Positives, in für den menschlichen Organismus unbedingt Notwendiges umgewandelt, in Wasser.

Die Forschungsergebnisse lassen keinen Zweifel zu. Wasserstoff ist völlig unbedenklich für den menschlichen Körper und hat keinerlei schädliche Nebenwirkungen. Aktiven Wasserstoff kann man inhalieren oder intravenös zuführen. Einfacher geht es jedoch, wenn man reines Trinkwasser mit Wasserstoff anreichert und trinkt. Dies lässt sich über einen Wasserstoff-Generator bewerkstelligen, den es mittlerweile in vielfältigen Ausführungen gibt. Der Aufwand ist minimal, die positive Wirkung auf den Organismus enorm. „Aktiver Wasserstoff“ schenkt Energie und steigert die täglich benötigte Lebenskraft. Er ist die geniale Lösung für die vielfältigen gesundheitlichen Herausforderungen unserer Zeit.

Täglich laufen unzählige Regulationsmechanismen in unserem Körper ab; beispielsweise der Ausgleich des Säuren-Basen-Haushalts, die Regelung des Blutdrucks, der Atmung, des Blutzuckers, des Wasser- und Elektrolyt-Haushalts, der Hormone und der Enzyme, um nur einige zu nennen. Zudem kommen Funktionen wie das Halten des Körpergleichgewichts hinzu, das in jedem Augenblick in einem ausgeglichenen Balancezustand gehalten werden muss. Allgemein spricht man dann von Homöostase, wenn der menschliche Organismus sich in einem Gleichgewichtszustand befindet.

Freie Radikale und Stress

Der schlimmste Gegenspieler der Homöostase ist unser alltäglicher Stress. Dabei macht es keinen Unterschied, ob der Stress aus der Familie, dem Berufsleben, einer Erkrankung, durch finanzielle Probleme, Lärm, Abgase, schlechte Ernährung, Trauer, elektromagnetische Strahlung etc. entsteht, die negative Wirkung auf den menschlichen Organismus ist immer dieselbe. Stress schädigt jede einzelne Zelle des Körpers, weil hierdurch hoch reaktionsfreudige Sauerstoffverbindungen (freie Radikale) in großer Zahl entstehen, die zu dauerhaften Schäden auf Zellebene führen. Damit öffnen sich Tür und Tor für nahezu alle Krankheiten, und der Alterungsprozess beschleunigt sich enorm.

Im Allgemeinen verbinden wir Stress mit dem Gefühl des Überlastetseins. Wissenschaftler und Biologen sehen das jedoch völlig anders. Für sie ist Stress etwas Bedrohliches, etwas Tiefgreifendes, etwas sehr Konkretes, denn Stress ist nahezu an fast allen Erkrankungen, auch den schwersten, beteiligt. So gesehen ist „aktiver Wasserstoff" eine Riesenchance für jeden Menschen, denn hiermit lassen sich die äußerst negativen Auswirkungen von Stress zumindest minimieren, wenn nicht gar besiegen. Mit „aktivem Wasserstoff" wird der Weg für ein langes und gesundes Leben bereitet.

Ist der menschliche Organismus gesund und das Immunsystem schlagkräftig und nicht belastet, dann ist der Körper in der Lage, Stress auf natürliche Weise zu bewältigen. Hierzu neutralisiert der Organismus durch eine funktionierende Homöostase die reaktiven Sauerstoffverbindungen (freie Radikale). Probleme entstehen aber immer dann, wenn der Organismus durch was auch immer geschwächt ist und der Stress zu lange dauert oder zu groß ist. Zur Vorsorge werden dann in der Regel Antioxidantien wie z.B. Vitamine A, B. C, E, Selen, grüner Tee, Astaxanthin, Glutamin etc. als Nahrungsergänzung genommen, um diesen freien Radikalen begegnen zu können. Das ist auch nicht falsch und ist im Einzelfall sicher auch sehr hilfreich. Doch der Einsatz dieser Nahrungsergänzungsmittel gleicht dem Schuss aus einer Schrotflinte, weil es alle Freie Radikale trifft; aber nicht alle freien Radikale sind gleich schädlich. Doch solange es kein anderes Gegenmittel gab, waren diese Nahrungsergänzungsmittel das Mittel der Wahl.

Und hier kommt der „aktive Wasserstoff" ins Spiel. Wasserstoff ist basisch, er hält unsere Homöostase im Gleichgewicht, sorgt für einen ausgewogenen Säuren-Basen-Haushalt, optimiert die ATP-Produktion (Energie-Produktion) in den Mitochondrien und bekämpft die freien Radikale **selektiv**. Nützliche Radikale bleiben also unberührt. Und wenn es nichts zu bekämpfen gibt, bleibt der Wasserstoff inaktiv. Folgende positive Erfahrungen wurden durch den Einsatz von „aktivem Wasserstoff" gemacht:

„Aktiver Wasserstoff" in Trinkwasser

- neutralisiert freie Radikale, die nachweislich Krankheiten verursachen
- vermindert oxidativen Stress
- steigert die Energie
- schützt und regeneriert die Zellen
- stärkt das Immunsystem
- lindert Schmerzen und bekämpft Entzündungen
- entgiftet die Zellen und somit den Körper
- hilft bei der Gewichtsreduktion
- verjüngt die Haut und ihr Aussehen

- verbessert den Metabolismus (Stoffwechsel)
- durchdringt fettreiche Gewebe, Zellkerne, das Auge oder das Gehirn
- bildet keine toxischen Verbindungen
- hat keine Nebenwirkungen
- hilft der Homöostase, den Säuren-Basen-Haushalt auszubalancieren
- kann die Ghrelin-Produktion fördern, bei Alzheimer, Parkinson und Autismus
- fördert den Zucker- und Fettstoffwechsel (Diabetes)
- kann „Krebszellen" zur Apoptose (programmierter Zelltod) verhelfen
- lindert Darmprobleme und Allergien
- ist ein wirkungsvolles Anti-Stress-Mittel

Wie und warum „aktiver Wasserstoff" so positive Auswirkungen auf den menschlichen Organismus hat ist bis dato nicht vollständig geklärt und erfordert weiteren Studien; entscheidend ist das jedoch nicht. Wissenschaft und Anwender kennen die positiven Auswirkungen auf den Organismus, daher muss man nicht noch viele Jahre warten, bis alle Details, bis die letzten Geheimnisse erforscht sind.

Um Wasser mit „aktivem Wasserstoff" anzureichern, braucht es einen Wasserstoff-Generator als bis dato geeignetste Variante. Der Wasserstoff-Generator wurde speziell für diese Art der molekularen Wasserstoffanreicherung in Trinkwasser konzipiert. Durch Katalysatoren und Membranen wird ein kleiner Teil des Wassers in Wasserstoff und Sauerstoff gespalten. Der Wasserstoff wird in das Trinkwasser eingeleitet, der Sauerstoff an die Umgebung abgegeben.

Wie jedes Gas, so verflüchtigt sich auch Wasserstoff mit der Zeit. Eine Lagerung ist daher nur begrenzt oder unter bestimmten Bedingungen möglich. Um die Haltbarkeit des „aktiven Wasserstoffs" zu verlängern, kann man ein dickwandiges Glas nehmen, das man bis an den Rand befüllt und dann luftdicht verschließt. Das Glas sollte so wenig Luft wie möglich enthalten. Am besten legt man sich einen kleinen sogenannten Wasserstoff-Booster (Wasserstoff-Generator) zu, der mittlerweile so handlich und klein ist, dass man ihn auch auf Reisen oder ins Büro mitnehmen kann. So hat man jederzeit frisches wasserstoffreiches Wasser. Empfohlen wird eine tägliche Menge von 0,3 Liter pro 10 kg Körpergewicht. Verwenden Sie möglichst ein neutrales oder leicht basisches Wasser.

Auch Lebensmittel lassen sich mit wasserstoffreichem Wasser aufwerten, da Wasserstoff als kleinstes Element alle organischen Strukturen durchdringt. Hierzu müssen sie lediglich Früchte, Salate, Gemüse, Fisch, Fleisch, rohe Eier etc. ca. 30 Minuten in Wasserstoffwasser einlegen. Danach ist der Frischegehalt des Lebensmittels wesentlich höher als vorher. Auch Getränke (auch alkoholische), Eiweißpulver, Mineralien- und Vitaminmischungen sollten sie mit wasserstoffreichem Wasser anmischen. Sie werden erleben, wie schnell sich ihre allgemeine Gesundheit positiv verändert, wenn sie „aktiven Wasserstoff" zu ihrem täglichen Booster machen.

Vital und gesund bleiben, auch im „Alter“/Resveratrol

In den letzten Jahren wurde über keinen anderen sekundären Pflanzenstoff so viel geschrieben und veröffentlicht wie über Resveratrol. Resveratrol ist ein gewaltiges Antioxidans, antiinflammatorisch und chemopräventiv wirkend. Seine außergewöhnliche hervorstechendste Eigenschaft ist jedoch, dass es als CR-Mimetikum dem menschlichen Organismus eine Kalorienrestriktion (CR) vortäuscht, die als die bisher einzig belegte Methode zur Lebensverlängerung gilt. Resveratrol, der „Wirkstoff des Rotweins“, findet sich hauptsächlich in der Traubenschale von Weintrauben. Aber auch in Erdnüssen, Maulbeeren oder anderen Pflanzen lässt es sich nachweisen. Erstmals isoliert wurde Resveratrol 1940 aus weißen Lilienblättern. Der höchste Gehalt an Resveratrol ist im japanischen Knöterich Polygonum cuspidatum nachweisbar, der in der traditionellen Medizin in Japan unter der Bezeichnung Ko-jo-kon bekannt ist. In der indischen Ayurveda-Medizin wird der Knöterich mit Darakchasava bezeichnet.

In den 1990er-Jahren erlangte Resveratrol als denkbare Begründung für das „Französische Paradoxon“ (Essgewohnheit mit Rotwein in Verbindung zu Erkrankungen) internationale Bekanntheit. Der chemische Aufbau von Resveratrol ist der des Diethylstilbestrols (synthetisches Estrogen) ähnlich, ist aber der Gruppe der Polyphenole zugehörig. Resveratrol ist ein Bestandteil des Immunsystems von Pflanzen, es wirkt biologisch als Phytoalexin und schützt die Weintraube sowohl vor Pilzen und vor negativen Umwelteinflüssen wie Ozonbelastung, Toxinen und UV-Strahlung. Hohe Konzentrationen von Resveratrol finden sich insbesondere in Reben, deren Immunsystem stark beansprucht wird. So erklärt sich auch der zum Teil stark schwankende Gehalt an Resveratrol der unterschiedlichsten Rotweine. Trauben, die wechselnden Witterungen mit sporadischen Feuchtigkeitsperioden ausgesetzt sind, enthalten viel Phytoalexin, da es vor allem fungizid wirkt. Sonnenverwöhnte Trauben enthalten dagegen eher weniger Resveratrol. Rotwein hat, produktionstechnisch bedingt, einen größeren Anteil an Resveratrol als Weißwein, da die Maische des Rotweins nach dem Pressen länger beim Saft verbleibt und das Polyphenol sich hierdurch gut im Alkohol lösen kann.

In einer Veröffentlichung in den USA hieß es, Resveratrol habe die Wirkung eines naturgegebenen „Schweizer Armeemessers“, es stelle sich immer deutlicher als „biologische Vielzweckwaffe“ heraus.

Antioxidative Wirkung
Von Bedeutung ist die antioxidative Wirkung und die gefäßschützende Wirkung von Resveratrol, doch nicht nur für die Gefäße, sondern insbesondere auch für das fettreiche Organ Gehirn, das unter übermäßigem oxidativem Stress leiden kann. In mehreren Studien an Ratten wurde der neuro-protektive Schutz von Resveratrol, das die Blut-Hirn-Schranke zu überwinden in der Lage ist, nachgewiesen. Neuere Arbeiten lassen die Vermutung zu, dass Resveratrol auch Wirkung auf den pathogenen Faktor der Alzheimer-Demenz zeigt.

Antiinflammatorische Wirkung
Neben der oxidativen Beanspruchung scheint auch eine chronische unterschwellige Entzündung im Organismus ein nicht zu unterschätzender Faktor für einen beschleunigt ablaufenden Alterungsprozess zu sein. Eine Entzündung im Allgemeinen ist nichts weiter als eine Abwehrreaktion des Organismus auf einen Reiz. Das kann eine Wunde sein, ein Allergen o.ä. Generell stellt der Entzündungsprozess einen wichtigen Abwehrmechanismus biologischer Organismen dar, der sich hiermit gegen diverse Krankheitserreger verteidigt. Verbleibt der Entzündungsprozess nach erfolgreicher Bekämpfung der Erreger jedoch im Organismus, begünstigt er chronische und degenerative Erkrankungen. Viele Untersuchungen der letzten Jahre bestätigen dann auch überzeugend die wichtige Rolle, die „silent inflammation“ (stille, leichte Entzündung) für die Pathogenese, die Entstehung von Krankheiten spielt, sei es Arteriosklerose, Neurodegeneration oder die Karzinogenese (Gefäßerkrankungen, Demenz, Krebsentstehung).

Den antiinflammatorischen Therapien kommt damit gewichtige Bedeutung zu, auch und insbesondere deshalb, weil die pharmazeutischen Antworten (z.B. die neue Generation der COX-2-Hemmer) zwar lange als vielversprechend galten, aber nicht ansatzweise das hielten, was sie versprachen. Umso stärker rücken deshalb antiinflammatorisch wirkende Phytotherapeutika, pflanzliche Arzneimittel in den Blickpunkt. Und hierzu gehört in besonderem Maße Resveratrol mit der ausgeprägt antientzündlichen Wirkung seiner Pflanzeninhaltsstoffe. Resveratrol hemmt insbesondere die Cyclooxigenase 2 (COX-2), (Schlüsselenzym der Entzündungsreaktion) und die intrinsische Stickstoffmonoxid-Synthetase (iNOS). Die vielfältigen Wirkungen und positiven Effekte auf unterschiedlichste Krankheiten gehen zu einem erheblichen Anteil auf die ausgeprägt antiinflammatorische Wirkkraft der Polyphenole zurück.

Inhibition (Hemmung, Unterbindung) **der Karzinogenese** (Krebsentstehung)
Wissenschaftler des Journals „Science" veröffentlichten bereits im Jahr 1997 eine Studie, die bewies, dass Resveratrol auf die Initiation, Promotion und Progression (Stadien der Krebsentstehung: Beginn, Förderung, Fortschritt) eines Krebszellmodells hemmende Effekte ausübt. Da eine chronische Entzündung eine gewichtige Rolle bei der Krebsentstehung spielen kann, spielt die antiinflammatorische und antioxidative Wirkung von Resveratrol umso mehr eine ganz besondere Rolle. Resveratrol zeigt jedoch noch weitere karzino-protektive Eigenschaften. In einer Versuchsreihe wurde erkennbar, dass es die Fähigkeit besitzt, existierende Krebszellen in den programmierten Zelltod zu zwingen. Humanstudien stehen gegenwärtig noch am Anfang, Tierversuche hingegen liefern schon überzeugende Ergebnisse.

Kalorienrestriktion durch Resveratrol
In der Anti-Aging-Medizin sorgen die vielfachen positiven Effekte von Resveratrol für Aufsehen, da es einerseits auf verschiedene Organe lebensverlängernde Wirkung zeigt und andererseits eine dauerhafte Kalorienbeschränkung (CR, calorie restriction) bewirkt. Resveratrol reiht sich somit in die Gruppe der CR-Mimetika ein.

Der am besten und umfassend untersuchte und dokumentierte Therapieansatz der Anti-Aging-Medizin ist die Reduktion von Kalorien. Es ist die gegenwärtig einzige Maßnahme, für die eine defacto-Verlängerung des Lebens experimentell nachgewiesen wurde.

In Versuchen an Laborratten, die in den 1930er-Jahren durchgeführt wurden, konnte man feststellen, dass bei einer um 30% reduzierten Nahrungsaufnahme die Lebenserwartung um bis zu 50% anstieg. Im Übrigen konnte dieses positive Ergebnis für die unterschiedlichsten Arten, vom Fadenwurm bis hin zum Primaten (Säugetier), bestätigt werden und gilt nahezu ausnahmslos für alle biologischen Organismen. Warum sich eine Einschränkung der Aufnahme von Kalorien lebensverlängernd auswirkt, war lange Zeit ein Rätsel. Erst vor wenigen Jahren konnte der Mechanismus, der im Wesentlichen ein „gene silencing" (Abschalten von Genen) ist, entschlüsselt werden. Durch eine Kalorienrestriktion werden in erster Linie sogenannte Sirtuine (SIR) aktiviert, unter deren Einfluss es dann zu einer verstärkten DNS-Reparatur mit einer lebensverlängernden Wirkung für die einzelne Zelle kommt, sodass sich in der Folge die Lebensspanne des gesamten Organismus erhöht. Erforscht wurde dieser Mechanismus an Versuchsmodellen wie der Bäckerhefe, der Taufliege und dem Fadenwurm. Nach neuester Forschung ist dieser Effekt jedoch allgemein wirksam und konnte mittlerweile auch an Humanzellen nachgewiesen werden.

Doch wie erreicht man dauerhaft eine systematische Kalorienreduktion um 30%? Für die Masse der Menschen wird es schon problematisch sein, ihr Körpergewicht nur in dem Rahmen zu halten, der als oberster Normbereich gilt. Dieses Ziel wird wohl nur von einer asketischen Minderheit erreicht. Hier setzen die CR-Mimetika an, deren Substanzen gleiche biochemische Prozesse in Gang setzen wie die Einschränkung der Kalorienmenge, ohne dass der Mensch hungern müsste. Fündig wurden die Wissenschaftler, unter denen sich insbesondere die Gruppe um D. Sinclair einen Namen machte, beim Resveratrol, da sie nachweisen konnten, dass Resveratrol bei niederen Organismen einen lebensverlängernden Einfluss hat, wie dies auch bei einer Kalorienreduktion der Fall ist. Im Unterschied zu einer Kalorienreduktion bewirkte die Einnahme von Resveratrol keine Reduktion der Fertilität.

Es gilt daher festzuhalten, Resveratrol ist eine Substanz, für die eine ausgeprägte Lebensverlängerung in Untersuchungen aufgezeigt werden konnte.

Ein weiterer, nicht unerheblicher Faktor muss in der Phase der Lebensverlängerung unbedingt seine Berücksichtigung finden: Die gewonnene Lebenszeit sollte eine gesunde Phase des Lebens sein. Alle bisherigen Forschungsergebnisse weisen darauf hin, dass eine Aktivierung des Sirtuin-Mechanismus sowohl eine Lebensverlängerung bewirkt, als auch mit einer deutlichen Reduzierung altersbedingter Abbauvorgänge einhergeht, insbesondere im Bereich der Neurodegeneration (Demenz). Resveratrol scheint somit für Forscher und Anti-Aging-Mediziner die Schlüsselsubstanz für ein gesundes Älterwerden zu sein.

Eine ähnlich spektakuläre Wirkung von Resveratrol veröffentlichte Ende 2006 David A. Sinclair im Journal „Nature". In dieser Studie wurde die Lebenserwartung und das Wohlbefinden schlanker und stark fettleibiger (adipöser) Mäuse sowie fettleibiger Mäuse, denen zusätzlich Resveratrol verabreicht wurde, untersucht. Erwartungsgemäß verstarben die fettleibigen Mäuse schneller als die dünnen. In der Gruppe der dicken Mäuse jedoch, denen zusätzlich Resveratrol verabreicht wurde, erreichten sie, ohne jedes Anzeichen eines stoffwechselbedingten Syndroms (z.B. koronare Herzkrankheiten) vergleichbare Lebensalter wie die dünnen Nager. Die Autoren gehen davon aus, dass dieses Ergebnis durch eine deutlich verbesserte Insulinsensitivität erzielt wurde, die auf die Gabe von Resveratrol zurückzuführen ist. Weitere Untersuchungen sind sicher erforderlich, um diese ersten Studien abzusichern. In der Prävention und Therapie von Erkrankungen weckt Resveratrol damit jedoch gänzlich neue Erwartungen und eröffnet neue Perspektiven.

Als Schlüsselfrage in der klinischen Anwendung von Resveratrol entpuppt sich die Frage nach der Metabolisierung dieses Wirkstoffes im menschlichen Organismus, da die eindrucksvollsten Ergebnisse bisher ausschließlich in vitro mit sehr unterschiedlichen Dosierungen erzielt wurden. Es gilt also zu klären, ob Resveratrol überhaupt in ausreichender Menge aufgenommen wird und in zufriedenstellender Konzentration an den gewünschten Wirkort gelangt.

Mittlerweile liegen diese Erkenntnisse mit ausreichender Sicherheit vor. Resveratrol wird nach oraler Einnahme gut vom Organismus des Menschen aufgenommen und schnell metabolisiert. Nach etwa dreißig Minuten ist nahezu die gesamte Menge des Resveratrols verarbeitet. Im Organismus sind dann nur noch wenige Restspuren von freiem Resveratrol nachweisbar. Zu klären bleibt die Frage, ob nur das metabolisierte oder auch das freie Resveratrol wirksam ist. Eines scheint dagegen klar zu sein, eine relativ geringe Menge von Resveratrol, wenige Gläser Rotwein, kann auch schon eine positive Wirkung auf die Gesundheit entwickeln. Keinesfalls reicht aber der ausschließliche Genuss von Rotwein aus, um eine positive CR-Wirkung des Resveratrols zu erreichen. Zudem ist die Konzentration des Resveratrols in den unterschiedlichen Weinsorten, je nach Traube, Örtlichkeit und Verarbeitung, uneinheitlich.

10 mg Resveratrol stellen in einer resveratrolreichen Flasche Rotwein schon eine hohe Konzentration dar. Rechnet man die in den Studien an Mäusen verwendete Konzentration auf den Menschen hoch, müsste dieser täglich mindestens 120 mg Resveratrol zu sich nehmen, was equivalent etwa 12 bis 20 Flaschen Rotwein entsprechen würde, je nach Resveratrolgehalt. So ist nicht schwer zu erkennen, dass allein mit Rotwein die gewünschte Wirkung nicht zu erzielen ist. Hoch konzentrierte Supplemente stellen daher eine sinnvolle Ergänzung dar. Andere Polyphenole des Rotweins wie Quercetin oder Catechin üben zudem synergistische Effekte zum Resveratrol aus und beeinflussen den Stoffwechsel ebenso positiv. Resveratrol-Supplemente sollten daher immer auch diese Stoffe beinhalten.

Toxische Effekte treten selbst bei hoher Dosierung nicht auf. An Ratten wurden 300 mg Resveratrol pro kg Körpergewicht verfüttert, etwa das Einhundertfünfzigfache der „normalen" Dosis, ohne dass Nebenwirkungen erkennbar wurden. Erst bei sehr hohen Dosierungen, bei Mega-Dosierungen von 3000 mg/kg wurden u.a. Nierenschäden festgestellt. Die Tagesmenge (Acceptable Daily Intake = ADI) wurde für einen Menschen mit einem Gewicht von 65 kg auf 390 mg Resveratrol/Tag „festgelegt". Dauerhaft wirkungsvolle Dosen sind allerdings nur über Supplemente sinnvoll, ohne toxische Schäden befürchten zu müssen. Resveratrol gilt damit aufgrund seiner spezifischen Wirkungen auf die Gesundheit und die Lebenserwartung des Menschen derzeit zu Recht als eine der möglicherweise wirkungsvollsten Substanzen aus dem Phytobereich.

Cannabis, Hanföl CBD

CBD-Öl gilt als erfolgreiches Naturheilmittel, ohne psychoaktive Effekte (man wird nicht „high“) zu verursachen. CBDa, Cannabidiolsäure, ist ein Extrakt, der aus den Harzdrüsen von rohen (unbeheizten und ungepökelten) Hanfpflanzen durch Kaltpressung gewonnen wird. Es enthält ausschließlich die einzigartigen Wirkstoffe, die Cannabis zu den wertvollsten Pflanzen der Erde zählen lässt. Diese einzigartige Heilpflanze und das aus ihr gewonnene Öl ist in der Lage, zahlreiche gesundheitliche Probleme/Krankheiten zumindest zu lindern, und dass ohne die unerwünschten Nebenwirkungen traditioneller Pharmazeutika.

Vom Bundesministerium für Gesundheit ist das CBD-Öl zur offiziellen Behandlung von Krankheiten nicht freigegeben, daher wird es im Handel, auf dem freien Markt, als Nahrungsergänzungsmittel vertrieben. Ob man gesund oder krank ist, das CBD-Öl ist mit seinen essentiellen Nährstoffen, Vitaminen, Mineralien und gesunden Fettsäuren wie Omega 3 geradezu ein Jungbrunnen für jeden Organismus. CBD-Öl unterstützt das Endocannabinionische System (Teil des Nervensystems) und hilft dem Körper, besser in der Balance zu bleiben.

CBD-Öl und seine erstaunlichen Anwendungsmöglichkeiten
CBD-Öl, als noch recht junges Produkt, erobert die Naturheilkunde im Sturm. Es ist umfassend bei vielen Erkrankungen anwendbar. Allgemein bewirken die Alkaloide des Öls, dass Entzündungsvorgänge im Organismus wirkungsvoll bekämpft werden können. Zudem bewirkt es eine Entspannung und Erweiterung der Blutgefäße und trägt zur Stimulierung des parasympathischen Nervensystems bei. Allein diese Wirkungen lassen den Körper schon in einen Genesungs- und Verjüngungs-Modus gehen.

Wird das Hanf-Öl durch Kochen, Rauchen oder Verdampfen erhitzt, wird ein Prozess in Gang gesetzt, die Decarboxylierung, die das THCa in THC und das CBDa in CBD umwandelt. Sowohl CBDa als auch CBD sind nicht psychoaktiv, es entsteht daher auch kein Rauscheffekt.

Bioverfügbarkeit von CBD
Der Ausdruck „Bioverfügbarkeit“ beschreibt, wie gut ein bestimmter Stoff in den Blutkreislauf aufgenommen und verstoffwechselt werden kann. Für CBD gibt es hierzu eine Reihe von Möglichkeiten, wie dies geschehen kann. Die Methode der Einnahme von CBD-Öl ist dabei von entscheidender Bedeutung, da sie seine Wirksamkeit wesentlich beeinflusst. Bioverfügbarkeit ist demnach das Maß für die Geschwindigkeit, mit der eine Substanz in einem lebenden Organismus absorbiert oder an einen Ort mit physiologischer Aktivität verbracht werden kann.

Zwei Methoden stehen hierbei besonders im Vordergrund, sind besonders effektiv, die **Sublingual- und die Inhalations-Methode**. Bei der **Sublingual-Methode** wird das CBD-Öl unter die Zunge geträufelt, sodass die Absorption über die Magen-Darm-Schranke umgangen wird. Es ermöglicht die direkte Übernahme ins Blut.

Bei der Inhalation durch Vaporisieren als sicher effektivste Methode gelangt das CBD-Öl über die Atmung und folglich über die Lunge in den Blutkreislauf. Magen, Leber und Stoffwechsel werden umgangen, sodass mit viel weniger Wirkstoff der gleiche Effekt erzielt werden kann. Zudem dient das tiefe Ein- und Ausatmen der Entspannung. Achten sie beim Einkauf von CBD-Öl unbedingt auf Qualität, vermeiden sie vermeintliche Schnäppchen.

Therapeutische Anwendungen von CBD-Öl
Allgemein findet CBD-Öl Anwendung als Mittel gegen entzündliche Erkrankungen, wirkt als Antioxidans und Schmerzmittel, ist antibakteriell, wirkt gegen Angstzustände und bewirkt eine Entspannung und Erweiterung der Blutgefäße.

Spezifische Anwendungen von CBD-Öl:

- lindert Übelkeit & Erbrechen
- wirkt gegen Krebszellen und Tumore
- ist ein potentes Mittel gegen Diabetes Typ 1 und 2
- sehr wirksames Antioxidans gegen den Alterungsprozess von Zellen
- potente Substanz gegen epileptische Anfälle
- verbessert die Lebensqualität bei Autismus
- wirkt schmerzlindernd
- hilft bei Angstzuständen und ist eine wirksame Hilfe bei psychiatrischen Problemen und Depressionen
- ist eine wirksame Substanz bei Arthritis, sehr stark entzündungshemmend
- reduziert die Symptome von Schizophrenie
- wirksam bei Parkinson, Alzheimer und Demenz
- wirksam bei Multipler Sklerose
- hilft bei neurodegenerativen Störungen
- hilft bei der Autoimmunerkrankung Lupus
- verschafft Linderung bei Morbus Crohn und Reizdarm
- hilft bei Fibromyalgie
- lindert Gelenkschmerzen
- verbessert den Schlaf

CBD-Öl ist eine legale Substanz, macht weder „high" noch süchtig. In Verbindung mit Arzneimitteln konsultieren sie bitte ihren Arzt oder Therapeuten.

Bezüglich der Anwendung auch für Kinder sind keine negativen Studien bekannt. Auch die WHO sieht keine gesundheitsschädlichen Risiken oder ein Missbrauchspotential für die Öffentlichkeit, sondern eher medizinisch relevante Anwendungen. Einem vorläufigen Bericht der WHO zufolge ist natürliches CBD für Mensch und Tier eine sichere Substanz, gut verträglich und ohne negative Auswirkungen auf die öffentliche Gesundheit.

Jeder Organismus reagiert anders auf CBD. Beginnen Sie daher mit kleinen Dosen und steigern Sie langsam, bis Sie Ihre individuelle Dosis ermittelt haben, die Ihnen hilft. Die empfohlene, auf das Produkt bezogene, jeweilige Tagesdosis sollten Sie jedoch nicht überschreiten. Selbst in hohen bis sehr hohen Dosen (1,5 g/Tag) wurden über längere Zeiträume hinweg keine negativen Folgen registriert. Die für den Menschen tödliche Dosis ist nicht bekannt, da diesbezüglich keine Todesfälle erfasst sind.

Nebenwirkungen von CBD

2011 wurden 132 Studien zusammengefasst, die allesamt zu dem Ergebnis kamen, dass CBD-Öl die Körperfunktionen nicht maßgeblich beeinträchtigt und die Nebenwirkungen vernachlässigbar sind. Wenn überhaupt, verursacht CBD nur milde Nebenwirkungen. Berichtet wird von Müdigkeit, Appetitveränderungen und gelegentlich auch Durchfall. Körperfunktionen wie Herzfrequenz, Motorik, psychologische und gastrointestinale Funktionen und Blutdruck zeigten keine negativen Auffälligkeiten.

Alles in allem ist CBD-Öl eine Substanz, die einen erheblichen positiven Beitrag zur Gesundung oder Gesunderhaltung des menschlichen Organismus beisteuern kann.

Herzinfarkt und Schlaganfall vermeiden

Herzinfarkt

Seit Jahrzehnten lehren die Universitäten in aller Welt, dass sich kleine Pfröpfchen in den Arterien bilden, die früher oder später zum Verschluss des Gefäßes führen. Es käme dann durch das verschlossene Gefäß zu einer verminderten Durchblutung des Gewebes, das hinter der Blockade liegt, sodass letztendlich der Herzinfarkt unausweichlich sei. Dabei werden u.a. Bewegungsarmut, Bluthochdruck, Fettleibigkeit und Tabakkonsum hartnäckig als Ursachen und Risikofaktoren behauptet.

Notwendigerweise müssen daher die massiven Ablagerungen in den Arterien oder der Verschluss der Herzkranzgefäße entweder durch Blutverdünnungsmittel, Dilatation oder Bypass beseitigt werden. Vollkommen unberücksichtigt bleibt dabei, dass solche Ablagerungen niemals in den Venen, sondern generell in den viel größeren Arterien entstehen. Hinzu kommt, dass die Versorgung der Gewebe niemals nur von einem Blutgefäß gewährleistet wird. Stent- und Bypassoperationen sowie blutgerinnungshemmende Pharmazeutika gegen den Herzinfarkt als Mittel der Wahl gehen in der Folge dann auch an der Problematik und den Ursachen eines Herzinfarktes vorbei. Schon vom Denkansatz her sollte eine derartige Behandlung unbedingt einer Prüfung unterzogen werden.

Dass von Kardiologen bei Infarkten Verschlüsse am Herzen gefunden werden, gilt der Medizin als ausreichender Beleg für die Richtigkeit ihrer These und Behandlungsmethoden. Doch das ist grundlegend überdenkenswert, denn eine fallweise Verstopfung der Herzkranzgefäße entsteht in der Regel durch eine langjährige Entgleisung des Stoffwechsels. So begründet sich ein Herzinfarkt auch durch eine Übersäuerung des gesamten Organismus. Das kann die Folge körperlicher oder **nervlicher** Überanstrengung sein, doch in der Vielzahl der Fälle liegt es an der übermäßigen Aufnahme säurebildender Nahrung und einem Mangel an Vitaminen und Mineralien, was dazu führt, dass sich in den Arterien, durch eine Mineralstoffentnahme zur Neutralisierung der Säure, Risse bilden, die der Organismus dann vorrangig durch körpereigene Proteine „zukleben“ muss.

Hirninfarkt/Schlaganfall/Herzinfarkt

Nahezu Identisches wird von der Schulmedizin auch bezüglich des Schlaganfalls verfochten. Sie vertritt hier die Lehre, dass ein Schlaganfall zu 85% durch eine verstopfte Hirnarterie verursacht wird, die zu einer Mangelversorgung von Hirnarealen führe. In den verbleibenden 15% der Fälle werde die Blockade durch eine Gehirnblutung ausgelöst, die die Versorgung des betroffenen Bereiches durch Druckausübung unterbinde.

Die Realität scheint jedoch eine andere zu sein. In der Regel wird der Schlaganfall durch eine unmittelbare **Säurekatastrophe** im Gewebe des Gehirns ausgelöst (dies trifft auch auf den Herzinfarkt zu). Es kommt dabei zu einer Erythrozytenstarre. Der Zelle werden durch die Übersäuerung lebensnotwendige Nährstoffe entzogen. In den Arterien kommt es zu Nekrosen (Absterben von Zellen), in deren Folge sich Stasen (Stauungen) bilden, sodass die Blutzufuhr gestoppt wird und sich Thromben bilden. Einem Notstromaggregat gleich kippt der Stoffwechsel vom Sauerstoff- in einen Gärungsstoffwechsel. Letztlich endet dieser Vorgang bei weiterer Belastung in einer Katastrophe, der Stoffwechsel bricht zusammen, der Hirninfarkt oder auch der Herzinfarkt manifestieren sich.

Bei etwa 15% der Hirninfarkte wird die Hauptversorgung des umgebenden Gewebes zwar durch ein geplatztes Äderchen in Mitleidenschaft gezogen, richtig bedenklich wird es aber immer erst dann, wenn die Gehirnzellen während eines Sauerstoffmangels auf einen mit Säure ausgeprägten Gärungsstoffwechsel umstellen, der zur Erstarrung der Erythrozyten und so zu einem ischämischen Schlaganfall (Hirninfarkt) führt. Eine rasche, dauerhafte Entsäuerung bis hin zu einem Urin-pH-Wert von 8,0 kann diese katastrophale Situation sehr schnell entschärfen und zu einer wesentlichen und schnellen Heilung beitragen.

FREUDE ist der größte Feind des Schlaganfalls!

- Ausschließlich **Freude/Hingabe/Liebe** trainiert das emotionale Zentrum eines Gehirns, nur so kann wirklich Heilung erfolgen. Man muss Freude am Leben haben.
- Ohne **Freude** kann kein Gehirn wachsen, kann das Gehirn nichts lernen.
- Begeistern Sie sich für etwas, so werden sich **Lebensfreude und Sinnlichkeit** entwickeln. Alles, was man tut, z.B. um Defizite eines Schlaganfalls zu kompensieren, muss man mit **Freude** tun, dann kann das Gehirn sehr schnell gesunden.
- **Stress und Angst lässt das Gehirn degenerieren, Krankheit wird gefördert.**
- Denken Sie an das, was in Ihrem Leben schön war, machen Sie sich das immer wieder bewusst. Es muss Sie **ergreifen**, was Sie glücklich gemacht hat.
- **Nahezu alles, was im Gehirn ausfällt, kann ein anderer Teil des Gehirns übernehmen; aber, es funktioniert nur, wenn man glücklich ist und Freude hat.**

Auslöser von Herzinfarkt

Der Auslöser eines Herzinfarktes ist demnach nicht nur in verstopften Arterien zu sehen, sondern insbesondere in einer Übersäuerung des tangierten Gewebes nach einer längeren Störung des Stoffwechsels (Vitamin- und Mineralstoffmangel). Aufgrund dessen können auch in diesem Fall nur jene Maßnahmen greifen, die den Stoffwechsel normalisieren und die Übersäuerung neutralisieren.

- Entsäuerung und Gabe von g-Strophanthin und basischen Mineralien (z.B. Natron). Jedoch sollte unbedingt darauf geachtet werden, dass der Blutdruck z.B. mit zu viel Natron nicht zu stark absinkt, da ansonsten die Sauerstoffversorgung der Zellen aufgrund der verengten Arterien nicht mehr gewährleistet werden kann.

Die Gefahren, die sich aus der Verabreichung von Digitalis-Präparaten bei einem Verdacht auf oder nach einem Herzinfarkt ergeben, sind seit Dekaden bekannt. Mit Digitalisgaben, die nach einem Herzinfarkt verabreicht wurden, erhöhte sich die Todesfallrate etwa um das Doppelte gegenüber Patienten aus der Gruppe, die beim Herzinfarkt überhaupt nicht mit Arznei versorgt wurden (statistische Auswertung)! Der Begriff, den man hierfür prägte, sagt alles über die schulmedizinische Medikation diesbezüglich aus: „Digitalis-Infarkt". Im direkten Vergleich mit Digitalis gibt es nicht einen bekannten Fall eines Herzinfarktes, der mit g-Strophanthin einen tödlichen Verlauf nahm. Belegt wird dies durch die „Stuttgarter Studie" Dr. Kerns.

Natron, Entsäuerungsmittel bei Herzinfarkt und Schlaganfall

Natron (Natriumbicarbonat, Natriumhydrogencarbonat)
Geht es um schnelle Hilfe, dann ist Natron, auch als KAISER-Natron bekannt, das Mittel der Wahl bei einer Übersäuerung des Organismus. Es ist in der Regel in jedem Haushalt als Backsoda verfügbar und lässt den Erkrankten binnen weniger Minuten schnelle Erleichterung verspüren. **Natron kann bei einem Herzinfarkt ein geradezu sensationeller Helfer sein!**

Bei jedem Herzinfarkt, auch durch Übersäuerung, gilt es schnell zu handeln. Ein gehäufter Teelöffel Natron auf ein Glas Wasser kann in Minuten helfen. Einen kleinen Teil der Lösung sollte man im Mund behalten, da die Absorption über die Zunge besonders schnell erfolgt. Symptome und Lähmungen können so beim Patienten schon verhindert werden und sind in der Regel reversibel. Man kann darauf hoffen, dass keinerlei Nachwirkungen des Herzinfarktes bestehen bleiben. Sogar Tage nach einem Herzinfarkt wird durch Gabe von Natron schnelle Besserung mit einem teils völligen Rückgang der Symptome bewirkt. Allerdings ist darauf zu achten, dass der Blutdruck nicht zu stark absinkt, da ansonsten die Sauerstoffversorgung der Zellen aufgrund der verengten Arterien nicht mehr gewährleistet wird.

Auch oder gerade bei einem bewusstlosen, von einem Herzinfarkt betroffenen Menschen sollte man Natron verabreichen, indem man ihm die Natronlösung über den Mundwinkel einträufelt, da der Schluckreflex in der Regel noch funktioniert. Diesbezügliche Fälle zeigen auf, dass kurz nach der Gabe der Natronlösung in den Mundwinkel (möglichst mit einem Löffel) die Betroffenen das Bewusstsein wiedererlangten und Nachwirkungen zurückgingen. Grundsätzlich sollte man Natron jederzeit bei sich tragen oder im Haus verfügbar haben, um im Fall des Falles sofortige Hilfe zu bekommen oder geben zu können.

Natron spielt in der schulmedizinischen Behandlung keine Rolle, da es an Natron nichts zu verdienen gibt. Seine Anwendung beim Herzinfarkt kann jedoch lebensrettend sein, sodass jeder, dem die lebensrettende Wirkung von Natron bekannt ist, im Ernstfall gefordert ist, bis die „Rettung" eintrifft.

Anmerkung zum Blutdruck/Bluthochdruck:
In diesem Zusammenhang sei Folgendes erwähnt: Der normale Patient nimmt in der Regel blutdrucksenkende Medikamente wegen der Angst vor den Folgen von Bluthochdruck. Laut Schulmedizin kann sich bei Bluthochdruck Folgendes einstellen:

- „Schlaganfall" (Platzen oder Verstopfen eines Gefäßes im Gehirn)
- Die Nieren können geschädigt werden
- Auf Dauer wird das Herz überlastet und Ähnliches

Dr. med. Geerd Hamer (Neue Medizin) stellt dies jedoch völlig anders dar. Das Ergebnis seiner Forschung lässt sich wie folgt zusammenfassen: Der Normbereich des Blutdrucks liegt laut Schulmedizin starr bei 130:85, unabhängig von der Muskel- oder Fettmasse des Patienten, aufgrund derer der Mensch mehr oder weniger Druck braucht. Wichtiger als der tatsächliche Wert ist jedoch das Verhältnis zwischen Systole und Diastole. Es sollte in etwa 3:2 sein. Demnach wäre ein Blutdruck von 120:80 genau so gut wie 150:100 oder 165:110. In früheren Jahren galt ein Wert von 160:110 als normal.

g-Strophanthin

g-Strophanthin wird seit mehr als 120 Jahren erfolgreich als wirksamstes bekanntes Herzmittel eingesetzt. Prof. Dr. Eden, der sogenannte „Herzpapst", wies schon in den 1930er-Jahren darauf hin, dass es ein schwerer „Kunstfehler" sei, Herzkranken Strophanthin vorzuenthalten, da es nebenwirkungsfrei ist und schnelle Hilfe bringt. Mittlerweile ist aus der Forschung bekannt, dass g-Strophanthin, ähnlich dem Insulin, ein körpereigenes Hormon ist.

„Leider" ist auch das g-Strophanthin, wie das Natron, einfach zu preiswert, um damit große Gewinne machen zu können, und zu gut erforscht, um mit diesem Stoff noch gewinnträchtige Schutzrechte auf Medikamente erwerben zu können. Zudem würde die neuerliche Einführung des g-Strophanthins in den schulmedizinischen Behandlungskreislauf die hartnäckig vertretenen Irrlehren über die Entstehung und Behandlung des Herzinfarktes aufdecken und bloßstellen. So wird das g-Strophanthin weiterhin von der Großpharmaindustrie und der medizinischen Lobby bekämpft, und sie haben es beinahe geschafft, dieses sensationelle Heilmittel vom Markt zu verdrängen. Es zählen das Geschäft und der Ruhm und nicht die Erkrankten. g-Strophanthin hat die Kraft, die Stoffwechselprobleme des Herzens zu minimieren bzw. gar nicht in Erscheinung treten zu lassen und wirkt zudem ausgleichend auf ein vergrößertes Herz. Es normalisiert erhöhten Blutdruck ohne die ansonsten bei Blutdrucksenkern üblichen Nebenwirkungen.

g-Strophanthin, eine rein pflanzliche und altbewährte Substanz
g-Strophanthin gewinnt man als reine pflanzliche Substanz aus dem afrikanischen Strauch Strophanthus gratus. In der Herzmedizin war dieser Stoff von 1905 bis 1950 das führende intravenöse Mittel gegen Herzbeschwerden. Oral eingenommen belegt g-Strophanthin zweifelsfrei, als körpereigene Substanz erst im Jahr 1991 identifiziert, die gleichen herausragenden Eigenschaften, sowohl in der Behandlung

der Angina Pectoris (anfallartiger Schmerz in der Brust) als auch der Prophylaxe gegen Herzinfarkt ohne beachtenswerte Nebenwirkungen.

Trotz der enormen Therapie-Erfolge, einer erdrückenden Fülle von Doppelblind-Studien sowie positiven Berichten wird das „Insulin des Herzkranken", g-Strophanthin, in den schulmedizinischen Lehrbüchern mit Unwahrheiten grob fehlbeurteilt und abgelehnt. Schon Publikationen in den Jahren 1977 bis 1987 zeigten auf, dass mit g-Strophanthin die besten Überlebensraten bei Herzinfarkten erzielt werden. **Ein Skandal unvorstellbaren Ausmaßes!**

Sensationelle Erfolge

In einem öffentlichen Krankenhaus in Berlin kam man nach einer Anwendungsstudie mit oralem g-Strophanthin bei instabilem anfallartigem Herzschmerz in der Brust (Angina Pectoris) zu dem Ergebnis, dass eine völlige Beschwerdefreiheit bei 122 von 146 Erkrankten nach einer Woche und bei 146 von 148 (98,6%) Erkrankten nach zwei Wochen bei Medikation mit magensaftresistenten g-Strophanthin-Kapseln eintrat. Alle anderen vorher eingenommenen Medikamente (Betablocker, Calcium-Antagonisten usw.) wurden während der Studie weggelassen. Bei 85% der Patienten, die im Akutfall das g-Strophanthin zum ersten Mal einnahmen, zeigte sich ein Nachlassen ihrer Beschwerden innerhalb von 5 bis 10 Minuten (Zerbeißkapsel mit perlingualer Resorption, also über die Zungen- und Mundschleimhaut). Von Herzinfarkt Betroffene könnten sich so sehr einfach, schnell und auch preiswert vor dem Eintreffen der „Rettung" selbst helfen.

Aus den 1980er- bis 1990er-Jahren liegen etwa 4.000 Berichte praktischer Erfahrungen von Ärzten vor, die orales g-Strophanthin zweifelsfrei zustimmend bewerten. In Deutschland therapieren etwa 3.000 Ärzte äußerst erfolgreich mit oralem g-Strophanthin. In homöopathischer Form (D4) kann das g-Strophanthin ohne Rezept bezogen werden. Über die Wirksamkeit ist jedoch nichts bekannt.

Weitere Studien am Menschen (zum Teil Doppelblind-Studien) berichten von einer enormen Verbesserung der Schmerz-Symptomatik, des EKG und des Leistungsvermögens, der Herztätigkeit und des Bluthochdrucks, der Durchblutung des Herzmuskels und des Fließverhaltens des Blutes nach Gabe von oralem g-Strophanthin. Strophanthin i.v. (intravenös) gilt nach wie vor bei akuter Herzinsuffizienz als das am schnellsten wirksame Glykosid, noch bis 1994 von schulmedizinischen Lehrbüchern empfohlen.

Nebenwirkungen

Durch die Einnahme von g-Strophanthin kann es in seltenen Fällen zu Schleimhaut-Reizungen bis hin zu Entzündungen der Zungenschleimhaut oder Durchfall kommen. Durch eine Verringerung der Dosis lassen sich diese leichten Beeinträchtigungen einfach beheben. Stärkere Nebenwirkungen oder bleibende Schäden wurden, bis auf eine ausgeprägte Sinus-Bradykardie (Herzfrequenz < 60 pro Minute), nie berichtet.

g-Strophanthin ist gut verträglich mit allen Medikamenten. So besteht die Möglichkeit, g-Strophanthin zusätzlich zu Medikamenten zu geben, um anschließend bei sich verbessernder Symptomatik andere Mittel nach und nach zu verringern oder ganz wegzulassen. Der Anwender kann die Dosierung recht gefahrlos selbst vornehmen.

Trotz besseren Wissens stellt das Pharma-Kartell die Wirksamkeit von oralem g-Strophanthin weiter in Frage, mit der Behauptung, dass g-Strophanthin vom Körper kaum aufgenommen wird, trotzdem unterliegt g-Strophanthin der Rezeptpflicht. Die bestmögliche Lösung für das Problem Herzinfarkt, „g-Strophanthin", wird demnach von der Schulmedizin zwar kategorisch abgelehnt, doch im gleichen Atemzug sichert sie sich durch die Rezeptpflicht das Monopol auf g-Strophanthin, sodass die Selbstmedikation eines Patienten oder die Verschreibung durch Heilpraktiker praktisch unmöglich gemacht wird. Der Patient wird also gezwungen, einen Arzt zu konsultieren, um g-Strophanthin verschrieben zu bekommen. Nur welcher Therapeut oder Arzt verschreibt bei Herzinfarkt oder Angina Pectoris ein Herzglykosid, das laut Lehrbuch der Schulmedizin vom menschlichen Körper angeblich nicht aufgenommen wird?

Der Wirkmechanismus von g-Strophanthin
Die Natrium-Kalium-Pumpen in den Zellwänden aller Körperzellen werden durch das g-Strophanthin stimuliert. Ständig wird durch dieses Wirkprinzip Kalium in die Zelle hinein- und Natrium herausgepumpt. Dies geschieht bis zu 200 Mal in der Sekunde. Ein außerordentlich wichtiger Vorgang für sämtliche Funktionen unseres Körpers.

Laut Lehrbuch der Schulmedizin wird g-Strophanthin als Hemmer der Natrium-Kalium-Pumpe an den Pranger gestellt, was jedoch ausschließlich auf toxische Konzentrationen zutrifft. Nichttoxische Konzentrationen wirken dagegen entgegengesetzt und überaus positiv. Über diesen Mechanismus existieren mehr als fünfzig gut dokumentierte, bis dato unwiderlegte Studien, zuletzt durch Gao et al. im „Journal of General Physiology“ 2002.

Über den Natrium-Calcium-Austauscher senkt g-Strophanthin zudem sowohl den Natrium- als auch den Calcium-Gehalt einer Zelle.

Der jahrelange Kampf ums g-Strophanthin
Anfang des 20. Jahrhunderts wurde das intravenöse g-Strophanthin in den USA stark überdosiert therapiert, was reihenweise zu Todesfällen führte. Die hierauf folgende pauschale Verurteilung von g-Strophanthin wurde nach dem zweiten Weltkrieg von der überwiegenden Anzahl deutscher Wissenschaftler und dem deutschen Ärzte-Kartell unkritisch übernommen, sodass es zu einer übermäßigen Medikation mit Digitalis kam, der „Schwestersubstanz“ des g-Strophanthins. Danach gab es noch 1982 in Deutschland nachgewiesenermaßen etwa 90.000 medikamentöse Digitalis-Vergiftungen.

Jahrzehntelang, bis 1988, kämpfte die „Internationale Gesellschaft für Infarktbekämpfung“ mit vielen gewichtigen Mitstreitern für g-Strophanthin. Darunter der Entwickler des oralen g-Strophanthins, Dr. Berthold Kern; der Leiter des Max-Planck-Instituts für Ernährung, Prof. Glatzel; der hochgeschätzte Erfinder Prof. Manfred von Ardenne und viele andere mehr, darunter auch viele Mediziner. 1976 schaffte es das g-Strophanthin als Thema in die Fernsehsendung „Report“. Der Widerstand war jedoch zu groß und zu umfassend, sodass eine Renaissance nie eine Chance hatte.

Es droht das Aus
Allen positiven Studien und bestätigender Praxis zum Trotz steht dieses immens starke Heilmittel aufgrund des vom Gesetzgeber verlangten Nachzulassungsverfahrens vor dem Aus. Das Nachzulassungsverfahren fordert eine klinische Doppelblind-Studie, um den aus medizinischer Sicht gewachsenen Ansprüchen Rechnung zu tragen. Die Herstellerfirma schätzt die Kosten für eine Studie auf etwa 10 Millionen Euro. Kosten, die den Etat eines mittelgroßen Pharma-Unternehmens sprengen würden. Führt man sich dann noch das mehr als skandalöse Zulassungsverfahren für neue Medikamente vor Augen (siehe „Ein Pharma-Täter bekennt“), wird einem die Tragweite und das Ausmaß dieses ungeheuerlichen Skandals erst recht verdeutlicht.

Mögliche Rückkehr des g-Strophanthins?
Es widerstrebt einfach dem gesunden Menschenverstand, ein solch potentes und gefahrloses Heilmittel sang- und klanglos aufzugeben. Jahr für Jahr steigt die Zahl der Menschen, die aufgrund eines Herzinfarktes oder aufgrund von Angina Pectoris behandelt werden und daraufhin in Kliniken eingewiesen werden. Jedes Jahr steigen die Kosten im Krankenwesen im Milliardenbereich, auch für Koronar-Operationen. Jedes Jahr sterben zigtausend Menschen an Herzinfarkt, doch aufgrund der dokumentierten Datenlage könnte man annehmen, dass bisher die meisten von ihnen durch orales g-Strophanthin hätten gerettet werden können. g-Strophanthin ist zweifelsfrei die Lösung für das große medizinische Problem Herzinfarkt und Angina Pectoris unserer Zeit. Das medizinische Einsparpotential kann durch g-Strophanthin nicht hoch genug eingeschätzt werden und ist sicher weitaus größer als alle sogenannten Gesundheitsreformen.

Arteriosklerose, Herzinfarkt und Schlaganfall endgültig besiegen!

Ein Drittel der deutschen Todesfälle ist zurückzuführen auf Herzinfarkt oder Schlaganfall infolge von Ablagerungen in den Koronar-, Hals- oder Gehirn-Arterien (Arteriosklerose). Das Ausmaß ist mit einer Epidemie zu vergleichen. Aufgrund mangelbehafteter Forschung und Sachkenntnis ist bis zum heutigen Tag auch nicht ansatzweise eine Therapie der Pharma-Medizin in der Behandlung von Arteriosklerose zu erkennen.

Eine fettreiche, vitamin- und mineralarme Ernährung, denaturierte Nahrung, Alkohol, Rauchen, Übergewicht, Bluthochdruck, genetische Disposition, Bewegungsarmut, Diabetes, etc. sollen die ausgemachten Protagonisten für Arteriosklerose sein. Zudem ist eine überwiegend saure Ernährung ein nicht zu unterschätzender Faktor, da bei einer Übersäuerung des Organismus eine Entmineralisierung in allen Organen stattfindet, auch in den Blutgefäßen. Einer Verhärtung der Arterienwände wird so Vorschub geleistet. Ganz sicher stellen o.g. Protagonisten wesentliche Faktoren in der Entstehung von Herz-Kreislauf-Erkrankungen dar, eine überzeugende Erklärung oder Antwort auf Arteriosklerose sind sie aber nicht.

Im Wesentlichen beschränkt sich die Schulmedizin darauf, die Symptome der Arteriosklerose mit Betablockern, Statinen, Kalzium-Antagonisten, Nitrat-Präparaten und anderen häufig mit erheblichen Nebenwirkungen behafteten Medikamenten zu behandeln. Hinzu kommen mechanisch-chirurgische Maßnahmen wie z.B. Koronar-Bypassoperationen, die aber das Grundübel, die Grunderkrankung, die erkrankte Arterienwand, nicht einmal ansatzweise angehen. Auch sollen Niacin und L-Carnitin positiven Einfluss auf den Lpa-Spiegel und somit auf die Plaquebildung haben.

Und hier kommt das Lipoprotein (a) (Lpa) mit ins Spiel, das in der Bildung von Arteriosklerose eine ganz wesentliche Rolle übernimmt. Lpa ist ein größeres Molekül, das sich aus dem LowDensity-Lipoprotein (LDL) und einem Apolipo-Protein(a), kurz Apo(a) zusammensetzt. Lpa ist einer der entscheidenden Faktoren bei der Plaquebildung in den Arterien. Blutfette und Cholesterin werden mittels der Lipoproteine im Blutplasma transportiert. Bisher ging man davon aus, dass die Blutfette mittels des Low-Density-Lipoproteins (LDL) transportiert und dann in den Arterienwänden abgelagert werden. Neueste Forschungen belegen allerdings, dass nicht das LDL dafür verantwortlich zeichnet, sondern das besonders klebrige Lipoprotein (a) (Lpa), das die LDL-Moleküle umschlingt. So ist auch nicht die Menge von LDL im Blut entscheidend, sondern der Anteil des LDL, der von dem Lpa umschlungen ist.

Einen Durchbruch scheint es jetzt durch intensive Forschungstätigkeit in der Zellular-Medizin zu geben, die den Ansatz verfolgt, dass die Ursache arteriosklerotischer Herz-Kreislauf-Erkrankungen und in der Folge Herzinfarkt und Schlaganfall an einem chronischen Mangel an insbesondere natürlichem Vitamin C und noch anderen u.a. Grundbausteine für die Zellgesundheit besteht. Ein Mangel an natürlichem Vitamin C und anderen Nahrungsergänzungsstoffen, wie z.B. den Vitaminen D3 und E, Omega-3-Fettsäuren sowie L-Lysin und L-Prolin zur Kollagenbildung, führen zur Instabilität und zu kleinsten Rissen und Verletzungen der Arterienwände. In der Folge kommt es zu arteriosklerotischen Anhaftungen durch Lpa an den Arterienwänden, um diese Verletzungen abzudichten und später, falls möglich, auszuheilen. Diese Ablagerungen können sich jedoch ablösen und einen Arterienverschluss hervorrufen, sodass ein Herzinfarkt oder Schlaganfall ausgelöst werden kann.

Zwingend erscheint daher als Sofortmaßnahme, um eine Plaquebildung zu vermeiden, eine optimale Zufuhr von Vitaminen, Mineralien und Nahrungsergänzungsmitteln, insbesondere von natürlichem Vitamin C in hohen Dosen, von L-Lysin und L-Prolin. Im Unterschied zum Tier ist der Organismus des Menschen nicht in der Lage, Vitamin C zu synthetisieren, daher ist er tagtäglich auf eine reichliche Aufnahme (min. ca. 3 g) von natürlichem Vitamin C über die Nahrung angewiesen.

Ein sensationell neues Konzept gegen Herz-Kreislauf-Erkrankungen

Der zweifache Nobelpreisträger Dr. Linus Pauling und sein „Schüler“ Dr. Matthias Rath stellten 1990 ein neues revolutionäres Konzept gegen die Ablagerung arteriosklerotischer Plaques in den Gefäßwänden vor. Die Forscher erkannten, dass Herz-Kreislauf-Erkrankungen das Anfangsstadium von Skorbut, der sogenannten Seefahrerkrankheit, sind. Chronischer Vitamin-C-Mangel führt zu instabilen Gefäßwänden, zu kleinen Rissen in den Arterien, insbesondere in der Nähe des Herzens, wo die Belastung auf die Arterien (Druck, Dehnung, Biegung) besonders hoch ist, die der Organismus dann versucht, mit dem Reparatur-Molekül Lpa zu reparieren. Lpa ist quasi das Substitut für Vitamin C in einer rissigen Arterienwand (Lpa zeichnet daher für die Plaques verantwortlich, nicht das LDL) und gleicht einen chronischen Mangel von Vitamin C und eine Schädigung der Arterienwand aus.

Unglücklicherweise hat sich die Pharma-Industrie lediglich auf die künstliche Senkung von LDL („schlechtes“ Cholesterin) konzentriert, welches das Lpa transportiert, da es scheinbar keine Möglichkeit gibt, den „Risikofaktor“ Lpa auszuschalten. Doch es gibt eine Möglichkeit, das Lpa quasi zu neutralisieren, da es Rezeptoren für L-Lysin und L-Prolin hat (Lpa haftet ja ausschließlich an den Lysinsträngen von verletzten Arterien an). Werden diese Rezeptoren durch diese beiden Stoffe besetzt, kann das Lpa nicht mehr an den verletzten Arterienwänden anhaften. Doch Achtung, das Lpa hat eine wichtige Funktion im Organismus. Ohne Lpa würde der Mensch innerlich durch die Risse in den Arterien verbluten. Daher sollte die Einnahme von L-Lysin und L-Prolin immer mit hohen Dosen Vitamin C verbunden sein, das die Risse durch Kollagenbildung in den Arterien, in Verbindung mit L-Lysin und L-Prolin, verhindert.

Unabhängige Forschung hat in Tierversuchen ermittelt, dass, wenn Vitamin C in einem Organismus nicht eigenständig synthetisiert werden kann, also ein chronischer Vitamin-C-Mangel vorliegt, es insbesondere in den Bereichen der Arterien, die in der Nähe des Herzens liegen, zu Rissen/Schäden kommt. In der Nähe des Herzens sind die Arterien einer stärkeren Belastung durch das pumpende Herz ausgesetzt. Mit einer Zufuhr von Vitamin C, L-Lysin und L-Prolin werden diese Risse/Schäden und in der Folge Ablagerungen in den Arterienwänden jedoch wirksam verhindert. Dies ist insofern auch verständlich, da Vitamin C, L-Lysin und L-Prolin zur Bildung von Kollagen und einer verbesserten Flexibilität der Arterienwände beitragen.

In der Fachzeitschrift „American Journal of Cardiovascular Disease“ wurde der Zusammenhang zwischen einem Vitamin-C-Mangel und der Ablagerung von Plaque an den Blutgefäßen und der Entstehung von Arteriosklerose bestätigt. Trotz Vorbehalt kann man davon ausgehen, dass die Forschungsergebnisse ein vollständig neues Bild und Verständnis der Entstehung von Arteriosklerose, wissenschaftlich fundiert, aufzeigen. Arteriosklerose ist, einfach ausgedrückt, keine Krankheit, sondern ein genialer Reparatur-Mechanismus unseres Körpers, um bei einem Vitamin-C-Mangel nicht zu verbluten. Bei einem chronischen Mangel an Vitamin C entsteht aber eine übermäßige Reparaturfunktion durch das Lpa mit dem Anhaften der gefährlichen Plaque (Lpa) an den Arterienwänden. Sicher ist noch weitere Forschung notwendig, doch ein Anfang zum Umdenken in der Behandlung von Arteriosklerose ist nun gemacht.

Die Moleküle von Kollagen, auch in den Arterien, sind Eiweiße, die aus Aminosäuren bestehen. Für ihre Bildung werden viele Grundbausteine benötigt, insbesondere die des Vitamins C und der Aminosäuren L-Lysin und L-Prolin. Eine gute Versorgung mit diesen essenziellen Stoffen ist für eine natürliche Ausheilung einer Herz-Kreislauf-Erkrankung (Arteriosklerose) und einer bestmöglichen Regeneration der Blutgefäße (Arterien) unabdingbar. Einer täglichen optimalen Supplementierung mit Nahrungsergänzungsmitteln und der erhöhten Aufnahme von Früchten und Gemüse über die Nahrung sollte daher höchste Aufmerksamkeit zukommen, denn dadurch können Herz-Kreislauf-Erkrankungen zumindest eingedämmt werden.

Supplementierungs-Vorschlag:

- **Natürliches Vitamin C:** etwa 3 bis 6 g täglich, über den Tag verteilt
- **L-Lysin:** etwa 3 bis 6 g täglich, über den Tag verteilt
- **L-Prolin:** etwa 1 bis 3 g täglich, über den Tag verteilt
- **Rooibostee/Brennnesseltee** (Polyphenole), **Vitamin D3, K2, B3, B6, Ginkgo, Nüsse und Mandeln, roter Reis-Extrakt, Grapefruitkern-Extrakt,** uvm.
- **OPC** zur Verstärkung der Wirksamkeit von Vitamin C, Freie-Radikale-Fänger
- **Vertigoheel** (homöopathisch) für eine verbesserte Funktionalität der Endothelen
- **Arnika D30**
- **basische Ernährung, Entzündungen im Körper vermeiden/ausmerzen**
- **Wichtig!** Siehe Ausführungen über MCT-Öl (Kokosöl) gegen Schlaganfall

Die Forschung macht deutlich, dass gerade das Vitamin C, L-Lysin und L-Prolin wie eine Schutzwand fungieren, ähnlich dem Teflon einer Bratpfanne, an der nichts mehr haften bleibt. Sie bauen die Fettablagerungen in den Arterienwänden ab und verhindern deren Neubildung. Nach Ausschleusung der Fettablagerungen aus den Arterienwänden gelangen die Lipoproteinmoleküle (Lpa) über den Blutstrom in die Leber, wo sie dann ganz natürlich abgebaut werden. Komplikationen sind nicht bekannt.

Celltuner (Tesla-Oszillator) bei Herzinfarkt und Schlaganfall

Viele o.e. Maßnahmen können jedoch in ihrer Wirksamkeit erheblich beeinträchtigt sein, wenn der Stoffwechsel z.B. auch durch die Leber und den Darm nicht ausreichend gewährleistet ist. So kann der Celltuner, auf Leber und Darm platziert, eine sehr effektive Maßnahme sein, den Stoffwechsel zu fördern. Allerdings ist das Gerät sehr teuer, sodass man sich möglicherweise besser einen Therapeuten sucht, sofern man diese Methode präferiert. Siehe dazu Celltuner in Kapitel 8.

Kapitel 4

Die wahre Ursache schwerer Erkrankungen und von Krebs

Willst Du eine Krankheit besiegen,
finde den Erreger!

Bevor Sie sich in diesem Kapitel weiter mit Ihrer nachhaltigen Gesundung beschäftigen, sei Ihnen noch einmal die goldene Regel, Zucker betreffend, in Erinnerung gerufen!
(siehe „Krebszellen lieben Zucker", Kapitel 1).

Vergessen Sie niemals:

Krebszellen lieben Zucker (Kohlenhydrate) über alles!
Krebszellen <u>ernähren sich ausschließlich von Zucker!</u>

Vermeiden Sie Zucker (Kohlenhydrate) in jeder Form
und um jeden Preis!

Krebs ist ein Parasit

Eine Tumorzelle ist keinesfalls eine aus nicht bekannten Gründen mutierte menschliche Zelle, sondern eine Zelle, die von Trichomonaden, einer bekannten einzelligen Parasitenart, befallen ist, so die bewiesene Kernthese der russischen Chemikerin Tamara Lebedewa, die bislang 16 Fachbücher geschrieben hat.

Bisher galt in der Schulmedizin die These, dass Krebs durch Veränderung des Erbgutes oder der Mutation von guten in böse Zellen entsteht. Die Forschungsergebnisse von Tamara Lebedewa und vielen anderen Wissenschaftlern zeichnen ein völlig anderes Bild. Die Quelle des Krebsgeschehens sind nachgewiesenermaßen ausschließlich **Parasiten.** Die Hauptquelle von Krebserkrankungen sind gemäß der parasitären Theorie Infektionen, ausgelöst durch Insektenstiche, Blutübertragungen, Verletzungen, verunreinigte Luft und verseuchte Nahrung, was belegt: Krebs ist ansteckend.

Für Tamara Lebedewa ist Krebs in seiner Gesamtheit eine einzige Krankheit. Die These der orthodoxen (dogmatischen) Medizin von etwa 150 Krebsvarianten schließt sie unmissverständlich aus.

„Krebs hat EINE Ursache und ist EINE Krankheit!
Krebs ist unzweifelhaft ein PARASIT!"
Tamara Lebedewa

Für Tamara Lebedewa gibt es nicht den geringsten Zweifel, die eigentliche Ursache für Krebserkrankungen gefunden zu haben. Sie selbst, so sagt sie, sei der lebende Beweis für die Richtigkeit ihrer Forschungsergebnisse. Sie lebe noch, obwohl ihre Geschwister und Cousins schon verstorben seien. Bereits in der dritten Generation wurden ihre Verwandten und Vorfahren von Krebs heimgesucht. Alle litten an den verschiedensten Krebserkrankungen (Magen-, Lungen- Speiseröhrenkrebs) und starben sämtlich an diesen Leiden. Die Beerdigung ihrer von allen geliebten Großmutter war dabei die prägendste Erinnerung ihrer Kindheit.

Tamara Lebedewa hat ihre Heimatstadt in Sibirien schon früh verlassen, den Kontakt zu ihren Verwandten verlor sie jedoch nie. Schmerzlich, qualvoll und insbesondere auch beängstigend waren die jeweiligen Reisen zu den Beerdigungen auch deshalb, weil die Erkrankungen an Krebs sich von Generation zu Generation „verjüngten". Sie wurde daher von dem Gedanken getrieben, ihren Sohn als Mutter nicht überleben zu wollen. Sie wollte und musste herausfinden, wie diese scheinbar nicht heilbare Geißel der Menschheit zu besiegen war.

Eine Krebsgeschwulst besteht lediglich aus Trichomonaden (Parasiten), die den Organismus des Menschen als Wirt nutzen und dort parasitieren. Am häufigsten finden sich Trichomonaden in der Mundhöhle, im Magen-Darm- und Urogenitaltrakt. Trichomonaden lockern mit Hilfe eines speziellen Enzyms, der Hyaluronidase, das Gewebe auf und sind so in der Lage, alle Organe, das Blut und die Lymphe zu penetrieren. Aufgrund unterschiedlicher Existenzstadien haben Parasiten auch verschiedene antigene Eigenschaften. Die Forschung wurde diesbezüglich durch die „Wissenschaft" viel zu früh ad acta gelegt. Trichomonaden sind sowohl in der Lage, desorientierende Antigene abzuschälen, als auch auf ihrer Oberfläche Antigene, die mit denen des menschlichen Gewebes identisch sind, abzusondern. Auf diese Weise wird das Immunsystem fehlgeleitet, was die Parasiten nahezu unanfechtbar macht.

Trichomonaden können sich allerdings nur in einem Wirt (Organismus) entwickeln, in dem Bedingungen vorherrschen, die nach dem Eindringen seiner Entwicklung und Vermehrung nicht im Wege stehen, wie z.B. der menschliche Organismus. Leider ist der Mensch in Bezug auf diese Merkmale ein geradezu idealer Wirt für die Trichomonaden. Geschickt benutzen sie ihren Wirt, indem sie die für sie wichtigen Stoffe absorbieren und im Gegenzug an den Wirt giftige Stoffwechselendprodukte und zersetzende Enzyme abgeben und den Organismus somit langsam aber sicher vergiften.

Die Idealnahrung der Trichomonade sind Kohlenhydrate, mithin Zucker. Durch die Verstoffwechselung von Kohlenhydraten ohne Sauerstoff gewinnt die Trichomonade ihre Energie. Die normale gesunde Zelle hingegen benötigt für ihren Stoffwechsel Sauerstoff.

Trichomonaden weisen unterschiedliche Virulenz und Pathogenität auf. Unter Virulenz versteht man die Fähigkeit der Trichomonaden, den Wirtsorganismus zu infizieren, zu kolonisieren und sich zu vermehren. Unter Pathogenität fällt die Fähigkeit eines Parasiten, eine gesundheitsschädigende Wirkung, sprich eine Erkrankung zu implizieren, sowie den Organismus des Wirtes so zu verändern, dass die Existenz und Vermehrung des Parasiten nicht gefährdet ist.

Für die Chemikerin Tamara Lebedewa waren die herkömmlichen Methoden der Krebsbehandlung in keiner Weise überzeugend, da sie in der Regel lediglich kurzfristig die Symptome onkologischer Krankheiten beseitigen und nicht die eigentliche Ursache. Sämtliche Therapien der orthodoxen Medizin, sei es Chemotherapie, chirurgische Eingriffe oder Bestrahlung, lösen das Problem letztendlich nicht, im Gegenteil, sie schädigen den Organismus, dem sie helfen wollen, noch zusätzlich in massiver Weise, sodass die Parasiten nach kurzer Zeit die Überhand gewinnen und noch schneller wachsen. Es ist eine Flucht vor den Eingriffen der herkömmlichen Medizin, durch die die Parasiten dann noch schneller ins Blut, in die Lymphe und so in den gesamten Organismus gelangen. Wo auch immer Parasiten dann zufällig ankommen, bilden sie neue Kolonien, vermehren sich und gleichen so in kurzer Zeit ihre erlittenen Verluste wieder aus. Gemeinhin bezeichnet man das dann als Metastasen.

So ist es auch mehr als legitim zu behaupten, dass die herkömmlichen Methoden der Krebsbekämpfung in der Regel erst recht das Sterben der Krebspatienten beschleunigt. Möglicherweise ist dies auch ein Grund dafür, dass manche sogenannten austherapierten Patienten die Erkrankung überwinden konnten, nachdem die Schulmedizin das Ende ihrer Weisheit feststellen musste.

Krebs zu haben, bedeutet in keiner Weise mehr ein Todesurteil, Krebs kann besiegt werden, das ist für Tamara Lebedewa zweifelsfrei belegt. Allerdings gilt es, zwei Erkenntnisse zu akzeptieren, um den Kampf gegen die Krankheit gewinnen zu können.

1. Die biologischen Erzeuger von Krebs sind Parasiten, Trichomonaden.
2. Im Verlauf des Lebens gewinnt die Krankheit aufgrund der massiven Vermehrung der Trichomonaden in allen Körperregionen an Kraft.

Die herkömmliche Medizin ist nicht oder noch nicht bereit, die Infizierbarkeit mit Krebs zu erkennen oder anzuerkennen, denn das würde bedeuten, dass ihre gesamte Ideologie um den Komplex der Onkologie vollkommen in sich zusammenbrechen würde. Doch dieser Zeitpunkt wird kommen und das in nicht allzu ferner Zukunft, denn die Beweise vieler namhafter Wissenschaftler seit etwa 1910, also seit mehr als 100 Jahren, sind zu erdrückend. Zu bedenken ist dabei, dass nach Aufgabe der herrschenden Ideologie auch der Prozess der Patienten-Behandlung völlig verändert werden muss. Weg von den teuren, schädlichen chemischen Pharmazeutika, hin zu den preiswerten Naturheilmitteln, die in natürlicher Form in großer Anzahl zur Verfügung stehen.

Die Erkenntnisse der Forschungsarbeit von Tamara Lebedewa sind ebenso ernüchternd wie unglaublich ermutigend. Sie stellte fest, dass einfachste Stoffe wie z.B. phytonzidreiche Gewürze, Gemüse, Pflanzen, Früchte etc. wie Knoblauch, Zwiebeln, Rettich, Senf, Schalen von Zitrusfrüchten, die Wurzel der wilden Pfingstrose, die zarten Gewebe von Klette und Wacholder, Birkenblätter usw. nicht nur die Trichomonaden töten, sondern zusätzlich den Organismus stärken, sodass die Parasiten auch von dieser Seite angegriffen werden können.

Grundsätzlich lässt sich feststellen und festhalten, die Ernährung ist u.a. sowohl bei der Krebsvorsorge als auch bei der Behandlung von Krebs von ganz entscheidender Bedeutung. Krebs hat sich zweifellos mit steigender Tendenz zu einer Volkskrankheit entwickelt. Nachdem Tamara Lebedewa die wirkliche Ursache von Krebs erforscht hatte, stellte sie Behandlungsmethoden zusammen, die auch bei fortgeschrittener Krankheit in der Lage sind, Patienten zu heilen. Um der Schulmedizin jedoch genüge zu tun, unterlässt sie es nie, darauf hinzuweisen, eine etwaige Behandlung ausschließlich in Begleitung eines approbierten Arztes durchzuführen.

Mit ihren Forschungsergebnissen stößt die Wissenschaftlerin als ausgebildete Chemikerin keinesfalls auf Zuspruch in der Welt der althergebrachten Medizin. Insbesondere Krebsforscher, jedoch auch zuständige Behörden in Russland lehnen ihre nicht zu widerlegenden Forschungsergebnisse grundsätzlich ab. Für diese „eingeschworene Gruppe" ist es geradezu unerträglich, dass eine Chemikerin, also jemand, der nicht vom „Fach" ist, es wagen kann, ihnen, den „Fachleuten", klarzumachen, was die wahre Ursache von Krebs ist.

Früher, als die Medizin noch ein Teil der Biologie war, galt die Aufforderung, und sie hat ihre Gültigkeit bis heute nicht verloren: Wenn eine Krankheit entsteht, finde den Erreger. So war es möglich, Krankheiten wie Pest, Cholera oder Pocken zu besiegen. Was dagegen ist der Ansatz, den die sogenannte moderne Medizin heutzutage verfolgt? Schneiden, bestrahlen und vergiften. Unzweifelhaft ist diese „moderne" Behandlungsmethode weitaus bedrohlicher als die Krankheit Krebs selbst.

Schon um das Jahr 1900 beschäftigten sich Wissenschaftler mit der „Parasitentheorie", dass der Auslöser von Krebs ein Parasit sei. In Tierversuchen bestätigte sich nämlich schon damals diese Theorie, als man Tieren eine Emulsion aus einer Krebsgeschwulst injizierte. Schon 12 Stunden nach der Injektion konnte man sowohl im Blut als auch in den Organen der Tiere die injizierten Zellen nachweisen.

Um ihre Forschungstätigkeit intensivieren zu können, nahm Tamara Lebedewa 1989 Kontakt mit dem „Onkologischen Wissenschaftlichen Zentrum" (ONZ) in Russland auf. Ihre Anfrage wurde jedoch nicht nur abgelehnt, sondern vom Generaldirektor des ONZ, N. Trapesnikow, mit einem Bann belegt, indem er wissen ließ, dass die ONZ von den Forschungsergebnissen der Tamara Lebedewa keine bedeutenden Entdeckungen erwarten würde, die die Diagnostik und Behandlung von an Krebs erkrankten Patienten verändern könnte. Unterdessen begann Tamara Lebedewa in einigen Forschungsinstituten in St. Petersburg mit ihren wissenschaftlichen Untersuchungen. Auch führte sie in einer der besten Kliniken Moskaus sensationelle Tests mit positiven Ergebnissen durch, mit denen sie sich dann berechtigt fühlte, an die Öffentlichkeit zu gehen. Eines ihrer Ergebnisse musste sich für die Schulmedizin wie ein Tiefschlag anfühlen.

Radioaktive Bestrahlung tötet gesunde menschliche Zellen, wirkt aber auf Tumorzellen und Trichomonaden stimulierend!

Mit anderen Worten, radioaktive Strahlung fördert das Krebswachstum und tötet zudem zur Heilung dringend benötigte gesunde menschliche Zellen.

Bisher gibt es keine allzu große Schar von Naturheilkundlern oder Wissenschaftlern, die sich mit den Ergebnissen von Tamara Lebedewa anfreunden könnten. Sie fordert daher jeden Wissenschaftler oder Mediziner auf, sich mit ihren Forschungsergebnissen, die sie in vielen unter dem Mikroskop aufgenommenen Bildern dokumentiert hat, kritisch auseinanderzusetzen.

Zurzeit lebt Tamara Lebedewa sehr zurückgezogen in einer kleinen Moskauer Wohnung, in der sie täglich an ihren Forschungen, Publikationen und Büchern arbeitet, ohne Gehalt oder Rente vom Staat. Sie hält Vorträge, leitet Mikroskop-Seminare, auch in Deutschland, und trifft sich mit Gleichgesinnten, die ihre Theorie kennen und schätzen gelernt haben. Sie tritt sehr besonnen und in sich ruhend auf, berichtet über ihre Ergebnisse und beantwortet Fragen von Laien und Experten, deren Skepsis sich dann regelmäßig in Luft auflöst. Durch ihr bescheidenes, aber in der Sache sehr sicheres Auftreten gewinnt sie immer mehr Freunde und Anhänger, sodass sich ihr Herzensanliegen immer weiter verbreitet.

Ihre Forschungsergebnisse bezieht Tamara Lebedewa nicht nur auf das Krebsgeschehen, sondern auch auf viele andere schwere Erkrankungen. Trichomonaden, so ihre Darlegung, sind für eine große Anzahl schwerer Erkrankungen verantwortlich. Sie fand unter dem Mikroskop z.B. große Kolonien von Trichomonaden bei Arteriosklerose, in Blutpfropfen (Thromben) und auch auf Zahnflecken, der sogenannten Plaque. Zellen von Thromben, mit Nährlösung versorgt, verhielten sich wie das Gewebe von Tumoren. Anschließend wechselten die Zellen in die parasitäre Amöben- oder Geißelform. Berichte von ehemaligen Patienten bestätigen ihre beeindruckenden Forschungsergebnisse; nach Bekämpfung der Trichomonaden gingen die Symptome allesamt zurück.

Arthritis und Arthrose
1995 untersuchte sie die Gelenkflüssigkeit von Arthritis- und Arthrose-Patienten und fand Trichomonaden in unterschiedlichen Entwicklungsstadien, die letztendlich den Knorpel vergiften und verschleißen lassen.

Diabetes
Tamara Lebedewa nutzt Insulin, von dem sich übrigens die Trichomonaden ernähren, um Parasiten in Nährmedien zu stimulieren. Unter anderem siedeln Trichomonaden auch in den B-Zellen der Langenhans'schen Inseln der Bauchspeicheldrüse. Sie nehmen dort das Insulin auf und zerstören gleichzeitig mit ihren Stoffwechselausscheidungen die Zellen der Langenhans'schen Inseln. Unterstützt werden ihre Erkenntnisse durch Diabetes-Patienten, bei denen eine erhebliche Besserung eintrat. Zur Behandlung bzw. zur Bekämpfung der Trichomonaden nahm sie Metronidazol in Kombination mit anderen Parasitenmitteln.

Gutartige Geschwulst im Drüsengewebe (Adenom)
Während ihrer Forschungstätigkeit entdeckte die Wissenschaftlerin, dass Adenome aufwärts spitz zuwachsen und die Spitze hakenartig abknickt. Das gleiche Phänomen konnte sie bei Ansammlungen von Trichomonaden feststellen. Durch die Behandlung der Trichomonaden mit Parasitenmitteln ließ sich ein signifikanter Rückgang der Entwicklung von Adenomen erkennen.

Schuppenflechte (Psoriasis)
Sowohl im Blut als auch in Hautpartikeln von an Schuppenflechte Erkrankten wurden Trichomonaden lokalisiert.

Unfruchtbarkeit/Impotenz
Trichomonaden siedeln sich auch in den weiblichen und männlichen Geschlechtsorganen an. Sie schädigen die Spermien durch ihre Stoffwechselgifte oder nehmen sie auf und verdauen sie. In den weiblichen Geschlechtsorganen schädigen Trichomonaden u.a. die Keimdrüsen.

Zahnfäule (Karies)/Erkrankungen des Zahnbettes (Parodontose)
Das Feuchtgebiet des Mundes mit ihren Zahnfleischtaschen ist für Trichomonaden ein geradezu ideales Siedlungsgebiet. Sobald das Milieu im Mund im wahrsten Sinne des Wortes „sauer" wird, bei falscher Ernährung, Krankheit, durch Pharmazeutika etc. werden die Trichomonaden aktiv, verursachen durch ihre Stoffwechselgifte Karies und Parodontitis. Leicht vorstellbar wird dann auch das weitere Vordringen der Trichomonaden über den Mund in andere Bereiche des Organismus. Durch Betupfen der Parodontitis mit Metronidazol-Tinktur oder eine umfassende Zahnfleischbehandlung lässt sich der Befall einfach und effektiv beseitigen.

Chronisch entzündliche Darmerkrankung (Kolitis)
Schon um 1926 entdeckte man Trichomonaden als Auslöser verschiedener Erkrankungen im Darm. Sie werden u.a. für Kolitis, Enterokolitis (Entzündungen des Darms) und Cholezystitis (Gallenblasenentzündung) verantwortlich gemacht.

Trichomonaden und Krebs
Erkenntnisse der Forschung Tamara Lebedewas

- Der vormals regulierte Mechanismus der Zellvermehrung des Wirtsorganismus wird durch ein ungeordnetes chaotisches Wachstum außer Kraft gesetzt.
- Bei der Zellteilung (Proliferation) teilen sich gesunde Zellen symmetrisch in zwei identische Tochterzellen. Bei mit Trichomonaden befallenen Zellen erfolgt die Zellteilung asymmetrisch, d.h. die Tochterzellen sind nicht mehr identisch. Sie sind unterschiedlich groß, haben keinen bis zu mehreren Zellkernen, und die Erbsubstanz differiert.

Trichomonaden sind in der Lage, jeden Ort eines Organismus zu erreichen. Sie penetrieren Körpergewebe und Gefäßwände und lösen mit Hilfe des Enzyms Hyaluronidase/Kollagenase die Kollagenstrukturen von Zellen auf und bilden so neue Kolonien an anderen Orten des Körpers.

Die Ausbreitung der Trichomonaden wird bei chirurgischer Behandlung von Tumoren mit anschließender Chemotherapie durch die Schwächung des Organismus begünstigt, sodass sich die „Krebserkrankung" häufig aggressiv zurückmeldet. Das Tumorgewebe hat keine besonderen Merkmale wie Komplexität, Polarität oder Vermehrung in der Basalschicht. Die Trichomonadenkolonien sind ungeordnete nichtpolare, eigenständige Zellbereiche. Ihre Vermehrung findet ausschließlich am Rand der Kolonien mit angrenzender Durchdringung des gesunden Gewebes statt.

Trichomonaden sind unterschiedlich in Form und Größe. In Tumoren bilden sie ein Gemisch aus gesunden und parasitär verseuchten Zellen, was die unterschiedlichen Arten von Tumoren erklärt. In Zellen eingedrungene Trichomonaden sondern große Mengen an Stoffwechselgiften ab, die den Wirtsorganismus erheblich belasten.

Menschliche Zellen benötigen für den Stoffwechselprozess Sauerstoff, ganz im Gegensatz zu Zellen von Tumoren, bei denen der Stoffwechsel-Prozess der anaeroben Glykolyse (ohne Sauerstoff) stattfindet.

Trichomonaden sind äußerst widerstandsfähig. Hohe Minustemperaturen oder größere Temperaturschwankungen können ihnen im Gegensatz zu gesunden menschlichen Zellen nichts anhaben. Auch sind sie in der Lage, eine aggressive Therapie (Chemotherapie/Bestrahlung) zu überleben und sich hierdurch sogar noch verstärkt zu vermehren.

Mit den Erkenntnissen von Tamara Lebedewa ist jetzt ein erfolgreicher Ansatz gefunden, Krebs besser verstehen zu lernen. Der Feind ist erkannt, man weiß nun, mit wem oder was man es zu tun hat und kann demzufolge die Therapie auf die Besonderheiten der Trichomonaden zuschneiden. Tamara Lebedewa hat nach den für sie zweifelsfreien Ergebnissen ihrer Forschungsarbeit nun begonnen, nach Mitteln, möglichst nach natürlichen Mitteln, zu fahnden, die Trichomonaden wirksam bekämpfen können. Dazu hat sie die Bibliotheken von Moskau, St. Petersburg, Novosibirsk und Krasnojarsk durchforscht und eine Anzahl natürlicher Mittel zur Vorbeugung und Heilung von Krebserkrankungen gefunden.

Ihr Reinigungsprogramm für den menschlichen Organismus umfasst vier Stufen

1. Stufe: Der Organismus muss von Schwermetallen, Radioaktivität, Toxinen und Schlacken befreit werden. Es darf keine weitere belastete Nahrung aufgenommen werden. Der Säure-Basen-Haushalt muss ausgeglichen sein.

2. Stufe: Der Körper muss mit Vitaminen, Mineralien und Spurenelementen ausreichend versorgt werden. Kein Verzehr von genveränderter Nahrung.

3. Stufe: Der Organismus muss von allen Parasiten, Trichomonaden, Würmern und Pilzen befreit werden.

4. Stufe: Stärkung des Organismus, Stärkung der Zellen durch geeignete Lebensmittel wie z.B. Quark mit Leinöl, keine Mikrowelle nutzen etc.

Möglicherweise erscheint dieses Programm für westlich orientierte Menschen zu aufwendig oder langwierig. Bedenken sollte man jedoch immer, wenn die o.g. Maßnahmen zu Heilung und neuer Gesundheit führen, ist jeder Aufwand allemal gerechtfertigt. Denken Sie nur an das Martyrium, das Ihnen mit der Schulmedizin, und das mit zweifelhaftem Ausgang, aufgebürdet würde und Ihnen so erspart bleibt.

Wie lassen sich nun die Forschungsergebnisse der Wissenschaftlerin in die pharma-orientierte Medizinwelt einordnen? Was ermöglichen ihre neuen Erkenntnisse? Um ihr gerecht zu werden, muss konstatiert werden: Tamara Lebedewa hat durch ihre Tätigkeit die Grundlage geschaffen, dass neben ihren schon vorgestellten Ansätzen neue Therapiekonzepte Platz greifen können. Die Forschung hat durch ihre Erkenntnisse eine neue Basis gefunden, auf der sich trefflich aufbauen lässt. Der Feind ist erkannt, jetzt muss er lediglich mit schon vorhandenen oder neuen geeigneten Maßnahmen bekämpft und besiegt werden. Und diese neuen Konzepte sind, wie Sie im Verlauf des Buches noch feststellen werden, schon lange da und wirken!

Sie lassen die Möglichkeiten der heutigen Schulmedizin weit hinter sich. Und dies ist erst der Anfang, die vielfältigen Möglichkeiten der Krebsbehandlung und -heilung werden sich nicht mehr lange verheimlichen lassen.

Tamara Lebedewa hat, neben anderen Wissenschaftlern, die Ursache von Krebs und anderen schweren Erkrankungen definiert und zweifelsfrei bewiesen. Der Feind ist die Trichomonade und andere Parasiten im menschlichen Körper. Ihre diagnostische Arbeit ist dabei von besonderem Wert. Aufgrund ihrer Untersuchung von Lebendblutproben und gefärbten Blutproben unter dem Lichtmikroskop ist sie in der Lage, fachlich präzise Aussagen zum Zustand der Mikrobenbelastung im Blut zu machen und Lösungsmöglichkeiten zur Vorbeugung aufzuzeigen.

Abschließend lässt sich sagen, die Entdeckung der Parasiten als Krebserreger erweitert die Möglichkeiten von Therapeuten, Krebs und andere schwere Krankheiten auf einfache Weise zu besiegen. Nach vielen Jahren der Forschung ist der physische Faktor schwerer Erkrankungen dechiffriert:

Der Feind ist ein Parasit!

Die Trophoblasten-These

Schon im Jahre 1902 verfasste der Professor der Embryologie an der Universität von Edinburgh, John Beard, einen medizinischen Bericht für die Zeitschrift „Lancet". Er behauptete in diesem aufsehenerregenden Artikel, dass sich präembryonale Zellen, die im Frühstadium einer Schwangerschaft auftreten, die sogenannten Trophoblasten, nicht von „Krebszellen" unterscheiden lassen. Seither ist seine Theorie als Trophoblastenthese bekannt.

„John Beard konstatierte nach seinen umfassenden Forschungsarbeiten: ‚Trophoblast und Krebs sind identisch'!"

Trophoblasten enthalten sämtliche Informationen des vollständigen menschlichen Organismus. Sie entstehen aus der Stammzelle und haben die einzigartige universelle Fähigkeit, sich zu jedem Körperteil, Organ, Gewebe oder Embryo entwickeln zu können. Die Stammzellen befinden sich zum größten Teil, ca. 80%, in den Hoden und Eierstöcken und sind die Wiege für unsere Nachkommen. Die restlichen 20% verteilen sich über den gesamten Körper und sind für Heilung und Regeneration von verletzten oder gealterten Zellen zuständig.

Krebsentwicklung

Der Anstoß zur Produktion von Trophoblasten kann durch unterschiedlichste Einflüsse wie Krankheiten, Verletzungen, chemische Einflüsse, Traumata oder auch biologische Konflikte erfolgen. Tritt ein Konflikt auf, werden große Mengen von Östrogen und anderer Hormone im Organismus erzeugt und regen so die für Regeneration und Heilung erforderliche Trophoblasten-Produktion an. Einfacher ausgedrückt: Die Erzeugung von Trophoblasten ist nichts weiter als der natürliche Vorgang des Körpers, verbrauchte Zellen zu ersetzen. In der Regel wird dieser Heilungs-Prozess beendet, sobald die Zellen ersetzt sind und die Aufgabe erledigt ist. Kommt dieser Ersatz- oder Reparaturmechanismus jedoch aufgrund einer bestimmten Ursache (z.B. Parasiten) nicht zum Stillstand, entsteht ungebremstes Zellwachstum, gemeinhin als Krebs bezeichnet. Dabei ist es unerheblich, durch welchen Vorgang der Organismus bewogen wurde, diesen Heilungs-Prozess anzustoßen.

Jeder von uns kennt die unterschiedlichsten Hypothesen, Vermutungen und Behauptungen, warum Krebs entstehen soll. Mal sind es Umweltgifte, mal Verletzungen, mal Ernährung usw. Eine Reihe weiterer Gründe könnte noch angeführt werden, warum ein Körper sich gezwungen sieht, einen Heilungsprozess zu beginnen. Entscheidend ist dabei nicht die psychische oder physische Verletzung, sondern ausschließlich die Antwort des Organismus auf diese Verletzung.

Wie entsteht ein Tumor?

Wird eine in den Stammzellen produzierte Trophoblastenzelle im Blut auf dem Weg zu einem Organ von einem Parasiten penetriert, dann lässt sich leicht verstehen, wie durch diese von einem Parasiten verseuchte Zelle an ihrem Bestimmungsort ein Tumor entstehen kann. Der eingeschleuste Parasit setzt sich nämlich in der Folge an dem Ort fest, wo die Zelle ersetzt werden soll, frisst die Zelle auf und vermehrt sich. Die auf diese Weise zerstörte Zelle muss jedoch sofort wieder ersetzt werden, um den entstandenen Defekt auszuheilen. Auf Zeit entsteht so durch immer wieder neu eintreffende Zellen, die dann auch sofort wieder gefressen und zerstört werden, ein Tumor. So gilt, dass am Anfang eines Krebs-Prozesses immer ein außer Kontrolle geratener Heilungs-Prozess steht.

Der Prozess der Krebsentstehung war nun mit der Erkenntnis über die Parasiten-Penetration von Zellen gefunden, sodass der Streit über diese Frage ad acta gelegt werden konnte. Man konnte sich nun auf die Fragestellung konzentrieren, wie man den Organismus bei seinen Heilungsversuchen unterstützt. Krebs wurde mit einem Mal behandel- und heilbar.

Die „vergessene“ Krebs-Nachweis-Methode

„Krebs-“ und Trophoblastenzellen bilden jeweils das Hormon Beta-HCG (Choriongonadotropin). „Krebszellen“ können das, weil sie auch Trophoblastenzellen sind. Keine sonstige Zellart ist in der Lage, Beta-HCG zu bilden, außer Trophoblasten. Das Hormon ist ausgesprochen einfach und kostengünstig sehr früh im Blut oder Urin nachweisbar, lange bevor eine Erkrankung offensichtlich wird. Stellt man also im Blut oder Urin erhöhte Werte von Beta-HCG fest, liegt entweder eine Krebsentwicklung oder eine Schwangerschaft vor.

Natürlich drängt sich sofort die bis dato nicht beantwortete Frage auf, warum dann immer noch bei Krebsverdacht Gewebeproben extrahiert werden. Jeder weiß doch oder hat zumindest schon einmal gehört, Ärzte wissen es, dass jeder Schnitt in ein Tumorgewebe die Gefahr erhöht, dass sich der Krebs im Organismus ausbreitet. Die Antwort ist so einfach wie auch erschreckend: Nach wie vor wird das Wissen bezüglich der von Parasiten penetrierten Trophoblasten als Ursache von Krebserkrankungen vom medizinischen Establishment ignoriert. In Konsequenz ist dann auch die Nachweismethode „Beta-HCG“ abzulehnen.

Für den menschlichen Wachstumszyklus werden Trophoblastenzellen nur bis zur achten Woche erzeugt, dann gehen sie, heute erklärbar, zugrunde. Ab der achten Woche beginnt dann bei einem Embryo erstmalig die Bauchspeicheldrüse mit der Produktion der Enzyme Chymotrypsin und Trypsin, die dafür verantwortlich zeichnen, dass der Wachstumszyklus des Embryos mit Trophoblasten beendet wird. Der gleiche Mechanismus läuft auch bei den Heil- und Reparaturvorgängen für sämtliche menschlichen Zellen ab. Die Aktivität der Trophoblasten wird durch der Nahrung entnommene pflanzliche Enzyme als auch durch die Enzyme Trypsin und Chymotrypsin der Bauchspeicheldrüse auf ganz natürliche Weise beendet. Es galt also, so Prof. Dr. Beard, einen Stoff zu finden, der in der Lage ist, die Beendigung eines aus den Fugen geratenen ansonsten natürlichen Heilungs-Prozesses einzuleiten.

Die Trophoblastenthese wird durch eine weitere Studie bestätigt

Trophoblast und Krebs, so eine Studie um das Forschungsteam der Doktoren Tong, Acevedo und Hartsock, sind deckungsgleich. 43 Jahre, nachdem Dr. E. T. Krebs jun. diese These publik gemacht hat und 93 Jahre nach der Veröffentlichung der Trophoblasten-Theorie durch Prof. Dr. Beards wurde dessen Arbeit am 15. Oktober 1995 ausdrücklich durch diese neue Studie gewürdigt und bestätigt. Die entscheidenden Worte wurden durch die Doktoren am Ende des Berichts gesetzt: *„93 Jahre nach Publizierung der Hypothese Prof. Dr. Beards hat sie sich als korrekt und richtig erwiesen.“*

Die Wahrheit kann so verblüffend einfach sein, so G. Edward Griffin, Autor des Buches „Eine Welt ohne Krebs“. Während ein Großteil der Forscher weiterhin davon ausgeht, dass das Krebsgeschehen ein Prozess von Zerfall und Tod ist, zeigt die Wirklichkeit doch ein völlig anderes Bild: Krebs ist lediglich Teil eines Lebenszyklus und ein Zeichen für die Fülle alles Lebendigen.

Krebs, ein Heilungsprozess außer Kontrolle

Krebs ist also nichts weiter, so Prof. Dr. Beard, als ein Heilungsprozess, der außer Kontrolle geraten ist bzw. nicht beendet wird. Der Organismus bildet für diesen Heilungsprozess Trophoblasten (präembryonale Zellen), um Schäden an oder Alterungen von Zellen und Gewebe reparieren zu können.

Trophoblastenzellen werden vor Angriffen durch Leukozyten (weiße Blutkörperchen) durch eine elektrostatische Proteinschicht (perizelluläre Sialomucinhülle) geschützt. Sobald jedoch ausreichend Enzyme der Bauchspeicheldrüse (Pankreas) einwirken können, löst sich diese Schutzhülle auf, sodass die Trophoblastenzellen angegriffen und zerstört werden können. Die Enzyme der Bauchspeicheldrüse haben also von der Natur die lebensnotwendige Aufgabe bekommen, Trophoblastenzellen zu steuern bzw. ihren Lebenszyklus zum richtigen Zeitpunkt zu beenden, um ungebremstes Zellwachstum und somit Krebs zu verhindern.

Entsteht Krebs durch einen Mangel an Vitaminen?
Gewebe wächst und Krebs entsteht also, wenn nicht ausreichend Enzyme der Bauchspeicheldrüse produziert werden, um dem Gewebewachstum Einhalt zu gebieten. Sobald jedoch dieser Fall eintritt, dass es scheint, dass die Trophoblasten außer Kontrolle geraten sind, zündet der Organismus eine geradezu geniale zweite Stufe seiner Verteidigungslinie und produziert eine Substanz, die die Fähigkeit besitzt, sogenannte Krebszellen (Zellen mit Parasiten) zu vergiften und zu zerstören, bei gleichzeitiger Nährstoffversorgung für die gesunden Zellen.

Den Verdacht, dass es außer den Bauchspeicheldrüsen-Enzymen noch einen anderen Stoff, noch eine gesonderte Ernährungssubstanz geben musste, hatte schon Prof. Dr. Beard, der die Trophoblastenthese durch seine wissenschaftliche Tätigkeit entwickelte. Entdeckt wurde diese Substanz allerdings erst um 1952 durch Dr. E. T. Krebs jun. Schon als Student wurde Dr. Krebs jun., der seine Haupttätigkeit in der Biochemie sah, auf die Trophoblastenthese aufmerksam. Folgerichtig begab er sich dann als Wissenschaftler auch auf die Suche nach dieser vermuteten unbekannten Substanz, die er letztendlich um 1950 detektierte. Er isolierte diese Substanz in kristalliner Form, benannte sie Laetrile, und testete sie an Tieren, um ihre Verträglichkeit bzw. Ungiftigkeit zu belegen. 1952 gab er dann, nachdem er von der Unschädlichkeit und Ungiftigkeit von Laetrile überzeugt war, seine Entdeckung bekannt. Seine These, Krebs entstehe nicht durch einen mysteriösen Virus, Bazillus oder durch einen Giftstoff, sondern sei wie Skorbut (Vitamin-C-Mangel) und Pellagra (Mangel des B-Vitamins Niacin) eine Stoffwechselkrankheit, die durch Mangelernährung entsteht. Er identifizierte diese fehlende Substanz als zu den Nitrilosiden gehörend, die überall in etwa 1200 essbaren Pflanzen der Natur vorkommen. Aufgrund veränderter Essgewohnheiten ist diese bitter schmeckende Substanz aus der natürlichen Nahrungskette nahezu vollständig verschwunden.

Laetrile findet man sowohl in größeren Mengen in Bittermandeln, bitteren Aprikosenkernen, in Kirschen, im Schwarzdorn, Pfirsichen, Nektarinen, Pflaumen, Apfelkernen und Leinsamen, als auch in Mais, Gräsern, Hirse und Sorghum. Das Nitrilosid (Vitamin B17) ist wasserlöslich und findet sich häufig in Kombination mit anderen B-Vitaminen. Nitriloside sind keine Nahrungsmittel im eigentlichen Sinne, sondern begleitende, wasserlösliche, nichttoxische Nahrungsbausteine, genannt Vitamine. Dr. Krebs jun. bezeichnete diese Substanz als Vitamin B17, weil es die 17. Substanz dieser Art war.

Krebs ist lt. Dr. Krebs jun. eine Stoffwechselerkrankung
G. Edward Griffin: *„In der Regel klingt eine chronische Erkrankung nicht von selbst ab. Zudem ist eine im Körper auftretende Stoffwechselerkrankung eine nicht auf Zweite übertragbare Krankheit. Dies vorausgesetzt, so seine These, ist Krebs eine aufgrund von Mangelernährung auftretende chronische Stoffwechselerkrankung.“* Mit großem finanziellem Aufwand arbeiten Wissenschaftler weltweit an der Aufgabe, Arzneimittel gegen die schweren Krankheiten unserer Zeit zu finden. Bis heute sind sie dem Ziel nicht viel nähergekommen als zu Anfang ihrer Forschungsarbeiten. Möglicherweise suchen sie ausschließlich nach einem „Etwas“ und nicht nach einem „Mangel an etwas“, das die Erkrankung verursacht.

In der langen Geschichte beliebiger Krankheiten gibt es belegbar keine chronische Stoffwechselerkrankung, die durch Operation oder Medikamente zu heilen gewesen wäre. Ob Skorbut (Vitamin-C-Mangel), Pellagra (Mangel des B-Vitamins Niacin), Rachitis (Vitamin-D-Mangel), Beriberi (Mangel an Thiamin, Vitamin B1), Nachtblindheit (Vitamin-A-Mangel), perniziöse Anämie (Vitamin-B12-Mangel) oder irgendeine andere dieser Art von Krankheiten, immer hatte die Heilung der Beschwerden mit der Zufuhr der jeweils fehlenden Substanz zu tun.

Einem Verdurstenden kann weder eine Arznei noch eine anspruchsvolle Hightech-Anwendung noch eine Operation helfen, es hilft nur eins, den Mangel durch Wasser zu beheben. Mit Wasser sind seine gesamten Beschwerden sofort behoben.

Die Natur macht uns eigentlich schon alles vor, wir müssen uns dessen nur bewusst werden. Wenn beispielsweise ein Affe eine saftige Aprikose erhält, dann schält er zuerst das Fruchtfleisch ab, um so an den für ihn wichtigeren Kern mit dem lebensnotwendigen Vitamin B17 zu kommen. Sie werden durch ihren Instinkt dazu gezwungen, auch wenn ihnen derartiges Obst vorher nicht bekannt war. Kerne und

Samen sind die ergiebigsten Quellen von Nitrilosid, die in der Natur vorkommen. Lebensmittel, die Nitriloside (Vitamin B17) enthalten, wurden früher viel häufiger verzehrt, zu ihnen gehörten Hirse und Apfelkerne. Heutige Nahrungsmittel sind so „verfeinert", so denaturiert, dass sie kaum noch das wertvolle Vitamin B17 enthalten. Ein Indiz für die kontinuierlich gestiegene Krebsrate? Prognosen gehen davon aus, dass jeder dritte Europäer an Krebs erkranken wird.

Krebs entwickelt sich in der heutigen Zeit um ein Vielfaches häufiger als noch vor einem halben Jahrhundert. Es fehlt uns an der zweiten Abwehrlinie, dem Vitamin B17, wenn der eigentlich vorgesehene Zell-Reparaturmechanismus des Organismus nicht mehr greift.

Es gibt sie noch, krebsfreie Kulturen

Im Himalaja, im Königreich des Volksstammes der Hunza, gelten Aprikosensamen als mit Abstand wertvollstes Lebensmittel. Die Anzahl der Aprikosenbäume bemisst den Reichtum eines Mannes. Die Hunza erfreuen sich bis jenseits der 100 Jahre bester Gesundheit. Wissenschaftliche Teams konnten unter der Bevölkerung keine Form von Krebs finden.

Traditionell enthält die Nahrung der Hunzas etwa 500 Mal mehr Nitriloside als Durchschnittsnahrung der westlichen Hemisphäre. Früchte, die nicht verzehrt werden, trocknet man, sodass dieses Lebensmittel auch in den Wintermonaten verfügbar ist.

Insgesamt besteht die Ernährung der Hunzas fast ausschließlich aus Rohkost. Neben den Aprikosenfrüchten, die auch zu Öl verpresst werden, besteht ihr Speiseplan aus Erbsen, Hirse, dicken Bohnen, Buchweizen, Sprossen von Hülsenfrüchten, Getreide, Alfalfa (Luzerne), verschiedene Beeren, Salat und Rüben. Ausnahmslos enthalten alle diese Lebensmittel, außer Rüben und Salat, Vitamin B17.

Bevölkerungsgruppen ohne Krebsbefund

Studien über Urbevölkerungen, die sich noch traditionell ernähren, seien es die nordamerikanischen Indianer, die Abchasier, Eskimos oder die südamerikanischen und afrikanischen Stämme, weisen einen hohen Anteil an Nitrilosid, also an Vitamin B17-reicher Nahrung auf. Bei keinem dieser Urvölker ist Krebs ein Begriff, sie sind krebsfrei.

Schon Prof. Dr. Albert Schweitzer berichtete 1913, er sei überrascht, nach seiner Ankunft in Gabun, Afrika, bei den Ureinwohnern im Landesinneren keine Krebsfälle vorgefunden zu haben. In der Tat fand er nicht einen einzigen Fall einer Krebserkrankung. Albert Schweitzer führte diesen unerwarteten Gegensatz schon damals auf die unterschiedlichen Ernährungsgewohnheiten Europas und Afrikas zurück.

Ärzte und Missionare bestätigten in zahlreichen Dokumentationen, dass es aufgrund der andersartigen Ernährung um den gesamten Globus verteilt krebsfreie Stämme und Völker gibt. Zusammen hatten sie alle eines gemein: Der Anteil ihrer Krebsfreiheit ließ sich proportional der Menge an Nitrilosiden/Vitamin B17 der Lebensmittel zuordnen, die sie konsumierten.

Die Krebshäufigkeit bei den in den USA lebenden Siebenten-Tags-Adventisten und Mormonen, die sich in der Regel nach alter Überlieferung vegetarisch ernähren, ist deutlich geringer als bei sämtlichen restlichen Nordamerikanern.

Im weiteren Verlauf dieses Buches werden Sie erkennen, wie sich auch diese Forschungsarbeit nahtlos in das Wissen um – was ist Krebs und wie kann er erfolgreich behandelt werden? – einfügen wird.

Entdeckung der wahren Ursache von Krebs

(Protozoären, Parasiten, Mikroben, Trichomonaden)

Dr. med. Alfons Weber, Entdecker der wahren Ursache der Entstehung von Krebs, wurde 1915 geboren und verstarb 1994. Er praktizierte am damaligen Robert-Koch-Institut in Berlin und war während des 2. Weltkrieges Militärarzt. Nach dem Ende des Krieges führte er in Erding bei München eine Allgemeinarzt-Praxis. Als Landarzt beschäftigte er sich, begleitend zu seiner Tätigkeit, intensiv mit mikrobiologischen Untersuchungen an Lebendpräparaten (Blut, Lymphe, Gewebe, Körperflüssigkeiten etc.). Seine Erkenntnisse aus dieser Forschungstätigkeit: Krebs ist eine Infektionskrankheit, hervorgerufen durch unterschiedlichste Plasmodienarten (auch als Protozoären, Parasiten, Trichomonaden, Mikroben oder einzellige Urtierchen bezeichnet), im nachfolgenden Ca-Protozoen oder Parasiten genannt.

Die Fortpflanzung der Ca-Protozoen/Parasiten geschieht laut Dr. Weber sowohl durch „Animpfen" (Mücken-, Bremsen- oder Zeckenstiche), als auch durch Bluttransfusionen, über die Atmung und verunreinigte Nahrung. Über Jahre hinweg betreiben die Parasiten dann im Blutplasma und den Erythrozyten des Wirtes, Tier und Mensch, ihr zerstörerisches Werk. Im Laufe der Zeit lösen die Fermentwaffen (Lysosome) der Ca-Protozoen dann die Blutgefäßwände allmählich auf und dringen so in das Binde- und Organgewebe des Körpers ein. Die Infektion, die so z.B. mit einem einfachen Mückenstich begann, manifestiert sich alsbald im gesamten Körper. Je nachdem, wie umfassend die Infektion ist, und in welchem Gewebe- oder Organbereich sich die Parasiten angesiedelt haben, entstehen unterschiedlichste Symptome. Darstellen können sie sich beginnend mit leichter (kompensierter) Funktionseinschränkung bis hin zu tödlicher (letaler) Entgleisung (Dekompensation). Seröse Flüssigkeit filtriert dabei ins Gewebe, funktionale Zellkolonien verfallen, es entstehen Pusteln, und die Bildung minderwertigen Reparaturgewebes geht mit einer Hohlraumbildung einher.

Das letzte der vier Krankheitsstadien offenbart sich mit der Entstehung einer Krebsgeschwulst, die mit einer leichten, latenten Plasmodien-Infektion im Blut, hin zu einer außer Kontrolle geratenen (dekompensierten) Infektion des Blutes und des Organgewebes beginnt.

Gegen Ende der 1960er-Jahre begann Dr. Weber, seine Forschungsergebnisse sowie mögliche Therapieansätze zu veröffentlichen. Zu seinem Schaden informierte er auch verschiedene Kliniken und Institute, die seine Entdeckung jedoch in keiner Weise würdigten, sondern dies zum Anlass nahmen, von Seiten der Ärztekammer ein Disziplinarverfahren gegen ihn anzustrengen. Dies wurde damit begründet, dass er seinen Krebspatienten durch eine Resochin-Behandlung geschadet habe. Seine Praxis musste er daraufhin schließen. Aufgrund einer Unterschriftensammlung seiner „Ärztekollegen" wurde er sogar in das Psychiatrische Landeskrankenhaus Haar eingewiesen, in dem man jedoch ehrlicherweise konstatierte, dass keine psychische Erkrankung vorlag.

Aus dem Psychiatrischen Landeskrankenhaus entlassen, stand Dr. Weber völlig mittellos vor dem Nichts; bekam aber in seiner existentiellen Not von Elisabeth Huhn, einer begüterten Krefelder Witwe, drei Millionen D-Mark, sodass er in der Lage war, seine Forschungen, jedoch ohne Praxisbetrieb, weiter zu betreiben. Während seiner weiteren mikrobiologischen Forschertätigkeit gelangte er dann mehr und mehr zu der Überzeugung, dass die von ihm im Organismus entdeckten Parasiten eine weitaus umfassendere krankmachende Wirkung erzeugten als Pilze oder die Ausscheidungsgifte von Bakterien zusammengenommen.

Sowohl in wissenschaftlichen Zeitschriften als auch im Farbatlas Dr. Webers „Pathogene Protozoen im Blut-, Organ- und Tumorgewebe" von 1970 und noch präziser in seiner wissenschaftlichen Dokumentation „Über die Ursache der Krebskrankheit" von 1969 beschreibt der geniale Wissenschaftler die verheerenden Auswirkungen einer Protozoämie.

Anfang der 1970er-Jahre bildeten etwa siebzig Ärzte einen engeren Kreis um Dr. Weber, die bei ihren jährlichen Treffen, den sogenannten Symposien, seine Mikroskopiertechniken kennenlernen durften und übernahmen. Im Laufe der Zeit kamen dann etwa 400 Ärzte zusammen, die sich mit den Entdeckungen Dr. Webers identifizierten, dass Krebs eine Zellgewebsinfektion ist, verursacht durch Parasiten.

Insbesondere durch die regelmäßige Berichterstattung in der Zeitschrift QUICK um 1968 fand sich seine ärztliche Anhängerschaft. QUICK berichtete während dieser Zeit regelmäßig von Besserungen und Remissionen (temporäres oder dauerhaftes Nachlassen von Symptomen) aufgrund Resochin- und Primaquin-Kuren Dr. Webers bei Krebs. Nach seiner Methode therapierten zeitweilig weit über einhundert Ärzte mit beachtenswertem Erfolg. Erfolgsberichte ließen demzufolge nicht lange auf sich warten, und die Zahl von Gesundungen nahm stetig zu. Wie nicht anders zu erwarten, wurde diese Form der Therapie vom Deutschen Krebsforschungszentrum, das heißt der Schulmedizin, nicht anerkannt, sodass diese Therapieart von den Ärzten nicht öffentlich angewendet werden durfte. Um die Situation doch noch zu retten, fasste Dr. Weber die Möglichkeit ins Auge, die Therapie mit anerkannten Chininderivaten durchzuführen. Aber auch diese Therapiemöglichkeit wurde vom Krebsforschungszentrum rigoros abgelehnt, sodass es auch diesmal nicht zu dem in der Krebsforschung notwendigen Paradigmenwechsel kam.

Um es nicht auf die Spitze zu treiben und keine gerichtliche Auseinandersetzung mit Dr. Weber führen zu müssen (seine Beweise bezüglich der These, dass Protozoären (Mikroben, Parasiten) Krebs verursachen, waren zu erdrückend), lenkte die ihn bislang verurteilende Ärztekammer ein und gab ihm nach sechs Jahren seine Approbation zurück.

Die Publikationen von Dr. Weber wurden daraufhin durch das Krebsforschungszentrum Heidelberg erworben. Zudem wurde Dr. Weber zu Vorträgen und Kongressen eingeladen in der heimtückischen Absicht, ihn zu beschäftigen und ihn so von seiner Forschertätigkeit abzuhalten. Zu gefährlich schien der Gedanke, dass, wenn die Unterstützung der These Dr. Webers an Umfang zunehmen würde, anstatt kostenintensiver chirurgischer Tumoroperationen nur noch eine preiswerte Behandlung mit Chininderivaten das Mittel der Wahl werden könnte. Fast unvermeidbar kam es dann aufgrund des Entzugs der Öffentlichkeit dazu, dass seine grandiose Entdeckung nur noch geringe Beachtung fand.

Im Jahr 2003 kam dann ein jahrelang zurückgehaltenes Buch „Jahrhundertskandal Krebs", geschrieben 1987, unter Pseudonym auf den Markt. Das Buch prangert in unmissverständlicher Sprache das Drama der jahrzehntelangen grundfalschen Krebsbehandlung wider besseren Wissens an. Von Ernst Wollenberg und Thomas Blasig wurde im gleichen Jahr das etwas moderatere Buch „Krebsbankrott" (2003) publiziert. Anstatt einer Behandlung mit Resochin gegen Krebs wird hier vorrangig das elektromedizinische Therapieverfahren nach Robert C. Beck vorgeschlagen, das unter dem Dunkelfeldmikroskop seine optimale Wirkung belegen konnte. 1994 starb Dr. Weber. Bis zu seinem Tod lebte er sehr einsam und in dem Wissen, dass seine großartigen und bedeutsamen Forschungsergebnisse nicht den Stellenwert in der Medizin erhalten würden, den sie verdient hatten.

Die folgende ausführliche Darstellung der Entdeckung Dr. Webers ist somit auch ein Versuch, seine Arbeit und seine Lebensleistung posthum zu würdigen.

Plasmodiale (Parasiten)-Infektion

Die Grundlage aller Anstrengung, um Heilung zu erreichen, davon war Dr. Weber zutiefst überzeugt, ist die exakte Beobachtung der in den Organismus eingedrungenen Erreger. Leider wurde die notwendige präzise Beobachtung, die Lebensweise krankmachender Erreger zu ergründen, den vorhandenen mikrobiologischen Möglichkeiten nicht angepasst. Der Wille, krankmachende Erreger zu finden, ist aus monetären und lobbyistischen Gründen nicht sehr ausgeprägt, sodass die Erforschung krankmachender Erreger und deren unterschiedlicher Entwicklungszyklen keine Priorität hat.

Die Pharma-Lobby und die Medizin haben sich mittlerweile vollkommen festgefahren. Der Gesichtsverlust und die Auswirkungen auf die Gesellschaft wären zu groß, würden sie damit beginnen zuzugeben, dass ihr jahrzehntelang propagiertes „Geschäftsmodell" vollkommen gescheitert, grundlegend falsch ist und den Organismus des Menschen in enormem Ausmaß schädigt oder zerstört.

Spektakuläre medizinische Heldentaten werden gerühmt, Herztransplantationen werden gefeiert, aber die eigentliche Ursache, die letztendlich dazu führt, dass ein Herz versagt, die über einen langen Zeitraum schleichend vorkommenden Mikroinfarkte, verursacht durch einen Erreger (Protozoen, Parasiten), der Herzklappen zerstört und Herzmuskeln vernarben lässt (zzgl. Übersäuerung des Organismus), ignoriert man.

In der Medizin geht man, die auf der Hand liegenden offensichtlichen Fakten schlicht ignorierend, weiter davon aus, dass es in unseren gemäßigten Breiten keine Plasmodien gibt, die den Menschen gefährden könnten. Das Wissen um die Erkenntnis, dass Blut durch eine Plasmodienbelastung hochinfektiös ist, wird weder erkannt noch akzeptiert, sondern einfach ausgeblendet.

Nach wie vor hält die Medizin bei Krebs an der Trias Operation, Chemotherapie und Bestrahlung fest, gibt Unsummen für experimentelle Sonderforschung aus, anstatt sich einmal ideologielos mit der von Dr. Weber glänzend herausgestellten infektiologischen Grundursache auseinanderzusetzen. Ein Umdenken ist dringend geboten. Die Medizin muss endlich beginnen, die von Dr. Weber in akribischer Forschungsarbeit herausgestellte Entdeckung der plasmodialen Verseuchung des Blutes als Ursache von Krebserkrankungen wissenschaftlich zu überprüfen, um dann zu notwendigen Änderungen in ihrer Therapie zu kommen.

Krebs, eine Infektionserkrankung

Krebs breitet sich trotz des riesigen medizinischen Apparates, trotz des riesigen Aufwands zur Früherkennung, trotz Chirurgie, Chemotherapie und Bestrahlung geradezu seuchenartig aus. Daran haben auch ein hoher Lebensstandard und die Verbesserung hygienischer Verhältnisse in den industrialisierten Ländern nichts geändert. Die Tatsache, dass es weder isolierte Muskelschmerzen, Gelenkschmerzen noch Nervenschmerzen gibt, sollte zu denken geben und zu einem Umdenken führen. Immer sind Erreger im Spiel, die entweder über das Lymphsystem oder direkt ins Blut gelangen. Einmal im Organismus, haben die Erreger leichtes Spiel und dringen langsam aber stetig in alle Bereiche wie Gelenke, Muskeln, Nerven, Organe, in sämtliches Gewebe eines Organismus vor und rufen dort schmerzhafte Symptome hervor. Es ist demnach immer sinnvoll, bei gestörten Körperfunktionen und Schmerzen im Blut nach dem spezifischen Erreger zu forschen.

Ob es sich um Pneumokokken, Tuberkel-, Typhus-, Borreliose- oder Lues-Spirochäten handelt, die Organstörungen sind in der Regel durch den immer gleichen Ablauf gekennzeichnet. Anfangs treten Drüsenschwellungen auf und seröse Flüssigkeit tritt sowohl nach innen als auch nach außen (Exantheme, Enantheme, Ekzeme) aus. Die Erreger in langsam, aber stetig ansteigender Zahl sondern u.a. große Mengen arteigener Stoffe wie Toxine und Fermente ab, die sie in die Lage versetzen, Organ- und Gewebezellen zu schädigen oder auch zu zerstören. Zusätzlich kommt es zwischen den Erregern mit dem Wirtsorganismus zu einem Konkurrenzkampf um die vorhandenen Nährstoffe. Mit der Zeit wird das Wachstum, die Zellteilung und die Fermentbildung der Erreger für den Wirtsorganismus eine lebensbedrohliche Angelegenheit.

Nach Dr. Weber wird Krebs wie jede andere Seuche auch, durch belebte Erreger, die zur Gattung der Plasmodien (Protozoären, Parasiten, Trichomonaden, Einzeller oder einzellige Urtierchen genannt) gehören, initiiert. Er bezeichnet sie als „Ca-Plasmodien" (abgeleitet von „Carzinom-Plasmodien" = Krebs-Parasiten).

Kontaminationswege des Ca-Plasmodiums

Als Infektionsquelle für Ca-Plasmodien hat Dr. Weber sowohl den infizierten Menschen als auch das infizierte Tier, z.B. das Rind, nachgewiesen, die Infektion erfolgt dabei durch unterschiedliche Quellen. Nahezu sicher ist, dass Infektionen durch Blutübertragungen und Verletzungen, die Nahrung, Stechmücken und andere stechende Gliederfüßler erfolgen. Als größte Plage kann man mit großer Sicherheit alle blutsaugenden Stechmücken als Seuchenüberträger ansehen, die zu ihrer Vermehrung auf das Blut von Tier oder Mensch angewiesen sind.

Kontamination durch Insektenstiche

Minutiös bis ins Detail beschreibt Dr. Weber in seiner Dokumentation „Über die Ursache der Krebskrankheit" die einfache regelhafte Übertragung der Erreger auf einen Organismus. Er misst diesem Übertragungsweg durch Stechmücken, Stechfliegen, Bremsen und Zecken große Bedeutung bei, wo diese bei ihrer Blutmahlzeit die jeweils zuvor „getankten" Plasmodien an den gerade penetrierten Organismus weitergeben. Diese Art der Infektion stellt eine außerordentlich erfolgreiche Übertragung durch stechende Insekten oder Gliederfüßler dar.

Die Plasmodien erreichen nach dem Stich des jeweiligen Insektes durch die Haut das darunterliegende Gewebe und bilden dort Pusteln. Werden die Blutkapillaren direkt getroffen, gelangen die Plasmodien ohne jeden Umweg in das Blut. Aber auch ohne direkte Kontamination des Blutes erreichen die Plasmodien über die Lymphbahnen, zwar verzögert, doch auch ihr Ziel. Die Plasmodiämie nimmt, wenn sie nicht gestoppt werden kann, ihren unheilvollen Verlauf. Allerdings hängt die Schwere des Krankheitsverlaufes von der Anzahl der eingedrungenen Erreger (Primärinfekt) und dem Gesundheitszustand des Wirtes (Mensch oder Tier) ab.

Kontamination durch Bluttransfusionen

Der 1970 erschienene Farbatlas „Pathogene Protozoen" wurde von Dr. Weber mit einem warnenden Vorwort versehen: *„Jeder Arzt muss es vor seinem Gewissen verantworten können, ob er bei einem Kranken nach den beschriebenen Protozoen fahndet und vor einer Blutübertragung den Blutersatz auf die in diesem Atlas im Detail dargestellten Parasitoiden/Endoparasiten untersucht oder nicht."* Für Dr. Weber ist es weit mehr als eine Vermutung, dass durch Fremdblutübertragungen Ca-Protozoenstämme bei den Erkrankten eingeschleust werden und hierdurch eine erhebliche Schwächung des schon erkrankten Organismus erfolgt. Sobald Blut durch Ca-Protozoen kontaminiert ist, wird Blut eine stark ansteckende Körperflüssigkeit. Aus den 1980er-Jahren gibt es Untersuchungsergebnisse, die aufzeigen, dass an Krebs erkrankte Patienten, die aufgrund einer Dickdarm-Operation (Kolonkarzinom) Fremdblut-Transfusionen bekamen, viel schneller und häufiger verstarben als Patienten ohne Fremdblutübertragung. Die kann ein Beleg für weitere eingeschleuste Plasmodienstämme sein oder auf das besondere Problem Fremdblut-Transfusionen hinweisen (siehe „Bluttransfusionen – ein Segen?"), die die Vitalität des kranken und geschwächten Organismus massiv untergraben und zerstören.

Eine weitere, nicht zu unterschätzende Kontaminationsmöglichkeit besteht darin, protozoär verseuchtes Material über Impfungen einzubringen. Experimentell injizierte man Versuchstieren Filtrate menschlicher Karzinome und erhielt hierdurch eine große Ausbeute an Tumoren. Dabei machte es keinen Unterschied, ob die Tumorgewebeprobe aus lebendem oder totem (getrocknet, pulverisiert, monatelang gelagert) Material bestand. Niemals konnte man in dem aufgeschwemmten Material in der sterilen Ringerlösung lebende Krebszellen entdecken. Immer jedoch fand man viele Ca-Protozoen, die aus ihrer Hypobiose, aus ihrer Erstarrung erwachten und neue Beweglichkeit zeigten.

Plasmodien Entwicklungszyklus

Ist ein Organismus einmal mit Plasmodien infiziert, muss er fast hilflos hinnehmen, wie seine roten Blutkörperchen von Plasmodien penetriert werden und so einem rücksichtslosen Schmarotzertum anheimfallen. Schon die Jungformen der Plasmodien, die Oozoiten, sind in der Lage, sich mit ihren Enzymwaffen in nicht „bewohnte" rote Blutkörperchen hineinzubohren, sich darin vollzufressen und zu

Trophozoiten heranzuwachsen. Die halbrunden erwachsenen Gametozyten, wie ein Halbmond aussehend, liegen entweder schon in die Erythrozyten (rote Blutkörperchen) eingebettet oder lugen aus ihnen heraus, die Erythrozyten wie eine Behausung hinter sich herziehend. Sie sind in der Lage, sich mit ihrem Zellleib aus der Ery-Kutikula (Haut der roten Blutkörperchen) hinauszudrücken, um sich so mit ihrer Wirtszelle, dem roten Blutkörperchen, fortzubewegen.

Nicht selten kommt es vor, dass Gametozyten frei im Blut herumschwimmen und die beiden vorhandenen Formen, die männliche und die weibliche, für einen neuen Entwicklungszyklus miteinander konjugieren. Hängen mehrere rote Blutkörperchen zusammen, pappig den Blutfluss behindernd, kann mit relativer Sicherheit davon ausgegangen werden, dass Gametozyten mit nahen Gameten (Keimzellen) aus ihrer Behausung heraus konjugieren. Die Vitalität dieser Zellparasiten ist diesbezüglich verblüffend und bestürzend zugleich.

Mit einem Mikroskop und einer von Dr. Weber entwickelten Präparierung des Lebendblutes lassen sich die folgenschweren pathologischen Veränderungen im Blut leicht erkennen. Die Anfertigung eines Präparates beinhaltet das vorsichtige Auftragen eines Bluttropfens in eine Nährlösung, geschützt durch einen Wall aus Vaseline. Das Präparat muss warmgehalten werden, so lassen sich nach kurzer Einwirkzeit Plasmodien und rote Blutkörperchen einfach unterscheiden. Plasmodien sind gegenüber den größeren Erythrozyten oder deren Zellresten gut zu erkennen. Die Plasmodien fliehen dabei vor dem Licht und drücken sich unter das Deckglas, wenn die Belichtung von unten heller und stärker ist. Die Bewegungsabläufe der Plasmodien können so sehr einfach und präzise beobachtet werden.

Dr. Weber hat in beeindruckenden Bildern mit der auf den neuesten Stand gebrachten Videomikroskopie sämtliche Lebensprozesse verschiedenster Plasmodienarten festgehalten. Die einzelnen Lebens-Prozesse konnten so für die Nachwelt und Wissenschaft lückenlos dokumentiert werden.

- Lebenszyklus und Konjugation von Gametozyten
- Reißen der transparenten runden Oozyste (Mutterzelle)
- Freilassen von unzähligen Oozoiten (flagellenbewehrte Mikroformen)
- aggressives Anheften und Eindringen der Oozoiten in die Erythrozyten
- Heranwachsen der Oozoiten zu Trophozoiten (Jugendform)

Letztendlich ist es Dr. Weber gelungen, die ungeschlechtliche Vermehrung, die Merozoitenbildung, eine von fast allen Mikroorganismen praktizierte Strategie zum Überleben, im Bild festzuhalten. Unter physiologischem Stress (Bestrahlung, Medikamente, Chemotherapie) schnüren sich längliche filamentöse Plasmodien kleine rundliche Überlebensformen mit ihrem genetischen Code ab und sorgen so bei Bedrohung für den Erhalt ihrer Art.

Die im Blutplasma als körpereigene Abwehr agierenden Leukozyten (weiße Blutkörperchen) bemühen sich unter Einsatz aller Kräfte, die massenhaft auftretenden Plasmodien zu phagozytieren (sich einzuverleiben und fermentativ aufzulösen). Es bleibt ein zum Misserfolg verurteiltes Unterfangen. Die gewaltige Menge der im Blut befindlichen Plasmodien sowie ein Defizit an ausreichenden Fermentwaffen überfordern die Leukozyten schlussendlich in ihrem chancenlosem Kampf. Sie füllen sich immer mehr zur Vakuolisierung oder auch nur, um die Plasmodien im Zellplasma festzuhalten, mit den Erregern an, was sie mit der Zeit entscheidend schwächt. So gelang es Dr. Weber auch, den Untergang der Leukozyten und das gleichzeitige Wiederfreisetzen der vorher gefangenen Plasmodien zu dokumentieren und auf Filmmaterial festzuhalten.

Reaktionen des Organismus auf eine Plasmodieninfektion

Schon Goethe imponierte das Blut, und er philosophierte darüber, dass es doch ein ganz besonderer Saft sei. Beim Blut handelt es sich genau genommen um ein eigenständiges Organ mit eingeschränkten Abwehrfunktionen und spezifischen Aufgaben.

Das System zur Blutbildung (erythrozytopoetisches System) besteht aus Stammzellen und den im Knochenmark befindlichen Erythroblasteninseln. In diesen Erythroblasteninseln wachsen Vorformen mit Zellkern (Retikulozyten, Proerythroblasten) zu intakten, kernlosen Erythrozyten heran. Das „erythrozytopoetische System“ ist somit ein Organ, das im Dienste des Körpers logistische Aufgaben zu bewältigen hat und hierdurch seine Abwehrfunktionen auf ein Minimum reduzieren muss. Es existiert im gesamten Organismus keine wehrlosere Zelle als ein Erythrozyt.

Durch die Wehrlosigkeit der Erythrozyten erhalten die Plasmodien die Chance, sich in den roten Blutkörperchen zu verstecken, um so der Phagozytierung (Aufnahme und fermentative Auflösung) durch die Leukozyten zu entkommen. Bei fortgeschrittener Infektion kommt es dann zur Bildung großer Klumpen absterbender Erythrozyten, die für die Leukozyten nicht mehr zu durchdringen sind. Der Organismus ist zwar in der Lage zu phagozytieren und den Verlust an roten Blutkörperchen über einen längeren Zeitraum zu kompensieren; an der fatalen Gesamtlage ändert dies jedoch überhaupt nichts. Die Parasiten pflanzen sich unaufhaltsam fort.

Behinderung der Fließeigenschaft des Blutes

Zu Beginn der plasmodialen Verseuchung reagiert der Körper mit Fieber, um dann einen oft unbemerkten scharlachartigen Ausschlag zu bekommen. Danach erfolgt die chronische Entwicklungsphase der Verseuchung durch Plasmodien, in der beständig rote Blutkörperchen außer Gefecht gesetzt und zerstört werden. Dies wirkt sich in der Folge katastrophal auf die Fließeigenschaften des Blutes aus.

Aufgrund ihres elektrischen Potentials sind die Erythrozyten in der Lage, sich untereinander und von den Zellwänden der Blutgefäße abzustoßen. An ihrer Oberfläche sind die Erythrozyten negativ geladen. Durch diese Eigenschaft weisen sie eine große elektrophoretische Beweglichkeit auf, mit der sie, gewissermaßen wie in einem Plasmazylinder schwimmend, auch engste Kapillare durchströmen können, ohne andere rote Blutkörperchen oder die Zellwand zu streifen. Hat jedoch ein rotes Blutkörperchen einen plasmodialen Bewohner, verliert es seine strömungsgünstige bikonkave Form, und die enorm wichtige negative Oberflächenspannung verringert sich sehr stark. In der Folge stoßen und reiben sich infizierte rote Blutkörperchen mit anderen infizierten Erythrozyten. So kommt es dann zu der bekannten Geldrollenbildung, bei der sich die roten Blutkörperchen zusammenklebend hintereinander legen. Kalte Hände und Füße sind die Folge, das sogenannte Raynaud-Syndrom manifestiert sich, und der Sauerstofftransport des Blutes kommt schon aus kinetischen Gründen zum Erliegen.

Physiologische Beeinträchtigung des Blutkreislaufs

Eine weitere Beeinträchtigung der infizierten Erythrozyten erfolgt durch den Verlust von Hämoglobin, dem roten Blutfarbstoff, und der Globuline (Plasmaproteine) Cholesterin und Zucker. Das Hämoglobin hat die enorm wichtige Aufgabe, den Erythrozyten zu ermöglichen, Sauerstoff aufzunehmen. Die Globuline als elementare Nährstoffe und das Hämoglobin fließen durch die Infiltration der Plasmodien in das Transportmedium Blutplasma aus und können so vom Organismus nicht mehr verstoffwechselt werden. Am Ende stehen dann hoher Blutzucker als sog. Altersdiabetes und hohe Cholesterin- und Globulin-Werte, die den Krebs in aller Regel begleiten und in ihrem Umfang nichts weiter als bisher unerkannte plasmodieämiebedingte Störungen des Stoffwechsels sind.

Der menschliche Organismus kann einen Mangel an Nährstoffen und Sauerstoff über einen relativ langen Zeitraum ausgleichen, bis der Sauerstofftransport, die Beseitigung des Kohlendioxids und der Nährstoffumsatz nicht mehr aufrecht zu erhalten sind. Alsbald wird der Organismus schwer sauerstoffunterversorgt und -ernährt (zyanostisch und kachektisch). Die notwendigen, normalen physiologischen Stoffwechsel-Prozesse können nicht mehr ablaufen, der Körper kann diesen Mangel nicht mehr kompensieren.

Offensichtlich und richtig greifbar wird ein gestörter Gas- und Nährstoffaustausch beim Asthma Bronchiale mit Emphysem (übermäßiges oder an ungewohnter Stelle auftretendes Vorkommen von

Luft). Bei allen von Dr. Weber behandelten Asthma-Patienten konnte er sowohl im Blut als auch im ausgehusteten Auswurf (Sputum) Plasmodien nachweisen. Beim Asthma weitet sich das Lungengewebe aus, weil die zarten Lungenbläschen das Kohlendioxyd nicht mehr wegschaffen können. Die elastischen Elemente der Lungenflügel werden dabei unwiederbringlich durch die Plasmodien vernichtet. Die Anzahl der Lungenbläschen wird durch den Nährstoffmangel (Atrophie) stark dezimiert, und die Nahrung zuführenden Blutgefäße werden zerstört. Asthma ist eine Erkrankung, die sich durch eine langfristige Auseinandersetzung mit Parasiten, dem Ca-Plasmodium, bedingt, und keinesfalls einen „psychogenen" oder „konstitutionellen" Ursprung hat.

Mit der Anwesenheit toxischer Stoffe plasmodialer Erreger wird das Stammzellengewebe als hochspezialisierte Zellverbände (gebären aus sich heraus fortwährend neue Zellen mit genau spezifizierten Aufgaben) stimuliert, noch mehr und noch schneller neue Zellen zu erzeugen. Dies ist die Phase der stark erhöhten Zellbildung, die Phase der Hyperplasie, in der sich im Organismus bei irgendeinem immobilen Zellverband, in irgendeinem Organgewebe eine Geschwulst, ein Tumor, bildet. Bei den roten und weißen Blutkörperchen, also bei den mobilen Zellverbänden, entsteht bei der Hyperplasie keine Tumorbildung, hier verteilen sich die Zellen im gesamten Organismus.

Der Hyperplasie folgt im Regelfall die Hypoplasie, die zu einer nicht mehr ausreichenden Zellbildung führt. Die Zufuhr an Nährstoffen und Sauerstoff versiegt, die Geschwulst fällt zusammen, und die mobilen Zellverbände werden stark dezimiert. Die Anzahl der roten und weißen Blutkörperchen verringert sich enorm, und es entstehen mehr und mehr unreife, nicht mehr funktionsfähige Tochterzellen. Auch die Entwicklung der Stammzellen der weißen Blutkörperchen wird von den Plasmodien nicht verschont, es kommt zum Vollbild der Leukämie. Der Plasmodiennachwuchs sowie die Menge der frei im Blut schwimmenden Jugendformen und Gametozyten (erwachsene Form) ist sehr hoch. Im gesamten Lebendblutpräparat findet man zu diesem Zeitpunkt viele unreife und sterbende weiße und rote Blutkörperchen.

Die von Dr. Weber gefilmten und kommentierten Präparate sterbenden Blutes sind sowohl ein deprimierendes als auch ernüchterndes Dokument der Entwicklung des Krebsgeschehens.

Schäden an Blut-, Lymph- und Kapillargefäßen

Eine Verseuchung mit Plasmodien entwickelt sich regelhaft auch in die Membranhülle der Blutgefäße hinein. Die Enzyme der Plasmodien sind hierzu ausgesprochen effektive Waffen, sie lösen die Blutgefäßwände (z.B. Arterien) auf. Die Kapillarpermeabilität (Durchlässigkeit) für Wasser, Proteine, Salze, Gase (Sauerstoff und Kohlendioxyd) und die Kapillarresistenz, das Potential, Erythrozyten und Erreger zurückhalten zu können, verändern sich hierdurch ganz entscheidend. In der Folge treten Blutplasma und die plasmodialen Jugendformen aus den Blutgefäßen aus und diffundieren in das die Blutgefäße umgebende (perivasale) Gewebe.

Die verschlechterte Kapillarresistenz hat außerdem zur Folge, dass rote Blutkörperchen und mit ihnen die schmarotzenden Ca-Plasmodien in das Organgewebe geraten. Einmal im Organgewebe angekommen, kehren die Ca-Plasmodien nie mehr ins Blut zurück, sondern verteilen sich über die Lymphe, sodass Lymphdrüsenschwellungen auftreten. Die zarten Kapillarmembranen, in Durchlässigkeit und Kapillarresistenz manipuliert, verkleben mit den durch Plasmodien infizierten Erythrozyten und schwellen an. Der Blutkreislauf staut sich zunächst im Bereich der Kapillaren, dann aber auch im Bereich der Arteriolen und Arterien. Der Blutkreislauf wird dann nicht nur durch die verklebten roten Blutkörperchen behindert, sondern zusätzlich noch durch das Anschwellen der entzündeten Gefäßinnenhaut, der Intima. So kann es besonders in den entzündeten und infizierten Bereichen zu einem kompletten Verschluss (Obturation) der Blutgefäße kommen. Die Folgen sind Mikroinfarkte und Aneurysmen, da vormals noch relativ gut versorgte Zellbereiche zugrunde gehen (Bildung von Nekrosen). Aneurysmen sind mäanderförmige Gefäßerweiterungen, in denen das Blut nur noch langsam oder gar nicht mehr fließt. Festzuhalten gilt, die Einengung, die Erweiterung und der komplette Ausfall von Blutgefäßen haben ursächlich mit dem Austritt von Plasmodien aus dem Blut in das umgebende Gewebe zu tun.

Große Arterien

Auch in den großen Arterien spielen sich Dramen ab. Die gefäßlosen Wände der großen Arterien sondern ebenso Flüssigkeit ab, was in der Gefäßwand selbst durch das Eindringen erregerverseuchten Sekretes zu winzigen Mikroinfarkten führt (ischämische Nekrose). Die Gefäßwand verliert ihre geschmeidige Biegsamkeit, das abgestorbene Gewebe wird durch narbiges Reparaturgewebe ersetzt. Unaufhaltsam setzt dieser Vorgang auch noch an vielen anderen Stellen der Arterien ein, bis die gesamte Gefäßinnenwand zu einem einzigen, großflächigen Narbenfeld verwachsen ist. Bald darauf kommt es dann mit der Überdehnung des Gewebes zu Aneurysmen. Das Aorta-Aneurysma ist ein klassisches Beispiel.

Auch im Herzen entstehen aufgrund der permanenten Infiltration durch erregerbelastetes Material Mikroinfarkte, die ebenso repariert werden. Vernarbtes Reparaturgewebe wird sichtbar, das die Dehnbarkeit eines gesunden Gewebes verloren hat. In der Folge kommt es zu einer chronischen Erkrankung der Herzkranzgefäße, zu Klappeninsuffizienzen und zu Herzrhythmusstörungen.

Lymphgefäße

Die Lymphe ist in ihrer Konsistenz wässriger als Blut, insbesondere nach fettreicher Nahrung milchig trüb und das wichtige Bindeglied, die Brücke zwischen Gewebe und Blut. Sie tritt über die Kapillaren aus dem Blut aus, versorgt die Zellen des Organismus mit Nährstoffen und entschlackt sie. Anschließend strömt die Lymphe über ihr eigenes Gefäßsystem, über zahlreiche Sammelstellen, die Lymphfollikel und Lymphknoten, zusammen, um letztendlich in Herznähe, gebündelt, im sogenannten „Venenwinkel" in das venöse Blut zurückzufließen. Wie der Venenkreislauf wird auch die Lymphe über Bewegung aktiviert.

Geraten die Plasmodien, beispielsweise bei einer Primärinfektion, durch einen Insektenstich in den Körper, gelangen sie in aller Regel zuallererst in die Lymphe. Über die Lymphkapillare und die Lymphgänge werden sie dann dem venösen Blut, ohne dass die Plasmodien hierfür etwas tun müssten, auf ihre eigentlichen „Weidegründe" geführt. Die sich in den Lymphknoten noch entwickelnden unfertigen Lymphozyten versuchen, die eingedrungenen Ca-Plasmodien auszuschalten. Dabei werden sie jedoch selbst tödlich verletzt und können demzufolge nicht verhindern, dass Protozoen ins Blut und in der Folge auch in die roten Blutkörperchen gelangen.

Sind Lymphknoten schmerzhaft stark verdickt und lassen sich verschieben (Lymphadenitis), kann man fast sicher von einer Erreger-Invasion durch Ca-Plasmodien ausgehen. Andererseits ist die Wahrscheinlichkeit, dass eine bereits vorhandene Plasmodieninfektion des Blutes auch in die Lymphe übergeht, ebenso groß.

Mit dem Eindringen von Parasiten in die Lymphe laufen wie in den Blutgefäßen entzündlich verursachte Ausscheidungen (Exsudationen), enorme Zellbildung (Hyperplasie) und Zerstörung des Gewebes mit anschließender narbiger Reparatur der Gefäßwände ab. In der Reaktion auf die Invasion der Plasmodien vermehren sich die Lymphozyten so stark sie nur können. Eine Ausreifung der Lymphozyten kann nicht stattfinden, da die Produktion überstürzt erfolgt. Der Kampf dieser unreifen Lymphoblasten (Vorstufe der Lymphozyten) gegen die Eindringlinge verpufft wirkungslos. Die Ca-Plasmodien behalten aufgrund ihrer stark zerstörerischen Eigenschaften auch in der Lymphe die Oberhand. Mit dem Zugrundegehen der „Brutstätte" der Lymphozyten nimmt dann das Bild der myeloischen Leukämie Gestalt an.

Bildung und Rückbildung einer Krebsgeschwulst

Wie kann es überhaupt zu einer Tumorbildung kommen? Wie können sich unter dem Einfluss von Ca-Plasmodien körpereigene Zellen nahezu unbegrenzt vermehren? Der naturgemäße Zyklus einer Zelle läuft regelhaft über wachstumaktives Gewebe, das zur Erzeugung aller notwendigen Zellen befähigt ist, nach einem exakt festgelegten Muster ab. Er nimmt seinen Anfang in der RNS nach vorheriger Zellteilung, nach einer präzisen Ruhepause. Die Übertragung (Transkription) des genetischen Codes wird durch die Ribonukleinsäure mit dem Synthetisieren der Proteine vorbereitet. Die eigentliche Zellteilung (Mitose) erfolgt nach einem komplizierten Muster, ist sehr kurz und läuft nach der Phase der Verdoppelung der DNS ab. Durch das spiralförmige Zusammenziehen der Chromosomenhälften und dem dann allmählichen Abwandern zu den Zellpolen, den zukünftigen Zellkernen, erfolgt die erbgleiche Verteilung. An beiden Polen entstehen symmetrische Anordnungen der verdoppelten Chromosomensätze, die sogenannten Spindelapparate. Zur Bildung von zwei gleichartigen Tochterzellen kommt es dann letztendlich durch das Abschnüren des Zellkörpers.

Die Zellteilung findet durch organismuseigene Hormone statt, die das Wachstum der Zellen schon mit ganz geringen Mengen fördern oder bremsen. Es sind organische Stoffe, die Zellwachstum, Zellteilung und -differenzierung erst ermöglichen.

Man kann davon ausgehen, dass auch Mikroorganismen ihre spezifischen Wuchsstoffe haben. Ein augenscheinliches Beispiel hierfür sind Ca-Plasmodien, deren physisches Wachstum das Vorhandensein artspezifischer Wuchsstoffe belegt. Kommen nun zu den organismuseigenen Wuchsstoffen noch weitere Wuchsstoffe fremder Erregerpopulationen hinzu und geraten diese, wie es durch eine Ca-Plasmodienpenetration geschieht, gar in Stammzellen (germinative Zellen), gerät der normale Zellzyklus durcheinander und dereguliert sich in Richtung Beschleunigung.

Kommen zu organismuseigenen erregerbedingte und organismusfremde Wuchsstoffe hinzu, verstärkt sich das Zellwachstum immens, sodass es zu ungehemmter Zellvermehrung (Zellproliferation) kommt, bis nach Beseitigung des Erregers keine erregerspezifischen Wuchsstoffe mehr anfallen. Danach erfolgt ein geordnetes Reparaturwachstum. Spontanremissionen bzw. unerwartete Geschwulstauflösungen (Resorptionen) sind daher immer die physiologische Folge einer überwundenen Infektion.

Die Voraussetzung dafür, dass es in infizierten Organbereichen wieder zu normalen Zellzyklen kommt, ist, dass Toxine (Gifte), Nekroseteilchen (abgestorbene Zellen aus Gewebeschäden), Krankheitserreger und gewebsfremdes Material ausgeschieden werden können. Dies erfolgt über die Haut (Exsudation), die Nieren, die Leber oder mit Hilfe der Lymphe. Gelingt es dem Organismus nicht, diese Abfallstoffe auszuleiten, kommt es in der Folge zu weiterer Zellvermehrung (Zellproliferation). Solange sich also Ca-Plasmodien vermehren, organismuseigene Zellen zerstört und erregerbedingte Wuchsstoffe ausgeschüttet werden, hat der Organismus keine Möglichkeit, zu einem normalen Zellzyklus zurückzukehren.

Die große Tragik bei einer Krebserkrankung ist, dass der Organismus im Regelfall nicht in der Lage ist, die entstandene Tumormasse loszuwerden. Die Geschwulst steckt gleichsam im Körper fest und kann den Organismus raumverdrängend tödlich belasten. Physiologisch noch bedeutsamer ist jedoch die Verseuchung des Gewebes durch Ca-Plasmodien, sodass zunehmend gewebsfremdes Material anfällt und die Infarktmasse fortlaufend zunimmt.

Störung der Zellkernteilung (Mitosestörung)

Die Schulmedizin geht davon aus, dass Störungen der Zellkernteilung aus dem „Inneren" kommen, also endogen bedingt sind. Allerdings ist diese Annahme wenig plausibel, da die vielfältigen Belastungen durch von Erregern stammenden Wuchsstoffen auf germinative Zellen (Zellverbände, die neue Zellen produzieren = Stammzellen) auch zu unterschiedlichen Chromosomenzahlen und -sätzen in Krebszellen führen. So anfällig und vielfältig die Vorgänge der Zellteilung sind, so zahllos sind auch die möglichen Schädigungen und Funktionsstörungen.

Gestörte Zellteilung (Mitose) ist daher auch charakteristisch für ungebremstes Reparaturwachstum oder Krebsgeschwulste. Trotz äußerst geringer Sauerstoff- und Nährstoffversorgung geraten die Zellen vor ihrem Exitus in einen regelrechten Zellteilungsrausch. Es kommt zu einer überstürzten Kernteilung, einer partiellen Amitose (direkte Kernteilung), mit der Folge, dass die Synthese von RNS und DNS, die

Entwicklung der Spindelapparate, das Ziehen der Tochterchromosome in die Polstellung und der eigentliche Teilungsvorgang erheblich gestört werden können. Es entsteht ein Tumor mit Zellarten, die zwei oder mehrere Kerne aufweisen. Ihre unterschiedliche Bezeichnung erhalten sie dann nach jeweiliger Krebsart.

Wucherungen, bei denen eine mehrfache Kernteilung ohne Teilung des Plasmas erfolgt, sind ein allgemeines Merkmal großer Zellansammlungen und kein Alleinstellungsmerkmal der Ca-Plasmodien. Bekannt sind diese mehrkernigen pathologischen Riesenzellansammlungen schon durch Lepra und Syphilis.

Die ursprüngliche Wachstumsfähigkeit germinativer Zellpopulationen entfaltet sich unter der entzündlich-pathogenen Reizwirkung organismusfremder Wuchsstoffe noch stärker. Der gesamte Ablauf ist dabei nicht mehr harmonisch. Er unterliegt dem Diktat ständigen Sauerstoff- und Nährstoffmangels. Die Zellen teilen sich dabei in Abhängigkeit von Vergiftung (Intoxikation) und Ernährungslage schneller oder langsamer als normale Körperzellen. Bei starkem Nährstoffmangel stoppt das Wachstum und die Zelle geht unter. So hängt die restliche Lebenszeit eines an Krebs Erkrankten in der Regel davon ab, welches Organ/Gewebe zuerst funktionsunfähig wird: Blut, Leber, Niere etc. Die ungehemmte Zellvermehrung ist die normale, genetisch programmierte Antwort zellproduzierender Stammzellen auf einen krankmachenden Reiz, vorausgesetzt, die Nährstoffversorgung reicht aus. Es ist geradezu naiv, in diesem Zusammenhang von einem bösartigen (malignen) Tumor oder aggressiven Zellen zu sprechen.

Manifestiert sich eine Krebsgeschwulst, entsteht gemeinhin der Gedanke, jetzt bin ich dran, das war's. Geraten Sie nicht in Panik, **Krebs ist heilbar!**

Stammzellverband/Endzellverband

Lange vor dem Sichtbarwerden einer Krebsgeschwulst sind dauerhaft schmarotzende Parasiten in den Erythrozyten (rote Blutkörperchen) nachweisbar. Warum, so könnte man fragen, gibt es dann innerhalb des Blutorgans, der roten und weißen Blutkörperchen sowie den Blutplättchen, niemals eine Krebsgeschwulst, nie ein Tumorwachstum?

Die Aufgabe der Stammzellverbände im menschlichen Organismus ist es, aus unspezialisierten Zellen spezialisierte Zellen, Endzellverbände zu entwickeln. Die Geburtsstätte der Erythrozyten (rote Blutkörperchen) sind dabei die erythropoetischen Stammzellen, die ihren Ursprung im roten Knochenmark haben. Rote Blutkörperchen sind wehrlose Endzellen mit festgeschriebenen Aufgaben, die sich nicht weiter teilen können, sie sind daher nicht in der Lage, eine Geschwulst zu bilden.

Die Endzellverbände der Leukozyten (weiße Blutkörperchen) und der Thrombozyten (Blutplättchen) entwickeln sich jeweils auch aus den Stammzellverbänden des roten Knochenmarks. Auch Spermien sind, wie die roten Blutkörperchen, ebenfalls teilungs- und differenzierungsunfähig und ebenso wehrlos. Sie haben nur eine einzige, ganz bestimmte Aufgabe, die Fortpflanzung zu gewährleisten. Der Stammzellverband der Spermien hat seinen Sitz im Hodenkanal.

Im Unterschied zu den Endzellen sind Stammzellverbände so gut wie unsterblich. Aus sich selbst heraus produzieren sie dauerhaft immer wieder neue Stamm- und Endzellen. Für das Überleben des jeweiligen Stammzellverbandes ist es unabdingbar, dass der sie umgebende Zellzwischenraum hoch durchlässig ist, sodass die sie ernährende Lymphe schnell hindurchfließen kann. Die Lymphe ist für die Endzellproduktion das Transportmedium, sowohl für die notwendigen Nahrungsstoffe als auch für den Abtransport der Abfallstoffe. Stammzellen zeichnen sich somit im hohen Maße durch ihre Fress- und Trinkfähigkeit (Phagozytose, Pinozytose) im Gegensatz zu Endzellen, aus. Werden jedoch die engen Stammzell-Zwischenräume durch unzählige flagellenbewehrte Oozoiten (Einzeller) als krankmachende Mikroorganismen, aus der Blutbahn kommend, verstopft, droht eine gefährliche Störung (Obstruktion) der zu versorgenden Stammzellen.

Durch gelöste Schadstoffe in der Lymphe oder wenn die Lymphe für die Stammzellen nicht mehr genießbar ist, verschlechtert sich die Gesamtsituation zusehends. Schnell sind dann die Stammzellen aufgrund des fehlenden Nährstoffnachschubs bedroht. Speziell für diesen Fall mobilisieren sie dann einen eigenen Abräumdienst, neutralisieren die Erreger enzymatisch und trinken die gelösten Schadstoffe, um sie biochemisch unschädlich zu machen, mit dem Ziel, die Qualität der Lymphe zu verbessern.

Ähnlich einer befruchteten Eizelle haben Stammzellen eine enorme Wachstumspotenz. Sie wird eingesetzt, um Endzellen für ihre auf den Bestimmungsort programmierten besonderen Aufgaben zu produzieren. Konnten Mikroparasiten jedoch das Stammzellengewebe infizieren und durchdringen, kann diese lebensnotwendige Vermehrungsfähigkeit umschlagen und ungeregelt ablaufen. Tumore, Geschwulste oder Gewebewachstum treten **niemals** in Endzellverbänden auf, da diese unfähig sind, sich zu teilen oder zu differenzieren. Sie besitzen einfach nicht die Fähigkeit zu wuchern. So konnten im Blutkreislauf, trotz mikroparasitärer Infektion, auch niemals Wucherungen nachgewiesen werden.

Krebs kann sich grundsätzlich nur in parasitär kontaminiertem Stammzellengewebe entwickeln (siehe „Die Trophoblastenthese")!

Durch Ca-Protozoen im zirkulierenden Blut wird niemals ein Tumor oder eine Geschwulst im Blut entstehen. Kommt es jedoch zu einer überbordenden Parasitenbelastung in der Lymphe und im Blut, wird das zwischen der Lymphe, den Blutgefäßen und dem Stammzellverband bestehende komplexe Abwehrsystem regelrecht durchlöchert. Für die Jungformen der Ca-Protozoen (Oozoiten) ist es dann ein Leichtes, in die Zwischenzellbereiche der Stammzellverbände einzudringen und der Weg hin zu Wucherungen nimmt seinen Lauf.

Es folgt eine kontinuierliche, sich exponentiell steigernde und zuletzt explodierende Ausbreitung und Verseuchung durch Ca-Protozoen. Die Stammzellgewebe verfallen immer stärker, ihrer genetischen Programmierung entsprechend, in eine hektische Räumungsaktivität. Die lebensnotwendige Produktion von Endzellen wird vernachlässigt und schließlich ganz eingestellt (Stammzellengewebsinfektion). Die krebstypische Entwicklung, Hyperplasie, Hypoplasie, Atrophie lässt sich dann am jeweiligen Stammzellverband feststellen. Werden die weiße Blutkörperchen produzierenden Stammzellverbände durch Mikroparasiten befallen, spricht man von *Leukämie.* Werden die Samenfäden produzierenden Stammzellen der Hoden befallen, wird von Hodenkrebs gesprochen. Ist der Verband der bindegewebszellenproduzierenden Stammzellen betroffen, handelt es sich um ein Sarkom. Mit Ausnahme der Leukämie wird nicht erkannt, dass die Endzellen-Proliferation (-Erzeugung) gestoppt ist. Von chirurgischer Seite wird eine Geschwulst alsbald entfernt – mit der dramatischen Auswirkung, dass der Organismus damit zahlreiche Stammzellverbände verliert, die er im Genesungsfall dringend zur Bildung frischer Zellen benötigt.

Geradezu unerträglich ist die Hast, die bei einem Brustkrebsverdacht an den Tag gelegt wird. Die unter dem Schock der Diagnose stehende Frau lässt dabei alles über sich ergehen, einschließlich einer vollständigen Amputation der Mamma, bei der ein Großteil der Brustmuskulatur und eine erhebliche Anzahl Lymphgefäße der Achsel entfernt werden. Weder wird hier die eigentliche Krebsursache in Betracht gezogen noch beseitigt. Aufgrund der Verstümmelung der Brustmuskulatur ist dauerhaftes Leid aufgrund von Lymphstauungen vorprogrammiert.

Krankmachende Eigenschaften von Erregern

Die schädigenden Charakteristika der Jungformen der Ca-Plasmodien lassen sich beispielsweise an den Endzellverbänden der weißen und roten Blutkörperchen und der Blutplättchen ausmachen. Sobald die Ca-Plasmodien die roten Blutkörperchen angreifen, sondern sie mächtige, arteigene, giftige Exotoxine ab. Dazu heften sich die Oozoiten (Mikroform) an die roten Blutkörperchen an und beginnen, die Zellwand des roten Blutkörperchens mit ihren Verdauungsfermenten aufzulösen, bis ein kleiner Durchgang entsteht. Mit dem Verzehr des gesamten roten Blutfarbstoffs (Hämoglobin) der Wirtszelle wachsen sie zu Trophozoiten (Jugendphase) heran. Sobald das rote Blutkörperchen endgültig leergefressen ist, sind die Ca-Plasmodien ausgewachsen und geschlechtsreif (Gametozyten). Chancenlos müssen die sich im

Blutplasma befindenden mobilen Abwehrzellen, Lymphozyten und Leukozyten, „zusehen“, da sie keine Möglichkeit haben, Parasiten, die sich in den roten Blutkörperchen „verstecken“, zu vakuolisieren oder zu fressen.

Ebenso ist die immunbiologische Verteidigungslinie der Leukozyten chancenlos, solange ihre Aktivität im Blut hoch ist. Während der hohen Immunaktivität der Leukozyten halten sich die Erwachsenenformen (Gametozyten) in den sie schützenden roten Blutkörperchen auf. Sie nutzen dann sehr erfolgreich die sie schützende Wirtszelle und konjugieren und vermehren sich innerhalb des roten Blutkörperchens. Sobald die Leukozyten jedoch zahlenmäßig unterlegen oder überfordert sind, kommen die Gametozyten aus ihrem „Schutzbau“, heraus, konjugieren im Blut und docken an frische, noch nicht besetzte rote Blutkörperchen an. Werden die sich im Blutplasma frei bewegenden Mikroparasiten mit für sie toxischen Mitteln angegriffen, reagieren die Parasiten sofort und flüchten in die sie schützenden roten Blutkörperchen. Dort sind sie dann vor chemischen Angriffen geborgen.

Fraglos wirken diese Erreger als krankmachende Mikroben, denn hätten sie die genannten Eigenschaften nicht, wären sie schlicht harmlos. Die von den Parasiten eingesetzten Stoffe sind proteolytische (auflösende) Fermente, die Eiweiß spalten und verdauen können. Sie sind damit in der Lage, das gesamte rote Blutkörperchen restlos aufzufressen. Diese Fermentwaffen sind hochwirksam und werden als solche auch in gentechnischen Labors genutzt, um Zellverbände aufzuspalten oder DNS-Ketten aufzugliedern.

Zellzerstörende Fermentwaffen und schrankenloses Zellwachstum

In der schulmedizinischen Krebsbehandlung (Onkologie) wird die Tatsache, dass zellzerstörende Fermente von Parasiten ungezügeltes Zellwachstum verursachen können, mit der Argumentation, dass sich die zerstörten Zellen ja nicht mehr vermehren können, vollständig ignoriert. Der Gedanke, dass eine Erstgeschwulst (Primärmalignom) auch an mehreren Stellen gleichzeitig entstehen kann, wird kategorisch zurückgewiesen. Übersehen wird dabei der gesicherte, unbestreitbare Fakt, dass eine Wucherung in sämtlichen Stammzellverbänden, die eine enorme Vermehrungsfähigkeit haben, entstehen kann.

Mikroparasiten sind in der Lage, sehr kleine widerstandsfähige Überlebensformen zur Bestandssicherung (Oozoiten, Merozoiten) zu bilden, die dann, unter bestimmten Umständen, die Stammzellverbände schädigen können. Immer jedoch ist es ein umfassendes kompliziertes Reiz-Reaktions-Geschehen, bei dem die Stammzellverbände durch die Erreger-Verseuchung bis zur totalen Erschöpfung und letztlich bis zu ihrem Untergang gereizt werden.

Das Phänomen der Neubildung von Zellen (neoplastische Phase) ist in diesem Komplex nur eine Phase des Übergangs, die solange anhält, bis die Wachstumsressourcen erschöpft sind. Am Ende dieses Geschehens zerfällt die Zelle, und die Erreger leben im nekrotischen Gewebe weiter. Einem Oozoiten steht jedoch mit seinen Fermentwaffen keine Möglichkeit zur Verfügung, sich in eine Stammzelle einzufressen. Im Gegenteil, die Stammzellen drehen den Spieß um und fressen (phagozytieren) die Oozoiten, um den lebensnotwendigen Extrazellularraum freizuräumen und -zuhalten. Der Oozoit wird dann zur Neutralisierung in einer Verdauungsvakuole „inhaftiert“.

Die Phagozytierung ist eine höchst effektive Methode, Erreger aus dem Verkehr zu ziehen und funktioniert, solange die Stammzelle noch mit ausreichend Fermenten zur Abwehr ausgestattet ist. Die Fermentwaffen der Oozoiten sind dabei aufgrund ihres außer Kraft gesetzten Stoffwechsels zur Wirkungslosigkeit verurteilt. Der Oozoit gerät dabei in eine für die Stammzelle ungefährlichen Zustand der Erstarrung (Hypobiose). Da jedoch unzählige Mikroparasiten den Extrazellularraum verseuchen, ist es mit einer Phagozytose und folgender Vakuolisierung nicht getan. Mit jedem neuen Vorgang der Neutralisierung wird das Arsenal von Abwehrfermenten der Stammzelle kleiner sowie ihre Fähigkeit geringer, Mikroparasiten zu phagozytieren und unschädlich zu machen. Trotz Infizierung ist eine Stammzelle zu Anfang der Mikroparasiten-Invasion in ihrer Funktion noch nicht essenziell behindert und kann sich, solange der Extrazellularraum noch mit Oozoiten verstopft ist, überwiegend diesen Aufräumarbeiten widmen. Sind die Zellzwischenwege dann wieder frei, kommt sie ihrer eigentlichen Aufgabe wieder nach, der Vermehrungs- und Differenzierungsaktivität. Im Unterschied zu den weißen Blutkörperchen

(Leukozyten), die wie ein Einzeller (Amöbe) einen Erreger ansteuern können, kann die Stammzelle ausschließlich Oozoiten gefangen nehmen, die ihr unmittelbar nahe kommen. Ein besonderer Zellplasmafortsatz, der Mikrovillus, hilft ihr dabei, sich gezielt auf den erkannten Mikroparasiten hin auszudehnen und ihn zu „inhaftieren".

Die Stammzelle kann bis zu 25 Oozoiten phagozytieren und vakuolisieren und zeigt noch keine Schwäche. Darüber hinaus, sobald die Anzahl der Erreger auf > 25 ansteigt, zeigen sich die ersten Zeichen von Schwäche. Trotzdem hört die Stammzelle nicht auf – es ist wie eine Sucht – fortlaufend nach Oozoiten zu fahnden. Mit der Zeit erschöpft sich jedoch ihre Aufnahmefähigkeit, sodass die Erreger dann frei im Zellplasma herumschwimmen können, da sie kaum noch oder schließlich gar nicht mehr vakuolisiert werden können. Dies bedingt sich auch durch den dauerhaften Nähr- und Sauerstoffmangel, dem sich die Stammzelle, neben dem Mangel an Fermenten, ausgesetzt sieht.

Die jetzt frei im Zellplasma mitschwimmenden Mikroparasiten können ihre Virulenz mit ihren erregerspezifischen Giften (Exotoxine) nun voll entwickeln. Wichtige intrazelluläre Stoffwechselvorgänge und Zellfunktionen werden dabei, bevor sie gedrosselt werden, zunächst beschleunigt. Ab wann dann dieser Ablauf von kompensierter parasitärer Infiltration in eine globale Fehlfunktion der Zellvorgänge umschlägt, hängt überwiegend von der Anzahl phagozytierter Mikroparasiten und der Ernährungslage der infizierten Zelle ab.

Resistenz von Mikroparasiten

Für das o.g. Geschehen zeichnen sowohl die mikroparasitäre Giftigkeit als auch die enorme Resistenz der Überlebensformen der Ca-Protozoen verantwortlich. Obwohl die Erreger vakuolisiert sind, lässt sich unter Anwendung chemischer, thermischer und elektromagnetischer Reize registrieren, dass sie noch leben. Bewegungen durch experimentelle Reize sind sowohl bei den erwachsenen Plasmodienformen (Gametozyten) als auch bei den größeren Entwicklungsformen deutlich zu erkennen.

Die außergewöhnliche Widerstandsfähigkeit von Parasiten zeigt sich insbesondere durch ihre hohe Temperaturresistenz bei großer Kälte und Hitze und gegenüber ultravioletten und ionisierenden Strahlen. Dazu kommt ihre enorme Widerstandskraft gegenüber Antibiotika, Desinfektionsmitteln und Austrocknung. Die Erreger überleben im toten Gewebe ebenso wie in Blutproben, die monatelange steril gelagert wurden. Wird ein mit Mikroparasiten infiziertes Venenblut etwa sechs Stunden bei Brutschranktemperatur auf +56° C erhitzt, entwickelt sich eine enorme ungeschlechtliche Reproduktion der Mikroparasiten. Setzt man dann dieses bebrütete Venenblut dann kochendem Wasser aus, werden naturgemäß die Wirtszellen vernichtet, den Parasiten jedoch schadet diese Prozedur nicht, sie überleben alle. Auch in einem Sterilisator, in dem mikroparasitär infiziertes Blut bis zu 180° C erhitzt wird, überleben viele Erreger. Das gleiche gilt für Mikroparasiten, die einer Temperatur von 160° C über eine Stunde ausgesetzt werden, ein Teil von ihnen überlebt auch diese Tortur.

Große Widerstandskraft setzten Mikroparasiten auch radioaktiven und ultravioletten Strahlen entgegen. Die meisten Mikroparasiten sind auch nach einer Ultraviolett-Bestrahlung von über 60 Minuten noch lebensfähig. Diese kaum glaubliche Resistenz (Widerstandsfähigkeit) wird durch das Eiweiß des Wirtsgewebes erreicht, das die Mikroparasiten beim Einschmelzen des Eiweißes wie ein Schutzmantel umgibt, sie ist erstaunlich und bestürzend zugleich. Je geringer jedoch der Eiweißgehalt um die Mikroparasiten ist, desto geringer auch die Überlebensrate.

Ungehemmtes Zellwachstum, Zellzerstörungen

Das den Stammzellverband umgebende Bindegewebe ist seine Nahrungsquelle. Sämtliche Nahrungsstoffe, die der Stammzellverband zur Erfüllung seiner Aufgaben und seines Wachstums benötigt, liefert ihm das kapillarreiche Bindegewebe über feine Membranen in den Zwischenzellstrom. Die Entsorgung der Abfallstoffe verläuft umgekehrt auf dem gleichen Weg. Die Lebenswelt der Stammzellen ist somit die sie umgebende Zwischenzellflüssigkeit des Bindegewebes.

Lange bevor die Stammzellen überhaupt angegriffen werden, ist das die Stammzellen umgebende Bindegewebe durch die fortwährend eindringenden Mikroparasiten schon vorgeschädigt, sodass der Stammzellverband hierdurch nicht mehr ausreichend mit Nahrung versorgt werden kann. Wenn dann die Mikroparasiten das geschwächte Bindegewebe erobert haben und in den Zwischenzellstrom der Stammzellen gelangt sind, steht der Wucherung einer Krebsgeschwulst nichts mehr im Wege. Die Folgen für die sehr eng beieinanderliegenden Stammzellen sind dramatisch, da der Zwischenzellgewebestrom durch die eingedrungenen Parasiten umfassend unterbrochen wird. Je nach Schwere der Infiltration führt dies zu unterschiedlich starken Störungen, die sich mit zunehmender Zeit und der Anzahl der Erreger mit ihren eiweißspaltende Fermenten noch erheblich verstärken. Zunehmende Nähr- und Sauerstoffunterversorgung des Stammzellverbandes sind die unmittelbare Folge.

Die Phagozytose stellt ein Notprogramm des Stammzellverbandes dar, das nur unter Bedrohung aktiviert wird. Die Mikroparasiten verbleiben dabei im Zellkörper der Stammzelle und sind dort in undurchsichtigen Verdauungsvakuolen festgesetzt, die chemisch aufgelöst werden müssen, um die Parasiten detektieren zu können. Mit zunehmender Infizierung können die Erreger jedoch sowohl in den Vakuolen als auch direkt im Zellplasma sich bewegend wahrgenommen werden, wo sie ungezügelt ihre schädlichen Eigenschaften entfalten können. Je mehr Erreger von der Stammzelle aufgenommen werden und in ihr wüten, desto schneller wird sie zerstört. Die Erreger setzen dazu ihre proteolytischen Fermente zur Verdauung der Wände des verzweigten Kanalsystems der Zelle ein. Es entstehen irreparable Schäden am Zellleib, am Zellkern und im Chromosomensatz.

Schon die aktive Phase (Phagozytose) ist von intrazellulären Schädigungen geprägt, da die Zelle während der Verdauung des Parasiten von dessen giftigen Stoffen (Exotoxinen) angegriffen werden. Hierdurch kommt es schon in einer frühen Phase der protozoären Verseuchung zu einer beschleunigten Zellteilung und -differenzierung, zu einer Geschwulst. Im Unterschied zu den mobilen Abwehrzellen sind die Stammzellverbände eine starre, nicht bewegliche Funktionsgemeinschaft. Die einzige Chance, ihr Überleben zu sichern, besteht in der leicht verletzlichen Gemeinschaftsleistung, die Erreger zu phagozytieren.

Wie schon erwähnt, können die engen Zellzwischenwege sehr einfach durch Mikroparasiten verstopft werden. Je nach Anzahl der eingedrungenen Erreger ist der Grad der Infektion der einzelnen Zellen sowie die intrazelluläre Giftstoffdosis der Mikroparasiten sehr unterschiedlich. Das macht auch deutlich, warum es zu dieser großen Vielfalt von krankhaften Veränderungen im Zellleib, Zellkern und Chromosomensatz der Zellen kommt. Die Vielgestaltigkeit krebskranker Zellen findet also durch die Stärke der Giftstoffdosis und der Anzahl der Erreger ihre unwiderlegbare Bestätigung. Das Krebsgeschehen läuft sowohl bei der Leukämie als auch bei allen anderen Tumoren immer nach dem gleichen Muster ab: Erst gibt es ungehemmtes Zellwachstum, das dann am Ende in eine vollkommene Zellzerstörung übergeht.

Das Blockieren der Zellzwischenräume sowie die intrazelluläre fermentative Verwüstung und Auflösung des Zellinnenraums sind zwei Gesichtspunkte, die gemeinsam interpretiert gehören, will man die Entwicklung des Krebsgeschehens auch nur ansatzweise verstehen. Gleichzeitig gilt, einerseits in Betracht zu ziehen, dass die sich im gesamten Organismus befindlichen Stammzellverbände eine ausgesprochen große Kapazität zur Vermehrung und andererseits die Parasiten eine erhebliche Widerstandsfähigkeit und Virulenz besitzen.

Erst in Kenntnis dieses Reiz-Reaktions-Geschehens können die charakteristischen Zellveränderungen krebskranker Zellen richtig eingeordnet und verstanden werden. Das Geschehen lässt sich in zwei Sätzen zusammenfassen. Durch differente Mechanismen wie die Zerstörung des Blutorgans und die Verstopfung der Stammzellenzwischenzellwege durch giftig wirkende proteolytische Fermente setzen die Mikroorganismen die Wirtszellen unter Sauerstoff- und Nährstoffmangel. Dies führt dazu, dass die Stammzellen zu nicht mehr kontrollierbarer Höchstleistung gereizt werden, um dann gleich anschließend bis zum letalen Ende herunterreguliert zu werden.

Beispiele schwerer Erkrankungen durch Protozoen

Gehirn, Rückenmark und Nervengewebe (Leukämie, Anämie, MS)

Psychische Beschwerden wie Benommenheit, Verwirrung, Depressionen, Wahnvorstellungen und Impulskontrollverluste kommen nicht aus heiterem Himmel. Psychische Erkrankungen sind chronische Infektionen und in der Regel Begleiter aller Infektionskrankheiten. Bekannt ist das seit mehr als 100 Jahren.

Seit der Entdeckung der Syphilis-Spirochäte (sich bewegender Einzeller), die mit ihren vielfältigen Manifestationen weder vor Gehirn noch Rückenmark und Nerven halt macht, ist zu vermuten, dass noch viele weitere Erreger-/Plasmodien-Arten Gewebeveränderungen in diesen sehr sensiblen Bereichen hervorrufen. Symptome bei einer durch Borrelien- und Syphilis-Spirochäten verursachten Erkrankung reichen von Kopfschmerz über Seh- und Sprachstörungen bis hin zu Erregungszuständen und Depressionen. Aber auch Krämpfe, epileptische Anfälle, Augenmuskellähmungen und Erscheinungsformen, wie sie bei multipler Sklerose oder der Amyotrophen Lateralsklerose ALS), einer degenerativen Erkrankung des Nervensystems auftreten, können die Folge dieser Erkrankung sein. Hervorgerufen werden sie nach bisherigem Wissen durch Eiweiß abbauende Fermente und pathogene Reizstoffe.

Obwohl in guter Sachkenntnis der Symptomatik bei Lues (Syphilis) und Borreliose, wird nach weiteren Erregern nicht gesucht, die mit hoher Wahrscheinlichkeit für noch viele ungeklärte unterschiedliche neurologische und psychiatrische Krankheitsbilder verantwortlich zeichnen. Stattdessen werden diesen armen, oft hilflosen Kranken Psychopharmaka als Allheilmittel offeriert und auch verordnet, obwohl diese Pharmazeutika rein gar nichts gegen diese Krankheitserreger ausrichten können. Die Erreger einer Infektion zerstören durch ihre Fermente in einem fortwährenden Kampf mit dem Wirt die Zellen des Organismus, sie fressen sie sprichwörtlich auf. Der Wirtsorganismus ist nicht in der Lage, aus sich selbst heraus Immunität, d.h. eine erfolgreiche Abwehr gegen Ca-Plasmodien aufzubauen. In der Folge sind Hirntumore, Hirnschlag, Schizophrenie, Multiple Sklerose, Morbus Parkinson, Neurofibromatose (Recklinghausen-Krankheit), Knotenbildung auf der Haut u.v.m. in der Summe auf plasmodienbedingte Schädigungen zurückzuführen. Sind z.B. die weiße Blutkörperchen produzierenden Stammzellverbände durch Parasiten befallen, zeigt sich das Bild einer **Leukämie.** Sind die Stammzellverbände der roten Blutkörperchen betroffen, bildet sich eine **Anämie**, es entsteht eine Blutarmut.

Dr. Weber konnte bei diesen Erkrankungen immer eine enorme Anzahl Ca-Plasmodien im Blut nachweisen. Die plasmodienbedingten Gefäßschädigungen finden dabei selbstredend auch im Gehirn in Folge eines toxisch übersättigten Blutplasmas statt. Das alle Hirnarterien umfassende dünne Bindegewebe der Lymph- und Blutgefäße im Gehirn ist äußerst anfällig für Veränderungen der Gefäßwände. Exsudative Ausschwitzungen der kleineren Kapillaren der Epithelschichten der Hirn- und Rückenmarkshäute können daher mit Leichtigkeit überwunden bzw. durchdrungen werden. Das Eindringen von Erregern in die mit Hirn- und Rückenmarksflüssigkeit gefüllten Liquorräume, innere wie auch äußere (Ventrikelsystem und Subarachnoidalraum), ist nicht zu verhindern. Die Plasmodien haben leichtes Spiel, sobald die Blut-Liquor-Schranke durchbrochen ist.

An der Farbe des Liquors (Flüssigkeit) kann man bei einer Punktion den Gesundheitszustand des Patienten gut erkennen und abschätzen. Die Flüssigkeit variiert dabei von einem klaren Aussehen bis hin zu gelb. Mit zunehmender Infektion und Bestandteilen von Blut und Hämoglobin in der Flüssigkeit ändert sich die Farbe des Liquors hin zu braun bis schwarz. Je mehr Bestandteile von Geweberesten und Plasmodien die Hirnflüssigkeit durchsetzen, umso dunkler und eitriger ist sie.

Bei akut eingetretenen Hirnläsionen (-verletzungen) werden zwar immer große Hirnblutungen, arterielle und venöse Gefäßerweiterungen sowie schwer entzündliche Gefäßveränderungen festgestellt, die Schädigungen selbst aber gehen stets von mikroskopisch kleinen Infiltraten im kaum sichtbaren perikapillären Bereich mit darauf folgenden Mikroinfarkten aus. Es sind immer die gleichen kleinen schleichenden Schädigungen in Verbindung mit organismuseigenen Reaktionen, die dann Symptombilder wie Morbus Parkinson und Multiple Sklerose auslösen.

Chronisch-entzündliches Leiden des zentralen Nervensystems, „Multiple Sklerose, Schüttellähmung/Zitterlähmung, Morbus Parkinson"

Die beständige Plasmodien-Infiltration führt mit der Zeit auch im Falle von Multipler Sklerose zur Gewebezerstörung und in der Folge zu narbigem Reparaturwachstum. Ganz besonders auffällig wird dies durch graue, härtere Narbenflecken, die sich im Hirn und im Rückenmark zeigen.

Plasmodieninfektionen manifestieren sich immer sehr langsam. Die Infiltration erfolgt schleichend und ist daher besonders tückisch, da man über einen langen Zeitraum, Jahre oder auch Jahrzehnte, nicht viel spürt. Irgendwann aber beginnen die Symptome, Schwindelanfälle, Gangstörungen, Sprach- und Sehstörungen, Blasenstörungen, Sehnerv-Entzündungen, Augenmuskellähmungen, Sensibilitätsstörungen sowie psychische Veränderungen, die stets regelhaft mit schubweise auftretendem Untergang von Nervengewebe (Glia) und übermäßigem Zellwachstum (Hyperplasie) mit der Bildung von Narbengewebe einhergehen.

In Form kleiner Beläge (Plaques) entsteht bei Morbus Parkinson im Rückenmark narbiges Reparaturgewebe. Plasmodien-Infiltrationen lassen sich dann im Besonderen in den Basalganglien des Großhirns (Corpus Striatum) und am Hirnstamm feststellen. Sichtbare Zeichen der Erkrankung sind in der Regel eine charakteristisch steife Körperhaltung mit starker Einschränkung von Mimik und Gestik (Hypokinesie), Muskelsteifheit und auffällige Zitterbewegungen von Händen und Fingern. Der Ort der Nekrosen im Nervengewebe korreliert auch hier, wie bei der Multiplen Sklerose, mit der spezifischen Symptomatik.

Ischias- und Trigeminus-Neuralgie

Bei den meist sehr hartnäckigen Ischias- und Trigeminus-Neuralgien ist das gut durchblutete (hyperämische) Nervengewebe stark entzündlich gereizt. Der Organismus, der keine Wahl hat, antwortet mit starkem Zellwachstum (Hyperplasie), einem raumgreifenden Prozess, der letztendlich im Untergang von Nervenzellen mündet. Ischias- und Trigeminus-Neuralgien sind demnach eine durch Plasmodien ausgelöste Erkrankung, deren neuralgische Beschwerden durch Dr. Weber mit Malariamitteln therapiert, schon nach einigen Tagen abklangen. Dr. Weber konnte dabei einen Rückgang der Plasmodieninfektion im Blut, einhergehend mit Schmerzlosigkeit und schmerzloser Dehnbarkeit, dokumentieren.

Auch konnte Dr. Weber ex juvantibus (Diagnose vom Heilerfolg her) nachweisen, dass Neuralgien immer ein Prozess entzündlicher Flüssigkeitsabsonderungen (Exsudationen) und Infiltrationen im Nervengewebe sind.

Schuppenflechte, Bindegewebsverhärtung (Psoriasis, Sklerodermie)

Psoriasis-Betroffene frieren sehr schnell, da der Organismus den Wärmehaushalt nicht mehr regulieren kann. Im Blut unter den verhornten Hautschuppen finden sich immer Plasmodienpopulationen. Die oberen Hautschichten sind dabei überbordend verwachsen (hyperplastisch), während die darunterliegenden zarten Hautschichten untereernährt sind. Die Harmonie des Zusammenspiels der beiden Hautschichten ist dabei grundlegend gestört. Insgesamt ist das globale Bild einer chronischen Psoriasis desaströs und erschreckend.

Bei der nicht so bekannten Sklerodermie unterliegt die Haut einem durch Nahrungsmangel bedingten (atrophischen) Schrumpfungsprozess. Die Gesichtszüge von an Sklerodermie Erkrankten bekommen hierdurch ihr markantes, maskenhaftes Aussehen. Flüssigkeitsabsonderungen (Exsudation) außerhalb der Blutgefäße (perivasal) und kleine Mikroinfarkte lassen die zarten, elastischen, direkt unter den Hautschichten liegende Fasern schleichend aber kontinuierlich untergehen.

In der Folge sterben ganze Zellbereiche ab (Nekrose). Es kommt zu einer bindegewebsartigen Reparatur, das Gewebe schrumpft. Am Ende steht die bekannte Gewebeverhärtung, die Sklerose. Die schwersten Symptome einer Sklerodermie sind demzufolge dann auch Hautsteifheit, Verhärtung, Gespanntheit und der komplette Ausfall der Haare. Die Haut fühlt sich dabei wie abgestorben und kalt an. Die unterschiedlichen Erscheinungsbilder einer Sklerodermie sind stets durch Plasmodien verursacht.

Dünndarm (Enteritis, Entzündung des Darms)

Die Gewebestruktur des Dünndarms kann man nur als eines der Meisterwerke der Schöpfung betrachten. Es gibt Schleim erzeugende Becherzellen, aufnehmende/aufsaugende Epithelzellen, umgeben von einem umfangreichen Blutkapillarnetz. Hinzu kommen starke Muskelzellen und eine parasympathisch funktionale Versorgung, die sämtliche Vorgänge wie Sekretion, Verdauung und Resorption harmonisch ablaufen lässt. Kann es ein überzeugenderes Argument dafür geben, dass die aus dem ernährenden Kapillarnetz eindringenden Ca-Plasmodien diese feine, höchst empfindliche Struktur auch schädigen können?

Die Entzündung des Darms (Enteritis), durch Plasmodien bedingt, nimmt ihren Ursprung in der Absonderung von Flüssigkeiten (Exsudationen), von Toxinen und Erregern, wodurch es zur Höchstleistung der Schleim produzierenden Drüsen kommt. Die Muskeltätigkeit des Darms (Peristaltik) spielt verrückt, Koliken und Diarrhöen treten auf, die Gärung verstärkt sich, und die Epithelzellen lösen sich ab. Mit der bald darauf einsetzenden Erschöpfung der Drüsenzellen geht im weiteren Verlauf deren kompletter Niedergang einher. Die Mucosa (Schleimhaut) flacht sich ab, was in der Folge eine massive Störung der Resorptionsfunktion und eine chronische Unterernährung (Kachexie) nach sich zieht. Obwohl der Patient mit allen notwendigen Lebensmitteln, Mineralien und Vitaminen versorgt wird, verhungern seine Organgewebe aufgrund der zugrunde gegangenen, resorbierenden Zellen mehr und mehr. Die Proteinsynthese kann wegen des Mangels an Aminosäuren und erforderlichen Vitaminen nicht mehr vollzogen werden.

Dickdarm, chronisch-entzündliche Darmerkrankung
(Colitis Ulcerosa, Morbus Crohn)

Eine Plasmodien-Invasion breitet sich im Allgemeinen bis zum Ende des lymphatischen Gewebes des Dünndarms (Krummdarm, Ileum) bis hin zum Dickdarm (Kolon) aus. Ulzera (Geschwüre) entwickeln sich in diesen Bereichen des Darms durch nekrotisierende Prozesse in den Lymphknoten. Die Entzündung der Mukosa des Dickdarms (Colitis Ulcerosa) und Morbus Crohn, der chronisch entzündlichen Erkrankung vom Mund bis einschließlich Dickdarm, manifestieren sich.

Die schulmedizinische Annahme einer „psychosomatischen" Verursachung ist daher unhaltbar. Schleimige, eitrige, blutige Ausscheidungen, Verstopfungen, Geschwüre, der nicht unerhebliche Verlust an Darmepithelien, abgelöste Schleimhautfetzen, Darmverengungen (Stenosen) und beginnende Anämie sind unter keinen Umständen Zeichen einer „Colitis-Persönlichkeit" (Colitis = chronisch-entzündliche Darmerkrankung), sondern immer der Ausdruck einer besonders starken Plasmodieninfektion des Dickdarms. Hepatitis, Arthritis und karzinomatöse Wucherungen sind häufig begleitende Symptome dieser schweren Erkrankung.

Atmungsorgane

Die Atmungsorgane sind einerseits zwischen den luftleitenden Organen wie Nasenhöhle, Schlund, Kehlkopf, Luftröhre, Bronchien und Bronchiolen und andererseits dem Lungenbereich, der den Gasaustausch zwischen Blut und Luft ausführt („Blut-Luft-Schranke"), zu unterscheiden. Von den häufigsten Krankheitsbeschwerden, die durch eine Plasmodien-Kontamination wahrnehmbar werden, ist die Ansteckung der Atmungsorgane ausgesprochen auffällig. Flüssige Absonderungen, initiiert durch Ca-Plasmodien, betreffen zwar immer das komplette Atmungsorgan, wirken sich aber insbesondere an der Schnittstelle des Blut-Luft-Austausches außerordentlich dramatisch aus.

Die Gesamtoberfläche der etwa 330 Millionen blasenförmiger Alveolen (Luftsäckchen), mit denen der Gasaustausch erfolgt, macht bei einem Erwachsenen eine Fläche von bis zu 80 m² aus. Eine Fläche, die kaum vorstellbar ist, in der die Alveolen, eng umschlossen von den verschwindend kleinen und geschmeidigen Kapillargefäßen, wie Trauben dicht gedrängt zusammenhängen. Die kapillare Oberfläche der Blutbahn ist entsprechend vergrößert. Alveolar-Phagozyten (-Abwehrzellen) treten aus dem Kapillarblut in die Alveolen ein und nehmen dort alten Staub und Schleim auf (Phagozytose). Auch Abwehrzellen wie Makrophagen und Granulozyten greifen hier in das Geschehen ein, treten aus der Blutbahn in die Alveolen aus und werden dann abgehustet.

So erklärt sich auch, dass es sowohl in den zarten engmaschigen Kapillarnetzen als auch in den Alveolargängen zu enormen entzündlichen Ausschwitzungen kommt. Ein hartnäckiger, heftiger, anfallartiger Husten ist ein auffälliges Symptom. Der normale Atmungsvorgang ist stark behindert (Dyspnoe), der Betreffende wird ängstlich und schläft schlecht. Dabei wird es immer schwieriger, den anfallenden Schleim abzuhusten. Der Lungenbefund selbst kann zu diesem Zeitpunkt sogar noch unauffällig sein, da die ersten pathologischen Veränderungen einer Plasmodieninfektion vorerst nur im organspezifischen Gewebe, dem Lungenparenchym, stattfinden. Durch das Eindringen von Plasmodien in das umliegende Gewebe (perivasal) finden regelhaft Mikroinfarkte statt. Wird eine Aufnahme (Resorption) der anfallenden Gewebereste unmöglich, entstehen Eiteransammlungen und Hohlräume. Ansonsten erfolgt eine bindegewebige Reparatur, solange der Abtransport von zerstörten Zellen noch funktioniert. Zu größeren Gewebenekrosen (Makroinfarkten) kommt es, sobald auch die winzigen Blutgefäße betroffen sind. Erkennbar bleiben die Spuren vergangener Gewebszerstörungen meist in der gesamten Lunge und dem „Brustfell“ (äußerer Überzug von Lunge und Pleura) durch narbige Schwielen und Schwarten. Die Bronchien erweitern sich einerseits krankhaft (Bronchiektasien), um sich andererseits krankhaft zu verengen (Stenosen). Die Folgen in den Blutgefäßen sind entsprechend: Arterienaneurysmen und Arterienstenosen.

Asthma Bronchiale

Neben dem Lungenemphysem (starkes Luftvorkommen), der Bronchiektasie (krankhafte Ausdehnung), der bindegewebigen Vernarbung und der Atrophie (Nahrungsmangel) der Lunge gehört das Asthma Bronchiale mit zu den namhaftesten Erscheinungsformen einer Verseuchung durch Plasmodien. Medizinisch wird Asthma als „konstitutionell“, „psychopathisch“ oder „erbbedingt“ behauptet. Die chronisch-infektiöse Vorlaufphase mit den gleichzeitig auftretenden Exsudationen (Ausschwitzungen) sprechen jedoch eine andere Sprache. Das gilt umso mehr, wenn der Erreger sowohl im Blut als auch im Auswurf eines Asthmatikers nachweisbar wird, was Dr. Weber ohne Ausnahme immer gelungen ist. Der Blutausstrich ist jedoch in der Regel aussagekräftiger, da sich im zähen Auswurf noch viele andere sekundäre schmarotzende Erreger befinden.

Die Schädigung des Lungenparenchyms (organspezifisches Gewebe) ist umso nachhaltiger, je länger eine Plasmodieninfektion anhält. Dies führt zu einer erheblichen, geradezu unerträglichen Steigerung der Schleimproduktion (Exsudation) in den Alveolen, Alveolarsäckchen, Alveolargängen, Bronchiolen, Bronchien, Rachen und Nase (hyperplastisches Stadium).

Erschwerend kommt hinzu, dass z.B. auch Hausstaubmilben, Gräser und Pollen Asthmaanfälle auslösen, die Stunden oder sogar Tage andauern können. Der an Asthma Erkrankte hat dabei Schweißausbrüche, ringt fortwährend um Luft und wird blass, weil er dauerhaft drastisch sauerstoff-unterversorgt (zyanotisch) ist. Die Bronchien verengen sich aufgrund der überbordenden Schleimproduktion, was die lauten, pfeifenden Atemgeräusche verursacht. Der Auswurf ist dabei glasig, trüb oder eitrig. Die Zerstörung des Bronchien-Gewebes nimmt ein enormes Ausmaß an. Massenhaft werden Epithelien (Drüsengewebe) abgestoßen, die Flimmerepithelien sterben ab. Die elastischen Fasern der Bronchien, die erst eine sanfte Atmung ermöglichen, nehmen kontinuierlich ab. Der Vorgang der Atmung wird in zunehmender Weise von der Thoraxmuskulatur gesteuert.

Akutes Lungenversagen (Lungenemphysem, Lungenatrophie)

Wenn sich das Lungengewebe durch angereicherte Kohlensäure aufbläht und nicht mehr abatmen lässt, der Gasaustausch zwischen Sauerstoff und Kohlendioxyd nur noch unzureichend erfolgt, spricht man von einem Lungenemphysem. Die in den Alveolen und Bronchien enthaltene Luft bleibt gefangen. Damit kann weniger verbrauchte Luft abgeatmet werden und weniger frische Luft einströmen.

Bei einer plasmodienbedingten Verseuchung des Lungengewebes entsteht generell eine langsam fortschreitende Zerstörung desselben. Das Lungengewebe wird nur noch unzureichend ernährt, die elastischen Gewebefasern werden überdehnt und geschädigt, sodass die Aufblähung der Lunge die logische Folge ist.

Beim Asthma Bronchiale und dem Lungenemphysem geht es in der Betrachtung dieser Ereignisse keineswegs um zwei unterschiedliche Erkrankungen, sondern um eine Symptomfolge. Das Asthma Bronchiale schreitet mehr oder weniger langsam voran, bis es dann zu einer Aufblähung des jeweils betroffenen Areals der Lunge kommt. Die Gesamtaufnahme der Luft verringert sich aufgrund der verkleinerten Gesamt-Atemfläche und des pathologischen Strukturumbaus der infizierten Bereiche des Lungengewebes erheblich. Die einst elastischen Zwischenwände und Ringe nehmen in den Emphysembezirken immer mehr ab, es treten vermehrt sackförmige oder zylindrische Ausweitungen der Atemgangswege (Bronchiektasien) und Verengungen (Stenosen) sowie atherosklerotisch (verhärtete) verengte Blutgefäße auf. Ein erwähnenswerter Gasaustausch wird unmöglich, die Alveolen sind irreversibel geschädigt.

Von der chronischen Bronchitis, ursächlich durch Plasmodien initiiert, lässt sich ein fließender Wechsel vom Asthma Bronchiale mit Emphysem hin zu Bronchiektasien feststellen. Der Brustkorb (Thorax) verbleibt je nach Fortschritt der plasmodialen Verseuchung in dauerhafter Inspirations-(Einatmungs-)Stellung. Eine tiefe Ausatmung wird unmöglich. Wo auch immer verseuchtes Blut hinfließt, sind auch krankmachende Plasmodien zu finden. Über den Weg des geringsten Widerstandes schädigen sie zuallererst die empfindlichen Kapillaren und das gefäßlose Epithelgewebe. Dann kommt es zu Veränderungen in den Bronchiolen, Bronchien und Zwischenwänden der Lungenlappen. Zurück bleiben funktionsunfähige, dauerhaft verformte Röhren und Wände ohne Flimmerepithelien, die zur Reinigung der Bronchien unabdingbar sind. Am Ende der Entwicklung steht die narbige Verhärtung und Schrumpfung der gesamten Lunge (Atrophie).

Die Zerstörungen und Inneren des Gewebes sind extrem fein, entstanden durch die Infiltration der Erreger (Plasmodien), bleiben auf lange Zeit in der überwiegenden Zahl der Fälle bis zum Exitus unerkannt. Um der Plasmodieämie Einhalt gebieten zu können, muss sie frühzeitig erkannt werden. Die Blutelektrifizierung, sei es durch den Zapper nach Dr. Hulda Clark oder den Blutzapper nach Dr. Beck, sind dabei probate, einfache und sichere Mittel, dieser Plasmodienseuche Herr zu werden und dem Körper die Chance zu geben, bis ins hohe Alter zuverlässig zu funktionieren.

Bauchspeicheldrüse

Die Bauchspeicheldrüse (Pankreas) schmiegt sich, unterhalb des Magens platziert, mit ihrem dickeren Endstück zwischen eine große Schlaufe des Zwölffingerdarms sanft ein. Sie windet sich zur Spitze hin in einem großen Bogen um die Wirbelsäule. Die seröse Produktion der Drüsen wird über einen Ausführungsgang am dicken Ende der Bauchspeicheldrüse (Pankreaskopf) in den Darm geleitet. Die Bauchspeicheldrüse wird als die wichtigste Verdauungsdrüse angesehen. Sie beinhaltet die aus zweierlei Zellkolonien (Pankreasinseln) bestehenden Langerhans'schen Inseln. Um den Blutzuckerspiegel zu senken und die Glykogensynthese in der Leber zu initiieren, produzieren die B-Zellen das Insulin. Etwa 80% der Inselzellen sind B-Zellen, etwa 20% A-Zellen. Die A-Zellen produzieren Glukagon und sorgen dafür, dass in der Leber das Glykogen abgebaut und der Blutzuckerspiegel dementsprechend erhöht wird. Werden die B-Zellen plasmodial geschädigt, erkrankt der Körper an der Stoffwechselkrankheit Diabetes mellitus (Zuckerkrankheit).

Beim menschlichen Diabetes mellitus ist das Verhältnis des Insulins, das den Blutzucker senkt, zum Blutzucker steigernden Glukagon (Glukagon-Insulin-Antagonismus) zumeist in Richtung Glukagon gestört.

Wenn sich die Bauchspeicheldrüse entzündet, kann sie in der Folge tumorös werden und letztendlich nekrotisieren. Wird der Pankreasspeichel nur unzureichend gebildet (Achylie), geht dies regelhaft mit einer verminderten Bildung sämtlicher Verdauungssäfte sowie einer Anämie einher. Sind die Drüsen des Inselapparats erst einmal von Ca-Protozoen infiziert, ist die Grundlage zur Produktion des Pankreasspeichels gestört, sodass eine Eiweißsynthese kaum mehr möglich ist. Befinden sich die Erreger einmal in den Inselzellen, kommt es zu einer Einschränkung der Funktionsfähigkeit (progrediente Insuffizienz) und dem Abbau (Atrophie) von A- und B-Zellen. Die Gabe von Insulin ist zwar hilfreich und kann das Leben eines an Diabetes mellitus Erkrankten verlängern, an der Ursache ändert die Therapie jedoch nichts. Mit der Zeit treten dann sehr deutlich typische narbig-sklerotische Gefäßveränderungen an den Organen auf, aber am auffälligsten lassen sich die Zerstörungen an den Füßen und an den Augen mit der Netzhautablösung festmachen. Ein weiterer Beleg für die zerstörerischen Fähigkeiten belebter Krankheitserreger. Dabei von einem „idiopathischen" Diabetes auszugehen, der „genetisch bedingt sei", ist reiner Dilettantismus.

Bei einem an Diabetes Erkrankten sollte man den Blick auf die häufig bedeutsamen Begleitsymptome nicht unterlassen. Bei Diabetes mellitus sind immer alle Organe wie Nieren, Leber, Lunge, Haut (z.B. Furunkel), das Herz, das Gehirn und das gesamte Gefäßsystem etc. betroffen. Die Ca-Plasmodien machen da keinen Unterschied und verursachen gleichzeitig fortlaufend Schäden an allen Organen.

Regelmäßig nimmt dieser Vorgang seinen Anfang in der Vernichtung roter Blutkörperchen, die etwa 50% der Glukose-Beförderung bewerkstelligen. Der Zucker kann dann nicht mehr transportiert werden und fällt somit verstärkt dem Blutplasma zu. Arbeiten die Nieren insoweit noch ordnungsgemäß, stellt die Rückresorbierung des Zuckers aus dem Blutplasma noch kein Problem dar, und das drohende Unheil bleibt über lange Zeit unerkannt. Zucker im Urin kann zu diesem Zeitpunkt noch nicht festgestellt werden. Sobald aber die Ca-Protozoen die B-Zellen im Inselorgan zerstört haben, kommt es zu einem gravierenden Insulinmangel. Der Blutzuckerspiegel wird demnach von dem Zerstörungsgrad an den B-Zellen und der Dimension des Schadens an den roten Blutkörperchen (Erythrozyten) bestimmt. Hat sich einmal eine chronische Protozoämie (Infektion durch Protozoen) oder eine bakterielle Infektion manifestiert, wird das Blutplasma mit Glykose überflutet. Ein hoher Blutzuckerspiegel (Hyperglykämie) und Harnzucker (Glykosurie) tritt jedoch nicht nur bei einer Protozoämie, sondern auch bei anderen Infektionskrankheiten wie z.B. der Tuberkulose auf.

Bei seinen Diabetes-Patienten war Dr. Weber jeweils in der Lage, Ca-Protozoen im Blutausstrich nachzuweisen. Auch nach jahrelanger Einnahme von Diabetesmitteln kam es bei seinen Patienten nach einer einmonatigen Behandlung mit Antimalariamitteln in 50% der Fälle zu normalen Blutzucker- und Harnwerten. War aber der Inselapparat der Bauchspeicheldrüse bereits unumkehrbar zerstört, konnte eine positive Veränderung nicht mehr festgestellt werden.

Nierenerkrankung

(Glomerulonephritis, Nephritis, Nephrosklerose)

Über einen besonders ausgeprägten feingliedrigen Gefäßbaum wird das Blut in die Nieren geleitet. In den kaum mit dem bloßen Auge erkennbaren Nierenkörperchen erfolgt zur Vorharnerzeugung eine erste Filterung. Das Nierenkörperchen selbst besteht aus vielen, äußerst feinen, knäuelförmigen Kapillarschlingen (Glomeruli), an denen viele weitere Elemente wie z.B. die sogenannten Podozysten mikrofilterartig anliegen, die den Vorharn ausfiltern und bestimmen, was durchgelassen wird. Das Nierenkörperchen hat dazu einen Abfluss für den Vorharn und einen Zu- und Abfluss für das Blut. Die Kapillarpermeabilität ist durch das sehr dünne Endothel (die innere Wandschicht von Lymph- oder Blutgefäßen) der Kapillarschlingen enorm hoch. Der Schaden an den Nierenkörperchen nimmt seinen Anfang mit der Infiltration des Blutstroms durch Plasmodien oder anderer eingedrungener Erreger. Die Ca-Plasmodien treten dabei aus den Kapillarschlingen aus und dringen in den Kapselraum des Nierenkörperchens ein, der sich in der Folge entzündet. Die hämatogene (aus dem Blut) Glomerulonephritis manifestiert sich. Sowohl die Erreger und Epithelabschilferungen als auch die Erythrozyten und Leukozyten geraten so in den Vorharn. Das Nierenkörperchen schwillt in der Folge an und behindert so die Rückresorption des Primärharns. Die dicht an dicht liegenden Nierenröhrchen (Nephrone) sind für die zweite Filterung, dem auszuscheidenden Sekundärharn, verantwortlich. Salze, Glukose, Aminosäuren und Flüssigkeiten werden in diesem System aktiv rückresorbiert.

Die Anordnung und Arbeitsweise der Nierenröhrchen sind um nichts geringer als genial zu bezeichnen. Das Prinzip der Resorption läuft nach dem sogenannten Haarnadelgegenstromprinzip ab. Zuerst gehen die Nierenröhrchen geradeaus, bilden dann eine enge Haarnadelkurve, um dicht an dicht wieder zurückzukommen. Wegen der so ausgelösten Verwirbelung in den Haarnadelkurven wird eine erhöhte Salzkonzentration erreicht, die mit der austretenden Flüssigkeit von anderen eng anliegenden Röhrchen aufgenommen und so dem Körper wieder zugeführt wird.

Aufgrund der plasmodial-entzündlich-exsudativen Vorgänge verbacken sich Reste von roten und weißen Blutkörperchen, Nierenepithelien und Plasmodien zu festen Ablagerungen, zu Konkrementen, die sich im Urin absetzen. Durch den diagnostisch eindeutigen Hinweis von Konkrementen im Urin wird die Schädigung der Nierenkörperchen (Glomeruli) und der Nierenröhrchen (Nephrone) durch das Infektionsgeschehen kenntlich. Eine erste Schädigung zeigt sich durch entzündliche Symptome der Kapillarschlingen in den Nierenkörperchen (Glomeruli), die den Primärharn bilden (Glomerulonephritis). In einem zweiten Akt werden die Nierenröhrchen (Nephrone), die für die Ausscheidung des Sekundärharns verantwortlich zeichnen, geschädigt (tubuläre Nephritis = chronisch entzündliche Erkrankung der Niere).

Wird das Ca-Plasmodium nicht an seiner ruinösen Arbeit gehindert, zerstört es unweigerlich das hochkomplexe Nierengewebe, an dessen Ende dann die Nephrosklerose (Arteriosklerose) der Nieren steht. Die Zwischenräume werden zwar durch eine bindegewebige Reparatur geschlossen, die Funktion der zerstörten Gewebezellen wird hierdurch jedoch nicht wiederhergestellt.

Die im übrigen Organismus noch existenten Plasmodien verursachen beim Durchfließen der Niere zunehmend massive Infarkte. Letztendlich führt das gesamte Geschehen zum Zusammenbruch und Tod der Niere und des verseuchten Organismus. Die Nierenkörperchen und Nierenröhrchen sind bei einer Plasmodieämie einer erheblichen Gefahr ausgesetzt, wenn man in Betracht zieht, dass beide Nieren immer von der gesamten Blutmenge des Körpers durchströmt werden. Toxische Schäden des Nierengewebes können zwar auch durch chemische Stoffe (Lösungsmittel, Pestizide, Metalle, Pharmazeutika) bedingt sein, aber der Hauptanteil der Schädigung geht in der Regel auf das durch den Erreger belastete Blut zurück.

Die allgemeine Vorstellung, dass eine Harnwegs-Ansteckung von unten nach oben erfolgt (aszendierend), ist höchst unwahrscheinlich. Durch den hochentwickelten Muskelapparat des Harnweges ist es praktisch unmöglich, dass auch nur der kleinste Tropfen Harn entgegen der Erdanziehung hochgeleitet wird (Sphinctermechanimus). Eine Schädigung der Nieren kündigt sich in der Regel durch die pathologische Ausscheidung wasserlöslicher Plasmaproteine, den Albuminen, an, die für den Transport von Nahrungsstoffen im Blutplasma zuständig sind. Gehen Plasmaproteine bei der Erzeugung des Primärharns verlustig, die auch kompensatorisch nicht mehr rückzuresorbieren sind, erklärt dies zweifelsfrei die Albuminurie. Werden dann auch noch die Nierenröhrchen geschädigt, ist der Organismus in keinem Fall mehr in der Lage, sowohl die salzlöslichen Globuline als auch die Albumine zurückzuhalten. Diese Gruppe von Proteinen dient u.a. als Energielieferant und der pH-Regulierung. In großem Umfang verliert der Organismus so überlebenswichtige Stoffe und Quellen, die u.a. für den Transport und die Synthese der Proteine entscheidend sind.

Eine Albuminurie mit Bildung von Harnzylindern weist zweifelsfrei auf eine bereits vorhandene pathologische Veränderung in den Nierenkörperchen und -kanälen hin, im Gegensatz zu einer Albuminurie ohne Harnzylinder, die allein auf eine Filterfunktionsstörung hinweist. Das Ausscheiden von Globulinen (Globulinurie) ist ein auffälliges Zeichen für eine schon begonnene krankhafte Auflösung der Nierenröhrchen.

Abtransport harnpflichtiger Substanzen (Urämie, Urikämie)

Das Endprodukt, Harnstoff, das durch den Stickstoff-Stoffwechsel entsteht, ist ein wasserlösliches Eiweißstoffwechselprodukt, das wenig toxisch ist. Er wird für die reibungslose Ausscheidung während des Harnstoffzyklus extra synthetisiert und passiert diffundierend die Nierenkörperchen. Die Harnstoffdichte hängt dabei insbesondere von der Strömungsgeschwindigkeit des Vorharns in den Nierenröhrchen ab. Einfach wird nun erkennbar, dass der Harnstoff, sind die Nierenröhrchen durch Plasmodien geschädigt und verkrüppelt, nicht mehr optimal ausgeschieden werden kann und somit schädigend im Organismus verbleibt. Erschwerend kommt der Umstand hinzu, dass der Harnstoff jeweils zur Hälfte einerseits von roten Blutkörperchen und andererseits vom Plasma befördert wird.

In einem ungeschädigten gesunden Organismus ist Harnstoff harmlos. Zu erheblichen Problemen kommt es immer erst dann, wenn die Nierenröhrchen geschädigt sind und ein akuter Mangel an roten Blutkörperchen und eine Qualitätsminderung des Blutplasmas vorliegt (Albuminurie, Globulinurie). Durch eine gesteigerte Wasseraufnahme und Harnmenge kann die Harnstoffvermehrung im Blut (Urämie) eine Zeitlang ausgeglichen werden.

Letztendlich wird das Problem nur verschoben und es kommt, wenn auch später, zu einer letalen Harnstoffvergiftung. Dialyse und Nierentransplantation sind dann die letzten Mittel der Wahl. Das Problem der plasmodialen Infiltration des Organismus wird aber durch diese Maßnahmen nicht behoben. Früher oder später wird das gleiche Problem wieder sichtbar werden.

Harnsäure kann wegen der hohen Konzentration des schlecht wasserlöslichen Eiweißstoffwechsel-Endprodukts (Endstufe des Purinabbaus) in den Harnwegen auskristallisieren (Uratstein). Ausgeschieden wird nur eine kleine Menge, aber wegen des plasmodialen Befalls erhöht sich der Zerfall von kernhaltigen Zellen, sodass Harnsäure im Blut verbleibt (Urikämie). Verbleibt Harnsäure länger im Organismus, entwickeln sich nach einer symptomlosen Kompensationsphase Gichtschmerzen durch Urat-Ablagerungen, speziell in den Gelenken, und Harnsteine in den ausleitenden Harnorganen. Es machen sich Beschwerden wie Abgeschlagenheit, Fußschmerzen, Knochenauswüchse an Finger- und Fußgelenken, verdickte spindelartige Finger bemerkbar, mit einem Wort: Gicht.

Primär sind die schädigenden Ca-Plasmodien an der Ausbreitung und Vermehrung harnpflichtiger Stoffe im Blut und Gewebe verantwortlich. Daher verringert sich auch die Flut funktionsfähiger Erythrozyten. Außerdem sind die Transportwege geschädigt (Obturationen, Aneurysmen). Es fehlt der Raum für den Transport des stark erhöhten Anfalls von Abbauprodukten des Stoffwechsels wie Harnstoff und Harnsäure, weil mehr und mehr Zellen zugrunde gehen. Im Ergebnis wird die Niere gravierend geschädigt.

Konsequenzen protozoärer Belastung des Blutplasmas

Durch Untersuchung der durch Ca-Protozoen verseuchten beweglichen Zellverbände oder der statischen Stammzellen im Blut werden die Anzahl der Mikroparasiten, das Zellsterben und die Abwehrfähigkeit der verbliebenen Zellverbände erkennbar.

Niemals ist dieses Geschehen eine lokale Angelegenheit. Meist hat der gesamte Organismus schon einen jahrzehntelangen immunologischen Kampf an vielen Fronten hinter sich. Zuerst erobern die sich unablässig vermehrenden Parasiten das Blutplasma, dann das nährende Bindegewebe und letztlich die speziellen Stammzellverbände. Die Auseinandersetzung der sich im Blutplasma befindlichen Blutplättchen (Thrombozyten) und der weißen Blutkörperchen (Leukozyten) läuft regelmäßig über einen langen Zeitraum, meist viele Jahre, unbemerkt ab, da die außerordentliche Reproduktionsspotenz der an der Bildung des Blutes beteiligten Stammzellen den enormen Verlust an weißen und roten Blutkörperchen sowie der Blutplättchen lange Zeit vollständig auszugleichen vermag. Konstatiert man jedoch die enorme Anzahl der im Blutplasma zirkulierender Parasiten (Merozoiten und Oozoiten), wird sofort kenntlich, in welcher Gefahr sich der Organismus befindet. Betrachtet man dazu noch das Verhältnis gesunder zu infizierten Blutzellen und -plättchen, die Asymmetrie roter Blutkörperchen und die massenhaft angefallenen Zelltrümmer, wird das ganze Ausmaß der Gefahr deutlich.

Den Blutzellen und -plättchen sind die Parasiten in der Regel zahlenmäßig um ein Vielfaches überlegen. Die Mikroparasiten als kleinste Form machen dabei einen Anteil von etwa 90% aus. Sind die roten Blutkörperchen asymmetrisch verformt oder miteinander verklumpt, ist das ein deutliches Zeichen dafür, dass sie mit Parasiten infiziert sind. Enorm hoch ist der Anteil infizierter roter Blutkörperchen bei Patienten mit Krebs. In der mikroskopischen Durchleuchtung wird erkennbar, wie verzweifelt die Lage der mobilen Abwehrverbände im Blut ist, da die Mikroparasiten in nahezu sämtlichen weißen Blutkörperchen und -plättchen zu finden sind. Latent liegen in den Verdauungsvakuolen der weißen Blutkörperchen etwa 40 Mikroparasiten gefangen, wenn das Blut hochgradig verseucht ist. Im tödlich virulenten Entwicklungsstadium kann man davon ausgehen, dass bis zu 20% der Abwehrzellen infiziert sind. In diesen Zellen sind dann bis zu 100 Mikroparasiten sowohl vakuolisiert als auch sich im Zellplasma frei bewegend erkennbar. Die sich in dieser kritischen Phase weiterhin frei im Zellplasma befindenden Mikroparasiten werden der Abwehrzelle letztendlich dann auch zum Verhängnis.

Bei den viel kleineren, zahlenmäßig jedoch stärker vorhandenen Blutplättchen finden sich etwa 8 Mikroparasiten pro tödlich infizierter Zelle. Sind sehr viele tödlich infizierte Blutplättchen im Blutplasma zu finden, kommt es unweigerlich zu einer Störung des Blutstillvorgangs. Längere Blutungen mit stark erhöhter Gerinnungszeit sind dann bei einer Verletzung die Folge. Ein bekanntes Problem bei Krebspatienten.

Die Isostruktur, das biochemische Kompositum, ist beim nicht verseuchten Blutplasma äußerst beständig. Sobald das Blutplasma jedoch infiziert ist, unterliegt es im Zuge der Infektion, bedingt durch die parasitären Verdauungsfermente und ausgeschiedenen Stoffwechselprodukte der Mikroparasiten, bedeutenden Schwankungen. Wird dann noch nekrotisches Material aufgrund zerfallender roter Blutkörperchen freigesetzt und die weißen Blutkörperchen brechen mit Freilassung der vormals vakuolisierten Parasiten auf, verändert sich die Zusammensetzung des Blutplasmas sehr negativ.

Das in dieser Zusammensetzung nachteilig veränderte Blutplasma greift daraufhin in großer Aggressivität die zarten Blutkapillaren der Endstromblutbahn an. Die Blutkapillaren lösen sich in der Folge auf und können den Blutfluss nicht mehr halten. Es kommt zu enormer Durchlässigkeit (Kapillarpermeabilität) und zu extravasalen Blutungen (außerhalb der Blutbahn liegend). Die Mikroparasiten geraten auf diese Weise sehr einfach in das nährende Binde- und anschließend ins Stammzellgewebe. Zudem verstopfen letal infizierte und verklumpte Abwehrzellen sowie geldrollenartig verklebte rote Blutkörperchen die engen Blutendgefäße (Raynaud-Syndrom, kalte Hände und Füße). Die elektrischen Abstoßungskräfte lassen nach, sodass sich die roten Blutkörperchen nicht mehr voneinander abstoßen können. Die Zellwände der von Ca-Protozoen penetrierten roten Blutkörperchen werden durchlässig und die Stoffe, die sie eigentlich transportieren sollen, werden nun abgesondert. Zucker, Cholesterin und Hämoglobin gelangen in den Blutstrom, sodass sich eine äußerst klebrige Schicht bildet, die zu den bekannten Verklebungen, der Geldrollenerscheinung, führt. (siehe auch **„Leukämie – Glück im Unglück?"**)

Das Dogma Metastasierung

Sind die Blut- und Lymphgefäße erst einmal zerstört und aufgelöst, das Nahrung liefernde Bindegewebe überwunden und die Stammzellverbände infiziert (viertes neoplastisches Stadium), ist das letzte Stadium der Krebserkrankung erreicht, und es kommt zu wiederholter Verschleppung der Erreger in den gesamten Organismus. Parasitär verseuchte Zellen gelangen so auf dem Weg des Blutes oder der Lymphe in jedes nur mögliche Organ des Wirtes. Die am stärksten durchbluteten Organe wie Lunge, Leber oder

Niere sind dabei vorrangig betroffen. Die von dem Erreger eingesetzten eiweißspaltenden Fermente sind dabei seine effektivste Waffe. Sie lösen die Kontaktstellen zwischen den Zellen auf, unterbinden die interzelluläre Kommunikation und zeichnen ursächlich für die Verschleppung der Stammzellen verantwortlich.

Durch die Erhöhung der Kapillarpermeabilität (hämatogene Fernmetastase) der letal verletzten Blutkapillaren und die Auflösung der Endothel-Tapeten (innere Gewebsschicht) kommt es regelmäßig zu inneren Blutungen. Ähnliche Vorgänge laufen in den Kapillaren der Lymphe ab, was die Auswaschungen von Stammzellkolonien aus Krebswucherungen noch verstärkt.

Voraussetzung für das Eindringen von infizierten Zellkolonien in ein fremdes Organ ist ein mittlerer Infektionsgrad bei noch ausreichender Vitalität der Mutterzelle sowie ein plasmodial verseuchtes und abwehrschwaches Gewebe (3. Stadium). Ist der Grad der Infektion noch nicht so umfangreich und die Abwehrsituation noch vital, können die neuen Tumorzellen durch Phagozytieren unschädlich gemacht werden. Mehrheitlich ist jedoch davon auszugehen, dass die Abwehrlage in allen Organen des Organismus hinlänglich schlecht ist, sodass der Widerstand gegen eine Einnistung organfremder, verseuchter Zellen mehr oder weniger schwach ist. Die unhomogene Ausbreitung von „Metastasen" lässt sich daher ausschließlich durch variierende Abwehrlagen des Organismus erklären. Eine „Tochtergeschwulst" kann demnach nur dann entstehen, wenn sich eine parasitär verseuchte Zelle bei gut erhaltender Teilungsfähigkeit und der Möglichkeit, Nahrung aus dem extrazellulären Raum zu gewinnen, mit ihren Zellplasmafortsätzen (Mikrovilli) irgendwo im Organismus anhaften kann. In der Muttergeschwulst wie in den Tochtergeschwülsten hat Dr. Weber stets dieselben Ca-Protozoenstämme nachgewiesen.

Das Böse-Zelle-Dogma

Das, was im Sprachgebrauch landläufig als Krebs beschrieben wird, ist zweifelsfrei eine durch Mikroparasiten verursachte, langsam fortschreitende schleichende Allgemeininfektion im fortgeschrittenen Stadium. Ein Tumor entsteht und zerfällt dabei unter der Einwirkung mikroparasitärer Toxine. Lange Zeit bevor sich eine Wucherung überhaupt manifestiert, werden schon vielfältige Beschwerden und Symptome auffällig, die einem Krebsgeschehen eher nicht zugedacht werden.

In Unkenntnis dieses von Dr. Weber erforschten und bewiesenen Sachverhaltes unterliegt die Schulmedizin einem befremdlichen Antropomorphismus (Unterstellung menschlicher Eigenschaften und Verhaltensweisen), der darin besteht, dass weiterhin postuliert wird, dass das Krebsgeschehen durch Anhäufung von Schadstoffen (Kanzerogenen) bedingt sei, lokal am Ort der höchsten Schadstoffbelastung beginne, sich von hier ausweite und keinesfalls eine infektiöse Krankheit sei.

Nach schulmedizinischer Meinung formen sich geschädigte Körperzellen in „asoziale, zerstörerische" Zellen um. Durch eine Veränderung in ihrem Erbgut würden sie zu „Killerzellen", die sich den Bedingungen ihres angestammten „Zellstaates" nicht mehr „unterordnen" wollen. Der Mythen nicht genug, dichtet man der an Krebs erkrankten Zelle zudem noch an, sie würde sich in hinterhältiger, nicht mehr kontrollierbarer Weise wie ein Fisch im Wasser durch den gesamten Organismus bewegen.
Noch immer werden an glattrasierten Hautstellen zigtausender „williger" Labortiere, aufgrund des „Böse-Zelle-Dogmas" giftige Substanzen (Kanzerogene) wie Teer, Benzol, Nikotin etc. aufgetragen. Beobachtet wird dann, in welchem Zeitraum Tumore an genau diesen Stellen entstehen, die vorher so mit Giften „misshandelt" wurden. Das mag und soll wohl den Eindruck erwecken, dass das auf diese Weise hervorgerufene experimentelle Krebswachstum den Kanzerogenen zuzuordnen sei.

Wie stinkende Luft keine Malaria verursacht (mal aria = schlechte Luft), sind Kanzerogene nicht in der Lage, im Körper eine Krebserkrankung zu erzeugen!

Tatsächlich geschieht Folgendes: Aufgrund der Zerstörung der Abwehrmechanismen (Basalmembranen, Zellmembranen und Blutkapillarwände) durch die aufgebrachten toxischen Substanzen wird der Weg bereitet, dass Mikroorganismen in das Binde- und Organgewebe eindringen können, um dort die Stammzellverbände mit ihren Toxinen so zu reizen, bis diese zu wuchern beginnen.

Die Annahme, dass Krebs durch Kanzerogene ausgelöst wird, entbehrt daher jeder Grundlage. Jedes einzelne der für die Tierversuche missbrauchten Wesen ist mehr oder weniger mit Mikroparasiten verseucht, wenn es diesen Tests unterzogen wird. Diesem entscheidenden Umstand wird bei der Erzeugung experimenteller Krebsgeschwülste jedoch keine Bedeutung geschenkt. Niemals ist es bisher gelungen, zugeführtes Gift als eindeutige Ursache von Krebs zu belegen. Stets ist es aber Dr. Weber gelungen, sowohl in krebskranken Zellen als auch in den Zwischenzellwegen experimenteller Malignome Ca-Protozoen nachzuweisen. Dass der Entstehung eines Tumors, einer Wucherung, immer eine enorme mikroparasitäre Verseuchung des Blutorgans vorangeht, ist ein nicht mehr zu widerlegender Tatbestand. Nicht mehr bestritten werden kann das Faktum, dass die experimentell aufgetragenen giftigen Substanzen erhebliche Schäden an den Endgefäßen des Blut- und Lymphsystems verursachen und so ermöglichen, dass Mikroparasiten in die Stammzellverbände der unterschiedlichen Organe eindringen können.

Für die experimentelle Forschung ist es nicht erklärbar, dass es große zeitliche Unterschiede bis zum Auftreten einer Geschwulst gibt. Dabei ist es so einfach und auch leicht zu verstehen, warum die Latenzzeit bis zum Sichtbarwerden von Geschwulsten stark variiert. Der Grund liegt zweifelsfrei in den unterschiedlichen Verseuchungsgraden des Blutes, der Organe und des Gewebes mit Ca-Protozoen. **Ein nicht durch Parasiten verseuchtes Versuchstier kann niemals einen Tumor, eine Wucherung entwickeln!** Allein diese Feststellung macht nicht nur die Unsinnigkeit der unwürdigen Tierversuche deutlich, sondern lässt auch die schulmedizinische Krebsforschung und -behandlung in einem erschreckenden Licht erscheinen.

Das Virus-Dogma

Gegen Ende der siebziger Jahren kam dann nach dem „Böse-Zelle-Dogma" die nächste kaum weniger haltbare und seltsame Behauptung der Schulmedizin in die Medien. Jetzt wurde das „Böse-Viren-Dogma" postuliert, auf einmal war es nicht mehr die böse Zelle, sondern ein Krebsvirus, das als Krebsursache herhalten musste. Grundsätzlich, so stellte man dar, seien Viren zwar unbelebt, würden sich aber den Stoffwechsel, sobald sie in eine Zelle eingedrungen sind, „borgen". Ferner wurde behauptet, dass die Zelle, in die ein Virus eingedrungen sei, nun von sich aus das Virus vermehrt. In diesem Zusammenhang würden dann die Gene dieser Wirtszelle irgendwie umgebaut und im Ergebnis zur viralen Reproduktion des Virus genutzt.

Welch eine unsinnige, irreführende und sprachlos machende Annahme. Wie könnte auch nur ein lebloses „Virus" durch eine Anleihe einer lebenden Zelle irgendeiner Art plötzlich lebendig werden? Es existiert nicht ein Beleg für die These des Entstehens von Leben aus nicht belebter Materie. **Erschwerend kommt hinzu, dass es bisher keinem Wissenschaftler gelungen ist, entweder einen Beweis für die Existenz von Viren zu erbringen oder unter Einsatz aller technischen Möglichkeiten ein Virus jemals gesehen zu haben!** Als belebte Ursache einer Krebserkrankung sind ausschließlich Ca-Protozoen anzusehen, seien sie rund, oval, sichelförmig, stabförmig, fadenförmig oder amöbenartig, **aber niemals Viren!** Das gesamte Leben von Ca-Protozoen spielt sich ausschließlich in den roten Blutkörperchen und im Blutplasma ab. Die Entwicklungsformen sind dabei sehr unterschiedlich. Es gibt sehr kleine bis hin zu riesigen Erwachsenenformen, der Größenunterschied ist gewaltig. Der erwachsene weibliche Madenwurm, eine Makroparasitenart, ist beispielsweise 210 Mal größer als sein kleinstes Entwicklungsstadium. Der erwachsene Leberegel übertrifft seine kleinste Form sogar um das 250-fache.

Eine eigenständige biologische Art, Viren genannt, ist nicht existent! Es gibt lediglich „virengroße", mit genetischer Information versehene, hypobiotische Korpuskel (zelluläre Bestandteile), winzige Ableger endogener Protozoenarten sehr viel größerer Erwachsenenformen. Dr. Weber konnte während seiner umfassenden Forschungstätigkeit auch die ungeschlechtliche Vermehrung (Merozoitenbildung) mikroskopisch festhalten. Unter z.B. medikamentösem Stress stehende Protozoen spalten in sich wiederholenden Abständen ein Stückchen von sich ins Blutplasma ab. Es ist wie das Abschneiden einer Wurstscheibe. Der abgesonderte Merozoit, das vermeintliche Virus, enthält die gesamte genetische Information des Protozoons und weiß, diese außerhalb des Wirtsorganismus über lange Zeit aufzubewahren. In Notfällen, wenn die Wirtszelle abstirbt, bei chemischer oder radiologischer Belastung, pflanzen sich Protozoenarten ungeschlechtlich, ohne Kopulation, fort. Unter den gegebenen Umständen ist das sowohl eine sichere als auch elegante Methode, die eigene genetische Information unter lebensfeindlichen Bedingungen zu retten und zu erhalten. Diese hypobiotische Übergangsphase (Wachstumspause, erstarrter Zustand) kann je nach Situation Jahre andauern, bis möglicherweise ein mit Merozoiten verseuchter Staub lange Zeit nach dem Tod des Wirtes über die Lunge, eine Wunde oder den Verdauungstrakt wieder in einen neuen Organismus gerät. Ein neuer Lebenszyklus von Protozoen kann beginnen.

Krankmachende Futtermittel

Bezugnehmend auf den ungeschlechtlichen Ablauf bei der Entwicklung von Protozoen warnte Dr. Weber immer wieder vor protozoären Infektionen durch weitläufig verwendete, hocherhitzte und so scheinbar sterilisierte Futtermittel aus Tier-, Kot- und Fischmehlen. Jede Nutztierart, sei es Zuchtlachs, Hornvieh, Schwein oder Geflügel, die mit derartigem Futter gefüttert wird, stellt für den Menschen eine große Gefahr dar. In Unkenntnis der Tatsache, dass die Futter-Sterilisierung dem Prozess der Merozoitenbildung stark förderlich ist, werden die Menschen gerade mit diesem falschen Argument, Sterilität, in Sicherheit gewogen. Dieses biologische Überlebensprogramm wird ja gerade dann aufgerufen, wenn der Reiz einer beschleunigten Verdorrung durch Sterilisation/Hitze entsteht. Wird das Tierfutter dann systematisch an die jeweilige Nutztierart verfüttert, können sich die endogenen Protozoenarten in idealer Weise entfalten.

Werden diese fatalen tierischen Endprodukte letztendlich vom Menschen konsumiert, zieht er sich über den Magen-Darmtrakt viele Protozoenarten zu.

Seit vielen Jahren, ja Jahrzehnten, werden die Nutztierarten insbesondere in den Industrieländern mit Ca-Protozoen verunreinigt, ohne dass man einen Zusammenhang mit der enorm gestiegenen Krebsrate beim Menschen herstellen würde. In den ostasiatischen Ländern, in denen die Geflügelproduktion besonders hoch ist, wird der Kot entsorgt, indem man ihn als Dünge- und Futtermittel in die Länder der Welt verkauft. Auf Teichen wird dieses protozoär verseuchte Material dann ahnungslos zur Fütterung seltener Vogelarten ausgesetzt. Das daraufhin einsetzende Vogelsterben wird dann als Vogelgrippe „vermarktet", obwohl der Tod aus Futtermitteln stammt.

Desgleichen hat Dr. Weber eindringlich vor durch Protozoen verunreinigten Blutkonserven gewarnt, da die von Protozoen abgesonderten Merozoiten hoch hitzeresistent sind.

Das Dogma „Mutation"

In der schulmedizinischen Krebsforschung geht man zudem davon aus, dass Krebs aufgrund familiärer Häufung eine genetische Ursache hat. Die Erkrankung soll die Folge einer Mutation (Veränderung) im Erbsatz sein. Diese Annahme, dass ganz spezielle Veränderungen von Chromosomen für Krebs- und Tochtergeschwulste verantwortlich zeichnen sollen, ist weder logisch noch im geringsten bewiesen. Nachgewiesen sind lediglich chromosomale Veränderungen in krebsigem Gewebe.

In Stammzellenkolonien kommt es regelmäßig zu morphologisch vielfältigen chromosomalen Aberrationen (Abweichungen), wenn Zellparasiten ihre Giftdosis einbringen. In Abhängigkeit von der Menge der parasitären Giftdosis, der Anzahl der Parasiten im Zellplasma und der Beschaffenheit der eiweißspaltenden Fermente ist die chromosomale Aberrationen äußerst vielfältig. Stammzellen, in der sensiblen Mitosephase befindlich, sind bei der Dopplung ihrer Chromosomensätze auf mannigfache Weise beeinfluss- und veränderbar, was seinen Ausdruck in ihrer Morphologie (Struktur) findet. Insbesondere dann, wenn die Teilung der Zelle vorbereitet und die das Erbmaterial beherbergende Kernmembran gebildet wird, haben die sich im Zellplasma frei bewegenden Ca-Protozoen mit ihren eiweißspaltenden Enzymen die Möglichkeit, die Bildung der Chromosomensätze zu stören, wenn nicht gar zu verhindern. Pathologische Aberrationen an Chromosomen sind daher die Folge einer starken mikroparasitären Verseuchung und keinesfalls mutagen.

Abschließende Gedanken

Diese umfassend bewiesene These, dass die Ursache von Krebs Mikroparasiten sind, kann nur befreiende Wirkung haben. Es sind weder die unzähligen Umweltgifte noch die von der Schulmedizin proklamierten „bösen Zellen". Operation, Chemotherapie und Bestrahlung sind längst überflüssige Werkzeuge der heutigen monetären Medizin. **Die Diagnose Krebs hat mit dieser Erkenntnis den Status der Bedeutungslosigkeit erreicht und ihren Schrecken vollständig verloren.**

Hilflosigkeit und Todesangst vor einer Krebserkrankung haben ihr Entsetzen vollkommen verloren und sind vollständig unbegründet!

Diese grandiose Pionierleistung Dr. Webers versetzt uns in die Lage, der bislang als tödlich angesehenen Erkrankung gelassen, präventiv und wirkungsvoll zu begegnen. Sogar in scheinbar aussichtslosen Fällen, mit dem Organismus in schwerer Bedrängnis, besteht mit den heute verfügbaren antiparasitären Therapien eine wunderbare Chance, die vollständige Wiederherstellung der Gesundheit zu erreichen!

Durch die akribische wissenschaftliche Arbeit Dr. Webers ist der Auslöser von Krebs kein Unbekannter mehr. Die Krebserkrankung ist ohne Zweifel eine Infektionskrankheit mit im Blutorgan befindlichen Mikroparasiten. Die in der Regel individuell verschiedenen Symptome einer plasmodialen Infektion bis hin zu deren schlimmster Auswirkung, einer Krebsgeschwulst, sind durch Dr. Weber präzise dokumentiert. Er brachte die mikroskopische Anwendung zum Nachweis des Erregers im Lebendblut-Präparat zur Anwendungsreife und hat dieses Wissen bereitwillig zur Verfügung gestellt. Die Voraussetzungen zur Früherkennung von Krebs sind somit existent, vorbeugende therapeutische Maßnahmen mit sofortiger Kontrolle des Ergebnisses möglich.

Therapeutische Maßnahmen, die die Ausbreitung des erkannten Erregers verhindern und gleichermaßen die Lebenskraft des Wirtsorganismus erhöhen, sollten unter allen Umständen immer Vorrang haben. Von großem Wert ist es daher, eine plasmodiale Verseuchung schon im Anfangsstadium zu behandeln. Die Verseuchung beschränkt sich zu diesem Zeitpunkt noch auf das Blut (erstes Stadium) oder kann noch abseits des Blutorgans kompensiert werden (zweites Stadium). Die lebensnotwendigen blutbildenden Stammzellengewebe sind während dieses Stadiums noch intakt und können die ausgefallenen Zellen ersetzen.

Schwieriger wird es, wenn das für die Ernährung zuständige Bindegewebe bereits angegriffen (drittes Stadium) und die Basalmembranen überwunden wurden. Haben sich die schmarotzenden Erreger jedoch bereits in den Stammzellkolonien etabliert (viertes Stadium), ist eine umfassendere Behandlung unumgänglich. Häufig genug kämpfen die Erreger über lange Zeit, meist viele Jahre, mit dem Wirtsorganismus um Nährstoffe aus dem Blut. Unentwegt gleicht der Organismus diese Freibeuterei sowie den Blut-Endzellverlust aus. Wird die Anzahl der schmarotzenden Erreger jedoch zu hoch, wird der Wirtsorganismus durch die nicht mehr ausreichende Nährstoffversorgung entscheidend geschwächt und bekommt die Folgen der parasitären Verseuchung deutlich zu spüren.

Die mikroparasitären Überlebensformen haben durch ihre äußerst unempfindliche Kapsel eine kaum überwindbare Widerstandsfähigkeit. Sie kann weder von der Immunabwehr angedaut noch verdaut noch mit anderweitigen „bordeigenen Mitteln" zerstört werden. So stellt die Vakuolisierung dieser Überlebensformen die einzig verbleibende Möglichkeit dar, sie unschädlich zu machen.

Im Unterschied zu den Mikroparasiten können die ausgewachsenen Ca-Protozoen (Gametozoiten) durch das Blut betreffende Maßnahmen (antiplasmodial) bekämpft werden. Durch die orale Einnahme von unterschiedlichen Nahrungsmitteln (wie in Kapitel 3 beschrieben) und der verschiedenen Möglichkeiten der Blutelektrifizierung bieten sich ausreichend Therapien, der Verseuchung grundlegend Herr zu werden. Eine Vermehrung der in den Erythrozyten (rote Blutkörperchen) des Wirtes schmarotzenden Jugendformen (Trophozoiten) zu ausgewachsenen Gametozoiten kann aufgrund der antiinfektiven Wirkung der o.g. Maßnahmen gestoppt werden. Die Reproduktion weiterer Überlebensformen, wie der Oozoiten und der Merozoiten, wird so unmöglich.

Wenn das an sich wehrlose Blutorgan dann über einen längeren Zeitraum, ca. 4 bis 6 Wochen, mit der Blutelektrifizierung Dr. Webers behandelt wird, ist die Aussicht auf einen endgültigen Erfolg, die Vernichtung sämtlicher Mikroparasitenpopulationen, höchst wahrscheinlich. Gerade die Blutelektrifizierung ist darauf ausgelegt, monatelang ohne Bedenken genutzt werden zu können. Dieser sehr positive Effekt der Blutelektrifizierung zeigt sich insbesondere in der antiinfektiven Wirkung, der die elektrischen Abstoßungskräfte sowohl der roten und weißen Blutkörperchen als auch der Blutplättchen wesentlich erhöht. Als Folge verbessert sich die Fließeigenschaft der Blutplättchen und die Vitalität und Agilität der sich im Blutorgan befindlichen Zellen.

Mikroparasiten sind ein weitverbreitetes Problem für Mensch und Tier. Die meisten Menschen werden sicher schon einmal mit Parasiten in Kontakt gekommen sein. Eine mögliche Infektion des Blutes oder der Lymphe durch Insektenstiche, über die Atmung, die Nahrungsaufnahme (insbesondere durch Verseuchung der Nahrungsmittel) oder eine Blutübertragung ist nicht verhinderbar. Oft treten erst nach vielen Jahren Symptome oder ernsthafte Krankheitsbilder auf. Die ausführliche Darstellung der o.e. einzelnen Krankheitsbilder und Symptome soll dazu dienen, dass jeder Einzelne die Symptome einer Plasmodieninfektion feststellen und geeignete Maßnahmen ergreifen kann. Etwaige Schwierigkeiten oder Hindernisse sind hierdurch jetzt bekannt und überwindbar.

Wo sich Zellveränderungen manifestieren, wird in der Regel sofort nach Krebsgeschwülsten und Metastasen gesucht, die jedoch ausschließlich das letzte Stadium einer Krebsinfektion bilden. Letztendlich wird nur das Ergebnis kenntlich, das sich aus dem Kontakt des Krebserregers mit der Kreatur ergibt. Der Erreger selbst bleibt dabei unentdeckt.

Die viel propagierte Krebsvorsorge-Früherkennung ist lediglich eine kostenintensive, nichts bringende Viel-zu-spät-Erkennung!

Die Krebsvorsorge und Krebsbehandlung wenden sich nach wie vor nicht gegen den Verursacher der Erkrankung, sondern ausschließlich gegen die augenscheinlichen Krankheitsmerkmale wie Wucherungen und Tumore. Krebs ist und bleibt aber eine chronisch schleichende Infektionskrankheit. Zwischen dem Infektionstag und dem Ausbruch der Krankheit können viele Jahre, ja sogar Jahrzehnte liegen. Der Tumor, die Wucherung, ist dabei lediglich die finale Erscheinungsform der Verseuchung durch Parasiten.

Durch eine einfache Lebendblutanalyse oder eine Analyse am lebenden Gewebe wäre es dagegen ausgesprochen einfach möglich, die Erreger schon in einem frühen Stadium auszumachen und auszurotten. Die Stärke des Infektionsgrades könnte sofort bestimmt und geeignete Maßnahmen zur Ausrottung der Erreger ergriffen werden. Die Blutelektrifizierung als auch das sogenannte „Zappen" nach Dr. Hulda Clark sind ein probates Mittel zur Bekämpfung von Ca-Protozoen und zur Heilung von Krebserkrankungen.

Die Weichen zum Verständnis der Krebskrankheit hat Dr. Weber mit seiner akribischen Forschungsarbeit gestellt. Es liegt nun an jedem Einzelnen, seinem Weg zu folgen und therapeutische Maßnahmen zum Nutzen und Wohle aller zu ergreifen. Dies alles hat Dr. Alfons Weber schon im Jahre 1969 in seinem Buch „Über die Ursache der Krebskrankheit" publiziert. Wieviel Leid hätte man vermeiden können, wie viele Menschenleben hätte man retten können, wenn man nur ansatzweise versucht hätte, seiner Arbeit den wissenschaftlichen Raum zu geben und seine Lebensleistung durch wissenschaftlichen Nachweis angemessen zu würdigen. Machen Sie sich bewusst:

Krebs kann heute sehr einfach geheilt werden!

(Genießen Sie diese überaus befreiende Aussage!)

Die Entdeckung der Frequenztherapie

Dr. Royal Raymond Rife (1888-1971), aufgewachsen in Elkhorn (Nebraska/USA), später in San Diego lebend, verdiente sich seinen Unterhalt zunächst als Chauffeur bei der einflussreichen und begüterten Familie Timken. Später wurde er dann von der Familie Timken bei seiner erfolgreichen Forschertätigkeit finanziell unterstützt. Beim deutschen Unternehmen Carl Zeiss war er im Bereich „Optische Geräte" tätig, bis er als Autodidakt Lichtmikroskope und medizinische Geräte zu entwickeln begann. Insbesondere interessierte er sich, neben unterschiedlichsten medizinischen Themen, für die Entstehung von Krebserkrankungen. Ein Teil seiner Erfindungen wurde in den USA patentiert.

Als eine seiner bedeutendsten Entdeckungen kann festgehalten werden, dass er als erster Wissenschaftler erkannte, dass die spezifische elektrische Signatur einer jeden Krankheit so beeinflusst und modifiziert werden kann, dass nahezu alle bekannten Krankheiten schnell und effektiv ohne Nebenwirkungen geheilt werden können. Zu Ehren von Dr. Royal Rife gab es am 20. November 1931 auf dem Anwesen von Dr. Milbank Johnsons, Pasadena, ein Fest mit einer Reihe der angesehensten Autoritäten der Medizin dieser Zeit. Das etwas voreilige Motto des Banketts hieß: *„Das Ende aller Krankheiten."*

Im Jahr 1934 wurde Dr. Royal R. Rife vom Forschungskomitee des Fachbereichs Medizin der Universität Südkalifornien, beauftragt, 16 austherapierte, im Endstadium befindliche Krebspatienten aus dem Country Hospital, Pasadena, in sein Kliniklabor nach San Diego zu verbringen, um sie dort zu behandeln. Begleitet wurde die Behandlung (Studie) von Doktoren und Pathologen. Nach 90 Tagen sollten die Patienten dann, sofern sie zu diesem Zeitpunkt noch lebten, von dem sie begleitenden Team untersucht werden. Nach etwa 3 Monaten Behandlung wurden die Patienten dann eingehend untersucht, mit dem Befund, dass 14 Patienten vollständig genesen waren. Die nach diesem Zeitraum verbliebenen, noch nicht vollständig genesenen 2 Patienten wurden während der nächsten 4 Wochen ebenfalls gesund, nachdem die Behandlung leicht modifiziert worden war.

Teilnehmer der Originalstudie waren Arthur Kendall, (Direktor der Northwestern Medical School), Rufus Klein-Schmidt, (Präsident der Universität von Südkalifornien); Edward Kopps (Stoffwechselklinik in La Jolla); George Fisher (New Yorker Kinderkrankenhaus); Kurt Meyer (San Franciscos Hooper-Stiftung) und der Chefarzt der Santa Fe Railway, Whalen Morrison. Dr. Milbank Johnson, Professor für klinische Medizin und Physiologie (Universität von Südkalifornien), vormals Eigentümer einer Krebsklinik, therapierte über einen Zeitraum von mehr als 10 Jahren nach Dr. Rifes Studienergebnissen und konnte eine Vielzahl von Krebsheilungen dokumentieren.

Von der amerikanischen Regierung wurde Dr. Rife aufgrund seiner außergewöhnlichen Erfolge eine Reihe von Verträgen angeboten, seine Entdeckung spezifischer Frequenzen in praktische Anwendungsverfahren umzusetzen. So bot man Dr. Rife u.a. einen Vertrag an, in dem von ihm gefordert wurde, die in fossilen Kraftstoffen enthaltenen Bakterien zu eliminieren, um damit die amerikanischen Reserven an Gas und Öl unbegrenzt lagern zu können. Ansonsten mussten diese Brennstoffe innerhalb von drei bis sechs Monaten ersetzt werden. Richard Nixon (von 1969 bis 1974 der 37. Präsident der Vereinigten Staaten von Amerika) ließ jedoch keine Einschränkung der Geschäfte seiner Freunde in der Ölindustrie zu und veranlasste, Dr. Rifes Erfindung zu vernichten. Derselbe Präsident, der in seiner berühmten Rede „Signing of the National Cancer Act of 1971" (Heilung von Krebs innerhalb 25 Jahren) dem Krebs den Krieg erklärte. Jede Krankheit, so Dr. Rife, kann durch Schwingungen, die auf ihrer einzigartigen elektromagnetischen Signatur basieren, bezwungen werden. Dr. Rife war durch die Entwicklung eines speziellen Gerätes, das ein Schwingungsfeld aufbaute, in der Lage, erfolgreich menschliche Krebszellen innerhalb eines Abstandes von drei Metern zu vernichten.

Diese revolutionären und sensationellen Ergebnisse brachten das Pharma-Kartell auf den Plan. Ihre Besorgnis, dass Patienten aufgrund einer wesentlich besseren Behandlungsmethode, wie der von Dr. Rife, ihre Medikamente aufgeben würden, war nicht von der Hand zu weisen, zudem die Behandlung praktisch keine Nebenwirkung hatte und nur geringe Kosten aufwies. Einen Verlust von etwa einer Milliarde Dollar pro Woche konnte und wollte die Pharma-Industrie jedoch nicht hinnehmen.

Und so kam es, wie es kommen musste, 1939 leugneten fast alle mit der Therapie Dr. Rifes befassten bedeutenden Doktoren und Wissenschaftler jener Zeit, Dr. Rife jemals begegnet zu sein oder sich mit seiner beeindruckenden Elektrotherapie beschäftigt zu haben. Der damalige Präsident der American Medical Association, Südkalifornien, Dr. Milbank Johnson, „erlitt" am Abend vor der Pressekonferenz, bei der Dr. Rifes Studie von 1934 zur Krebstherapie vorgestellt werden sollte, eine schwere Vergiftung, seine gesamte Dokumentation ging zudem „verloren". Dr. Nemes kam unter mysteriösen Umständen durch einen Brand ums Leben. Sämtliche Dokumente seiner Forschungstätigkeit und auch kopierte Auszüge aus Dr. Rifes Arbeiten wurden vernichtet. Auch das Burnett Lab, das Dr. Rifes Arbeiten begutachtete und seine positiven Ergebnisse vollumfänglich bestätigte, fiel einem Feuer ganz ähnlicher Art zum Opfer.

Das brutale Ende der Karriere und der Forschungsarbeiten Dr. Rifes wurde dann durch Morris Fishbein, einem überzeugten Lobbyisten der Pharma-Industrie, eingeleitet. Unter dubiosen Anschuldigungen wurde Dr. Rife angeklagt und wurde gegen ihn prozessiert. Eine Behandlung nach den Forschungsergebnissen Dr. Rifes wurde Ärzten unter Androhung des Approbationsverlustes strikt untersagt. Aus „unerklärlichen" Gründen ging in einer Nacht das Labor, das Dr. Rifes medizinische Geräte herstellte, in Flammen auf. Er selbst wurde 1971 im Grossmont-Krankenhaus mit einer „versehentlichen" Überdosis aus Valium und Alkohol „therapiert", die sich dann als tödlich herausstellte. Sämtliche Aufzeichnungen seiner klinischen Arbeit sind aus den wissenschaftlichen Archiven verschwunden. Geschichten wie aus dem „Wilden Westen", nur dass sie weder von Mythos noch Fiktion, sondern von brutaler Realität eines Kartells geprägt sind. Auch Dr. Rifes Labor wurde durch ein Feuer komplett zerstört.

Erkenntnisgrundlage

In der Gesamtheit gesehen war Dr. Rife ein genialer Erfinder und brillanter Wissenschaftler. Wenn eine notwendige Technologie nicht vorhanden war, entwickelte er sie einfach selbst. Darunter fielen Erfindungen wie ultraviolette Überlagerungsmikroskope, Mikromanipulatoren und Mikrodissektoren.

Für seine, wissenschaftlich gesehen, einmaligen genialen Entdeckungen erhielt Dr. Rife von der Regierung der USA vierzehn Auszeichnungen. Von der Universität Heidelberg einen akademischen Titel honoris causa. Henry Timken (Millionär und Eigentümer von Timken Bearings) finanzierte einige Arbeiten Dr. Rifes, wie z.B. ein Universalmikroskop. Aufgrund dieses für die damalige Zeit außergewöhnlich guten Mikroskopes war Dr. Rife der erste Mensch, der einen lebenden Parasiten in seiner naturgegebenen Farbe sehen und erleben konnte.

Nach vielen Fehlschlägen gelang es Dr. Rife, das Krebs-„Virus" (Dr. Rife nannte den Parasit „Virus") Cryptocides primoriales zu identifizierten und zu isolieren. Dieses sogenannte „Virus" wurde dann in etwa 400 Labortiere verbracht und schuf so 400 Tumore, die er dann mit seinen speziellen schwingungserzeugenden Instrumenten wieder eliminierte, sodass jedes Versuchstier wieder gesundete. Der Erfolg Dr. Rifes begründet sich in seiner jahrzehntelangen Forschertätigkeit, während der er mittels Spektroskop-Mikroskopen mit großer Gewissenhaftigkeit die exakte energetische Signatur (Frequenz), die jeder Krankheit zugrunde liegt, identifizierte. Krankheitserreger setzte er einer zerstörerischen Resonanzfrequenz aus, die von ihrem eigenen unverwechselbaren Frequenzmuster abgeleitet wurde. Dabei stellte er fest, dass er nahezu alle Erreger mit ihrer spezifischen Resonanzfrequenz in Sekunden vernichten konnte. Jedes biochemische Element schwingt in seiner ureigenen Frequenz. Auch jedes Lebewesen oszilliert demnach in seiner ureigensten, nicht verwechselbaren, elektromagnetischen Frequenz. Das Frequenzmuster eines Lebewesens gleicht keinem zweiten und schon gar nicht irgendeiner anderen Spezies. Dr. Rife isolierte und modifizierte diese spezifischen Frequenzmuster und setzte sie gegen die Mikroben ein, die sie generiert hatten. So wie ein Weinglas durch seine spezifische Resonanzfrequenz zerbricht, werden Krankheitserreger durch ihr eigenes, unverwechselbares Schwingungsmuster zerstört. Die „Rife-Therapie" ist praktisch nebenwirkungsfrei.

Rife-Frequenzen

Das Frequenzinstrument Dr. Rifes eliminierte die Parasiten in den parasitenverseuchten Zellen, indem es die Parasiten durch die eingebrachte Resonanzfrequenz platzen ließ. Dr. Rife nannte während seiner Zeit, gegen 1931, die Parasiten BX-Krebs-„**Viren**". Im heutigen Sprachgebrauch würde man immer von **Parasiten** sprechen, **da die Existenz von Viren bis zum heutigen Tag nicht nachgewiesen ist.**

Die Definition BX-Krebs-„Virus" leitete Dr. Rife von der Tatsache ab, dass das BX-Krebs-„Virus" den einst feinsten Porzellanfilter (000-Filter von Berkefeld) durchdringen konnte. An der längsten Achse misst das eiförmige BX-Krebs-„Virus" 0,066 und an der kürzesten 0,05 Mikron. Es bewegt sich durch den Antrieb eines Protonen-Transportflagellums, wie es auch die Escherichia-coli-Bakterie besitzt.

Wenn das BX-Krebs-„Virus" in der Anwendung mit dem Rife Frequenzinstrument zerplatzt, hat dies auch letale Auswirkung auf seine RNS und Proteine, sein Genom, die Enzyme und Ribosome. Gleiches geschieht mit der sogenannten „Sarkom-Krebszelle", wenn die BY-Krebs-„Viren" der verseuchten Zelle gleichzeitig zerstört werden. Das BY-Krebs-„Virus", fand Dr. Rife heraus, ist eine veränderte Form des BX-Krebs-„Virus".

Ursprünglich arbeitete Dr. Rife mit Geräten, deren wesentlicher Bestandteil eine Plasmaröhre war. Später entwickelte er dann mit John Crane, einem Techniker, ein neues Frequenztherapiegerät, das mittels am Körper angebrachter Elektroden Resonanzwellen in den Körper übertrug. Etwa eine Dekade später bereitete die „AMA" (American Medical Association) dieser genialen erfolgreichen Therapieform ein jähes Ende. John Cranes Labor wurde 1960 ohne Hausdurchsuchungsbefehl geplündert und seine in jahrelanger Arbeit erstellten Unterlagen konfisziert oder zerstört. Im Frühjahr 1961 stellte man ihn vor Gericht. Die unzähligen Beweise, die es für die Effektivität der Rife-Crane-Therapie gab, wurden zur Verhandlung nicht zugelassen. Zehn Jahre Gefängnis lautete das Urteil. Drei Jahre und einen Monat verbrachte John Crane davon tatsächlich hinter Gittern.

In Vorbereitung auf die Gerichtsverhandlung wurden vom Verteidiger John Cranes 137 hochinteressante Fragen an Dr. Royal Rife zur Beantwortung geschickt. In dieser Zeit hielt sich Dr. Rife in Mexiko auf. Sowohl die Fragen als auch die Antworten wurden zur Verhandlung nicht zugelassen. Die Fragen sind noch heute bei dem damals zuständigen Gericht einsehbar. Die Antworten Dr. Rifes vom 22. März 1961 schienen für immer verloren, wurden jedoch Jahre später wiedergefunden.

Mittlerweile trägt die Arbeit von John Crane und Dr. Rife doch noch reiche Früchte. Weltweit werden experimentelle Therapiegeräte nach Rife gebaut, und eine immer größer werdende Gemeinde experimentiert mit Rife-Frequenzen. Bei der Vielzahl der unterschiedlichsten Geräte auf dem Markt sollten Sie, wenn Sie ein Gerät kaufen möchten, sorgsam abwägen, welches sie letztendlich erwerben. Neben der Frequenz selbst scheint es u.a. wichtig zu sein, dass das Frequenzgerät mit möglichst vielen Oberwellen arbeitet und eine Off-Set-Spannung generieren kann. Eine Reihe von Rife-Frequenzen werden von Nutzern und Therapeuten der Rife-Therapie bei nahezu allen Erkrankungen angewendet. Unverträglichkeiten sind so gut wie nicht bekannt. Beispielsweise sei das einfach zu bedienende Gerät, der Vari-Gamma-Frequenzgenerator von Dr. Hulda Clark erwähnt, der die Clark-Zapper-Frequenz beinhaltet und die Einstellung der Rife-Frequenzen ermöglicht.

Ganz bestimmt wird Dr. Royal Raymond Rife eines Tages seinen gerechten Platz als brillanter Wissenschaftler und Forscher in der Wissenschaftsgemeinde finden. Bis dahin wird seine geniale Technologie wohl nur den Menschen vorbehalten sein, die sich ihrer Gesundheit selbst verantwortlich fühlen.

Während in der Veterinär-Medizin die Akzeptanz zunimmt, nach „Rife" zu arbeiten, bleibt diese brillante Frequenztherapie Dr. Rifes für die Humanmedizin weiterhin aufgrund der Gefahr für das Internationale pharmazeutische Medizin-Kartell tabu.

Kapitel 5

Dauerhafte Gesundung (Teil 2)

Krebs und andere schwere Krankheiten

Höre nicht auf das, was andere sagen,
geh hin und kümmere Dich selbst.

DMSO und MMS (verkannte „Wundermittel“!?)

DMSO

Dimethylsulfoxid (DMSO) ist seit nahezu 150 Jahren bekannt und mittlerweile ein vielseitig eingesetztes Therapeutikum. Der russische Wissenschaftler Alexander Saytzeff synthetisierte diesen Stoff mit der chemischen Formel $(CH_3)_2SO$ erstmals im Jahre 1866. Im Jahr darauf, 1867, wurde seine Entdeckung erstmals in einem deutschen Journal publiziert. Erkannt wurde der therapeutische Wert von DMSO allerdings erst etwa ein Jahrhundert später, im Jahr 1961. DMSO, eine klare Flüssigkeit, riecht etwas faulig und leicht nach Knoblauch. Dr. Stanley Jacob von der Oregon Health Sciences University „entdeckte“ DMSO ein zweites Mal, als er auf der Suche nach einem passenden Konservierungsmittel für Organe war, die für eine Transplantation vorgesehen waren. Er stellte fest, dass DMSO sehr schnell und tief in die menschliche Haut eindrang. So begann er also mit DMSO zu experimentieren, und fand bald heraus, dass dieser Stoff sehr vielseitig verwendbar war.

In der Tat ist die therapeutische Bandbreite von DMSO außerordentlich umfassend. Es neutralisiert eine der am häufigsten vorkommenden Gruppen von zellschädigenden Freien Radikalen, die Hydroxylradikale, indem es sich mit ihnen in einem chemischen Vorgang verbindet und über die Nieren ausgeschieden wird. Andere Freie Radikale werden auf die gleiche Art gebunden.

DMSO erhöht zudem die Durchlässigkeit (Permeabilität) der Zellmembranen, sodass es den Zellen ermöglicht wird, sich einfacher von Giftstoffen zu befreien.

Therapeutische Eigenschaften von DMSO

- Es blockiert Schmerzen
- Es ist entzündungshemmend
- Es ist fungizid (pilzhemmend)
- Es stimuliert die Wundheilung

Es wirkt bei:

- Verbrennungen
- Entzündungs- und Schmerzzuständen
- Arthritis und rheumatoider Arthritis
- Nasennebenhöhleninfektionen
- Interstitieller Cystitis (Entzündung der Harnblase)
- Sklerodermie (Bindegewebsverhärtung, lederartige Haut)
- Herpes und Gürtelrose
- Multipler Sklerose (chronisch entzündliche Erkrankung des zentralen Nervensystems)
- Systemischer Lupus erythematodes (systemische Autoimmunerkrankung)
- Sarkoidose (systemische Erkrankung des Bindegewebes)
- Thyroiditis (Entzündung der Schilddrüse)
- Colitis ulcerosa (chronisch entzündliche Darmerkrankung)
- Lepra
- Krebs und vielen anderen Krankheitszuständen

DMSO hat einen nicht ganz leichten Weg zur Anerkennung hinter sich. Nachdem die erste Euphorie, ein vermeintliches Wundermittel in den Händen zu halten, vorüber war, sprach 1965 die amerikanische Arzneimittelzulassungsbehörde FDA ein Verbot aus, weil Kaninchen, Hunde und Schweine nach hohen Dosen DMSO kurzsichtig wurden. Ansonsten konnte man trotz nachhaltiger Forschung keine weiteren Nebenwirkungen feststellen. Die Kurzsichtigkeit betraf ausschließlich diese drei Tierarten, andere Spezies, auch der Mensch, waren nicht betroffen.

Trotzdem forderte die FDA, um die Wirksamkeit von DMSO anerkennen zu können, die Durchführung einer Doppelblindstudie, die sich aber selbst ausschließt, da der über die Haut ausströmende strenge Geruch des Mittels, unabhängig von der verwendeten Menge, sein Vorhandensein unmittelbar verraten würde. Dr. Jacob ist der Meinung, dass der Ruf, DMSO sei ein Wundermittel, DMSO geschadet habe. Möglicherweise macht der FDA auch zu schaffen, dass der Wirkungsumfang von DMSO so gewaltig ist, dass sie diesen Wirkstoff einfach nicht einordnen kann.

Letztendlich ließ sich die FDA „erweichen“ und genehmigte 1978 DMSO für die Behandlung von interstitieller Cystitis, einer schmerzhaften Harnblasenentzündung. Nur für diese klar umrissene Erkrankung dürfen amerikanische Ärzte DMSO verschreiben. Andere Anwendungen verstoßen sämtlich gegen geltendes Recht. Diese Auseinandersetzung spaltet bis heute die Medizin.

DMSO gegen Schmerzen, Entzündungen und zur Wundheilung

„Unzählige Studien wurden über DMSO erstellt, doch immer noch ist DMSO einer der am wenigsten verstandenen Wirkstoffe unserer Zeit. Mehr als elftausend wissenschaftliche Artikel über medizinische Anwendungen und mehr als vierzigtausend Artikel über die chemischen Eigenschaften sind bekannt und publiziert. Für Indikationen (Heilanzeigen) gegen Schmerzen, Entzündungen, Sklerodermie und Arthritiden sowie viele weitere Erkrankungen sind in etwa 125 Ländern Anwendungen beschrieben.“

Dr. R.D. Brobyn, Medical Center Bainbridge Island, Washington

Eigenschaften von DMSO nach Dr. R.D. Brobyn

- Es durchdringt biologische Membranen und transportiert Moleküle durch diese Membranen
- Es hemmt Entzündungen
- Es blockiert schmerzleitende Nerven
- Es hemmt das Wachstum von Mikroben
- Es hat entwässernde Wirkung
- Es verstärkt bestimmte Arzneien
- Es ist ein Cholinesterase-Hemmer
- Es fördert die unspezifische Resistenz gegen Infektionen
- Es erweitert die Blutgefäße
- Es entspannt die Muskeln
- Es fördert die Zellfunktion
- Es hemmt die Verklumpung von Blutplättchen
- Es schützt das Gewebe bei Bestrahlung oder Frost
- Es schützt das Gewebe bei Durchblutungsstörungen

Eine besondere Wirksamkeit wird DMSO für das große Feld der Entzündungen zugeschrieben, da sich hier die antioxidative Eigenschaft als „Radikalfänger“ im Entzündungsherd als sehr vorteilhaft erwiesen hat. Der ehemalige amerikanische Podologe, Dr. Morton Walker, heute als medizinischer Journalist und Autor tätig, zeigt seine volle Überzeugung für DMSO in seinem Buch „DMSO – Nature's Healer“, in dem er die Vielzahl der positiven gesundheitlichen Eigenschaften von DSMO überzeugend dargestellt hat. Selbst vor Röntgenstrahlung scheint DMSO zu schützen. Letztendlich zeigt Dr. Walker auf, dass DMSO aufgrund seiner einzigartigen Eigenschaft, Zellmembranen zu durchdringen, die Wirkung von Medikamenten wie Penicillin und Cortison u.a. verstärken kann. Wirkung zeigt DMSO auch gegen Mikroben, indem ihr Wachstum direkt gehemmt oder die Sensibilität für andere Medikamente erhöht wird.

Bei akuten Schmerzen setzt die schmerzstillende Wirkung von DMSO „praktisch sofort“ ein. Dagegen kann die Behandlung bei chronischen Schmerzen mehr als sechs Wochen andauern. Dabei ist DMSO mehr als „therapeutisches Prinzip“ denn als Arzneimittel zu sehen. Neben dem Antibiotikum- und dem Cortison-Prinzip ist DMSO in der Lage, einen neuen Abschnitt in der Behandlungstherapie einzuläuten.

In einer Studie der Cleveland Clinic Foundation, Ohio, 1978, wurde die entzündungshemmende Wirkung von DMSO an 213 Patienten mit entzündlichen urogenitalen Erkrankungen bestätigt. Die Majorität der Patienten erreichte eine deutliche Verbesserung des Krankheitszustandes einhergehend mit großer schmerzstillender Wirkung.

DMSO, „sicherer als Aspirin"

Unter der Leitung von Richard Charles Lebo, MD, wurde im State-Prison-Hospital in Vacaville, Kalifornien, vom November 1967 bis Februar 1968 eine Studie durchgeführt. Es sollte die allgemeine Toxizität von DMSO festgestellt werden. Den Teilnehmern dieses Versuches wurden in einer hohen Dosierung ein 80%iges DMSO-Gel auf die Haut aufgetragen. Das Ergebnis dieser extensiven toxikologischen Studie, die mit einer 3 bis 30-fach höheren Dosis im Unterschied zum klinischen Gebrauch durchgeführt wurde, lautet: *„DMSO stellt sich unter den vorgegebenen Bedingungen als sehr sicher dar."* Bestätigt wird die äußerst geringe Toxizität auch von Robert Herschler, dem Mitentdecker der pharmazeutischen Wirkung von DMSO. DMSO sei *„sicherer als Aspirin"*.

Der therapeutische Index weist tatsächlich aus, dass DMSO siebenmal sicherer ist als Aspirin. Nebenwirkungen, sofern man sie als solche überhaupt bezeichnen kann, sind ein knoblauchartiger Geruch und Hautreizungen, die jedoch nach mehrmaliger Anwendung von DMSO in der Regel abklingen. DMSO, intravenös gegeben, kann vorübergehend Kopfschmerzen auslösen. Es konnte aber weder eine Toxizität noch eine karzinogene Wirkung nachgewiesen werden. DMSO-Dämpfe sollten allerdings nicht eingeatmet werden.

Laut Robert Herschler liegen der FDA mindestens einhunderttausend Patientenberichte vor. Dass die FDA die Zulassung weiterhin verweigere, liegt seiner Meinung nach daran, dass die Behörde mit einem Mittel wie DMSO schlicht überfordert sei. Es seien weder die Mittel noch Mitarbeiter vorhanden, wird ein Angestellter der FDA zitiert, einen Stoff wie DMSO in entsprechender Weise zu würdigen. Offiziell begründet die FDA ihr kaum verständliches Vorgehen damit, dass der Wirkstoff nicht genügend Augenmerk in der Fachwelt gefunden habe, um die notwendige ordnungsgemäße Begutachtung durchlaufen zu können, die allen neu vorgestellten Medikamenten, ansonsten ohne Ausnahme, widerfahre.

Dass die „Medizinwelt" keinerlei Interesse an DMSO hat, begründet sich einfach darin, dass es gegen eine breite Palette von Erkrankungen Wirkung zeigt, sodass es in Konkurrenz zu vielen Produkten ihres eigenen Portfolios stünde. Zum anderen lässt sich aus marktstrategischer Sicht kein Patent auf DMSO anmelden, da es in identischer Zusammensetzung auch im industriellen Bereich zur Anwendung kommt.

Behandlung mit DMSO

Laut Dr. Morton Walker kann DMSO sowohl innerlich durch Spritzen oder Infusionen verabreicht, als auch oral eingenommen oder äußerlich aufgetragen werden. Entscheidend ist dabei nur der Reinheits-Faktor des Produktes, das immer Pharma- bzw. Lebensmittelqualität besitzen muss, um eine sichere Anwendung und Behandlung zu gewährleisten. Die hohe Durchdringungskraft des Mittels würde ansonsten Verunreinigungen in den Körper einschleusen und so den Organismus schädigen.

DMSO, oral eingenommen, erreicht seine höchste Konzentration im Blutserum nach etwa vier Stunden, über die Haut verabreicht nach vier bis acht Stunden. Nach etwa fünf Tagen ist DMSO im Regelfall nicht mehr nachweisbar.

DMSO in Deutschland

Der Ruhm von DMSO auf dem deutschen Markt war im November 1965 schon wieder Geschichte, nachdem die FDA ein Verbot ausgesprochen hatte. Die Markteinführung wurde als vorschnell bezeichnet. So plötzlich wie DMSO als „Wundermittel" auf dem Markt erschien, so plötzlich war DMSO kein Gesprächsthema mehr. Bald jedoch wurde nach weiterer Forschung bekannt, dass sich die einzige Nebenwirkung von DMSO, die Schädigung der Augenlinse, nur auf wenige Tiere bezog und nicht auf den Menschen zutraf. So wurde DMSO schon 1966 auf einem Symposium in Wien bescheinigt, dass es sich zur Behandlung traumatologischer Erkrankungen in der Unfall- und Sportmedizin und oberflächlich gelegener Entzündungen eigne.

Im Bereich chronischer Erkrankungen und degenerativer Gelenkerkrankungen wurde DMSO in der Therapie außerdem eine unterstützende Funktion zugebilligt. Für den deutschen Markt wurde die therapeutische Anwendung von DMSO im Jahr 1982 wieder freigegeben.

Der Entdecker des „Miracle Mineral Supplement" (MMS), Jim Humble, erklärte dazu, dass Tests und auch die Erfahrung belegen, dass DMSO direkt zu den von Krebs betroffenen Zellen gelangt und in diese eindringt. Nach seiner Theorie transportiert das DMSO so das MMS in die Krebszellen und tötet dort die Parasiten, die für das karzinogene Geschehen verantwortlich zeichnen. Allerdings sollte man, bevor man DMSO zusammen mit MMS anwendet, den Wirkstoff DMSO auf Verträglichkeit testen, da einige wenige Menschen auf DMSO allergisch reagieren oder Leberprobleme bekommen. Hierzu massiert man einen Tropfen DMSO in die Haut des Armes ein und wartet vierundzwanzig Stunden. Zeigt sich keine Hautreaktion, kann mit der Anwendung laut Humble begonnen werden.

Miracle Mineral Supplement (MMS)

Nehmen Sie an, Sie sind als Goldsucher tief im Dschungel eines afrikanischen Landes unterwegs und Sie werden von einer Stechmücke (Moskito) mit Malaria angesteckt, und weit und breit stehen Ihnen weder ein Arzt noch Medikamente zur Verfügung, während das Fieber erbarmungslos die Kontrolle übernimmt. Schlagartig wäre sicher Ihr Goldrausch verflogen, und Sie würden sich dringlich mit der Frage beschäftigen, was Sie in dieser nahezu ausweglosen Situation überhaupt tun können. Genau vor diese Frage wurde der US-Bürger Jim Humble gestellt, als er, wie auch andere Teilnehmer einer Expedition, von Moskitos mit Malaria infiziert wurde.

Außer einem hochwirksamen Desinfektionsmittel zur Wasserreinigung, im Sprachgebrauch als „stabilisierter Sauerstoff" bezeichnet (ClO_4, Chlor-Sauerstoffverbindung), führten sie nichts mit sich. Die Oxidationswirkung dieser bekannten Verbindung ist so stark, dass sie mühelos sämtliche Keime im Wasser abtötet. Etwa sechs Tropfen auf einen Liter Wasser reichen dazu aus. In seiner Not kam Jim Humble auf den Gedanken, dieses Wasserdesinfektionsmittel als Medikamentenersatz versuchsweise auszuprobieren. Er flößte es einem von Malaria geschüttelten Begleiter ein und durfte zu seiner großen Überraschung und Freude nach etwa einer Stunde feststellen, dass das hohe Fieber zurückging und nach weiteren vier Stunden verschwunden und der Erkrankte vollständig symptomfrei war.

Ein Bluttest in einem Krankenhaus bestätigte, dass sich auch Jim Humble mit Malaria angesteckt hatte. Statt der verordneten Medikamente schluckte er große Mengen des mit Desinfektionsmittel (ClO_4) versetzten Wassers. Wenige Stunden später war er genesen, der Malariatest am nächsten Tag war negativ.

Aus großer Verzweiflung war Jim Humble der Erste, der ein herkömmliches Wasserdesinfektionsmittel einnahm, in der Hoffnung, dessen Chemie würde die Mikroben im menschlichen Organismus zerstören. Obwohl das Desinfektionsmittel nicht optimal wirkte, es wies letztlich „nur" eine Erfolgsquote von etwa 70% auf, hatte Jim Humble grundsätzlich mit seiner Vermutung recht. Später fand er dann in unzähligen Tests heraus, dass ein ähnlicher Stoff, das Chlordioxid (ClO_2) als „stabilisierter Sauerstoff" einen noch wesentlich besseren oxidativen Effekt erzielt als das Desinfektionsmittel (ClO_4). Auch das Chlordioxid (ClO_2) wird seit etwa 100 Jahren zur Reinigung von Wasser sowie als keimtötendes Mittel in der Lebensmittelindustrie, in Schwimmbädern und Wasserversorgungseinrichtungen eingesetzt. Des Weiteren wird Chlordioxid in den USA zur Desinfektion von Fleischwaren eingesetzt.

Im Jahre 2001 wurden Räumlichkeiten der amerikanischen Administration mit Anthrax (Milzbrand) verseucht. Zur Dekontamination nutzte man vor allem Chlordioxid. Weitere Einsatzgebiete von Chlordioxid waren auch die Häuser in New Orleans, die nach der Überflutung durch den Wirbelsturm Katrina mit giftigem Schimmelpilz verunreinigt waren. In 1999 konstatierte die „Amerikanische Gesellschaft für Analytische Chemie", dass Chlordioxid der schlagkräftigste „Bakterien"-killer (pathogene Erreger) sei, den man kenne.

Nach Dr. Thomas Lee Hesselink, einem amerikanischen Arzt, könnte Chlordioxid, ordnungsgemäß dosiert oder im Körper selbst erzeugt, ohne dem Organismus zu schaden, zu einem der kraftvollsten Antibiotika heranreifen. In einem wissenschaftlichen Essay zeigt Dr. Hesselink auf, **dass Antibiotika-Resistenzen womöglich durch Chlordioxid aufgehoben werden.** Forschungsarbeiten gäben Anlass zu der Hoffnung, dass eine Verabreichung von Sauerstoff oder anderer oxidierender Stoffe Antibiotika-Resistenzen neutralisiert.

Chlordioxid ist ein „oxidierendes Biozid" (Wirkstoff gegen Pilze und Mikroben), das den Nährstofftransport, der regelhaft über die Zellwände stattfindet, unterbricht. Jim Humble beschreibt es etwas dramatischer: *„Ein einzelnes Chlordioxid-Ion lässt einen Erreger augenblicklich „explodieren", wenn es im Organismus auf einen Erreger trifft."* Auch wenn Jim Humbles Aussage wenig wissenschaftlich ist, falsch ist sie trotzdem nicht, weil Chlordioxid ein extrem gefährlicher Sprengstoff ist. Chlordioxid ist nicht transportabel, da es jedes Behältnis zerstören würde. Aus diesem Grund wird Chlordioxid immer dort hergestellt, wo es gerade benötigt wird, z.B. im Körper. Im wissenschaftlichen Kontext wird von Oxidation und nicht von Explosion gesprochen. Chlordioxid ist ein ausgesprochen hungriger Elektronenräuber, der allen Pathogenen (Erregern, Parasiten etc.) oder Giftstoffen augenblicklich Elektronen entzieht, was die unerwünschten Eindringlinge nicht überleben können. Durch diese chemische Reaktion mit den Pathogenen oder Giftstoffen zerfällt auch das Chlordioxid-Molekül (ClO_2) und setzt Sauerstoff (O_2) frei, der sich mit Wasserstoff ($2H_2$) zu Wasser ($2H_2O$) oder mit Kohlenstoff (C) zu Kohlendioxid (CO_2) verbindet. Das durch diese Reaktion entstandene, nun ladungsneutrale Chlor-Ion geht eine Verbindung mit Natrium zu herkömmlichem Speisesalz (NaCl) ein.

So entstehen im Organismus aus dem aggressiven Chlordioxid-Molekül drei harmlose einfache Substanzen, während schädliche Pathogene oder Giftstoffe diesen chemischen Verwandlungsprozess nicht überleben. Der eigentliche Grund dafür, dass das stark ätzende Chlordioxid de facto nur pathogene Erreger zerstört, ist darin zu suchen, dass deren pH-Wert im sauren Bereich, d.h. < 7 liegt. Übersäuerung ist immer der Nährboden für Krankheit.

Chlordioxid ist so explosiv, dass es uns bei dem Versuch der Einnahme buchstäblich um die Ohren fliegen könnte, bevor es sicher im Mund ankäme. So waghalsig muss man auch gar nicht sein, denn es gibt die Möglichkeit, das aggressive Chlordioxid durch Natrium in eine molekulare Zwangsjacke zu stecken, die es ruhig stellt. Es entsteht das nicht mehr explosive „Natriumchlorit = $NaClO_2$". Das chemisch stabile Natriumchlorit ist die Ausgangssubstanz von Jim Humbles „Miracel Mineral Supplement" (Master Mineral Solution), MMS, das in seiner Wirksamkeit im Vergleich zu stabilisiertem Sauerstoff um das Eintausendfache verbessert ist.

Durch die Magensäure entsteht aus dem hoch alkalischen Natriumchlorit das antibakterielle, hochaktive Chlordioxid, das auf diese Weise in winzigen Mengen direkt im Organismus gebildet wird, wo es seine keimtötende Aufgabe ohne jede Nebenwirkung umsetzen und voll entwickeln kann. Der Mensch oder das Tier sind laut Humble im Unterschied zu den Mikroben gegen Chlordioxid weder verletzbar noch gefährdet.

Bei seiner Forschungstätigkeit entdeckte Jim Humble, wie man die Wirksamkeit und die Einnahme von Natriumchlorit noch weiter steigern und verbessern kann, wenn man die Natriumchlorit-Lösung (Flüssigkeit mit ca. 28% $NaClO_2$) mit Essig- oder Zitronensäure vermischt und etwa 3 Minuten unberührt stehen lässt. Durch das Mischen mit Säure anstatt mit Wasser wird die stark basische Lösung neutralisiert, und es entstehen größere Mengen an Chlordioxid als mit Wasser. Der Prozess der Chlordioxid-Bildung läuft dabei über einen langen Zeitraum von mehreren Stunden sehr kontrolliert ab, man spricht dann von einer retardierten (verzögerten) Wirkung. Aufgrund der Tatsache, dass rote Blutkörperchen (Erythrozyten) in der Regel nicht in der Lage sind, zwischen Sauerstoff (O_2) und Chlordioxid (ClO_2) zu differenzieren, wird Chlordioxid wie Sauerstoff unverzüglich von den roten Blutkörperchen aufgenommen und in die Blutbahn verbracht. Trifft nun ein Malaria-Parasit in der Blutbahn auf ein Chlordioxid-Molekül, zerfallen beide sofort in einer chemischen Reaktion. Chlordioxid setzt dabei hundertfach mehr Energie frei als Sauerstoff, trotzdem werden nur betroffene Zellen oder schädliche Krankheitserreger angegriffen. Werden keine Erreger oder kranke Zellen gefunden, baut sich das Chlordioxid auf einfache Weise zu Salz und Sauerstoff ab. Das zusätzlich anfallende Salz bereitet dem Organismus keine Probleme, da nur kleine Mengen der Lösung aufgenommen werden. **Die empfohlene Anfangsmenge sollte einen Tropfen der MMS-Lösung („Miracel Mineral Supplement" = MMS = Natriumchlorit) in keinem Fall überschreiten.**

MMS unter einem Dunkelfeldmikroskop betrachtet, offenbart seine belebende Wirkung auf das Blut. Während sich die Erythrozyten im belasteten Blut nur schlecht abzeichnen, häufig sind die roten Blutkörperchen sogar miteinander verklebt („Geldrollen-Syndrm", weist auf Protozoen, Übersäuerung und Mineralstoffmangel hin), zeigt das Blut neunzig Minuten nach der Gabe von zehn mit Essigsäure aktivierten Tropfen MMS ein auffällig verbessertes Bild. Die Verklebung der roten Blutkörperchen ist deutlich zurückgegangen, und die weißen Blutkörperchen (Leukozyten) bewegen sich wieder verstärkt zu den noch verbliebenen Verklumpungen hin. Nach der Einnahme von MMS agieren die Leukozyten zehnmal aktiver.

Die methodisch logische Forschung, die Jim Humble schließlich MMS entdecken ließ, begann er völlig mittellos. Über das Internet schloss er Brieffreundschaften in der ganzen Welt, so auch mit Moses Augustino, einem Mann aus Tansania. Eines Tages bat Moses Augustino Jim Humble, ihm 40 Dollar zu schicken. Obwohl dies für Jim Humble zu diesem Zeitpunkt sehr viel Geld war, schickte er Moses das Geld, weil er daran interessiert war, dass der stabilisierte Sauerstoff an Malaria-Patienten in Tansania ausprobiert wurde. Die vierzig Dollar erwiesen sich in der Folge als wichtige Investition. Moses Augustino verabreichte den stabilisierten Sauerstoff gemäß den Anweisungen Jim Humbles einer großen Anzahl Malaria-Kranker. Obwohl das Mittel nicht immer den erhofften Erfolg brachte, war das Ergebnis doch insgesamt so bedeutend, dass es Aufmerksamkeit erregte und ein Arzt begann, seine Patienten ebenso mit Erfolg mit stabilisiertem Sauerstoff zu behandeln. Jahre später arbeitete Jim Humble vorrangig in Afrika sowohl mit vielen Ärzten als auch Missionsstationen und Hospitälern zusammen. Zahlreiche Dankschreiben aus Uganda, Tansania, Kenia, Malawi, Sierra Leone und weiteren Ländern bezeugen den enormen Erfolg des MMS. Schon vor Jahren schätzte man die Zahl der durch MMS geheilten Malariafälle auf mehr als 75.000.

Die Regierung des ostafrikanischen Landes Malawi hat das Mineralien-Präparat MMS mittlerweile offiziell zugelassen, und es steht nun jedermann zur Einnahme frei. Bei einer in einem malawischen Gefängnis durchgeführten, wissenschaftlich kontrollierten klinischen Studie mit MMS wurde eine Erfolgsquote von 99% konstatiert. Weitere staatlich kontrollierte Studien waren im Ergebnis nahezu deckungsgleich. In Uganda lag die Erfolgsquote bei den mit MMS behandelten Malaria-Patienten, die sich in beinahe kaum glaublichen vier bis acht Stunden erholten, bei mehr als 90%. Diese atemberaubenden Ergebnisse stehen ohne Ausnahme in einer Reihe mit vielen anderen.

Ebenso erfolgreich scheint MMS auch bei „AIDS" zu wirken. Dabei gilt es zu unterscheiden zwischen AIDS als Stoffwechselkrankheit und „AIDS durch HIV" initiiert. Letzteres ist bis dato unbewiesen und gilt daher als nicht existent. Untersuchungen bei den an der Stoffwechselkrankheit AIDS Erkrankten in Uganda wiesen aus, dass wenige Tage, nachdem MMS eingenommen wurde, 60% der Erkrankten als geheilt galten. Einen Monat später manifestierte sich eine Geheilt-Quote von 98%. Über mehr als acht Monate hat ein Arzt in der Hauptstadt Ugandas, Kampala, 390 an der Stoffwechselkrankheit AIDS Erkrankte mit MMS behandelt. Viele davon waren aus dem Krankenhaus entlassen worden, um im Kreis ihrer Familie sterben zu können. 388 der 390 Entlassenen konnten sich binnen weniger Tage bis zu einem Monat erholen, sodass sie wieder arbeiten konnten. Sie fühlten sich nach der Therapie mit MMS wieder vollkommen gesund, nur zwei der Erkrankten starben.

Auch ein Hospital im mexikanischen Bundesstaat Sonora, das sich auf Krebs spezialisiert hat, setzt MMS mit Erfolg ein. MMS wird hier erfolgreich als Gegenmodell zur Schulmedizin eingesetzt, um fiebrige Erkrankungen und degenerative Tumore zu versorgen. Auch bei anderen Tumoren und bei Prostata-Krebs kam es mit MMS zu einer deutlichen Verbesserung der Symptomatik, so der hier verantwortliche Arzt.

Einsatzgebiete von MMS

- Infekte der Schleimhaut des Rachens und Pyorrhea (Zahnfleisch-Entzündung), Zahnabszesse, Herpes (Chlordioxid ist Bestandteil in Mundpflegeprodukten)
- Sonnenbrand, Hautverbrennungen, Insekten-/Wespenstiche
- rheumatoide und lymphale Arthritis
- Hepatitis A, B und C
- akute Asthma-Anfälle
- Oxidation und Neutralisierung von Schwermetallen (Blei, Quecksilber etc.)
- Oxidation und Neutralisierung von Giften (Abfall von Erregern, Parasiten etc.)
- Oxidation und Neutralisierung von Schlangen-, Spinnen-, Wespen- und Quallen-Gift (oral und über die Haut anwendbar)
- Pilzerkrankungen der Haut und der Nägel (oral und über die Haut anwenden)
- Wirksam auch bei Sinusitis, orale Einnahme wie bei MMS indiziert oder als Mundspülung (3 bis 5 Tropfen als 10-20-minütige Mundspülung, 3 x täglich).
- Beseitigt krankmachende Erreger aus der Synovialflüssigkeit in den Gelenken, sodass sich geschädigte Gelenke (Knorpel) schneller erholen können.

Achtung

Bei geschwächten und oder sensiblen Menschen kann die starke Wirkung des MMS bei Einnahme einer zu großen Menge unangenehme Nebenwirkungen auslösen. Das können Durchfall, Bauchschmerzen, Übelkeit oder Kopfschmerzen sein. Hervorgerufen werden diese Beschwerden durch die Zerstörung einer großen Anzahl von Krankheitserregern in einem kurzen Zeitraum. Dabei werden so viele Gifte freisetzt, dass der Körper nicht mehr in der Lage ist, sie gleichzeitig zu entsorgen, sprich über die Körperflüssigkeiten auszuschwemmen. Es kommt zu kurzfristigen Vergiftungserscheinungen, die als Herxheimer-Reaktion bekannt sind. Beginnen Sie daher die Therapie **immer mit kleinen Dosierungen**, die Sie dann nach und nach steigern, sofern keine negativen Reaktionen auftreten.

Zudem ist Vorsicht angeraten bei Menschen, die an einer Chlorallergie oder an Leber- oder Nierenfunktionsstörungen leiden. Auch sollten Bluter oder Menschen, die blutverdünnende Medikamente oder dauerhaft Medikamente einnehmen oder vor einer Operation stehen, sachverständige Beratung einholen, da MMS das Blut verdünnt. Erfolge gibt es auch bei der Behandlung von Krebs mit MMS. Patienten konnten sich allein durch die Tatsache von ihrem Hautkrebs befreien, dass sie zweimal am Tag die erkrankten Stellen mit fünfzehn Tropfen MMS betupften. Innerhalb einer Woche trocknete der Hautkrebs aus, um sich dann von selbst abzulösen.

Ein erstes Erfolgserlebnis mit MMS hatte Jim Humble bei einem Bekannten, der an Bauchspeicheldrüsenkrebs erkrankte und sich in der Mayo-Klinik einer Operation unterzogen hatte. Nach einer weiteren Krebsdiagnose, nach der er nochmals in der Mayo-Klinik operiert werden sollte, entschied er sich vorab, eine Therapie mit Chlordioxid zu versuchen. Die Lösung wurde mittels Essig als Aktivator hergestellt. Nach kaum zwei Wochen verringerten sich seine Krebswerte von 82 auf 71 auf 55 auf 29, und nach drei Monaten war sein Wert auf unter 5 gefallen. Seine Ärzte in der Mayo-Klinik konnten sich diese Verbesserung nicht erklären, und als der Wert noch weiter sank, wurde die terminierte Operation abgesagt. Kurze Zeit darauf wurde der Bekannte Jim Humbles von weiteren Untersuchungen entbunden und als völlig geheilt entlassen. Nach Jim Humble ist dies nur einer von ungezählten Fällen, in denen der Krebs durch das Mineralienmittel MMS besiegt wurde.

Auf einem Selbsthilfeforum von Morgellons-Kranken (nicht definierte Krankheit, äußert sich durch starken Juckreiz, bunte Haare wachsen aus der Haut, der Organismus verfällt langsam, ein Gefühl wie Würmer unter der Haut) gab ein Mann seine Erfahrung mit einem an Morgellons Erkrankten weiter, dem er einen einzigen Tropfen MMS verabreicht hatte. Innerhalb weniger Minuten nach Einnahme eines Tropfens MMS bekam der Erkrankte starken Durchfall, der die Nacht über anhielt. In der Toilette schwammen dann jeweils weiße Würmer. Hautausschläge, Hautschwellungen und das ständig vorhandene Gefühl von krabbelnden Käfern unter der Haut waren am nächsten Morgen verschwunden oder hatten ihre Farbe und Schwellung verloren. Zum ersten Mal, so der Erkrankte, habe er Hoffnung und fühle, dass ein Mittel wirklich wirke.

Ein Mittel, auf das die Welt sehnsüchtig gewartet hat, sollte man als normal sozialisierter Mensch denken. Weit gefehlt, die Einflussreichen und Mächtigen, insbesondere die Pharma-Lobby, sehen das völlig anders. So hat die FDA (amerikanische Zulassungsbehörde für Arzneimittel) ein Gesetz durchgedrückt, das es ihr ermöglicht, alle Heilmittel abzulehnen, die nicht durch das wissenschaftlich standardisierte Prüfverfahren, das etwa fünfzig Millionen Dollar kostet, auf ihre Wirksamkeit hin überprüft wurden. Wer oder welches Unternehmen kann sich so etwas schon leisten? Unzählige positive Erfahrungsberichte und Heilungen unterschiedlichster Krankheiten mit MMS zählen für die FDA nicht und bleiben unberücksichtigt. Entsprechend handelt auch die WHO (Weltgesundheitsorganisation). Auch für die WHO zählen empirische Fakten, die einer objektiven Beweislage mehr als gleich kommen, nicht. Zu einem Zeitpunkt, als in Afrika bereits mehr als 35.000 Patienten erfolgreich mit MMS gegen Malaria behandelt worden waren, erklärte die WHO, dass das Mittel nicht wirke, weil ihre Wissenschaftler Labormäuse mit MMS behandelt hätten, diese aber nicht gesund geworden wären.

Was bleibt, ist der langwierige Weg über die Menschen, die Masse, das Volk. Was vielen Menschen bekannt ist, lässt sich letztendlich auch nicht mehr durch die sogenannten Mächtigen unterdrücken. Es bleibt demnach uns, den einfachen Bürgern überlassen, dafür Sorge zu tragen, dass dieses starke natürliche Antibiotikum bekannt gemacht wird und bedingungslos angewendet werden kann.

Anwendung von MMS

Grundsätzlich sollte man, sofern man sich zu einer Therapie mit MMS entschlossen hat, mit einem Tropfen MMS und 1 Tropfen zugemischtem Aktivator (z.B. 50%ige Zitronensäure) beginnen, jeweils morgens und abends ein bis zwei Stunden vor dem Essen. Bei einem empfindlichen Magen können Sie vorher auch ein wenig essen. Die Wirkung wird hierdurch allerdings vermindert, ist aber längerfristig gesehen auch in Ordnung und wirksam. **Dramatisch wirken sich hingegen Vitamin C und andere Oxidantien aus, sie sind deshalb auszusetzen!** Die einfache Anleitung zur Anwendung von MMS entnehmen Sie bitte dem jeweiligen Beipackzettel; sämtliche relevanten Informationen lassen sich auch über das Internet beziehen. Wenden Sie die Mundspülung an, achten Sie bitte auf Ihre Zähne, da MMS sehr sauer ist und die Zähne zerstören kann. Besser Sie spülen mit dem u.e. CDS, das basisch ist.

CDS (CDL)/CDS Plus (Chlordioxid), ein neues Produkt

(nachfolgend CDS genannt, ein Substitut für MMS)

Chlordioxid (ClO_2) ist eine hochpotente Substanz, die den Stoffwechsel schädlicher Erreger im menschlichen Körper unterbindet (wie z.B. auch das MMS) und auf diese Weise vollständig abtötet. Chlordioxid, in Wasser gebunden, ist ein oxidierendes Biozid, CDS, CDL, CDI oder CDS Plus genannt. Kein Erreger, kein Keim, kein Parasit besitzt die Fähigkeit, den Oxidationsprozess, der durch Chlordioxid eingeleitet wird, zu überstehen. Auch Belastungen durch Übersäuerung oder Schwermetalle können durch eine Oxidation mit Chlordioxid beseitigt werden. Durch den Oxidationsprozess zerfällt das Chlordioxid, vereinfacht dargestellt, in drei harmlose Grundsubstanzen, Wasser, Sauerstoff und Speisesalz, also in ganz natürliche Ingredienzien; es geht kaum gesünder oder natürlicher.

Mittlerweile ist Chlordioxid (CDS) weltweit sehr gut erforscht und wird auch in der Medizin mit großem Erfolg eingesetzt. Die Nebenwirkungsfreiheit und Sicherheit von Chlordioxid-Lösungen am Menschen wurden in einer großen klinischen Studie mit über 20.000 Probanden in 3 Testphasen unbestritten belegt. Die Testpersonen erhielten während des Testzeitraums jeweils eine Dosis von 24 mg Chlordioxid/Liter, das entspricht etwa 10 ml einer handelsüblichen 0,3%igen Chlordioxid-Lösung.

In den Jahren 1982/1984 wurde durch die WHO eine Studie über die orale Einnahme von wässrigen Chlordioxid-Lösungen durchgeführt, mit dem Ergebnis, dass mit unterschiedlichen Chlordioxid-

Dosierungen keine signifikanten Nebenwirkungen im Blut und Urin, beim Blutdruck und EKG und bei der Puls- Herz- und Atemfrequenz festgestellt wurden.

Auch die EPA (Environmental Protection Agency, USA) hat eine Reihe von Studien an Mensch und Tier bezüglich der oralen Einnahme von Chlordioxid-Lösungen in Auftrag gegeben und andere Studien aus der Literatur zusammengefasst. Sie kam zu dem Ergebnis, dass sogar eine Überschreitung des 100-fachen der gesetzlich erlaubten Menge von Chlordioxid im Trinkwasser zu keinen negativen Auswirkungen, weder an Mensch noch Tier, führte. Die 100-fache Konzentration bezieht sich hierbei auf den Grenzwert in den USA, der dort sehr viel höher liegt als in Europa.

Chlordioxid, eine preisgekrönte Substanz (Medikament)
Als Medikament hat das Chlordioxid als „SOLUMIUM®-Lösung" (0,12% Chlordioxid und 99,88% Wasser) schon seinen Weg in die Medizin gefunden. Als Anwendungsgebiete gibt der Hersteller dieses Medikaments das Abtöten sämtlicher bekannter Erreger (z.B. Pilze, Parasiten und „Viren") in Mensch und Tier an. Nebenwirkungen sind nicht bekannt. Die Einsatzgebiete von SOLUMIUM sind: Hautinfektionen, Hautverletzungen, offene Wunden, Herpes, Blasenentzündungen, Pilzerkrankungen, MRSA, Parodontose, Zahnschmerzen, allgemein Krankheiten im Mund, Mandelentzündung, Gerstenkörner, Juckreiz uvm.

Am schwedischen „Board of Trade" gewann SOLUMIUM in 2015 den GRAN-Preis, eine hohe Auszeichnung der Schwedischen Handelskammer. Die Botschaft von Schweden brachte hierzu folgende Pressemitteilung heraus (auszugsweise): *„SOLUMIUM ist ein sehr effektives, umwelt- und menschenfreundliches Desinfektionsmittel auf Basis hoher Reinheit von Chlordioxid. Der Board-of-Trade-Preis hat zum Ziel, die allgemeine Lebensqualität der Menschen zu verbessern. Prof. Dr. Zoltán Noszticzius, ein mit dem Polanyi-Preis ausgezeichneter Professor und Doktor der chemischen Wissenschaften, gewann dieses Jahr den „Grand Prix" für das Präparat „Solumium", das hocheffiziente und umweltfreundliche Desinfektionsmittel, welches helfen kann, das globale Problem der Antibiotikaresistenz zu lösen."* So hat zumindest schon Schweden den höchst wertvollen medizinischen Ansatz Chlordioxid als potentes Mittel gegen das weltweite Problem der Antibiotikaresistenz einzusetzen erkannt und umgesetzt.

Durch Chlordioxid (CDS/CDS Plus/SOLUMIUM) ist die gesamte Antibiotika-Forschung gegen multiresistente Keime obsolet. Kein Patient müsste mehr wegen einer Antibiotikaresistenz sterben, würde nur die enorme Potenz von Chlordioxid zur Vernichtung pathogener Erreger erkannt und angewandt.

Das „Japanese Journal of Infectious Diseases" veröffentlichte im Januar 2015 eine wissenschaftliche Studie mit dem Titel „Chlorine dioxide is a superior disinfectant against multidrug resistant Staphylococcus aureus, Pseudomonas aeruginosa and Acinetobacter baumannii". Dies belegt ein weiteres Mal die hohe Effektivität von Chlordioxid. Bei allen Infektionskrankheiten, bei denen pathogene Erreger/Mikroorganismen wie Parasiten, Pilze etc. eine Rolle spielen, könnte demzufolge Chlordioxid als sehr wirksames Medikament, auch das Immunsystem stärkend, eingesetzt werden. Chlordioxid kann sowohl oral, rektal als auch als Injektions- und Infusionslösung eingesetzt werden. Insbesondere scheint die Mundspülung (10 min, etwa 3 bis 4 Tropfen jeweils) eine positive Wirkung zu erzeugen, da das Chlordioxid über die Mundschleimhaut direkt in das Blut gelangt und nicht erst verstoffwechselt werden muss. Negative Reaktionen sind nach derzeitigem Kenntnisstand nicht zu erwarten.

1 ml CDS entspricht etwa 2 bis 3 Tropfen aktiviertem MMS.

Chlordioxid in der Blutbahn
Chlordioxid tötet pathogene Erreger im menschlichen Organismus in wenigen Millisekunden ab. Tier oder Mensch haben jedoch nichts zu befürchten, sie sind gegen Chlordioxid gefeit, da zwischen körpereigenen Zellen und pathogenen Erregern ein höchst unterschiedliches biophysikalisches Spannungsgefüge (Redoxpotenzial) besteht. Chlordioxid ist nicht in der Lage, körpereigenen Zellen Schaden zuzufügen.

Chlordioxid ist mit dem amerikanischen Patent „US 5019402“ als „Verfahren zur Desinfektion von Blut und Blutbestandteilen unter Zugabe von Chlordioxid“ in der Humanmedizin zugelassen! Die einfache Anleitung zur Anwendung von Chlordioxid entnehmen Sie bitte dem jeweiligen Beipackzettel; sämtliche relevanten Informationen erfahren Sie auch über das Internet.

Eine neue Mineral-Lösung, MMS2

MMS2 (Hypochlorsäure), ein neues „Wunder-Mineral“? Es hat das Potential, zu einem der wichtigsten Arzneimittel zu werden, das den Menschen jemals zur Verfügung stand. Hypochlorsäure nutzt das menschliche Immunsystem, um sämtliche bekannten Krankheitserreger im Körper zu zerstören. Die Säure selbst wird vom Immunsystem leider nicht in ausreichender Menge selbst produziert und stellt eine der wichtigsten Säuren des Körpers dar. Ist eine ausreichende Menge Hypochlorsäure im Organismus vorhanden, eliminiert sie den größten Teil der Krankheitserreger. MMS2 (Hypochlorsäure) lässt sich mit keinem anderen Mittel, keiner anderen Medizin vergleichen, auch nicht mit Antibiotika. Es ist für sich gesehen einmalig, jeder Vergleich wäre unzureichend und würde MMS2 in keiner Weise gerecht. MMS2 tötet jeden Erreger auf der Stelle, indem es durch die Hülle in den Erreger eindringt. Gegen Antibiotika können sich pathogene Resistenzen entwickeln, die den Krankheitserreger nahezu unangreifbar machen. Gegen MMS2 ist eine Resistenz nicht möglich. Um Hypochlorsäure herzustellen, benötigt man ausschließlich eine preiswerte Chemikalie, das Kalzium-Hypochlorit. Im Organismus wird das Kalzium-Hypochlorit dann in Hypochlorsäure umgewandelt.

MMS und MMS2 stehen gerade erst am Anfang einer Entwicklung. Viele positive Ergebnisse der letzten Jahre geben jedoch Grund zu der Annahme, dass MMS in Kombination mit MMS2 die meisten Krankheiten wirklich heilen kann. MMS und MMS2 sind für den menschlichen Körper keine giftigen Substanzen und sollten daher auch, sofern keine Übertreibungen stattfinden, sprich überhöhte Dosierungen eingenommen werden, keinen Schaden anrichten. **Denken Sie immer daran, auch der gesündeste Stoff kann in großen Mengen genommen gesundheitlichen Schaden anrichten.**

In Schwimmbädern wird die Hypochlorsäure seit langem zur Desinfektion eingesetzt. Der Stoff, der dies ermöglicht, ist Kalzium-Hypochlorit, das, einmal mit Wasser versetzt, unmittelbar eine Wandlung in Hypochlorsäure erfährt. Hypochlorsäure ist eine Verbindung aus Wasserstoff, Sauerstoff und Chlor. 78%iges Kalzium-Hypochlorit kostet nicht mehr als etwa 8 Euro/kg.

Jim Humble berichtet von einem Krankheitsfall, bei dem ein Freund Prostata-Krebs hatte. Er sandte dem Erkrankten, der es akzeptierte, mit MMS2 behandelt zu werden, 50 Kapseln mit Kalzium-Hypochlorit zu. Der Erkrankte nahm 4 Kapseln pro Tag ein und fühlte sich nach der Einnahme der gesamten Dosis schon viel besser. Da er aber noch nicht ganz zufrieden war, nahm er weitere 50 Kapseln in gleicher Menge pro Tag ein. Als es dann zu einem Treffen zwischen dem Erkrankten und Jim Humble kam, konnte er berichten, dass er vollständig vom Prostata-Krebs geheilt war. So kam es, wie es kommen musste, weitere Männer wurden bei Prostata-Problemen und -Krebs mit Kalzium-Hypochlorit-Kapseln (MMS2) versorgt, die allesamt berichteten, dass sie sich entweder besser fühlten oder wieder gesund waren.

Nachdem es zunächst nur das hochwirksame MMS gab, ist nun mit MMS2 ein weiteres hochwirksames Mittel hinzukommen, das die Behandlung eines Erkrankten erst so richtig zur Genesung abrundet. MMS2 wirkt bei vielen Erkrankungen, es eliminiert Krankheitserreger, hilft Wunden und Hautprobleme zu heilen und es richtet dabei keinen Schaden an. Wirkliche Nebenwirkungen sind nicht bekannt. Forschungen bestätigen den exzellenten Wundheilungsfaktor von MMS2. Es macht sich auf den Weg, ernst genommen zu werden.

Machen Sie sich in jedem Fall über MMS, CDS und MMS2 sachkundig! Die Entwicklung ist in diesem Bereich rasant. In kurzen Abständen kommen jeweils neue interessante Informationen und Produkte hinzu. **Besprechen Sie eine Anwendung unbedingt immer auch mit Ihrem vertrauten Arzt!**

Der Trojaner

Backsoda (Natron) kennt jeder, man nutzt es als Treibmittel für Brot, Kuchen oder Gebäck. Dass Backsoda aber auch ein äußerst wirksames Heilmittel sein kann, ist kaum jemandem bekannt, obwohl Backsoda in früheren Zeiten zum Standard-Repertoire der Behandlung verschiedenster Krankheiten gehörte. Seit geraumer Zeit ist Backsoda auch zum ausgesprochen erfolgreichen Bestandteil alternativer Krebstherapien geworden.

Backsoda (Natriumbikarbonat, $NaHCO_3$) ist preiswert und sowohl in Drogerien als auch Supermärkten erhältlich. Unbedingt ist jedoch zu beachten, dass es sich um einwandfreies, reines, zusatzfreies Natriumbicarbonat, auch Natriumhydrogencarbonat, Bicarbonat oder Natron genannt, handelt. Dieses Natriumbicarbonat, Natriumhydrogencarbonat, Bicarbonat oder Natron, im nachfolgenden Backsoda genannt, ist eine um 1840 entdeckte, natürlich vorkommende Substanz. Sehr schnell erkannte man seine reinigenden Eigenschaften und die Fähigkeit, verschiedenste, auch chronische Erkrankungen aufgrund seines hohen pH-Wertes umfassend zu heilen. Der pH-Wert des Organismus lässt sich sehr einfach mit Backsoda regulieren, indem es überschüssige Säuren neutralisiert.

Einfache Anwendungen des Backsodas für Gesundheit und Wohlergehen

- Erkältungen und Grippe (einen Teelöffel in Wasser auflösen und einige Tage lang mehrmals am Tag trinken)
- müde oder schmerzende Füße (Backsoda ins Fußbadewasser geben)
- Schweißgeruch in Schuhen (Backsoda in die Schuhe streuen)
- Körper und Gesicht waschen (Haut wird weich und glatt)
- Achselgeruch (Backsoda unter die Achseln pudern)
- Mundgeruch und Karies (Spülungen mit Backsoda)
- Mit Backsoda die Zähne putzen soll die Zähne schnell weißen. Allerdings gilt zu beachten, dies nur bei gesundem Zahnschmelz zu tun, da beschädigter Zahnschmelz durch das Backsoda angegriffen werden kann.
- Sodbrennen (Einen viertel Teelöffel Backsoda in Zitronenwasser auflösen und trinken. Unmittelbar vor oder nach den Mahlzeiten nehmen Sie kein Backsoda ein, da ansonsten die Magensäure neutralisiert und das Verdauungssystem behindert wird.)
- Backsoda bindet auch schlechte Gerüche im Abfluss und im Kühlschrank
- Gemüse und Obst waschen (Backsoda dem Wasser beifügen)
- Haare waschen

Das nebenwirkungsfreie, sehr preiswerte und höchst effektive Backsoda wurde leider durch teure Medikamente der pharmazeutischen Industrie verdrängt. Man kann von Glück reden, dass vor einigen Jahren Ärzte wieder damit begonnen haben, Backsoda in ihre Behandlung aufzunehmen und in der Krebstherapie erfolgreich einzusetzen.

Krebstherapie mit Backsoda?

In dem lesenswerten Buch „Sodium Bicarbonate: Rich Man's and Poor Man's Cancer Treatment" (Natriumbicarbonat: Die Krebstherapie für reiche und arme Leute) legt der Arzt Dr. Mark Sircus ausführlich dar, warum Natriumbicarbonat (Backsoda) als das billigste, sicherste und vielleicht wirkungsvollste Krebsmedikament gelten kann, das je existiert hat.

Laut Dr. Sircus ist Backsoda in der Lage, Krebszellen zu vernichten. Interessanterweise wird Backsoda mittlerweile auch schon in der schulmedizinischen Krebstherapie eingesetzt. Onkologen verabreichen es in Kombination mit der Chemotherapie, um lebensnotwendige Organe vor den toxischen Substanzen des chemischen Giftcocktails zu schützen. Dr. Sircus vertritt sogar den Standpunkt, dass Chemotherapie-Patienten ohne die Beigabe von Backsoda kaum eine Chance hätten, die Chemotherapie zu überleben. Er verabreicht das Backsoda sowohl intravenös als auch mit Ahornsirup vermischt oral.

Der Onkologe Dr. Tullio Simoncini, in Rom lebend, geht einen etwas anderen Weg, er spritzt das Natriumbicarbonat direkt in den Tumorbereich. Beide Wissenschaftler verzeichnen jeder auf seine Art große Erfolge mit der „Backsoda-Therapie".

Der Trojaner Natriumbicarbonat (Backsoda, Natron)

Bei den meisten herkömmlichen Chemotherapie-Behandlungen treten teilweise brutale und gesundheitsgefährdende Nebenwirkungen auf, ganz im Gegenteil zu der „natürlichen Chemotherapie", die in der Krebsbehandlung Backsoda mit Ahornsirup einsetzt. Nebenwirkungen sind hier nicht bekannt, die Kosten sind verschwindend gering.

Auch wenn die Behandlung mit Backsoda praktisch nichts kostet, ist sie doch äußerst wirkungsvoll!

Grundlage der „Backsoda-Therapie" ist der Fakt, dass sich Krebszellen ausschließlich von Zucker (Kohlenhydrate) ernähren, sie verschlingen ihn regelrecht. So kam man zu der unglaublich einfachen, jedoch äußerst effektiven Lösung, dem menschlichen Organismus in Form eines trojanischen Pferdes einen Backsoda-Zucker-Komplex zuzuführen, um so das Backsoda ohne große Umstände in die Krebszelle einschleusen zu können. Der Zucker dient dabei ausschließlich als Transporteur, das für Krebszellen todbringende Backsoda in die Krebszelle einzubringen. Im Weiteren spielt Zucker, sobald er von der Krebszelle verschlungen wurde, keine Rolle mehr. Die Krebszelle kann diesen Trojaner-Backsoda-Angriff nicht überleben und stirbt durch das eingeschleuste Backsoda. Die für diese Therapie verwendete Mischung besteht aus reinem Ahornsirup und Backsoda. Beides wird miteinander vermischt und erwärmt, sodass sie eine „letale Einheit" bilden.

Herstellung des Backsoda-Zucker-Komplexes

Ein Teil Backsoda (Natriumhydrogencarbonat) wird mit drei Teilen Ahornsirup in einem Gefäß (Pfanne) unter fortdauerndem Rühren (ca. fünf Minuten), erwärmt. Täglich nimmt man davon je nach Befinden mehrere Löffel ein. Mit der oralen Einnahme wird der süße Ahornsirup gierig von den Krebszellen aufgesogen. (Krebszellen nehmen sehr viel mehr Glukose auf als gesunde Zellen.) Das so mit dem Ahornsirup eingeschleuste Backsoda dringt ungehindert in die Krebszelle ein, erhöht den pH-Wert, sodass der Krebszelle die Lebensgrundlage entzogen wird. Die Bezeichnung Krebszelle ist irreführend, gemeint sind ganz normale Zellen, die durch Parasiten verseucht sind. **Eine Krebszelle im Sinne des Wortes gibt es nicht!**

Unbedingt beachten!

Backsoda ($NaHCO_3$) auch Natriumhydrogencarbonat, Bikarbonat, doppeltkohlensaures Natron, Natriumbicarbonat, Speisesoda, Backsoda, Speisenatron oder auch Kaisernatron benannt, sollte auf keinen Fall mit **Natriumcarbonat (Na_2CO_3, Soda) verwechselt werden!** Backsoda (ein Natriumsalz der Kohlensäure) ist unter normalen Bedingungen ein farbloser, kristalliner Feststoff, der sich oberhalb von 50 °C durch Abtrennung von Kohlenstoffdioxid und Wasser zu **Natriumcarbonat (Na_2CO_3, Soda)** zersetzt. Mittlerweile werden immer mehr Erfahrungsberichte von an Krebs Erkrankten bekannt, die sich durch die Therapie mit Backsoda selbst geholfen haben. Beispielsweise sei hier Vernon Johnston aus Kalifornien vorgestellt, der seinen Prostata- und Knochenkrebs in Eigenbehandlung mit Backsoda und Melasse (honigartiger brauner Zuckersirup, der als Nebenprodukt bei der Zuckerherstellung z.B. aus Zuckerrohr oder Zuckerrüben anfällt) geheilt hat.

Vernon Johnston, Heilung von Prostata- und Knochenkrebs

Nachdem feststand, dass Vernon Johnston an Krebs erkrankt war, riet ihm sein Bruder, dringend den pH-Wert seines Organismus so hoch wie möglich zu halten, um dem Krebs die Basis des sauren Milieus zu entziehen.

Vernon war zudem nicht bereit, sich einer gesundheitsschädigenden herkömmlichen Behandlung mit Operation, Chemotherapie und Bestrahlung zu unterziehen. Er hörte von Dr. Mark Sircus und Dr. Tullio Simoncini, den beiden Krebsspezialisten, die seit einigen Jahren Krebs mit großem Erfolg unter Zuhilfenahme von Backsoda behandelten.

Damit das für die Krebszelle zerstörerische Backsoda in die Krebszelle eingeschleust werden konnte, brauchte es ein Transportmittel, einen Trojaner, nach Vorschlag der beiden Krebsspezialisten: Ahornsirup. Vernon hatte jedoch keinen Ahornsirup zur Hand, sodass er alternativ auf Melasse, einen honigartigen dunkelbraunen Zuckersirup zurückgriff. Vernon war unerschütterlich entschlossen, den Krebs in seinem Körper zu besiegen. Er führte penibel Tagebuch, indem er, so wie er es ausdrückte, „seinen Tanz mit dem Krebs“ dokumentierte. Neben der „Backsoda-mit-Melasse-Therapie“ stellte er seine Ernährung auf basische Lebensmittel um, nahm Mineralstoffe und Vitamine zu sich und suchte die Wärme der Sonne.

Aufgrund dieser gravierenden Umstellung in seiner Ernährung stieg der pH-Wert und die Sauerstoffkonzentration in seinem Organismus stark an. Um diese positive Veränderung und die Wirkung des Sauerstoffs noch zu steigern (Krebszellen hassen Sauerstoff) (siehe Wasser mit Ozon anreichern) machte Vernon darüber hinaus spezielle Atemübungen. Wochen später erhielt Vernon die Ergebnisse seiner letzten medizinischen Untersuchung. Sie bestätigten, worauf er hingearbeitet, wovon er allerdings nie zu träumen gewagt hatte: Er war sowohl vom Prostata- als auch vom Knochenkrebs vollständig geheilt. In den Valley News, einer kalifornischen Lokalzeitung, wurde seine Story veröffentlicht. Die Theorie der beiden Krebsspezialisten, Dr. Mark Sircus und Dr. Tullio Simoncini, dass die orale Einnahme von Backsoda ein gewaltiges Potential zur Heilung von Krebs besitzt, wurde so ein weiteres Mal eindrucksvoll bestätigt.

In einem seiner Newsletter führte Dr. Mark Sircus aus, dass seine Philosophie zur Behandlung von Krebs darin besteht, Krebs durch viele Maßnahmen gebündelt von allen Seiten her anzugreifen. Dazu gehört die gesundheitsfördernde Einnahme von konzentrierten Nährstoffen, Nahrungsergänzungsmitteln, Sport, Reflexzonenmassagen, Atemübungen, viel Sonne und natürlich die Backsoda-Ahornsirup-Therapie.

Vernon hat alle Maßnahmen, die er während seiner Behandlung durchgeführt hat, akribisch auf seiner Webseite, für jeden nachlesbar, aufgeführt. Der Erfolgsschlüssel ist ganz sicher immer eine ganzheitliche Vorgehensweise, die möglichst viele unterschiedliche Aspekte eines gesunden Lebens in die Therapie mit einbezieht. Keinesfalls sollte man sich nur auf die Einnahme einzelner Produkte beschränken.

Vitamin B17 (Laetrile)

Etwa zwölf Millionen Menschen erhalten jährlich die Diagnose Krebs. In Deutschland geht man von mehr als vierhunderttausend Neuerkrankungen in jedem Jahr aus, wovon knapp zwei Drittel an Krebs sterben. Trotz Unsummen an Forschungsgeldern ist es dem Komplex Medizin, Wissenschaft, Pharma-Industrie, Krankenhäusern und Ärzteschaft noch immer nicht gelungen, Krebs grundsätzlich zu heilen bzw. ein erfolgreiches Krebsheilmittel zu entwickeln. Was im Übrigen auch gar nicht nötig ist, da es diese Mittel schon seit Jahrzehnten gibt.

Einmal abgesehen von dem genialen Wissenschaftler Dr. Royal Rife, der schon um 1930 Geräte entwickelt hatte, die jeden Krebs innerhalb von ein paar Wochen heilten, gab es, neben weiteren Wissenschaftlern auf diesem Gebiet wie Dr. Hulda Clark, Dr. Weber, Dr. Beck, Tamara Lebedewa usw., den amerikanischen Arzt Ernst Theodor Krebs, der bereits um 1960 entdeckte – so seine Forschungsergebnisse und Feststellungen –, dass Krebs eine Mangelerkrankung ist. Unserer heutigen „modernen" Ernährung fehlt es u.a. an dem so wichtigen Vitamin B17 (auch Laetrile, Amygdalin oder Nitrilosid genannt).

Obwohl die heute angewandten Behandlungsmethoden Chemotherapie und Bestrahlung bis dato keine nachgewiesene Heilwirkung bei Krebs haben, werden die Patienten nach wie vor mit diesen Folterinstrumenten traktiert. Der Grund dafür ist so einfach wie offensichtlich, die Chemotherapie ist ein gewaltiges Geschäft. Ein Milliardengeschäft, das allein im Jahr 2020 weltweit (von 9 Firmen) etwa 68 Mrd. Dollar an Krebsmedikamenten umgesetzt hat. Jeder, der es wagen sollte, diesen gewaltigen Markt zu gefährden, wird von der Pharmalobby unerbittlich bekämpft.

Die Ablehnung von Neuerungen in der Medizin begründet sich darin, dass viele Menschen (Unternehmen) davon leben, dass etwas unheilbar sein soll!

Im Jahr 1950 extrahierte der Amerikaner Dr. Ernst T. Krebs einen Stoff, den er in der Folge in kristalliner Form isolierte und Laetrile nannte. Es folgten Tier- und Eigenversuche, die letztlich die Unbedenklichkeit auch für den Menschen belegten. Die Versuchsreihe mit an Krebs erkrankten Menschen konnte beginnen. Auf der Suche nach einem Produkt, aus dem sich in ausreichender Menge Laetrile extrahieren ließ, stieß Dr. Krebs 1952 auf Aprikosenkerne. Aufgrund der molekularen Zusammensetzung des von ihm so benannten Laetrils stufte er es als Vitamin ein, Vitamin B17. Nach seinen Forschungsergebnissen gab es für Dr. Krebs keinen Zweifel daran, dass Krebs eine Stoffwechselkrankheit ist, bei der ein Mangel an Vitamin B17 vorherrscht; vergleichbar mit Skorbut, einer Krankheit, die durch einen Mangel an Vitamin C ausgelöst wird. Lassen wir vorerst einmal diese sicher vereinfachte Darstellung so stehen und stellen die anderen Forschungsergebnisse der Entstehung von Krebs durch Parasiten (Protozoen, tierische Einzeller) hintan. Im Nachfolgenden erklärt sich, warum diese These zum Verständnis der Entstehung von Krebs ebenso wichtig ist.

Therapien mit Vitamin B17 brachten dann auch in der Folge phantastische Heilerfolge, die dem „Pharma-Kartell" natürlich nicht entgingen. Die Anwendung von Vitamin B17 und die damit verbundenen Erfolge wurden ihnen zu gefährlich, schließlich standen jährlich viele Milliarden Dollar Gewinn durch die Behandlung von Krebspatienten auf dem Spiel.

Es kam, wie es kommen musste, Vitamin B17 wurde nicht nur nicht anerkannt, es wurde mit allen der Pharma-Industrie zur Verfügung stehenden Mitteln bekämpft. Man stufte Vitamin B17 als hochtoxisch (giftig) ein und tat alles, den Beweis zu führen, dass Vitamin B17 bei Krebs wirkungslos blieb. In seinem Buch, „Eine Welt ohne Krebs" beschreibt und beweist G. Edward Griffin im Detail, mit welch perfiden Mitteln in den 1970er-Jahren gegen Vitamin B17 vorgegangen wurde. Kaum zu glauben, mit welcher Eiseskälte das Leben von Millionen von Menschen dem gewaltigen Profit der Pharma-Konzerne geopfert wurde und noch wird.

Vitamin B17 ist nicht patentierbar, da es ein Naturprodukt ist. Jedermann kann und darf es auf den Markt bringen, ein besonderer Gewinn ist mit diesem Heilmittel nicht zu machen.

Von den Medien, Funk, TV und der schreibenden Presse werden die Menschen bis zur Erschöpfung indoktriniert (gezielt manipuliert). Ein Leben lang wird uns suggeriert, Krebs sei die Volksseuche unseres Jahrhunderts, ein Damokles-Schwert, das unser Leben unzweifelhaft zerstört. Ein Mensch, der die Diagnose Krebs erhält, hat demzufolge nur noch nackte Angst, einen Ausweg scheint es nicht zu geben, logisches Denken und Handeln ist nicht mehr möglich, alles bricht in ihm zusammen. Der Boden für den Einsatz des gesamten medizinischen Apparates ist so wirkungsvoll bereitet.

Außerdem ist Krebs trotz seiner Häufigkeit immer noch mit einem schweren sozialen Stigma belegt, aufgrund dessen es vorkommt, dass sich sowohl Verwandte als auch Freunde von dem Betroffenen oftmals distanzieren.

Heute wie auch schon vor Jahren werden Krebspatienten bemitleidet und bedauert. Krebs ist ja nach wie vor furchterregend und gilt immer noch als unüberwindbar und unbesiegbar. Krebskranke haben das Gefühl, dass sich ihr Leben unwiederbringlich zum Negativen hin verändert hat. Sie wissen rein gar nichts über die Ursache ihrer Erkrankung oder die begleitenden Umstände. Hilfesuchend wenden sie sich vertrauensvoll an ihren Arzt oder an einen im System verankerten Mediziner, mit der Hoffnung, hier Trost zu erfahren oder einen Weg aus dieser für sie hoffnungslosen Lage aufgezeigt zu bekommen.

Mit dem Einlassen auf dieses medizinische Experiment beginnt dann in der Regel der unheilvolle Kreislauf eines Krebspatienten im medizinischen System – er wird ein Teil davon. Mit dem Einflößen von Angst geht das sich anschließende Prozedere der Schulmedizin dann seinen vertrauten, vorhersehbaren und unheilvollen Gang. Der Patient kommt in eine Umgebung, die ihm vollkommen fremd ist – fremde Worte, fremde Maschinen, fremdartige Gerüche. Nichts, was man sich in dieser Situation wirklich wünschen würde. Man führt eine Biopsie oder Operation durch, um festzustellen, ob der Tumor bösartig ist, anschließend folgen Tumorentfernung, Chemotherapie und Bestrahlung, der ganz normale Wahnsinn.

Krebspatienten, die „eigenmächtig“ herkömmliche mit alternativen Behandlungsmethoden abwägen, sehen sich oft alleine gelassen. Von Glück lässt sich schon sprechen, wenn der behandelnde Arzt das emotionale Bedürfnis des Krebspatienten versteht, eine alternative Lösung zu finden. Er wird aber seinen Patienten immer auch daran erinnern, welch große Anstrengung die pharmazeutische Industrie unternimmt, ihm mit ihren „innovativen“ Produkten zu helfen. Eine jahrzehntelange eingefahrene einseitige Informationspolitik der Schulmedizin über Krebs macht es der Öffentlichkeit schwer, die Erfolge anderer, alternativer Krebsbehandlungen überhaupt zu erkennen, geschweige denn auch anzuwenden.

Die Geschichte des angesehenen Krebsforschers Dr. Sugiura (1890-1979)

Es gab in den 1950er- und 1960er-Jahren in den USA keinen angeseheneren Krebsspezialisten als Dr. Sugiura. Hunderte wissenschaftlicher Berichte des Forschers wurden 1962 veröffentlicht. Kein Name war in der Krebsforschung so bekannt wie der des Dr. Kanernatsu Sugiura. Die ihm erwiesene Wertschätzung und Hochachtung kommen am besten in einer Bemerkung zum Ausdruck, die ein Mitarbeiter der russischen Krebsforschung machte, der Dr. Sugiura in seinem Krebsforschungszentrum besuchte. Er konstatierte: „*Wenn Dr. Sugiura eine Forschungsarbeit bekannt macht, dann steht zweifelsfrei fest, dass diese Forschungsarbeit nicht wiederholt werden muss, denn seine Ergebnisse wären mit den unseren deckungsgleich.*“

Diese von allen Wissenschaftlern anerkannte Kapazität, Dr. Sugiura, führte gegen Ende der 1970er-Jahre am New Yorker Rockefeller Institute „Memorial Sloan-Kettering Hospital“ eine Untersuchung über Vitamin B17 (Laetrile) durch.

Seine Forschungsergebnisse wurden sowohl für seinen Arbeitgeber, das Memorial Sloan-Kettering Hospital als auch für seine Sponsoren (finanzträchtige Firmenmagnaten), deren Geldspenden die Forschungsarbeit seit jeher am Leben erhalten, eine kolossale Belastung, da die Ergebnisse und die hieraus getätigten Schlussfolgerungen seiner fünfjährigen Testreihe ihren Interessen diametral entgegenstanden.

Dr. Sugiuras Fazit zu Vitamin B17 (Laetrile) lautete:

- Vitamin B17 schränkt das Tumorwachstum ein
- Es verhindert bei Mäusen die Ausbreitung von Krebs
- Es lindert Schmerzen
- Es wirkt als Krebs-Präventivmaßnahme
- Es trägt zur Verbesserung des Wohlbefindens bei

Etwas kaum Vorstellbares war hierdurch für die Verantwortlichen und Sponsoren des Memorial Sloan-Kettering Hospital geschehen. Der bis dato angesehenste Krebsforscher der USA, Dr. Sugiura, hatte die Effektivität von Vitamin B17 nachweislich bestätigt. Zwei am Memorial Sloan-Kettering Hospital tätige Biochemiker, Dr. Elizabeth Stockert und Dr. Lloyd Schoen, bestätigten die Richtigkeit seiner Forschungsergebnisse. Bei Schweizer Albinomäusen verzeichnete Dr. Schoen sogar eine 100%ige Heilungsrate mit Vitamin B17 unter zusätzlicher Gabe proteolytischer (eiweißspaltender) Enzyme. Dies wurde dann zum Standardverfahren von „LaetrileÄrzten". Die Verantwortlichen des Memorial Sloan-Kettering Hospitals mussten demzufolge dringend reagieren, um diese aus ihrer Sicht umsatzgefährdenden Ergebnisse zu diskreditieren. So etablierte man umgehend neue Versuchsreihen, bei der Dr. Sugiura ausschließlich die Rolle eines Statisten „spielen" durfte. Man stellte ihm mehrere Forschungspartner zur Seite, deren einzige Aufgabe darin bestand, sich über seine Forschungsergebnisse hinwegzusetzen und zu belegen, dass Laetrile bei der Behandlung von Krebs vollkommen ungeeignet war.

In der Folge sah sich Dr. Sugiura damit konfrontiert, dass seine Forschungsergebnisse verschleiert wurden, was durch Angestellte des Unternehmens auch bestätigt wurde. Wenig später tauchte dann ein anonymes Rundschreiben auf, welches die laufenden Vertuschungsmethoden des Forschungszentrums schonungslos aufdeckte.

Auch Dr. Sugiura war es natürlich nicht entgangen, wie böse man ihm mitspielte. Dessen ungeachtet nahm er am 15. Juni 1977 an einer Pressekonferenz teil, obwohl ihm eine aktive Teilnahme untersagt war. Den Verantwortlichen des Memorial Sloan-Kettering Hospitals ging es darum, die Forschungsergebnisse Dr. Sugiuras zu unterminieren. Dr. Robert Good, der Präsident von Sloan-Kettering, erklärte demzufolge dann auch der anwesenden Presse, dass nach sorgfältigen und umfassenden Untersuchungen festzustellen sei, dass Vitamin B17 weder über vorbeugendes noch über tumorreduzierendes, antimetastatisches oder Heilungs-Potential gegen Krebs verfüge. Einer der Pressevertreter sprach daraufhin Dr. Sugiura direkt an und fragte ihn: *„Dr. Sugiura, bleiben Sie bei Ihrer Feststellung, dass Vitamin B17 die Ausbreitung einer Krebserkrankung verhindert?"* Schlagartig herrschte Totenstille im Raum und sämtliche Augen waren gespannt auf den alten ehrwürdigen japanischen Arzt gerichtet. Der schaute den Medienvertreter in großer Ruhe und Würde an und erklärte dann deutlich mit fester Stimme: *„Ja, dabei bleibe ich!"*

Im Juli 1977, einen Monat nach der Pressekonferenz, fand unter dem Vorsitz des Senators Edward Kennedy vor dem Unterausschuss für Gesundheit und wissenschaftliche Forschung der FDA (Subcommittee on Health and Scientific Research) eine gerichtliche Anhörung zu Vitamin B17 statt. Der Titel des anschließend veröffentlichten Berichtes lautete dann:

„Das Verbot der Verbreitung des Medikaments Laetrile (Vitamin B17) für den Handel zwischen den amerikanischen Bundesstaaten durch die Food & Drug Administration (FDA)"

Was bleibt, ist die Einsicht, dass wir selbst, jeder Einzelne von uns, für seine Gesundheit Sorge tragen muss. Im Falle von Krankheit denken Sie immer daran, die „Halbgötter in Weiß" sind fehlbar und häufig auch schuldlos indoktriniert von einem System, das an der Gesundheit der Menschen kein Interesse hat.

Nur kranke Menschen gewährleisten gesunde Einnahmen!

Es ist ein unumstößliches Faktum, dass es nicht eine chronische Stoffwechselerkrankung gab und gibt, die durch pharmazeutische Produkte, Operationen oder mechanische Therapien geheilt oder verhindert worden wäre. Ob Nachtblindheit, Skorbut, Beriberi, Rachitis, Pellagra, perniziöse Anämie oder irgendeine andere Krankheit dieser Art, immer hing die Heilung der Erkrankung mit Bedingungen zusammen, die mit der Zufuhr des Stoffes zu tun hatten, der einen Mangel darstellte. Keine Operation, keine Medizin, keine noch so aufwendige Hightech-Manipulation kann einem Verdurstenden helfen, gesund zu werden, das allein kann nur einfaches Wasser. Alle Beschwerden verschwinden sofort, sobald der Wasserhaushalt wieder ausgeglichen ist.

Wirkstoffe des Vitamins B17 (Benzaldehyd und Cyanid)
Die beiden Glukoseeinheiten Benzaldehyd und Cyanid bilden innerhalb des Vitamins B17 eine stabile Verbindung. Es ist in seiner natürlichen Zusammensetzung chemisch nicht aktiv und hat in keiner Form einen Effekt auf vitales Gewebe. Aufspalten und freisetzen kann das Vitamin B17 ausschließlich eine Substanz, das Enzym Beta-Glukosidase. Trifft das Vitamin B17 auf dieses Enzym, werden das Benzaldehyd als auch das Cyanid aktiviert und entfalten eine enorme Wirkung gegen „Krebszellen".

Beta-Glukosidase ist massenhaft, jedoch ausschließlich in „Krebszellen" des menschlichen Organismus vorhanden. Es ist ein Spalt-Enzym, gewissermaßen die Schere einer Krebszelle, das dazu benutzt wird, in gesundes Gewebe einzudringen.

Auch das Vitamin B17 (Laetrile) wird in der Krebszelle aufgespalten und setzt dort die ausschließlich für eine Krebszelle giftigen und in der Folge tödlichen Komponenten Cyanid und Benzaldehyd frei. Allein die Krebszelle wird zerstört, gesunde Zellen bleiben sämtlich unberührt. Das wichtige Enzym „Rhodanese" (Thiosulfat-Sulfur-Transferase) wirkt in diesem Zusammenspiel als Schutzenzym für alle anderen Zellen. Es neutralisiert das Zyanid und wandelt es in Stoffe um, die dem menschlichen Organismus nützlich sind. Man findet dieses Enzym in großen Mengen im gesamten Organismus, nicht jedoch in Krebszellen. Das gesunde Gewebe wird auf diese Weise durch das neutralisierende Schutzenzym unbegrenzt geschützt.

Das Cyanid und das Benzaldehyd des Vitamin B17 sind naturgegebene chemotherapeutische „Wunderdrogen". Einerseits werden Krebszellen umfassend zerstört, andererseits nutzt gesundes Gewebe das Vitamin B17 als Nährstoff. Das ist einmalig und lässt die Genialität und Einzigartigkeit der Natur und seiner natürlichen Komponenten in hellstem Licht erstrahlen. Es ist ein selektiver Mechanismus, der ausschließlich Krebszellen angreift und ihren chemischen Tod einleitet. Im Gegensatz zur „Chemo-Keule" der Schulmedizin, die die naturgegebenen Regulationsmechanismen des Organismus bewusst und gesundheitsschädigend außer Funktion setzt, kommt es durch das Laetrile (Vitamin B17) zu keiner Vergiftung des Organismus.

Leider erregt diese geradezu geniale Therapie der Natur kein Interesse der Pharma-Industrie oder der Schulmedizin, da dieses natürliche Verfahren nicht patentierbar und somit aus monetärer Sicht völlig uninteressant ist. Gelangt Cyanid in gesunde Gewebezellen, wird es mit Hilfe von Schwefel und dem Enzym Rhodanese in Thiozyanat verwandelt, das einerseits als natürlicher Regulator des Blutdrucks und anderseits als Stoffwechseldepot für die organismuseigene Produktion des Vitamins B12 dient.

Erwähnenswert ist zudem die Funktion von Benzaldehyd, wenn es mit gesunden Zellen in Kontakt kommt. Durch Oxidation wird Benzaldehyd in die ungefährliche Benzoesäure umgewandelt. Benzoesäure hat erwiesenermaßen antiseptische, antirheumatische und schmerzstillende Charakteristika. Dies wissend, erklärt es auch, warum Vitamin B17 im Endstadium von Krebs auch die heftigen Schmerzen lindern hilft, ohne dass Narkotika gegeben werden müssen. Auch erhöht Vitamin B17 die Anzahl roter Blutkörperchen, was einen zusätzlichen gesundheitsfördernden Nebeneffekt darstellt.

Ergänzt man die Vitamin B17-Therapie mit anderen einfachen Behandlungsmethoden z.B. mit zusätzlichen Gaben proteolytischer (eiweißspaltender) Enzyme oder mit frischen oder getrockneten Aprikosen, deren enthaltene Enzyme Bestandteil des Wirkungsmechanismus sind, ist sie besonders effektiv. Hat sich erst einmal eine Krebserkrankung manifestiert, muss die Menge von Vitamin B17 im Blut möglichst schnell und intensiv, wenn möglich durch die kristalline Art des Mittels „Laetrile", stark erhöht werden. Intravenös als Infusion wird die größtmögliche Wirkung erzielt. Ist erst einmal ein ausreichend hoher Wirkspiegel erreicht, kann die Medikation mit Tabletten weitergeführt werden.

Einfacher und auch preiswerter geht es, wenn Sie anstatt des Medikaments „Laetrile" getrocknete bittere Aprikosenkerne verzehren, die aufgrund des hohen Anteils an Vitamin B17 die gleiche Wirkung erzielen.

Mit das Beste für die Gesunderhaltung Ihres Körpers ist die regelmäßige Aufnahme getrockneter Aprikosenkerne und Aprikosen!

Die Hunza, ein Volksstamm in Nordpakistan, ernähren sich seit Jahrhunderten von Aprikosen und deren bitteren Kernen. Das aus den Aprikosenkernen gewonnene kostbare Öl wird zudem bei der täglichen Zubereitung der Speisen verwendet. Studien, die über die Hunzas gemacht wurden, zeigen auf, dass die Menschen dieses Volkes ungewöhnlich alt werden und Krebserkrankungen so gut wie nicht bekannt sind. Die bitteren Aprikosenkerne sollten naturgetrocknet und **niemals geröstet** sein. Es gibt bittere und süße Kerne. Die süßen Kerne haben allerdings keine gegenwärtig bekannte Wirksamkeit auf Krebszellen. Die bitteren, nach Bittermandeln schmeckenden Aprikosenkerne gewinnt man aus den kleineren eher säuerlichen Wildaprikosen.

Ein Zentrum der Behandlung mit Laetrile ist die Klinik Contreras in Tijuana, Mexiko. Dort wendet man Laetrile seit über dreißig Jahren an. Einer der führenden mexikanischen Spezialisten auf diesem Gebiet, Dr. Ernesto Contreras, leitet dieses Hospital seit dieser Zeit. Er wurde am Harvard Childrens Hospital in Boston ausgebildet, war zudem Chef-Pathologe des Armeekrankenhauses in Mexiko-Stadt und Professor für Histologie und Pathologie an der Medizinischen Fakultät der Mexikanischen Armee. Die Behandlung mit Laetrile ist in den USA per Gesetz verboten.

Kann man sich selbst von Krebs heilen?

„Ja, zehntausendmal Ja!", so Phillip Day, begeistert in seinem Buch „Eine Welt ohne Krebs". Allerdings, wie bei anderen Dingen auch, vor einer überbordenden Erwartungshaltung muss immer gewarnt werden, Vitamin B17 ist ein wunderbares Heilmittel, aber kein „Wundermittel" im Sinne des Wortes. Therapeutische Hilfe sollte daher immer auch in Anspruch genommen werden, insbesondere bei schweren Erkrankungen.

Sicher aber muss man vor Vitamin B17 keine Angst haben, sollten die Medien oder medizinische Organisationen Vitamin B17 weiterhin, weil es Blausäure enthalten soll, als gefährlich hinstellen. Gehen Sie davon aus, dass es sich um eine gezielte Desinformation oder zumindest um eine manipulative Information handelt.

In den 1950er-Jahren machte der Entdecker von Vitamin B17, Dr. Krebs, eine Reihe von Selbstversuchen mit enorm hohen Dosen an Vitamin B17, die er sich injizierte. Negative Konsequenzen oder auch nur Nebenwirkungen für seine Gesundheit gab es nach keinem seiner Selbstversuche.

Bittere Aprikosenkerne sind für viele Menschen schon tägliche Prophylaxe gegen Krebs geworden. Bitte beachten Sie dabei immer, dass die Aprikosenkerne bitter schmecken müssen, ansonsten enthalten sie nur wenig oder überhaupt kein Vitamin B17. Zur Prävention empfiehlt der amerikanische Vitamin B17-Ernährungswissenschaftler Harvey Neufeld, täglich acht bis zehn Aprikosenkerne gut gekaut und eingespeichelt zu verzehren. Am wirkungsvollsten ist die Einnahme und Verstoffwechselung bitterer Aprikosenkerne in Verbindung mit Früchten wie Ananas, Aprikosen, getrockneten Aprikosen, Papayas oder anderen Früchten. Eine Nahrungsergänzung grüner Gemüsesorten ist zusätzlich zu empfehlen. An Krebs erkrankte Menschen sollten grundsätzlich auf naturbelassene, entgiftende Lebensmittel zurückgreifen.

Eine ausreichende Versorgung mit Vitamin B17 wird durch die Einnahme von stündlich 5 Aprikosenkernen, etwa 50 Kerne pro Tag, erreicht, wobei Vitamin B17-Nahrungsergänzungstabletten gleichermaßen akzeptabel sind. 5 bis 7 Tabletten zu je 500 mg in Kombination mit täglich bis zu 30 Kernen als unterstützende Maßnahme sind vorteilhaft. Für einen nicht erkrankten Erwachsenen hat Dr. Krebs 50 mg Laetrile (Vitamin B17) pro Tag als Minimum vorgeschlagen. Ein Aprikosenkern gängiger Aprikosensorten der USA enthält zwischen 4 und 5 mg Vitamin B17. Dieser Durchschnittswert kann jedoch um den Faktor sechs je nach Art des Kerns, Baumart, Klima und Bodenverhältnissen variieren. Ausgehend von einem „Normalkern" aus den USA würde man als gesunder Erwachsener um die 10 Aprikosenkerne täglich benötigen, um auf etwa 50 mg Vitamin B17 zu kommen.

Bleibt die Frage, ob diese Menge gefährlich ist. Wohl kaum, es gibt Fallberichte, wo Menschen täglich 85 bis 100 Aprikosenkerne ohne jede negative Auswirkung verzehren. Hierbei handelt es sich allerdings um eine **nicht empfohlene Dosis**! Vergessen Sie nicht, der Vitamin B17-gehalt von Aprikosenkernen kann um den Faktor 6 variieren. So ist es denkbar, dass 85 Aprikosenkerne eines Baumes mehr als 500 Kernen eines anderen Baumes entsprechen können.

Die Substanz Laetrile (Vitamin B17) ist seit weit mehr als 100 Jahren bekannt und wird in der Literatur der Pharmakologie als nicht-toxisch bezeichnet. In vielen Jahrzehnten der Anwendung auf der gesamten Welt ist nicht ein damit verbundener Todes- oder ernsthafter Erkrankungsfall bekannt geworden. Der deutsche Chemiker Prof. Dr. Justus Freiherr von Liebig entdeckte das Amygdalin schon um 1830. Der Name Amygdalin bedeutet so viel wie „mandelartig" und verweist auf den Ursprung der Substanz, die erstmals aus Bittermandelkernen extrahiert wurde. Seit 1834 ist Vitamin B17 in Arzneimittel-Verzeichnissen aufgeführt. So sind die chemischen als auch pharmakologischen Eigenschaften des Vitamin B17 bekannter als die vieler allgemein gebräuchlicher Arzneimittel. Die ersten Toxizitätsstudien wurden bereits 1848 an Hunden durchgeführt. 1907 wurde es in den Merck-Index aufgenommen und fand 1961 Eingang in das chinesisch-koreanische Listing pflanzlicher Arzneimittel von Sun Chu Lee und Yung Chu Lee. Beachtung findet das Vitamin B17 hier insbesondere als Heilmittel zur Krebsauflösung. Das von Dr. Krebs entwickelte Laetrile (Vitamin B17) kann man in seiner Struktur als einzigartig bezeichnen, da es entgegen anderer Formen sehr viel einfacher löslich ist und folglich in weit höherer Konzentration bei gleicher Menge der Injektionslösung injiziert werden kann.

Dr. rer. nat. Dean Burk, der Direktor der Abteilung für Zellchemie am National Cancer Institute der USA, hat die Frage der potentiellen Toxizität von Vitamin B17 nachdrücklich wie folgt beantwortet: Nach 45 Jahren Untersuchungen und Forschungen, davon die letzten 33 Jahre am National Cancer Institute der USA inkl. einer Sammlung von Dossiers über praktisch die gesamte jemals publizierte Literatur zur Anwendung von Vitamin B17 sowie ungezählter Dossiers unveröffentlichter Dokumente und Briefe, habe er keine Erklärung dafür gefunden, dass die pharmakologische Toxizität von Vitamin B17 für den Menschen mit den von den Therapeuten empfohlenen oder angewandten Dosierungen nachgewiesen worden wäre.

Bestätigt wird diese umfassende und eindeutige Aussage Dr. Burks durch Dr. D. M. Greenberg, Professor Emeritus für Biochemie an der University of California in Berkeley und Berater für den Cancer Advisory Council des Gesundheitsministeriums von Kalifornien, mit folgender Behauptung:

„Reines Amygdalin (Vitamin B17) ist zweifelsfrei eine nichttoxische Substanz!"

Erklärung vom 13. Oktober 1969, zitiert nach dem beiliegenden Bericht zum Brief von Dr. Dean Burk: Nicht einer, der diesen Bericht gelesen hat, die dem Cancer Advisory Council des Staates Kalifornien vorgelegt wurde, bezweifelt die hierin getätigten Schlussfolgerungen.

Im direkten Vergleich zwischen Vitamin B17 und Aspirin ist Aspirin etwa zwanzigmal giftiger. Darüber hinaus ist die Toxizität von Aspirin kumulativ und baut sich bei längerer Einnahme über diesen Zeitraum auf. Der chemische Prozess hingegen, der durch das Vitamin B17 ausgelöst wird, hinterlässt keinerlei Rückstände und ist innerhalb von Stunden abgeschlossen. Es gibt keine Erkenntnis über auch nur einen Todesfall in Bezug zu Vitamin B17, ganz im Unterschied zu Aspirin, dessen Todesrate in den USA auf mehr als 90 Menschen jährlich geschätzt wird.

Aspirin ist ein künstliches, **synthetisches** Mittel im Gegensatz zu einer natürlich vorkommenden Substanz. Eine Identität zum natürlichen Modell gibt es nicht. Dagegen kommt die Substanz Laetrile (Vitamin B17) in erheblichen Mengen in essbaren Pflanzen vor. Es ist also weder synthetisch noch dem menschlichen Organismus fremd. Vitamin B17 ist in seiner reinsten Form weniger toxisch als Zucker.

Die Anwendung von Vitamin B17 ist in Deutschland, entgegen falscher Berichterstattung, nicht generell verboten. Im Einzelfall kann der behandelnde Arzt entscheiden, ob er eine Therapie mit Vitamin B17 für sinnvoll hält. Da es kein anerkanntes registriertes Arzneimittel ist, darf es jedoch in Deutschland nicht in den Verkehr, sprich in den Verkauf gebracht oder auch nur übergeben werden. Wünscht aber ein Patient ausdrücklich diese alternative Behandlung, besteht die Möglichkeit eines legalen Importes durch den behandelnden Arzt.

Weitere Infos über Biopharm of Florida, USA: Die Vermittlung und Abwicklung erfragen Sie bitte unter: amygdalin@planet.ms, Stichwort „Vitamin B17". Von dort erhalten Sie dann u.a. auch eine Liste von deutschsprachigen Ärzten, die einer Behandlung mit Amygdalin/Laetrile/Vitamin B17 nicht negativ gegenüber eingestellt sind. Auch bieten einige Reformhäuser in Spanien Vitamin B17 an, da der Verkauf von Vitamin B17 dort erlaubt ist. Lieferungen von Spanien in andere EU-Länder sind dann vollkommen legal und unterliegen keinerlei Einfuhrbestimmungen. Auch das Internet bietet uns mehrere Möglichkeiten.

Es ist vorteilhaft, die Einnahme von Vitamin B17 immer mit Bromelain zu unterstützen.

Achtung:
Viele Lebensmittel können Allergien auslösen, so auch **Aprikosenkerne!** Bitte deshalb vorab immer mit wenigen Kernen das allergische Potenzial testen! Wenige Menschen leiden auch unter einem gestörten **Cyanid-Stoffwechsel.** Wer dazu gehört, der sollte diese Kerne nicht essen, da es dann zu Schwindel oder Übelkeit kommen kann.

The Magix 4

- Einführung
- antiinfektive Elektromedizin
- Strominduktionsverfahren
- elektromedizinisches Verfahren, Dr. Robert C. Beck
- Blutelektrifizierung
- Magnetpulser
- kolloidales Silber
- ozonisiertes Wasser
- ozonisiertes Öl
- Entgiftungsreaktionen und Elektroporation
- Therapieelemente
- soziokultureller Blickwinkel
- Frequenzverfahren
- Zapper (nach Dr. Hulda Clark)

Einführung

Der renommierte US-amerikanische Physiker, Dr. Robert C. Beck (1925-2002), hat ein über alle Maßen beeindruckendes elektromedizinisches Therapieverfahren gegen Krebs und viele andere schwere Erkrankungen entwickelt. Es besteht aus den vier elementaren Säulen, „Blutelektrifizierung", „Magnetische Impulsbehandlung", „Eigenherstellung und Trinken von frisch hergestelltem kolloidalen Silber" und „ozonisiertem Wasser" = **The Magix 4.** In vollkommener Synergie wirken „The Magix 4" auf die Zerstörung pathogener Erreger (Plasmodien = Protozoen = Parasiten= Trichomonaden) hin. Außerdem ist dieses Verfahren auch in sozialpsychologischer Hinsicht ein großartiger Erfolg für den Patienten, da es seine therapeutische Autonomie, die radikale Unabhängigkeit von Ärzte-Oligarchien und Pharmakonzernen ermöglicht und dauerhaft garantiert. Es kann für den Patienten eine immense Erleichterung sein, vollkommen unabhängig und nicht mehr in den Fängen einer auf schmählichen, auf Gewinn ausgerichteten, ärztlich-pharmazeutischen Versorgung zu sein. In wirtschaftlich unsicheren Zeiten gewinnt dieser Aspekt sicher noch mehr an Bedeutung.

Antiinfektive Elektromedizin

Die antiinfektive Elektromedizin richtet den Fokus mit großer Sorgfalt auf Mikroorganismen (Erreger), die den menschlichen Organismus gesundheitsschädigend besiedeln. Dies sind höchst unerwünschte Dauergäste, die es zu beseitigen gilt. Hierzu stehen grundsätzlich zwei ebenbürtige, elektromedizinische Therapien zur Verfügung, das Strominduktions- und das Frequenz-Verfahren, die beide in der Lage sind, unerwünschte Pathogene zu zerstören und auszurotten. Das eine Verfahren arbeitet mit der sogenannten Strominduktion, das andere mit Resonanz-Frequenzen.

Beim **Strominduktions-Verfahren** hat die „mitgelieferte" Trägerfrequenz nur marginale Bedeutung, dieses Verfahren setzt einzig und allein alles auf die Karte der Strominduktion.

Für das **Frequenzverfahren** hingegen spielt die Strominduktion nur eine untergeordnete Rolle. Der Strom dient hier lediglich als Transportmittel. Das Frequenzverfahren setzt alles auf die Karte der resonanten Frequenzeinwirkung.

Zudem wurde ein Verfahren entwickelt, das auf abrupter Induzierung starker magnetischer Impulse beruht (**Magnetische Impulsbehandlung**). Es wird genutzt, um gesundheitsfördernde Wirbelströme tief innerhalb des menschlichen Organismus zu induzieren, um so die Weiterentwicklung von Mikroorganismen zu unterbrechen. Dieses Verfahren dient allerdings nur der Vervollkommnung der Anwendung des Induktions- und Frequenz-Verfahrens.

Für beide Therapien, das **Strominduktions-** und das **Frequenz-Verfahren**, gelten folgende Grundlagen zur Herstellung eines Stromkreises. Ein Stromkreislauf entsteht immer dann, wenn man an eine Spannungsquelle mit einem Minus- und einem Plus-Pol an zwei Metallstabelektroden anschließt. Zwischen diesen beiden Metallstäben entsteht dann in der Luft aufgrund der Potentialdifferenz ein elektrisches Feld, eine Spannungsquelle.

Strominduktionsverfahren
Beim Strominduktionsverfahren wird mit zwei kleinen, z.B. am Handgelenk angebrachten Elektroden gezielt ein Teilbereich des Organismus, z.B. das vorbeifließende Blut, mit einem relativ starken Strom beeinflusst. Körpereigene Signale werden dabei nicht überlagert. Durch diesen starken, in das Blut induzierten Elektronenfluss (Strom) werden die Membranpotentiale der Krankheitserreger im Blutplasma depolarisiert und die äußere Proteinschicht der Erreger unwirksam gemacht. Die roten Blutkörperchen selbst sind zwar durch den starken Elektronenfluss in der gleichen Weise betroffen, werden aber aufgrund ihrer hohen Stromtoleranz nicht negativ beeinflusst.

Frequenzverfahren
Beim Frequenzverfahren werden möglichst großflächige Elektroden in den Widerstandsbereich der beiden elektrischen Pole gebracht. Die Elektroden werden z.B. an den Extremitäten, Armen oder Beinen, angeschlossen. Bei diesem Verfahren wird auf eine intensive Wechselwirkung zwischen den biologischen Zellmembranen und den technisch erzeugten elektrischen Feldern gesetzt. Sämtliche bioelektrischen Lebensvorgänge werden dabei aufgrund des im gesamten menschlichen Organismus diffundierenden Stroms beeinflusst. Allerdings hängt die erregerspezifische Wirkung dieses frequenz-therapeutischen Ansatzes im hohen Maße vom Einsatz der richtigen Frequenz ab, mit einer höchst wichtigen Ausnahme, die die Anwendung des Frequenzverfahrens auf großartige Weise erleichtert, vereinfacht und verbessert (ausführliche Erläuterung folgt).

Elektromedizinisches Strominduktionsverfahren / Bluteelektrifizierung nach Dr. Robert C. Beck

Großes gesundheitliches Potential birgt das wissenschaftlich weitgehend anerkannte Strominduktionsverfahren des nordamerikanischen Physikers Dr. Robert C. Beck. Er erfand und entwickelte ein Gerät, das auf nicht invasive Weise durch Niedrigstrom eine virostatische Wirkung auf das Blut erzielt. Hierzu wird über die Fuß- oder Handgelenke, dort wo der Pulsschlag des vorbeifließenden Blutes fühlbar ist, der Minus- und Pluspol (Kathode und Anode) des Gerätes angelegt. Selbstversuche praktizierte er mit durchschlagendem Erfolg.

Um seine Therapie auf eine breitere Basis zu stellen, suchte und fand Dr. Beck zwei Ärzte, die sich intensiv um „AIDS-Kranke" kümmerten. Beide Ärzte erklärten sich bereit, sein Verfahren zu testen und bei Erfolg anzuwenden. Sehr schnell gelang es ihnen dann, auch zu deren großem Erstaunen, sämtliche Patienten, auch schon Austherapierte vor dem Ableben stehende Patienten mit der Beck'schen Therapie in ein beschwerdefreies Leben zu entlassen!

PCR-Tests, die vorgeblich die HIV-Belastung messen sollen, und sowohl vor als auch nach der Behandlung durchgeführt wurden, zeigten im Unterschied zum guten Allgemeinzustand der Patienten kein korrespondierendes Bild. In der Folge testete man mit der Beck'schen Therapie auch andere Erkrankungen wie Lupus, Borreliose, chronisches Müdigkeitssyndrom und letztendlich auch unterschiedlichste Arten von Krebs.

Im Ergebnis konnten alle behandelten Erkrankungen mit diesem Verfahren geheilt werden!

Das Beck'sche Verfahren beseitigt und verhindert eine plasmodiale Verseuchung des Blutes und der Lymphe. Während das Blut an den beiden angelegten Elektroden vorbeifließt, bekommen die pathogenen „Gäste“ (Pilze, Protozoen = Plasmodien = Parasiten) im Vorbeifließen einen „Stromimpuls“, der ihre Eiweißschichten, die das Andocken an organische Zellen ermöglicht, so schädigt, dass sie stumpf und unbrauchbar werden und ein Weiterleben unmöglich wird. So werden bei jeder strominduzierten Behandlung nach Beck ein Teil der im Blutplasma vorhandenen Pathogene in ihrer Virulenz geschädigt und in der Folge lebensunfähig.

Um elektrolytische Prozesse zu verhindern, wird bei der Induzierung des Stroms in die Blutbahn eine äußerst niedrige Frequenz von etwa 4 Hz genutzt. Hierdurch liegt man in einem Frequenzbereich, der physiologisch unbedenklich ist und bioelektrisch verwertet werden kann, trotz der künstlichen Stromquelle. Physiologisch findet an den Zellwänden der im Blut befindlichen Erreger eine Membranpotentialänderung statt. Da sich der elektrische Strom immer den Weg des geringsten Widerstandes sucht, läuft er in der Blutbahn um alle lebenden Zellen herum, denn die Zellmembranen, auch die der parasitären Zellen, bieten einen wesentlich höheren spezifischen Widerstand als Blutplasma.

Die Erythrozyten (rote Blutkörperchen) werden vom künstlich erzeugten elektrischen Strom umflossen. Der aus negativen Elektronen bestehende künstliche, innere Körperstrom „reibt“ sich an der positiv geladenen Zellmembran der Pathogene und lockert die an der Zellaußenwand gelegenen positiven Protonen von den sich auf der Innenseite der Zellmembran befindlichen negativen Elektronen. Teile der negativen Ladungsschicht der inneren Zellmembran werden hierdurch freigesetzt, sodass die Zelle depolarisiert wird. Dies führt zu übermäßigem Einströmen von Natrium in die Zelle und zum Entweichen des lebensnotwendigen Kaliums aus der Zelle. Das elektrische Membranpotential sinkt enorm. Die Schwingungs- und Reaktionsfähigkeit wird bis zur vegetativen Starre herabgesetzt. Die normale ständige elektrische Fluktuation des Hinein und Hinaus an den Grenzflächen der Zelle, das Fließgleichgewicht mit dem Umfeld, wird so massiv gestört. Es findet eine pH-Wert-Veränderung Richtung Alkalose (basisch) statt. In der Folge finden bei der geschädigten Zelle keine lebenserhaltenden biochemischen Prozesse mehr statt. Für die elektrophysiologisch sehr empfindlichen Parasiten ist damit der Zelltod eingeleitet.

Die roten Blutkörperchen hingegen überstehen diese Tortur aufgrund ihrer in elektrophysiologischer Hinsicht robusteren Natur unbeschadet. Aufgrund der Tatsache, dass die Bildung eines Organismus stets mit einem stark erhöhten bioelektrischen Status einhergeht, sind alle organischen Zellen von Natur aus elektrisch belastbar. In der Tat beruht die gesamte Funktion des Organismus nur auf der Erzeugung von Elektrizität. Ein erhöhter bioelektrischer Widerstand ist regelhaft mit allen Zellen des Organismus, bei geistigen Prozessen sogar mit ausgesprochen hohen Potenzen, verbunden. Eine Verseuchung mit pathogenen Krankheitserregern deutet dagegen auf einen stark geminderten bioelektrischen Zustand hin, regelhaft hervorgerufen durch schlechte Ernährung, Giftstoffe, Schwermetalle, Sauerstoff- und Bewegungsmangel.

Dieser künstliche Prozess der Blutelektrifizierung ist als Hilfestellung zur Vernichtung von Erregern zu sehen, ein Vorgang, der im gesunden Organismus ganz natürlich abläuft. Auch die Leukozyten (weiße Blutkörperchen) des Immunsystems funktionieren auf ähnliche Weise, indem sie durch winzige elektrische Blitze die Zellwände feindlicher Mikroorganismen depolarisieren und so ein Phagozytieren (Aufnahme extrazellulärer, fester Partikel) erst möglich machen. Das Blut (Blutplasma) wird durch die Blutelektrifizierung so auf eine sehr effektive Art von Pathogenen (Krankheitserreger wie Candida-Nester, Ca-Protozoen), die der Organismus nicht von alleine zu beseitigen schafft, befreit. Durch periodische Elektrifizierung wird das Blut so regelmäßig von Pathogenen gereinigt, das Immunsystem gestärkt und Defizite kompensiert.

Aufgrund der Forschungsarbeit von Dr. Alfons Weber, der entdeckte, dass sich die Protozoen hauptsächlich in den Blutzellen befinden und sich dort des Hämoglobins (roter Blutfarbstoff) bemächtigen, sollte eine Blutelektrifizierung regelmäßig durchgeführt werden.

In den Blutzellen selbst sind die Protozoen nahezu unantastbar und werden demzufolge vom erhöhten Stromfluss im Plasma kaum tangiert. Irgendwann aber kommt der Zeitpunkt, wenn die Blutzelle leergefressen ist und die Protozoen auf der Suche nach neuen Blutzellen ins Blut ausschwärmen müssen. Dann schlägt die Stunde des Beck'schen Verfahrens, der Blutelektrifizierung. Der regelmäßige Stromfluss macht die sich im Blut befindlichen Protozoen inaktiv, sodass sie keine neuen, jungen Blutkörperchen mehr besetzen können. Therapiert man den Organismus so über mehrere Wochen, geht die Population der Protozoen mehr und mehr zurück, da ältere Blutkörperchen nach und nach absterben und so die Protozoen wieder ins Blut freigeben. Neue Protozoen können dagegen aufgrund der Inaktivität durch die Blutelektrifizierung keine neuen Blutzellen mehr infizieren. Die Wahrscheinlichkeit der Bildung einer Krebsgeschwulst geht damit gegen null. Bestehende Krebsgeschwulste sind nur noch Zellhaufen, die vom Organismus entweder eingekapselt oder nach und nach abgebaut werden.

Dunkelfeldmikroskopische Analysen am Lebendpräparat von Blut ergaben nach der Beck'schen Blutelektrifizierung ein vollkommen sauberes Blutbild, ohne jedes Protozoon. Die von pathogenen Einflüssen befreiten roten Blutkörperchen zeigten hingegen eine außerordentliche Vitalität. Rote Blutkörperchen haben im mit Protozoen verseuchten Blut eine Lebenserwartung von etwa zwei Tagen. Im nach dem Beck'schen Verfahren behandelten Blut wuchs die Lebenszeit der roten Blutkörperchen auf mindestens dreißig Tage an. Die wiedererlangte Vitalität bringt große Vorteile mit sich, dazu zählen eine erheblich verbesserte Sauerstoffversorgung und insbesondere die Schonung der Ressourcen zur Bildung der roten Blutkörperchen durch ihre längere Lebenszeit.

Durch die Therapie der Blutelektrifizierung wird man in sehr einfacher Form in die Lage versetzt, einer Protozoen-Besiedlung des Blutes den ultimativen Garaus zu machen. Blut und Lymphe werden bei regelmäßiger Anwendung von der Besiedelung durch Erreger freigehalten, sodass Aufbau- und Regenerations-Prozesse wieder ordnungsgemäß ablaufen können. Damit wird eine innere physiologische Hygiene erreicht, die die Grundlage für ein hohes Lebensalter legt.

Das Beck'sche Therapieverfahren ist zwar nicht invasiv, aber hinsichtlich der Belastung durch die Stromstärke recht intensiv. Um Protozoen wirksam bekämpfen und abtöten zu können, muss die Behandlung mit einer das Blut durchfließenden Stromstärke von 50 bis 100 μA durchgeführt werden. Um sicherzustellen, dass der benötigte Strom auch das Blut durchfließt, (es sind mindestens sieben tieferliegende Zellschichten, Hautschichten, Gefäßwände, etc. zu überwinden) sind auf der Haut etwa 3 bis 7 mA (Milliampere) unabdingbar. Hierzu ist ein niederfrequenter Wechselstrom von 27 bis 31 Volt erforderlich. Die beiden Elektroden, Anode und Kathode (Plus- und Minuspol), werden dabei so dicht wie möglich am inneren Handgelenk, über die zwei Arterien längs zwischen den Sehnen über dem Radial- und dem Ulnararterien-Puls positioniert. Ein intensiver Kontakt zwischen Haut und Elektroden für eine möglichst verlustfreie Übertragung des Stroms in den Organismus kann mittels Salzwasser oder Elektrodengels hergestellt werden. Über die Anode der einen Arterie mit dem arteriellen Blutstrom fließt der Strom in das Handgelenk hinein und halbkreisförmig über die Kathode der zweiten Arterie zurück. Dieser so künstlich am Handgelenk erzeugte Stromkreis hat keinerlei Auswirkung auf die Bioströme des Organismus, des Herzens oder des Gehirns.

Aus Sicherheitsgründen wird aber davon abgeraten, bei Anwesenheit eines Herzschrittmachers (Herzschrittmacher arbeiten mit 10 mA) das Beck'sche Strominduktionsverfahren anzuwenden, obwohl eine Beeinflussung nicht denkbar erscheint. Eine Anwendung wird in diesem Fall daher nur in Anwesenheit eines mit diesem Verfahren vertrauten Therapeuten empfohlen.

Das Beck'sche Strominduktionsverfahren kann z.B. bei der Behandlung von Tumoren sehr effektiv sein, wenn die Lage des Tumors es zulässt, dass man den Tumor zwischen die beiden Elektronen bringt, sodass der Strom direkt durch das Tumorgewebe fließen kann.

Magnetpulser

Das zweite, ebenfalls rein elektromedizinische Therapieelement der Beck'schen Therapieform ist der Magnetpulser. Vom Anwender wird mittels des Magnetpulsers ein einmaliger starker magnetischer Impuls bewirkt, der einen Erreger hemmenden Effekt in Gewebebereichen auslöst, die nicht so einfach zu durchdringen sind, z.B. im kollagenen Bindegewebe. Analog zum in die Blutbahn induzierten Niedrigstrom erreicht der magnetische Impuls durch das Erzeugen elektrischer Wirbelfelder im Körper das gleiche Ergebnis, die Devitalisierung der eingedrungenen Erreger. Dr. Beck weist daraufhin, dass der **negative Nordpol** (N) bei der Anwendung vom Körper wegweisen muss.

Die Erreger, die über die Lymphe erst später in die Blutbahn gelangen würden, werden auf diese Weise schon vorab in den Lymphknoten devitalisiert und als Eiweißmüll entsorgt. Die magnetische Impulsbehandlung ist daher eine elementar wichtige Behandlung, unter deren Einsatz nicht ein Rezidiv (Rückfall) bekannt wurde.

Kolloidales Silber

Das dritte Beck'sche Therapieelement betrifft die Zuführung von kolloidalem Silber, das zum großen Vorteil des Anwenders selbst hergestellt werden kann. Mit kolloidalem Silber stellt man dem Organismus praktisch ein zusätzliches Immunsystem zur Verfügung, das „opportunistische Infektionen“ verhindern hilft. Mittels winziger, positiv geladener Silberpartikel wird die Erreger-Proliferation (Wachstum/Vermehrung) durch das Blockieren des Atmungs-Enzyms verhindert.

Das Blut und die Lymphe sind Dispersionen/Kolloide. Die Teilchengröße in der Körperflüssigkeit misst < 0,2 Mikrometer. In Abhängigkeit des dispersen Zustandes der Flüssigkeit spricht man von einem Gel oder Sol. Das kolloidale Stadium, in dem alle Lebensvorgänge ablaufen, liegt zwischen fest und flüssig. Führt man dem menschlichen „Kolloid-Organismus“ winzige Silberpartikel in Form des kolloidalem Silbers zu, wirken diese auf sämtliche pathogenen Erreger tödlich. Die Zellen unseres Organismus bleiben davon völlig unberührt, da keine Abhängigkeit von diesem Enzymsystem besteht. Kolloidales Silber ist in seiner heutigen Form nebenwirkungsfrei. Bei dauerhafter Einnahme werden lediglich symbiotische Darmbakterien zerstört, die zu ersetzen sind. Ohne den Nachteil der Resistenzbildung, wie bei den Antibiotika, führt eine Silberkolloid-Behandlung auf Dauer zu einer nebenwirkungsfreien Erlösung von humanpathogenen Erregern.

Gegner des kolloidalen Silbers weisen immer wieder auf die Bildung einer Argyrie, einer irreversiblen, grau-bläulichen oder auch schiefergrauen Verfärbung von Schleimhäuten und Haut hin, was in den 1920er-Jahren mit Silbersalzen in Nasentropfen in der Tat der Fall war. Das Silbersalz setzte sich in der Haut ab und ließ sie aschfahl aussehen. Allerdings kam es zu dieser Nebenwirkung auch nur bei hohen Dosierungen. Die Zeiten der Argyrie sind mit kolloidalem Silber zweifelsfrei vorbei.

Die heutigen hochfeinen, rein metallischen Kolloid-Suspensionen des Silbers sind nicht in der Lage auszufällen und können demzufolge auch keine Haut-Einlagerungen bewirken. Die Hysterie um die Argyrie wird wohl nur betrieben, um das kolloidale Silber als das vielleicht mächtigste Antibiotikum zu diskreditieren und die Chemotherapie in ein besseres Licht zu stellen.

Die Herstellung von kolloidalem Silber in Eigenregie ist mit den heutigen Geräten denkbar einfach und sicher zu bewerkstelligen. Angesichts der teils schlechten Verträglichkeit und der vorhandenen Resistenzproblematik von Antibiotika ist kolloidales Silber der „state of the art“, das Mittel der Wahl. In der Gesundheitsvorsorge der Zukunft wird kolloidales Silber eine vollkommen selbstverständliche, natürliche Alternative zu den etablierten Antibiotika sein.

Mögliche Nebenwirkungen

In einer Studie des Centers for Nanointegration (Cenide) der Universität Duisburg-Essen, unter der Leitung von Prof. Stephan Barcikowski, wurde im Ergebnis festgestellt, dass Silber in Form von Nanopartikeln, **nicht kolloidales Silber**, nicht nur Keime abtötet, sondern auch Fibroblasten (Fibroblasten sind Zellen, die für die Regeneration von Bindegewebe zuständig sind). Die Studie soll „in vitro", also im Reagenzglas, durchgeführt worden sein, was nicht unbedingt automatisch einen Rückschluss auf den Organismus des Menschen zulässt. Trotzdem soll es nicht unerwähnt bleiben, dass sich hinter allem Guten (hier kolloidales Silber) auch eine mögliche Gefahr verbergen kann, sei sie auch noch so klein. Dr. rer. Nat. Stefan Lanka, promovierter Biologe, führt dazu aus (in freier Übersetzung): *„Gerade das kolloidale Silber ist besonders wirksam und damit gefährlich, da es neben der toxischen Komponente auch als Nano-Partikel zellauflösend wirkt, da Zellen Nanopartikel wahllos aufnehmen."* Dies stellt seine (sicher in vielen Dingen sehr fundierte) Meinung dar, ist aber nicht das Ergebnis von Studien.

Trotz alledem ist kolloidales Silber das mit Abstand beste, leicht verfügbare Antibiotikum, ohne die Gefahr einer Resistenzbildung. Nebenwirkungen wurden bis dato nicht bekannt. Wägen Sie trotzdem immer den erhofften Nutzen mit etwaigen Risiken ab.

Ozonisiertes Wasser (Ozon, der extrem starke „Freie-Radikale-Fänger")

Ozon (O_3) ist chemisch betrachtet instabiler Sauerstoff. Ozon ist unerwünscht, im Hochsommer kann es sogar gefährlich werden. Der Schuldige bei der Bildung von Ozon ist der Feinstaub, den die gewissenhafte Natur mit den ihr zur Verfügung stehenden Mitteln, dem Ozon, beseitigen will. Das Ozon versucht fortwährend ein Sauerstoffmolekül „an den Mann zu bringen". Auf der Suche nach einem Partner findet es in der Regel bei irgendeinem Staubkörnchen, das auch einen reaktiven Partner sucht, seinen Platz. Ozon bindet also bei seinem Zerfall die Schwebstoffe in der Luft. Blitze produzieren und reinigen die Luft sehr gründlich mit Ozon und Wasserstoffperoxyd (H_2O_2). Riechen und atmen Sie nur die würzige Luft nach einem Gewitter!

Aufgrund seiner oxydierenden Desinfektionswirkung wird Ozon auch zur Reinigung des Wassers in Schwimmbädern eingesetzt. Kostspieligere Therapieformen werden genutzt, um Ozon heilend in den menschlichen Körper einzubringen. Bei einer Ozonbehandlung bindet das Ozon freie Radikale, den „Abfall" im Organismus, sodass eine harmlose Ausscheidung möglich wird. Pathogene des menschlichen Organismus verschwinden dunkelfeldmikroskopisch gut erkennbar, sobald Ozon ins Blut gebracht wird. Der Organismus des Menschen ist demzufolge sehr auf Sauerstoff angewiesen, je mehr, desto besser, möglichst in seiner instabilen Form Ozon.

Diese Tatsache führte dazu, dass Dr. Beck in einem Geschäft für Fischzuchtartikel nach einem Gerät suchte, das Wasser mit Ozon anreichern konnte. Was für empfindliche Bewohner eines Aquariums gesund ist, konnte für den Organismus des Menschen nicht ungesund sein, so sein Gedanke.

Der Sauerstoffgehalt der Luft liegt heute bei < 21% und geht weiter kontinuierlich zurück. Vor Jahrmillionen lag der Sauerstoffgehalt der Luft bei etwa 35%. Durch die Eigenbehandlung mit dem Magnetpulser und dem Blutzapper litten schwerkranke Patienten regelmäßig unter teils intensiven und lang andauernden Entgiftungsreaktionen, der sogenannten Herxheimer-Reaktion. Der geschwächte Organismus hat in dieser Phase große Schwierigkeiten, den nach einer Behandlung anfallenden Zellmüll zu entsorgen, ohne erneut an opportunistischen Infektionen zu erkranken. Um diese kritischen Reaktionen bei der Entgiftung zu minimieren und auch die Therapiezeit zu verkürzen, reichert man Wasser mit Ozon an. Der menschliche Organismus wird so in die Lage versetzt, die Ausscheidung der in großer Anzahl anfallenden Keime zu beschleunigen.

Entgiftungsreaktionen, die ohne Ozon ohne Weiteres einen Zeitraum von einigen Wochen in Anspruch nehmen können, verkürzen sich mit Ozon auf wenige Tage. Die Sauerstoffsättigung des Blutes wird durch die Anreicherung des Wassers mit Ozon schlagartig erhöht. Das Gewebe wird in der Folge mit einem höheren Anteil an Sauerstoff versorgt, was dazu führt, dass ausgeprägte Entgiftungsreaktionen ausbleiben.

Das Ozon im ozonisierten Wasser wird, nachdem es getrunken wurde, anwendungssicher und wirksam über die Magenschleimhäute und den Darm absorbiert. Mit dieser Methode möglichst viel Sauerstoff in den gesamten Organismus zu transportieren, ist für den Patienten eine sehr einfache, sichere und vor allem nicht invasive Methode. Diese Anwendung „konkurriert" mit den klassischen Ansätzen wie der „Hyperbaren Oxygenationstherapie" oder der Sauerstoffsättigung über die Aufnahme von reinem ionisierten Sauerstoff über die Lunge. Zudem gibt es invasive Methoden wie Eigenbluttherapien und Insufflationen (Quellgasbehandlung).

Ozonisiertes Wasser lässt sich sehr einfach herstellen, indem man kaltes, möglichst Umkehr-Osmose-Wasser in einem Glas etwa 5 Minuten ozonisiert. Das ozonisierte Wasser muss anschließend sofort getrunken werden, da es sofort beginnt auszugasen und seine Wirksamkeit so sehr schnell verliert. Der Sauerstoff ist im Wasser kinetisch nur für eine kurze Zeit gebunden und tritt innerhalb von zwanzig Minuten wieder aus.

Auf keinen Fall darf sich Nahrung im Magen befinden, wenn Sie ozonisiertes Wasser trinken, weil ansonsten die Enzyme der Nahrung, die Sie mühsam aufzunehmen versuchen, oxydieren. Gleichermaßen ist es daher auch nicht sehr sinnvoll, Fruchtsäfte oder Ähnliches zu ozonisieren. Als idealer Zeitpunkt zur Rehydration des Organismus, zur Aufnahme der Flüssigkeits- und Sauerstoffzufuhr gilt der frühe Morgen, etwa eine Dreiviertelstunde vor dem Frühstück, (zur Verhinderung der Verdickung des Blutes und dem Abpuffern des Säureausstoßes nach dem Essen) sowie der Zeitraum kurz vor dem Schlafengehen.

Unter allen Umständen ist darauf zu achten, dass bei der Herstellung von ozonisiertem Wasser kein Ozon <u>eingeatmet</u> wird! Wenn man Ozon <u>einatmet</u>, ist es hochgiftig!

Ein Ozonisierer sollte von seiner Konstruktion her die Möglichkeit bieten, das vom Wasser wieder austretende Ozon durch ein eingebautes Kohleblockfilter des Gerätes zu neutralisieren. Riecht es in einem Schwimmbad nach Ozon und man beginnt zu hüsteln, ist die Grenze des Guten schon erreicht. Es empfiehlt sich daher grundsätzlich, den Ozonisierer aus dem Fachhandel zu beziehen und nicht aus dem Fischzuchtartikelhandel. Ozonisiertes Wasser kann man trinken, Ozon kann man direkt in die Blutbahn bringen, man kann mit Ozon Einläufe machen, nur eines darf man nicht, Ozon darf man unter keinen Umständen einatmen! **Ozon ist, wenn es <u>eingeatmet</u> wird, hochgiftig!**

Schon in kleinsten Mengen, wenn man Ozon gerade bei 0,06 ppm (parts per million) riechen kann, ist es der Gesundheit abträglich. Das Lungengewebe wird durch Ozon oxydiert, was eine Schwächung, Schwellung und innere Blutungen verursachen kann. **Atmen Sie Ozon niemals ein!**

Der menschliche Organismus lebt generell in außerordentlicher Abhängigkeit einer intensiven Sauerstoffzufuhr, was sich auch darin zeigt, dass sich Wortfindung und Konzentration verbessern, sobald man ozonisiertes Wasser aufnimmt. Allgemein erhöht sich die Vitalität durch das Trinken von ozonisiertem Wasser. Insofern ist das Trinken von ozonisiertem Wasser ein äußerst einfacher, jedoch enorm wichtiger Baustein des Therapieverfahrens nach Dr. Beck.

Ozonisiertes Öl (Erweitert „The Magix 4" auf „The Magix 5")

Ozonisiert man statt Wasser Olivenöl, erhält man durch das Einbringen von Ozon ein außerordentlich sauerstoffreiches Öl. Olivenöl mit dem dreiatomigen Sauerstoff Ozon ist eine kraftvolle Kombination, die bei Wissenschaftlern erwiesenermaßen als hervorragender Krebsschutz mit besonderem Heilpotential gilt. Nachweislich hat Ozon schon für sich allein desinfizierende, keimtötende Eigenschaften. Kombiniert man es jedoch mit Olivenöl, erfährt sein Wirkungsspektrum noch eine erhebliche Steigerung und potenziert sich so mit ganz spezifischen, antimikrobiellen Eigenschaften.

Zudem entsteht eine chemische Verbindung zwischen dem aktiven Sauerstoff des Ozons und den Elementen des Olivenöls und zieht so eine noch positivere Wirkung auf den Organismus nach sich. Es entstehen durch die Verbindung des Ozons mit dem Olivenöl zwei neue Substanzen, das Peroxid und das Ozonid, die die besondere Fähigkeit besitzen, tief in das Gewebe einzudringen, um dort den Sauerstoff einzubringen. Die Zellatmung verbessert sich hierdurch ganz entscheidend. Nicht zu vergessen ist die enorm wichtige Eigenschaft der stark antimikrobiellen Wirkung des ozonisierten Olivenöls. Hierfür zeichnen insbesondere zwei Substanzen, die Capron- und Pelargonsäure verantwortlich, die erst während des Vorgangs der Ozonisierung entstehen. Ihre keimtötende Wirkung erstreckt sich auf sämtliche Erreger wie Parasiten, Pilze etc. Magen und Darm profitieren diesbezüglich in besonderer Weise.

Immer mehr Therapeuten lernen die vielseitigen, desinfizierenden, antimykotischen und antibakteriellen Charakteristika des ozonisierten Olivenöles schätzen und setzen es in der alternativen antimikrobiellen Therapie, in Kombination mit L-Cystein, einer Aminosäure, ein. Gutes Olivenöl beinhaltet große Mengen an ungesättigten Fettsäuren, mehr als 75% Ölsäure (eine Doppelbindung) und etwa 9% Linolsäure (zwei Doppelbindungen). Ozonisiertes Olivenöl dagegen enthält nur noch gut 5% Ölsäure und praktisch keine Linolsäure mehr. Gesättigte Fettsäuren hingegen (Stearinsäure ca. 3% und Palmitinsäure ca. 12%) bleiben von der Ozonisierung praktisch unberührt. Die Gesamtmenge eines Öls oder Fettes an peroxidisch gebundenem Sauerstoff, die Peroxidzahl, steigt nach der Ozonisierung um das 18-fache von ca. 19 auf etwa 342. Nach einer Ozonisierung können neue Verbindungen nachgewiesen werden, die Pelargon- und die Carponsäure. Das Ozonid der Ölsäure, die Pelargonsäure, findet man auch als Element im Haarfett. Der Carponsäure schreibt man fungizide, fungistatische sowie bakterizide Eigenschaften zu. Den Großteil der positiven Wirkung ozonisierten Olivenöls führt man jedoch auf die Eigenschaften des Peroxids zurück.

Ozonisiertes Olivenöl lässt sich sehr einfach selber herstellen. Man nimmt dazu den gleichen Ozonisator wie bei der Ozonisierung von Wasser und eine Flasche kaltgepresstes Olivenöl. Weiter braucht es nichts. Die Olivenölflasche sollte zum Ozonisieren nur zu zwei Drittel gefüllt sein. Den Ozon-Belüfter des Ozonisators lassen Sie auf den Boden der Flasche hinab. Nehmen Sie möglichst einen Ozon-Belüfter aus Keramik, der keine Schadstoffe abgibt. Bevor Sie jedoch den Ozon-Belüfter in das Olivenöl tauchen, schalten Sie den Ozonisator ein, um so zu verhindern, dass Öl in den Belüfter und den Schlauch eindringt. **Aber denken Sie bitte unbedingt immer daran, atmen Sie Ozon niemals ein; wenn Sie Ozon einatmen, ist es hochgiftig!**

Das Olivenöl ozonisieren Sie dreimal 30 Minuten mit jeweils 5 Minuten Pause. Danach bewahren Sie die Flasche im Gefrierfach bis zur weiteren Verwendung auf. Das so eingefrorene ozonisierte Olivenöl wird außerhalb des Eisfaches sehr schnell wieder flüssig. Sie können das Öl mit jeder beliebigen Mahlzeit einnehmen.

Nebenwirkungen sind nicht bekannt. Nehmen Sie das ozonisierte Öl trotzdem nicht länger als erforderlich. Das Ozon ist im Öl physikalisch gelöst, es beginnt nach der Ozonisierung sofort wieder auszugasen, sodass Sie das Olivenöl nach jeweils fünf Tagen wieder neu ozonisieren müssen. Nehmen Sie zum Ozonisieren niemals ranzende Öle wie z.B. Leinöl. Solche Art Öle sind zum Ozonisieren völlig ungeeignet.

- Seine Wirkung entfaltet ozonisiertes Öl besonders stark auf Mikroorganismen, die in einem sauerstofffreien Milieu leben (Anaerobier), die keine Eigenschaft besitzen, sich gegen Ozon oder Sauerstoff zur Wehr zu setzen.
- Ozonisiertes Öl ist extrem reaktiv. Sobald keine „Feinde“ mehr zu finden sind, macht es sich auch über „Freunde“ her. Eine etwaige Überdosierung ist durch Trägheit (nicht Müdigkeit) und Appetitlosigkeit gekennzeichnet. Mit ein wenig Vitamin C (ein Teelöffel) und einer Prise Salz in Wasser, um die Säure zu neutralisieren, lassen sich diese leichten Symptome in kurzer Zeit beheben.
- Das ozonisierte Öl ist insbesondere für fettreiches Gewebe, Nervenzellen und Unterhautfettgewebe sehr empfänglich. Es entfaltet seine Wirkung daher insbesondere auf im Fett gespeicherte Toxine (Gifte). Dazu gehören PCB, PCP/Lindan, Neurotoxine, unpolare organische Lösungsmittel wie Phenol, Benzol, Xylol, Toluol usw.
- Schwermetalle hingegen bedürfen anderer Methoden der Ausleitung (siehe Schwermetall-Ausleitung).

Zusammengenommen ist ozonisiertes Olivenöl eine essentielle Ergänzung der „Magix 4 Therapie" und rundet dieses Heilverfahren zur Wiedererlangung einer umfassenden vollständigen Genesung in idealer Weise ab. Nehmen Sie Olivenöl immer auf nüchternen Magen und **nie** gleichzeitig mit Kolloidalem Silber ein. Die beiderseitige positive Wirkung könnte sich neutralisieren.

Entgiftungsreaktionen und Elektroporation

Je nach Allgemeinzustand des Anwenders sollte die Dauer der Behandlung der Blutelektrifizierung anfänglich bei 10 bis 20 Minuten liegen, um dann nach Verträglichkeit (es treten keine fühlbaren Nebenwirkungen auf) bis zu 2 Stunden pro Tag angewendet zu werden. Ist die durch die Beck'sche Blutelektrifizierung ausgelöste bakterielle Lysis jedoch zu stark, ist die Behandlungszeit bzw. -intensität zurückzunehmen. Die Quantität magnetischer Impulse mit dem Magnetpulser sollte ebenso kontrolliert angewendet werden, will man eine Herxheimer-Reaktion (Entgiftungsreaktion) verhindern. Die Entgiftungsleistung der Ausscheidungsorgane Haut, Leber und Niere hat Grenzen, jede Belastung darüber hinaus wirkt sich in Entgiftungsreaktionen aus, die es möglichst zu verhindern gilt.

Dass es Therapeuten gibt, die der Herxheimer-Reaktion positiv gegenüber stehen, bedeutet nicht, dass die Provokation einer Herxheimer-Reaktion nicht doch als Therapiefehler einzuordnen ist. Letztendlich ist sie ein Beleg dafür, dass die Wechselwirkung zwischen einer elektromedizinischen Anwendung und der jeweiligen Ausscheidungskapazität von Haut, Leber und Niere des Erkrankten keine gebührende Berücksichtigung fand. Eine elektromedizinische Behandlung ohne Entgiftungsreaktion liegt durchaus im Bereich des Möglichen und ist für einen schwerkranken Patienten immer wünschenswert.

Das Zusammenspiel von Allgemeinzustand des Patienten, Ausscheidungskapazität und elektromedizinischer Therapie muss immer im Auge behalten werden. Das Ziel muss sein, Herxheimer-Reaktionen bei allen Behandlungen zu vermeiden. Mit Beginn der Blutelektrifizierung können sich anfangs starke Müdigkeit und ein ausgeprägtes Durstgefühl zeigen. Geschuldet ist dies der Tatsache, dass der Zellmüll der massenweise im Blut abgestorbenen Protozoen vom Organismus entsorgt werden muss. Keinesfalls ist diese Reaktion negativ zu bewerten, die städtische Müllabfuhr kann ja auch nicht wie der Blitz arbeiten, sollte einmal zusätzlicher Sperrmüll anfallen. So bedarf es eines kleinen Zeitraums, bis eine elektromedizinische Anwendung ohne Nebenwirkung erfolgen kann und sich der Erfolg dieser Therapieform offenbart. Hat sich erst einmal eine starke Infektion manifestiert, ist es ratsam, zuallererst mit der Blutelektrifizierung zu beginnen. Sind die therapeutischen Effekte dieser Anwendungsart dann einmal vertraut und abgefedert, kann sowohl das kolloidale Silber als auch der Magnetpulser nach und nach in die Behandlung eingebracht werden.

Bei schwerkranken Personen empfiehlt es sich, folgende Reihenfolge einzuhalten:
Nach der Blutelektrifizierung nimmt man das kolloidale Silber ein. Abschließend setzt man den Magnetpulser ein, um damit tieferliegende, festere Gewebearten penetrieren zu können und zusätzliche Erreger freizusetzen. Wendet man diese Reihenfolge an, werden zuerst das Blut und die Lymphe von Pathogenen befreit und anschließend das infizierte Bindegewebe und das Gehirn. Eine Herxheimer-Reaktion kann bei einem allmählichen Aufbau dieser einzelnen Therapieelemente verhindert werden. Wann von einer auf die andere Therapie übergegangen werden kann, wird demnach über die Herxheimer-Reaktion der einzelnen Therapieelemente bestimmt. Es gilt, das mögliche Phänomen der Elektroporation bei der Blutelektrifizierung zu beachten. Bei der Elektroporation werden die Zellwände der roten Blutkörperchen zeitweise für Substanzen durchlässig, die zur gleichen Zeit im Blutplasma vorhanden sind. Dr. Beck warnt deshalb davor, dass es im Zellinneren der Erythrozyten zu toxischen Verbindungen kommen kann. Während der Blutelektrifizierung sollte man daher auf Medizinalgifte (z.B. Aspirin), aber auch auf Kräuter, Nahrungsergänzungsmittel u.ä. verzichten.

Achtung!
In diesem Zusammenhang warnt Dr. Beck eindringlich vor der Einnahme von Knoblauch wegen eines nervenzellschädigenden Stoffs, dem Sulfonhydroxyl. Gerät diese Substanz aufgrund der Elektroporation in die Blutbahn, kann die Blut-Hirn-Schranke überwunden und Gehirnzellen vergiftet werden. **Es ist daher ratsam, eine elektromedizinische Behandlung am frühen Morgen, völlig nüchtern vor der Einnahme jeglicher medizinaler, orthomolekularer und anderer Substanzen durchzuführen.** Nach der elektromedizinischen Behandlung nehmen die Zellwände dann sehr schnell wieder ihren ursprünglichen Zustand ein, sodass der Einnahme dieser Stoffe dann nichts mehr im Wege steht.

Therapieelemente

Einerseits kann man davon ausgehen, dass eine Primärinfektion immer über die Haut oder den Darm ihren Anfang nimmt, dann in Blutbahn und Lymphe übergeht und sich letztendlich im Bindegewebe und Gehirn festsetzt. Es gibt aber auch die Gegenbewegung, bei der pathogene Erreger aus schon infizierten Bereichen wie z.B. dem Bindegewebe in die Lymphe und das Blut übergehen, und so weitere Organe, Bindegewebs- und Nervenstrukturen verseuchen. Rezidive (Rückfälle) können dann die leidvolle Erfahrung der Betroffenen sein. Es gilt demnach, den elektromedizinischen Schutz niemals zu vernachlässigen.

Nur dauerhafte antimikrobielle Maßnahmen in und jenseits der Blutbahn können Migrationsbewegungen pathogener Erreger in beide Richtungen wirksam verhindern.

Die Behandlung sollte zuallererst strategisch bei den Netzwerken des Körpers, in der Lymphe und der Blutbahn ansetzen. Danach erfolgt die Behandlung des Darms und der angrenzenden Bauchorgane. Zum Schluss gilt es, das feste Gewebe, die Knochen, das Gehirn und das Nervengewebe zu therapieren. Die zur Verfügung stehenden Instrumente wie Blutelektrifizierung, kolloidales Silber, Magnetpulser, ozonisiertes Wasser und Öl sind auf die spezifischen Bereiche des Organismus ausgerichtet.

Das Blut und die Lymphe werden durch die Blutelektrifizierung sauber gehalten, der Darm und die Bauchorgane vorwiegend durch das kolloidale Silber und das ozonisierte Öl; die Knochen, das Kollagen, die Lymphknoten sowie das Nervengewebe und Gehirn durch den Magnetpulser. Alle drei Behandlungsabschnitte werden durch eine dauerhafte, begleitende Sauerstoffanreicherung des Organismus mittels ozonisierten Wassers zur Reduzierung des Infektionsstatusses unterstützt. „The Magix 4“ in Kombination mit dem ozonisierten Öl „The Magix 5“ stellt eine synergistische, multiple antimikrobielle Behandlung dar, die bewiesenermaßen auch scheinbar unheilbare Erkrankungen erfolgreich bekämpft.

Es mag nicht seriös klingen zu behaupten, dass jede Art von Erreger durch die elektromedizinische Therapie devitalisiert wird. Die Tatsache jedoch, dass – elektrophysiologisch gesehen – Mikroorganismen grundsätzlich durch die Maßnahme einer Elektrifizierung letal getroffen werden, gleichgültig, ob es sich nun um Ca-Protozoen, Epstein-Barr-Erreger, Plasmodien, Herpes, Borrelien, Chlamydien oder andere Mikroorganismen handelt, ist unumstößlich und unbestritten. Die physiologische Resistenz aller Erreger ist denen des menschlichen Organismus in Bezug auf eine elektromedizinische Einwirkung/Therapie weit unterlegen.

Soziokultureller Blickwinkel

Vergleicht man die Beck'sche Therapieform mit der schulmedizinischen Handlungsweise, werden folgende Gegensätze erkennbar. Nach Beck werden Laboruntersuchungen bei seiner Therapieform als eine nicht unabdingbare Voraussetzung für eine Diagnose angesehen, ohne die – schulmedizinisch gesehen – keine ordnungsgemäße Behandlung und Medikation erfolgen kann. Da die vier Therapieelemente, der zeitgleiche, bedachtsame Einsatz der Blutelektrifizierung, die Behandlung mit dem Magnetpulser sowie die Aufnahme von kolloidalem Silber und ozonisiertem Wasser und Öl von Beginn an festliegen, können Laboruntersuchungen zwar zur Verlaufskontrolle eingesetzt werden, z.B. Dunkelfeldmikroskopie-Befunde, zwingend erforderlich sind sie aber nicht.

Allerdings sind die vier/fünf Elemente des Heilverfahrens gewissenhaft dem Gesundheitszustand des sich selbst therapierenden Anwenders anzupassen. Die Auswirkungen der Behandlung mit der Beck'schen Therapie sollten daher vom Patienten genau verfolgt, und wenn notwendig, jeweils neu angepasst werden.

Ein fundamentaler Paradigmenwechsel

- Hin zu Behandlungsintimität und therapeutischer Autonomie, weg von der Abhängigkeit von Pharma-Industrie und Ärzten.
- Hin zu einer festgelegten Behandlungsweise, weg von peinigenden diagnostischen Tests.
- Hin zu einer angepassten Behandlung, bei der das individuelle Befinden im Vordergrund steht, weg von opportunistischer Medizin und Medikation.
- Hin zu bewusster Eigentherapie, weg von fremdgesteuerter Behandlung.
- Hin zu flexiblen, effektiven, preiswerten Heimgeräten, weg von überdimensionierter Apparatemedizin.

Für viele betroffene Patienten mag ein solcher Paradigmenwechsel so gewaltig sein, dass Sie vollkommen überfordert sein werden und diesen wunderbaren Weg zur Heilung in Eigenbehandlung nicht gehen können. Was einem als „bravem" Bürger ein Leben lang eingetrichtert wurde, liegt so weit ab von dem, was den Paradigmenwechsel ausmacht, dass er für viele Menschen nicht einmal denkbar ist. Ganz schwierig wird es dann, wenn die Schulmedizin den Patienten in ihrem Griff hat. Denken Sie nur an einen in Behandlung befindlichen Krebspatienten, dem zwar dieses neue Therapieverfahren bekannt ist, aber aus dem Teufelskreis von Operation, Chemotherapie und Bestrahlung und der hiermit einhergehenden physischen und psychischen Beeinflussung und Belastung nicht mehr herauskommt.

Das Beck'sche Therapieverfahren ist einfach zu revolutionär. Selbst weltoffene, tolerante Menschen schrecken vor der sogenannten „Elektromedizin" zurück und greifen lieber auf „schulmedizinisch Bekanntes" zurück. Sobald das elektromedizinische Heilverfahren in der Öffentlichkeit thematisiert wird, ist der Diskurs hierüber schnell emotional. Bei sachlicher Erörterung würde ja die Chance bestehen zu erkennen oder auch nur zu erahnen, wie ernsthaft und wissenschaftlich fundiert dieser Heilungsansatz ist.

Letztendlich werden die elektromedizinischen Erkenntnisse bis zum heutigen Tag unterdrückt und mit enormem Aufwand bekämpft, um das Fortbestehen multinationaler Pharma-Konzerne und medizinaler Organisationen nicht zu gefährden und wirtschaftlich zu sichern. Dieses Muster ist nicht neu, es zieht sich durch die Jahrhunderte.

Das Therapieelement „Elektrifizierung" ist seit dem frühen 19. Jahrhundert bekannt, teils durch Patente belegt, und flammt seitdem immer wieder auf. Ihre Erfinder als auch ihre Mitstreiter wurden regelmäßig diskriminiert und kriminalisiert, denken Sie nur an die traurigen Schicksale von George Lakhovsky, Royal Rife, Wilhelm Reich, Alfons Wagner, Josef Issels, Rudolf Pekar, Antoine Priore u.v.m. Diese mutigen, genialen Wissenschaftler und Therapeuten überzog man mit Sensations-Prozessen oder steckte sie in psychiatrische Anstalten und Gefängnisse. Einige von ihnen hatten unerklärliche „Unfälle".

Gesellschaftliche Machtausübung erfinderischen Personen und ihren Bezugsgruppen gegenüber war schon immer das Markenzeichen pharmazeutischer Körperschaften. Sowohl private als auch öffentliche Körperschaften sichern sich unter Vorgabe des alleinigen Wissenschaftlichkeitsanspruchs sämtliche damit verbundenen wirtschaftlichen Vorteile. So ist seit Anfang des 20. Jahrhunderts die vormals erfolgreiche und etablierte elektromedizinische Lehre und Forschung an sämtlichen Universitäten der USA unter dem Vorwand, sie sei „unseriös", verboten. Der eigentliche Grund ist jedoch darin zu suchen, dass

Elektromedizin zwar einer Anschubfinanzierung bedarf, ansonsten aber äußerst preiswert und einfach anzuwenden ist. Im Unterschied zu pharmazeutischen Produkten ist Elektromedizin nicht patentierbar und folglich auch nicht lukrativ.

Die elektromedizinische Unterdrückung zeigt die ganze Brutalität derjenigen auf, die diesen unmenschlichen Medizin-Jahrmarkt beherrschen. Die geltende Regel lautet: ***„Niemand wird geheilt, solange dabei nichts oder nur wenig verdient werden kann.“*** Und weil der Geldfluss durch das Heilen selbst gestoppt wird, werden Therapien mit hohen Heilungschancen verboten! So sind aufgrund der Aussonderung des Produktes „Elektromedizin“ wissenschaftlich etablierte Erkenntnisse ohne weitere Anerkennung der Schulmedizin in Vergessenheit geraten oder ins Abseits gestellt worden.

Auch das Beck'sche Therapieverfahren ist nicht kostenintensiv. Nach den moderaten Anschaffungskosten für den Blutelektrifizierer (inkl. der Möglichkeit der Herstellung von kolloidalem Silber), den Magnetpulser und den Ozonisierer braucht es nur noch Batterien oder eine Steckdose zum Betrieb. In einem seiner Vorträge hielt Dr. Beck, um die Kosten seiner Therapie zu demonstrieren, einen Kaugummi mit dem Kommentar hoch, dass er gegenwärtig 1,32 Dollar für einen Kaugummi zahlen müsse, im Vergleich zu 10 Cent, als er noch ein Junge war.

„Und 10 Cent wäre auch der Betrag, der heute zur Heilung der häufigsten chronischen Erkrankungen aufgewendet werden müsste!“

Diese Therapieform ist also schon deswegen durch das Medizin-Kartell hoch gefährdet, weil sie spottbillig und zudem hochwirksam ist. Die Spendenfreude der Menschen an das in alle Funktion des Lebens eingreifende Medizin-Konglomerat darf unter keinen Umständen gefährdet, geschweige denn zum Erliegen gebracht werden.

Bis dato konnte das elektromedizinische Verfahren ausschließlich aufgrund der Weitergabe von Informationen und Vermittlungstätigkeit begeisterter Anwender und Wissender bestehen. Dr. Beck selbst hat es nie gewagt, die schulmedizinische Anerkennung aufgrund seiner grandiosen Heilerfolge einzufordern.

Das elektromedizinische Heilverfahren ist ein soziales, im wahrsten Sinne des Wortes sozialistisches Heilmittel, das jedem, der es erkennt, akzeptiert und folglich auch anwendet, seine gesundheitliche Autonomie zurückgibt.

„Take back your therapeutic power!
Hol' Dir deine therapeutische Macht zurück!“
Dr. Beck

Zapper

Frequenzverfahren

Zur Kategorie elektromedizinischer Therapien gehört auch und insbesondere das Frequenzverfahren, dessen Wirkungsweise auf dem Prinzip der Resonanzfrequenz beruht. Durch den Einsatz des Frequenzverfahrens werden die in den menschlichen Organismus eingedrungenen pathogenen Erreger durch ihre Eigenfrequenz, ihre Resonanzfrequenz, zerstört.

Vergleichbar mit dem bekannten Bild einer Opernsängerin, die ein Weinglas dadurch zum Zerplatzen bringt, weil sie ganz präzise den Ton, die Schwingung, die Resonanzfrequenz dieses Glases anstimmt. Bekannt wurde das Frequenzverfahren durch die großartigen Forschungs- und Heilerfolge der genialen Wissenschaftler Nicola Tesla, Georges Lakhovsky, Royal Rife, Hulda Clark, um nur einige zu nennen. Frau Dr. Hulda Clark hat zudem eine ganz besondere Diagnostik entwickelt, die es erlaubt, die Existenz bestimmter Parasitenpopulationen im menschlichen Organismus festzustellen. Hierzu wird die jeweils von dem spezifischen Erreger kommende Resonanzfrequenz ermittelt, um dann, dem Resonanzprinzip gemäß, die gleiche parasiteneigene Frequenz in den Organismus einzubringen, der die Parasiten dann letztendlich in wenigen Minuten erliegen.

Frau Dr. Hulda Regehr Clark, geb. am 18. Oktober 1929 in Rosthern, Kanada, studierte in Saskatchewan Biologie. Das Lizenziat ihres Grundstudiums schloss sie mit „magna cum laude" ab. An der Universität von Minnesota, USA, studierte sie Biophysik und Zellphysiologie. 1958 schloss sie ihr Studium mit dem Doktorat in Physiologie ab. Am Clayton College of Natural Health erwarb sie zudem ein Diplom in Naturheilkunde. Im Jahr 1979 eröffnete sie ihre eigene Praxis. Innerhalb weniger Jahre entwickelte sie eine Technik, um gesundheitsgefährdende Prozesse im menschlichen Körper aufzuspüren. Sie machte zukunftsweisende Entdeckungen zu den wahren Ursachen von Krebs und anderer schwerer Krankheiten. Am 3. September 2009 verstarb sie in Chula Vista, Kalifornien.

Der Schwerpunkt ihrer Arbeit lag auf der Behandlung schwerkranker Menschen und auf unabhängiger Forschung. Das wichtigste Ergebnis ihrer Forschungstätigkeit war die Erkenntnis, dass nahezu sämtliche Zivilisationskrankheiten wie zu hoher Blutdruck, Herzkrankheiten, Krebs, MS, Alzheimer, chronische Müdigkeit, Hautkrankheiten, Depressionen, Diabetes, Verdauungsbeschwerden, Asthma, Allergien, Reizdarm, Kopfschmerzen, Schlafstörungen sowie Pilzerkrankungen etc. auf **Parasitenbefall, Umweltgifte** und **Ernährung** zurückzuführen sind.

„Der Organismus wird durch eine ‚saure Ernährung' und Umweltgifte so geschwächt, dass für pathogene Erreger (Parasiten) das Milieu bereitet wird!"
Dr. Hulda Clark

Dr. Clark dokumentierte die Reaktion menschlicher Zellen auf Erreger. Sie entdeckte „Fasciola", den großen Leberegel in der Leber eines jeden Krebspatienten, dessen Entdeckung 1995 von der Parasitologie und später der Weltgesundheitsorganisation als der Leberegel Opisthorchis-viverrini und -sinensis bestätigt wurde. Der Leberegel wurde daraufhin als krebserregend eingestuft. Durch ihre umfassende Forschungstätigkeit weitete sie ihr fundiertes Wissen neben der Parasitologie und Umweltgifte auch auf das Gebiet der Radiologie aus. Sie war eine motivierte, mutige Wissenschaftlerin mit viel Engagement, mit profunden Kenntnissen der Toxikologie und investigativem Spürsinn. Man kann sie mit Recht als Pionier in vielerlei Hinsicht bezeichnen. Ihre Frequenzanwendungen bei Krebs und anderen schweren Erkrankungen waren der Beginn einer neuen, großartigen Entwicklung. Eine Reihe von Studien der letzten Jahre bestätigt die Krebszellen schädigende Wirkung durch schwache elektrische Felder und Resonanzfrequenzen.

Bekannt wurde Frau Dr. Hulda R. Clark durch die Entwicklung des sogenannten „Zappers", dessen Therapie auf der Anwendung elektronischer Schwingungen (Frequenzen) beruht. Batteriebetrieben erzeugt der Zapper wahlweise eine positive analoge oder digitale Wechselspannung. Mittels positiver „Offset-Schwingungen“ werden Erreger wie Parasiten und Pilze im Organismus unspezifisch in kurzer Zeit (max. 7 Min.) zerstört. Für spezifisches, frequenzabhängiges Zappen hat Frau Dr. Hulda R. Clark einen Frequenzgenerator entwickelt.

Das Wissen um diese Methode war in Fachkreisen schon seit langem Allgemeingut. Für eine wirklich umfassende, alle Faktoren umfassende Therapie gebührt jedoch allein Frau Dr. Hulda R. Clark die allerhöchste Anerkennung. Sie entwickelte zudem ein bioenergetisches Gerät namens Syncrometer, das sie feststellen ließ, welche Organe und Körperareale von Umweltgiften und Parasiten befallen waren. So kam sie der wahren Ursachen schwerer Krankheiten, u.a. Krebs, immer mehr auf die Spur. Ihre Forschungsergebnisse publizierte sie in sieben Büchern, alleine fünf davon zum Thema Krebs. Ihre Bücher enthalten genaueste Anleitungen, wie Krebs erfolgreich zu bekämpfen ist. Wenig, wenn nicht überhaupt kein Interesse legte Frau Dr. Clark für materielle Dinge an den Tag. Bedürfnisse, die über das Nötigste hinausgingen, waren ihr fremd. Dies äußerte sich auch darin, dass sie zwar die Bücher ihrer Forschungstätigkeit vertrieb, ansonsten aber nie andere Produkte verkaufte. Auch verlangte sie niemals Urheberrechtsgebühren.

Mittels ihrer Forschungsergebnisse hat sie das Leben unzähliger Menschen weltweit berührt und verändert, die sich aufgrund ihrer Erkenntnisse dann selbst helfen konnten. Sowohl vom Staat als auch von Organisationen und global operierenden Unternehmen wurde sie lange Zeit angefeindet und verfolgt, ihre großartige Arbeit hat sie trotzdem nie vernachlässigt und zum Nutzen der Menschheit weitergeführt. Der Zapper ist in der Lage, Erreger wie Parasiten und Pilze innerhalb kürzester Zeit durch spezifische Frequenzen zu töten. Voraussetzung dafür ist eine positive Offset-Spannung im Batteriebetrieb, mit fünf bis neun Volt. Zum Abtöten sämtlicher pathogener Erreger sind nicht mehr als 7 Minuten erforderlich. Die beim Zapper vorgegebene Frequenz tötet Parasiten und Pilze, wo immer sie erreicht werden.

Einige Körperbereiche können vom Zapper nicht penetriert werden, dazu gehören z.B. die Augen, der Blinddarm, die Hoden, die Innenohrknöchelchen, der Magen und der Darm. Der Strom erreicht zwar die Magen- und Darmwände, aber nicht deren Inhalt. Alternativ können die Kontaktflächen des Zappers daher auch direkt auf erkrankte Stellen des Körpers gelegt werden und erweitern somit das Therapiespektrum um ein Vielfaches. Exemplarisch seien hierzu drei Beispiele genannt.

- Bei Sinusitis (Nasennebenhöhlenentzündung) legt man eine Kontaktfläche auf die betreffende Stelle im Gesicht und die andere Kontaktfläche hinter ein Ohr oder in den Nacken oder dahin, wo man glaubt, dass der durchfließende Strom die erkrankte Stelle am besten trifft. Der Strom nimmt immer den einfachsten, widerstandslosesten, direkten Weg.
- Für die Augen kann analog zur Sinusitis verfahren werden. Eine Kontaktfläche auf das Auge, die andere dort hin, wo der Strom den erkrankten Bereich direkt durchfließen kann.
- Wollen Sie einen erkrankten Bereich der Lunge, des Darms, der Leber, der Nieren, der Prostata, der Bauchspeicheldrüse, des Magens, der Eierstöcke, der Brust etc. erreichen, so legen Sie eine Kontaktfläche auf die Stelle der Brust, des Bauches oder Unterleibs, wo sich der erkrankte Bereich befindet und die andere Kontaktfläche entsprechend auf den Rücken, um so den Strom exakt durch die erkrankte Stelle zu führen. So können auch solche Körperbereiche durchdrungen werden, die ansonsten das reguläre Zappen nicht oder nur in geringem Umfang berühren würde.

Beim regulären Zappen durchfließt der Strom lediglich unsere wichtigsten Zielgebiete, das Blut und die Lymphe, nur ein kleiner Teil der Zapperfrequenz erreicht beim regulären Zappen alle Organe und Gewebe unseres Organismus. So ist das direkte Durchströmen etwaig befallener Organe oder Gewebe mit der Zapperfrequenz von 32 kHz eine äußerst sinnvolle Therapie-Erweiterung. Effektiv und sehr einfach können so Erreger wie Parasiten und Pilze mit einer spezifischen Frequenz und einer geringen Spannung abgetötet werden. Es gilt jedoch zu beachten, dass der eingesetzte Zapper eine zu 100% positive Offset-Spannung liefert und die Spannung niemals in den negativen Bereich geht. Diese Bedingung erfüllt der Clark-Zapper. Würde die oszillierende Spannung auch nur kurzzeitig in den negativen Bereich gehen, bliebe das Leben der pathogenen Erreger erhalten. Verwendet man den Zapper mit einer gepulsten digitalen Spannung, wird eine Rechteck-Frequenz erzeugt, die alle bekannten Parasiten und Pilze gleichzeitig erreicht und abtötet. Solange eine rechteckig (digitale) gepulste Offset-Spannung angewendet wird, muss die für die pathogenen Erreger tödliche Frequenz, ihre Resonanzfrequenz, nicht unbedingt bekannt sein oder eingesetzt werden. Der Zapper arbeitet daher mit einer digitalen Grundfrequenz von 30 bis 32 kHz bei 5 bis 9 Volt. Unter dieser Voraussetzung kann, je nach Anwendung, nahezu der gesamte Körper durchströmt werden.

Anwender des Zappers mit einer Entzündung im Körper berichten, dass sie den Zapper an der entsprechenden Stelle spüren können, was die Vermutung bestätigt, dass der 30 bis 32 kHz-Zapper-Strom für diesen entzündeten Bereich den Weg des geringsten Widerstands darstellt. Da entzündete Stellen Bereiche einer negativ geladenen Zone sind, wurde eine positive Offset-Spannung mit einer Frequenz von 30 bis 32 kHz gewählt, um den Strom bei regelmäßigem Zappen zu maximieren. Gegenwärtig ist keine andere Frequenz bekannt, die der gewählten 30 bis 32 kHz-Frequenz in der Wirkung auch nur in etwa gleichkäme.

Nebenwirkungen sind keine bekannt, was bei einer Betriebsspannung von nur 9 Volt auch nicht weiter verwundert. Die Spannung ist einfach zu gering, um Schaden im menschlichen Organismus anrichten zu können. Frau Dr. Hulda Clark führt dazu in ihrem Buch „The Prevention of all Cancers" aus, dass die Anwendung des Zappers weder vor noch nach der Behandlung irgendeine Wirkung auf den Blutdruck, die geistige Fitness oder die Körpertemperatur zeige. Der Zapper verursacht keinerlei Schmerzen, beseitigt Schmerzen jedoch in vielen Fällen wie von Geisterhand.

Wenn Sie schwanger sind oder mit einem Herzschrittmacher ausgestattet sind, sollten Sie aufgrund diesbezüglich fehlender Forschungen möglicherweise davon Abstand nehmen zu zappen. Wenn Sie es trotzdem versuchen wollen, schließen Sie die Kontakte des Zappers über die Knöchel der Füße an, so ist der Sie durchfließende Strom weiter vom Herzschrittmacher entfernt. Bei Schwangerschaft zappen Sie bitte grundsätzlich nicht. Ziehen Sie in diesen Fällen unbedingt einen Therapeuten hinzu. Ohne dass jemals eine nachteilige Wirkung festzustellen gewesen wäre, wurden Kinder schon ab dem zarten Alter von acht Monaten behandelt. Wägen Sie bei Säuglingen jedoch immer mögliche Vorteile gegenüber unbekannten Risiken ab.

Um einen kraftvollen Angriff auf pathogene Bewohner des menschlichen Körpers starten zu können, braucht es eine auf- und abpulsende positive elektrische Kraft. Auch die weißen Blutkörperchen profitieren von dieser positiven Offset-Spannung, da sie hierdurch mit großer Energie versorgt werden. Für kurze Zeit werden die weißen Blutkörperchen durch diese positive Energie zu dynamisch agierenden Super-Blutkörperchen. Frau Dr. Clark empfiehlt Schwerkranken daher, täglich acht Stunden zu zappen bis es ihnen wieder gut geht. Denken Sie dabei zu Beginn des Zappens immer auch an eine mögliche Herxheimer-Reaktion.

Im Falle, dass Organe des Organismus mit PCB, Benzol etc., also mit flüssigen Isolatoren gesättigt sind, wird die Wirkung des Stroms inkl. der Frequenz herabgesetzt, da sich der Widerstand von Haut oder Organen durch die Körpergifte erhöht. Krebspatienten sind häufig mit solchen Isolatoren, Giftstoffen und Schwermetallen gesättigt. Dann gilt es vorrangig, den Körper vorab zu entgiften (siehe Schwermetall-Ausleitung und Power Tube QuickZap).

Reguläres Zappen (Standard), ausschließlich mit 30 bis 32 kHz (Frequenz-unabhängiges Zappen)

- Man beginnt mit 7 Minuten, dann folgt eine Pause von 20 bis 30 Minuten. (Während dieser Pause werden weitere Erreger vom Organismus freigesetzt).
- Der zweite 7-minütige Abschnitt tötet nun die weiteren ausgeschiedenen Erreger. Es erfolgt die nächste Pause von 20 bis 30 Minuten, bei der weitere Erreger vom Organismus freigesetzt werden.
- Dann folgt der dritte und letzte 7-minütige Abschnitt des Zappens, der nun die restlichen ausgeschiedenen Erreger tötet.

Es gibt unterschiedliche Varianten des Zappens. Die Wichtigsten sind das „Frequenz-abhängige Zappen", das „Frequenz-unabhängige Zappen" und das „Frequenz-unabhängige Dauer-Zappen".

Zappen (Frequenz-abhängig)
Beim **Frequenz-abhängigen Zappen nutzt man bestimmte Frequenzen**, insbesondere die Eigenfrequenz des pathogenen Erregers nach dem Resonanzprinzip. Erreger, Parasiten und Pilze werden so durch die **gewählte Resonanzfrequenz** in Sekunden abgetötet.

Liegt eine ausreichende Spannung von 5 bis 9 Volt an und wird eine Dauer von dreimal 7 Minuten mit positiven Offset-Frequenzen von 10 Hz bis 500 kHz therapiert, werden ausnahmslos sämtliche Erreger, Parasiten und Pilze getötet, die mit diesen bestimmten Frequenzen erreicht werden.

Reguläres Zappen (3 x 7 Min) oder Dauer-Zappen (Frequenz-unabhängig)
Je öfter und länger Schwerkranke zappen, desto besser fühlen sie sich. Bei Bedarf kann mit der fest eingestellten Frequenz von 32 kHz, laut Dr. H. Clark, gezappt werden, bis eine Besserung eintritt, eine Woche, einen Monat oder länger, den ganzen Tag hindurch, non-stop.

Der Vari-Zapper nach Dr. Clark arbeitet daher der Einfachheit halber ausschließlich mit der festen Frequenz von 32 kHz, da diese Frequenz nahezu alle, wenn nicht sogar alle bekannten Erreger, Parasiten und Pilze abtötet.

Das **Frequenz-unabhängige Dauer-Zappen** wird in der Regel angewendet, um Körperflüssigkeiten wie die Lymphe und das Blut von pathogenen Erregern zu befreien.

Einfache Herstellung von eigenen Zapper-Platten
(Übergrößen sind leider nicht zu kaufen)

Zuerst kaufen Sie sich ein Stück flexibles dünnes Kupfernetz, groß genug, um daraus 2 Stücke, beispielsweise in der Größe 30 x 40 cm, auszuschneiden (diese Größe deckt in etwa den gesamten Bauchbereich ab). An dieses Kupfernetz löten Sie dann an einer beliebigen Seite ein etwa 1 Meter langes, flexibles Kupferkabel an (kann auch kürzer sein). An das Ende des Kabels bringen Sie einen Bananenstecker an. Der Bananenstecker passt exakt in das Originalkabel des Zappers.

Dann nehmen Sie ein Fensterleder aus echtem Leder, schneiden es passend und legen es über das Kupfernetz. Das Fensterleder wird dann auf der Rückseite des Kupfernetzes entweder verklebt oder zusammengenäht. Für das Kupferkabel schneiden Sie ein kleines Loch in das Leder und führen es hindurch. Dann muss noch die Platten-Rückseite mit einem flexiblen, nicht leitenden Material, Gummi etc., abgedeckt/verklebt werden. Fertig sind Ihre Zapperplatten.

Heilung von Brust- und Hautkrebs im 21. Jahrhundert mittels einer alternativ diagnostischen „Schwarzen Salbe“

(Indian Black Salve Balm; Schwarze Salbe Adrian Jones)

Bei der „Schwarzen Salbe“ (nur das Original) handelt es sich um eine wiederentdeckte, altbewährte „Salbe", die leider in Vergessenheit geraten ist. Sie ist ein pflanzliches Produkt und wird schon seit mehr als 100 Jahren verwendet.

Hört man den Begriff „Salbe“, assoziiert man möglicherweise augenblicklich eine medizinische Creme zur Behandlung von Entzündungen oder Verletzungen. Anders bei der Original **„Schwarzen Salbe Adrian Jones“**. Hier handelt es sich um eine Krebs-Diagnosemöglichkeit, ob Sie Krebs haben oder nicht, mit sofortiger anschließender Behandlung.

Die Anwendung ist denkbar einfach. Tragen Sie die „Schwarze Salbe" einfach für 24 Stunden dick auf die vermutete Krebsstelle auf (mit einem Pflaster abkleben). Nach Ablauf dieser Zeit waschen Sie die Salbe einfach mit warmem Wasser ab. Hat sich der behandelte Bereich leicht entzündet und farblich verändert, kann man von einem positiven Befund ausgehen. Im Laufe der Zeit verdunkelt sich die behandelte Stelle immer mehr, verschorft und zieht sich zusammen. Nach etwa 14 Tagen fällt der Hautbereich mit dem abgestorbenen Krebsgeschwür aus der Haut heraus.

Seien sie nicht enttäuscht, wenn sich nach den ersten 24 Std. nichts Besonderes zeigt. Außer vielleicht leichten Schmerzen spüren und sehen sie die ersten Tage nicht viel. Manche verspüren auch ein Kribbeln oder ein Brennen. Trotzdem vollzieht sich Wesentliches in der Tiefe des Gewebes. Die Krebszellen werden von dem gesunden Gewebe separiert und nach Ablauf von ca. 14 Tagen abgestoßen. In der Regel brauchen sie das Verfahren nicht zu wiederholen. Tun sie es trotzdem zu ihrer Sicherheit.

Bemerken Sie keinerlei Hautveränderungen, können Sie mit hoher Wahrscheinlichkeit davon ausgehen, dass es sich nicht um Krebs handelt.

Klären sie dies aber immer mit dem Arzt ihres Vertrauens ab.

Mit der „Schwarzen Salbe“ können Sie ausschließlich Krebs behandeln, der sich auf oder nicht allzu tief unter der Hautoberfläche befindet.

Verwenden sie ausschließlich das Original „Indian Black Salve Balm Schwarze Salbe Adrian Jones“. Die gleichnamige „Schwarze Salbe“ aus der Apotheke hat nicht die o.e. Wirkung. Ich empfehle Ihnen das Buch „Schwarze Salbe“ von Adrian Jones. Im Internet erhältlich.

Kapitel 6

Die Königsdisziplin „Seele“

Alles, was Dein Leben lebenswert macht,
ist auf der anderen Seite der Angst.

Vergiss niemals dieses großartige Versprechen von CHRISTUS!

Die wahre Macht des Menschen,
seine Energie, sein körperliches Befinden, seine Gesundheit
liegt in jedem Augenblick seines Lebens in seinen eigenen Händen,
einzig und allein durch das, was er denkt und wie er handelt.

Achte auf alles, was Du fühlst, denkst, sagst und tust,
denn es bestimmt Dein Leben!

Die Seele weiß immer, was sie tun muss,
um sich und den Körper zu heilen.
Die Herausforderung besteht darin,
den Verstand zum Schweigen zu bringen.

Heilung von Seele und Leib

Wenn Ihnen der Begriff „Seele“ Probleme bereiten sollte und zu abstrakt erscheint, dann versuchen Sie doch einmal, Ihre „Seele“ einfach nur als einen „Körper“ zu verstehen, der genauso aussieht und existiert wie ihr physischer Körper. Die Besonderheit der Seele liegt lediglich darin, dass sie während ihres Erdendaseins unsichtbarer Teil einer jeden Zelle des physischen Körpers des Menschen ist. Jede einzelne materielle Zelle ihres Körpers besteht demnach aus zwei Teilen, dem physischen und dem seelischen Teil. Nach dem physischen Tod, nach dem „Ablegen“ des materiellen Körpers auf der Erde, geht der seelische Anteil des menschlichen Körpers, die Seele des Menschen, wieder dahin, wo sie einst herkam.

Was verbindet der Mensch nicht alles mit dem Begriff „Heilung“? Wie viel Hoffnung und Sehnsucht liegen in diesem Wort *Heilung*? Heilung ist Rettung, ist Trost, ist Hoffnung, ist Balsam für die Seele. Wer bedarf nicht der Heilung? Jeder kennt das Gefühl von Krankheit, einem Etwas ausgesetzt zu sein, das man nicht steuern oder kontrollieren kann, das man nicht wirklich im Griff hat, weder durch unser „Krankensystem“ noch durch pharmazeutische Produkte. Das Damokles-Schwert Krankheit, Siechtum, frühzeitiger Tod schwebt scheinbar ein Leben lang über uns.

Soweit der Mensch zurückschauen kann, wird versucht, Krankheiten und körperliche Beschwerden von der physischen Seite her zu behandeln, obwohl seit mehr als 2.000 Jahren bekannt sein sollte, dass der menschliche Körper von sich aus, ohne fehlerhaftes Verhalten des Menschen, **nicht** erkranken kann. Krankheit ist und war immer der Ausdruck falschen Denkens und falschen Handelns. Nahezu sämtliche Erkrankungen, gleich welcher Art, begründen sich daher in der Seele des Menschen.

Sobald sich die Entsprechung für eine bestimmte Erkrankung in der Seele wiederfindet, können von außen kommende Stoffe (schlechte Luft und Nahrung, Umweltgifte, Erreger, Parasiten etc.) dazu führen, dass der menschliche Körper erkrankt (gilt auch für Entwicklungsstörungen im Mutterleib). Liegt eine Entsprechung jedoch nicht vor, kann sich von außen Kommendes auf Dauer im Körper nicht negativ auswirken. Wer beginnt, sich einmal der Mühe zu unterziehen, ernsthaft über die Zusammenhänge zwischen Psyche, Physis und Seele, Krankheit betreffend nachzudenken, richtig einzuordnen, eins und eins zusammenzuzählen und dann zu versuchen, in sich hineinzuhorchen, der wird sehr schnell erkennen, dass wahrhafte Heilung einer fundamentalen Grundordnung unterliegt, die sich im Inneren des Menschen substantiiert, im tiefsten Sinne die Seele betreffend, die der Ursprung allen Lebens ist.

Christus hat, wenn er Menschen von körperlichen Leiden befreit oder geheilt hat, nie das körperliche Leiden betrachtet, sondern ausschließlich die Seele. Seine Worte als Jesus von Nazareth waren daher immer die gleichen: *„Dein Glaube hat Dir geholfen, geh und sündige fortan nicht mehr.“*; nicht *„Ich heile Dich von der Krankheit X,Y oder Z.“* Heilung von Krankheit entspricht der ewigen Gesetzmäßigkeit: Wer glaubt, dem wird gegeben werden, so heißt es, doch der wahrhafte Glaube darf nicht kopfgesteuert sein, sondern muss von Herzen kommen. Menschen, die einen tiefen Glauben an Gott haben, empfangen das Heil, die Heilung zuallererst für ihre Seele, denn in ihr allein steckt das Gesetz des Lebens. Ist die Seele einmal „gesundet“, wird auch der Leib heil werden. Gott heilt, wenn wir um Heilung bitten, nicht unseren physischen Körper, sondern aktiviert, sofern wir durch unser Verhalten die Voraussetzung dafür schaffen, die Selbstheilungskräfte unseres Körpers über unsere Seele. Doch auch Wasser, Früchte, Kräuter oder andere Stoffe und Geräte können dem Körper helfen zu gesunden, wenn die Entsprechung, die Ursache für das körperliche Leiden nicht mehr aus der Seele nachfließt. Körperliche Heilung ist also auch von außen, durch Menschenhand möglich, wenn sich die Entsprechung der körperlichen Krankheit nicht mehr in der Seele befindet.

Christus gab zu, dass Er als Jesus von Nazareth nicht jeden heilte, weil das „Ewige Gesetz“ besagt, dass der Mensch **glauben** muss: *„Nach Deinem Glauben wird Dir gegeben und vergeben.“* Erkenne Deine Fehler, bereue, vergib, mache gut, was Du getan hast, bitte um Vergebung und versuche wahrhaftig, nichts Unrechtes mehr zu tun. Wo jedoch Zweifel und Unglaube herrschten, tat Christus keine Wunder.

Wo Vertrauen und Glaube fehlten, Egoismus und Zweifel vorherrschten, konnte die Wahrheit der Worte von Christus das Herz und die Seele des Menschen nicht finden und somit eine Heilung des physischen Körpers nicht erfolgen. Geheilt wurden nur diejenigen, die an Jesus glaubten, und bei denen er erkennen konnte, dass sie bereit waren, sich zu bemühen, nichts Unrechtes mehr zu tun. Singgemäß steht geschrieben: *„Wer auf Christus ehrlichen Herzens einen Schritt zugeht, dem kommt er mehrere Schritte entgegen."* Gott hat dem Menschen einen freien Willen gegeben, sodass er sich frei entscheiden kann, ob er sich Gott zuwenden möchte oder seinen eigenen Weg gehen will. Nur, seien Sie sich dessen bewusst, Ihren eigenen durch Sie bestimmten Weg wird Gott sicher nicht begleiten.

Wenn sich ein Mensch frei entscheidet, nicht in die Sonne zu treten, die ihn wärmen könnte, obwohl er friert, und er darauf beharrt, dass die Sonne zu ihm zu kommen hat, dann muss er eben aufgrund seiner freien Entscheidung frieren oder gar erfrieren. Die Sonne verhält sich dabei völlig neutral, sie scheint einfach nur und steht konstant jedem zur Verfügung, der ihre Wärme nutzen und genießen möchte. Ähnlich ist es mit Gott und den Menschen. Die Menschen rufen nach Gott, um für Heilung zu beten oder um Hilfe für ihre Probleme zu bitten, sind aber nicht bereit, ihre Sünden zu bereuen und künftig nicht mehr zu begehen – sie wollen im Schatten bleiben, nicht in die Sonne treten und weiter frieren - und gehen gedankenlos davon aus, dass Gott bedingungslos zu ihnen kommt – er möge einfach das tun, was sie wollen. Doch solange der Mensch in Sünde verharrt, wird Gott sich ihm sicher nicht offenbaren.

Viele Menschen sehen das dann als ultimativen Beweis dafür an, dass es Gott nicht geben kann und ER auch nicht hilft. Dabei liegt es einzig und allein beim Menschen selbst. Gott in Christus ist wie die Sonne, ER steht jedem Menschen in jedem Augenblick seines Lebens mit seiner Hilfe zur Verfügung. Doch wer diese Hilfe an sich wirklich erfahren möchte, der muss versuchen, schrittweise Gottes Willen zu tun und sein „Ewiges Gesetz" befolgen, das lautet: ***„Liebe Deinen Vater mit all Deiner Kraft und Deinen Nächsten wie Dich selbst."*** *„Nach Deinem Glauben wird Dir gegeben, und sündige fortan nicht mehr. Glaube auch dann, wenn Du an Deinem Körper noch nicht das verspürst, was sich in Deiner Seele an Heilung schon vollzogen hat."* Am Körper des Menschen kann nur das sichtbar werden, wird nur das gesunden, was der Mensch an Sünde und Fehler erkannt, bereut und wofür er um Vergebung gebeten hat und bereit ist, diese künftig nicht mehr zu begehen.

Solange der Mensch jedoch nur an seine körperlichen Krankheiten und Gebrechen denkt, nur seinen menschlichen Körper retten will und nicht bereit ist, vorab an seine Seele zu denken, seine Seele zu reinigen und von Sünde zu befreien, der wird von Gott weder Hilfe noch Heilung für seinen Körper erhalten.

Sicherlich können Krankheiten so behandelt werden, dass sie vordergründig besiegt scheinen, oder dass man mit ihnen leben oder sich arrangieren kann. Doch von Heilung ist der Mensch in diesem Zustand weit entfernt und sie wird auch so lange nicht erfolgen, bis er die Wahrheit des Lebens erkannt und Christus in sich aufgenommen hat. Selbst wenn der Mensch scheinbar geheilt wurde und sich gesund fühlt, ist die Grundlage seines Krankseins, seines Leidens in seiner Seele nicht gelöscht, die nach „Saat und Ernte" alles wie eine Festplatte gespeichert hält, sodass die Krankheit wieder ausbrechen wird.

Krankheiten beruhen u.a. auf körperlichen „Sünden" wie schlechten Gedanken, Worten, Empfindungen, falschem Handeln, falscher Ernährung und tierischer Kost. Auch wenn sich ein Mensch ausschließlich von den Gaben der Natur, die die Erde hervorbringt, gesund ernährt, sollte er doch immer bedenken, dass er, wenn er weiterhin durch Gedanken, Worte, Empfindungen und Handeln gegen die göttlichen Gesetze verstößt, die positiven Kräfte der gesunden Ernährung wieder aufhebt und der Krankheit Tür und Tor öffnet. Sobald die sogenannten Spezialisten des „Gesundheitswesens" mit ihrer „Heilkunst" am Ende sind, sprechen sie mit für den Menschen teils katastrophalen Folgen von „unheilbar". Doch mit Gott in Christus gibt es kein „unheilbar", denn Gott hilft und heilt immer. Nur im Unterschied zu den Menschen denkt er zuallererst an die unsterbliche Seele, über die dann Heilung erfolgen kann. Das Wort „unheilbar" kann große Ängste auslösen, da es Hoffnung vollständig ausgrenzt. Und wo die Hoffnung verloren geht, wird Gesunden kaum mehr erreichbar sein. Der Mensch sollte daher das unsäglich hoffnungslose Wort **„unheilbar"** durch den Satz **„Alles ist heilbar"** ersetzen.

Wer sich gedanklich an das Wort „unheilbar“ bindet, der bindet sich auch an seine Krankheit, er verstärkt seine Angst und verliert jegliche Hoffnung und jegliches Vertrauen. Die Krankheit bekommt ihre geistige Nahrung und kann sich ausbreiten. Der Mensch denkt sich so seinen frühzeitigen Tod herbei, weil sich durch seine Angst und seine Hoffnungslosigkeit seine seelischen und körperlichen Energien auflösen, seine Lebenskraft schwindet. Der Mensch allein ruft so das Übel, an dem er leidet, selbst herbei, kein anderer tut dies und schon gar nicht Gott.

Kein Mensch ist, gleich bei welcher Krankheit, ein sogenannter hoffnungsloser Fall oder Mächten ausgeliefert, die er nicht besiegen kann. Jeder Mensch bestimmt sein Leben selbst; in Gesundheit durch gottgewolltes Denken und Handeln oder in Krankheit durch ein von Gott abgewandtes Leben. Krankheit ist das Symptom für Disharmonie, Gesundheit hingegen ist Leben in Harmonie mit Gott und seinen Nächsten. Der materielle Körper des Menschen lebt allein durch die Urenergie, die Seele, die von Gott kommt. Ohne diese Energie von Gott ist kein Leben möglich. Nach dem Gesetz von „Saat und Ernte“ empfängt der Mensch viel oder wenig Energie und erfährt so die Wirkung seines Denkens und Handelns am eigenen Leib, kann in Frieden und Wohlstand leben oder an Körper und Geist darben und erkranken. Versucht der Mensch sich an die „Ewigen Gesetze“ zu halten und hat Gott in sein Leben aufgenommen, dann wird sein Körper, also alles Stoffliche, gesund erhalten. Sein Empfinden, seine Gedanken, Worte und Taten werden selbstlos und gut sein.

Ethisch-moralische Werte werden dann bei der Auswahl seiner Nahrung eine wichtige Rolle spielen. Vom Verzehr von Fleisch, Fisch und scharfen Getränken wird er Abstand nehmen. Der Mensch wird an Leib und Seele gesund sein, weil er gesund denkt und gesunde Nahrung aufnimmt. Die Natur schenkt dem Menschen alles, was er zum Leben braucht, Kraft für den gesunden und Heilung für den erkrankten Körper. Hat der Mensch einmal diese Zusammenhänge erkannt, aufgenommen und versucht, sie wahrhaftig zu verwirklichen, dann hat er nicht nur die Basis für Glauben und Vertrauen geschaffen, sondern auch den Grundstein gelegt, an Seele und Leib zu gesunden. In Abwandlung des Sprichworts *„In einem gesunden Körper wohnt ein gesunder Geist“* muss es daher richtigerweise heißen: *„Erst durch einen gesunden Geist und eine reine Seele kann der menschliche Körper gesunden und in Gesundheit leben.“*

Warum noch Medikamente nehmen?

Manch einer mag sich jetzt die Frage stellen, wenn Gottes Geist mittelbar zu heilen vermag, warum dann noch Medikamente nehmen? Als Jesus von Nazareth die Menschen heilte, hat er nicht gesagt, lass deine Therapien und Medikamente beiseite, sondern *„Dein Glaube hat Dir geholfen.“* Soll heißen, der Mensch, der den Glauben an Gott lebt, die „Ewigen Gesetze“ befolgt, seinem Nächsten vergibt und seine Sünden bereut und bereit ist, sie nicht mehr zu tun, dem wird sich die Frage nach Medikamenten oder Therapien früher oder später nicht mehr stellen, weil er dann gesund sein wird.

Doch es kann auch sein, dass ein Mensch durch Krankheit geschwächt oder infolge seiner Krankheit und Schmerzen hilflos und bedürftig ist, sodass er nicht mehr in der Lage ist, klar zu denken oder schlicht am Leben erhalten werden muss. Dann muss natürlich auch über Medikamente nachgedacht und können Medikamente eingesetzt werden, sodass der Leidende in die Lage versetzt wird zu überleben, wieder durchzuatmen, seine Gedanken zu fokussieren und wieder Hoffnung zu schöpfen.

Medikamente können helfen, Schmerzen zu nehmen oder psychische oder physische Probleme so einzugrenzen oder gar auszuräumen, dass der Mensch befreiter denken und handeln kann. In dieser Phase kann der Mensch dann versuchen, sich seiner Sünden zu vergewissern und mit seinem Nächsten ins Reine zu kommen, um so zu einer Umkehr zu finden, die seiner Seele gut tut und den Beginn seiner Heilung einleitet. Zudem kann es auch sein, dass der Mensch über viele Jahre oder gar Jahrzehnte, bewusst oder unbewusst, Medikamente eingenommen oder Therapien angewendet hat, die seiner Gesundheit abträglich waren, immer im guten Glauben, so geheilt zu werden. Dann ist es wichtig, Medikamente und Therapien in den aktiven Glauben und den Zustrom von Hoffnung einzubeziehen, sodass sich ihre energetischen Schwingungen erhöhen und mittelbare Heilung erleichtert werden kann. Mit der Zeit wird der Mensch dann erkennen, dass er nur noch wenige oder keine Medikamente mehr benötigt.

Wer es wagt, sich trotz einer schweren gesundheitlichen Störung auf Gott in Christus einzulassen und auf seine Barmherzigkeit baut, der wird sich entspannen und vielleicht schon einen Hauch von Frieden spüren oder Gesundheit erfahren, die ihn erwartet, wenn er nur den Mut aufbringt, sich auf Gott einzulassen; Gott wird ihm dann sicher barmherzig sein.

Gott ist positiv, Gott ist Harmonie, ist Friede, ist Liebe, ist letztendlich Leben. Glauben wir an die unausweichliche Krankheit oder haben wir gar Angst vor Krankheit, dann sagen wir auch nein zu Gott, der Quelle allen Lebens, aller Gesundheit und allen Glücks. Wie kann Gott wirksam werden, wenn wir Ihn, die einzige Quelle allen Lebens, verneinen, ablehnen oder erst gar nicht in uns wirksam werden lassen: Gott in Christus reicht uns immer die Hand, es ist nie zu spät, ergreifen Sie sie.

Die Quelle aller Heilkraft

Die **Seele** des Menschen ist seine Empfangsstation, sie ist in jedem Atom, sie ist göttliches Urelement und sie empfindet mit jeder Zelle unseres menschlichen Körpers.

Gottes Geist hingegen ist göttliche Urnahrung, ist ewige Urenergie, die uns, wie die Sonne, dauerhaft mit Energie versorgt. Damit es überhaupt zu einem Prozess von Heilung kommen kann, bedarf es sowohl der empfindenden und empfangenden Seele in allen Zellen unseres Körpers als auch der göttlichen Urenergie Geist.

Gottes Geist, in unserem Sprachgebrauch „Heiliger Geist", ist göttliche Urnahrung, die alles Leben erst ermöglicht, die unsere „einverleibte" Seele mit Energie versorgt. Der Heilige Geist ist göttliche Urkraft allen Seins, in jeder Lebensform, auch des Materiellen. Er gibt der menschlichen Seele in jedem Atom, in jeder Zelle seine Energie. Ohne Gottes Geist, ohne Heiligen Geist, gäbe es kein Leben, kein Universum, keine Menschen, kein Tier, keine Pflanze, nicht das kleinste Staubkorn.

Geist, Heiliger Geist, ist Lebenskraft, ist Leben, ist letztendlich allmächtige Heilkraft. Wenn der Mensch also Heilung von Krankheit erlangen will, dann muss seine Seele in jeder seiner körperlichen Zellen mit göttlicher Urkraft, mit ewiger Urenergie, mit Geist versorgt werden.

Wer sich mit dem Begriff *Geist* oder *Heiliger Geist* als unerschöpfliche Urenergie schwer tut, der denke nur daran, dass auch der menschliche Geist fortwährend mit seinen Gedanken Energie erzeugt, und das selbst im Schlaf. Die vom menschlichen Geist erzeugte Energie ist eine starke Energiequelle, die sogar mit so „grobschlächtigen" medizinischen Geräten wie dem EEG (Elektroenzephalogramm) gemessen werden kann.

Christus sagt: „*Wer gegen Gottes Geist, den Heiligen Geist lästert, dem soll nicht vergeben werden, weder in diesem noch im nächsten Leben, denn die Sünde wider den Heiligen Geist ist die schwerste aller Sünden.*" Menschen, denen das Gesetz Gottes, die göttliche Wahrheit, bekannt ist, sei es durch die Christus-Offenbarung, die Bergpredigt oder die Zehn Gebote und trotzdem im vollen Bewusstsein gegen das „Ewige Gesetz" Gottes denken, sprechen, handeln und „wider den Heiligen Geist sündigen", werden nach dem Gesetz von „Ursache und Wirkung/Saat und Ernte" ihre Schuld sühnen und abtragen müssen.

Seele und Gottes Geist (Heiliger Geist)

Stellen Sie sich die Seele des Menschen einmal als eine elektrische Glühbirne, als eine leuchtende Quelle für Licht vor, die, solange sie nicht mit elektrischer Energie, mit Strom, versorgt wird, ihre Funktion, zu leuchten, nicht erfüllen kann. Schickt man jedoch Strom durch die Glühbirne, beginnt sie zu leuchten, und je mehr Strom man durch diese Glühbirne schickt, desto heller leuchtet sie.

Was der Strom für die Glühbirne ist, ist Gottes Geist, ist Heiliger Geist, die göttliche Urenergie für die Seele. Diese Urenergie steht jedem Menschen unbegrenzt in jedem Augenblick seines Lebens zur Verfügung. Um diese göttliche Energie, um diese Urenergie empfangen zu können, müssen wir lediglich unsere Gedanken, Empfindungen und Handlungen, die wie ein Schalter oder besser wie ein Dimmer fungieren, auf Gott und sein Ewiges Gesetz ausrichten.

Je nachdem, wie positiv oder negativ unsere Gedanken, Empfindungen und Handlungen sind, umso mehr oder weniger Urenergie erhalten wir als „Strom“ für unsere Seele. Je positiver unsere Gedanken, Empfindungen und Handlungen sind, desto mehr Urenergie als Heiliger Geist erreicht unsere Seele und bringt uns Heilung. Dies ist das „Heilige Ewige Gesetz“ Gottes.

Solange der Mensch jedoch Gott nicht bewusst in sein Leben aufgenommen hat, läuft der Motor des Menschen, die Seele, auf Sparflamme und erhält gerade soviel Energie wie der Motor eines Autos, der im Leerlauf gerade soviel Benzin erhält, dass er nicht ausgeht oder abstirbt. Sobald jedoch das „Gaspedal“ durchgetreten wird und die Seele des Menschen mit mehr Urenergie versorgt wird, beginnt wirkliches Leben und geschieht Heilung.

Gedanken und Heilung

Wie oft mag wohl der an sich positive Satz „*Ich will, ich muss gesund werden.*“ schon gesprochen worden sein, trotz gleichzeitiger tiefer Zweifel im Inneren des Menschen, dass er auch wirklich gesunden kann? Der Mensch spricht dann zwar von Heilwerden, ist sich jedoch nicht bewusst, dass er mit seinen Zweifeln, also mit seinen negativen Gedanken, seinen Gefühlen und seinem Empfinden sein körperliches Befinden so negativ beeinflusst, dass Heilung unmöglich wird. Der Mensch zerstört im gleichen Augenblick das, was er sich so sehnlichst wünscht. Er beseelt nicht, was er ausspricht. Erst wenn wir unseren eigenen Worten Vertrauen schenken, unsere Worte sozusagen mit Vertrauen *beseelen* und unsere Gedanken, Empfindungen und Gefühle als Geist, als Urkraft in das Wort Heilung einbringen, wird das Wort Kraft haben und jede beseelte Zelle unseres gesamten Körpers positiv beeinflussen, dann geschieht Heilung. Es liegt an uns allein, ob wir es geschehen lassen, dass unsere Gedanken und Empfindungen die Transformatoren der göttlichen Urkraft für Heilung sein können und die Seele in jeder einzelnen Zelle unseres physischen Körpers Urenergie empfangen kann, sodass Heilung beginnen mag.

Sind unsere Gedanken und Empfindungen jedoch nicht positiv gestimmt, dann bleiben die gedachten oder gesprochenen Worte kraftlos und bewirken nichts. Wir denken und empfinden anders als wir reden, die zur Heilung notwendige beseelende Urkraft bleibt dann abgeschaltet und kann nicht wirksam werden. Der Mensch darf also weder Linderung noch Heilung erwarten, wenn seine Gefühlswelt nicht dem entspricht, was seine Gedanken oder Worte wünschen.

Wohin kann sich der Mensch heute noch wenden, wenn er Leid und Schmerz fühlt und durch Krankheit und Siechtum gezeichnet ist? Wo findet man noch Menschen, die Linderung oder gar Heilung bringen können? Sicher selten bei jenen, die in der heutigen Zeit das sogenannte Gesundheitswesen repräsentieren, sei es nun die allgegenwärtige Pharma-Industrie mit ihrem Horrorkabinett an „Pharmazeutika“ oder die Kranken- und Pflegestätten, in denen es in der Regel nur noch um Kommerz, um Gewinnmaximierung und schon lange nicht mehr um den hilflosen Patienten geht.

Trotz aller Anzeichen, die zweifelsfrei belegen, dass der Ansatz aller Beteiligten des Gesundheitswesens in Bezug auf wirkliche Heilung des Patienten gescheitert ist, und trotz des immensen Aufwandes an Wissenschaft, Personal und Geldmitteln, hält man nach wie vor aus monetären Gründen, aus persönlicher Profitmaximierung, krampfhaft an dem einmal eingeschlagenen Weg fest. Doch irgendwann, wenn der Leidensdruck der Menschen zu groß wird und sich Krankheit und Siechtum trotz des immensen Aufwands des heutigen Gesundheitswesens immer weiter ausbreiten, werden auch die letzten der jetzt noch in Verantwortung stehenden begreifen und um Hilfe bei dem bitten müssen, der das wahrhaftige Leben ist. Sie werden erkennen müssen, dass wahre, tiefgreifende und dauerhafte Heilung nur über Gott, den Geist Gottes und die eigene Seele möglich ist.

Die Erde ist für den Menschen eine „Stätte der Bewährung“, in der es unaufhörlich zu lernen und zu erkennen gilt. Der Mensch sollte deshalb versuchen, sich auf das wahre Lebensziel auszurichten und die Chance ergreifen, seine ihm von Gott geschenkte Seele zu reinigen, um so die inneren Heilkräfte, die göttliche Urkräfte sind, aktivieren zu können.

Gottes Geist ist Ur- und Heilkraft, die in allen Menschen wohnt und Leib und Seele heilen kann. Um sie zu aktivieren, bedarf es positiver Gedanken und Empfindungen oder in höherer Stufe der Meditation oder des Gebetes. Beten bedeutet jedoch, dass der Mensch das, was er im Gebet vorbringt, auch im Leben bereit ist zu verwirklichen. Bete ich um Frieden, muss ich nicht nur bereit sein, meinem Nächsten selbstlos zu vergeben, sondern benötige ich auch inneren Frieden. Bete ich um Heilung, dann muss ich in meinem Inneren auch positive Heilgedanken haben und den Begriff Krankheit vollständig ad acta legen. In jedem Fall muss das Gebet von Demut, Ehrlichkeit und Aufrichtigkeit geprägt sein.

Leben an sich und Gedanken im Besonderen sind nichts weiter als Schwingungen. Diese Grunderkenntnis ist für einen gesunden menschlichen Organismus von außerordentlicher Bedeutung, denn Gedanken und Gefühle haben unermessliche Kraft. Was der Mensch denkt und empfindet und so in seine Seele, in jede Zelle seines Körpers einbringt, wird unweigerlich Realität. Gedanken sind wie ein Samen, der irgendwann durch das eigene Denken, Handeln und Empfinden seine Früchte schafft. Jeder Gedanke, sei er positiv oder negativ, strebt nach Verwirklichung. Je häufiger ein Gedanke gedacht wird, desto kräftiger ist seine Wirkung auf die Seele und umso stärker drängt er zur Verwirklichung. Solange der Mensch jedoch der Knecht seiner negativen Gedanken bleibt, solange wird er ein Dilettant seines eigenen Lebens bleiben. Wer jedoch damit beginnt, sich zu beobachten und etwaige Störungen in seinem Leben hinterfragt, der wird erkennen können, warum er in bestimmten Situation nervös wird, errötet, Angst bekommt, sich ärgert, Stress spürt oder sein Körper zu überdrehen beginnt. Er wird erkennen, dass aus seinem Unterbewusstsein etwas in sein Oberbewusstsein gekommen ist, das eine Entsprechung in ihm gefunden hat und als Auslöser der Situation in seiner Seele als ungelöstes Problem oder als Sünde vorliegt.

Wer dies zu erkennen vermag, welche Entsprechung in ihm vorliegt, der hat sodann die große Chance, sein Problem oder die in seinem Unterbewusstsein, in seiner Seele verankerte Sünde zu bereuen und um Vergebung zu bitten, sodass sich sein Problem, im wahrsten Sinne des Wortes, in Luft auflösen kann. So manches Leid oder manche Krankheit müsste der Mensch erst gar nicht ertragen, würde er nur ein wenig in sich gehen und diese einfachen Zusammenhänge verstehen.

Der Mensch sollte erkennen, dass seine Unpässlichkeit, ein Schicksalsschlag oder eine Krankheit das Ergebnis seines Denkens, seiner Empfindungen und seiner Taten sein kann, jedoch niemals durch Gott initiiert ist. Hat der Mensch negative Gedanken, wird er weitere negative Gedanken anziehen, die dann die Wirkung verstärken, je nachdem wie oft er Gleiches oder Ähnliches denkt. Gleiches zieht immer Gleiches an. Keine Krankheit, gleich wie schwer, kommt dabei von heute auf morgen. So kann ein nur kleiner Anstoß von außen, eine Spur von Sorge unsere Gedanken trüben und sich zu einem großen Problem ausweiten. Wir denken über etwas nach, ohne zu versuchen, unsere Gedanken zu kontrollieren. Dann kommen die Gedanken wieder und immer wieder, und wir denken ständig Gleiches oder Ähnliches, bis sich diese negative Kraft soweit verstärkt hat, dass sie sich in unserem physischen Körper manifestiert und sich in Schicksal, Not oder Krankheit ausdrückt.

Gleiches oder Ähnliches geschieht, wenn der Mensch Schmerzen hat oder sich nicht wohlfühlt und gleich einen Arzt aufsucht, um zu erfahren, welche Krankheit ihn nun schon wieder heimgesucht hat, ohne erst einmal in sich hineinzuhorchen. Erfährt der Mensch dann von seinem Arzt, dass z.B. ein bestimmtes Organ nicht in Ordnung sei, macht er sich natürlich noch mehr Sorgen, mit dem Ergebnis, dass dieses Organ durch seine Gedanken noch mehr belastet wird. Unnötige negative Gedanken führen einfach dazu, dass sich die Schwingung der betroffenen Zellen energetisch verringert und diese so noch anfälliger für Krankheit werden. Wer glaubt also, zum Arzt gehen zu müssen, sollte sich so gut wie möglich mental darauf vorbereiten, um erst gar nicht in den Kreislauf „Krankheit durch negative Gedanken" zu geraten.

Es kann daher eine große Torheit sein, einen Arzt aufzusuchen, nur um sich anschließend noch mehr Sorgen zu machen. Gute Ärzte wissen um die Macht der Gedanken und dass Patienten dahinzuwelken beginnen, sobald sie erfahren haben, welche Erkrankung sie nach Ärztemeinung haben. Selbst den tapfersten Menschen verlässt schnell der Mut, erfährt er z.B., dass er Krebs hat. Der Arzt sollte demnach bei seiner Diagnose mit großer Vorsicht agieren und dem Patienten unbedingt auch Hoffnung vermitteln.

Ist unser Vertrauen in Gott jedoch groß genug, dann kann uns der negative Begriff Krankheit gleichmütig lassen, sodass uns weitere Sorgen und Ängste erspart bleiben. Sie würden unseren Zustand doch nur verschlimmern und uns nur noch stärker an die Krankheit binden. Soll unser Leben glücklich verlaufen und wollen wir in Frieden, Freude, Liebe und Harmonie leben und Gesundheit ernten, dann müssen wir zuvor durch unser Denken und Empfinden auch Entsprechendes säen. Gedankenkontrolle ist immer auch Lebenskontrolle und gesund leben meint: „versuchen, richtig zu denken".

Jede einzelne Zelle des menschlichen Körpers besitzt einen Seelenanteil und hat ihr eigenes vollständiges Zellbewusstsein. Selbst für Wissenschaftler ist Seele oder Zellbewusstsein kein neuer Gedanke mehr, sie nennen es nur etwas anders, sie sprechen dann von „denkenden Zellen", denn alle Zellen unseres Körpers können wie unsere Gehirnzellen „denken", empfinden und folgerichtig reagieren. Durch Gedanken und Empfindungen wird das menschliche Zellbewusstsein angeregt und beeinflusst. Das, was für jede einzelne Zelle gilt, gilt auch für jedes einzelne Organ des menschlichen Organismus. So haben auch die Leber, das Herz, der Darm, die Nerven, die Nieren, die Haut, die Muskeln, die Drüsen usw. ihr eigenes Bewusstsein und reagieren entsprechend auf negative oder positive Gedanken und Empfindungen. Kurzum, unser gesamter Körper lässt sich durch Gedanken beeinflussen und gesund erhalten. Es kann schon eine große Hilfe bedeuten, wenn das erkrankte oder auch die gesunden Organe bewusst mehrmals am Tag mit z.B. *„Ich liebe Dich"* angesprochen werden. Jeder wähle jedoch einen Satz oder Sätze die ihm genehm sind.

Der Mensch muss lernen, bewusst zu leben, will er ein gesundes und erfülltes Leben führen. Je positiver seine Gedanken sind, umso reiner ist seine Seele und umso gesünder sein Körper. Nichts kommt von selbst, der Mensch muss sich anstrengen und sich bewusst werden, dass alles, sein ganzes Leben, das gesamte Universum wie auch sein Denken ausschließlich auf Schwingungen beruht. Alles, was der Mensch denkt, fühlt, spricht und tut, wird sich im Positiven wie im Negativen irgendwann und irgendwo niederschlagen. Selbst an sich giftige pharmazeutische Produkte oder auch Naturheilmittel können wir durch positive Gedanken beeinflussen. Denken oder empfinden wir, dass uns eine Medizin gut tut, dann wird dies auch geschehen. Und denken wir, dass uns eine Medizin schaden wird, und sei es die beste Medizin, die es gegen unser Leiden gibt, dann wird sie uns schaden.

Ein Heilmittel ist daher nicht nur eine chemische Substanz, sondern insbesondere auch ein Komplex von Schwingungen, an dem sowohl negative als auch positive Schwingungen haften, die vom Hersteller, vom Arzt oder auch vom Patienten selbst stammen können. Deshalb ist es immer ratsam, wenn man schon ein Medikament einnimmt, darauf zu achten, dass unser Bewusstsein positiv auf das Medikament eingestimmt ist. Die Wirkung aller Stoffe, aller Heilmittel ist daher relativ, und steht in direkter Abhängigkeit zu den Gedanken, die ihnen zuteil werden. Die beste Wirkung wird der Mensch immer dann erzielen, wenn er positiv auf das Medikament eingestimmt ist und Gott bittet, dass die Medizin ohne Nebenwirkungen den erwünschten Erfolg haben möge.

Wie wird man negative Gedanken los?

Trotz großer Anstrengung geschieht es immer wieder, dass dem Menschen die gleichen negativen Gedanken immer wieder ins Bewusstsein kommen und ihn quälen. Wenn es Dinge in unserer Seele gibt, die wir noch gar nicht oder nur teilweise bereinigt haben, dann wird sich unser Bewusstsein, unser Gewissen, solange melden, bis wir auch den letzten Rest des Negativen in unserer Seele bereinigt haben. Gleichgültig aus welchem Grund wir das Negative in uns noch nicht löschen konnten, ob aus Neid, Hass oder auch nur aus Eigenliebe, um Mitleid zu erregen, die Gedanken kommen wieder und lassen uns nicht zur Ruhe kommen.

Je öfter wir dann an das, was uns beschäftigt, noch denken, desto mehr bauen wir ein neues negatives Kraftfeld auf, das unserer Gesundheit abträglich ist. Solange wir also auch nur Spuren negativer Gedanken zurückhalten, werden sie uns wieder einholen, und dies mit großer Macht. Wenn wir uns dessen bewusst und auch bereit sind, die Spuren unseres Lebens, die uns quälen, ernsthaft beseitigen zu wollen, wissen aber nicht wie, dann können Bewusstseinsstützen in Form von Standardsätzen helfen, bei denen man sich wohl fühlt und die man einfach, ohne viel Mühe mehrmals am Tag wiederholt wie z.B.: „*Ich vermag alles durch Christus in mir. Ich möchte ein reines Herz, eine reine Seele haben; ich bin gesund bis zur letzten Stund; ich fühle mich gut; oder Ähnliches.*“ Dies mehrmals am Tag eingesetzt, auch und insbesondere dann, wenn uns negative Gedanken heimsuchen, bringt uns ganz automatisch, ganz sicher, allmählich auf eine höhere Bewusstseinsebene, sodass die negativen Gedanken mehr und mehr verschwinden. Wenn Sie dieses Instrument für sich anwenden wollen, dann versuchen Sie, *Ihren* jeweiligen Satz mit einem Gefühl der inneren Ruhe und des Vertrauens auszusprechen. Sie werden schnell merken, dass Sie bald ein gutes Gefühl haben werden.

Beständig muss der Mensch auf der Hut sein, welche Gedanken er denkt und was er an Empfindungen geschehen lässt. Was sich in unserer Vorstellung aufbaut, wirkt unmittelbar auf alle Zellen unseres Körpers. Denkt man z.B. daran, müde, lustlos oder gar krank zu sein, dann reagieren Nerven, Muskeln und Organe entsprechend und setzen die Befehle des Geistes um. Wir allein bestimmen so über unsere Gesundheit. Der Mensch sollte daher negativen Gedanken immer Gedanken des Mutes und des Vertrauens entgegensetzen, dann wird die Seele gesunden und die physischen Kräfte werden erwachen.

Alle Kraft, alles Gute, Reine und Edle kommen aus der Urenergie, dem Geist Gottes, der die Seele im Inneren des Menschen, also jede einzelne Zelle seines Organismus speist. Entsprechendes Denken wird Leid lindern, Müde beleben und Kranke heilen. Wie ein elektrisches Gerät zur Funktion einen Stromanschluss braucht, so benötigt der Mensch unablässig die Urenergie Gottes, ohne die sich die geistigen Kräfte seiner Seele nicht entwickeln können. Handeln wir bewusst oder unbewusst beständig gegen die Gesetze des Lebens und gegen diese universelle Urkraft, dann lassen unsere geistigen Kräfte in der Seele nach und in der Folge auch unsere physische innere Heilkraft. Der Mensch wird energiearm, die Organe schwächer und für Krankheiten anfälliger. In diesem Zustand haben Erreger, die in den Körper eindringen, leichtes Spiel.

Machen Sie sich ein für allemal bewusst, in jedem Menschen wirkt eine gewaltige Kraft, eine Urkraft, die so unbeschreiblich ist, dass sie beinahe unfassbar scheint! Und doch ist sie da und fassbar, durch jeden, der es will. Jeder Mensch kann sie jederzeit mühelos und kostenfrei abgreifen, er muss es nur wollen und damit beginnen, seine negativen Gedanken, Empfindungen und Handlungen durch Positive auszutauschen, das ist schon alles. Doch tief verwurzelte Gewohnheiten lassen sich nicht von heute auf morgen ausmerzen, weder in der Seele noch im physischen Körper, es braucht seine Zeit. Was so einfach klingt, ist im täglichen Leben nicht so einfach zu verwirklichen, schon gar nicht für jemanden, der krank ist, der Schmerzen hat, der einen geliebten Menschen oder seinen Arbeitsplatz verloren hat, der finanzielle Probleme hat, oder oder oder…

Und doch, der Mensch ist nur schwach und kraftlos, wenn er diese Schwachheit und Kraftlosigkeit durch seine Gedanken, Empfindungen und Handlungen stützt. Ist er jedoch bereit, sich auf Gott, auf seine Liebe, seinen Geist und seine Urenergie einzulassen, dann tun sich Möglichkeiten auf, von denen der Leidende nicht zu träumen gewagt hätte. Sowohl das Innere als auch das Äußere des Körpers werden sich aufrichten.

Bejahen Sie in Ihrem Denken, Empfinden, in Ihren Worten und Taten die Energie, die von Gott kommt und handeln Sie entsprechend, dann werden Sie bemerken, gleich wie Ihr körperlicher Zustand – physisch oder psychisch – auch sein mag, wie Sie an Kraft und Stärke gewinnen und nach und nach ihre Beschwerden verschwinden. An die Stelle von Krankheit und Siechtum werden Gesundheit und Wohlgefühl treten, an die Stelle von Problemen Freiheit. Vor dieser höchsten Macht sollten wir keine Angst, jedoch große Ehrfurcht haben, sie ist eine liebende, heilende, barmherzige Kraft.

Gedanken haben gewaltige Kraft und Macht, sind eine mächtige Urkraft. Je öfter der Mensch gleiche oder ähnliche Gedanken denkt, desto mächtiger wird der Gedankenkomplex, der ihn wie eine Wolke in der Atmosphäre ständig umgibt. Denken wir an etwas, das diesem Gedankenkomplex gleichkommt, dann schwingen unsere Gedanken hiermit in Resonanz und verstärken sich. Was wir denken, prägt unweigerlich unsere Seele und zeichnet unseren Körper. Der Mensch sollte daher ständig auf der Hut sein, denn was er denkt, kann sehr schnell in ihm zu wirken beginnen. Setzen Sie daher Ihre Gedanken ausschließlich positiv ein. Wollen Sie einem Menschen etwas Gutes tun, dann senden Sie ihm positive Gedanken. Sobald seine Seele dann ihre Entsprechung mit den zugesandten Gedanken findet, werden sie verstärkt, gehen in Resonanz und werden ihm helfen.

Der Mensch muss umdenken

Verbannen Sie das Wort Krankheit aus Ihrem Wortschatz und Ihrem Gedankengut und seien Sie erfüllt von der Liebe zu Ihrem inneren Heiler Christus – dem Heiland –, der nur Gesundheit kennt. So kann Heilung, wenn es der Seele gut tut, stattfinden. Ist die Seele einmal heil, dann wird sich Heilung ganz automatisch auch in Ihrem physischen Körper vollziehen.

Der Mensch sollte vor allen Lebensformen Achtung haben, nur das Gute und Reine in ihnen sehen und die kosmischen Gesetze der selbstlosen Liebe und des Friedens anwenden. Sorgen, Angst, Probleme und Krankheit sollte er auf ewig aus seinen Gedanken verbannen. Unser Bemühen muss darauf ausgerichtet sein, Krankheit nicht als etwas Negatives wahrzunehmen, sondern einfach als etwas zu betrachten, das in unserem Denken keinen Platz hat. Statt Krankheit und Sorgen in unseren Gedanken Raum zu gewähren, sollten wir Gesundheit, Freude, Harmonie, Liebe, Glück und Zufriedenheit bejahen, in unser tägliches Leben integrieren und in unser Unterbewusstsein aufnehmen. Will der Mensch sich aus seinen Zwängen und Ängsten befreien und den größten Gefahren entrinnen und Heilung durch Gottes Geist erfahren, dann sollte er ernsthaft damit beginnen, Gott näher zu kommen. Am besten lässt sich dies an, wenn der Mensch selbstlos Freundlichkeit und Barmherzigkeit seinen Mitmenschen entgegenbringt und Gott ein Gefühl der Dankbarkeit zukommen lässt.

Beginnen Sie damit, Ihr Leben in diesem Bewusstsein umzustellen und zu verwirklichen, dann wird auch Ihr Lebensweg Führung erhalten und an Gefahren vorbeiführen, die Sie ansonsten gefunden und mit vielleicht großer Härte getroffen hätten. So kann sich ergeben, dass der Mensch zur Genesung von gesundheitlichen Schwierigkeiten geführt wird und Probleme sich auf wundersame Weise lösen, dass wir mit dem Auto eine ungewohnte Straße befahren und so einem Unfall aus dem Weg gehen oder dass wir beim Einkauf von Nahrungsmitteln keinen Appetit auf bestimmte Waren haben, die schädliche Stoffe enthalten oder unserem Organismus nicht zuträglich wären. Es liegt ausschließlich an uns, unser Denken, Empfinden und Handeln so auszurichten und in Übereinstimmung zu den göttlichen Gesetzen zu bringen, dass wir das unschätzbare Privileg von Wohlergehen und Gesundheit auch erhalten können.

Dem wahren Wesen nach ist jeder Mensch Träger göttlichen Lebens, ein Kind Gottes, vom Ursprung her göttlich, dessen wahres Wesen Gesundheit, Glückseligkeit und Frieden ist. Der Mensch sollte daher nicht klagen, sich über Krankheiten oder Schicksalsschläge auslassen oder sich Gedanken darüber machen, welche Medikamente er heute ausprobieren sollte. Wenn der Mensch sich nur mit seinen Krankheiten und etwaigen Ursachen beschäftigt, trägt er selbst sehr dazu bei, dass sich neue Symptome zeigen und neue Krankheitszellen bilden. Der Mensch muss erkennen, dass Krankheit eine Manifestation seiner Gedanken sein kann oder ist. Wenn wir es geschehen lassen, dass negative Gedanken unser Bewusstsein einnehmen, können wir erkranken. Sobald wir beginnen, diese Ursache wirklich zu verstehen und alles Gegensätzliche ausschalten, kann der vollkommene Zustand in uns aufkeimen, den jeder Mensch schon als göttliches Element, von Geburt an, in sich trägt. Bedenken sie, wie die Schwerkraft alles Materielle zu Boden zieht, so besteht im Bereich der Gedanken das göttliche Gesetz der Anziehungskraft. Gleiches oder Ähnliches zieht Gleiches oder Ähnliches an und wird verwirklicht.

Gedanken sind eine starke Energie, kein Gedanke geht je verloren. Was wir denken, wird sich unweigerlich formieren und irgendwann realisieren. Fürchten wir uns vor einem bestimmten Problem, dann bejahen wir es nur. Denken und sprechen wir von Krankheit, dann bejahen wir sie nur und schaffen in unserer Seele einen Gedankenkomplex, der Krankheit erst anregt. Das, was wir denken, ziehen wir an, es nimmt Einfluss auf uns, belastet unsere Seele und unser Körper wird unweigerlich erkranken. Das, wovor wir uns so sehr fürchten, wird dann Wirklichkeit. Sorgen und Ängste sind ausschließlich fehlendes Vertrauen in Gott, was dazu führt, dass in uns wenig geistige Heilkraft fließt und sich ein Energiemangel manifestiert. Die Folge sind eine Schwächung unserer Seele und ein Erkranken unseres Körpers. Erkrankungen sind daher in der Regel die Folge falschen Denkens oder Handelns. Wir ziehen mit Macht das Übel an, vor dem wir uns fürchten.

Früher oder später muss der Mensch erkennen, dass er ein kosmisches Wesen ist, rein und frei von jedem Übel und jeder Krankheit. Gott ist Krankheit fremd und da der Mensch aus ihm hervorgegangen ist, sind wir in unserer Anlage rein und frei von jeder Krankheit. Treten wir jedoch aus den „Ewigen Gesetzen" durch falsches Denken und Handeln aus, setzen wir uns unweigerlich dem aus, vor dem wir uns fürchten. Unsere Seele, unser Geist ist frei von jeder Krankheit; manifestiert sie sich trotzdem, dann ist sie allein durch uns, durch unser Denken und Handeln geschaffen – äußere Einflüsse, z.B. ein Unfall, ein Verbrechen, atomare Strahlung oder Ähnliches etc. einmal ausgeschlossen. Machen Sie sich vollkommen bewusst, **Gott schuf keine Krankheit**, *„daher gibt es sie in seiner Realität auch nicht"*. Auch wenn sie im Materiellen, bei uns Menschen, auftritt, hat sie in Gott keine Existenz, denn Gott schuf keine Übel. Verdrängen Sie jeden Gedanken an Krankheit und wenden Sie sich ausschließlich Ihrer Gesundheit und ihrem Glück zu, dann wird auch in Ihnen das Bewusstsein Ihrer Seele in all Ihren Zellen erwachen und Sie überreich mit Kraft, Frieden und Gesundheit versorgen. Im Geistigen liegt alle Kraft, deshalb akzeptieren Sie nichts, was außerhalb dieser Wahrheit liegt.

Wenn wir wissen, dass alle Kraft für Gesundheit und ein glückliches Leben schon in unserem Inneren unlöschbar verankert ist, dann liegt es doch nur an uns, diese Kraft durch positives Denken zur Entfaltung kommen zu lassen. Erwarten darf der Mensch jedoch nicht, dass sich alle seine Wünsche sofort verwirklichen lassen, denn eine Erwartungshaltung Gott gegenüber ist schon krankmachender Zweifel. Gott ist gerecht, aber auch sehr geduldig und wird uns zu einem für unsere Seele richtigen Zeitpunkt ganz sicher barmherzig sein.

Gott kennt uns besser als wir uns selbst. Er weiß auch, ohne dass wir um etwas bitten, was für uns gut ist. Alles, was Gott uns Gutes tut, dient unserer Seele. Der Mensch sollte immer auch nur bitten und niemals fordern, er kann sich aber ganz gewiss sein, dass er, sobald er sich Gott zugewandt hat, in seinem Inneren, in seiner Seele, schon empfangen hat.

Zusammenfassung

So wie der Mensch denkt, so ist auch sein Charakter. Will der Mensch gesund bleiben oder gesund werden, dann muss er lernen, sich und sein Verhalten, sein Denken, Fühlen, Empfinden, Sprechen und Handeln an den Gesetzmäßigkeiten Gottes zu messen. Beginnt der Mensch damit, hat er die ersten Schritte zur Selbsterkenntnis gemacht und einen den „Ewigen Gesetzen" folgenden Weg aufgenommen. Was der Mensch in sein Denken, Fühlen, Empfinden, Sprechen und Handeln hineinlegt, wird sich irgendwann in seinem Leben manifestieren und festsetzen. Im Negativen wird letztendlich das hervorgerufen, was er krampfhaft zu vermeiden versuchte: Leid, Schicksal, Not, Krankheit werden dann seine Begleiter sein.

Sind unsere Gefühle dunkel, ist der Mensch gar verzweifelt oder hat Angst, dann werden Kräfte freigesetzt, die sich mit seiner Gedankenwelt verbinden und in Leib und Seele einkehren. Jeder positive oder negative Gedanke sucht unweigerlich Seinesgleichen, mit dem er sich verbünden kann. Ein so verstärkter negativer Gedanke kommt dann zu seinem Absender zurück und realisiert genau das, was er zu vermeiden versuchte. Wer nicht aufhört, Negatives zu denken oder über Leid, Not, Krankheit oder Probleme zu sprechen, der schwächt seinen Körper in kaum vorstellbarer Weise. Und er schädigt nicht nur sich selbst, sondern auch jene, die ihm zuhören und so beginnen, Ähnliches zu denken.

Der physische Körper des Menschen ist der Spiegel seiner Gedanken und seines Verhaltens, gleichsam der Resonanzboden für das, was er sich selbst zugedacht hat. Wir selbst bestimmen hiermit den Zustand unseres Körpers. Gott selbst hat weder Leid noch Not und Krankheit, noch Hunger und Sorge erschaffen, diese „Attribute" gebühren allein den Menschen. Gottes Wille ist, dass der Mensch in Gesundheit, Freude und Glück sein Erdendasein genießen kann.

Wenn Krankheit, wie viele Menschen glauben, von Gott kommen soll, warum nehmen dann so viele Menschen überhaupt Medikamente, um ihr Leiden zu mindern oder zu heilen? Glaubt der Mensch ernsthaft, Medikamente könnten helfen, wenn es Gottes Wille wäre, dass er erkranken soll? Das ist absurd. Die logische Schlussfolgerung kann nur sein, Krankheit ist unter keinen Umständen, in keinem Fall von Gott gegeben, sondern ausschließlich das Werk des Menschen. Des Menschen Denken und Verhalten bedingen seine Krankheit, der Mensch allein ist die Ursache, niemals Gott.

Wäre Krankheit der Wille Gottes für die Menschen, welcher Arzt oder Heilpraktiker könnte dann dem Menschen noch helfen oder ihn gar heilen?

Der Mensch sollte sich immer wieder verdeutlichen, Gottes Macht ist grenzenlos. Nur der Mensch schafft sich Grenzen, die dann zu Fehlfunktionen in seinem Körper führen. Insbesondere trifft das dann zu, wenn der Mensch immer wieder an die gleichen Probleme denkt oder sich über Krankheiten den Kopf zerbricht. Es hat einfach keinen Sinn, immer wieder die gleichen negativen Gedanken zu denken, wenn man weiß, dass sie sich irgendwann manifestieren, also Ursachen schaffen, deren Wirkung der Mensch eigentlich durch sein ständiges Nachdenken zu vermeiden versucht. Bitten Sie Gott in Christus darum, dass er Ihnen hilft zu erkennen, was Ihre Denkspulen Ihnen sagen wollen. Wo liegt das Problem, die Verfehlung, die Sünde, die Sie anhält, immer wieder Negatives zu denken?

Beginnen Sie damit, in sich selbst Frieden zu schaffen, bevor Sie versuchen, dies auch mit ihrem Nächsten zu tun. Es ist so einfach, erkennen und bereuen Sie Ihre Sünden, bitten Sie um Vergebung für ihre Verfehlungen, vergeben Sie Ihrem Nächsten, machen Sie gut, was Sie verursacht haben, sofern dies noch möglich ist und versuchen Sie ernsthaft fortan nicht mehr zu sündigen, das ist schon alles. Und sollte Ihnen der Glaube an Gott, den Schöpfer des Universums und allen Lebens, am Ende dieses Buches immer noch fehlen, dann wird sich Gott Ihnen trotzdem als gnädig erweisen.

„Der Herr ist denen nahe, die verzweifelt sind, und rettet jeden, der alle Hoffnung verloren hat."
(Psalm 34,19)

Die 5. Herzkammer – Zentrum unserer Seele?

Dr. med. O.Z.A. Hanish (1844-1936) machte in den frühen 1920er-Jahren das Ergebnis seiner wissenschaftlichen Herzforschung bekannt. Er fand eine luftdicht verschlossene Kammer, die er als 5. Herzkammer und das göttliche Atom bezeichnete. Die Kammer befindet sich an der Hinterwand unseres Herzens, hat einen Durchmesser von etwa 4 mm und ist umgeben vom Sinusknoten (In der Medizin ist die 5. Herzkammer als Sinusknoten bekannt). Die Kammer ist eine luftleere Zelle, enthält ein vollkommenes Vakuum, hat die Form der heiligen Geometrie des Dodekaeders (mit dem Dodekaeder ist ein Körper mit 12 kongruenten regelmäßigen Fünfecken gemeint) und hat eine Innentemperatur von 100° Celcius, im Sprachgebrauch Hot Spot genannt.

Diese Fakten zusammengenommen sind an sich schon sehr geheimnisvolle Attribute, aber das geheimnisvollste davon ist wohl, dass in der 5. Herzkammer pures Vakuum herrscht (Vakuum ist ein Raum in Abwesenheit von Materie!). Da im Vakuum keine irdische Materie vorhanden sein kann, bezieht sich das göttliche Atom auf die geistige Essenz, auf die göttliche Matrix.

Der quantenmechanischen Wissenschaft zufolge lässt ein Vakuum höchstens elektromagnetische Strahlung zu. Das Phänomen dabei ist, dass auf unserer Erde weder ein Vakuum im Menschen noch sonst wo zu finden ist. Die Natur akzeptiert kein Vakuum; nur unter künstlich technischen Vorgängen kann ein Vakuum erzeugt werden. Und doch existiert das pure Vakuum als Inhalt der 5. Herzkammer. Schon in der griechischen Antike haben sich philosophische Größen wie Sokrates mit der Frage nach dem auf der Erde nicht existierenden Vakuum beschäftigt. Es war die Frage, ob es das **„Nichts"** gibt oder nicht.

Wenden wir uns daher einmal der feinstofflichen Substanz, dem Äther zu, dem 5. Element. Es ist eine Substanz, die so auf der Erde nicht vorkommt (abgesehen davon, dass alle Universen ausschließlich aus Licht-Äther bestehen, die Erdmaterie aber ausschließlich aus heruntertransformiertem Licht-Äther). Der Äther ermöglicht die Ausbreitung von Licht, ist aber keine stoffliche Substanz (Materie) und kann somit im Vakuum existieren. So wird das menschliche Wesen, das aus den 4 irdischen Elementen (Feuer, Erde, Luft und Wasser) besteht, mit dem 5. kosmischen Element Äther im Vakuum unseres Herzens verbunden.

Das HearthMath Institute, USA, stellte fest,

- dass das magnetische Feld des Herzens bis zu 5.000 Mal stärker ist als das unseres Gehirns und
- dass, je mehr das magnetische Feld der Erde abnimmt, das magnetische Feld umso stärker in uns wird.

Dieses Magnetfeld des Herzens ist noch mehrere Meter vom Körper entfernt messbar und kann das Nervensystem und das Kraftfeld anderer Menschen oder auch Tiere und Pflanzen erheblich beeinflussen, wenn sich die jeweiligen Magnetfelder begegnen/vereinen. Empfindet der Mensch Liebe und Akzeptanz, gelangen diese enormen elektromagnetischen Kräfte/Mächte in unsere Umwelt, was sich noch enorm potenziert, wenn sich gleichfühlende Menschen zusammentun. Denken Sie nur an Geistheilungen, die nur dadurch entstehen konnten, dass sich mehrere Menschen zusammengetan und für den Kranken gebetet haben.

In der Numerologie wird die Zahl 5 als die Zahl bedingungsloser Liebe und heilsamen Wirkens gesehen. Ist das göttliche Atom in der 5. Herzkammer nicht nur die göttliche Präsenz in unserem Herzen, sondern auch gleichzeitig die vollkommene Blaupause unseres eigenen Ichs? Im Bewusstsein dieses Gedankens verbindet sich jeder mit der höchsten Wahrheit, ***„der auf sein Herz hört"***.

Mit einer mikroskopischen Kamera lichtete Dr. med. O.Z.A. Hanish das Innere der 5. Herzkammer ab und vergrößerte die aufgenommenen Bilder. Hierdurch soll das wunderbare göttliche Atom sichtbar geworden sein. Es soll sich in Form einer erwachsenen, androgynen (beide Geschlechter vereinigenden), menschlichen Gestalt, in vollkommener Jugendlichkeit, als ein neutrales Abbild des Menschen gezeigt haben. Ob die Bilder in einem neugeborenen Kind gemacht wurden oder in einer greisen Person, die Gestalt soll immer dieselbe, immer erwachsen und immer vollkommen schön und jugendlich gewesen sein. Menschliche Eigenschaften sollen nicht zu erkennen gewesen sein.

Ist diese jugendliche Gestalt der Ursprung des vollkommenen Menschen, dessen Matrix wir von Anbeginn in uns tragen? Ist es das vollkommene Ebenbild, sozusagen das göttliche Muster-Modell, die Blaupause unseres Schöpfers? Sollten wir deshalb nicht schon immer auf unser Herz hören, weil darin unsere Seele beheimatet ist?

Abschließendes

Die 5. Herzkammer, das Vakuum, das göttliche Atom in unserem Herzen, ist so eine Art Nullpunkt des allumfassenden Seins, wobei Null nicht **NICHTS** bedeutet, sondern **ALLES**. Und in und aus dieser Null-Zone heraus ist Frieden in Dir selbst und der Welt, einfach durch Liebe, selbstlose Liebe zu allem, was ist, weil es ist; so wie wir alle einfach sind, weil wir sind.

Schlafprobleme ade – endlich wieder richtig schlafen

Niemand, der nie unter Schlafproblemen gelitten hat, kann sich nur im Entferntesten vorstellen, welche Qualen, welche Torturen Menschen durchmachen, die unter Schlaflosigkeit oder an Schlafproblemen leiden. Für viele Menschen ist Schlaflosigkeit das Schlimmste, was man sich vorstellen kann. Nicht einmal Ihrem ärgsten Feind würden Sie Schlaflosigkeit wünschen. Mit der Zeit wachsen in Ihnen Groll- und Hassgefühle, Selbstmitleid, Depressionen, Hilflosigkeit, Hoffnungslosigkeit, Verzweiflung und Wut, weil die Schlaflosigkeit Ihr Leben zerstört.

Chronische Schlaflosigkeit ist per Definition die Schwierigkeit, Schlaf herbeizuführen oder einen erholsamen Schlaf aufrechtzuerhalten. Hierdurch kommt es zu einer erheblichen Minderung der körperlichen und geistigen Leistungsfähigkeit, man kann sich nicht mehr konzentrieren, ist reizbar und besorgt, hat schlechte Laune, ist nicht mehr empathiefähig, verzweifelt oder hat gar suizidale Gedanken. Auslöser für Schlaflosigkeit können Stress in jeglicher Form, Gesundheitsprobleme, chemische Stoffe, psychische Probleme, Hormone, Faktoren wie Licht oder Lärm, Zeitumstellung und Schichtarbeit, Schlafstörungen in der Kindheit oder auch so unglaublich es klingen mag, ein sorgenfreies Leben sein.

Würde man jemanden fragen, der nie Schlafprobleme hatte, was er denn für einen guten Schlaf tun würde, würde er vermutlich antworten, nichts. Menschen, die gut schlafen können, legen sich einfach hin und schlafen, ohne auch nur im Geringsten darüber nachzudenken. Für normale Schläfer ist schlafen mühelos. Anders die Menschen, die nicht einschlafen oder weitestgehend durchschlafen können. In der Regel haben sie sich im Laufe der Zeit eine lange Liste von Aktivitäten antrainiert, die ihnen aber nichts nutzen, da sie gerade dieser Aktionismus wach hält. Zu den Ratschlägen, die man ihnen diesbezüglich gegeben hat, gehören beispielsweise sicher auch folgende: Trinke abends keinen Alkohol oder Kaffee, bleibe länger auf, übe Entspannung, grübele nicht, stehe nachts auf, denke nicht an Deine Ängste, Stress oder Probleme, schaue nicht auf die Uhr, kontrolliere Deinen Herzschlag, atme ruhig, zähle Schafe oder rückwärts, denke Dir fesselnde Geschichten aus, mache Entspannungsübungen etc. Diese Liste ließe sich noch beliebig erweitern, und es hört sich auch soweit alles vernünftig an, doch dauerhaften Schlaf werden Sie hierdurch nicht finden. Doch auch ein schlechter Schläfer kann noch einschlafen, auch wenn er sich schon die ganze Nacht um die Ohren geschlagen hat. Der einzige Grund dafür ist, wenn er glaubt, dass die ganze Nacht eh schon verloren ist, dann hat es auch keinen Sinn mehr, um das Einschlafen zu kämpfen, und schon kann er schlafen.

Für den Schlaflosen ist der unerträgliche Umstand Schlaflosigkeit niederschmetternd, doch für seinen „Kampf" um den Schlaf ist es von enormer Bedeutung, nicht um den Schlaf zu kämpfen. Wer beginnt, um seinen Schlaf zu kämpfen, hat den Kampf schon verloren. Für einen guten Schlaf braucht es nichts weiter als – nichts zu tun.

Wenn Sie wieder gut schlafen wollen, müssen Sie grundsätzlich:

- den Kampf um den Schlaf einstellen und zwanghaftes Schlafengehen aufgeben
- Ihre Gefühle und Gedanken wertungsfrei beobachten und achtsamer leben
- Ihre Ängste und Sorgen annehmen und gedanklich mit ihnen spielen
- Ihr individuelles Schlafmuster festlegen
- auch bei großer Qual im Bett bleiben, um von diesem Liegenbleiben körperlich für den nächsten Tag zu profitieren, Energie zu sparen

Wie Sie dies alles erreichen und wieder gut schlafen werden, erfahren Sie im weiteren Verlauf.

Amygdala

Wenn der Körper beim Zubettgehen Stress erfährt, machen sich Ereignisse in Form von Gedanken, Emotionen, Erinnerungen und Empfindungen in unangenehmer Weise in Körper und Geist breit. Sie halten Sie wach und peinigen Sie, Ihr Gehirn rast und schlägt Purzelbäume, während Sie versuchen, ruhig im Bett zu liegen und zu schlafen. Für unsere Gedanken ist zu einem großen Teil die Amygdala im Zentrum unseres Gehirns zuständig, die Ängste, Stress und Gefahren erkennt und durch Freisetzung der Stresshormone Cortisol und Adrenalin versucht, gegen diese „Gefahren" anzusteuern, sodass wir in die Lage versetzt werden, zu kämpfen oder zu fliehen.

Haben Sie jemals einen ernsthaften Notfall erlebt, dann wissen Sie, wie Ihr Organismus reagiert und Geist und Körper darauf vorbereitet werden zu handeln. Ihre Gedanken überschlagen sich, Ihr Herz schlägt schneller, sodass Ihr Gehirn und Ihre Muskeln mit ausreichend Sauerstoff und Nährstoffen versorgt werden können. Mit anderen Worten; Sie sind aufs äußerste angespannt um zu kämpfen oder zu fliehen, aber sicher nicht, um zu schlafen. In diesem Zustand der Erregung werden Ihre Gedanken, Empfindungen und Gefühle von der Amygdala als zu bekämpfende Gegner identifiziert. An Schlaf ist in dieser Phase nicht mehr zu denken. Die Amygdala ist dabei nicht in der Lage, zu unterscheiden, ob Sie gerade gegen einen Löwen oder Ihre Schlaflosigkeit ankämpfen. Und schon sind sie hellwach und rufen unbewusst mehr und mehr Gedanken und Gefühle auf den Plan. Letztendlich laufen Sie Gefahr, wenn Sie den Kampf fortsetzen, dass Sie Ihre abendlichen Gefühle und Gedanken dauerhaft an Ihr Schlafengehen binden. Ein unheilvoller Kreislauf beginnt, weil Ihr Gehirn sich mit großer Macht unheilvoll an den Kampf des Vorabends erinnert.

Das Erste, was Sie daher als ein an Schlaflosigkeit leidender Mensch akzeptieren müssen, ist, dass man Schlaflosigkeit weder mit Bewusstsein noch mit sonst irgendetwas steuern oder kontrollieren kann. Den ersten wichtigen Schritt, den Sie gehen müssen, ist, Ihre Schlaflosigkeit bedingungslos zu akzeptieren. In Konsequenz bedeutet dies, sich bereitwillig auf das Leid und die hiermit verbundene nächtliche Folter einzulassen. Aber haben Sie keine Angst, in Konsequenz wird es Ihnen helfen, wieder ein normaler Schläfer zu werden, Sie können da ganz sicher sein.

Konditionierung

Ein weiterer angstauslösender Grund beim Zubettgehen können Konditionierungen sein, die Sie sich im Laufe der Zeit angeeignet haben. Das kann der Blick auf die Uhr, das Sich-Hinlegen oder das Zudecken mit der Bettdecke oder nur das Betreten des Schlafzimmers sein etc. Schon das Anziehen des Schlafanzugs oder nur der Anblick des Bettes kann eine Konditionierung sein, die in Ihnen Gefühle von Angst und Panik auslösen.

Das Trinken von warmer Milch, das Einstöpseln von Ohropax®, eine neue Matratze, ein warmes Wannenbad, Yogaübungen, Tiefenatmung, Muskelentspannung, wenig Koffein oder Alkohol, abendliches Joggen etc. sind weitere, nicht zielführende Konditionierungen. All dies soll Sie in den Schlaf führen, doch die Hoffnung ist sofort dahin, wenn Sie bemerken, dass Sie trotz aller Mühe nicht schlafen oder einschlafen können. Dies führt zu weiteren Konditionierungen, bis Ihr ganzer Tagesablauf eine einzige anstrengende Abstimmung auf die Nacht ist. Das Schlimme daran ist, dass diese Reize jedes Mal Ihre Amygdala aktiviert und so Ihre Flucht- und Kampfreaktion ankurbelt. Sofort sind Sie wieder hypererregt, und der Schlaf rückt in weite Ferne. Ihre Gefühlswelt spielt verrückt und Sie würden sprichwörtlich alles tun, um diese Folter nicht mehr erleiden zu müssen.

Der Griff zu Pharmazeutika ist dann nicht mehr weit, bis Sie auch hiermit, nach einigen vielleicht ermutigenden Nächten mit mehr oder weniger gutem Schlaf, erkennen müssen, dass dies auf Dauer auch keine Lösung ist. Abhängigkeit und immer größere Dosen führen in einen Teufelskreis, der Ihre Schlaflosigkeit noch verstärkt und Ihre Verzweiflung ins Unermessliche steigern kann. Aus Ihrer Sicht gibt es ja jetzt nichts mehr, was auch nur im Ansatz helfen könnte, das Leben scheint nicht mehr lebenswert, Sie sind verzweifelt und hilflos, suizidale Gedanken können bei dieser immer wiederkehrenden nächtlichen Folter in den Vordergrund rücken. Doch die Lösung ist nahe, und jeder, wirklich jedermann, kann sie in jedem Alter lernen.

Legen Sie daher unter allen Umständen jegliche Aktivitäten/Konditionierungen, mit denen Sie Ihren Schlaf kontrollieren oder herbeiführen wollen, ab!

Letztendlich fördern Sie damit nur Ihre Schlaflosigkeit. Jegliche Vermeidungsstrategie führt letztendlich immer wieder in den Teufelskreis von Schlaflosigkeit. Unser Gehirn ist ein absoluter Meister darin, Lösungen für unsere Schlaflosigkeit zu finden, es sucht unentwegt nach den besten „Materialien und Werkzeugen“, seien es irgendwelche Mittelchen, Pillen, Routinen, Rituale oder Anderes. Zudem vergleicht es Ihr jetziges Schlafverhalten mit der Vergangenheit und projiziert es in die Zukunft. So ist das Schlafverhalten schon für die Zukunft konditioniert.

Das einzig Gute daran ist, dass unser Gehirn wirklich versucht, uns mit allen Mitteln aus der Schlaflosigkeit herauszuhelfen. Es „wählt“ leider nur die falsche Herangehensweise, es setzt ausschließlich auf die in keinem Fall zielführende Kontrolle, doch das können und werden wir jetzt mit gesundem Menschenverstand ändern.

Geben Sie die Kontrolle über Ihren Schlaf auf!!

Wir können also mit großer Sicherheit davon ausgehen, dass wir unseren Schlaf nicht kontrollieren können, und dass schon jeder Versuch, dies zu tun, dazu führt, dass wir die Sache nur noch verschlimmern. Jedoch wird Sie das Wissen um diese Tatsache noch nicht dazu bringen, Ihre Kontrolle aufzugeben, zu gut hat ja Kontrolle in anderen Lebensbereichen Ihr Leben lang mit Erfolg funktioniert. Akzeptieren Sie die Tatsache, dass sich Schlaflosigkeit niemals durch Kontrolle beheben lässt. Der Weg aus diesem Teufelskreis ist ein anderer: Nehmen Sie Ihre Schlaflosigkeit an, hören Sie auf mit Schmerz und Leid, hören Sie auf zu kämpfen und machen Sie Schluss mit allen Dingen/Konditionierungen, die Sie wach halten. Sie haben die Schlacht schon zur Hälfte gewonnen, wenn Sie beginnen, Ihre Schlaflosigkeit zu akzeptieren wie einen guten Freund, sie wie einen guten alten Bekannten freundlich zu begrüßen – Sie haben die Macht dazu.

Schlaflosigkeit bedeutet auch, sich bewusst auf das hiermit verbundene Leid einzulassen, obwohl Sie doch gerade verzweifelt versuchen, dies zu vermeiden. Doch so beginnt Heilung und Sie beginnen den Weg hin zu einem vollkommen natürlichen Schlaf. Biegen Sie ab, weg von der Kontrolle und Vermeidung und hin zu Akzeptanz und Verpflichtung.

Verwechseln Sie Akzeptanz jedoch nicht mit Aufgeben oder Resignation. Akzeptanz bedeutet, dass Sie beginnen, Ihre Schlaflosigkeit ganz natürlich anzunehmen, dass die Dinge gerade so sind, wie sie sind. Das hat weder etwas mit Schwäche noch mit Aufgeben zu tun, denn es braucht viel Mut, diesen Weg zu gehen. Wenn Sie erkennen, dass Sie Ihren Kampf gegen die Schlaflosigkeit einstellen dürfen, dann kann dies schon eine riesige Erleichterung sein. Ab sofort brauchen Sie keine Energie mehr für diesen Kampf, auch wenn dies anfangs sehr furchteinflößend sein kann.

Die Schlafrevolution

Im Folgenden werden Sie nun einige Techniken kennenlernen die Sie Ihre Schlaflosigkeit auf revolutionäre Art und Weise überwinden lässt. Sie sind insofern revolutionär und einzigartig, weil sie das Ziel haben, ***„Sie nicht zum Schlafen zu bringen“***. Keine Angst, natürlich bleibt guter Schlaf unser Endziel, aber eben nicht so, wie Sie denken.

Das Ziel ist es, dass Sie nicht mehr um Ihren Schlaf kämpfen müssen und Ihre Dämonen und Ängste als etwas vollkommen Natürliches akzeptieren lernen. Sie kommen zwar als Gedanken hoch, haben aber keinesfalls Wahrheitsgehalt. Es ist lediglich eine Art Kopfkino, das Sie jetzt zu beherrschen lernen. Und das Gute daran ist: Sie sind schon mit dem notwendigen Handwerkszeug ausgerüstet. Sie selbst halten alle Fäden in der Hand halten, Sie müssen sie nur noch loslassen.

Achtsamkeit

Achtsamkeit wird der erste Schritt sein auf Ihrem Weg, wieder natürlich schlafen zu können. Was ist Achtsamkeit? Achtsam zu sein bedeutet, wenn Sie zum Beispiel durch einen Wald gehen, dass Sie das Knacken der Äste unter Ihren Füßen bewusst wahrnehmen, dass Sie unterschiedliches Vogelgezwitscher hören, dass Sie das Rauschen der Bäume oder die Stimme eines Tieres bewusst aufnehmen. Auf Ihre Schlaflosigkeit bezogen, bedeutet dies, dass Sie sich am Tag und auch in der Nacht auf die Wahrnehmung Ihrer Sinne konzentrieren, um sich im Augenblick verankern zu können. Das heißt, wenn Ihre Ängste und Dämonen wieder auftauchen, können Sie sich von diesen Gedanken abwenden und in den Augenblick zurückkehren, als Sie sich z.B. darauf konzentrierten, wie Ihr Körper die Bettdecke berührt oder wie schwer Ihr Gewicht Sie in die Matratze drückt oder wie leicht Ihr Kopf auf dem Kopfkissen liegt oder wie Sie atmen.

Bei manchen Menschen löst aber schon der Gedanke an den Atem Beklemmungen aus, weil sie sich der vielen Nächte erinnern, in denen sie mit Tiefenatmung versucht haben, Schlaf zu finden, was nicht gelang. So verknüpfen sie die Konzentration auf ihren Atem nun mit Ängsten, Sorgen und Wachheit.

Sollten Sie auch darunter leiden, fangen Sie einfach mit dem an, was Ihnen angenehm ist und was Ihnen in keiner Weise Probleme bereitet. Das kann auch etwas vollständig anderes als die vorweg gegebenen Beispiele sein. Natürlich werden Ihnen in der ersten Zeit Ihre „Dämonen" immer mal wieder dazwischenfunken. Doch mit der Zeit werden Sie bemerken, wie Sie sich mehr und mehr von Ihren sorgenvollen Gedanken lösen können und Ihre Achtsamkeit auf das lenken, was Ihnen angenehm ist. Sie werden erleben, wie Ängste blasser werden, wenn Sie sie einfach kommen lassen, nur beobachten und dann davonziehen lassen.

Achtsame Wahrnehmung verlangt von Ihnen, dass Sie Ihre Schlaflosigkeit bewusst wahrnehmen, nicht verdrängen und auch das bemerken, was Ihnen gerade nicht gefällt. Das heißt: Machen Sie sich, wenn Sie wach liegen, die Aktivitäten bewusst, die in Ihrem Körper und Geist ablaufen, lassen Sie sie zu und verdrängen Sie sie auf keinen Fall. Sie werden erleben, wie sie von alleine verschwinden.

Die Aufgabe, Achtsamkeit zu üben, zielt nicht darauf ab, Ihnen den ersehnten Schlaf zu bringen, es ist lediglich eine, die erste Etappe auf Ihrem Weg zu einem natürlichen Schlaf, Körper und Geist zu entschleunigen, das Tempo herauszunehmen – das fördert Ihre Entspannung. Missbrauchen Sie jedoch niemals die Achtsamkeit als Schlafmittel, das würde Ihren Schlaf nur in weite Ferne rücken. Nehmen Sie die Achtsamkeit als das, was sie sein soll, Ihre Entspannungshilfe. Es geht bei der Achtsamkeit nicht darum, Ihren Geist stumm zu schalten. Nehmen Sie es als vollkommen natürlich an, wenn Ihr Geist während der Achtsamkeitsübung umherschweift und alte Gedankenmuster wieder aufgreift. Sollte dies geschehen, dann bedanken Sie sich einfach bei Ihrem Geist für diese Gedanken und richten Ihre Aufmerksamkeit wieder auf das, wo Ihre Gedanken zuvor bei der Achtsamkeit waren. Üben Sie Ihre Achtsamkeit immer wieder, auch tagsüber, Sie werden bemerken, wie es Ihnen von Mal zu Mal, auch nachts, wenn Ihre Gedanken und Ängste kommen, leichter fällt, Ihre Aufmerksamkeit zu halten und Ihre „Dämonen" immer blasser werden.

Achtsamkeitsschulung kann bei Schlafproblemen eine große Hilfe zur Überwindung Ihrer Schlaflosigkeit sein. Diesbezügliche Forschungsergebnisse weisen eine erhebliche Verbesserung bei Einschlafzeit, Schlafdauer und Schlafeffizienz aus.

Verinnerlichen Sie: Achtsamkeit wurde nicht mit dem Ziel konzipiert, Sie besser schlafen zu lassen, sondern Achtsamkeit dient ausschließlich der Vorbereitung, Ihre Schlaflosigkeit zu beenden. Akzeptieren Sie das, was in der Nacht geschieht, dann ist die Wahrscheinlichkeit sehr hoch, dass Sie weniger emotional auf Ihre Gedanken und Ängste reagieren, sodass letztendlich einem gesunden Schlaf nichts mehr im Wege steht, wenn Sie die folgenden Kapitel „Begrüßung" und „Schlafmuster" gelesen haben.

Schlaflosigkeit beenden

Sie werden nun im Folgenden lernen, wie Sie ganz natürlich in jeder Nacht einem natürlichen Schlaf immer näher kommen. Sie werden verstehen, warum Ihr Körper und Geist so mächtig und emotional auf schlechten Schlaf reagieren. Sie werden lernen, Ihre Gedanken und Empfindungen, die durch Schlafmangel entstehen, zu erkennen und wie Sie sich aus den Fängen dieser Gedanken- und Emotionsflut befreien können. Letztendlich werden Sie bemerken, dass Ihre Reaktionen auf Ihre nächtlichen Dämonen nach und nach verblassen und spüren, wie Sie Raum dafür bekommen, mit Ihnen sogar gedanklich zu spielen, bis sie dann endgültig verschwinden.

Die revolutionärste Methode, Ihre Schlaflosigkeit zu beenden, begründet sich in der Macht, die einer einladenden Begrüßung zugrunde liegt. So verrückt es auch klingen mag, wenn Sie bereit sind, Ihre nächtlichen, Sie torpedierenden Gedanken, Ihre Gefühle und Emotionen zuzulassen, sie kommen zu lassen, ja auf sie zuzugehen, sie dann freundlich wie alte Freunde zu begrüßen, dann werden Sie erleben, dass sich Ihr Körper und Ihre Gefühlswelt ganz allmählich beruhigen und die „Dämonen" sich zurückziehen.

Sie müssen also im wahrsten Sinne des Wortes Ihre Schlaflosigkeit willkommen heißen, auch wenn es noch so verrückt oder im Augenblick gar unmöglich erscheint. Auf diese Weise vermitteln Sie Ihrem Gehirn, der Amygdala: *„Es ist alles in Ordnung, ich fühle mich ganz sicher."* So entsteht sofort körperliche und geistige Entspannung. Sofort bessert sich Ihre Stimmung, Ihre Grundhaltung wird positiver und Sie erhalten das Gefühl, es sich bequem zu machen und Ihr „Im-Bett-liegen" zu genießen. Zudem bauen Sie so Ihre Wachsamkeit ab, ohne dass es Ihnen direkt bewusst würde, was sich äußerst positiv auf Ihren Schlaf auswirken kann.

Also gehen Sie nicht in die Schlacht, wenn Sie zu Bett gehen. Sobald Sie versuchen, Ihre Schlaflosigkeit mit den vorab erwähnten Ritualen zu überwinden und zu bekämpfen, werden Sie verlieren, denn hiermit signalisieren Sie Ihrem Gehirn, dass Sie bedroht werden, und lösen so archaische Überlebensstrategien aus. Die Folge: Es werden die Stresshormone Adrenalin und Cortisol ausgeschüttet, und mit dem Schlaf ist es erst einmal vorbei. Sie sind schlagartig hellwach, Ihre Gedanken überschlagen sich, Ihre Muskulatur spannt sich an und Sie könnten sich nun Ihren Feinden stellen oder die Flucht ergreifen. Heißen Sie deswegen Ihre Schlaflosigkeit willkommen, begrüßen Sie sie wie einen alten Freund und lassen Sie Ihre Gedanken, Gefühle und Ängste kommen und schauen Sie sie an, und Sie werden erleben, wie Ihr Gehirn in Ruheposition geht und Sie immer ruhiger und gelassener werden.

Es gibt kaum etwas Schlimmeres, als sich nachts mit diesen rasenden Gedanken auseinandersetzen zu müssen. Man will schlafen, doch der Kopf muss sich mit dieser Bande von Plagegeistern herumschlagen, und es tauchen immer wieder die gleichen Fragen auf: *„Warum schlafe ich nur nicht ein? Was kann ich nur tun, um wieder ruhig zu werden? Was ist, wenn ich nie wieder schlafen kann? Mein Herz schlägt so stark, ich bekomme bestimmt einen Herzinfarkt"* etc. In solchen Nächten könnte man meinen, die einzig richtige Lösung sei, diese Gedanken und Gefühle zu vermeiden, zu verändern und unbedingt zu bekämpfen. Doch Widerstand ruft die Plagegeister nur umso stärker auf den Plan. Heißen Sie sie im Gegenteil dazu herzlich willkommen, das wird dazu führen, dass sich Ihr „Kopfkino" allmählich beruhigt und Ihre „Dämonen" nach und nach verschwinden.

Indem Sie Ihre Gefühle und Gedanken freundlich begrüßen, sie herzlich willkommen heißen, zeigen Sie Ihrem Gehirn, dass Sie Herr der Situation sind. Sie bestätigen zwar Ihre Plagegeister als Produkt Ihres Geistes, zeigen Ihrem Gehirn jedoch auch, dass Sie den Weitblick haben, Ihre Plagegeister nicht als Wahrheit, sondern als augenblickliche Momentaufnahme Ihrer Gedanken zu verstehen. Ihr archaischer Verstand versteht sofort, dass Sie nicht mehr kämpfen müssen, um sie zu vertreiben; Ihr Gehirn nimmt sie dann lediglich als „Hintergrundgeräusche" wahr, die es nicht zu bekämpfen gilt; Körper und Geist entspannen.

Nachfolgend sind einige weitverbreitete Gefühle und Gedanken aufgeführt, die eine Nacht zum Alptraum werden lassen und Ihr Leben nachhaltig negativ beeinflussen. Stellen Sie jedoch Ihre eigene persönliche Angstliste auf. Hier eine Liste der am häufigsten auftretenden nächtlichen Quälgeister:

- *„Ich schlafe heute Nacht sicher wieder nicht!"*
- *„Was ist, wenn ich heute Nacht wieder nicht schlafen kann?"*
- *„Wenn ich wieder nicht schlafen kann, bin ich morgen nicht leistungsfähig."*
- *„Was kann ich nur tun, um endlich wieder schlafen zu können?"*
- *„Was wird nur aus mir, wenn ich nie wieder schlafen kann?"*
- *„Ich schaffe meinen Job nicht mehr."*
- *„Warum tue ich mir das nur an?"*

- *„Der Schlafmangel schadet meiner Gesundheit, sicher werde ich jetzt krank."*
- Mit einem Blick auf die Uhr: *„Wieviel Zeit habe ich noch zum Schlafen?"*
- *„Ich bin so neidisch auf die, die sich hinlegen und einfach einschlafen."*
- *„Ich werde mich morgen entsetzlich fühlen."*
- *„Ich muss mich unbedingt entspannen, tief einatmen, meine Gedanken verdrängen etc., damit ich einschlafen kann."*
- *„Ich weiß, dass Herzrasen meiner Gesundheit nicht gut tut."*
- *„Die Schlaflosigkeit beeinflusst meine Sexualität."*
- *„Die Schlaflosigkeit zerstört mein Leben."*
- *„Ohne meine Rituale (heißes Bad, Buch lesen, heiße Milch, Ohropax, früh zu Abend essen, früh ins Bett gehen etc. etc.) kann ich überhaupt nicht schlafen."*
- *„Das Begrüßen funktioniert bei mir sicher nicht."*
- *„Ich habe alles versucht, es gibt nichts mehr, was mir noch helfen könnte."*
- *„Mein Leben ist nicht mehr lebenswert."*
- *„Ich werde jetzt sicher depressiv."* usw.

Erweitern Sie die Liste mit Ihren persönlichen Ängsten, Gedanken, Gefühlen.

Eine Übung, wenn Ihre Plagegeister kommen:
Immer dann, wenn sich Ihre Plagegeister, Gefühle, Emotionen bemerkbar machen und quälende Gedanken Ihr Hirn torpedieren, dann seien Sie besonders freundlich und begrüßen Sie sie z.B. mit den Worten: *„Schön, dass Du wieder da bist."* oder *„Hallo, lange nicht gesehen."* oder *„Komm tritt ein, sei willkommen."*, oder ein Satz, der Ihnen genehm ist. Dann richten Sie langsam Ihre Aufmerksamkeit wieder auf die Situation, die Ihnen zuvor bewusst war; z.B. Ihr Gewicht im Bett spüren, angenehme Geräusche von außen wahrnehmen, die Wärme Ihrer Decke spüren, das ruhige Atmen Ihres Partners, Ihr Atmen usw. Oder Sie könnten sich bedanken, etwa so: *„Danke lieber Geist für diesen Gedanken."* Damit lassen Sie Ihr Gehirn wissen: *„Es ist alles in Ordnung!"* In der Folge lösen Sie sich so von diesen Gedanken.

Manche Gedanken, die in Ihnen hochkommen, können sehr realistisch sein, sodass es nachts sehr schwer fallen kann, sich von ihnen zu distanzieren. In diesem Fall nutzen Sie einen kleinen Trick: Geben Sie Ihren Gedanken einen etwas albernen Anstrich, so können Sie ihnen ihre Überzeugungskraft nehmen. Dies können Sie tun, indem Sie Ihre Gedanken z.B. mit veränderter Stimmlage ansprechen, oder ihnen etwas vorsingen, oder einfach nur Ihre Gedanken mit einem albernen „Tralala, tralala" lächerlich machen. Auf diese Weise verzerren Sie Ihre Gedanken. Meistens reicht dies schon aus, die Plagegeister zu vertreiben oder in Schach zu halten. Mit dem „Tralala" oder etwas anderem Unsinnigen bleibt dann kein Platz mehr für andere Gedanken, Ängste oder Gefühle. Zudem versteht Ihr Gehirn die Botschaft sofort: *„Es ist alles in Ordnung, es gibt keinen Grund zu kämpfen."*

Wenn Sie Ihre Gedanken begrüßen oder sich über sie lustig machen, bedeutet dies nicht, sie verändern zu wollen oder sie mit einem Mal loszuwerden. Sie demonstrieren hiermit nur, und zwar ausdrücklich, dass Sie sich von ihnen distanzieren. Sie behalten damit Ihre Gedanken nicht mehr in Ihrem Bewusstsein und können so Ihre Aufmerksamkeit wieder auf das lenken, was Sie zuvor getan haben (z.B. Ihr Kissen oder Ihre Bettdecke fühlen oder Ihrem Atem folgen etc.). Die häufigsten Ängste treten bei schlafgestörten Menschen dann auf, wenn die Zeit zum Zubettgehen gekommen ist. Herzschlag und Atemfrequenz beschleunigen sich und verstärken sich umso mehr, wenn sie nicht in einer bestimmten Zeit eingeschlafen sind. Dann durchleben sie wieder die ganze Palette von Emotionen, und Hilflosigkeit, Frustration und Resignation machen sich breit. Sie drehen und wenden sich oder haben den Drang aufzustehen oder sich irgendwie zu beschäftigen. Alles scheint besser als hellwach, schweißgebadet und voller Ängste im Bett liegen zu bleiben.

Irgendwann kommt dann eine kaum steuerbare maßlose Wut hinzu, die sich gegen alles und jeden richten kann: Ihr Kissen, Ihr Bett, Ihre Nachbarn oder Ihren Partner etc., alle können Ihre durch vollkommene Frustration und Müdigkeit befeuerte Wut abbekommen. Hinzu kann Neid auf den Partner aufkommen, der so einfach und mühelos in den Schlaf fällt. Hoffnungslosigkeit, Traurigkeit und Depression stellen sich mit der Zeit ein, die einem jede Lebensfreude rauben können.

Auch wenn Sie es geschafft haben, längere Zeit durchzuschlafen, ein paar Nächte schlechten Schlafes reichen schon aus, alle Ängste und Emotionen mit großer Kraft wiederkommen zu lassen, als wären sie nie weg gewesen – sämtliche Dämonen sind sofort wieder präsent. Schlaflosigkeit hat die ungeheuere Macht, alle Gefühle, alle Emotionen der Vergangenheit sofort wieder aufleben zu lassen. Am liebsten würden Sie sofort wieder versuchen, dagegen anzugehen, doch Ihre Gedanken und Emotionen unter Kontrolle zu bringen, ist kaum möglich, zu viel Adrenalin und Cortisol wurde schon ausgeschüttet. **Schon der Versuch, kämpfen zu wollen führt dazu, Ihre Lage sofort zu verschlimmern! Einzig das freundliche und liebevolle Begrüßen und Akzeptieren Ihrer Plagegeister führt dazu, Ihre Emotionen wieder in ein ruhiges Fahrwasser zu bringen und wieder gut schlafen zu können.**

Machen Sie sich mit Ihren unerwünschten Gefühlen, Ängsten und Emotionen vertraut, erst dann kann man sich von ihnen mit den richtigen Begrüßungsworten distanzieren (z.B.: *„Schön, dass Du wieder da bist, ich weiß, Du willst mir nur helfen, ich danke Dir dafür. Hallo Frustration, Hilflosigkeit, Resignation, Neid, schön Dich wiederzusehen."* etc.) Finden Sie hierzu Ihre eigenen, auf Sie abgestimmten Assoziationen. Spüren Sie Ihre Emotionen, Ängste und Gefühle, so, wie sie sind und nicht, was Sie mit ihnen verbinden. Hierdurch verringern Sie die Wahrscheinlichkeit, sie zu verstärken, und können so früher oder später doch einschlafen. Denken Sie daran, dass Sie diese Übung nicht durchführen, um Ihre Emotionen, Ängste und Gefühle auf diese Weise loszuwerden oder zu minimieren, doch genau das wird geschehen, wenn Sie sich ihnen liebevoll zuwenden, um sie zu spüren.

Häufig werden Ihre körperlichen Empfindungen durch einen bestimmten Schlüsselreiz ausgelöst (ins Schlafzimmer kommen, früh aufstehen zu müssen, nächtliches Aufwachen, es ist Zeit, zu Bett zu gehen usw.). Wenn Sie diese, Ihre Schlüsselreize kennen, dann ist es möglich, sich auf sie vorzubereiten und sich bereitwillig für sie oder das, was darauf folgt, zu öffnen. In jedem Fall lassen Sie Ihre Empfindungen geschehen, lassen Sie sie kommen, denn damit zeigen Sie Ihrem Gehirn, dass da nichts ist, was man fürchten und bekämpfen müsste.

Was ist, wenn die Schlafprobleme wiederkommen?

Haben Sie all diese Informationen verarbeitet, sind Sie gut gerüstet auf dem Weg zu einem gesunden Schlaf. Sie werden selbstbewusster, fokussierter, energiegeladener und glücklicher mit Ihrem Leben sein. Sie fühlen sich leichter und den Herausforderungen des Lebens wieder gewachsen. Ihr Leben fühlt sich wieder so gut an, Sie haben nun nach Wochen, Monaten oder gar Jahren das Gefühl, der Knoten ist geplatzt, Ihre Schlaflosigkeit gehört der Vergangenheit an.

Dann das große Erwachen: Eines Nachts liegen Sie wieder wach, der Grund kann ein banaler sein, vielleicht ein Jetlag, vielleicht etwas, das Sie mental beschäftigt, vielleicht einfach nur, weil Sie heute einfach noch nicht wirklich müde sind, und Ihre Plagegeister sind sofort wieder da, wo Sie letztmalig vielleicht vor Wochen oder Monaten waren. Sofort fangen Sie wieder an, Ihre Schlaflosigkeit zu bekämpfen, um sie schon im Anfangsstadium wieder in den Griff zu bekommen, Sie haben ja in den letzten Wochen oder Monaten erfahren, wie wertvoll normaler Schlaf ist und welchen Genuss es bedeuten kann, nächtelang durchzuschlafen. Sie wollen sofort alles tun, dass es auch so bleibt.

Sie beginnen den Kampf gegen Ihre Schlaflosigkeit aufs Neue, Ihr Herz hämmert, Sie haben Schweißausbrüche, Ihre Ängste, Gefühle und Emotionen sind wieder voll da. Ihre Angst ist unermesslich, das gerade Erreichte, Ihren Schlaf, wieder zu verlieren. Ihr guter Schlaf hat sich in Luft aufgelöst, Ihre Schlaflosigkeit ist mit großer Macht wieder zurück. Doch halten Sie einen Augenblick inne: Glauben Sie nicht, Sie haben den Krieg schon gewonnen oder Sie wären immun gegen Schlafprobleme, nur weil Sie ein paar Wochen oder Monate gut geschlafen haben. Auch ein normaler Schläfer ist nicht gefeit vor Schlafproblemen.

Tief in Ihrem Inneren ist Ihnen bewusst, dass Sie immer mit der Angst vor Schlaflosigkeit leben und sie als Bestandteil Ihres Lebens akzeptieren müssen. Die Gefahr von „Schlaflosigkeit“ ist bei einem Menschen, der an der Krankheit Schlaflosigkeit leidet, sein ganzes Leben lang mehr oder weniger bewusst oder unbewusst immer latent vorhanden, wie bei einem Alkoholiker, der nicht mehr trinkt, aber immer in der Gefahr schwebt, wieder rückfällig zu werden. Ihr Unterbewusstsein vergisst Ihre gelebten Sorgen und Nöte nie. Behalten Sie Ihre Schlaflosigkeit immer wie einen guten Bekannten in Ihrem Hinterkopf, wenn Sie einen Rückfall vermeiden und zu einem guten Schlaf zurückfinden wollen.

Wenn Sie Ihre Schlaflosigkeit für eine gewisse Zeit überwunden haben, dann hat Ihr Gehirn trotzdem Mühe, wenn Sie eines Tages einmal schlecht schlafen sollten, zu unterscheiden, ob dies eine normale schlechte Nacht ist oder schon die Rückkehr zur Schlaflosigkeit. Ihr Gehirn würde Ihnen sofort wieder die unvermeidliche Frage stellen: „*Was ist, wenn meine Schlaflosigkeit jetzt wieder da ist?*“, und schon wären Ihre Plagegeister, Ihre Ängste und Emotionen wieder da. Ihr Gehirn würde sofort wieder auf die Geschichte Ihrer erlebten Schlafmuster zurückgreifen, um so für mögliche zukünftige Risiken gewappnet zu sein.

Ihr Gehirn wird sich Ihr Leben lang an Ihren schlechten Schlaf erinnern, sodass Ihr Risiko, schlecht zu schlafen, immer größer sein wird als bei Normalschläfern, die keine Schlaflosigkeit im Sinne einer Krankheit kennen. Allein wie Sie damit umgehen, sollte eine schlaflose Nacht auch nur in Gedanken wieder auftauchen, entscheidet darüber, ob Ihre zuvor dauerhafte Schlaflosigkeit zurückkehrt oder ob Sie diese minimieren. Bereitet Ihnen dieser Gedanken Sorge, dann schauen Sie sich noch einmal die Passagen an, mit denen Sie es geschafft haben, Ihren Schlaf ganz oder teilweise zurückzugewinnen (lassen Sie Ihre Gedanken, Gefühle und Emotionen zu, schauen Sie sie an, begrüßen Sie sie und akzeptieren Sie ihr Erscheinen, kämpfen Sie niemals dagegen an, tun Sie nichts). Betrachten Sie Ihre sorgenvollen Gedanken als kleinen Ausrutscher, schenken Sie ihnen keine große Aufmerksamkeit und erinnern Sie sich daran, wie Sie es vor Wochen oder Monaten geschafft haben, Ihre Plagegeister zu zähmen.

Vergessen sie dabei jedoch nie, dass es Phasen geben kann, aus welchem nichtigen Grund auch immer, in denen schlechter Schlaf vorübergehend zurückkehren kann. Wie ein Alkoholiker sein Leben lang Alkoholiker bleibt, so werden auch Sie mehr oder weniger immer damit leben müssen, dass Sie für diese Krankheit empfänglich bleiben. Nur wenn Sie in diesem Bewusstsein leben, diese Tatsache in Ihrem Leben als etwas Normales annehmen, können Sie viel einfacher zu einem guten Schlaf zurückfinden.

Grundlage einer guten Schlafpflege ist es, bei einer gelegentlich schlechten Nacht Ruhe zu bewahren, es als etwas vollkommen Normales, als etwas Natürliches im menschlichen Dasein hinzunehmen. Wenn Sie das schaffen, haben Sie den letzten Baustein für einen dauerhaften gesunden Schlaf gelegt. Seien Sie bereit, auf jegliches Ringen um den Schlaf zu verzichten. Der Kampf um einen guten Schlaf ist nicht nur aussichtslos, er ist auch sehr, sehr anstrengend, er kann Ihre Energie vollkommen aufsaugen. Versuchen Sie einfach, Ihre Körperreaktionen wahrzunehmen, akzeptieren Sie Ihr Wachliegen, es ist etwas vollkommen Natürliches, was jedem Menschen immer mal wieder passiert.

Sie haben einen entscheidenden Schritt getan, wenn Sie ein Wiederaufflackern Ihrer Schlaflosigkeit mit den oben aufgeführten Schritten wieder in den Griff bekommen haben. Sie fühlen dann immer mehr, dass Sie mit Ihren Plagegeistern umgehen und mit ihnen gut leben können. Vergessen Sie nie: Niemand ist dagegen gefeit, gelegentlich schlecht zu schlafen. Es liegt allein an Ihnen, wie viel Aufmerksamkeit Sie Ihrem Schlaf, Ihrer Schlaflosigkeit beimessen. Machen Sie sich eine sanfte, angemessene Einstellung zu Ihrem Schlaf zu eigen und akzeptieren Sie, dass kein Mensch die Macht über seinen Schlaf hat. Allein mit einer positiven akzeptierenden Einstellung zu Ihrem Schlaf, Ihrer Schlaflosigkeit, verstärken Sie die Macht Ihres Gehirns über Ihre Schlaflosigkeit enorm.

Seele und Schlaflosigkeit

Zu guter Letzt möchte ich Sie der Vollständigkeit halber noch auf eine ganz andere Seite zur Lösung Ihres Schlafproblems führen, die sich nicht mehr auf das o.e. bezieht. Allerdings ohne die Wirksamkeit des gerade Behandelten in Frage zu stellen oder zu schmälern. Sehen Sie es als eine Erweiterung, als eine weitere Möglichkeit, Ihr Schlafproblem in den Griff zu bekommen. Das zuvor Erwähnte behält in jedem Fall seine Berechtigung und ist ein sehr hilfreicher Weg zurück zu einem gesunden Schlaf.

Doch es gibt eben noch eine andere wichtige Ebene, seine Schlafprobleme ein für allemal loszuwerden. Und das betrifft den Zustand Ihrer Seele. Schon unsere Vorfahren/Großmütter wussten es, wenn sie sagten: *„Ein ruhiges Gewissen ist ein sanftes Ruhekissen."* So banal sich dieser Spruch auch anhört, er ist der Kern der Botschaft für alle Menschen, die in Ruhe und Frieden leben und in der Folge auch gut einschlafen und schlafen möchten.

Jedem Menschen ist von Kindheit an bewusst: Der menschliche Körper braucht den Schlaf unabdingbar zu seiner Erholung; ohne Schlaf wird das Leben im wahrsten Sinne des Wortes zu einem Alptraum. Aus der Schlafforschung und auch der Traumdeutung gibt es nahezu keinen Zweifel mehr daran, dass es die Seele ist, die eine Erholung vom Körper braucht und ihn deshalb zum Einschlafen bringt. Man kann es heutzutage als gesichert ansehen, dass die Seele den Körper während des Schlafes verlässt, sodass der Organismus geradezu zwangsweise während dieses Zeitraums in den Schlaf versetzt werden muss. Zeitweise kommt es auch vor, dass die Seele den Körper buchstäblich fallen lässt, wenn die belastende Begrenzung des Körpers für die Seele nicht mehr zu ertragen ist. Der Mensch wird müde und schläft ein, die Seele geht auf Wanderschaft, und wir wachen wieder auf, wenn die Seele zurückgekehrt ist. So wird auch das Sprichwort verständlicher, in dem gesagt wird, dass der Schlaf der kleine Bruder des Todes ist.

Eigentlich sind wir, wenn wir schlafen, tot, denn der Mensch ist ohne Seele nicht lebensfähig. Warum aber fürchtet sich der Mensch dann eigentlich noch vor dem Tod? Wir haben das „Sterben" doch während unseres Lebens schon tausendmal geübt. Was ist daran so schlimm? Anstelle unserer Träume werden wir dann bei unserem materiellen Tod „lediglich" das unvorstellbar viel schönere, wahre Leben anstatt der Träume wahrnehmen, das wirkliche Sein erleben – vorausgesetzt, die Seele hat ihren Frieden, hat sich ihrer Belastungen während des irdischen Lebens entledigt.

Wenn man also innerlich unruhig ist, schlecht schläft oder nur schwer einschlafen kann, ist es sicher ratsam, sich einmal mit den Belastungen (die Religionen sprechen von Sünden; Streitigkeiten, Hass, Neid, Lieblosigkeit, Lügen, Diebstahl, Strafbares, chronisch negatives Denken etc.), der Seele zu beschäftigen, und falls vorhanden, sie nach Möglichkeit zu beheben.

Belastungen können sehr vielfältig sein; der beste Maßstab hierfür sind die 10 Gebote Gottes und die Bergpredigt von Jesus Christus.

Also, wenn Sie mittels der zuvor aufgeführten vielfältigen Vorschläge eine Basis für ein ruhiges Einschlafen und einen erholsamen Schlaf geschaffen haben oder möglicherweise auch noch nicht, denken Sie in jedem Fall auch an Ihre Seele, die der sichere Weg zu einem gesunden Schlaf ist.

Der spirituelle Weg

Es gibt ja noch zwei Möglichkeiten, die Schlaflosigkeit zu *nutzen*. Es sind die Gebete und das Segnen. Gebete sind immer auch unsere Gedanken, denn der Geist Gottes ist in uns, mit dem Sie sich dabei verbinden. Ob die Gebete dabei an den Gott Vater oder an Jesus, den Heiland oder Mutter Maria oder einen Erzengel gerichtet sind, ist nicht so wichtig, denn die Geistige Welt ist eine grenzenlose Einheit. Literatur über erfolgreiches Beten gibt es reichlich.

Wenn Sie segnen, geschieht auch das mit der göttlichen Kraft in Ihnen. Segnen Sie liebevoll Ihren treuen Körper, hilfsbedürftige Organe oder die Familienmitglieder, alle Kollegen und Freunde, eben alle, die Ihnen „einfallen". Und bevor Sie zu unserem Volk oder zu den Politikern kommen, sind Sie sicherlich schon eingeschlafen. Beenden Sie jede Segnung mit dem Satz: *„Danke, so ist es."*

„Befreiung von jeder Art von Angst
(hier von der Angst, nicht einschlafen zu können)

Ich rufe Dich, Du Angst;
Du zeigst Dich mir immer wieder;
Ich kenne Dich, Du bist etwas, was ich erschaffen habe;
Ich weiß nicht wann;
Ich weiß nicht wo;
Ich weiß nicht warum;
Ich weiß nicht einmal, in welchem Leben;
Aber Du bist real und ich habe Dich erschaffen;
Du bist sozusagen ein Kind von mir;
Komm mal an meine Brust, ich möchte Dich jetzt befreien von dieser Aufgabe,
die Du Dir immer wieder stellst;
Ich will Dich nicht mehr und ich habe das Recht, Dich aufzulösen;
Ich rufe Dich, mein lieber Engel oder Christus Gottes, hilf mir dabei;
Ich will Dich befreien, Du Angst, verschwinde ins Licht;
Du bist frei und ich bin frei;
Bitte Engel, helft mir dabei oder Christus Gottes, befreie mich von der Angst.

In diesem Moment ist die Angst weg."
Anton Styger

„Die einzigen wirklichen Feinde eines Menschen sind seine eigenen negativen Gedanken."
Albert Einstein

Die Seele, wissenschaftliche Erkenntnisse, der Schlüssel zu Gesundheit

Mit der Feststellung, dass die Menschen bezüglich der AIDS- und Krebsproblematik oder der Vielfalt alternativer Heilmethoden nicht besonders gut informiert sind, spricht man sicher kein Geheimnis aus, eher trifft man den Nagel auf den Kopf. Es bleibt die Hoffnung, dass sich in den kommenden Jahren die Sensibilität für Alternativen zur Schulmedizin ändert und ein neues Zeitalter zum Wohle der Gesundheit aller Menschen ohne Bevormundung des Medizin-Kartells beginnen kann.

Exemplarisch sei deshalb eine Lebensgeschichte erzählt, die Science-Fiction nicht besser hätte erfinden können, die aber doch einen Eindruck darüber vermittelt, wie verkrustet und steinzeitlich unser heutiges Denken in Bezug auf das Leben an sich und Krankheit im Besonderen ist. Die Namen und Orte der Beteiligten wurden geändert, sodass diesen Menschen kein Nachteil entstehen kann.

Gesundheits-Revolution

Leo erlebte seine Jugendzeit in einem Hochbegabten-Internat. Seine Leidenschaft lebte er in der Begeisterung für die Biologie und die Geschichte der Evolution aus. Für die Medizin zeigte er bis zum Ende seiner Studienzeit kein besonderes Interesse. Das sollte sich jedoch im Laufe der kommenden Jahre dramatisch ändern, nachdem er sich unsterblich in eine Kommilitonin verliebte, die er unbeachteter Weise schon seit längerem kannte. Unzählige Male hatten sich die beiden schon in Diskussionsrunden gegenüber gesessen, ohne dass sie einander wirklich wahrgenommen hätten. Doch dann kam der Moment, in dem sich alles änderte. Wie ein Blitz aus heiterem Himmel verliebte sich Leo in Jule, die seine Liebe schon nach wenigen Tagen erwiderte. Sie wurden das Traumpaar, nicht nur in der Liebe zueinander, sondern auch durch ihre außergewöhnlichen mannigfachen Fähigkeiten. So hatten beide u.a. ein fotografisches Erinnerungsvermögen, das es ihnen erlaubte, ihre Professoren ein um das andere Mal ins Erstaunen zu versetzen, was sie schon alles aufgenommen und gespeichert hatten.

Leos Talent und Genialität zeigten sich in den nächsten Jahren immer häufiger, wenn er außergewöhnliche Hypothesen über die Erde präsentierte, dabei konnte es sich um noch nicht bekanntes Leben der Tiefsee handeln oder um eine dedizierte Betrachtung des Wandels der Ozonschicht, immer faszinierten seine klaren analytischen und couragierten Aussagen, und nicht nur innerhalb seiner Fakultät und Universität. Sein Leben mit seiner großen Liebe verlief in geordneten Bahnen, er genoss seine Arbeit und sein Leben, das war es, was er immer schon wollte. Dann kam der Eklat.

Mittlerweile war er der mit Abstand jüngste Universitätsprofessor, als er eines Tages von einem der Studierenden während eines Vortrages angesprochen wurde, welche Wissenschaft er für die rückständigste ansehen würde. Seine Antwort kam schnell, war kurz und knapp, und so undiplomatisch und unbedarft wie man sie nur als junger, ehrlicher, offener und logisch denkender junger Professor geben kann: *„Ganz eindeutig, ohne Zweifel die Medizin."*

Ein weiterer, nicht minder großer Fehler folgte postwendend, als er seinem Auditorium in für die wenigsten Studenten verständlichen Worten seine neueste Hypothese über Regulationssysteme des menschlichen Organismus offenbarte, die ganz und gar nicht in Übereinstimmung mit der in der Medizin vorherrschenden Doktrin zu bringen war. Mit seiner für ihn, wie er glaubte, offenen und ehrlichen Meinungsäußerung hatte er, was ihm zu diesem Zeitpunkt nicht bewusst war, das unumstößliche Gesetz einer jeden Universität verletzt, die ohne jede Ausnahme von jedem einzuhalten war, niemals eine andere wissenschaftliche Fakultät bloßzustellen. Für Leo dagegen ging es nur um die reine Wissenschaft. Schon lange ärgerte er sich über die Mediziner seiner Universität, die sich als Wissenschaftler brüsteten, obwohl es seiner Meinung nach jedem Menschen mit einigermaßen logischem Verstand klar sein musste, dass Medizin letztendlich allein auf empirischer Erfahrung beruht und keinesfalls eine Wissenschaft im Sinne des Wortes ist. Seinen Worten folgten Konsequenzen. Leo sah sich in den Wochen danach einem Spießrutenlaufen ausgesetzt, dem er nach einigen Monaten tief getroffen und beleidigt ein Ende machte. Er verließ sowohl die Universität als auch die Stadt, die ihm soviel bedeuteten. Seine Frau Jule, die inzwischen als Psychologieprofessorin eine fulminante Karriere hingelegt hatte, traf es noch heftiger.

Obwohl sie mit den Aussagen ihres Mannes rein gar nichts zu tun hatte, wurde sie in Sippenhaft genommen, und man machte ihr unmissverständlich klar, dass sie keinen Platz mehr an dieser Universität habe.

Zu diesem Zeitpunkt war den beiden natürlich nicht bewusst, dass diese an sich schlimmen Ereignisse eine Sternstunde für die Wissenschaft waren. Es war das Beste, was ihnen und vor allem der Wissenschaft und den Menschen geschehen konnte. Das Yin hat eben immer auch ein Yang, nichts Schlechtes, in dem nicht auch etwas Gutes steckt.

Leo machte danach eine depressive Phase durch, die aber gleich am Anfang des darauffolgenden Jahres überraschend beendet wurde. Das russische Weihnachtsfest, das jeweils am 7. Januar gefeiert wird, hatte gerade begonnen, als Leo einen Anruf erhielt, der sein Leben nachhaltig verändern sollte. Michail, der Anrufer, war ein reicher Mann aus Russland und gehörte schon seit geraumer Zeit zu den Menschen, die in Russland ihren eigenen Weg gingen, ohne sich viel um die offizielle Landespolitik zu kümmern, soweit das irgendwie machbar war. Er hatte sich ein mächtiges Imperium in einem kaum besiedelten Landstrich des Russischen Reiches, dessen Namen sogar den Russen unbekannt war, mit der Kontrolle des Verkaufs von Öl und Gas aufgebaut. Seinen finanziellen Reichtum legte Michail weniger in Luxusartikeln an, wie es insbesondere die neureichen Russen so sehr schätzen, sondern investierte in Dinge, die es ihm ermöglichten, den anderen immer eine Nasenlänge voraus zu sein und so seine Macht zu sichern. Seine weitblickenden Ansichten beinhalteten daher auch das Prinzip, möglichst viele intelligente Personen um sich zu scharen. Unter anderem hatte er ein untrügliches Gespür dafür, wer wirklich ehrlich zu ihm war, aber auch wer nicht. Diese Eigenschaft verhalf ihm nicht nur dazu, sehr viel Geld zu verdienen, sondern auch, nicht umgebracht zu werden, und in diesem Haifischbecken zu überleben.

So hörte Michail dann bei der Vorbereitung auf das Weihnachtsfest von der Ungerechtigkeit, die Leo und Jule widerfahren war. Ohne zu zögern, obwohl das Weihnachtsfest für ihn heilig war, rief er Leo an, um zu klären, unter welcher Voraussetzung Leo bereit sei, für ihn in seinem Institut Forschung zu betreiben.

Für Leo war Michail kein unbeschriebenes Blatt, ihm war bekannt, dass seine Universität schon eine Reihe anderer hochintelligenter Wissenschaftler angezogen hatte. In Wirklichkeit war diese Universität ein von Michail privat finanziertes Institut. Da Leo aber immer noch hoffte, rehabilitiert zu werden und er absolut keinen Drang verspürte, in eine tausende von Kilometern entfernte russische Provinz zu ziehen, lehnte er Michails Angebot vorerst kategorisch ab. Daraufhin machte ihm Michail ein Angebot, das so traumhaft war, dass er sich einfach gezwungen sah, es anzunehmen. Er musste weder Verpflichtungen übernehmen, wie sie an regulären Universitäten üblich sind, noch Studenten unterrichten. Seine Aufgabe bestand lediglich darin, Forschung zu betreiben, und dies gemeinsam mit seiner Frau.

Keiner von beiden hätte sich damals erträumt, bald Geschichte schreiben zu können – Geschichte, die erst 2007 in die „Öffentlichkeit" rückte. Leo war aufgrund der Vorkommnisse in seiner alten Universität noch immer vollkommenen frustriert und machte sich daher mit aller Kraft daran, seine Hypothese der menschlichen Regulationssysteme zu beweisen, um die Erniedrigung, die er durch seine ehemaligen Kollegen erfahren musste, irgendwann einmal vergelten zu können. Hass und Liebe sind halt immer noch große Antriebsfedern für alles Bedeutende, was die Menschheit weitergebracht hat, und bei Leo war der Ärger besonders groß.

Leo und Jule arbeiteten nun erstmalig gemeinsam an einem Projekt, das ihnen über alle Maßen gut tat. Ihre Liebe wuchs von Tag zu Tag, sie wurde stärker und inniger. Sie konzentrierten sich in den ersten Monaten intensiv darauf, sämtliche vorhandene Forschung auf diesem Gebiet zu sichten und brachten ein Expertenteam zusammen, das die weltweit vorhandenen wissenschaftlichen Arbeiten über Regulationstheorien analysierte und zusammenfasste, geistige, körperliche und seelische betreffend. Leo war bewusst, dass ein Menschenleben nicht lang genug währt, um die Komplexität des menschlichen Organismus begreifen zu können. So bat er Michail um ein Team, das sich aus Physikern, Biologen, Chemikern, Astrologen und Theologen zusammensetzen sollte. Leo selbst verschlang sämtliche diesbezügliche Literatur und setzte sich jeden Abend mit seiner hochkarätigen Forschergruppe zusammen, um die neuen Erkenntnisse zu diskutieren. Sie trafen sich ausnahmslos jeden Tag zu ihrer Diskussionsrunde, das

Wochenende ausgenommen. Die meisten hielten es jedoch kaum bis zum Montag aus und so wurde häufig genug auch schon das Wochenende zu weiteren Diskussionen genutzt, anstatt ihre Freizeit mit Alkohol und Musik auf einer der vielen Datschas abzusitzen.

Es waren kaum zwei Jahre Forschungsarbeit vergangen, da unterbreitete Leo seinem Team eine neue Hypothese, die ihr gesamtes Leben von Grund auf durcheinanderwirbeln sollte. Er begann mit einer Erklärung, wie er diese Idee entwickelt hatte, um dann zu erklären, welche Schlüsse daraus zu ziehen sind.

Die These

Leo stellte sich vor sein Team und begann damit, unterschiedliche ineinander greifende Kreise auf eine Tafel zu zeichnen, die er alphabetisch kennzeichnete. Es dauerte nicht lange, dann war die an sich riesige Tafel mit Kreisen übersät. Leo war in Hochform. Keine dreißig Minuten später saß sein Team staunend vor der Tafel und wusste intuitiv, dass gerade Geschichte geschrieben wurde, dass ein Genie namens Leo gerade den Planeten Erde revolutionierte. Wochen zuvor hatten Leo und Jule auf ihrem Weg ins Institut bei einem Verkehrsunfall erste Hilfe geleistet. Ein Radfahrer war von einem PKW angefahren worden. Jule übernahm die Erstversorgung des nicht lebensgefährlich Verletzten. Sie lagerte seine Beine bis zum Eintreffen des Krankenwagens hoch, da der Radfahrer einen Schock erlitten hatte. Auf dem weiteren Weg ins Institut diskutierten Leo und Jule darüber, welche kaum glaublich native Intelligenz doch in unserem Körper steckt, der nach einem Schock völlig intuitiv ganz spezifische, fest installierte Notprogramme abspult. Damit begann das, was sich Wochen später als Beginn einer neuen medizinischen Revolution manifestieren sollte.

Leo stellte dazu eine Arbeitshypothese auf, dessen Grundidee beinhaltete, dass ein Organismus ausnahmslos jeden Tag „Minischocks" verarbeiten muss und nicht nur z.B. bei einem schweren Unfall einen Schock erleidet. Zuallererst fasste er unter dem Begriff Minischocks zusammen, was dem menschlichen Organismus tagtäglich so alles passieren kann: Mit dem morgendlichen Aufstehen – das Beenden der Regeneration, mit dem Trinken des morgendlichen Kaffees – die Produktion des Magensaftes, mit dem Beginn des alltäglichen Stresses – die Ausschüttung von Hormonen usw.

Letztendlich hatte er eine Gliederung mit mehr als 300 Minischocks zusammengefasst, die einer Person über einen Zeitraum X passieren können. Schnell wurde Leo klar, dass seine Liste ins Unendliche gehen würde, je länger er daran arbeitete. Also begann er damit, die Liste seiner Schocks zu gruppieren, mit dem Ergebnis, dass ihn das auch nicht viel weiter brachte. Das einzigartige Individuum Mensch reagiert einfach viel zu vielfältig auf unterschiedliche Schocksituation. Würde er diese Komponenten sämtlich in seine Kalkulationen integrieren, dann ergäbe dies eine Anzahl von Schockreaktionen, die das Display eines Taschenrechners sprengen würde. Dieser Weg führte so nicht weiter. Trotzdem war Leo nicht entmutigt, intuitiv wusste er, dass es andere Muster geben musste, die ihn seinem Ziel näher brächten. Der Durchbruch kam schon einige Tage später. Sein enormes Wissen über die Evolution war dabei ein wichtiger Wegweiser. Wieder einmal die Bibliothek nach einem bestimmten Buch durchstreifend, elektrisierte ihn die Doktorarbeit eines chinesischen Wissenschaftlers mit dem Titel „Die Gesetze des Überlebens". Leo kannte diese Arbeit schon, hatte sie schon einmal flüchtig wahrgenommen, jetzt aber begann er, sie analytisch zu durchforschen. Intuitiv wusste er, dieses Buch zu diesem Zeitpunkt in seinen Händen, das konnte kein Zufall sein.

Leo hatte das Buch kaum zur Hälfte gelesen, als er es zur Seite legte und seine Liste mit seinen Schocks auf den Tisch legte. Dann begann er, die einzelnen Schocks zu nummerieren. Nach zehn Minuten hatte er, obwohl er schon mehr als 100 Schocks nummeriert hatte, erst 5 Zahlen verwendet. In den nächsten Tagen nummerierte er weit über 1.000 Schocks und hatte doch erst 12 Zahlen verbraucht. Leo überkam ein Gefühl, wie es wohl auch Alexander Fleming bei der Entdeckung des Penicillins 1929 gefühlt haben musste. Was aber war das Einmalige, das Geniale, das Faszinierende an Leos Entdeckung?

Nun, Leo teilte sein Schockliste erstmalig so ein, dass die Reaktion des Organismus und des Geistes für den Erhalt der Art, also der Menschheit insgesamt vorrangig war, und nicht nur für den

Erhalt des Individuums. Das war der Durchbruch, auf den er so lange hingearbeitet hatte, das war das Einzigartige seiner Entdeckung. Möglicherweise werden Sie nun denken *„Na und ??? – ist das alles?“* Warten Sie ab.

Leo war immer davon ausgegangen, wie viele Wissenschaftler vor ihm auch, dass die Evolution im Laufe der Zeit ein System entwickelt haben musste, das mit dem Ökosystem im Einklang stand, was nicht wirklich etwas Neues war. Allerdings galt es für die meisten Wissenschaftler als gesetzt, dass sämtliche Reaktionen des Organismus als gleichrangig anzunehmen sind. Leo dagegen war immer davon überzeugt, dass es Prioritäten geben musste, die er dann letztendlich auch in zwölf Kategorien nach Wichtigkeit und ausschließlich nach dem Aspekt des Überlebens der Art einteilte.

Für viele Wissenschaftler galt lange Zeit als gegeben, dass sich ein Körper, ein Organismus naturgegeben generell selbst erhalten möchte. Leo jedoch konnte nachweisen, dass es Prioritäten in den unterschiedlichsten Zellbereichen des gesamten Organismus als auch in Menschengruppen selbst gab. Die Wahrscheinlichkeit, dass dies sogar für das gesamte Universum zutraf, war sehr hoch, doch Leo zog hier für sich eine Grenze. Ihm war sofort bewusst, dass es wohl mehrerer Menschenleben bedurft hätte, um auch nur annähernd das Universum auf diese Gegebenheiten zu erforschen.

Zum besseren Verständnis, was so Urgewaltiges an Leos Entdeckung war, und was seine Erkenntnis so einmalig machte, anbei ein Beispiel. Nehmen Sie einmal Folgendes an: Eine junge Mutter, verheiratet, hat eine einjährige Tochter, ab und an leichte Depressionen und gegenwärtig geringfügigen Hautausschlag.

Leo sieht die junge Frau aus dem Blickwinkel der Evolution etwa so: Der Ehemann und die junge Frau haben gemeinsam ein energetisches Feld geschaffen, in dem sie Bewahrer ihrer nachfolgenden Generationen sind. Angesichts ihres Alters und der Fertilität ihres Mannes können zudem weitere Nachkommen erwartet werden. Leichte Depressionen hat die Frau aufgrund ihrer permanenten Sorgen um den Erhalt ihrer Familie. Der Hautausschlag ist lediglich ein Hilfsmittel zur Entgiftung ihres Organismus und dient der Erhaltung ihrer Fertilität. Ohne dass die junge Frau etwas wahrnehmen oder sogar steuern könnte, laufen bei ihr gleichzeitig beständig unterschiedliche Regulationskreisläufe in Form bestimmter Schutzmaßnahmen ab, die ausschließlich ihr und dem Kind gelten (Kind festhalten, die Ernährung sicherstellen, keinen Schaden durch Rauchen nehmen usw.). Zudem ist sie Teil eines weitläufigen Energiefeldes, der Familie, der Großfamilie inklusive schon aus dem Leben geschiedener Familienangehöriger, verbunden mit der Stadt, dem Kreis, dem Land und der Erde.

Unzählige derartiger Regulationsprozesse laufen beständig in jedem menschlichen Organismus, bewusst oder unbewusst, jeden Tag ab. Dies war für sich gesehen noch nichts Neues, doch Leo war der erste, der erkannte, welche Priorität die Natur dem jeweiligen Regulationskreislauf beimaß.

Nehmen wir in unserem Beispiel nun weiterhin an, dass die junge Mutter mit ihrem Kind durch eine menschenleere Parkanlage läuft und ihnen ein aggressiver Hund entgegenrennt. Die bis dato vorherrschenden Regulationsprozesse (Depression, Hautausschlag) verlieren schlagartig ihre Bedeutung und somit auch ihre Prioritätsstufe **eins.** Das Regulationssystem – **Adrenalin** – Gehirn in Verbindung mit den Nebennieren – **was jetzt tun?** – und des Muskelapparates – **weglaufen** – haben sofort absoluten Vorrang und generieren gemeinsam ein neues Regulationssystem ausschließlich für diesen Augenblick. Die Natur stellt also in dieser Situation den Giftstoffabbau im Organismus der jungen Frau zurück und lässt den Körper sogar noch verstärkt Cortisol ausschütten, was dazu führt, dass die toxischen Stoffe im Organismus verbleiben. Denn kommt eine lebensbedrohende Gefahr, in diesem Fall ein möglicherweise gefährlicher Hund auf einen zugerannt, lässt der Organismus Dinge, die vormals bedeutsam waren, erst einmal liegen, die Prioritätenliste verändert sich, es geht jetzt schließlich darum, die Art, Tochter wie Mutter, zu bewahren.

Leo unterzog sich nun der logisch verstandenen Aufgabe, alle Regulationsmechanismen in unterschiedliche Prioritäten einzuteilen, bis er verstand, dass sich die Prioritäten fortwährend ändern und ausschließlich durch eine Regel bestimmt werden: **überleben oder nicht überleben. Schlagartig begriff er,**

was die Ursache sämtlicher Krankheiten war, und zeitgleich wurde ihm bewusst, was getan werden muss, um Gesundheit erleben oder wiedererlangen zu können. Jeder Mensch würde durch die Umsetzung dieses Wissens in die Lage versetzt, 150 Jahre alt oder noch älter zu werden. Allein durch das Erkennen der divergenten evolutionären Regulationssysteme war man nun in der Lage, das Geheimnis dauerhafter Gesundheit zu lüften.

Nachdem er seine Theorie dem Team in der allabendlichen Diskussionsrunde unterbreitet hatte, herrschte sekundenlang vollkommene Stille. Gemeinsam starrten sie wie hypnotisiert auf die Tafel. Sie waren in Schockstarre und versuchten nun, das gerade Gehörte für sich begreifbar, irgendwie denkbar zu machen. Huan durchbrach die Stille als Erster, brachte aber auch nur ein „*Oh, my God*" heraus. Dann begannen sie alle, wie im Rausch zu applaudieren. Das, was gerade über sie hereingebrochen war, konnten sie noch nicht verarbeiten, aber alle hatten eine Ahnung davon, dass gerade etwas Unvorstellbares, kaum Fassbares passiert war. Doch wie bedeutend Leos Theorie wirklich war, erahnte nicht einmal Leo selbst.

Auf der Grundlage dieser Theorie startete das Team in den darauffolgenden Wochen damit, anhand der zwölf Regulations-Überlebens-Mechanismen unterschiedlichste Krankheiten, beginnend mit Krebs, Herzinfarkten und MS, auszuwerten.

Das Team genoss diese Zeit, allen voran Leo, wie süchtig, wie im Rausch. Nie in ihrem Forscherleben hatten sie auch nur annähernd ihre Arbeit so genossen wie in diesen Tagen. Tag für Tag fanden sie neue logische Erklärungen dafür, warum der Mensch erkrankte, und jeden Tag wurde ihnen deutlicher, wie man grundsätzlich jedem Menschen mit jeder erdenklichen Krankheit helfen und ihn gesund machen kann, und dies praktisch ohne jegliche Medikamente. Täglich gab es auf uralte Fragen positive Antworten mit neuen Lösungen. Bis zu diesen bahnbrechenden Tagen bestand auch für das Team Konsens darüber, dass die Auslösung eines Krebsgeschehens durch eine Beeinträchtigung des Immunsystems entsteht, obwohl auch ihnen aus Forschungen bekannt war, dass ein kränkelndes und notleidendes Immunsystem kein Garant dafür ist, mit größerer Wahrscheinlichkeit an Krebs zu erkranken. Tatsächlich war sogar in durchaus signifikantem Umfang das Gegenteil der Fall.

Nachdem sie nun begonnen hatten, diesen neuen, erfolgversprechenden Weg zu verfolgen, dauerte es nicht mehr lange, bis sie die wahre Aufgabe des Immunsystems herausfanden. Sofort verstanden sie dann auch, dass es in der Vielzahl der Fälle besser wäre, das Immunsystem nicht zu beeinflussen und keinesfalls zu versuchen, das Immunsystem künstlich zu stärken. In Rahmen dieses Teils ihrer Forschung wurde ihnen zudem klar, dass auch unterschiedlichste Blutwerte nicht aufzeigen, was innerhalb der Zellen abläuft, sondern ausschließlich das, was außerhalb der Zellen an Stoffen vorhanden ist. Aus diesem Grund müssen auch sogenannte „schlechte" Immunwerte nicht ausschließlich negativ, sondern können für den Regulationsprozess sogar ausgesprochen positiv sein.

Dann kam der Augenblick, als sie die bis dato nicht verstandene und folglich auch nicht behandelbare degenerative Erkrankung des motorischen Nervensystems (ALS = Amyotrophe Lateralsklerose = Erkrankung des motorischen Nervensystems) begriffen und in der Folge einordnen konnten. Spätestens jetzt dämmerte es jedem, sie hatten etwas derart Atemberaubendes entdeckt, das mit Worten kaum zu beschreiben war. Auch bei der Erforschung des Blutes kamen sie aufgrund modernster Mikroskope, die ihnen Michail zur Verfügung stellte, zu revolutionären Ergebnissen und bahnbrechenden Erkenntnissen. Es dauerte unter Zuhilfenahme dieser neuen Mikroskope nicht sehr lange, bis sie in der Lage waren zu beweisen, dass rote Blutkörperchen nicht nur die simple Aufgabe des Sauerstofftransportes haben, sondern einen weitaus größeren, bisher völlig unbekannten Aufgabenumfang wahrnehmen. Zudem durften sie zu ihrer vollkommenen Überraschung erkennen, dass sich rote Blutkörperchen zu anderen **„Blutlebewesen"** mit anderen Aufgaben verändern können.

Aber das war noch nicht alles, jeden Tag kamen neue sensationelle Forschungsergebnisse hinzu. Auch das Wissen um Gene konnte revolutioniert werden. Während sich andere Forscher noch mit dem Genom-Projekt beschäftigten, war Leos Team schon in der Lage zu beweisen, dass die Außen- und Innenmembranen von Zellen die wirklichen Gene sind und nicht die Gene (Desoxyribonukleinsäure = DNS) innerhalb des Zellkerns, wie es bis dato der Konsens unter Wissenschaftlern war. Für diese Entdeckung allein hätte das Team schon den Nobelpreis bekommen müssen.

Innerhalb des Teams taten sich Hu, dessen Leidenschaft den Mitochondrien galt (bakterienähnliche Strukturen zur Energieproduktion in nahezu allen Zellen) und Alexej mit dem Fachbereich Laserforschung besonders hervor. Beide zusammen waren ein geniales, unschlagbares Team. Ihre Erkenntnisse in Bezug auf Lichtquanten und deren Bedeutung auf die Energiegewinnung waren so überwältigend, dass praktisch jeder im Team von diesen Ergebnissen bis ins Mark erschüttert war. Sie fanden heraus, dass unser Organismus noch andere, bis dato völlig unbekannte „Energie erzeugende Systeme“ besitzt. Sie brauchten buchstäblich Tage, um diesen Schock zu verarbeiten. Ihr Wissen um den menschlichen Organismus geriet ein ums andere Mal ins Wanken.

In der Wissenschaft ging man bisher einhellig davon aus, dass der Energiehaushalt des menschlichen Organismus nahezu ausschließlich durch die Phosphatbindungen des ATP (Adenosintriphosphat) gesteuert wird und andere Enzyme (Kinasen) praktisch keine Rolle spielen. Hu und Alexej zeigten jedoch auf, dass dem nicht so ist. Sie waren in der Lage, ein vollkommen neues System von Energiegewinnung des menschlichen Organismus zu beweisen, mit dem nun auch erklärbar wurde, warum Menschen jahrelang ohne Nahrung auskommen oder Vögel kaum vorstellbar lange Strecken (z.B. nach Afrika) ohne Nahrungsaufnahme fliegen können, ohne dass sie merklich an Gewicht verlieren.

In der Realität

Nach Monaten harter Arbeit, nach Leos Präsentation und kaum noch zählbaren Stunden von Zuteilung sämtlich bekannter Schocksituationen in die zwölf Prioritätsbereiche, erbaten sie von Michail, ihre Forschungsergebnisse in einer separaten Abteilung des Klinikums umsetzen zu dürfen. Leo erzählte Michail nicht alle Details, was aber nichts daran änderte, dass Michail ebenso begeistert war wie das Team. Leo war sich vollkommen bewusst, dass Michail, wenn sich seine Theorie in der klinischen Realität bewähren würde, 24 Stunden am Tag darüber nachdenken würde, diese medizinische Revolution gewinnbringend zu vermarkten.

Dann kam „der“ Tag, ein sonniger Frühlingstag, als die Station 8 mit Chefärztin Jule im Klinikum eröffnet wurde und die ersten Patienten hierher verlegt wurden. Den Patienten war nur bekannt, dass sie Teilnehmer einer klinischen Studie waren und dazu eine „Unzahl“ an Fragebögen ausfüllen müssten. Keinem der Patienten wurde bewusst, wie intensiv sich die Mitarbeiter dieser Station um sie kümmerten bzw. sich mit ihnen unterhielten. Um jedoch einen optimalen Therapieplan aufstellen zu können, galt es herauszufinden, welche Reaktion der jeweilige Patient früher auf unterschiedliche Schocks gezeigt hatte. Dies dauerte anfangs noch eine halbe Ewigkeit. Um die Patienten aber nicht übermäßig zu belasten oder zu verunsichern, arbeitete man mit Placebos in Form von Placebo-Infusionen oder sogar -Operationen oder gab ihnen Placebopillen. Nach kurzer Einarbeitungszeit bekam das Team Unterstützung durch einen Computer, den sie Petrow nannten. Petrow wurde rund um die Uhr mit Unmengen von Informationen gefüttert und wurde bald zu einem unersetzlichen Teammitglied der Station 8. Die Programmierung erlaubte es, dass Petrow schon nach wenigen Daten eine Prognose errechnete, welcher Therapieplan am Ende vorliegen würde.

Schnell stellte sich heraus, dass es keine Notwendigkeit gab, so große Mengen an Daten über die Patienten zu ermitteln. Oftmals reichten schon „wenige“ hundert Fragen völlig aus, was sich für das Team als großer Zeit- und Energiegewinn herausstellte. Für einen Mediziner der westlichen Hemisphäre, der einem Patienten nur wenige Fragen stellt, hört sich das naturgemäß gewaltig an, für das Team jedoch war diese Reduzierung eine große Erleichterung. Auch die Ergebnisse verbesserten sich nun, nachdem die schwerkranken, oft müden und konzentrationsschwachen Patienten nicht mehr so viele Fragen beantworten mussten.

Irgendwann, etwa nach einem Jahr, kam endlich der erhoffte Durchbruch. Sie hatten den Fragebogen nun ein Jahr lang optimiert und konnten nun feststellen, dass er schlicht perfekt war. Die prozentuale Quote ihre Heilungen stabilisierte sich bei über 90%, selbst bei schlimmsten Krankheiten wie MS oder Krebs. Und sie waren davon überzeugt, würden ihre Patienten den Therapieplan auch zuhause weiter verfolgen, könnte die Heilungsquote konstant bei 99% liegen.

Der Beweis der Richtigkeit von Leos Theorie war erbracht. Die Medizin war um nichts Geringeres als im Gesamten umfassend revolutioniert. Ihr Glücksgefühl und Stolz waren eins und vollkommen. Leo konnte sich des Gefühls nicht erwehren und träumte immer wieder davon, wie er an seine ehemalige Universität zurückkehren würde und seine alten „Kollegen“, die ihn vormals so schmählich behandelt hatten, ihm applaudierten. Mit ihrem Erfolg kehrte auch die Diskussion in ihre Runde zurück. Jeder machte sich Gedanken darüber, wie gewaltig sich wohl die Veränderung ihrer Medizin in der Welt auswirken würde. Auch Michail machte sich so seine Gedanken und witterte schon Milliarden-Gewinne, sah er doch auch, wie erfolgreich Station 8 war.

Je mehr sie diskutierten, umso niederschmetternder war ihr gemeinsames Resümee. Man war sich darin einig, dass ihnen kaum jemand, kein Land und schon gar nicht Väterchen Russland, glauben und diese Revolution in der Medizin annehmen würde. Sie spielten mit ihrem Leben, wollten sie ihre Entdeckung bekannt machen und einzuführen versuchen. Den Tiefpunkt erreichten sie, als Leo und Jule ihnen mitteilten, wie sich Michail dazu geäußert hatte.

Leo und Jule waren zur Präsentation ihrer Ergebnisse zu einem Abendessen bei Michail eingeladen. Michail war vollkommen begeistert bis er begriff, dass diese atemberaubenden Ergebnisse nicht durch eigens hierfür entwickelte besondere Medikamente, sondern „lediglich“ durch das Begreifen von Evolution erreicht wurde. Sein Fazit: *„Nun, dann ist es mir wenigstens möglich, ohne auf Wodka verzichten oder meinen Lebensstil ändern zu müssen und trotz der miserablen Umweltbedingungen, gesund alt werden zu können.“*

Nur zu gut wusste er aus leidvoller Erfahrung, dass Regierungen keine Skrupel haben, hemmungslos „über Leichen zu gehen“, nur um ihre Ziele, z.B. den Energiebedarf decken zu können, zu erreichen. Ein ungeschickter Mensch kann in diesem Haifischbecken nicht überleben. Sofort war ihm deshalb auch bewusst, dass man sein geniales Team, ihn eingeschlossen, sofort kaltstellen würde, sobald sie mit ihren atemberaubenden Ergebnissen von Station 8 an die Öffentlichkeit gehen würden. Kein Pharma-Unternehmen ist bereit, auf Milliardengewinne zu verzichten, kein Land ist bereit, sein Gesundheitssystem umzustellen und auf hohe Steuereinnahmen zu verzichten. Ein Phantast ist, wer etwas anderes denkt. So beschlossen drei tief unglückliche Menschen schweren Herzens, die Quelle zur Gesundheit der Menschheit in ihren Händen haltend, diese Kenntnisse nicht zu veröffentlichen. Sie hatten schlicht keine Ahnung, wie sie das anstellen könnten, ohne gleich ermordet zu werden.

Die Hoffnungslosigkeit, niemals weder für ihr gewaltiges Engagement und ihren persönlichen Verzicht in der Pampa Russlands, noch für ihre Genialität, noch für ihre atemberaubenden Entdeckungen jemals Anerkennung, geschweige denn so etwas wie den Nobelpreis zu bekommen, war für dieses jahrelang so harmonisch zusammenarbeitende Team niederschmetternd, ja geradezu vernichtend.

Man stelle sich nur vor, man ist praktisch in der Lage, nahezu sämtliche Krankheiten der Menschheit zu heilen, ja auszurotten, Millionen Menschen das Leben zu retten, und man darf und kann es nicht, weil monetär ausgerichtete Unternehmen und machtbesessene Regierungen dies niemals akzeptieren würden. Immer dann, wenn sich ihre Gedanken um Kinder drehten, die auf Grund von Krankheit dem Tod geweiht waren, denen man augenblicklich hätte helfen und wieder eine Zukunft geben können, waren sie kaum noch in der Lage, ihre Emotionen im Griff zu behalten. Es war, mit dieser tiefen Frustration nicht fertig werdend, nur noch eine Frage der Zeit, bis ihr Team auseinanderbrechen würde; ein Team, das so freundschaftlich, so innig, so hart und so erfolgreich zusammen seine Träume verwirklicht hatte. Der Tag kam, an dem sie auseinander gingen.

So nahm man es Hu auch nicht wirklich übel, als er den unausweichlichen Schritt als erster vollzog und dem Team mitteilte, dass er nach China zurückkehren wolle. Jahrelang hatte er alles gegeben und so gut wie jedes Wochenende in einer Gegend zugebracht, von der man nicht behaupten kann, sie gehöre zu den kulturellen Zentren dieses Planeten. Jeder von ihnen hatte, genau wie Hu, über Jahre hinweg einfach nur hochkonzentriert Forschung betrieben und sich an den atemberaubenden Ergebnissen erfreut. Gedanken über die Zukunft hatte sich niemand gemacht. So gab es auch keine gegenseitigen Vorwürfe, dass sie nicht schon früher darüber nachgedacht hatten, was am Ende ihrer Forschungstätigkeit stehen sollte. Wer konnte damals schon ahnen, wie weltbewegend und revolutionär ihre Arbeit sein würde.

Hus Abgang aus dem Team war dann auch dessen Ende. Kaum ein halbes Jahr später bestand das Team nur noch aus sechs Menschen. Der größere Teil verließ ohne Ausnahme das Land. Die Geschichte dieses Teams von Wissenschaftlern sowie die unfreiwillige Ablage ihrer Forschungsergebnisse in der „Schublade" stellen eine einzige große menschliche Tragödie dar. Andererseits hätte die Welt ohne die Arbeit dieses Teams nie erfahren, dass Krankheiten nur durch das Verständnis der Regulationssysteme des menschlichen Organismus therapiert und auch geheilt werden können.

Durch Hu haben wir dann „Gott sei Dank" von dem Team, von Station 8, von Jule und Leo und den revolutionären, in ihrer Art einmaligen Forschungsergebnissen erfahren. Das Prioritätenprogramm liegt bis zum heutigen Tag unter Verschluss. Es bleibt nur die Hoffnung, dass es irgendwann in naher Zukunft einen mutigen Menschen geben wird, der es in die Öffentlichkeit bringt.

Anmerkung:
Versuchen Sie einmal,

- die revolutionären Ergebnisse dieses „russischen Teams", der Regulationsprozesse nach Konflikten im menschlichen Organismus,
- die Forschungsarbeiten Dr. med. Ryke Geerd Hamers, dem Konfliktgeschehen nach einem Schock,
- die Erkenntnisse Dr. Stefan Lankas in Bezug auf Viren, Impfungen und Infektionslehre
- die Beweislage der nicht krankmachenden Mikroben und Bakterien
- und die Quantenheilung

in einen Zusammenhang zu bringen, und sie werden erkennen, dass die heutige Lehre des Medizin-Konglomerats ein gigantischer Betrug mit tödlichen Folgen und unendlichem Leid für viele Mitmenschen ist.

Quantenheilung

Die heutige standardisierte konventionelle Medizin ist schon lange nicht mehr das, was sie einmal war oder vorgab zu sein. Die Reduktion des Menschen und seiner Erkrankungen auf das rein physikalisch, chemisch, biologisch oder genetisch „Beweisbare" macht aus der Medizin eine nebulöse Pseudo-Wissenschaft. Umso mehr sollte der Blick auf den Ursprung unseres Lebens gerichtet sein und das Heilen oder Heilwerden durch die Anbindung an das Bewusstsein unseres Ursprungs, der sogenannten Matrix, stärker in unseren Alltag rücken.

Der überwiegende Teil sämtlicher Studien der Pharma-Industrie über chemische Arzneimittel, mithin etwa 90%, werden nicht von unabhängigen Instituten oder Organisationen durchgeführt, sondern in Eigenregie durch die Pharma-Industrie selbst. Die Wirksamkeit eines Arzneimittels wird also von demjenigen ermittelt, dem Entwickler und Hersteller, der auch im höchsten Maße ein Interesse an der Vermarktung dieses Produkts hat. Zudem verschwinden von den Ergebnissen dieser Studien etwa 70% in den Tresoren der Pharma-Entwickler und werden nie veröffentlicht.

Eigentlich sollte man doch selbstverständlich davon ausgehen können, dass das medizinische Handeln der Verantwortlichen zum Wohle der Menschen auf Objektivität beruht. Durch das Handeln der Pharma-Industrie wird diese Selbstverständlichkeit jedoch ad absurdum geführt. Die empirisch arbeitende orthodoxe Schulmedizin hat sich selbst zur Bekämpfung von Krankheits-Symptomen auf die stoffliche (Chemie) und die energetische (z.B. Bestrahlung) Dimension reduziert. Die gesamte Palette der Möglichkeiten zur Heilung ist jedoch viel umfassender und ganzheitlicher als das schulmedizinische Spektrum; es beinhaltet fünf Dimensionen:

- Materie (stoffliche Dimension)
- Energie (energetische Dimension)
- Denken (mentale Dimension)
- Seele (intuitive Dimension)
- Geist (spirituelle Dimension)

Gesundheitsstörungen beinhalten regelmäßig Defizite in sämtlichen Dimensionen, sodass wirkliches Heilwerden nur unter Integration aller Aspekte (Dimensionen) ermöglicht wird. Gesundheit wurde von der WHO einmal als „vollständiges körperliches, geistiges und soziales Wohlbefinden" definiert.

Im Folgenden wird ausschließlich die „Intuitive und die Transzendente Spirituelle Dimension" (Seele und Geist) behandelt. Das, was über den Trend eines Erahnens hinausgeht, der so oft zitierte sechste und siebte Sinn, das, was über dem reinen Denken steht, eröffnet dem Menschen eine nicht neue, doch ungeahnte intuitive Dimension. Auf dieser Ebene laufen Informationsübertragungen ab, die weder mit dem menschlichen Verstand noch mit der Physik begreifbar gemacht werden können. Alles das, was wir als Spontanheilung oder auch als Wunder bezeichnen würden, lässt sich quantenphysikalisch sehr wohl als bestehende Phänomene darstellen. Es ist ein Aus-sich-Herauswachsen, ein transzendenter Prozess, ein Wandel des Bewusstseins, das durch Bewusstsein heilt.

Unser Organismus strebt aus sich heraus immer nach Gesundheit und Harmonie, und wenn es wieder gelingt, die stofflichen und die nichtstofflichen Dimensionen eines menschlichen Körpers zu vernetzen, dann gelingt es auch, kranke Teile des Organismus wieder in das mentale Feld zu integrieren. Spirituelle (geistige) Medizin kann das linear einseitige Denken der Schulmedizin durchbrechen und so weitere Dimensionen öffnen; erkennbar in genialen Erfindungen, Innovationen, Visionen, Feinfühligkeit, Selbstheilungsprozessen und ganz sicher auch in „Wundern", was schulmedizinisch leider immer noch völlig unbedacht als Placeboeffekt abgetan wird.

Die sogenannte Quantenheilung nutzt die Kraft des allgegenwärtigen Quantenfeldes, das alles, auch alle Lebewesen miteinander verbindet. Quantenheilung bringt Patient und Therapeut mit der Energie des reinen Bewusstseins in Kontakt und sorgt für einen energetisch ausgeglichenen Zustand des vegetativen Nervensystems. **Ausschließlich durch die bloße, klare, präzise und positive Absicht wird eine tiefe Harmonisierung im Menschen ausgelöst.** Alles, was in unserem Körper nicht optimal funktioniert oder als krank bezeichnet werden kann, lässt sich durch das System des Bewusstseins wieder „reorganisieren", wieder herstellen. Wir werden durch das „reine Bewusstsein" in eine vollkommene neue Ordnung und Harmonie eingebunden.

Ein Vorwegnehmen des Idealzustandes, ein „so tun als ob" oder die Rückerinnerung an den Zustand des Wohlbefindens nach Formulierung der präzisen und klaren Absicht bringt die ausschlaggebenden Heilimpulse sowohl für körperlichen Schmerz, Krankheit und Depressionen als auch für psychosoziale Nöte, Geldprobleme, Beziehungsprobleme etc. Hierzu reichen die Bereitschaft und das Vertrauen in das Bewusstsein vollkommen aus. Die klare Absicht und das Loslassen eben dieser Absicht sind die entscheidenden Auslöser. Das scheinbar Widersprüchliche ist in der Realität die entscheidende Notwendigkeit, damit der sogenannte Nullpunkt erreicht werden kann.

Für einen Physiker ist der Mensch so etwas wie eine große Leere, reine Luft, ein Nichts, hier und da ein paar beliebige elektrische Impulse. Der Mensch besteht, ebenso wie das Universum, zu 99,999999% aus leerem Raum, und der Rest, das 0,000001 Prozent, das wir als Materie betrachten, besteht ebenfalls ausschließlich aus leerem Raum! Lassen sie das erst einmal sacken, es kommt noch viel besser.

Also ALLES, das gesamte Universum, alles Lebende eingeschlossen, ist leerer Raum!

Bleibt die eigentliche Frage, was ist dann die wahrhaftige Natur dieses leeren Alles, dieses leeren Raumes? Ist es ein Raum nicht-materieller Intelligenz oder ein Leersein von nichts? Der „innere Raum" des Menschen weist dabei für alles Mögliche, gut oder böse, Wonne oder Schmerz, richtig oder falsch eine erstaunliche Kreativität aus. Was aber stellt den „inneren Raum" eigentlich dar? Ist es die Schöpfung selbst oder vielleicht das Element eines Kontinuums, das zwischen einem inneren und einem äußeren Raum nicht mehr unterscheidet?

Wissenschaftler haben in den letzten Jahren viele ganz erstaunliche Entdeckungen gemacht. Unser Gehirn produziert bei Gedanken, Gefühlen oder Emotionen chemische Substanzen, sogenannte Neuropeptide, was nichts anderes bedeutet, als dass Teile unseres Gehirns sich untereinander nicht in menschlichen Ausdrucksformen verständigen, sondern außerordentlich präzise durch die Sprachwelt der Neuropeptide. Diese Substanzen wirken wie ein Schlüssel, der nur in das richtige Schloss passt. Sie kommen sowohl im Gehirn als auch im gesamten Organismus, in jeder Zelle vor. Das bedeutet, dass sämtliche Zellen unseres Organismus ständig unseren inneren Dialog registrieren. Kein Gedanke, keine Emotion, kein Gefühl geht verloren, ohne dass unsere Zellen aufgrund der besonderen Rezeptoren davon Kenntnis haben. Diese Sachlage führt zu der Erkenntnis, dass alle Zellen eines Menschen einen Kummer über einen Zeitraum X registrieren und dann auch kummervoll reagieren und so anfälliger für Erkrankungen sind. Sämtliche Zellen des gesamten Organismus führen wie Hirnzellen den gleichen inneren Dialog.

In den „Nicht-Hirn-Zellen" des Organismus gibt es also nicht nur Rezeptoren (Empfänger) für Neuropeptide, sondern wie im denkenden Gehirn hier produzierte chemische Substanzen. Diese aufregende Erkenntnis macht klar: ***„Sämtliche Zellen des gesamten menschlichen Organismus können denken!"*** Jede Zelle produziert dieselben chemischen Stoffe wie das Gehirn, wenn es denkt. Sämtliche Zellen unseres Körpers sind also bewusst denkende „Wesen", ob das nun Magen-, Leber-, Herz- oder Dickdarmzellen etc. sind.

Wir können die Aussage „Mein Bauchgefühl" wörtlich nehmen, da der Bauch dieselben chemische Stoffe produziert wie das Gehirn. Weil der Bauch aber den Selbstzweifel nicht kennt, sind seine Gefühle vermutlich sogar wahrer. Wenn Sie beispielsweise sagen: *„Mein Herz ist voller Kummer"*, dann können Sie im wörtlichen Sinn davon ausgehen, dass Ihr Herz nachgerade mit traurigen biochemischen Substanzen belastet ist. Jeder kennt den Spruch: *„Ich könnte vor Freude platzen."* Dies ist ein Ausdruck dessen, dass Ihre Haut vollgestopft ist mit glücklichen, antidepressiven Molekülen, genannt Imipramin. Bei Heiterkeit, Glück und Freude steigt so im Organismus auch die Menge an Interferon und Interlucent, beides biologische Stoffe z.B. gegen Krebs.

Andererseits werden bei Angst und Zorn die chemischen Substanzen Cortison, Adrenalin oder Noradrenalin produziert, die dem Körper schaden. Der menschliche Körper ist demnach lediglich das physische Bild eines mit sich selbst interagierenden Feldes. Indem chemische Substanzen generiert werden, die gleichzeitig im gesamten Körper auftauchen, macht das „Selbst" die Interpretationen für die Zellen. Dieses omnipräsente Feld beschränkt sich nicht nur auf den physischen Körper. Es kann weder im Gehirn noch irgendwo im Körper dingfest gemacht werden. Es breitet sich über den Körper hinaus bis ins Unendliche aus, jenseits von Raum und Zeit.

Neueste Forschungen konnten im menschlichen Organismus eine Hormongruppe, die sogenannten Pheromone, als Informations-, Duft- und Lockstoffe nachweisen. Die Pheromone sind die präzise Entsprechung menschlicher Emotionen. Sie beschränken sich nicht nur auf den Körper, sondern dehnen sich darüber hinaus aus. In Versuchen mit Pheromonen an Tieren und Pflanzen wurden folgende Phänomene beobachtet: Infiziert man in einem Wald einen Baum mit Zigeunermotten, setzt dieser Baum sofort Informationsstoffe frei. In kurzer Zeit wissen dann alle Bäume des Waldes, dass eine Zigeunermotten-Infektion droht und erhöhen ihre Alarmbereitschaft. Auf diese Art, also mit Pheromonen, teilen Bäume untereinander ihre Kenntnisse oder „Empfindungen" mit.

Ein für Mäuse schmerzhaftes Experiment führten Stanford-Wissenschaftler durch. Sie verabreichten Mäusen Elektroschocks und entfernten sie danach aus dem Labor. Dann wurden andere Mäuse in das Labor gebracht, die schlagartig Panikreaktionen zeigten. Sie hatten demnach, als sie in das Labor kamen, die Angst-Pheromone „erspürt", die die gepeinigten Mäuse „ausgesendet" hatten. Sowohl Menschen als auch Tiere senden Duftstoffe aus, die das präzise Ebenbild von Emotionen, Gedanken, und Gefühlen sind. Sagt man, „in diesem Heiligtum spüre ich Friede, Mitgefühl und Liebe", oder „wenn mir diese Gestalt begegnet, läuft es mir kalt den Rücken hinunter", dann kann das wörtlich genommen werden. Der Geist ist nicht lokal, er ist weder auf das Gehirn noch auf den Körper begrenzt, er geht darüber hinaus, er ist ein jederzeit und überall existentes Informationsfeld des Raum-Zeit-Kontinuums. Dieses Feld ist unterschiedlich erkenntnisfähig. Das Bewusstsein kann an einer Stelle sehr umfassend, an anderer Stelle sehr begrenzt sein.

In jedem Fall aber ist das Universum in Gänze und Vollkommenheit zweifelsfrei ein Erkenntnis- und Bewusstseinsfeld. Es kann als ein Feld kognitiver Wachheit, ein Bewusstsein mit unterschiedlich ausgeprägter Erkenntnisfähigkeit wahrgenommen werden. Bewusstsein formt aus diesem Grund sowohl den menschlichen als auch den kosmischen Körper, unsere „Umwelt". Ausschließlich durch das Artefakt (Kunstprodukt) unserer sensorischen Wahrnehmung sind wir in der Lage, unseren physischen Körper getrennt von unserem kosmischen Körper zu erleben. Der Mensch stellt daher in seiner Gesamtheit die Vereinigung eines physisch-materiellen Körpers und eines kosmisch-geistig-göttlichen Wesens dar.

Dieses seit ewigen Zeiten bestehende Faktum gilt heute als neues, wissenschaftlich fundiertes Paradigma. Wie das Atom, so das Universum – wie der Mikrokosmos, so der Makrokosmos, wie der physische Körper, so der kosmische Körper, wie der menschliche Geist, so der kosmische Geist. Bleibt die Frage, wie wichtig diese neue Erkenntnis für unser Leben ist und ob es einen Unterschied zwischen Gesundheit und Krankheit und Überleben oder Tod ausmacht.

Experimente

Im Folgenden habe ich einige Beispiele, die diesen „geistigen Stoff" etwas erlebbarer machen. Herbert Specter, ein Wissenschaftler am National Institute of Health führte folgendes Experiment durch. Er injizierte einer Gruppe von Mäusen den chemischen Stoff „Poly-A-c", der das Immunsystem unterstützt, und gab ihnen im gleichen Augenblick Kampfer zu riechen. Es dauerte nicht lange, da stimulierten alle Mäuse ohne Injektion ihr Immunsystem automatisch, wenn sie nur Kampfer rochen. Einer zweiten Mäusegruppe injizierte er den chemischen Stoff Cyclophosphamid, der das Immunsystem ruiniert, und ließ sie ebenfalls zur gleichen Zeit Kampfer schnüffeln. Das führte dazu, dass sie ihr Immunsystem automatisch zerstörten, wenn sie nur Kampfer rochen. Infizierte man die zweite Gruppe mit einem Karzinogen oder Pneumokokken, erkrankten und starben die Mäuse innerhalb von Wochen daran. Die erste Gruppe jedoch, die beim Kampfer Schnüffeln ihr Immunsystem gestärkt hatte, blieb gesund. Was macht demnach den Unterschied zwischen Leben und Tod aus?

Das entscheidende Element ist lediglich die **Auslegung** der Erinnerung an einen Geruch, in diesem Fall den des Kampfers. Was für Mäuse gilt, trifft auch auf den Menschen zu. Das Pawlow'sche Verhalten von Hunden, die beim Bimmeln einer Glocke zu geifern beginnen, ist auch im Menschen tief verankert.

Der Mensch ist durch seine Erinnerungen konditioniert und ihnen „ausgeliefert"!

In unserem Unterbewusstsein verknüpfen wir bestimmte Situationen mit bestimmten Stimuli und rufen diesen Automatismus immer und immer wieder ab. **Wir sind Opfer unserer Erinnerungen, mein „Quälgeist" von heute ist ein Überbleibsel meiner Erinnerung von gestern.**

Man schätzt, dass der Mensch täglich etwa 60.000 Gedanken hat, die zu 95% mit denen identisch sind, die er einen Tag zuvor auch schon hatte. Das deutet daraufhin, dass wir so etwas wie Bündel konditionierter Reflexe sind, ständig auf vorhersehbare biochemische Verhaltensmuster und Situationen reagierend.

Wir sollten uns der Tatsache bewusst werden, dass unser Organismus täglichen Veränderungen unterliegt und sich sämtliche Atome unseres Körpers jährlich ein paar Mal erneuern. **Jeder Mensch entsteht mehrfach im Jahr vollkommen neu.** Warum nur sind dann Arthritis, Krebs, MS, verengte Arterien etc. immer noch vorhanden? Die Antwort ist, obwohl einfach, möglicherweise schwer zu verstehen: Es liegt einfach daran, dass sich die seelischen Schwingungsmuster und Quantenströme nicht ändern, die diese Erkrankungen auf physikalischer Ebene generieren. Um eine Krankheit besiegen zu können, muss man die Seele, das Zellgedächtnis, den Quantenfluss auf zellulärer Ebene ändern. Doch um diese intelligenten Muster umstrukturieren zu können, die unsere physische Erscheinung ausmachen, muss man sich auf die zelluläre Ebene unter Beobachtung des gesamten Prozesses begeben. Hat man einmal begriffen, wie so etwas kaum zu Verstehendes funktioniert, ist jede Krankheit besiegbar.

Stellen Sie sich einmal ein aus konventionellen Steinen gebautes Haus vor. Und stellen Sie sich weiter vor, dass jeder Stein dieses Hauses jährlich einmal ersetzt werden muss und wird. Damit wären Sie in der Vorstellung gefangen, dass diese Hausform die einzig Existierende ist, die Sie hervorbringen können. Auf diese Weise werden Sie nur diese Form des Hauses immer wieder neu erschaffen und erneuern. Übertragen auf den menschlichen Organismus heißt das nichts weiter, als dass wir durch die ewig gleichen konditionierten Quantenströme und Intelligenzmuster immer wieder das gleiche Muster von Erkrankungen neu rekonstruieren. Herzerkrankungen stehen in unserer Kultur an erster Stelle der Todesfälle. Experimente weisen aber darauf hin, dass dies keinesfalls so sein müsste, würden wir nur so einfachen Dingen wie Streicheln, Berühren, Liebkosen, Küssen und Sprechen mehr Bedeutung zukommen lassen. Fast kann man es nicht glauben, aber das sind die Dinge, die über Tod oder Leben entscheiden.

Experiment mit Säuglingen

Im Journal of Pediatrics of Florida wurde folgendes Experiment der Universität Miami veröffentlicht. Neugeborene Babys teilte man in zwei Gruppen auf. Gruppe 1 lag in Kinderbettchen, versehen mit Öffnungen, sodass die Forscher sie dreimal täglich sechs Minuten liebkosen konnten. Die Forscher sprachen allerdings nicht von Liebkosen oder Streicheln, sondern nannten die Berührungen „Kinesthetic-Tactile-Petting-Stimulation", was soviel wie „Streicheleinheiten verabreichen" meint. Das angebrachtere Wort „Liebkosen" wurde nicht verwendet. Gruppe 2 wurde nicht gestreichelt. Nach Beendigung des Experimentes wurde festgestellt, dass die Babys, die täglich nur dreimal bis zu sechs Minuten gestreichelt wurden, bei identischer Ernährung täglich bis zu 50% mehr an Gewicht zunahmen als die zweite Gruppe. Die Forscher sahen in dem Ergebnis lediglich eine kosteneffektive Methode, etwa 3.000 Dollar pro Behandlung sparen zu können, da die Säuglinge schneller entlassen werden konnten.

Herzinfarktstudie

Vor einiger Zeit führte die Gesundheits- und Fürsorge-Dienststelle des Bundesstaates Massachusetts eine Untersuchung durch, die sich zum wiederholten Male mit Faktoren auseinandersetzte, die für Herzerkrankungen verantwortlich sein können. Die Begründung für diese erneute Studie war, obwohl sämtliche Risikofaktoren wie erhöhter Blutdruck, Cholesterinwerte, Diabetes usw. längst bekannt sind, dass statistisch gesehen die überwiegende Anzahl der Menschen mit dem erstem Herzinfarkt, Alter zwischen 40 und 50, nicht einen dieser Risikofaktoren aufwiesen. Mit dieser erneuten Studie kam dann auch zu Tage, dass der stärkste Risikofaktor für Herzerkrankungen die Unzufriedenheit mit der Arbeit ist, also, wenn Menschen ihre Arbeit, mit der sie ihren Lebensunterhalt bestreiten, nicht mögen. Risikofaktor zwei ist tiefe innere Unzufriedenheit. Wenn man also die zwei Fragen: *„Magst Du Deinen Job?"* und *„Bist Du glücklich?"* mit „Ja" beantwortet, ist man der Studie zufolge aller Voraussicht nach nicht gefährdet.

Das erstaunlichste Ergebnis dieser Studie ist jedoch etwas anderes. Es wurde zudem festgestellt, dass im westlichen Kulturkreis einen bestimmten Wochentag, und zwar am Montagmorgen gegen acht bis neun Uhr, mehr Menschen durch einen Herzinfarkt dahingerafft werden als zu allen anderen Zeitpunkten oder Tagen. Das ist eine Leistung, die außergewöhnlich, ja einzigartig ist und die nur die menschliche Spezies hervorbringen kann, denn Tiere werden kaum den Unterschied zwischen Wochentagen oder bestimmten Tageszeiten kennen. Welcher Faktor aber macht nun den Unterschied? Ist es ein Begriff, eine Idee, eine Interpretation? Der Körper besteht aus Bewusstsein, aus Ideen, und so auch das Universum, das man als Ideenpool begreifen muss. WER oder WAS liefert uns aber diese Ideen, wo ist das EINE, dieses Ideen-Zentrum? Ist es unser Geist, unser Körper, unsere Seele oder vielleicht unser Gehirn?

Der kanadische Neurologe und Nobelpreisträger Walter Pennfield, führte bei von ihm durchgeführten Gehirnoperationen kleine Tests durch. Bestimmte Gehirn-Areale stimulierte er mit elektrischen Impulsen. Er versuchte hierdurch, den Punkt im Gehirn zu finden, der die Kontrolle hat bzw. ob er sich überhaupt im Gehirn befindet. So stimulierte Walter Pennfield in einem seiner bekanntesten Experimente einen Bereich des motorischen Cortex im Gehirn, was dazu führte, dass sich ein Arm des Patienten nach oben bewegte. Auf die Frage an den Patienten, was denn los sei, antwortete dieser: *„Mein Arm bewegt sich."* Auf die Rückfrage Pennfields, ob er den Arm bewusst anheben würde, kam die Antwort, *„Nein, er bewegt sich einfach."* Pennfield bat dann den Patienten, seinen Arm in die andere Richtung zu bewegen, was auch sofort geschah. Walter Pennfield versuchte daraufhin, den Befehlsgeber, den Kontrolleur zu identifizieren, aber ganz gleich was er unternahm, er blieb erfolglos.

Den Ort der Ausführung eines Befehls zu finden, ist einfach, jedoch den Befehlsgeber zu lokalisieren, den Ursprung eines Befehls, ist nicht möglich, denn der ist überall und gleichzeitig nirgendwo.

Das „Selbst" generiert diese Ideen und interagiert mit sich selbst. Es ist weder im Gehirn, noch in der Seele, noch im Körper ansässig, es ist gleichzeitig nirgendwo und gleichzeitig überall, alles zur selben Zeit, der Denker jenseits aller Gedanken. Und dieses Selbst ist alles, nur kein Gedanke. Es liegt in der Ruhe, in dem „Raum" zwischen einzelnen Gedanken. Und dieses Selbst ist es, das Energie, Materie, Raum und „Zeit" erschafft. *Anmerkung: (Von „Zeit" allerdings sprechen wir Menschen nur, weil wir einen Begriff benötigen, den unser Gehirn auch begreifen und verarbeiten kann. Das unabhängige Bestehen von „Zeit" bestätigt jedoch kein seriöser Wissenschaftler, da es hierfür keinen Beweis gibt. Schon seit 1913 spricht kein ernsthafter Physiker mehr von der „Zeit", sondern immer nur ausschließlich vom „Raum-Zeit-Kontinuum". Zeit, nach unserem Verständnis, ist nichts weiter als ein Kunstprodukt, ein Artefakt unserer Sinne, wir interpretieren lediglich eine Sinneserfahrung).*

Beispiele

Nehmen Sie einmal an, Sie treffen auf einem Langstreckenflug ihre Jugendliebe wieder, mit der Sie früher eine wundervolle Zeit hatten. Der Flug dauerte acht Stunden, aber für Sie verflog die Zeit wie im Nu. Sie vergaßen zu schlafen, zu essen und die Toilette zu nutzen. Nach dem Flug hatten Sie noch nicht einmal einen Jetlag. Was war passiert? Aufgrund der individuellen Wahrnehmung, „die Zeit verflog im Nu“ oder „dass Sie die Zeit genossen und vergaßen“, wurden alle ansonsten festen biologischen Kreisläufe wie Schlafen, Wachen, Essen, Verdauen etc. umstrukturiert.

Sicher sind Ihnen Menschen bekannt, die immer wieder klagen: *„Ich habe keine Zeit, die Zeit läuft mir davon.“* Sie nutzen die gleichen Uhren wie wir, und doch laufen ihre Uhren in einem schnelleren Tempo. Bei Untersuchungen konnte man bei dieser Spezies Mensch tatsächlich feststellen, dass deren biologische Uhr viel schneller rannte. Ihr Hormonspiegel (Adrenalin, Cortison, Insulin) war relativ hoch, die roten Blutplättchen nervös, sie hatten einen höheren Herzschlag pro Minute, ihr Puls schlug schneller. Und so kommt es vor, dass diese Menschen eines Tages einfach aufgrund eines Herzversagens tot umfallen. Ihre Zeit ist abgelaufen, sie ist ihnen schlicht davongelaufen. Sie haben ihr Fühlen und Denken von *„Die Zeit läuft mir davon“* in ein physisches Faktum umgesetzt.

Biologisch völlig anders sind die Zeitgenossen, die anscheinend alle Zeit „gepachtet“ haben. Die würden z.B. sagen: *„Die Schönheit der Berge war großartig, die Zeit stand still.“* Und wenn die Zeit stillsteht, dann kommen die Gedanken zur Ruhe, zum absoluten Stillstand, man hört auf zu denken. Mit dem Stillstand der Gedanken wird auch das Bewusstsein ganz still, wir erleben **Zeitlosigkeit!** Vereinfacht ausgedrückt heißt das: **Denken Sie so wenig wie möglich, nur wenn es unbedingt notwendig ist, es schenkt ihnen viel Lebenszeit.**

Bewegung von Gedanken ist Zeit, Stillstand von Gedanken ist Zeitlosigkeit!

Zeit ist wie Träumerei und Phantasie, nichts weiter als eine Stimmung. Zeit wird nur durch unser Bewusstsein erlebbar und das gibt sie an das Gehirn weiter. Im Organismus wird die Zeit dann metabolisiert (verstoffwechselt), wo sie sich dann mit dem Altern des Körpers manifestiert.

Es ist schon einige Jahre her, als ein Bericht über sieben deutsche Bergwerksarbeiter erschien, die in einem Schacht verschüttet wurden. Nur einer der Bergleute hatte eine Uhr. Um seine unglücklichen Kameraden ein wenig zu beruhigen, teilte er ihnen alle zwei Stunden mit, dass eine Stunde vergangen sei. Nach sieben Tagen wurden sie alle lebend gerettet, bis auf den Bergmann mit der Uhr. Er hatte zwar erfolgreich das gemeinsame subjektive Zeitempfinden manipuliert, sich selbst aber konnte er nicht täuschen. Er hatte die korrekte Zeit im Kopf, er allein kannte die „wirkliche Zeit“.

Zeit ist also keinesfalls Realität, es ist lediglich ein Konzept. Karl Seger, der das Vorwort zum Bestseller „Eine kurze Geschichte der Zeit“ (Stephen Hawking) schrieb, erwähnt hierbei eine Aussage des Autors, der es als Aufgabe betrachtet, Gottes Geist zu begreifen. Stephen Hawking kommt dabei zu dem Schluss:

„Wir leben in einem Universum, das weder einen Anfang noch ein Ende kennt, ohne jede Begrenzung von Zeit oder Raum!“

Versuchen Sie einmal zu verstehen, dass niemals „etwas“ begonnen hat und schon immer und ewig da war. Es gab nie einen Anfang und es wird auch niemals ein Ende geben. Schnell werden Sie bemerken, dass es für unser Gehirn nicht möglich ist zu begreifen oder zu visualisieren, dass niemals „etwas“ begonnen hat. Gehen Sie einmal davon aus, dass es einen „Anfang“, z.B. mit dem „Big Bang“ (Urknall) für das Universum gegeben habe, dann taucht doch unweigerlich die Frage auf, was war vor dem „Big Bang“? Versucht man sich vorzustellen, dass es irgendwann ein „finito“ gibt, fragt man sich doch allemal, was kommt danach? Auch wenn wir davon ausgehen, dass unser Universum irgendwie irgendwo begrenzt ist, bleibt doch die Frage, was ist hinter dieser Grenze? Quantenphysik ist so bizarr, dass es für uns Menschen nicht möglich ist, sie rational zu erfassen. Unsere rationale, logisch strukturierte Denkweise ist daher ein System, das auf sensorischer Wahrnehmung beruht, die nicht korrekt ist.

Die Natur des „Seins“ hat Stephen Hawking beschrieben: „Sein“ ist überall und nirgendwo, es kennt weder einen zeitlichen Anfang noch ein Ende. „Sein“ kann man mit den Sinnen nicht berühren, es drückt sich lediglich durch Geist, Körper und Lebenserfahrung aus. Jenseits der Gedanken kann man sein „Sein“ erahnen, wobei „Sein“ nicht zum Feld der Gedanken gehört, sondern die Lücke, die Stille inmitten unserer Gedanken abbildet.

Eine wahre Geschichte
Auf dem Dach eines Nachbarhauses versuchte ein Mann, eine Antenne instand zu setzen. Dabei ergriff er ein Kabel, an dem 12.000 Volt anlagen. Durch den Strom, der daraufhin plötzlich durch seinen Körper, durch sein Herz schoss, starb er auf der Stelle durch das bekannte Phänomen bei Stromschlägen, der „ventrikulären Fibrillation", das Herz flimmert, es fibrilliert. Er fiel vom Dach auf die Brust, jedoch präzise in dem Winkel, mit der richtigen Kraft auf die Stelle, die es seinem Herzen ermöglichte, sich zu defibrillieren. Es war, als hätte Gott nach ihm gerufen, um dann seine Entscheidung doch noch einmal zu überdenken. Der Mann kam ins Krankenhaus und sprach davon, dass sein Geist immer wieder in die Lücke zurückkehre. Diese wenigen Sekunden des Unfalls, diese kleine Zeitperiode bezeichnete er als Lücke. Man fragte ihn, was diese Lücke denn sei, und er sagte: *„In der Lücke war grenzenlose, reine Freude, nur Glückseligkeit, und es war mir bewusst."* Man fragte ihn, wessen er sich bewusst war, worauf er antwortete: *„Ich war mir bewusst, dass ich bewusst war, es war reines Gewahrsein. Das einzige, was ich fühlte, war, dass ICH BIN. Nicht dieses oder jenes, einfach ICH BIN." „Es war die Erfahrung von Ewigkeit, Glückseligkeit und reiner Freude, die Erfahrung meiner eigenen Unsterblichkeit. Mir wurde bewusst, alles andere ist nur Fiktion, ein Entwurf, und so wurde ich endgültig das los, was man gemeinhin als Angst bezeichnet."*

Manch einer von ihnen wird vielleicht jetzt schon ein wenig die Augen verdrehen, doch warten Sie ab, es kommt noch besser. Der Stromschlag, der den Mann getroffen hatte, war aus seinem Oberschenkel ausgetreten und hatte diesen Teil des Beines vollkommen zerfetzt. Der Oberschenkelknochen und seine Blutgefäße lagen sichtbar frei. Trotzdem weigerte er sich, sein Bein abnehmen zu lassen, sodass die Ärzte insgeheim dachten, dass auch eine „Sicherung" in seinem Gehirn durchgebrannt sei. Eine Amputation war die einzig denkbare Maßnahme bei einer derartigen Verletzung. Doch er weigerte sich standhaft und behauptete, dass es ihm leicht fiele, nun jederzeit durch eine einfache Veränderung seiner Aufmerksamkeit die Lücke wieder aufsuchen zu können. Er müsse seine Aufmerksamkeit nur der Lücke zuwenden und könnte dann in sie hineingleiten. In der Lücke würde er dann wieder diese reine Freude erleben, sodass er sich ganz auf sein Bein konzentrieren könne, wo er dann anstatt eines grauenhaften Schmerzes ein angenehmes Kribbeln spüren würde. Im Laufe von zwei Jahren heilte so sein Bein, weil er an den Ort zurückging, aus dem die Natur alles erschafft. Dieser Raum zwischen den Gedanken ist der EINE wahre Ort, das nicht lokalisierbare SEIN, das SELBST, aus dem alles erschaffen wird. Wenn etwas Neues geschaffen werden soll, ein Regenwald, eine Galaxie oder ein Gedanke, geht die Natur zu diesem EINEN Ort.

Nun stellt sich die Frage: *„Was ist der Mensch eigentlich?"* Sind wir so etwas wie ein Ego aus Knochen und Fleisch oder ist da etwas Umfassenderes, etwas Beständigeres? Die Seher (Im Hinduismus „Rishi", mythischer Weiser) sagen: *„Wir müssen realisieren, zur Kenntnis nehmen, dass wir nicht im Geist sind, sondern der Geist in uns ist, dass wir nicht im Körper sind, sondern der Körper in uns ist, dass wir nicht in dieser Welt sind, sondern die Welt in uns ist."* Geist, Körper und Welt geschehen uns, weil wir hierfür Interesse zeigen.

Ein Meister wurde einst von seinem Schüler gefragt: *„Meister, leben wir in der gleichen Welt? Scheinbar lebst Du in einer anderen Welt."* Darauf antwortete der Meister: *„Sicher leben wir in der gleichen Welt. Der alleinige Unterschied ist der, dass ich die Welt in mir sehe, während Du Dich in dieser Welt siehst."*

Wir müssen versuchen, das Feld, das sich als reine Potentialität (Möglichkeit, die zur Wirklichkeit werden kann) in uns befindet, zu finden. Das Feld ist weder ein Modell von Raum-Zeit-Vorfällen noch ein Kontinuum, es ist reine Potentialität. Es ist das Kontinuum (lückenlos Zusammenhängendes) aller nur denkbaren Stadien von Energie und Information, die sich später als Raum-Zeit-Ereignisse ergeben. Dieses Feld liegt in der nicht zu ortenden Lücke, es liegt in der Ruhe zwischen den Gedanken.

Beim Sprechen entsteht nach jedem Gedanken, nach jedem Wort jeweils eine Lücke. Sagt man beispielsweise *„Ich habe Durst!"*, dann liegt zwischen dem „Ich", „habe" und „Durst" jeweils eine Lücke mit unendlichen Möglichkeiten. Man muss sich das einmal vorstellen, in jeder Lücke, in jedem dieser „Minizeiträume“ liegen unbeschränkte unendlich viele Möglichkeiten. Das Feld ist reine Potentialität, ein Feld unendlicher Möglichkeiten, das Kontinuum aller nur denkbaren Raum-Zeit-Ereignisse.

Eine wahre Geschichte

Ein englischer Anthropologe (Anthropologie = Lehre vom Menschen und seiner Entwicklung) arbeitete an einem Buch über Wale und suchte auf einer indonesischen Insel nach einer bestimmten Walart, um sie zu fotografieren. Mehrere Wochen suchte er vergeblich nach dem Wal, um letztendlich seine Erfolglosigkeit einem Dorfältesten zu berichten. Der Dorfälteste hörte sich seine Enttäuschung in aller Ruhe an, um ihm dann zu empfehlen, er möge sich an ein zwölfjähriges Mädchen im Dorf wenden, das könne ihm den Wal beschaffen. Er fand das Mädchen und setzte sich mit ihm an den Strand. Das Mädchen schloss die Augen, und es dauerte nicht sehr lange, da sah der Anthropologe den ersehnten Wal schon in Sichtweite auftauchen. Der Wal kam näher und näher, letztendlich strandete der gesuchte Wal zu seinen Füßen. Dorfbewohner kamen zur Hilfe, den Wal ins Wasser zurückzuziehen. Auf die Frage, wie es das gemacht habe, antwortete das Mädchen: *„Oh, es war wirklich ganz einfach. Ich ging an den Ort, wo wir alle die gleiche Sprache sprechen und bat den Wal zu kommen.“* Ein Ort, an dem Tiere und Menschen die gleiche Sprache sprechen? Das ist das Feld, der Ort der Stille, edel, erhaben und noch weit abstrakter.

In der „Realität“, in der materiellen „Wirklichkeit“ ist der Mensch dieses fühlende, erhabene Wesen, doch unsere „materielle Realität“ ist nur ein unendlich kleines Fragment eines außerordentlich abstrakten Wesens. Am darauffolgenden Tag ging der Anthropologe mit dem kleinen Mädchen fischen. Mit einem kleinen Boot fuhren sie aufs Meer. Das Mädchen tauchte in kurzen Abständen mit dem Kopf ins Wasser. Dann gab es dem Anthropologen die Richtung vor, in die er fahren sollte. „In diese Richtung x Meilen“ oder „dorthin fahren“, und so fanden sie alle gesuchten Fische. Der Anthropologe war von den Ereignissen so erstaunt und animiert, dass er es selbst ausprobieren wollte. Er tauchte seinen Kopf solange in das Wasser bis er fast erstickte, doch er hörte nichts. *„Ich höre nichts“*, sagte er. Das zwölfjährige junge Mädchen erwiderte ihm lachend: *„Genau das ist der Punkt, man muss die Stille hören können.“*

Grundsätzlich war Kafka eher ein Schriftsteller, der zu deprimieren wusste, doch einmal schrieb er ein brillantes Gedicht:

„Der Weg zur Erleuchtung

Du brauchst Dein Zimmer nicht zu verlassen,
bleib einfach an Deinem Tisch sitzen und horche.
Du brauchst nicht einmal zu horchen, warte einfach.
Du brauchst nicht einmal zu warten, werde einfach still,
und die Welt wird sich Dir offenbaren, sie hat gar keine andere Wahl.“

Kafka

Was von den Wissenschaftlern im täglichen Umgangston Quantensuppe, als nicht lokalisierbares Feld von Information und Energie, leerer Raum unbegrenzter Möglichkeiten usw. bezeichnet wird, entspricht einzig und allein dem ehrwürdigen Begriff **GOTT**.

Zu allen Zeiten haben Mystiker, Seher oder Meditierende aller Religionen **GOTT** auf ihre Art erfahren oder wurden mit ihm eins. Die Menschen mögen dieses abstrakte, gewaltige, unaussprechliche, unbegreifliche **EINE**, als Vater, Allah, Brahman, Tao, Satori, Sat-Chit-Ananda, Nirvana, Shunyata, Heiliger Geist, Christus-Bewusstsein oder anderweitig bezeichnen, immer ist damit gemeint:

„DIE ALL-EINHEIT GOTT, DER SCHOSS DER SCHÖPFUNG“

Kapitel 7

Ein Blick in den Abgrund

Die Büchse der Pandora, Medizin, „Viren" und GVO

Die Medizin macht so enorme Fortschritte,
dass es bald keinen gesunden Menschen mehr geben wird.

Die Ärzte kümmern sich um Deine Krankheit; davon leben sie.
Um Heilung und Gesundheit musst Du Dich selbst kümmern,
davon lebst Du.

Die Büchse der Pandora - Medizin, „Viren“ und GVO

(Super-Gau auf alles Leben)

Abb. 11: Biologische Gefahr/Gefährdung

Der griechischen Mythologie zufolge brach nach dem Öffnen der „**Büchse der Pandora**“ alles Schlechte über die Welt herein. Der Sage nach gab Zeus die Büchse an Pandora, eine von Zeus erschaffene Frau, mit der Anweisung, die Büchse den Menschen mit der Bedingung zu schenken, dass sie auf keinen Fall, unter keinen Umständen, geöffnet werden dürfte. Von Neugier überwältigt wurde die Büchse, trotz der strengen Weisung, geöffnet und alle nur vorstellbaren Laster, Untugenden und Krankheiten entwichen aus ihr. Dies war der Beginn der Zeitrechnung, mit der das „Böse und Schlechte“ begann, die Welt zu erobern.

Vor dieser Zeit kannte die Welt weder Übel noch Mühen noch Krankheiten, und die Menschen waren wie die Götter unsterblich. Zu dem Schlechten, das die Büchse einschloss, enthielt sie auch etwas Positives, die Hoffnung. Doch bevor auch die Hoffnung aus der Büchse entweichen konnte, wurde sie wieder verschlossen. Zurück blieb die Welt als trostloser Ort, bis die Büchse erneut von Pandora geöffnet wurde und die Hoffnung doch noch die Menschen erreichte.

Das „Öffnen der Büchse der Pandora“
ist der Inbegriff für nicht wiedergutzumachendes Unheil!

Die Pestilenz: moderne Medizin

Arzneien mit ihren „unbeabsichtigten“ Nebenwirkungen sind ohne Frage grundsätzlich potentiell giftig. Ihre Nebenwirkungen nehmen jedoch mit der breiten Verwendung und ihrer Wirksamkeit zu. Einige Medikamente erzeugen Sucht, andere können Verstümmelungen oder Mutationen auslösen. Antibiotika verändern und schädigen die Darmflora so, dass eine Superinfektion ausgelöst werden kann, die einer umfassenden Ausbreitung resistenter Erreger und ihr ein Eindringen in den Organismus Vorschub leistet. Feine Formen von Intoxikationen breiten sich somit noch schneller aus als die erschreckende Anzahl von Kunstfehlern. Die meisten Medikamente muss man daher mehr oder weniger als gesundheitsschädigenden Pharmamüll bezeichnen. Wird dieser Pharmamüll dann aber irgendwo auf der Welt als solcher erkannt, sodass er sich nicht mehr gewinnbringend vermarkten lässt oder dem Image abträglich ist, wird er unter anderem Namen an einem anderen Ort der Welt wieder in den Pharma-Kreislauf eingebracht. Ohne das teils naive, treuherzige und skrupellose Medizinumfeld wäre eine Verbreitung dieses Pharmamülls, den man lediglich durch Umetikettierung vom Chemieabfall zum Medikament befördert hat, nicht möglich.

Umso „wirksamer“ Medikamente werden, umso gesundheitsschädigender sind sie in ihren Nebenwirkungen. Man kann es auch so ausdrücken, anstelle der traditionellen Medizin, die die Anstrengungen eines Patienten zur Gesundung grundsätzlich unterstützte, steht heute eine schwarze Magie-Medizin. Anstatt die Selbstheilung bei einem Patienten zu unterstützen, macht die schwarze Magie-Medizin aus dem Patienten einen schwächlichen, gefügigen Hampelmann, an dessen Strippen beliebig gezogen werden kann. Sämtliche Rituale zeichnen sich dadurch aus, dass sie die Bereitschaft sogar noch steigern, das als falsch und schädigend Erkannte zu akzeptieren.

Mittlerweile sind die Menschen schon so weit, dass sie Tests, Untersuchungen, Medikamente, Psychotherapie, einen Termin beim Chefarzt, ja sogar eine Hospitalisierung für erstrebenswerte Privilegien halten. Die gewaltigen Beträge, die diejenigen ausgeben, die das Geld dafür haben, gelten als bester Beweis dafür, dass diese „Privilegien“ erstrebenswert sind.

„Die Hälfte der modernen Medikamente kann man getrost aus dem Fenster werfen, müsste man nicht Angst um die Vögel haben.“
Dr. Martin Henry Fischer, Mediziner und Autor (1879-1962)

Trotz des Wissens um das Faktum, dass weder die Vorsorge und Frühdiagnose noch hochentwickelte diagnostische Verfahren medizinischer Therapien irgendeinen Einfluss auf die Lebenserwartung haben, sind diese gewünscht und werden von vielen wahrgenommen. So kommen dann auch viele Gesunde sehr schnell in den „Genuss“ des medizinischen Apparates, aus dem es dann kaum noch ein Entrinnen gibt.

Zur Wahrheit gehört deshalb auch, dass Frühdiagnosen Menschen zu verängstigten Patienten machen, obwohl sie gesund sind oder sich gesund fühlen. So gehören Vorsorgeuntersuchungen, Impfungen, Bestrahlungen, Chemotherapie, Medikamenten-Exzesse etc. zum ganz normalen täglichen pharmazeutisch-medizinischen Wahnsinn. Hinzu kommen die enormen Risiken, die mit einigen Diagnoseverfahren verbunden sein können. So wird z.B. einer von fünfzig Patienten durch die Untersuchung mit einem Herzkatheter zur Kontrolle der Kardiomyopathie getötet. Zudem kann schon die Diagnose falsch sein. Nicht zuletzt wird der Diagnose-Schock für den Patienten in monetäre Aktivitäten zum Vorteil der „Götter in weiß“ umgesetzt. Je schlimmer der Schock und die Angst, umso einfacher die Zuflucht zum scheinbar Unvermeidbaren. Angst war noch nie ein guter Ratgeber. Auch wenn derartige Untersuchungen und Tests schadlos überstanden werden und selbst die Labordiagnose anschließend noch negativ ist, unterzieht sich der Patient doch zumindest einer Prozedur, die Risiken beinhaltet, schmerzhaft, peinlich und auch teuer sein kann.

Der ehemalige Präsident der Berliner Ärztekammer übte diesbezüglich auch deutlich Kritik. Er nahm Anstoß, dass seine Kollegen aus reiner Geldgier Operationen durchführen oder unnötige Therapien verordnen. Zwanzig Prozent der deutschen Ärzte würden sogar unsinnige Behandlungen vornehmen.

Der Schaden belaufe sich auf jährlich bis zu 20 Milliarden Euro (Westfälische Rundschau vom 22.10.1997). Bis ein Patient den „Foltertod" erleidet, können Unsummen – mithin Millionenumsätze – entstanden sein. Das Ziel, der eigentliche Wachstumsmarkt, jeden Gesunden zu einem Kranken zu stempeln, wird nie aus den Augen verloren.

Die Menschen werden in der Annahme bestärkt, dass ihre Lebensspanne wie bei einem Auto oder einer Maschine von regelmäßiger Wartung abhinge, dabei ist das Gegenteil der Fall. Eine effiziente Gesundheitsvorsorge hängt ganz entscheidend von anderen Dingen ab, von dem, was ich esse und trinke, ob ich Sport treibe, ob ich inneren Frieden habe, ob ich geliebt werde oder selbst lieben kann, ob mein Körper von Giften und Parasiten befreit ist etc. Nicht erforderliche chirurgische Eingriffe bestimmen oft genug den Alltag, sind Gepflogenheit, sind Standard. Die Folge ist nicht selten Invalidität durch ärztliche Behandlung nicht existenter Krankheiten. Nicht zuletzt wird Operieren fürstlich bezahlt, und wer ist schon in der Lage, im Nachhinein zu beurteilen, ob die Operation notwendig war oder nicht? Seit jeher sind vom Arzt verursachte Gebrechen und Leiden Teil der medizinischen Realität. Professionelle Nachlässigkeit, Unachtsamkeit sowie schlichte Unfähigkeit kennzeichnen uralte Formen ärztlicher Pfuscherei. Der hehre Anspruch des Helfen-Wollens ist oft genug monotoner Gleichgültigkeit und insbesondere monetärem Denken gewichen.

Das pharmazeutisch-medizinische Konglomerat hat die Heilung des Menschen längst aus den Augen verloren. Der hehre Anspruch, ausschließlich zum Wohle des Menschen, des Erkrankten tätig sein zu wollen, wurde ad acta gelegt. Das Konglomerat setzt seine Phantasie heute dafür ein, neue Krankheiten zu erfinden und die Krankenkassen zu plündern. Wie konnte es eigentlich dazu kommen, dass dieser unmenschliche pharmazeutisch-medizinische Apparat in Kombination mit der Schulmedizin, die weder eine Wissenschaft noch eine Kunst ist, trotz ihrer unglaublichen Fehlleistungen diese Machtfülle anhäufen? Die Antwort ist so einfach wie erschreckend; die Schulmedizin wurde sowohl von der Politik als auch von ihren Profiteuren, den Ausbeutern dieses Systems, zur unantastbaren Religion erhoben.

An die Stelle des ehrbaren Handwerks des Arztes, der seine Erfahrung und sein Können an ihm bekannten Menschen ausübt, ist ein Technokrat getreten, der sogenannte wissenschaftliche Richtlinien und Gesetze auf Patientenkategorien anwendet. Was vormals als moralische Verfehlung, als Missbrauch von Vertrauen am Patienten galt, wird nunmehr mit dem technischen Versagen von Geräten oder des Bedienungspersonals entschuldigt. Der bis dato ehrbare Beruf des Arztes ist zum Agenten des pharmazeutischen Konglomerats und politischen Establishments mutiert, ja verkommen. Nachlässigkeit wird in unseren komplexen hochtechnisierten Krankenhäusern zu beiläufigem menschlichem Versagen. Wissenschaftliche und praktische Unfähigkeit werden das Synonym, der Deckmantel für Gleichgültigkeit. Diagnose und Therapie sind entpersonalisiert, sodass Pfuscherei nicht mehr ein ethisches, sondern lediglich ein zu verzeihendes technisches Problem darstellt. Die häufigsten Schäden am Patienten sind keine Folge inkompetenter Arbeit, Habgier oder Faulheit. Sie passieren einfach inmitten „gut ausgebildeter" Fachkräfte, die ihre Persönlichkeit, ihre Erfahrung, ihr Wissen den berufsständischen Verfahrensweisen unterordnen, unterordnen müssen. Dabei sollen Universitätskliniken relativ pathogener sein als die restlichen anderen Krankenhäuser, was nichts anderes bedeutet, als dass sie Menschen kränker machen.

Die erste Stufe einer Krankheit auslösenden (pathogenen) Medizin, die „klinische Iatrogenesis", beginnt mit den Nebenwirkungen „bewährter", nachlässiger, verfehlter oder kontra-initiierter Berührung mit dem medizinischen System. Als Iatrogenesis bezeichnet man: *„alle durch die ärztliche Tätigkeit verursachten oder durch die Person und das Verhalten des Arztes bedingten Krankheiten oder Verschlimmerungen von Krankheiten und Beschwerden."* Dabei werden die größten Schäden aus dem Bemühen der Ärzte angerichtet, sich gegen mögliche gerichtliche Ansprüche, Strafverfolgung und Gerichtsverfahren aufgrund fehlerhafter Behandlung abzusichern.

Der Weg für den durchschnittlichen Patienten ist dabei vorgezeichnet. Zukünftig wird er für immer weniger Leistung immer mehr zahlen müssen. Das neue Zeitalter der Gesundheitsvorsorge hat schon begonnen. Zunehmend werden Patienten Schäden als Opfer eines zerstörerischen Gesundheitssystems in Kauf nehmen müssen. Die Reichen werden dann in dem Glauben leben, dass sie halt Pech hatten, die

Armen werden annehmen, sie seien falsch oder nicht gerecht behandelt worden. Kranke Gesellschaften organisiert man so um, dass die Masse der Menschen ihren Willen und ihre Fähigkeit zum eigenverantwortlichen Handeln verliert. In einem weiteren Schritt werden sie gar nicht mehr auf den Gedanken kommen, dass autonomes Handeln überhaupt noch möglich ist. Der Arzt mutiert zum Richter und spricht den unmündigen Patienten von seiner Pflicht zur Eigenverantwortlichkeit frei. Gleichzeitig ist der Patient berechtigt, in die Gemeinschaftskasse der Krankenversicherungen zu greifen, die zu füllen er zuvor genötigt war. Der Patient wird dabei nicht mehr als Mensch wahrgenommen, sondern lediglich auf ein zu reparierendes Etwas reduziert.

Die ärztliche Gilde hat den Anspruch verwirkt, eine respektvolle Zunft zu sein, mit Handwerkern, die nach menschlichen Regeln arbeiten, wissend, was sie tun – Meister einer Kunst zu sein, zum Wohle aller Menschen. Die „wissenschaftliche" Medizin ist für den heutigen Arzt die Wiederholung von Versuchen mit statistisch vorher bestimmter Erfolgswahrscheinlichkeit. Die Krebsbehandlung beschränkt sich im Allgemeinen auf das beliebige Ausprobieren dessen, was gerade opportun ist. Der Anspruch der heutigen sogenannten „wissenschaftlichen" Medizin erschöpft sich darin, die einmal festgelegte schulmedizinische Therapie anzuwenden, unabhängig davon, ob sie zur Heilung, zum Tod oder zu keiner Reaktion beim Behandelten führt!

Das pharmazeutisch-medizinische Wissen lebt ausschließlich von der Erkenntnis empirisch ermittelter Daten und nicht – wie häufig suggeriert – von der Erhebung nachprüfbarer wissenschaftlicher Fakten. **Ausgehend von dieser Feststellung ist die Schulmedizin, wie es der berühmte deutsche Professor Dr. Hans-Ulrich Niemitz formuliert: … *„naturwissenschaftlich gesehen, ein amorpher Brei, … und muss deshalb nach naturwissenschaftlichen Kriterien als Hypothesen-Sammelsurium und damit als unwissenschaftlich und nach bestem menschlichem Ermessen als falsch bezeichnet werden*" (ein Skandal unvorstellbaren Ausmaßes).**

Im Eifer der Macht-Ausübenden, den Krebs mit allen monetären Mitteln und zur Verfügung stehenden Folterinstrumenten wie Chemotherapie und Bestrahlung, auszurotten, geht der eingeschüchterte Patient, unter der Therapie mehr leidend als unter seiner Erkrankung selbst, schlicht unter, er wird zur Nebensächlichkeit. Wichtig ist einzig und allein, die Pfründe und Renditen des pharmazeutisch-medizinischen Konglomerats zu sichern. Die dogmatische Einstellung, Gesundheit wie Krankheit zu kategorisieren oder die Entscheidung, welche Heilmethoden finanzierungswürdig sind, verteidigt das Medizin-Kartell in skrupelloser Machtausübung. Abweichende Meinungen werden unter keinen Umständen zugelassen und bringen diejenigen, die sich zu anderen Heilmethoden bekennen, in Gefahr, ihr Recht auf Ausübung ihres Berufes zu verlieren. Therapeuten, die gemessen am schulmedizinischen Dogma als Scharlatane gebrandmarkt werden, kommen nicht selten ins Gefängnis oder erfahren unerklärliche Unfälle.

Mittlerweile kontrolliert die „Food and Drug Administration" (FDA) sämtliche Bereiche des öffentlichen Lebens, die sich auch nur im Entferntesten mit Gesundheit befassen. Die FDA kontrolliert den Pharma-Bereich, den Lebensmittel- und Kräutermarkt, die Apothekervereinigungen und Ärzte bis hin zur Pharma- und Nahrungsmittelindustrie. Kein Geschäftsfeld wird ausgelassen; ihre Macht erstreckt sich ebenso auf staatliche Einrichtungen, Examen- und Studienvorschriften, Zulassungen für Heilberufe, die Medizintechnik und auf die Einhaltung des von ihr entwickelten und vorgeschriebenen Methoden- und Mittelzwangs. Die Macht der FDA ist allumfassend und gewaltig. Sie allein bestimmt, was „gut und richtig ist", und richtig ist alles, was noch mehr Macht und monetäre Vorteile bringt. Mittlerweile versperrt die FDA alternativen Therapien sogar schon den Weg, ihre Methoden einer fairen Überprüfung zuzuführen. Zudem ist es der ACS (Amerikanische Krebsgesellschaft) gelungen, vielversprechende, zukunftsträchtige Projekte der Krebserforschung auf die schwarze Liste zu setzen.

Schauen Sie der Wahrheit ins Gesicht: Der Feind ist schon lange nicht mehr die Erkrankung selbst, der Feind ist das pharmazeutisch-medizinische-Kartell, das, ausgestattet mit großer Machtfülle, in selbstherrlicher Machtausübung bestrebt ist, alles zu unterdrücken, zu denunzieren, zu bekämpfen und zu verbieten, was seinen Interessen entgegensteht.

Das Heilen wird verboten, das Töten sanktioniert!

Die medizinische Nemesis (Plage) ist mehr als Nachlässigkeit, mehr als alle klinische Iatrogenese, mehr als professionelle Gleichgültigkeit und politische Unfähigkeit, mehr als ärztlich zugewiesene Krankheit mit allen Effekten der medizinischen Regulierung des Falschen. Sie ist nicht mehr und nicht weniger als die völlige Enteignung des Menschen in seiner Lebensfähigkeit durch ein Gewerbe der Instandhaltung, das ihn in vollkommener Abhängigkeit bis an sein Lebensende an die Dienstleistungen dieses inhumanen Systems bindet.

Gott hat das Universum, Flora, Fauna und den Menschen vollkommen und ohne Makel erschaffen, trotzdem wollen uns die Potentaten, die Zauberlehrlinge der Medizin weismachen, dass menschliche Zellen, die ausschließlich der Schöpfung unterliegen, entarten können. Diese Annahme, diese Behauptung ist so blamabel und beschämend, dass sie sogar der Schulmedizin unwürdig ist. Dabei begründet sich die Problematik mit der Schulmedizin keinesfalls durch das Potential ihrer Erkenntnisse. Ohne ihre embryologische Grundlagenforschung wären z.B. viele außerordentliche Fortschritte auch in der alternativen Heilkunde nicht möglich gewesen. Lediglich ihr monetärer, autoritär-diktatorisch, dogmatisch einseitig bestimmender Umgang mit dem vorhandenen Wissen hält sie davon ab, eine Medizin zum Wohle der Menschheit zu sein.

Letztendlich bewahrheitet sich die einfache Erkenntnis, dass die „wissenschaftliche" Entwicklung der Medizin einem großen Missverständnis unterliegt. Was sich in Physik und Chemie als wissenschaftlicher Fortschritt bewies, stellt sich in der Biologie und der Medizin als unheilvoll und desaströs dar. Man schätzt, dass etwa 96% des gesamten medizinischen Apparates nutzlos sind und ausschließlich monetären Zielen dienen. Lediglich etwa 4% der Schulmedizin, die reine Notfallmedizin, haben sich zum Segen der Menschen effizient entwickelt.

Anstatt die Gesamtheit von „Spezialisten" im Gesundheitswesen zu erhöhen, die jeden Menschen, der durch seine Arbeit oder seine Lebensumstände krank wurde, jede x-beliebige Krankenrolle zuordnen kann, müsste der Gesetzgeber den Menschen das unverbrüchliche Recht zusprechen, sich in einem Umfeld alternativer Heilmethoden organisieren zu können, das weniger zerstörerisch ist. So könnte der Gesetzgeber u.a. die Möglichkeit eröffnen, andere Formen von Krankenversicherung zuzulassen. Warum sollte es nicht möglich sein, eine Krankenversicherung auch für alternative Heilmethoden anzubieten. Schnell würde sich so vergleichend herauskristallisieren, welches System, Schul- oder Alternativ-Medizin, welche Erfolge aufweist und welche Kosten entstehen lässt.

Statt die Integrität der Bürger sowohl in physischer als auch geistiger Hinsicht einer stetig steigenden Anzahl von Pflegern anzuvertrauen, müsste der Gesetzgeber das Recht jedes Einzelnen anerkennen und stärken, eigenständig für seine individuelle Gesundheit, lediglich gebunden an die Schranken des Respekts für die Rechte des Mitbürgers, Verantwortung zu tragen. Statt die Rechte von „Spezialisten" des Systems zu stärken, sollte der Gesetzgeber vom Volk gewählte Heilkundige für den Dienst im Gesundheitssystem zulassen und deren Kosten über die Krankenkassen absichern. Statt das Gesundheitssystem durch sogenannte Experten des Gesundheitssystems überwachen zu lassen, sollte der Gesetzgeber dies der Gemeinschaft, der sie dienen sollten, überlassen.

Derartige Garantien gegen die Stützung eines kranken wie krankmachenden Gesundheitssystems könnten die Grundlagen für ein neues, gesünderes, dem Menschen wirklich dienendes Gesundheitssystem schaffen.

„Ärzte verschreiben Medikamente, von denen sie wenig wissen,
zur Behandlung von Krankheiten, die sie nicht verstehen,
für Menschen, die sie nicht kennen!"
Voltaire, in freier Übersetzung

„Ärzte sind die Todesursache Nummer 1“

(tz München, 9. Mai 2003)

So der Journalist Kurt G. Blüchel, der mit vier Jahrzehnten Erfahrung als intimer Kenner der Pharma-Industrie und der Medizinbranche im Allgemeinen gilt. Jahrelang hat er für seinen aufrüttelnden Report versteckt recherchiert und dabei streng vertrauliche Unterlagen der Bundesärztekammer sichten können. Die Erkenntnisse und Fakten seiner Recherche hat er in seinem Buch mit dem Titel **„Heilen verboten, töten erlaubt – Die organisierte Kriminalität im Gesundheitswesen“** festgehalten.

Zudem hat er wichtige Erkenntnisse in zehn Thesen zusammengefasst, die da lauten:

- Ärzte sind die Todesursache Nr. 1, noch vor Krebs und Herzinfarkten.
- Ärztliche Diagnose- und Therapiefehler sind die häufigsten Krankheits- und Todesursachen in der Bundesrepublik Deutschland.
- Vier von acht Millionen Operationen im Jahr – das sind 50% – sind überflüssig. Sie werden vor allem durchgeführt, weil die Kliniken Geld brauchen.
- In deutschen Universitätskliniken werden zehntausende Menschenversuche an nicht einwilligungsfähigen Säuglingen, Alten und geistig Behinderten durchgeführt – zur Profitmaximierung ausländischer Pharmakonzerne.
- Deutsche Ärzte werden zu Rechtsbrechern, wenn sie finanziell überleben wollen.
- Die Bundesregierung unterstützt ein tödliches Kartell, das jährlich mindestens 80.000 Todesopfer fordert.
- Die Bundesregierung fordert eine „Positiv-Liste“ im Arzneimittelbereich, obwohl bekannt ist, dass in den USA daraus eine „Todes-Liste“ mit vielen Opfern geworden ist.
- Deutschland gilt weltweit als größte „Fälscherwerkstatt“ im Bereich medizinischer Forschung.
- Deutschland galt in der ersten Hälfte des 20. Jahrhunderts als Mekka der Medizin und ist heute das Schlusslicht aller Industrienationen.
- Die geplante Gesundheitsreform ist ein Konkurs auf Raten und wird zur Folge haben, dass die Massenbetrügereien der Ärzteschaft noch zunehmen.

„Wer die Wahrheit nicht kennt, der ist bloß ein Ahnungsloser.
Aber wer sie kennt und sie eine Lüge nennt, der ist ein Verbrecher!“
Bertold Brecht, deutscher Schriftsteller (1898-1956)

Fürchte nicht Deine Feinde, denn sie können Dich schlimmstenfalls nur töten.
Fürchte nicht Deine Freunde, denn sie können Dich schlimmstenfalls nur verraten.
Aber fürchte die Gleichgültigen, sie töten und verraten nicht,
doch nur dank ihres stillen Einverständnisses herrschen Verrat und Mord auf dieser Welt.

Ein Pharma-Täter bekennt

Viele Jahre ging es für John Virapen beim Pharma-Riesen Eli Lilly nur nach oben, er machte das, was man eine Bilderbuchkarriere nennt. So schnell der Aufstieg war, so schnell kam auch der Fall, er wurde von einem auf den anderen Tag „abgesägt". Heute ist sein Blick zurück getrübt von Schuld und Reue auf das, bei dem er Mittäter war und was er, auch um sein Gewissen zu erleichtern, in einem spektakulären Bekenntnis-Buch veröffentlicht hat. Der Titel des Buches, „Nebenwirkung Tod – die Korruption in der Pharma-Industrie" spricht Bände – der Saulus John Virapen, der zum Paulus wurde. Jede Nacht, so schreibt er, besuchen ihn schattenhafte Wesen in seinem Schlafraum, schleichen gegen Morgen in sein Zimmer, schlagen mit ihren Köpfen an die Wände und ritzen sich Hals und Arme mit scharfen Rasierklingen auf, sodass er Morgen für Morgen schweißgebadet erwacht. Ihm ist bewusst, dass hinter diesen Schatten, die ihn verfolgen, Menschen stehen, die durch seine Beihilfe sterben mussten.

John Virapen war, wie viele andere auch, williger Handlanger der Pharma-Industrie, billigend den Tod vieler Menschen in Kauf nehmend. Er, ein aus British-Guayana stammender Mann, begann im Jahr 1968 seine Tätigkeit bei dem Pharma-Multi Eli Lilly & Company. Er begann damit eine steile Karriere, startend als kleiner Ärztevertreter bis hin zum schwedischen Landesleiter. Dass er ohne Skrupel mitmachte, ist noch heute eine schwere Last, die ihn quält. Der Motor der Selbsterkenntnis sind für ihn seine allmorgendlich durchgeschwitzten Pyjamas. Er sagt von sich ohne Umschweife, dass er ein „Schwein" war. Obwohl ihm bewusst war, dass neu entwickelte Medikamente den Menschen schaden würden, hat er ihre Zulassung forciert.

John Virapen hat Angst, nicht davor, dass es ihm so ergeht wie dem ehemaligen Bayer-Mitarbeiter in Portugal, Alfredo Pequito, der für das Offenlegen unbequemer Wahrheiten mit siebzig Messerstichen schwer verletzt wurde. Nein, er hat Angst davor, dass sein Sohn und mit ihm viele andere Söhne und Töchter stellvertretend zu willigen Pillenschluckern für vorgetäuschte und erfundene Krankheiten gemacht werden, tödliche Wirkungen im Preis inbegriffen. Die Pharma-Industrie ist dabei, das Denken und Verhalten von Menschen der kommenden Generationen zu deren Nachteil vollständig zu verändern. Ein Auto, bei dem die Bremsen ab und zu versagen, dessen Windschutzscheibe regelmäßig reißt oder Abgase einfach in den Fahrgastraum gelangen, solche Fahrzeuge kämen nie und nimmer in den Verkauf; Medikamente jedoch schon, mit für den Organismus des Menschen möglicherweise tödlichen Folgen. „Wie kann das nur möglich sein?", fragt Virapen.

Als Insider der Pharma-Industrie hat John Virapen ein erschütterndes, aufrüttelndes Buch mit dem Titel **„Nebenwirkung Tod – die Korruption in der Pharma-Industrie"** geschrieben. Er macht darin folgende Aussagen:

- Große Pharmakonzerne wenden pro Jahr und niedergelassenem Arzt zirka 35.000 Euro auf, um den Arzt zu bewegen, ihre Medikamente zu verordnen.
- Anerkannte Ärzte und Wissenschaftler, sogenannte Meinungsführer, erhalten teure Geschenke und Reisen oder werden schlicht monetär bestochen, um schwerwiegende bis zu tödliche Nebenwirkungen von Pharmazeutika, die in die Öffentlichkeit gelangten, mit Kommentaren, Berichten etc. zu vertuschen und ein positives Bild zu zeichnen.
- Für eine Vielzahl neu zugelassener Arzneimittel werden nur Kurzzeitstudien erstellt, sodass es praktisch unmöglich ist, eine Aussage darüber zu treffen, wie sich die permanente Einnahme dieser Mittel auf den Erkrankten auswirkt.
- Studien, Forschungsergebnisse und Statistiken über neue Medikamente, die zur Zulassung bei den zuständigen Gesundheitsbehörden anstehen, werden so lange manipuliert, bis Todesfälle, die durch die Substanz ausgelöst werden, nicht mehr existent sind, in den Unterlagen nicht mehr auftauchen.
- Mehr als 75% der führenden medizinischen Wissenschaftler werden von der Pharma-Industrie bezahlt.
- Es gibt Medikamente, die ausschließlich durch Bestechung bei der Zulassung im Handel sind.

- Die Pharma-Industrie erfindet und bewirbt in Marketingkampagnen neue Krankheiten, um den Absatz bestimmter Produkte zu fördern.
- Zunehmend hat die Pharma-Industrie Kinder und Gesunde im Blickpunkt.

Denken sie nur daran, dass es die Pharma-Lobby schon geschafft hat, normale Kinder, die lediglich zappelig oder unruhig sind, also im Grunde genommen ganz normale Kinder, zu Krankheitsfällen abzustempeln. Man nennt es ADS, das sogenannte Aufmerksamkeits-Defizit-Syndrom. Die Kinder werden dann mit so immens gefährlichen Arzneimitteln wie Strattera oder Ritalin zur Zwangsruhe verurteilt. Seit dem Jahr 2008 darf Kindern in Deutschland sogar das Produkt „Prozac", das unter dem Markennamen „Fluctin" vertrieben wird, verabreicht werden.

Das Medikament steht im Verdacht, aggressiv zu machen und Suizid zu fördern!

Blockbuster

Zu Beginn des 20. Jahrhunderts, als die heutigen Pharmariesen noch keine so gewaltige Marktmacht hatten, ging es, man kann es heute kaum noch glauben, darum, Medikamente zum Wohle der Menschen herzustellen. Für die Wissenschaftler, die 1923 den Nobelpreis für die Entdeckung des Insulins erhielten, war es noch eine Selbstverständlichkeit, diese Auszeichnung mit den Kollegen zu teilen, die in der Entwicklung wesentlich beteiligt waren. Ihr kostbares Patent verkauften sie zu einem symbolischen Preis von einem Dollar an die Universität Toronto. Diese honorige Einstellung ist in der heutigen Zeit nicht mehr vorstellbar. Spätestens seit den 1980er-Jahren geht es ausschließlich noch darum, sogenannte Blockbuster zu erfinden, die in der Lage sind, innerhalb kürzester Zeit Umsätze in Milliardenhöhe zu erwirtschaften. Ein Blockbuster ist nicht nur ein milliardenschweres, umsatzstarkes Produkt, sondern auch ein „Medikament", eine Pille, bei der die zu behandelnde Krankheit völlig zweitrangig ist, da der Markt der wirklich kranken Menschen einfach viel zu klein ist.

Stellen Sie sich einmal vor, sie könnten Medikamente nicht nur an kranke Menschen verkaufen, sondern insbesondere auch an die riesige Masse der relativ Gesunden. Und stellen Sie sich weiter vor, diese Medikamente machen den Menschen dann auch noch wirklich krank. Erst dann eröffnen sich wirklich riesige Märkte und eine neue Größenordnung in der Vermarktung. Der Blockbuster dazu ist schon erfunden, diese Märkte zu bedienen, gesunde Menschen in den Absatz von neuen Medikamenten mit einzubeziehen. Und, so Virapen, das neue Medikament Fluoxetin wurde für diese Rolle auserkoren.

Fluoxetin besitzt die Eigenschaft, die Aufnahme von Serotonin, einem Botenstoff, im Gehirn zu blockieren. Man dreht hierdurch am Regler der Serotonin-Balance und stellt somit scheinbar einen wieder ausgeglichenen, idealen Zustand her. Es war als Antidepressivum angedacht und wurde dann auch so designed. Ungeachtet der Tatsache, dass der Spiegel des Serotonins im Gehirn nicht messbar ist, haben weitere Forschungen ergeben, dass die Stimmungslage von Menschen nicht von biochemischen Abläufen im Gehirn, sondern auf Dauer nahezu ausschließlich von Beziehungen, Liebe und von Zielen, die man sich setzt, abhängig ist.

Im Rahmen der Versuche mit Fluoxetin trat jedoch ein interessanter Nebeneffekt auf. Man konnte feststellen, dass die Versuchsprobanden während des Testzeitraums Gewicht verloren, was die Konzernchefs erst einmal für wesentlich lukrativer hielten. Dicke oder solche, die sich dafür halten, gibt es massenhaft, ein gewaltiger, Gewinne versprechender Markt. Aus Sicht der Verantwortlichen stellte sich die Sachlage leider nicht so einfach dar. Um eine Zulassung als Medikament zur Gewichtsreduzierung zu bekommen, hätten viele weitere umfassende Studien durchgeführt werden müssen.

Eli Lilly aber hatte keine Zeit zu verlieren, jeder Tag ohne das neue Mittel auf dem Markt war ein verlorener Tag und minderte ihren Profit. So kam man zum Entschluss, einen Trick anzuwenden, der in solchen Fällen den Erfolg garantiert. Vorerst wurde also angestrebt, Fluoxetin als Antidepressivum in den Vertrieb zu bringen, um dann nach erfolgreicher Implementierung die Zulassung auf andere Anwendungsgebiete auszuweiten, was sich allemal einfacher gestaltet. Ein allgemein üblicher übler Trick der gesamten Pharma-Industrie, der nach wie vor zu beobachten ist.

Die Implementierung von Medikamenten läuft immer nach den gleichen Ritualen über verschiedene Stationen ab. Nachdem der Wirkstoff im Labor an Tieren auf Wirkungen und Nebenwirkungen getestet wurde, kommt der Mensch als freiwilliger Proband, als „Versuchskaninchen", in die Versuchslabore, in der Regel in Kliniken. Im Fachjargon werden solche Testreihen „Protokolle" genannt, die im Falle des Scheiterns abgebrochen werden. Zum Schaden der späteren Zielgruppe und Anwender müssen abgebrochene Testreihen, also die „Protokolle" und das Resümee nicht an die Zulassungsbehörden ausgehändigt werden.

Die korrekte und enorm wichtige Frage, warum eine Testreihe abgebrochen wurde, wird nicht weiter verfolgt. Vertrugen die Probanden das Mittel nicht, welche Gründe oder Beschwerden lagen vor, wollten sie sich gar umbringen? All das aber bleibt im Dunkeln. Diese für die Zulassungsbehörden wichtigen Informationen verschwinden ungesehen in den Tresoren der Pharma-Industrie.

Im weiteren Verlauf des Procederes kann das pharmazeutische Unternehmen das nächste „Protokoll" dann so konstruieren, dass die zu erwartenden Resultate in jedem Fall positiver ausfallen. So wird beispielsweise die Teilnehmerstruktur verändert, wenige oder keine älteren, kranken oder psychisch labilen Personen. Oder sie vergleichen ihr Mittel mit einem anderen Medikament, bei dem das eigene Mittel halbwegs besser abschneidet, trotz miserabler Testergebnisse nach „Protokoll". Nach Abschluss dieser „Versuchsreihen", die das Wort nicht wert sind, für das sie stehen, werden die Resultate der verschiedenen Protokolle als Datensammlung zusammengefasst. Hier beginnt dann das, was John Virapen die „Zahlenjonglage" nennt. Alles, aber auch wirklich alles, was in den klinischen Testreihen nicht so gut, kritisch oder sogar gefährlich aussah, wird hier dann glattgebügelt und aufpoliert.

Ausschließlich dieses Sammelsurium geschönter Daten erreicht dann schließlich die nationale Zulassungsbehörde, die mit ihren auf Honorarbasis arbeitenden Spezialisten diese Zahlenwerke kritisch und kompetent durchleuchten und dann ein unbestechliches Urteil fällen soll. Von dieser Behörde hängt dann ab, ob sich ein Milliardengeschäft für das Unternehmen auftut oder nicht.

Das Wissenschaftsteam des Psychologen Irving Kirsch fand erst kürzlich heraus, dass Antidepressiva, zugehörig der Gruppe SSRI, in etwa die Wirksamkeit von Zuckerpillen haben. Zu dieser Gruppe gehört auch Prozac, in Deutschland und der Schweiz „Fluctine" genannt. Als die Prozac-Droge in den USA im Jahr 1988 auf den Markt gebracht wurde, kürte sie das Time Magazine zur „Pille des Jahres". In der New York Times wurde von einer „legal beginnenden Drogenkultur" berichtet. Künstler wie Woody Allen waren voll des Lobes und der Rapper Vanilla Ice bedachte sie sogar mit einem Song. Mittlerweile nehmen etwa 54 Millionen Menschen in ca. 100 Ländern Prozac.

Dank des Informationsfreiheitsgesetzes der Vereinigten Staaten von Amerika hat Irving Kirsch freien Zugang zu nicht veröffentlichten Studien und kann demzufolge ernüchternde Ergebnisse publizieren. Die Patienten hätten nach Kirschs Studie nämlich genauso gut Zuckerpillen schlucken können, da der Erfolg der „Pille" nicht stärker war als jener von Placebos. Lediglich in der Gruppe schwerst depressiver Patienten hätte der Wirkstoff merklich besser reagiert. Die Pharmakonzerne müssen zwar alle existierenden, nicht abgebrochenen Studien der Zulassungsbehörde einreichen, veröffentlichen aber in der Regel nur die Tests, die ihr gewünschtes Resultat aufzeigen.

Der Verleger des der Pharma-Industrie gegenüber kritisch eingestellten „arzneitelegramms" sagte dazu: *„Eine Datenmanipulation par excellence."* Das Schlüsselproblem mit SSRI-Medikamenten liegt unter anderem darin begründet, dass man noch immer nicht beweisen kann, dass Serotonin bei Depressionen überhaupt eine gewichtige Rolle spielt. Stellt sich nämlich heraus, dass andere Botenstoffe für das Gehirn eine ebenso gewichtige Rolle spielen, bricht das ganze Kartenhaus der Blockbuster-Erfinder zusammen. Andere Studien weisen darauf hin, dass es schon einen effektiven Wirkstoff in Form des natürlichen Johanniskrauts gibt, das bei leichten und mittelschweren Depressionen hilft.

Farce „Medizinische Forschung“

Professor Dr. John P. A. Ioannidis, griechischer Arzt, Stanford University School of Medicine, Leiter des Stanford Prevention Research Center in Kalifornien, Professor an der University of Ioannina School of Medicine im Epirusan, Griechenland, der Fakultät für Hygiene und Epidemiologie, ist einer der bekanntesten, renommiertesten Wissenschaftler der westlichen Hemisphäre. Seine Leidenschaft gilt der Verbesserung wissenschaftlicher Forschung und deren Anwendung in der Medizin. Er begründet dies durch seine Tätigkeit als Arzt und Professor, in der er erfahren musste, dass nach seiner Meinung die medizinische Forschung derart zerrüttet ist, dass jede Hoffnung auf Wiederherstellung oder Besserung derselben kaum mehr möglich erscheint.

So machte er auch immer wieder auf kaum mehr erträgliche „wissenschaftliche“ Vorgehensweisen der Forschungstätigkeit in den medizinischen Fakultäten aufmerksam. Während seiner ärztlichen Tätigkeit fiel Dr. John P. A. Ioannidis bei seinen „Kollegen“ immer wieder auf, dass sie Forschungsergebnisse gut erforschter und dokumentierter Krankheiten bei der Behandlung ihrer Patienten gar nicht in Erwägung zogen und stattdessen relativ willkürlich, aufgrund allgemeiner Direktiven, eine individuelle Behandlung wählten, ohne die besondere Verfassung des Erkrankten auch nur im Ansatz zu berücksichtigen.

Ärzte, so bemerkte er, die den Patienten mehr oder weniger als Individuum betrachteten und sich der evidenzbasierten Medizin zugehörig fühlen, entschieden sich immer nur dann für eine bestimmte Behandlung, wenn sich diese als vertrauenswürdig und in wissenschaftlichen Arbeiten als wirklich wirksam gezeigt hatte. Mit Entsetzen musste Dr. Ioannidis jedoch feststellen, nachdem er sich mit den jeweils relevanten Studien vertraut und sachkundig gemacht hatte, dass diese Studien weder glaub- noch vertrauenswürdig waren und in den seltensten Fällen ordnungsgemäß durchgeführt schienen. Im Fachmagazin „PloS Medicine“ veröffentlichte er in der Folge im Jahre 2005 einen Artikel mit der Überschrift „Why Most Published Research Findings Are False“ (Warum die meisten veröffentlichten Forschungsergebnisse falsch sind). Dr. Ioannidis wies in diesem Artikel darauf hin, dass lediglich geringe Abweichungen idealer Forschungsbedingungen, Voreingenommenheit und eine kleine Tendenz zu spektakulären Ergebnissen oder Theorien zu 80% falschen Ergebnissen aller nicht-randomisierten Studien und zu 25% falschen Ergebnissen aller randomisierten Studien führen. („Randomisiert“ ist die höchste Form einer Studie.)

Was noch gestern als belastbare Wahrheit galt, ist heute schon überholt, was heute noch als bewiesen und richtig gilt, macht morgen schon einer anderen „Wahrheit“ Platz. Pech haben dann die Patienten, die sich gutgläubig mit der jeweils opportunen „Therapie des Tages“ behandeln lassen, die sich dann etwas später als riskantes Abenteuer entpuppt. Der Glaube an eine bis dato sichere Behandlungsmethode ist nicht empfehlenswert, sie kann schon morgen überholt oder sogar schädlich sein. Dr. Ioannidis erklärt hierzu: Sowohl bei klinischen Versuchen, epidemiologischen Untersuchungsreihen als auch molekularer Forschung ist davon auszugehen, dass es zu Kontroversen und Widerlegungen kommen wird. Er kommt zu dem Schluss, dass Forschungsergebnisse heutiger Veröffentlichungen in der Mehrheit falsch sind. Die meisten behaupteten Forschungsergebnisse entsprechen nicht der Wahrheit, so Dr. Ioannidis.

Im US-amerikanischen Politmagazin „The Atlantic“ erschien im Nov. 2010 ein Beitrag über die Studien von Dr. John Ioannidis. Die Studie überprüfte in einer Analyse 35 von 49 Forschungsergebnissen, die in der Medizin innerhalb von 13 Jahren große Beachtung gefunden hatten. 14 Forschungsergebnisse, mithin 41%, stellten sich in Gänze als völlig unhaltbar heraus oder erwiesen sich als deutlich übertrieben. Unter anderem gehören zu diesen nicht haltbaren Forschungsergebnissen die Studien über Hormonersatz-Therapien für Frauen mit menopausalen Symptomen und Empfehlungen der Medizin, jeden Tag ein Aspirin vorbeugend gegen Herzanfälle zu nehmen.

Seine Erkenntnisse fasst Dr. Ioannidis folgendermaßen zusammen. Um die gewünschten Resultate vorweisen zu können, werden:

- Studien durch Medizinwissenschaftler manipuliert
- nicht geeignete Probanden angeworben

- falsche Messdaten verwendet
- Ergebnisse oberflächlich analysiert
- Resultate in unkorrekter Weise veröffentlicht

Wissenschaftler wünschen in der Regel, ein bestimmtes Ergebnis ihrer Forschertätigkeit vorweisen zu können und so stellen sie mit o.e. Manipulationen unbewusst oder absichtlich sicher, dass ihr gewünschtes Resultat auch dem entspricht. Oft genug stehen Wissenschaftler auch in großer Abhängigkeit von einflussreichen Fachzeitschriften, ob ihre Studie veröffentlicht wird oder nicht. Fachzeitschriften erwarten Sensationen, ob die Ergebnisse mehr oder weniger korrekt sind, spielt im Großen und Ganzen keine entscheidende Rolle. Manche Wissenschaftler laufen auch dem schnellen Ruhm hinterher oder wollen lediglich ihre renommierte, gut bezahlte Tätigkeit behalten. Letztendlich werden aber Forschungsergebnisse durch eine Reihe vorhandener menschlicher Schwächen zum Schaden der Patienten manipuliert.

Die o.e. Fakten sind ein Phänomen, das jedweden Bereich der Wissenschaften erfasst hat, in denen Menschen an ähnlichen Technologien oder Methoden arbeiten. Diese Wissenschaftler verfolgen ausschließlich ihre eigenen Ziele und sind für Manipulationen empfänglich. Unvoreingenommene Reflektion dessen, was sie tun, ist diesen Menschen fremd geworden. Die Autoren der Fachzeitschrift „British Medical Journal“ (BMJ) untersuchten diesen erschreckenden Trend, das Ausmaß, die Gründe, Daten und Fakten und kamen zu dem einhelligen Schluss, dass Studien-Ergebnisse, die nicht opportun erscheinen, aus den Forschungsergebnissen entfernt oder unterschlagen werden und Aussagen, die von Wissenschaftlern getätigt werden, oft genug nicht der Wahrheit entsprechen. Dies kann nicht nur gravierende Auswirkungen auf die Patienten haben, sondern auch auf die Sozialsysteme, die in erheblichem Umfang durch medizinische Therapien geschädigt werden, deren Grundlage manipulierte Forschungsergebnisse sind. Die Autoren gehen davon aus, dass diese Verhaltensweise in der Wissenschaft systemisch ist und nicht nur ein gelegentlicher Vorgang.

Die Herausgeberin des BMJ, Dr. Elizabeth Loder und Dr. Richard Lehman von der Universität Oxford, definieren demzufolge die gegenwärtige Verfassung der medizinischen Forschung als Kultur unvollständiger, manipulierter Daten und wahlloser Publikationen. In einem weiteren Artikel des BMJ wird eine Studie von Dr. Beth Hart und Kollegen zitiert, die dokumentiert, dass nicht zweckmäßige Daten von Arzneimitteltests einfach weggelassen werden. Medikamente der Pharma-Industrie gelangten häufig nur deshalb in den Verkehr, weil die zur Zulassung notwendigen Studien manipuliert wurden. In Konsequenz führt dies dazu, dass Therapeuten/Ärzte guten Gewissens falsche Entscheidungen bei Therapien und/oder Medikamenten für ihre Patienten treffen. Korrekte Wissenschaftler, denen dieses perfide System zuwider ist und die auf die Gefahren hinweisen, müssen nicht selten damit rechnen, dass ihre Karriere einen Knick erfährt, Forschungsgelder gestrichen oder lukrative Forschungsvorhaben an systemtreue Kollegen vergeben werden.

Neueste Studien-Ergebnisse zeigen in aller Deutlichkeit auf, dass Medikamente neuer Generation häufig genug keinen besonderen Nutzen mehr bringen, aber dafür eine Unzahl für den Patienten nachteiliger, schädlicher Nebenwirkungen. Die „American Sociological Association“ bestätigt dies ausdrücklich bei ihrem 105. Jahrestreffen. Dieser Zustand in der medizinischen Forschung ist unhaltbar, sowohl für die Patienten, die Probanden als auch das gesamte Gesundheitssystem. Ein Umdenken, ein Umsteuern in dieser untragbaren Situation ist durch die Verantwortlichen in Politik, Wirtschaft und Wissenschaft dringend geboten. Gehen Sie davon aus, dass dies lediglich die Spitze des Eisbergs und die Situation unvorstellbar viel schlimmer ist, als sie es sich in ihren kühnsten Träumen vorstellen können.

Donald Light, Professor für Vergleichende Gesundheitspolitik, Medizinische und Zahnmedizinische Universität von New Jersey, erklärt in seiner Studie, dass die kaum noch zählbaren, in der Pharma-Industrie hergestellten Medikamente eine Gemeinsamkeit aufweisen: **Sie funktionieren nicht,** ihre Effektivität sei niemals nachgewiesen worden. Da die Pharma-Industrie jedoch aufgrund vorhandener Gesetzgebung für die Unwirksamkeit von Medikamenten nicht haftbar gemacht werden kann, bleibt diesem Vorgehen Tür und Tor geöffnet.

Donald Light in einer Pressemitteilung: Ärzte erhalten oft nur unzureichende Produktinformationen, obwohl die Pharma-Industrie für Marketing mehr als das Doppelte als für die Forschung ausgibt. Vom Nutzen der neuen Präparate wird dabei geschwärmt, ernste Nebenwirkungen werden heruntergespielt oder von vornherein zurückgehalten. Ein unabhängiges Gremium: Von neuen Medikamenten wirkten gerade einmal 15%. Die Masse der Pharmazeutika dagegen habe sehr ernstzunehmende Nebenwirkungen, was dazu führe, dass sie unterdessen in der Todesfallstatistik der USA einen signifikanten Stellenwert einnähmen. Zudem wies Donald Light in seiner Studie nach, dass Pharma-Konzerne ihre Forschungsergebnisse ihren Vorstellungen entsprechend verändern und Probanden in den Versuchsreihen mit gefährlichen, ineffektiven Pharmazeutika behandeln. In der Folge wird die Food and Drug Administration in den USA mit einer Unmenge gefälschter, lückenreicher und fehlender Daten „gefüttert", was erstaunlicherweise dann häufig genug zur Zulassung des Medikaments führt.

Donald Light lieferte hierzu belastbare Daten. Er analysierte 111 Medikamente mit dem Ergebnis, dass 42% vor der Zulassung keine randomisierten Versuchsreihen durchlaufen hatten, 40% mit nicht korrekten Dosen getestet wurden, bei 39% konnte keine Wirksamkeit nachgewiesen werden, und bei etwa 50% der untersuchten Arzneimittel wurden ernste, schädliche Nebenwirkungen beobachtet.

Pharma-Konzerne sind in der Lage, den gesamten Prozess von der Herstellung eines Medikaments bis zur Zulassung nach ihren Wünschen und Vorstellungen zu steuern. Sie entscheiden den Ablauf der Tests, welche Versuchsergebnisse an die FDA gehen, welche Ergebnisse veröffentlicht werden und welche für immer in ihren Tresoren verschwinden. Immer häufiger sehen wir uns damit konfrontiert, dass vormals anerkannte Studienergebnisse plötzlich und unerwartet zurückgenommen oder gar ins Gegenteil verkehrt werden. Altbekanntes gilt auf einmal nicht mehr oder wird als unlogisch oder nicht mehr nachvollziehbar dargestellt. Geht es der Wissenschaft eigentlich noch um wahre Fakten und Daten, oder ist der Spielraum zwischen Betrug und Wahrheit mittlerweile so klein, dass es für den Normalbürger, aber auch den Arzt und Therapeuten nicht mehr möglich ist, zwischen beidem zu unterscheiden?

Wirtschaftliche Interessen und persönliche Vorteile sind die wirklich treibenden Kräfte unserer Gesellschaft. Der Mensch ist zum Wirtschaftsfaktor verkommen, der Einzelne zählt nichts mehr, monetäre Interessen regieren die Welt, damit muss man sich vertraut machen. 300 wissenschaftliche Publikationen werden jährlich zurückgenommen, so das Fachmagazin „Nature" in 2011. Es soll sich hierbei in einer großen Anzahl von Fällen um absichtliche Fälschungen aus den bekannten wirtschaftlichen Gründen handeln. Häufiger Grund sind in Aussicht gestellte Förder- oder Forschungsgelder in erheblichem Umfang. Des Betruges überführte Wissenschaftler haben in der Regel nichts zu befürchten, mehrheitlich können sie ihre Tätigkeit weiterführen und müssen sich noch nicht einmal für ihre Verfehlung rechtfertigen. Die in der Fachzeitschrift „Proceedings of the National Academy of Sciences" durch Dr. Arturo Casadevall (Albert Einstein College of Medicine, New York), Dr. Ferric C. Fang (University of Washington) und R. Grant Stehen (University of North Carolina) veröffentlichte Analyse beinhaltet umfänglich 2.047 Artikel, die entweder von Wissenschaftlern zurückgenommen oder von Fachmagazinen zurückgewiesen wurden. Etwa 75% der Artikel zeigten auffällig unwissenschaftliches Verhalten. Bei 158 Artikeln wurde festgestellt, dass es sich aus monetären Gründen um vorsätzliche Täuschungen handelt. Mittlerweile ist die Wissenschaft in eine derartige Abhängigkeit von Forschungsmitteln, Veröffentlichungen in Fachzeitschriften oder anderer Vergünstigungen gekommen, dass es nicht verwundert, dass sich diese Unkultur manipulierter Studien und Artikel fest etabliert hat.

Kaum zu glauben, aber wahr, Pharma-Konzerne bewerten ihre in Arzneimittelstudien ermittelten Daten über neue Medikamente durch Mitarbeiter ihres Konzerns, obwohl ihre Außendarstellung eine Bewertung durch unabhängige Gesundheitsexperten vortäuscht, die ausschließlich das Wohl der Patienten im Blick hätten. Die Bewertung ist demzufolge nichts weiter als ausgeklügelte Werbestrategie. Nebenwirkungen werden dabei ganz natürlich verharmlost oder gleich ganz verschwiegen. So geben sich die Ersteller der Studien, die Ghostwriter, als ihre Autoren aus. Die Studien selbst werden dann in Fachzeitschriften vorgestellt, und für das Zulassungsverfahren als Ergebnis unabhängiger wissenschaftlicher

Forschung präsentiert. Andererseits verlangen die gleichen Pharma-Konzerne für naturheilkundliche Stoffe, die sich in tausenden von Jahren als wirkungsvoll und sicher herausgestellt haben, einen wissenschaftlichen Nachweis für ihre Ungefährlichkeit. Von einer Beratergruppe der FDA mit 32 Mitgliedern wurde im Jahr 2005 entschieden, dass das Arzneimittel Vioxx wieder vertrieben werden kann, obwohl der Pharmariese Merck dieses Medikament aus dem Verkehr ziehen musste, weil sich herausgestellt hatte, dass weit mehr als 10.000 Menschen weltweit in Verbindung mit Vioxx an Herzversagen umgekommen waren. Das Abstimmungsergebnis der Beratergruppe setzte sich wie folgt zusammen:

- Berater **ohne** finanzielle Bindung zu Merck; von 22 Beratern waren 8 für die wiederholte Markteinführung von Vioxx.
- Berater **mit** finanzieller Bindung zu Merck; von 10 Beratern waren 8 für die wiederholte Markteinführung von Vioxx.

Natürlich wiesen die Berater darauf hin, dass ihr Entscheid rein gar nichts mit der Verflechtung zu Merck zu tun hat. Aber das ist noch nicht alles, mittlerweile stellt die FDA die Forderung in den Raum, dass Pharma-Firmen, deren Medikamente Schäden hervorrufen, die aber von der FDA genehmigt worden sind, nicht mehr zur Verantwortung gezogen werden sollen.

Trotz der regelmäßigen Warnung von „Experten“ des Gesundheitswesens und der Medien, gab es in den vergangenen 3 Dekaden nicht einen bekannt gewordenen Todesfall durch Nahrungsergänzungsmittel. Aufgrund verschreibungspflichtiger Pharmazeutika gab es dagegen allein in den Vereinigten Staaten von Amerika geschätzte drei Millionen Todesfälle. Die Dunkelziffer ist kaum schätzbar. Wohlgemerkt, hier handelt es sich um Pharmazeutika, die angeblich in wissenschaftlichen Studien ordnungsgemäß und vorschriftsmäßig geprüft und von der FDA zugelassen wurden. Bei diesen Medikamenten gibt es keine regelmäßige Warnung von „Experten“ des Gesundheitswesens.

Nebenwirkungen von Medikamenten

Zweifellos erscheint die Einnahme von Medikamenten die praktischste und einfachste Lösung für nahezu sämtliche gesundheitlichen Probleme zu sein. Man nimmt eine Pille, der Zeiteinsatz ist gleich null, der Arzt nennt sofort die „richtige“ Pille gegen die Beschwerden, es sind keine zusätzlichen Maßnahmen erforderlich, so soll es sein, glaubt man. Dann nach der Einnahme der Medikamente die Ernüchterung, man empfindet leichtes Unbehagen bis hin zu erheblichen gesundheitlichen Beschwerden und fühlt sich alles andere als wohl und geheilt, das Vertrauen in den Arzt bekommt einen ersten Knacks, die Nebenwirkungen zeigen ihr erstes ernstes Gesicht.

Nach wie vor verlassen sich viele Patienten auf ihren Arzt oder Therapeuten. Sie gehen gutgläubig davon aus, er habe alles unter Kontrolle. Doch weit, wenn nicht sehr weit gefehlt – welcher Arzt oder Therapeut kennt heute seine Patienten noch richtig oder klärt seine individuelle Konstitution ab? Welcher Arzt oder Therapeut nimmt sich noch die nötige Zeit zur Behandlung, auch bei ernsthaften Nebenwirkungen?

Todesfälle durch Arzneimittel rangieren mittlerweile vor tödlichen Verkehrsunfällen, dies fanden US-amerikanische Statistiker für das Jahr 2009 heraus. Psychopharmaka, die zumindest im Verdacht stehen, dass sie tödliche Nebenwirkungen auslösen können, werden aus monetären Gründen im Markt belassen. So hat Eli Lilly & Co. beispielsweise die Information zurückgehalten, das Prozac, ein Antidepressivum, (Wirkstoff Fluoxetin) möglicherweise Suizid auslösen kann. Studien legten diesen Verdacht schon in den 1980er-Jahren nahe. Prozac wurde mehr als 55 Millionen Mal verordnet. Diese Informationen wurden jedoch erst bekannt, als der an der Harvard Universität tätige Psychiater Martin Teicher die Presse informierte. Es liegt der Verdacht nahe, dass viele Millionen Menschen wohl jahrelang in einem Großexperiment als Versuchskaninchen missbraucht wurden. Die Schulmedizin erklärt dazu recht zynisch:

„Keine Wirksamkeit ohne Nebenwirkungen?!“

Psychopharmaka
Prozac in Kombination mit anderen Pharmazeutika steht im Verdacht, tödliche Wirkung zu entwickeln. Wurde Brustkrebspatientinnen beispielsweise Prozac zusammen mit dem Brustkrebsmittel Tamoxifen verabreicht, stellte man fest, dass dies zu einer höheren Sterblichkeitsrate führte. Eine Warnung wurde auch für das aus dem gleichen Hause wie Prozac stammende Medikament Strattera (Wirkstoff Atomoxetin) kurz nach der Zulassung herausgegeben. Der Hersteller Eli Lilly & Co machte bekannt, dass das im Jahre 2005 für ADHS bei Jugendlichen und sogar bei Kindern verordnete Medikament, ähnlich Prozac, zu Suizid führen kann.

Blutverdünner/Gerinnungshemmer
So gelten auch Blutverdünner/Gerinnungshemmer als besonders risikoreiche Pharmazeutika in Bezug auf die Gefährdung des Lebens. Mit dauerhafter Einnahme derartiger Medikamente erhöht sich das Risiko auf lebensbedrohende innere Blutungen. Von den Pharma-Konzernen wird auf diese lebensgefährlichen Nebenwirkung entgegnet, dass bei der Risiko-Nutzen-Abwägung der Nutzen den Schaden überwiege. Beispielsweise erklärte das Unternehmen Boehringer Ingelheim nach den ersten Todesfällen mit dem recht neuen Blutverdünner-Medikament Pradaxa, (Wirkstoff Dabigatranetexilat), dass die angegebene Todesrate zwar realistisch sei, aber kein Grund zur Besorgnis bestehe, da die Nebenwirkungen von Gerinnungshemmern ja allgemein bekannt seien. Ob dies die Hinterbliebenen tröstet? Im Nachhinein wurde bekannt, dass die vom Hersteller bekanntgemachten Todesfallzahlen die Realität bei weitem (etwa um den Faktor 5) unterschritten. Die Europäische Zulassungsbehörde für Arzneimittel (EMA) sah sich veranlasst, die Ärzteschaft zu informieren und einen eingeschränkten Warnhinweis in die Packungsbeilage einzubringen, dass ein höheres Risiko für innere Blutungen fast ausschließlich Patienten mit Nierenproblemen beträfe.

Brustkrebsmittel
Bei dem Brustkrebsmittel Avastin (Wirkstoff Bevacizumab) soll es zu ganz erheblichen Nebenwirkungen kommen, dies können Darmperforationen, innere Blutungen, Herzinfarkte und auch venöse oder arterielle Thrombosen sein. Die EMA möchte das Produkt trotzdem auf dem Markt halten, da sie die Auffassung vertritt, dass eine sogenannte dreimonatige progressionsfreie Überlebensrate den Einsatz dieses Medikamentes trotz den Körper zerstörenden Nebenwirkungen rechtfertige.

Antidiabetika
Durch die Einnahme des für Diabetiker entwickelten Medikamentes Avandia, (Wirkstoff Rosiglitazon) des britischen Herstellers GlaxoSmithKline sollen allein im dritten Quartal des Jahres 2009 300 Patienten gestorben sein. 2010 wurde dieses Medikament von der EMA in Europa aus dem Verkehr gezogen, nachdem bekannt wurde, dass vermutlich Daten zurückgehalten worden waren, die einen deutlichen Hinweis auf ein stark erhöhtes Herzinfarktrisiko gegeben hätten. Bei den o.g. Pharmazeutika kann man davon ausgehen, dass bei den Patienten, die diese Mittel einnahmen, ernsthafte Erkrankungen vorlagen und die daher möglicherweise so ein gewisses Risiko eingehen mussten und nur hoffen konnten, dass sie eher den Nutzen dieses Medikaments als den nicht unwahrscheinlichen Schaden erfahren durften.

Schlankheitsmittel
Kaum jemand würde jedoch wohl schlimmste Nebenwirkungen oder gar den Tod in Kauf nehmen wollen, nur um etwas Gewicht zu verlieren. Den Menschen jedoch, die das Schlankheitsmittel, den Lipidsenker Mediator (Wirkstoff Benfluorex) im guten Glauben einnahmen, war das Risiko nicht bewusst. Außer in Deutschland wurde Benfluorex mehr als 30 Jahre lang in Europa vertrieben, bis man diesem Medikament die Zulassung entzog, da man festgestellt hatte, dass dieses Schlankheitsmittel schwere Herzklappenfehler verursachte und die Menschen daran verstarben.

Man kann also mit Sicherheit davon ausgehen, dass die Zulassung für ein Medikament keine Garantie dafür bietet, dass es unbedenklich eingenommen werden kann.

Nahezu jedes Medikament kann durch eine gesunde basische Ernährung ersetzt werden!

Eine Auswertung von US-Soziologen unter der Leitung von D.P. Philips, Universität von Kalifornien/San Diego, kamen nach der Bewertung von etwa fünfzig Millionen Totenscheinen zu dem Ergebnis, dass die Anzahl der Todesfälle durch Wechsel- oder Nebenwirkungen von Pharmazeutika von 1983 bis 2004 um mehr als 360% gestiegen sei. Wechsel- oder Nebenwirkungen in Zusammenhang mit Drogen oder Alkohol und Medikamenten blieben dabei unberücksichtigt. Im Jahr 2011 soll die FDA mehr als 500 Medikamente gegen Erkältung und Allergien aus gesundheitsgefährdenden Gründen vom Markt genommen haben.

Schmerzmittel

Besonders dramatisch stellt sich die Sachlage sowohl bei frei verkäuflichen als auch bei verschreibungspflichtigen Schmerzmitteln dar, die bei regelmäßiger Einnahme (unter regelmäßiger Einnahme versteht man nicht mehr als 15 Tabletten/Monat, was einer Tablette/2 Tagen entspricht) die Nieren schädigen, wenn nicht sogar zerstören. Nicht wenige der Schmerzpatienten nehmen ihre Schmerzmittel täglich oder mehrfach täglich, was unweigerlich dazu führt, dass eines Tages aus dem Schmerzpatienten ein Dialysepatient wird. Im Klartext: Nierenversagen ist regelhaft die Folge der täglichen Einnahme von bestimmten Schmerzmitteln.

Natürlich greifen nicht alle Schmerzmittel die Nieren an, aber das, was sich wie ein kleiner Trost anhört, ist nichts weiter als die Verschiebung schwerer Nebenwirkungen auf andere Organe. So wird zwar gesagt, dass Acetylsalicylsäure, Ibuprofen und Paracetamol deutlich nierenfreundlicher sein sollen, dafür aber Acetylsalicylsäure zu Magen-Darm-Blutungen und Ibuprofen zu Bluthochdruck führen kann (jährlich soll es zu Tausenden Toten aufgrund innerer Blutungen kommen). Paracetamol soll also weniger die Nieren schädigen, dafür aber umso mehr für Leberschäden verantwortlich zeichnen. Zwei Drittel aller Fälle von akutem Leberversagen führt man auf die Einnahme dieses Medikaments zurück. Insbesondere ältere Menschen leiden häufig an mehreren Erkrankungen, für die sie „natürlich" ihr jeweiliges Medikament benötigen. Zehn und mehr Medikamente sind dann keine Seltenheit, sodass eine Art Medikamentenplaner, was zu welchem Zeitpunkt genommen werden darf/muss, unumgänglich wird. Außerdem hat man erkannt, dass Nebenwirkungen bei älteren Menschen viel ausgeprägter sind, aber die Behandlung nicht darauf abhebt und an ihren Bedürfnissen völlig vorbeigeht.

Das Bundesministerium für Bildung und Forschung (BMBF) erklärt hierzu, im Rahmen des Projektes „PRISCUS": *„Niemand weiß genau, wie eine angemessene Behandlung bei Multimorbidität aussehen müsste."* (Mit Multimorbidität bezeichnet man das gleichzeitige Auftreten mehrerer Krankheiten). Das bedeutet „nichts weiter", als dass auch kein Arzt oder Therapeut wissen kann, welche Medikamente er bei Multimorbidität des Patienten gefahrlos miteinander kombiniert verordnen kann. Gehen Sie mit großer Sicherheit davon aus, dass Pharmazeutika – über längere Zeit regelmäßig genommen – immer Nebenwirkungen, häufig sogar schwerwiegende Nebenwirkungen nach sich ziehen werden. Denken Sie von Zeit zu Zeit an das anfangs gemachte Statement, dass Autofahren ein geringeres Todesrisiko darstellt als die Einnahme von Medikamenten. Zu einer gewissenhaften Vorsorge für Ihre und die Gesundheit Ihrer Familie gehört daher immer auch, soweit wie möglich auf die Einnahme von Medikamenten zu verzichten.

Ärzte, eine Gefahr für Ihre Gesundheit?!

Eine weitere Gefahr, der man als Patient während einer Operation in der Narkose ausgesetzt ist, besteht in der Befindlichkeit des Arztes in diesem für Sie wichtigen Augenblick. Ist der Chirurg/Anästhesist beispielsweise ausgeschlafen, hat er vielleicht Probleme, mit denen er sich beschäftigt, ist er selber krank, hat er möglicherweise ein Drogen-Problem mit Medikamenten etc., also mit anderen Worten: Kann er sich auf das, was er gerade für Sie Wichtiges tut, konzentrieren? Eine Studie fand hierzu heraus, dass Chirurgen auch dann noch operieren, wenn sie nicht ausgeschlafen oder völlig ermattet sind. Ein Artikel der Fachzeitschrift „Canadian Medical Association Journal" (CMAJ) wies daraufhin, dass Ärzte häufig an akutem Schlafmangel leiden und dies der zunehmende Grund dafür sei, dass Komplikationen bei Operationen auftreten würden.

Einfluss der Pharma-Industrie

Möglicherweise sind Sie noch immer der Annahme, dass Ärzte eine exzellente Ausbildung genießen und Medikamente mit ihren Nebenwirkungen gut einschätzen können, Operationen nur dann durchführen, wenn sie wirklich notwendig sind, ohne den Patienten zu gefährden und auch sowohl mental als auch physisch in der Lage sind, einen operativen Eingriff durchzuführen. Weit gefehlt! Zu dieser Thematik durchgeführte Studien zeichnen ein völlig anderes Bild. Das Ergebnis: Die Schulmedizin stellt eine große Gefahr für Ihre Gesundheit, ja sogar für Ihr Leben dar. Mittlerweile ist es kein Geheimnis mehr, dass Pharmaunternehmen die Studienpläne von Medizin-Studenten an den Universitäten in großem Umfang beeinflussen, was mit dem Begriff „heimliche Lehrpläne“ umschrieben wird. So entsteht schon während des Medizin-Studiums eine enge, wohlwollende Verflechtung zwischen dem späteren Mediziner und den entsprechenden Pharma-Unternehmen. Eine Studie der medizinischen Fakultät der Universität Harvard, durchgeführt von Aaron S. Kesselheim und Kirsten Austad, veröffentlicht durch das Fachmagazin „PLOS Medicine“, wies nach, dass Pharma-Unternehmen tatsächlich „heimliche Studienpläne“ aufstellen würden, die die künftigen Mediziner „im Sinne der Pharma-Industrie“ beeinflussen. Gefördert würde diese Praxis durch dauerhafte intensive Kontakte zu den Medizin-Studenten, die so eine positive Einstellung zu später zu verschreibenden Medikamente bekämen, ohne dabei eine gesundes Misstrauen in Hinblick auf mögliche Nebenwirkungen entwickeln zu können. Sämtliche hierzu veröffentlichten, verfügbaren Studien wurden vom Team der Harvard Universität ausgewertet. Insgesamt wurden Daten von 76 unterschiedlichen Universitäten und 9.850 Medizinstudenten analysiert. Das Ergebnis: Die meisten Studenten der Medizin waren mit den jeweiligen Pharma-Unternehmen verbunden und intensivierten diesen Kontakt noch in den folgenden Praxisjahren.

An die 90% aller Medizinstudenten, die in den Kliniken direkt mit Patienten umzugehen hatten, wurden von den Pharmaunternehmen mit Geschenken in Form von DVDs, Büchern, Ausbildungsmaterialien und auch „Aktivwochenenden“ bedacht. Und, man glaubt es kaum, die meisten Studenten fanden die Annahme von Geschenken von den Pharma-Unternehmen völlig normal und legitim. Gerechtfertigt wurde dieses Verhalten mit finanzieller Not, sodass sie auf Zuwendungen schon nahezu angewiesen seien. Andere Studenten vertraten die Meinung, die Zuwendungen der Pharma-Unternehmen wären schon deshalb zwangsläufig legal, weil andere Studenten auch diese Geschenke annehmen würden. Wo bleibt da die Ethik und Moral, gerade bei angehenden Ärzten, die sich ja heute noch gern auf den Eid des Hippokrates beziehen, den Eid sie aber schon lange nicht mehr leisten. Trotz alledem vertraten zwei Drittel der Medizinstudenten die Meinung, dass sie gegen Vorteilsnahme und Voreingenommenheit immun seien. Der begründete Verdacht, dass Mediziner weniger aus Notwendigkeit für den Patienten als aus Wohlwollen für das jeweilige Pharma-Unternehmen ihre Medikation vornehmen, ist daher nicht von der Hand zu weisen. Seien Sie daher immer aufmerksam und skeptisch bei Behandlungen, Medikation etc., was auch immer Ihnen bei einem Arztbesuch widerfährt. Harvard-Wissenschaftler gehen davon aus, dass es nahezu unmöglich ist, den riesigen Einfluss der Pharma-Giganten einzugrenzen. Ihre Position und der monetäre Einfluss an den jeweils wichtigen Schaltstellen der medizinischen Bereiche der Universitäten sind einfach zu gewaltig und allumfassend. Das Sponsoring hält die immer mehr in Abhängigkeit geratenen Kliniken wie eine Krake umklammert. Aus diesem Würgegriff gibt es kaum ein Entkommen, selbst wenn Ärzte, Wissenschaftler und Studenten dies wollten.

In der Praxis bedeutet dies nichts weiter, als dass Patienten eine bestimmte Therapie nur deshalb nicht erhalten, weil gerade spezielle Medikamente vom einem Hersteller XYZ bevorzugt angewendet werden sollen. Nicht weil die Erfahrung für dieses Medikament spricht oder Studien für die Anwendung sprächen, nein, die Therapie wird ausschließlich aus für den Patienten nicht relevanten Gesichtspunkten des Pharma-Herstellers durchgeführt.

Was also tun?

Ernähren Sie sich gesund, trinken Sie grüne Smoothies, treiben Sie etwas Sport, eliminieren Sie Allergien, Parasiten, Giftstoffe und radioaktive Strahlung aus Ihrem Körper (wie in diesem Buch beschrieben), und Sie werden erleben, dass gesund zu sein zu Ihrem Alltag und die Einnahme von Medikamenten zu den sehr, sehr seltenen Ereignissen gehören wird.

Das Blut

Das Blutbild eines Menschen ist vor allem der Ausdruck seiner Seele.

Blut-Transfusionen – ein Segen?

Der Nobelpreisträger für Medizin, Niels Jerne, lehnte eine Blut-Transfusion 1984 mit den Worten ab: *„Das Blut eines Menschen ist mit seinen Fingerabdrücken zu vergleichen – es gibt kein Blut, das einem anderen genau gleicht."* Muss sich ein verantwortungsvoller Mensch einer ernsthaften medizinischen Behandlung unterziehen, wird er sich vorab darüber informieren wollen, welchen Nutzen er aus dem Eingriff erwarten kann oder welche Risiken sich ergeben. Dies sollte insbesondere immer dann erfolgen, wenn der Eingriff möglicherweise mit einer Blut-Transfusion verbunden ist. Blut genießt in der Medizin einen exzellenten Ruf und gilt daher als gängiges Mittel bei der Behandlung. Falls „notwendig" wird nicht gezögert, Blut zu transfundieren. Der Volksmund bezeichnet das Blut gar selbst als Lebensspender, was es im eigenen Körper ja auch wirklich ist. Jedes Jahr werden viele Millionen Liter Blut gespendet und auch verbraucht.

Leider werden die enormen Risiken, die mit einer Blut-Transfusion einhergehen, im medizinischen Umfeld immer noch nicht entsprechend gewürdigt. Die Risiken überwiegen nach heutigem Wissen bei weitem den Nutzen. Schon vor mehr als 30 Jahren sprach man davon, dass Blut wie Dynamit sei, es könne viel Gutes bewirken, aber auch großen Schaden anrichten.

Jedem Menschen ist es mittlerweile bewusst, dass ein fremdes Organ, fremdes Gewebe bei einer Transplantation vom Immunsystem eines Organismus abgestoßen werden kann. Beim Blut, das ebenso ein Organ darstellt, hat man dies über lange Zeit verdrängt oder wollte es nicht wahrhaben, doch eine Blut-Transfusion ist auch nichts weiter als eine Organ- oder eine Gewebe-Transplantation. Und so kommt es nahezu regelmäßig durch Bluttransfusionen zu erheblichen, teils lebensbedrohlichen Immunreaktionen. Oft genug wird zudem eine schwerwiegende Blut-Transfusion im Sprachgebrauch zur „Infusion" verharmlost. Trotz unüberhörbarer Kritik und einer Vielzahl von Studien, die mittlerweile die Problematik von Blut-Transfusionen belegen, hält die Schulmedizin unnachgiebig an ihren alten Lehrmethoden fest. Ganzheitliches Denken oder alternative Heilmethoden werden nach wie vor geächtet und ausgegrenzt. Leider ist die Medizin zum Geschäft verkommen und deren teils arrogante Protagonisten haben sich zu Mittlern zwischen Patient und Pharma-Industrie degradiert.

Gefahren einer Blut-Transfusion

Nimmt der Mensch mit der Nahrung Eiweiß auf, wird dieses Eiweiß über Magen und Darm in körpereigenes Eiweiß mit seinen lebensnotwendigen Aminosäuren umgebaut. Völlig anders stellt sich die Situation bei dem Blut-Eiweiß dar, das unter Umgehung des Magen-Darmtraktes über eine Blut-Transfusion in das eigene Blut gelangt. Dieses Blut-Eiweiß wird vom Organismus sofort als körperfremd und feindlich identifiziert und somit vom Immunsystem angegriffen und vernichtet. Wie bei einem Fingerabdruck verfügt der Mensch auch über unverwechselbare Moleküle seines Eiweißes im Blut. Erhält ein Organismus daher fremdes Eiweiß mittels einer Blut-Transfusion, wird sofort das Immunsystem aktiviert, das diese fremde Substanz angreift. Dies richtet im Blut einen enormen Schaden an, das Blut verdickt sich und wird zähflüssig wie Brei; die extrem wichtige, relativ hohe Fließgeschwindigkeit des Blutes vermindert sich zum Schaden des Organismus erheblich.

Die roten Blutkörperchen, die Erythrozyten, des Fremdblutes werden durch das Abwehrsystem angegriffen und zerstört. Hierdurch kommt es zu einem starken Sauerstoffabfall im Blut, weil das Hämoglobin, der rote Blutfarbstoff, aus den zerstörten roten Blutkörperchen freigesetzt wird und so seiner Funktion des Sauerstofftransports nicht mehr nachkommen kann. Der Mensch erfährt zumindest einen starken Leistungsabfall und wird in aller Regel bettlägerig. Zugleich kann es im Organismus zu Infektionen und zu Problemen mit der Blutgerinnung kommen, weil die weißen Blutkörperchen (Granulozyten) und die Blutplättchen (Thrombozyten) aufgrund des Angriffs ebenso geschädigt werden. So ist es nicht verwunderlich, dass im direkten Zusammenhang mit der Gabe von Blut-Transfusionen schwere Krankheitsbilder auftreten. Den Zustand des Patienten noch erheblich verschlechternd kommt hinzu, dass sich im Spenderblut Krankheitserreger, Giftstoffe, Schwermetalle und Parasiten befinden können und sich in der Regel auch befinden und so den Körper zusätzlich schwächen.

Neben der Leukämie treten nach Blut-Transfusionen so schwere Krankheiten wie Hepatitis A, B oder C zutage, was unweigerlich zu einer Schädigung oder Zerstörung der Leber (Leberzirrhose/Leberkrebs) führt. Für den jeweiligen Menschen kann eine einmalige Blut-Transfusion dauerhafte Krankheit und Siechtum bis hin zum Tod bedeuten.

Blut-Tranfusionen, da ist man sich sicher, machen krank. In den Publikationen „Techniques of Blood Transfusion" (1982) spricht man u.a. von folgenden transfusionsbedingten Infektionskrankheiten: Malaria, Toxoplasmose (Infektionskrankheit), Zytomegalie (Herpesinfektionen), Trypanosomiasis (Afrikanische Schlaf- und Chagas-Krankheit, The Medical Post berichtet (16. Januar 1990), dass bis zu 12 Millionen Menschen in Lateinamerika chronisch infiziert sind); Syphilis, infektiöse Mononukleose (Epstein-Barr-Virus), Leishmaniose (Infektion durch Sandmücken), Brucellose (undulierendes Fieber), Filariose (Parasitenwürmer), Salmonellose (Darminfektion durch Salmonellen), Typhus, Colorado-Zeckenfieber, Lyme-Borreliose etc. Die Situation noch verschlimmernd kommt hinzu, dass Blut, das beispielsweise in afrikanischen Ländern gespendet wird, in denen verschiedene schwere Krankheiten weit verbreitet sind, ganz automatisch auch nach Europa, in die USA oder sonst wo hingelangen kann. In gleichem Maße gilt diese Problematik auch für Menschen, die viel reisen und so den jeweils heimischen Krankheiten ausgesetzt sind.

Eine Studie, durchgeführt in den Niederlanden (Zeitschrift Cancer, 15. Febr. 1987), belegte damals schon, dass Blut-Transfusionen für eine kürzere Lebenserwartung bei Darmkrebs-Patienten verantwortlich zeichnen. Die kumulative Fünf-Jahres-Überlebensrate lag bei Empfängern einer Transfusion bei 48%, bei Nicht-Transfundierten bei 74%. Eine weitere Untersuchung zeigte, dass Transfusionsempfänger deutlich infektanfälliger sind als andere, so Dr. P. I. Tartter, der eine Untersuchung über Dickdarmoperationen durchführte. Von den Patienten, die keine Transfusion erhalten hatten, bekamen nur 4% einen Infekt gegenüber den Transfusionsempfängern, die mit einer Infektionsrate von 25% deutlich stärker betroffen waren. Das postoperative Risiko stieg mit der Menge des verabreichten Blutes (The British Journal of Surgery, August 1988).

Ärzte der Universität Südkalifornien (Annals of Otology, Rhinology & Laryngology, März 1989): Die beobachtete Rückfallquote für Krebserkrankungen des Kehlkopfes lag bei Nicht-Transfundierten bei 14% und bei Patienten mit Blut-Transfusion bei 65%. Bei Krebs der Nase und der Neben-, der Rachen- und der Mundhöhle lag die Rückfallquote bei Nicht-Transfundierten bei 31% und mit Transfusion bei 71%. Eine weitere Untersuchung beim Einsatz von künstlichen Hüftgelenken mit Blut-Transfusion machte deutlich, dass bei 23% der Patienten Infekte auftraten, gegenüber keinen Infekten bei den Patienten, die kein Fremdblut erhalten hatten. Im Hinblick auf Blut-Transfusion kann man daher nur zu einem Schluss kommen, so Dr. John S. Spratt im Artikel „Bluttransfusionen und Krebsoperationen" (The American Journal of Surgery, September 1986), „Der Krebschirurg muss eventuell Spezialist für blutlose Chirurgie werden".

Dr. John A. Collins (World Journal of Surgery, Februar 1987) in freier Übersetzung: „*Es wäre in der Tat eine Ironie der Geschichte, wenn sich in Bezug auf eine Behandlung mit Fremdblut, also bei einer Blut-Transfusion, für die kaum Beweise vorliegen, dass sie irgend etwas bewirkt, anschließend herausstellen würde, dass sie die eigentlichen Probleme von Patienten sogar noch verstärken würde.*" Die „Centers for Disease Control" (Gesundheitsbehörden, CDC) empfehlen daher den Angestellten der medizinischen Bereiche generell, sehr vorsichtig zu sein. Das Blut eines jeden Patienten kann mit Erregern verseucht sein und eine potentielle Krankheitsquelle darstellen.

Patientenaufklärung
Kaum einem Patienten ist bewusst, dass der Gesetzgeber bei Blut-Transfusionen eine umfassende schriftliche Aufklärung über sämtliche mögliche Gefahren vorschreibt, die mit diesem Eingriff verbunden sind. Ärzte und Krankenhauspersonal sind zwar gegen sogenannte Kunstfehler versichert, doch für fahrlässig durchgeführte Blut-Transfusionen haftet weder ein Arzt noch eine Versicherung. In einem ganz anderen Licht erscheint in diesem Zusammenhang auch die grundsätzliche Weigerung der „Zeugen Jehovas", Fremdblut anzunehmen. Bei ihrem Ausweis befindet sich generell eine Willenserklärung (notariell beglaubigt), dass sie einer Blut-Transfusion ihr Einverständnis verweigern. Ethische und gesundheitliche Gründe bilden hier eine perfekte Synergie.

Das Gesetz sagt dazu: „Eine Blut-Transfusion stellt eine schwerwiegende Körperverletzung dar, deren Makel nur dadurch aufzuheben ist, dass ein Patient sein Einverständnis in Schriftform dazu gibt." Keinem Arzt ist es demnach erlaubt, eine Blut-Transfusion mit fremdem Blut vorzunehmen, ohne dass der Patient ausdrücklich in Schriftform seine Einwilligung gegeben hat; und dies gilt auch für den Notfall. Der Patient muss sich jedoch schriftlich, notariell beglaubigt, gegen eine Blut-Transfusion aussprechen.

Eigenblut-Transfusion
Es erscheint sinnvoll, bei einer geplanten Operation Eigenblut zu verwenden, das dem Patienten einige Zeit vor der Operation entnommen und für mindestens 14 und max. 42 Tage vorgehalten wird. Was dabei jedoch unberücksichtigt bleibt, ist das schon seit den 1980er-Jahren bekannte Faktum, dass eine Blutkonserve lediglich für drei Tage ihre lebenswichtige Fähigkeit behält, Sauerstoff und Kohlendioxyd zu transportieren. Gesetzlich darf Blut jedoch nicht innerhalb der ersten drei entscheidenden Tage nach der Blutentnahme übertragen, auch nicht rückübertragen werden, sodass eine Blut-Transfusion lediglich ein Volumenfüller ist und sonst nichts.

Blutverlust bei einem Unfall
Nach wie vor wird bei Lebensgefahr, zum Beispiel nach einem Unfall, damit argumentiert, dass nur eine Blut-Transfusion das Leben des Patienten erhalten kann. Doch nach allem, was heute durch Studien bekannt und belegt ist, besteht in der Regel keine Notwendigkeit, Blut zu transfundieren. Spontane Hilfe kann auch durch eine Traubenzucker-Infusion oder eine sogenannte Ringer-Lösung mit den entsprechenden Elektrolyten verabreicht werden, die den Flüssigkeitsverlust ausgleichen können. Vorausgesetzt, das Blutbildungszentrum, das bei jedem gesunden Menschen funktionsfähig ist, arbeitet noch. Andererseits hat ein Mensch, dessen Blutbildungszentrum ge- oder zerstört ist, kaum eine Überlebenschance. In der Regel stellt das Blutbildungszentrum des Menschen innerhalb von vier Stunden nach einem Blutverlust ausreichend Blut zur Verfügung.

Alternativen zu einer Blut-Transfusion
In der Medizin greift bei einem operativen Eingriff der Automatismus, beim Absinken des HB-Wertes (Hämoglobin) auf unter 10 g/dl, Blutkonserven zu geben; doch dieser Automatismus wird schon lange in Frage gestellt. Und neben der Frage nach dem richtigen Wert des Hämoglobins gilt es zudem noch, das Spektrum der Transfusions-Alternativen zu berücksichtigen, die von einfachen Plasmavolumen-Infu-sionen aus Salzlösungen über eine Maximierung des Eisenspiegels bis hin zu Blutsparenden Operationstechniken, die auch bei hohen Blutverlusten noch greifen, reichen. Dazu gehört auch ein sogenannter „Cell-Saver", der das Blut während einer Operation aus der offenen Wunde absaugt, reinigt und in das Blutgefäßsystem des Patienten zurückführt.

Nach allem, was bis dato durch eine Reihe von Studien und empirischen Daten bekannt geworden ist, sollte auf Blut-Transfusion in der Regel verzichtet werden. Das gilt sogar für Ausnahmefälle, wie dem seltenen Fall eines Cholinesterase-Mangels bei einer Lebererkrankung, bei dem bisher zwingend Fremdblut erforderlich war. Doch auch hier gibt es mittlerweile eine Alternative in Form von Cholinesterase-Ampullen.

Bleibt die Erkenntnis, dass es in der Regel keine zwingende Indikation mehr gibt, Fremdblut weiterhin anzuwenden, außer man denkt ausschließlich an den Profit, was beim Medizin-Konglomerat nicht auszuschließen ist, der bei Transfusionen in hohem Maße gegeben ist. Wer Blut spendet, tut dies aus humanen Gründen, Geld spielt hier selten eine Rolle. Blutspender gelten als Altruisten, uneigennützig und selbstlos. Die Blutkonserve inklusive des Blutplasmas ist jedoch in höchstem Maße profitabel und somit ein gutes Geschäft für das Medizin-Kartell.

Wer sich gegen eine Blut-Transfusion schützen will, sollte daher in seinen Ausweispapieren eine Erklärung mit sich führen, die eine Transfusion rechtsgültig untersagt.

Willenserklärung (Patientenverfügung)

Ich Frau/Herr Musterman, geb. am xx.xx.xxxx, erkläre hiermit mein Einverständnis, dass ich nach allen Regeln der ärztlichen Kunst versorgt werde, mit der folgenden Einschränkung:

Ich will unter keinen Umständen, dass mir Blut-Transfusionen (Vollblut, Blutfraktionen oder andere Blut enthaltende Substanzen, auch keine Eigenblut-Transfusionen) verabreicht werden. Dies gilt auch für den Fall, dass ich bewusstlos sein sollte. **Mit der Infusion von blutfrei aufgebauten Plasma-Expandern bin ich einverstanden.**

Datum: Unterschrift:

Achtung!
Ärzte halten sich an eine derartige Erklärung nur dann gebunden, wenn sie hinsichtlich der Unterschrift **notariell** beglaubigt ist.

Leukämie – Glück im Unglück?

Schulmedizin

Schulmedizinisch steht der Begriff „Leukämie“ für eine schwere Erkrankung der blutbildenden Strukturen des menschlichen Organismus, kurz Blutkrebs genannt. Markantestes Zeichen einer Leukämie ist die essentiell erhöhte Anzahl der Leukozyten, der weißen Blutkörperchen, im Blut. Übersetzt steht Leukämie auch für „Weißes Blut“.

Die Schulmedizin geht bei der Leukämie von der Vorstellung aus, dass durch einen Fehler der im Knochenmark beheimateten Stammzellen statt vollständig ausgereifter funktionsfähiger Leukozyten im Wesentlichen unausgereifte Leukozyten produziert werden. Zudem sollen diese unreifen, nicht funktionsfähigen Leukozyten die teuflische Eigenschaft besitzen, sich unkontrolliert vermehren zu können, die normale Blutbildung behindernd. Aus diesem Grund sollen sich sowohl die roten als auch die weißen Blutkörperchen sowie die Blutplättchen nicht mehr in ausreichendem Maß bilden können. Typische Symptome sind eine Anämie (Verminderung der Hämoglobin-Konzentration), Müdigkeit, Blässe und eine erhöhte Anfälligkeit für Infektionen. Die Schulmedizin unterscheidet zwei Arten von Leukämie, die myeloische und die lymphatische Leukämie, die wiederum in akut oder chronisch unterteilt werden. Bei der akuten Leukämie geht man schulmedizinisch von einer schnellen Entwicklung des Krankheitsbildes aus, sie geht mit schweren Krankheitssymptomen und Fieber einher und soll unbehandelt in kurzer Zeit, in wenigen Monaten, zum Tod führen. Zur Behandlung von Leukämie setzt die Schulmedizin gegenwärtig Stammzellentransplantation, Chemotherapie, Bestrahlung und starke Medikamente mit dem Ziel ein, das Zellwachstum dieser „fiktiven Krebszellen“ zu unterbinden. Billigend wird hierbei in Kauf genommen, dass nicht nur die sogenannten bösartigen Zellen zerstört werden, sondern insbesondere auch vormals gesunde Organe. Mit den Nebenwirkungen wie Haarausfall, Verlust des Selbstwertgefühls, Übelkeit, Schleimhautentzündungen etc. gehen die bedauernswerten Patienten dann durch die Hölle. Doch all das müsste nicht sein, denn es gibt Alternativen!

Neue Medizin (NM) Verifizierbare Darstellung Dr. Hamers
Nach Dr. Hamer läuft jede Krankheit, auch die Leukämie, immer in zwei Phasen ab. Dabei hat jede Krankheit eine KALTE und eine WARME Phase. Die erste Phase, die kalte Phase, steht für die konflikt-aktive, die Krebs-Phase. Die Symptomatik ist noch nicht ausgeprägt, so richtig krank fühlt man sich noch nicht.

Leukämie, so Dr. Hamer, ist die zweite Phase, die konflikt-gelöste Heilungs-Phase einer vorangegangenen Krebserkrankung des Knochengewebes, der konflikt-aktiven Krebs-Phase, die durch einen schlagartig aufgetretenen Selbstwertverlust entstanden ist. Während dieser Krebs-Phase bilden sich durch Knochenzellenschwund Osteolysen im Knochengewebe. Es werden weniger weiße und rote Blutzellen produziert, das Bild einer Anämie entwickelt sich. An der zuständigen Stelle im Großhirn ist während dieser Phase eine sogenannte „Schießscheibenkonstellation" erkennbar. Erst wenn das Konfliktgeschehen gelöst ist, erfolgt der Übergang zur warmen Phase. Die Symptomatik ist deutlich ausgeprägter, der Patient ist völlig erschöpft und müde, hat Fieber, aber Appetit und einen rechnerischen Abfall der Leuko- und Erythrozyten aufgrund der Erweiterung der Gefäße und der Blutserum-Verdünnung. Zudem hat der Erkrankte aufgrund der Aufdehnung der Knochenhaut an der Stelle der Knochenosteolysen, die jetzt zu kalzifizieren beginnen, starke Schmerzen. Die Heilungs-Phase, die leukämische Phase, geht immer mit einer hohen Anzahl von Leukozyten einher. Die Schwellung im Gehirn ist zu dieser Zeit enorm, sie muss unbedingt beachtet und es muss medikamentös gegengesteuert werden, da sie erhebliche Komplikationen bereiten kann (mögliches Hirnkoma). Diese schmerzhafte zweite, die warme Phase, wird als Krankheitsphase empfunden. Doch wenn der Erkrankte diese Symptome schmerzhaft wahrnimmt, ist er schon auf dem Weg der Besserung. Natürlich ist das nicht einfach zu verstehen, dass gerade die Phase des Fiebers, der Schlappheit, der starken Schmerzen etc. die Phase der Heilung und Regeneration ist. Kann der Konflikt des Selbstwertverlustes jedoch nicht gelöst werden, stirbt das Tier oder der Mensch an Knochenzellenschwund und Anämie in der konflikt-aktiven Phase. Ohne Lösung des Konfliktes besteht keine Möglichkeit, in die konflikt-gelöste Heilungs-Phase einzutreten, so Dr. Hamer.

Die Schulmedizin geht in Ignoranz des biologischen Ablaufs eines Knochenkrebses davon aus, die erhöhte Leukozytenzahl während der leukämischen Heilungs-Phase sofort und mit allen ihr zur Verfügung stehenden Mitteln bekämpfen zu müssen. Die Heilungs-Phase wird hierdurch brutal gestoppt, der Krebs kann nicht ausheilen. Dabei braucht Mutter Natur zu diesem Zeitpunkt nur ein wenig Liebe, Geduld und Ruhe, um die Knochenosteolysen ausheilen zu können. Nur ein wenig Liebe, Zeit und Geduld, wenn der Patient die Phase der Leukämie, der konflikt-gelösten Heilungs-Phase schon erreicht hat, mehr braucht es nicht.

Dagegen setzt die Schulmedizin trotz besseren Wissens um die Zweiphasigkeit einer jeden Erkrankung darauf, das eh schon geschädigte Knochenmark noch zusätzlich mit Chemotherapie zu traktieren und so furchtbar zu schädigen. Die Krönung dieses Wahnsinns stellt dann die Knochenmarkstransplantation dar. Noch nie konnte festgestellt werden, dass eine radioaktiv markierte Knochenmarkszelle tatsächlich vom Blut ins Knochenmark eingedrungen und dort angewachsen wäre. Im Gegenteil, eingebrachte Fremdzellen werden sehr schnell vom Organismus wieder abgebaut und sind dann nicht mehr nachweisbar. Als die Zeit der Chemotherapie gegen die Leukämie begann, hieß es wenig später: ***„Die Kinder sind wie die Fliegen weggestorben."***

Bei der von Dr. Hamer propagierten Methode gilt es jedoch, folgendes zu bedenken: Versagt die immunbiologische Abwehr des Organismus durch einen **ungelösten biologischen Konflikt**, wird der Krebs ohne weitere Maßnahmen unweigerlich voranschreiten.

Leukämie ganz einfach besiegen
Nach Dr. Beck, Dr. Alfons Weber, Dr. Royal Rife, Dr. Krebs, Tamara Lebedewa, Dr. Hulda Clark u.a. ist die bis ins Detail erforschte Krebsursache lediglich eine plasmodiale Verseuchung des menschlichen Organismus. Das heißt, jede Krebserkrankung hat ihre Ursache in der Infiltration des Organismus durch

Erreger/Parasiten (Protozoären, Plasmodien, Mikroben, Trichomonaden), wie in den Kapiteln 4 und 5 dieses Buches im Detail beschrieben. Aufgrund der Forschungsergebnisse der o.e. Menschen kann mit großer Wahrscheinlichkeit davon ausgegangen werden, dass auch die Leukämie ihre Ursache in der Verbreitung von Erregern/Parasiten des Blutes, des Rückenmarks und des Mutterzellgewebes von Organen hat.

Von Leukämie spricht man, wenn das die weißen Blutkörperchen bildende Stammzellgewebe von Parasiten befallen ist und sich infolgedessen ein neoplastisches Krankheitsbild entwickelt (ungeordnete, ungehemmte, dauerhafte Zellneubildung). Die weißen Blutzellen werden dabei ausschließlich im potentiell unsterblichen Stammzellgewebe gebildet, das sich im roten Knochenmark befindet. Nur in diesem Mutterzellgewebe können Tumore/Krebsgeschwülste entstehen – im Unterschied zu Endzellverbänden, die teilungs- und differenzierungsunfähig sind. Wird das Mutterzell-/Stammzellgewebe z.B. der Hoden durch Erreger/Parasiten befallen, entsteht ein sogenanntes Hodenkarzinom; wird das Mutterzellgewebe von Organen befallen, spricht man von einem Sarkom.

Das Mittel der Wahl und die hieraus resultierenden Schlussfolgerungen zur Behandlung des Parasitenbefalls durch antiplasmodiale Maßnahmen sind im Kapitel 5 dieses Buches ausführlich dargelegt. Dies gilt auch und insbesondere für die Leukämie, den Parasitenbefall des Mutterzell-/Stammzellgewebes im roten Knochenmark. Sowohl das Vermeiden gesundheitlicher Risiken wie im Kapitel 1 beschrieben, die Vorbereitung der Gesundung wie im Kapitel 2 und die Ernährung und Nahrungsergänzung wie im Kapitel 3 ausgeführt, als auch die Kapitel 5 und 6, stellen sehr ausführlich dar, wie Gesundung erfolgreich, auch bei schwersten Erkrankungen erfolgen kann.

Dr. Alfons Weber hat in beeindruckender Art und Weise die Zusammenhänge/Auswirkungen von Parasitenbefall im Blut, im Stammzellgewebe und in Tumoren erforscht, im Detail beschrieben und über jeden Zweifel hinweg nachgewiesen.

Sepsis, Blutvergiftung (Das Ende eines Mythos)

Was ist und wie entsteht eine Sepsis?
Vieles geht zurück auf die Stickoxidforschung, die die langfristige Wirkung applizierten (verabreichten) Aluminiums auf die menschliche Matrix, das Bindegewebe, erforschte. Die Stickoxidforschung wurde 1998 mit dem Nobelpreis für Medizin gewürdigt, der den Amerikanern Robert Furchgott, Ferid Murad und Louis J. Ignarro verliehen wurde. Aluminium ist das größte bekannte Ion aller Metalle, gebunden oder gelöst auch in Gewebe- oder Körperflüssigkeiten des menschlichen Körpers zu finden.

In **Studien** über die Auswirkung von **Impfungen** mit Aluminium-Hydroxid, Quecksilber und anderen Schwermetallen im menschlichen Organismus wurden folgende Wirkmechanismen festgestellt:

- Es kommt in einer Autoimmunreaktion zu Nekrosen (pathologischer Untergang von Zellen), was in der Folge zu Schädigungen an der Muskelstruktur, verbunden mit Funktionsstörungen und Symptomen wie Krämpfen, Fieber, Lähmungen und Verhärtungen führt.
- Auch an den Nervenbahnen des Organismus entstehen Nekrosen, was auf eine grundsätzlich toxische Wirkung hinweist. Auf die Membranen der Nervenzellen wirkt das Aluminium-Hydroxid wie ein starkes Solvens (Lösungsmittel). Die Myelinscheiden von Nervensträngen werden zerstört, Lähmungen, Taubheitsgefühl und Krämpfe sind die drastische Folge. Durch eine Impfinjektion werden getroffene Körperzellen augenblicklich zerstört.

In der **Grundsubstanzforschung** werden zwei drastische Wirkmechanismen durch injizierte Schwermetalle in den menschlichen Organismus dargestellt:

- Die gleichsam kristalline Matrix, das Bindegewebe, wird in ihrer Schwingungseigenschaft, die die Richtung und den Rhythmus der Stoffwechselleistung bestimmt, dauerhaft und irreversibel zerstört. Durch Abhängigkeit von der Pufferkapazität des Bindegewebes entstehen vielfache Blockaden.
- Werden in das Bindegewebe beispielsweise Aluminium-Hydroxid und Quecksilber durch Impfungen injiziert, kann eine messbare Störung des Energieflusses konstatiert werden (interzellulare Ströme fließen in der Regel widerstandslos durch das Bindegewebe). In der Folge kommt es zu Krämpfen, Auflösung der Myelinscheiden der Nervenbahnen und Lähmung-Symptomen.

In der **Stickoxidforschung** werden grundsätzlich zwei dauerhafte Wirkmechanismen beim Einbringen von Schwermetallen in den menschlichen Organismus belegt:

- Auf Fremdkörper, hier die Schwermetalle Aluminium-Hydroxid und Quecksilber, reagiert der Körper mit einer höheren Ausschüttung des Stickoxid-Gases (NO). Hiermit wird u.a. die Eiterbildung im Körper gesteuert. Das Stickoxid reguliert dabei in normalen Konzentrationen sowohl das Lernen, die Ausscheidungen und den Blutdruck als auch den Abgleich zwischen dem Lang- und dem Kurzzeitgedächtnis (REM-Phase).
- Werden nun mittels Impfung Fremdstoffe implantiert, die der Organismus weder verstoffwechseln noch durch Eiterbildung abbauen, noch durch Makrophagen ausscheiden kann, wie dies bei Aluminium, Quecksilber und anderen toxischen Schwermetallen der Fall ist, reagiert der Organismus mit anhaltender Ausschüttung von Stickstoff. Die Leber versucht, mit der Produktion von Glutathion zur Neutralisation dagegenzuhalten. Sobald die Leber jedoch mit der Produktion von Glutathion an ihre Grenzen stößt und das Stickstoffgas nicht mehr neutralisieren kann, beginnt der Blutdruck drastisch zu sinken.
- Dies ist der Beginn der so gefürchteten Sepsis, wenn es im Organismus aufgrund des „Versackens" des Blutes in den geweiteten und gedehnten Blutgefäßen zum meist tödlich verlaufenden Organversagen kommt. Kommt es dabei zum schnellen Organversagen, spricht man vom anaphylaktischen Schock. Vergleichen lässt sich dieser Ablauf beispielsweise mit dem Bremssystem eines Autos. Sobald in die Hydraulikflüssigkeit des Bremssystems Luft eindringt, reagiert das Bremspedal weich, bis es mit Zunahme des Luftvolumens zum schlagartigen Druckausfall (Durchdrücken des Bremspedals bis auf den Boden) kommt.
- In diesen Wirkmechanismen liegt auch der plötzliche Kindstod (SIDS = Sudden Infant Death Syndrome) begründet. SIDS als besonders schwere Auswirkung von Impfschäden ist durch die anhaltende Vergiftung durch das Gas des Stickstoffs ausreichend belegt.
- Die anhaltende Produktion von Stickstoff zerstört insbesondere die den Sauerstoff verstoffwechselnden Mitochondrien mit der Folge eines dramatischen Energieabfalls. Als erstes werden die Nervenzellen irreversibel zerstört, weil sie den größten Stoffwechselbedarf mit etwa 3000 Mitochondrien pro Zelle haben. Danach folgen die Leberzellen mit etwa 2000 Mitochondrien pro Zelle.
- Sobald die Leber durch die zerstörende Wirkung des Stickoxids funktionsunfähig wird, tritt SIDS, der schnelle Kindstod ein. Bei Erwachsenen führt der Ausfall der Leberfunktion zum zentralen Versagen des Gerinnungssystems. Das hämorrhagische Fieber manifestiert sich, Blutungen im gesamten Körper sind eine der schrecklichen Auswirkungen.

Brust-Screening (Mammografie)

Brustkrebs steht bei amerikanischen Frauen zwischen 40 und 55 Jahren in der Statistik für Todesfälle an erster Stelle. Dies hat dazu geführt, dass sich eine riesige Industrie mit der Aussicht auf lukrative Geschäfte etabliert hat. Von der Mammographie oder anderen invasiven Testmethoden bis hin zu „präventiven" Mastektomien (Entfernung oder Teilentfernung der weiblichen oder männlichen Brust) und Chemotherapien wird den Frauen alles aufgebürdet, was das Medizin-Kartell zu bieten hat.

Der größte Aufwand wird für den Zweck betrieben, Brustkrebs in einem frühen Stadium zu entdecken. Unglücklicherweise hat sich diese Empfehlung, sich regelmäßig einer Mammografie zu unterziehen, als großer Trugschluss zur Bekämpfung von Brustkrebs erwiesen. Studien zeigen, dass Mammografien mehr Schaden anrichten, als dass sie hilfreich sind. Zehnmal mehr Frauen wurden durch die Mammografie geschädigt im Vergleich zu Frauen, die sich keiner Mammografie unterzogen haben.

Die „moderne, konventionelle Medizin", die alles andere als modern ist, fokussiert sich stark auf Diagnose und Behandlung und produziert so in ihrem Tun den „gewünschten" Effekt, alles so zu konditionieren, dass es behandlungsbedürftig wird. Wenn Frauen dann mit einer Chemotherapie gegen Krebs behandelt werden, an dem sie gar nicht leiden, machen sie genau das durch, was die Quacksalber-Medizin als Krebssymptome bezeichnet.

Eine Studie, die im „New England Journal of Medicine" (NEJM) veröffentlicht wurde, kam zu dem Schluss, dass nach Einführung der Mammografie bei zusätzlich etwa 1,5 Millionen Frauen Brustkrebs diagnostiziert wurde. Klingt im ersten Moment wie eine gute Nachricht; nur diese sogenannte „Früherkennung" hat praktisch zu keinem Brustkrebs-Rückgang im Spätstadium geführt. Im Umkehrschluss bedeutet das, diese ca. 1,5 Millionen Frauen wurden falsch positiv diagnostiziert und völlig zu Unrecht verängstigt, um sodann mit den für die Kliniken und die Pharma-Industrie äußerst lukrativen „Genüssen der Früchte der modernen Medizin", wie Operation, Chemotherapie und Bestrahlung behandelt zu werden. Wohlgemerkt, die Frauen wurden auf Krebs behandelt, obwohl sie aufgrund des Befundes niemals erkrankt wären. In Prozenten ausgedrückt, **93% aller Resultate der Früherkennung waren falsch positiv!**

Mike Adams, Kopp ONLINE in freier Übersetzung: *„Die Mammografie ist ein grausamer medizinischer Schwindel."* Obwohl die Mammografie aus medizinischer Sicht ein vollständiger Flop ist, erlebt die Propaganda hierfür neue Höhen. Ein Skandal, den die Gazetten komplett ausblenden, wer will schon seine besten Kunden verlieren. Machen Sie sich klar, viele Krebsdiagnosen nach einer Mammographie sind schlicht falsch. Trotzdem wird die Mammografie nicht geächtet, denn die Diagnose macht Angst und Frauen für den medizinischen Krebskult gefügig, sich mit den extrem schädlichen chemischen Substanzen vergiften zu lassen. Denken Sie darüber nach!

„Viren“, AIDS, Vogel- und Schweinegrippe

„Viren“

Die „Perth Group“ und Dr. rer. nat. Stefan Lanka, ein promovierter Biologe, vertreten die gemeinsame Position, dass **Viren nicht existent** sind und folglich auch keine Krankheiten verursachen können. Wissenschaftlich definieren sich Viren gemeinhin als kleine biologische Strukturen, die ausschließlich mit einfachen Organismen wie Bakterien in friedlicher Symbiose zusammenleben. Sie sollen dort weder eine krankmachende noch zerstörende Funktion ausüben. Ihre Aufgabe besteht darin, sich gegenseitig zu unterstützen. Der Virenkörper selbst soll aus einer Eiweißhülle mit einem Stückchen Nukleinsäure bestehen. Bei Menschen, Tieren oder Pflanzen hingegen, also in höheren Organismen, hat man solche biologischen Strukturen, die man als Viren bezeichnen könnte, noch nie gesehen bzw. nachgewiesen.

In der Naturwissenschaft stehen für den direkten Nachweis von Viren unbestechliche Instrumente zur Verfügung. **Bis dato ist es jedoch keinem Wissenschaftler gelungen, den Nachweis für das Vorhandensein eines Virus bei Mensch oder Tier zu erbringen.** Das Fehlen dieses Nachweises kritisiert u.a. Dr. Lanka und die „Perth Group“ vehement, insbesondere auch hinsichtlich AIDS sowie Schweine- und Vogelgrippe.

Ein typischer sogenannter Virennachweis der „Wissenschaft“

Fiktive Extrakte von Viren (z.B. aus Vögeln, Hühnern oder Schweinen) werden durch die Schale angebrüteter Hühnereier in das Hühnerembryo gespritzt. Das Überleben oder der frühe Tod des Embryos hängt dann ausschließlich davon ab, wie viel von diesem Extrakt wohin gespritzt wird. Der Virennachweis gilt jedoch für die „Wissenschaft“ als erbracht, wenn der Embryo stirbt?! Diese Vorgehensweise ist eigentlich unfassbar und lässt den Betrachter sprachlos zurück. Bleibt die Frage, warum noch nie ein photographisches Bild eines isolierten Virus in der Öffentlichkeit gezeigt wurde. Wer hat das Vogel- oder das Schweinegrippevirus je gesehen?

Der Beweis für das Bestehen, das Dasein eines Virus würde als erbracht gelten, wenn alle getätigten Schritte zur Ermittlung desselben beschrieben, dokumentiert und in wissenschaftlichen Publikationen veröffentlicht würden. Unzählige Anfragen und Briefe sind daher an Behörden, Amtspersonen, Gesundheitsämter und Ministerien gerichtet worden. Den hieraus resultierenden Antworten konnte man zweifelsfrei entnehmen, dass niemand, keine Behörde, kein Institut oder auch das für diese Fragen zuständige Robert-Koch-Institut einen solchen direkten Virusnachweis führen kann. Aus diesem Grund hat man sich in den Instituten, Behörden, der Politik und der Wissenschaft darauf geeinigt zu behaupten, dass es **„der gemeinsame Konsens der Wissenschaft sei“**, dass es Viren gibt?! Im Umkehrschluss und Klartext bedeutet dies jedoch, dass es kein Virus bzw. zumindest keinen Beweis für die Existenz eines Virus gibt.

Für die Perth Group und Dr. Lanka gilt es als zweifelsfrei erwiesen, dass es, was die angeblichen Virusinfektionen betrifft, keine krankmachenden Viren gibt. Würde man sich nur an die von der Wissenschaft selbst aufgestellten Kriterien halten, wäre es recht einfach möglich, eine sofortige Klärung der Nicht- oder Existenz eines Virus zum Wohle der Menschheit herbeizuführen. De facto fehlt der Wille aufgrund der sich hieraus ergebenen nicht abschätzbaren, schwerwiegenden Konsequenzen für Politik, Wissenschaft, Pharma-Industrie, Institute etc. Dann belässt man es lieber bei der Floskel **„Konsens der Wissenschaft“**, hinter der sich alle einfach verstecken können.

Welcher exakter Kriterien bedarf es, die Existenz von Viren nachzuweisen?

Von „Wissenschaft“ kann man sprechen, wenn Ergebnisse wissenschaftlicher Tätigkeit in Publikationen nachvollziehbar überprüfbar sind. Wer das Vorhandensein eines Virus behauptet, muss den Beweis hierfür öffentlich antreten. Alle getätigten Schritte sind in einer wissenschaftlichen Publikation zu beschreiben und zu dokumentieren. Es dürfen weder Fotos von Viren, wie sie sich in der Körperflüssigkeit oder im Organismus befinden, noch Fotos isolierter Viren fehlen. Die Darstellung hat so präzise zu erfolgen, dass es einem Laien möglich sein muss, dies überprüfen zu können. Insbesondere ist die biochemische Charakterisierung der Nukleinsäure und der Eiweiße des Virus für einen Nachweis desselben von großer Bedeutung.

Zur Überprüfung der Existenz eines Virus gibt es drei einfache Möglichkeiten.

A) Das Foto

Die einfachste Arbeit bei einer Virusisolation wäre es, ein Foto von einem isolierten Virus zu erstellen, inklusive der detaillierten Beschreibung, wie und in welchen Schritten das Virus isoliert wurde. Dazu gehört ein Foto von dem gleichen Virus, das in einem weiteren Schritt im Organismus nachgewiesen werden muss. Es versteht sich von selbst, dass dieses Virus natürlich die gleichen Strukturen und das Aussehen aufweisen muss wie das vorab isolierte Virus, inkl. der genauen Beschreibung, wie das Foto erstellt wurde. Die Publikationen und Ausführungen diesbezüglich müssen äußerst präzise sein, sodass es für jedermann möglich ist, diese exakten Schritte nachzuvollziehen.

„Es gibt in der gesamten wissenschaftlichen Literatur keinen Foto-Beweis eines krankmachenden Virus! Ebenso gibt es keinen einzigen Foto-Beweis eines krankmachenden Virus, welches sich im Blut, Speichel oder einer anderen Körperflüssigkeit im Organismus befinden soll.“

Dr. Lanka

B) Die Eiweiße

Die biochemische Bestimmung der Bestandteile „Nukleinsäure und Eiweiße“ ist das Wichtigste an einer Virusisolation. Das Virus wird dabei in seine Bestandteile zerlegt und eine Trennung von Nukleinsäure und Eiweißen vorgenommen.

Für die Eiweiße nutzt man ein Verfahren, das man als Gel-Elektrophorese bezeichnet. Mit diesem Verfahren trennt man die Eiweiße der Länge nach auf und färbt sie ein. Das Streifenmuster, das dabei entsteht, gibt Auskunft darüber, aus wie vielen unterschiedlichen Größen und Eiweißen das Virus besteht. Natürlich gilt auch für die Gel-Elektrophorese, dass eine exakte Beschreibung dieses Vorgangs inkl. eines Fotos veröffentlicht werden muss. In einem weiteren Schritt besteht noch die Möglichkeit, die Eiweiße auf ihre individuelle Zusammensetzung zu untersuchen.

„Es gibt keine Foto-Veröffentlichung eines Streifenmusters von aufgetrennten Eiweißen eines behaupteten krankmachenden Virus aus einer Gel-Elektrophorese!“

Dr. Lanka

In den bis dato erschienenen Publikationen wurde die Existenz von krankmachenden Viren durch eine biochemische Charakterisierung von Eiweißen aus einem isolierten Virus **nie** bewiesen.

C) Die Nukleinsäure

Mittels der Gel-Elektrophorese wird die Nukleinsäure der Länge nach aufgetrennt und dann durch Anfärben sichtbar gemacht. Ein erster Hinweis auf die Länge der Nukleinsäure zeigt sich dann mit dem typischen Streifenmuster. Die Nukleinsäure des Virus wird dann zur weiteren Bestimmung seiner Merkmale biochemisch zerschnitten und anschließend mit Hilfe der Gel-Elektrophorese aufgetrennt. Ein spezifisches Streifenmuster, der sogenannte genetische Fingerabdruck, entsteht. Auch diese Schritte und Ergebnisse sind wieder zu fotografieren und zu veröffentlichen.

„Es ist keine Publikation bekannt, in der die Auftrennung der Nukleinsäure eines behaupteten krankmachenden Virus bewiesen wurde!“

Dr. Lanka

Ebenso sind keine als krankmachend behaupteten Viren mit dem typischen Streifenmuster nach einer biochemischen Auftrennung, im Sprachgebrauch „genetischer Fingerabdruck“, durch eine Publikation bekannt.

Resümee/Fakten

Photographische Beweise von als krankmachend behaupteten Viren gibt es weder im Organismus eines Menschen noch in seiner Körperflüssigkeit noch in einem Tier oder dessen Körperflüssigkeiten!

Die bisher in wissenschaftlichen Publikationen der Öffentlichkeit gezeigten Aufnahmen von als krankmachend behaupteten Viren sind nichts weiter als Artefakte oder normale Bestandteile von Zellen. Es ist keine Publikation mit einer biochemischen Analyse/Beschreibung von Eiweißen eines als krankmachend behaupteten Virus bekannt. Eiweiße mit der indirekten Methode über sogenannte Antikörper nachzuweisen, die niemals zuvor exakt nachgewiesen wurden, ist und bleibt eine Wunschvorstellung, ist Betrug und nicht möglich! Als „Virusnachweis" gilt bei den „Wissenschaftlern" die beliebig manipulierbare indirekte PCR-Methode. Je nach verwendeter Nukleinsäure als Ausgangsquelle, DNS oder RNS, kann dieser Test, wie auch der HIV-PCR-Test, positiv oder negativ ausfallen. Für die Ermittlung des „H5N1-Virus" wird gegenwärtig der PCR-Test verwendet. Er testet sowohl Menschen als auch Tiere positiv, weil die für das „H5N1-Virus" als spezifisch bezeichnete Nukleinsäure in beiden vorkommt.

Noch niemals ist es der Wissenschaft gelungen, ein als „krankmachend" behauptetes Virus wissenschaftlich nachzuweisen. Allen behaupteten „viralen" Krankheiten mangelt es schon an der Erfüllung des ersten „Koch'schen Postulates", dem Nachweis des Erregers der jeweiligen Infektion.

HIV-AIDS-Beweislage (HIV = Humane-Immundefizienz-Virus)

Heinz Ludwig Sänger, Dr. rer. nat., Diplom-Biologe, Professor für Molekularbiologie und Virologie a.D., emeritierter Direktor der ehemaligen Abteilung Viroid-Forschung des Max-Planck-Instituts für Biochemie in Martinsried bei München, hat sich intensiv mit der HIV-AIDS-Forschung auseinandergesetzt und seine diesbezüglichen Ergebnisse in einem Brief zusammengefasst. Er kommt dabei zu folgenden Schlussfolgerungen: In der HIV-AIDS-Forschung haben kritische Wissenschaftler der letzten zwei Jahrzehnte immer wieder darauf aufmerksam gemacht, dass HIV aus epidemiologischer und auch kausaler Sicht niemals für die Immunschwäche AIDS verantwortlich gemacht werden kann. Es konnte bis dato kein Nachweis diesbezüglich geführt werden.

Zu seiner großen Überraschung musste Prof. Dr. Sänger als erfahrener Molekularbiologe nach einem kritischen dreijährigen Studium der Originalliteratur, trotz der allgemeinen Akzeptanz der HIV-AIDS-Hypothese, folgendes feststellen:

„Bis zum heutigen Tag gibt es nicht einen einzigen überzeugenden wissenschaftlichen Beweis für die Existenz des HIV-AIDS!"

Prof. Dr. rer. nat., Dipl. Biol. Heinz Ludwig Sänger

Bisher an die Öffentlichkeit gebrachte Fotos (auch die von Gallo und Montagnier) eines AIDS-HIV zeigen angefärbte Gewebeschnitte unterschiedlicher Strukturen mit Charakteristika von ganz normalen Zellkomponenten. Die gereinigten Präparate in den elektronenmikroskopischen Aufnahmen zeigen keinesfalls virus-typische homogene Partikel. Nicht ein einziges Mal wurde bisher ein Retrovirus mit den standardisierten Methoden der Virologie isoliert und aufgereinigt.

Hochreine HIV-Präparate fehlen bis heute, sodass es unmöglich ist, virus-spezifische Nukleinsäuren (RNS)- und Protein-Komponenten daraus zu isolieren, voneinander zu trennen und molekularbiologisch zu charakterisieren. Somit fehlt jegliche Voraussetzung, die man als Standard für einen sicheren wissenschaftlichen molekularen HIV-Nachweis anlegen muss!

Schlussfolgerung:

Standardisierte virus-spezifische Komponenten sind nicht existent, sodass ein HIV-AIDS-Nachweis unmöglich und auch völlig unzuverlässig ist. Dies gilt sowohl für den protein-orientierten ELISA- und Western-Blot-Test als auch für den Polymerase-Kettenreaktions-Test (PCR).

Selbst der Entwickler des hochsensiblen PCR-Tests (der PCR-Test soll sogenannte retrovirale zelleigene Sequenzen nachweisen), Nobelpreisträger Kary Mullis, hält den PCR-Test angesichts des fehlenden Virus für vollkommen ungeeignet. Bei mehr als siebzig Krankheiten, z.B. auch bei der Tuberkulose, reagiert das protein-orientierte Nachweisverfahren falsch positiv. Für die Existenz eines Retrovirus ist die Aktivität der Reversen Transkriptase ebenfalls nicht spezifisch, da es sich hierbei um ein zelleigenes Reparatur-Enzym handelt. Dieses Enzym lässt sich in beinahe allen Organismen finden.

Die gesamte wissenschaftliche Grundlage der HIV-AIDS-Hypothese bricht hiermit vollkommen zusammen und mit ihr die hieraus resultierenden medizinisch-therapeutischen Konsequenzen!

Sowohl den Behörden als auch den unterschiedlichsten wissenschaftlichen Institutionen sind diese unhaltbaren Zustände erwiesenermaßen seit vielen Jahren bekannt. Dies hat leider nichts an der erschreckenden Tatsache geändert, dass AIDS-Kranken nach wie vor ein Cocktail hochgiftiger, nicht kontrollierter Medikamente verabreicht wird. Verschärfend kommt hinzu, dass diese „Pharmazeutika" genau die Symptome erzeugen, für die man das bisher nicht nachgewiesene HIV verantwortlich macht. Die sogenannte „Immunschwäche AIDS" ist daher vor allem eine vom medizinischen Establishment verursachte, vielschichtige Erkrankung mit unterschiedliche Ursachen, die eine ganzheitlich orientierte, auf den individuellen Menschen bezogene Therapie erfordert. **Sie hat rein gar nichts mit einem Virus, HIV genannt, zu tun!**

AIDS, Vogel- und Schweinegrippe

Auf einer Pressekonferenz am 23. April 1984 verkündete der Wissenschaftler Robert Gallo, er habe das für den Ausbruch der AIDS-Infektion verantwortliche Virus gefunden. Die gleiche Entdeckung reklamierte der Franzose Luc Montagnier, Professor der virologischen Abteilung am Institut Pasteur in Paris, im Jahre 1983 für sich. AIDS gilt neben Krebs als eine der tödlichsten Geißeln unserer Zeit. Zu diesem Thema wurden seit 1984 mehr als 100.000 wissenschaftliche Artikel veröffentlicht. In der Behauptung, die AIDS-Infektion würde durch einen HI-Virus ausgelöst, steckt zudem gewaltiger Sprengstoff mit widersprüchlichsten Aussagen.

Der Nobelpreisträger Kary Mullis (Erfinder des PCR-Tests) drückte es sehr deutlich etwa so aus: *„Obwohl sich weltweit mehr als 10.000 Wissenschaftler auf die Erforschung des AIDS-Virus spezialisiert haben, gibt es niemanden, der wirklich daran interessiert ist, dass bekannt wird,* ***dass AIDS nicht durch HIV verursacht wird!****"* Sofort würden nämlich die so reichlich sprudelnden Geldquellen zu weiterer Forschung versiegen, wissenschaftliche Arbeiten der „AIDS-Forschung" wären auf einen Schlag nutzlos und der Image-Verlust der gesamten Medizin- und Pharma-Branche wäre so gewaltig, dass er, wenn nicht für immer, so doch auf lange Zeit ruiniert wäre.

Neben dem AIDS-Kritiker Kary Mullis, der 1993 den Nobelpreis für Chemie erhielt, gehört der amerikanische Virologe Peter Duesberg von der Berkeley-Universität zu den herausragenden Persönlichkeiten zur Aufdeckung der Wahrheit um den HIV-AIDS-Mythos. Sie belegen und bestätigen, dass es auch nicht einen wissenschaftlichen Beweis dafür gibt, dass AIDS HIV-initiiert ist. 100.000 Dollar hat die Zeitschrift „Continuum" als Belohnung für denjenigen ausgesetzt, der als erster den Beweis für die Existenz des HI-Virus antritt. Das Preisgeld hat seinen Empfänger bis dato nicht gefunden. Ein wissenschaftlicher Beweis, dass für eine bestimmte Krankheit ein Mikroorganismus verantwortlich ist, gilt als erbracht, wenn die drei „Kochschen Postulate" (Forderungen) ohne Einschränkung erfüllt sind.

1. Koch'sches Postulat
Der Mikroorganismus (der purifizierte Keim) muss in jedem von der Krankheit befallenen Individuum (Wirt, Patienten) und dem befallenem Gewebe gleicher Symptomatik nachgewiesen werden.

2. Koch'sches Postulat
Der Mikroorganismus muss aus dem erkrankten Individuum isoliert und im Labor gezüchtet werden können.

3. Koch'sches Postulat
Der Mikroorganismus muss dieselbe Krankheit mit der gleichen Symptomatik in einem vorher gesunden Individuum erzeugen.

Eleni Papadopulos-Eleopulos, Medizinprofessorin am Royal Perth Hospital der Universität von Westaustralien, beteuert überzeugend und grundsätzlich, dass es nicht einen einzigen Beweis für die Existenz von HIV gibt.

Am 15.1.2001 machte Richter Hackmann in einer öffentlichen Sitzung am Landgericht Dortmund (Ns 70 Js 878/99 14(XVII) K 11/00) die Kenntnis der Bundesgesundheitsbehörden hinsichtlich AIDS (HIV) öffentlich. Er bezog sich dabei auf die unmissverständliche Äußerung des Pressesprechers des Robert-Koch-Instituts, Dr. Marcus (RKI Berlin, zuständig als wissenschaftliches Zentrum für die Bundesregierung in Sachen AIDS), der bestätigte, **dass in Verbindung zu AIDS ein Virus niemals nachgewiesen werden konnte!** Damit bestätigte erstmals ein Richter, dass trotz Einsatzes modernster Labortechniken und Milliardensummen an Forschung das behauptete AIDS-Virus weltweit bei noch keinem Menschen oder Tier gefunden wurde. Richter Hackmann entlarvte damit nach mehr als zwei Dekaden des ersten Auftretens von „AIDS" in den USA 1980 und siebzehn Jahre nach der „Entdeckung" des AIDS-Virus dieses globale Verbrechen an der Menschheit, bis dato unbehelligt von Politik und Justiz. Erstmals wurde damit der Öffentlichkeit von Seiten der Justiz unmissverständlich aufgezeigt, dass in den zurückliegenden Jahren weltweit nicht eine einzige HIV-Infektion nachgewiesen wurde. Richter Hackmann ging aber noch weiter und prangerte ebenso konsequent und unmissverständlich das Vertuschen und das verschwiegene Wissen der zuständigen Strafverfolgungs- und insbesondere der Gesundheitsbehörden an. Bis dato wird den Menschen ungestraft vorgetäuscht, dass auf Grundlage normierter Labortests (HIV-Antikörpertest) das Virus zweifelsfrei nachgewiesen werden kann. Weltweit wurde jedoch nie auch nur ein einziger nachgewiesener HIV-Fall bekannt. Auf Dauer wird dann auf Grundlage dieser betrügerischen Labor-Ergebnisse diesen gesunden, nicht an HIV erkrankten Menschen geraten, bis zu ihrem Lebensende, todbringende „Medikamente" einzunehmen. Ganz „zufällig" stimmen dann auch die Nebenwirkungen auf den Beipackzetteln der Medikamente dieser Chemotherapie mit den 29 Symptomen der Definition für HIV-AIDS überein. Die schweren Nebenwirkungen dieser Chemotherapie werden dann als HIV-AIDS klassifiziert.

Die ohne HIV-Test einst gesunden Menschen werden dann auf AIDS behandelt und sterben, ohne dass sie je mit einem HI-Virus infiziert waren. Das alles ist sowohl über sechzig Staatsanwaltschaften, der Bundesgeneralstaatsanwaltschaft, dem Bundesjustizministerium als auch den Gesundheitsbehörden und -ministerien in Deutschland bekannt. Das Wissen um diesen weltweiten Genozid mit nicht an HIV-AIDS erkrankten Menschen ist jedem Bundestagsabgeordneten über die Petition 2-14-15-212-026084 bekannt.

Der sogenannte „HIV-Vater", Robert Gallo, wurde dann auch in der Folge für seine Behauptung, das Virus gefunden zu haben, durch das Gesundheitsministerium (Office of Research Integrity des National Institute of Health), USA, 1992 des wissenschaftlichen Betruges schuldig gesprochen. Doch obwohl Robert Gallo wiederholt wissenschaftliche Fakten zu seinem Vorteil verzerrte, unterdrückte oder fehlinterpretierte und hierdurch fortwährend als chronischer Lügner entlarvt wurde, gehört er heute doch wieder zu den anerkannten Wissenschaftlern des AIDS-Establishments.

Auch die Medien scheuen nicht davor zurück, den Mythos um den AIDS-Virus immer wieder neu zu schüren. So publizierte der britische „Daily Telegraph" am 20. September 2000 einen großen Bericht inkl. eines farbigen Bildes, das den angeblich so gefährlichen AIDS-Virus zeigte. Später stellte sich dann heraus, dass das abgebildete AIDS-Virus lediglich das Werk eines Künstlers war, der seine Vorstellung, wie seiner Meinung nach das AIDS-Virus aussehen könnte, darstellte. Michael Verney-Elliott (AIDS-Aktivist) bringt es ganz banal auf den Punkt: *„Von den Wissenschaftlern, die uns nicht beweisen können, dass Krebs durch ein Virus verursacht wird, kommt nun das HI-Virus, welches AIDS **nicht** auslöst oder verursacht.“*

So bleibt festzuhalten, weder ist die Existenz des HI-Virus, noch dass es als AIDS-Auslöser gelten kann, bewiesen. Demnach ist auch der sogenannte „AIDS-Test“ mit seiner erschreckenden, kaum vorstellbaren Ungenauigkeit völlig sinn- und wertlos. Keinesfalls wird nämlich bei einem HIV-Test das HI-Virus nachgewiesen, sondern lediglich „Antikörper“ (Antikörper wurden ebenso nie nachgewiesen), die durch das nicht nachweisbare Virus entstehen sollen. Dieser sogenannte indirekte Nachweis ist auch in der Medizin sehr umstritten, da er von nicht bestimmbaren Faktoren abhängig ist und zudem noch in den Ländern unterschiedlich interpretiert wird. So kann in einem Land das Ergebnis eines HIV-Tests positiv und in einem anderen Land negativ interpretiert werden. Auch kann der HIV-Test an einem Tag positiv und am nächsten Tag schon wieder negativ sein. So bleibt festzuhalten, dass sowohl beim Nachweis von HIV als auch der Entwicklung des „AIDS-Tests“ grundlegende wissenschaftliche Regeln außer acht gelassen wurden.

Es ist sogar in der ansonsten dogmatischen Medizin unbestritten, dass mehr als sechzig unterschiedliche Krankheiten, u.a. Grippe, akute Infektionen, Alkoholismus, Tuberkulose, Malaria, Herpes und Hepatitis B sowie auch Impfungen und selbst eine natürliche Schwangerschaft zu einem positiven HIV-Test führen können, da in einem aktiv vitalen Immunsystem Entzündungsmarker ständig aktiv sind.

Laut gängiger Theorie des „HIV-Establishments“ bleibt ein an „HIV“ Erkrankter lebenslang positiv. Im Unterschied dazu verlieren Drogensüchtige aber ihre „HIV-Antikörper“, wenn sie keine Drogen mehr konsumieren. Nach der offiziellen Lesart der AIDS-Theorie ist das jedoch gar nicht möglich. Trotz dieses auch in der Medizin etablierten Wissens ist man weiterhin bereit, mit dem HIV-Test Russisch Roulette zu spielen und will ihn nun sogar obligatorisch einführen. Auf die Spitze treiben es dabei Verantwortliche in Großbritannien, die eine Empfehlung für Schwangere aussprechen, sich auf HIV testen zu lassen, um der Gefahr zu begegnen, dass sich das fiktive Virus von der Mutter auf das Kind überträgt.

Auf dieses lukrative Geschäft freuen sich nicht nur die Pharmakonzerne mit der Herstellung des HIV-Tests und dem Verkauf von „Medikamenten“ gegen „AIDS“, sondern auch Luc Montagnier und Robert Gallo, die sich die aus der Entwicklung des HIV-Tests anfallenden Tantiemen teilen. Auf die Betroffenen wirkt die Nachricht „HIV-positiv“ häufig wie ein Todesurteil. Schockierende Nachrichten haben die nicht zu unterschätzende Eigenschaft, sich psychisch und physiologisch katastrophal auf den menschlichen Organismus auszuwirken. *„Unzählige Artikel über Psycho-Neuro-Immunologie belegen zweifelsfrei, dass sich die Werte von T-Zellen, Phagozyten, natürlichen Killerzellen etc., also sämtliche quantitativ messbaren Immunwerte erheblich verschlechtern, sobald einem Menschen schockierende Nachrichten überbracht werden.“*, so AIDS-Kritiker Gary Null 1997. Innerhalb kürzester Zeit wird so ein vorab intaktes Immunsystem geschwächt. Erklärt man diesen betroffenen Menschen nun auch noch, dass sich ihre Gesundheit eigentlich nicht mehr verbessern kann, stürzt man das psychoneurale Immunsystem dieser Menschen in eine sich mit zunehmender Geschwindigkeit selbst verschlechternde Abwärtsspirale. Die allgegenwärtige andauernde, übermächtige Angst macht sie nun nur noch krank und kränker. Die die „Behandlung“ begleitenden chemischen Pharmazeutika tun dann ein Übriges und verschlechtern den Zustand nur noch mehr.

Das Zellgift AZT wurde schon vor vielen Jahrzehnten entwickelt. Es sollte als Krebsmedikament seinen Einsatz finden, war jedoch in Tierversuchen so tödlich, dass alle mit diesem „Medikament“ behandelten Mäuse verendeten. Das Immunsystem wurde überwiegend zerstört und demzufolge funktionsunfähig, gesunde Zellen wurden vergiftet. Das war Grund genug, AZT 1964 sofort auf die Seite zu legen. Später erfuhr es dann seine Renaissance als probates Mittel zur Bekämpfung von AIDS. **Man „therapierte“ nun die fiktive Immunschwächekrankheit AIDS ausgerechnet mit einem immunschwächenden tödlichen Zellgift.**

Was der gesunde Menschenverstand schon sagt, zeigt dann auch die große Zahl von Studien, die bestätigen, dass mit dem Zellgift AZT behandelte Menschen deutlich häufiger und schneller sterben als jene, die das Zellgift zur Behandlung ablehnen oder aufgrund der hohen Kosten erst gar nicht erhalten. Erst das Zellgift AZT löst die für die „AIDS-Infizierten“ behaupteten charakteristischen Symptome aus. Schon 1986 erkannte die Gruppe um Eleni Papadopulos-Eleopulos, dass AIDS eine Stoffwechselkrankheit ist, die durch Oxidationsstress in den Körperzellen hervorgerufen wird. Zellen, die einen ausgewogenen Reduktionsprozess aufweisen, bleiben gesund im Gegensatz zu den Zellen, in denen die Oxidation überwiegt. Stressfaktoren, seien es harte Drogen, Nitrite, Transfette, Ejakulat beim Analkoitus und auch Blutverdicker zeichnen für den Oxidationsstress in den Zellen verantwortlich. Der Körper produziert dann körpereigene Retroviren, Proteinbruchstücke, die dann fälschlich als HIV-Antikörper interpretiert werden.

Diese Stressfaktoren, Drogen, Nitrite, Transfette oder auch Ejakulat beim Analkoitus sind Giftstoffe, die dem menschlichen Organismus fremd sind und das Immunsystem dämpfen. Der Organismus reagiert darauf mit einer Entzündung. So erklärt sich auch, dass in den Industriestaaten AIDS in der Mehrzahl noch auf Drogensüchtige, Bluter und schwule Männer beschränkt ist. Das körperfremde Eiweiß, die männliche Samenflüssigkeit im Darm, belastet nämlich die Immunabwehr des Körpers enorm. Eine weitere Belastung des Immunsystem stellt sich dann noch durch die immunsuppressive (unterdrückende) Wirkung von Spermien ein. Zudem kommt hinzu, dass in den 1980er-Jahren die inhalative Modedroge „Poppers“ (chem. Amylnitrit) in Schwulenkreisen sehr beliebt war. Poppers zeichnet für die nachhaltige Schädigung der körpereigenen Energieproduktion und des Immunsystems verantwortlich und wird mit dem Karposi-Sarkom (Krebsart) in Verbindung gebracht. Darüber hinaus wurden Homosexuelle gegen Pilzinfektionen in der Lunge, Hefepilzinfektionen auf den Schleimhäuten und anderen Erkrankungen mit dem Zwei-Komponenten-Antibiotikum Cotrimoxazol (Bactrim) behandelt, das sich schädigend auf die Nieren auswirkte und schwere Blutschäden verursachte. Im Übrigen leitet sich der Begriff **„Antibiotika“** aus dem Altgriechischen ab, und bedeutet: **Gegen das Leben.**

AIDS ist demnach keine durch ein Virus sexuell übertragene Erkrankung. Wäre AIDS jedoch Sexinitiiert, hätte sich die „Krankheit“ mit an Sicherheit grenzender Wahrscheinlichkeit epidemieartig, gleichmäßig in der gesamten Weltbevölkerung ausbreiten müssen, was aber nicht geschah. Die angeblich Millionen von AIDS-Kranken in Afrika sind reine Fiktion. Um das Sterben in Afrika zu erklären, bedarf es sicher nicht der Fiktion AIDS: Auszehrung durch Mangelernährung, mit Parasiten und anderen Erregern verseuchtes Trinkwasser und krankmachende Impf- und Medikamententests der Pharma-Industrie sind ausreichend Gründe dafür, dass ganze Bevölkerungsgruppen in Afrika aussterben.

Seit langem bekannte Krankheiten wie Malaria, Typhus, Cholera, Tuberkulose etc. werden, den Wahnsinn auf die Spitze treibend, nun nicht mehr nur unter dem Begriff AIDS zusammengefasst, sondern auch wie AIDS therapiert. Die Menschen, die diese erschreckende Systematik verstanden haben, bleiben nun zuhause und lassen sich überhaupt nicht mehr von Ärzten behandeln, immer in der Angst lebend, nicht auf ihre eigentliche Krankheit wie Malaria, Cholera, Typhus etc. behandelt zu werden, sondern als klinischer Fall von AIDS abgestempelt zu werden. Die psychologische Belastung dieser armen Menschen ist gewaltig und ein nicht unerheblicher weiterer Grund der hohen Sterblichkeit in Afrika.

Nicht nur die Pharma-Industrie hat den „Goldesel“ AIDS entdeckt. Mittlerweile partizipieren auch die afrikanischen Regierungen in großem Umfang. Wo AIDS ist, da sind auch Unsummen von Geld im „Spiel“, das haben alle Beteiligten von Industrie und Regierung sehr schnell begriffen – neue Testlabors, eine brandneue Klinik, ein neuer Luxuswagen, hochbezahlte Jobs oder internationale Konferenzen, um nur einen Teil der Palette der Subventionen aufzuzeigen. Der Gesundheitsminister von Zimbabwe, Timothy Stamps, spricht davon, dass die HIV-Industrie aufgrund von Geschäften in Millionenhöhe zu einer nicht zu unterschätzenden Gefahr für die Gesundheit seines Landes geworden ist.

Machen Sie sich bei einem positiven AIDS-Test keine Sorgen, der Test und das Ergebnis sind zu 100% wertlos!

Wenn man bei Ihnen aber schon „AIDS“ diagnostiziert hat und Sie mit dem hochgiftigen AZT behandelt werden, sollten Sie sich schnellstens umfassend über anderweitige Behandlungsmethoden gegen „AIDS“ (nicht HIV-AIDS) informieren. Kein Organismus übersteht dauerhaft die Behandlung mit dem tödlichen Zellgift AZT. Machen Sie sich über AIDS sachkundig und begreifen Sie, es gibt kein HIV-initiiertes AIDS. Dieses Virus ist eine Fiktion, es existiert schlicht nicht. AIDS steht im wahrsten Sinne des Wortes für eine „allgemeine Immunschwäche“, die nur den Namen „AIDS“ erhalten hat und ganz gezielt als HIV initiiertes AIDS „verkauft“ wird. AZT, das hochgiftige, tödliche Zellgift, löst diese allgemeine Immunschwäche ebenso aus wie ein über Jahre gelebter ungesunder Lebenswandel.

Um den Körper, den Organismus, zu regenerieren, muss radikal umgedacht werden. Ohne entscheidende Änderungen im Leben eines an Immunschwäche Erkrankten kann der Körper nicht regenerieren, um letztendlich zu gesunden. Dazu gehören so einfache Dinge wie eine gesunde Ernährung, Ruhe und Schlaf, Ausleitung von Schwermetallen, Eliminierung von Entzündungen, keine Transfette, keine Nitrite und wenig Kohlenhydrate (Zucker) zu konsumieren. Keinesfalls vergessen sollte man auch eine gesunde Psychohygiene, da negative Gedanken und Gefühle ein Immunsystem sehr stark belasten können. Letztendlich sollte eine allgemeine Immunschwäche durch Vitamin- und Mineralpräparate entgegengewirkt werden.

Ganzheitliche Lösungsansätze sind bei AIDS (nicht HIV-AIDS) das Mittel der Wahl. Lassen Sie sich deshalb durch ganzheitliche Methoden wie Bioresonanz oder Kinesiologie gründlich untersuchen, um zu erkennen, wo Ihr Organismus gezielt Hilfe benötigt. Suchen Sie nach ganzheitlich operierenden Kliniken oder ganzheitlich orientierten Therapeuten, die Ihnen hierzu lebenswichtige Impulse vermitteln können.

AIDS ist mehr oder weniger zu einer gewaltigen Geldmaschine verkommen. Für Haiti und Afrika allein wurde von den USA (Bush-Regierung) ein Betrag von 15 Milliarden Dollar an AIDS-Hilfe in Aussicht gestellt, zahlbar innerhalb von fünf Jahren. Leider wird diese gewaltige Summe, wenn überhaupt, ausschließlich für toxische Pharmazeutika, sowie für deren Verwaltung, Verabreichung, Werbekampagnen und Beratung ausgegeben. Die AIDS-Industrie hat riesige Plattformen mit neuen Positionen geschaffen, in denen die wenigsten Teilnehmer der blinden Geldgier bezichtigt werden können. Die meisten Beteiligten dieser morbiden Scharade sind in der Regel mehr oder weniger unwissend.

Symbolisch werden einige Köpfe rollen, wenn das „große Sterben“ der vielen zu Tode therapierten AIDS-Kranken vorbei ist. Politiker und Wissenschaftler werden dann gemeinsam diesen „Fehler“ der in diesen Jahren vorherrschenden wissenschaftlichen Meinung zuschreiben und zur Tagesordnung übergehen. Ein großes Aufräumen in der „medizinischen Welt“ ist eher unwahrscheinlich, es war schließlich der gemeinsame Konsens aller Beteiligten. Eine Krähe hackt der anderen kein Auge aus.

Abschließend zur AIDS-Thematik sehen Sie auf den nächsten Seiten eine „Versicherung an Eides Statt“ von Dr. rer. nat. Stefan Lanka und Auszüge aus einem Interview mit einem PR-Mann, der als langjähriger Insider an der AIDS-Front tätig war. Er agierte unter Pseudonym und wird im nachfolgenden nur „Steve“ genannt. Steve ist ein zurückgetretener reuiger PR-Mann, den man mit Fug und Recht als einen Experten in Sachen Propaganda bezeichnen kann. Steve war ein PR-Mann, dessen zentrale Aufgabe es war, AIDS so real wie möglich, so real wie andere Produkte, Autos, Brillen, Uhren etc. konzeptionell den Menschen zu „verkaufen“. Er arbeitete für einen kleinen Kern hochkarätiger, skrupelloser Menschen, deren Interesse es war, AIDS, HIV-initiiert, als die Menschheit bedrohende Krankheit in das Bewusstsein der Weltbevölkerung zu bringen.

Dr. rer. nat. Stefan Lanka Am Schwediwald 30 88085 Langenargen

Versicherung an Eides Statt

zur Vorlage bei Gericht (umfasst vier Seiten)

u.a. über „Bündnis für gesunde Tiere e.V."

Frau Sonja Goldfinger, Kraußstr. 1, 91522 Ansbach

Mir ist bekannt, dass die Abgabe einer falschen Versicherung an Eides Statt eine Straftat begründet.

In dieser Kenntnis versichere ich, Dr. rer. nat. Stefan Lanka, geb. am 27.9.1963 in Langenargen am Bodensee, Nachfolgendes an Eides Statt:

Ich bin promovierter Molekularbiologe.
Ich habe an der Universität Konstanz studiert und im Jahre 1994 promoviert.

Ich bin der erste Entdecker eines tatsächlich in der Biologie existierenden Virus im Meer, in einer Meeresalge. Dieses Virus steht in keinerlei Bezug zu einer Krankheit.

Den Nachweis der tatsächlichen biologischen Existenz dieses Virus publizierte ich gemeinsam mit meinen Professoren erstmalig 1990 wissenschaftlich, d.h. überprüf- und nachvollziehbar:

Botanica Acta 103 (1990) 72-82

A Virus Infection in the Marine Brown Alga *Ectocarpus siliculosus* (Phaeophyceae)

Dr. rer. nat. Stefan Lanka, Langenargen den 16.11.2010

Auf dem Hintergrund dieser meiner Fachkompetenz habe ich in Bezug auf den Veterinärbereich die „Amtliche Methodensammlung" des Friedrich-Loeffler-Instituts (FLI), Stand Juli 2010, unter der Fragestellung gesichtet, ob in der „Amtlichen Methodensammlung" des FLI ein Bezug zwischen einem empirisch-wissenschaftlich, also überprüf- und nachvollziehbar direkt nachgewiesen und publizierten, als Krankheitsverursacher als biologisch existent behaupteten Virus und den durch das FLI dargestellte Methoden des indirekten Nachweises dieser als biologisch existent behaupteten Viren, wissenschaftlich, d.h. überprüf- und nachvollziehbar genannt ist.

In dieser Methodensammlung des FLI wird kein überprüf- und nachvollziehbarer, also wissenschaftlicher Bezug zwischen den jeweils dargestellten sog. indirekten Nachweismethoden der als biologisch existent behaupteten Viren und einem empirisch-wissenschaftlich als existent bewiesenen und publizierten Virus durch Nennung einer Beweispublikation eröffnet.

Die durch das FLI in der „Amtlichen Methodensammlung" Stand Juli 2010 genannten Methoden bewegen sich in Bezug auf ein als biologisch existent behauptetes Virus in einem sachlich-wissenschaftlich nicht begründeten Raum, frei von einem Bezug zur molekularbiologischen Wissenschaft, die in der Lage ist, die biologische Existenz eines Virus zu beweisen und nicht nur zu spekulieren und dessen Existenz nicht nur zu glauben und nicht nur aufgrund eines verbreiteten Glaubens anzuerkennen.

Bei den genannten Methoden, bei denen kein Nachweis genannt ist und nicht genannt werden kann, dass sie an einem real existierenden Virus, dessen Existenz empirisch-wissenschaftlich nachgewiesen und publiziert worden ist, abgeglichen (geeicht) sein können und sind, handelt es sich **nicht** um Methoden, von denen wissenschaftlich und rechtsstaatlich behauptet werden darf, dass diese geeignet sein können, in einem konkreten individuellen Tier das Vorhandensein konkreter Viren, z.B. Influenzaviren, nachzuweisen.

Ein Nachweis, dass auch nur eine der in der „Amtlichen Methodensammlung" des FLI (Stand Juli 2010) genannten Methoden, in der Lage sein könnten, eine sog. Virusinfektion in einem Tier nachzuweisen, befindet sich in der „Amtlichen Methodensammlung" des FLI nicht.

Dr. rer. nat. Stefan Lanka, Langenargen den 16.11.2010

Gleichermaßen habe ich in Bezug auf den Humanbereich die Impfempfehlungen, Stand Juli 2010, der Ständigen Impfkommission (STIKO) am Robert Koch-Institut (RKI), die nach § 20 Abs. 2 Infektionsschutzgesetz (IfSG) die Grundlage der öffentlichen Impfempfehlungen der Länder nach § 20 Abs. 3 IfSG und der Impfempfehlungen der Ärzte sind, gesichtet:

Auch hier fand ich bei keiner Impfempfehlung der STIKO für die Gabe von Impfstoffen als behaupteter Schutz vor viralen Erkrankungen einen Bezug zwischen der jeweiligen Impfempfehlung der STIKO und einem publizierten empirisch-wissenschaftlichen Virusexistenzbeweis.

Seit 1995 wird durch Staatsbürger an die zuständigen staatlichen Stellen in der BRD die Frage nach einem publizierten empirisch-wissenschaftlichen Beweis der Existenz des sog. AIDS-Virus HIV gestellt.

Seit 2000 wird in der BRD diese Frage in Bezug auf alle im Humanbereich als biologisch-existent behaupteten, Krankheiten verursachenden Viren gestellt.

Vor einigen Jahren wurde diese Frage auch auf die Viren ausgedehnt, deren biologische Existenz im Veterinärbereich behauptet wird und staatlichen zwangsweisen Eingriffshandlungen in der BRD als Rechtfertigung zugrunde gelegt wird.

Jahrzehntelang wurde und wird die wissenschaftlich nachgewiesene biologische Existenz dieser als Krankheitserreger beschuldigten Viren in der BRD durch die zuständigen staatlichen Stellen als Tatsache behauptet.

Auch heute erfolgen diese Tatsachenbehauptungen noch gegenüber der Öffentlichkeit durch die zuständigen staatlichen Stellen in der BRD.

Intern jedoch, insbesondere dann, wenn es um die Frage der empirisch-wissenschaftlich nachgewiesenen biologischen Existenz der als Krankheitserreger beschuldigten Viren geht, setzte sich bei den Behörden in der BRD in Bezug auf HIV immer mehr die Sprachregelung durch, dass das HIV nur noch als wissenschaftlich nachgewiesen **gilt**.

Dr. rer. nat. Stefan Lanka, Langenargen den 16.11.2010

4

Demnach wird nicht mehr behauptet, dass das HIV wissenschaftlich nachgewiesen worden **ist**.

In der BRD setzte sich intern, seitdem seit 10 Jahren die Beweisfrage auf alle anderen als Krankheitserreger beschuldigten Viren ausgedehnt wurde, die Sprachregelung durch, dass die biologische Existenz dieser behaupteten Viren international wissenschaftlich **anerkannt** ist.

Eine **Anerkennung**, dass etwas als existent nachgewiesen **gilt**, bedeutet das interne Eingeständnis des allgemein verschwiegenen Wissens, dass etwas tatsächlich **nicht nachgewiesen worden ist**.

Die Behauptung, dass die Existenz dieser Viren wissenschaftlich nachgewiesen worden ist, verbreiten die Staatsbediensteten in den zuständigen Bundesoberbehörden RKI und FLI, in den Gesundheits- und Veterinärbehörden in der BRD trotzdem nachweislich wider besseres Wissen, um staatliche Handlungen in der BRD zum Schein zu rechtfertigen.

Das erfolgt durch die Staatsbediensteten in den Gesundheits- und Veterinärbehörden in der BRD bisher noch in der Sicherheit, niemals zur Verantwortung gezogen zu werden, weil alle anderen Staatsbediensteten in den Gesundheits- und Veterinärbehörden in der BRD auf Bundes-, Landes- und Kommunalebene gleichermaßen wider besseres Wissen, zum Schaden von Mensch und Tier, alles mitmachend handeln.

Staatliche Dokumente der Beweise der Absicht des Handelns wider besseres Wissen in den Gesundheits- und Veterinärbehörden in der BRD, sind in den Publikationen und auf Internetseiten des klein-klein-verlags (www.klein-klein-verlag.de) zugänglich.

Dr. rer. nat. Stefan Lanka, Langenargen den 16.11.2010

Aktualisierung der Unterschrift zur konkreten Vorlage:

Dr. rer. nat. Stefan Lanka, Langenargen den

„Steve" und AIDS

Steve war die Basis dessen, was Journalisten im Allgemeinen als ihre „vertrauliche Quelle" bezeichnen. Steve „fütterte" diese vertraulichen Quellen mit dem, was er „rüberbringen" wollte. Die so lancierten Informationen wurden dann an die Presse weitergegeben mit der Folge, dass sie über die Medien in die Öffentlichkeit gelangten. Für Steve war dies eine sehr bequeme und einfache Möglichkeit, so zu agieren, da er durch zwei Ebenen (vertrauliche Quelle und Presse) von der betroffenen Öffentlichkeit getrennt war. Steve hatte die gesamte Medienlandschaft indirekt zur Verfügung. Und er wusste, wie er seine Ideen in den Medien positionieren konnte. Er kreierte für Otto Normalverbraucher eine neue Welt. Die Resultate seiner Tätigkeit und auch der seiner Branche sprechen für sich: Sie hatten Erfolg, sie führten die Menschen zu ihrem „Glauben". Eine seiner wichtigsten Aufgaben als PR-Mann war es, diese vertraulichen Quellen dazu zu bringen, ihm seine Botschaft „abzukaufen", sprich sie zu überzeugen. Dieses Vertrauen wurde über viele Jahre durch kleine platzierte Geschichten aufgebaut, die dann etwas später auch tatsächlich geschahen. Danach schenkte man ihm Glauben, sodass er seine große Geschichte „AIDS" an den Mann bringen konnte.

In Sachen AIDS hatte Steve unterschiedliche Aufgaben. Er musste überzeugend darstellen, dass AIDS die Folge einer Infektion durch das HI-Virus ist und dass die erforderlichen AIDS-Tests eindeutig sind. Er brachte den vertraulichen Quellen nahe, dass er Insider-Informationen aus den Laboren habe, die exklusive Untersuchungen zu AIDS durchführten. Das Ganze war natürlich viel komplizierter, aber das ist die Essenz. So brachte er auch die Botschaft schon 1982 unter, dass sich AIDS ohne jeden Zweifel um den gesamten Planeten verbreiten würde und die Forscher hinter vorgehaltener Hand davon sprachen, dass AIDS das „ganz große Ding" sei.

Steve war vollkommen klar, dass AIDS lediglich ein Pseudonym für alle nur denkbaren Erkrankungen war, vollkommen gleichgültig, welche Ursache es wirklich hatte.

„Keine der Ursachen einer sogenannten AIDS-Erkrankung hatte etwas mit einem HI-Virus zu tun! HIV ist reine Fiktion, Utopie, Vision!"
„Steve"

Den HIV-Test selbst bezeichnet Steve als einen Blindgänger, da er überhaupt keinen Sinn hat, setzt man sich einmal wissenschaftlich mit ihm auseinander. Der Test ist vollkommen unzuverlässig, und Antikörper sind kein Beweis für eine tödliche Erkrankung. Aber Steve hatte einen Auftrag, und den führte er skrupellos aus. Er verkaufte diese falsche Verknüpfung, benutzte die Falschaussagen von Wissenschaftlern und vertraute der Ignoranz der Presse, er malte ihnen ein Bild. Steve sagt von sich selbst, dass er Maler und Geschichtenerzähler war und diese Gemälde und Geschichten an seine Quellen verkauft hat, das war alles. Natürlich machte er dies nicht allein, aber er war ein individueller Künstler dieser schwarzen Magie.

Waren seine vertraulichen Quellen einmal in die gewünschte Richtung gelenkt, war der Rest ein Kinderspiel, er musste sie nur noch weiter füttern, er komplettierte sozusagen sein Gemälde. Steve bestätigte lediglich das, was seine Quellen hören wollten bzw. schon erwarteten. Einer dieser „Verlässlichen", den Steve sehr gut kannte, war ein Mann, der für einen renommierten Korrespondenten in New York die Informationsquelle war. Und er wusste auch, dass dieser Mann ein „Pandemie-Typ" war, von der Idee einer Pandemie geradezu besessen, er „suhlte" sich geradezu in dieser Idee. So erzählte Steve ihm eine Geschichte, die sie hören wollte, und malte das Szenario einer Pandemie, genannt AIDS, Ursache HI-Virus. Steve benutzte dabei immer wieder dieselben Begriffe „Plage und latentes Virus". Der Typ, so Steve, saugte das auf wie Honig, und er sah, wie sich dessen Verstand überschlug. Ein Virus, das sich jahrelang zu verstecken versteht und dann wie aus dem Nichts aktiv wird, war genau nach seinem Geschmack, er verschmolz geradezu mit dieser Idee. Er malte sich alsbald sein eigenes Szenario, die Stückchen, die dann noch fehlten, gab ihm Steve. Und so gelangte diese Geschichte dann über die Presse an die Öffentlichkeit.

Steve betrachtete sich als Künstler. Er ließ bestimmte „Welten" für den geneigten Hörer lebendig werden. Er malte, und die anderen schauten mit Erstaunen, Ehrfurcht, Dankbarkeit und Befriedigung auf seine Bilder. So versteht und verstand Steve Propaganda, er verankerte diese „fiktive andere Welt“ in der „realen Welt“. Er verwebte sie sozusagen miteinander. Er erschuf eine neue Welt, das ist es, was Propaganda ausmacht.

Aus Steves Sicht war die Verankerung eines AIDS-Tests in den Köpfen der Menschen geradezu ideal. Alles läuft dann letztendlich auf einen AIDS-Test hinaus. Alles fängt mit einem Test an, das ist es doch, woran sich die Wissenschaft klammern kann. Da ist ein Test, und der sagt uns, ob Sie mit HIV „infiziert“ sind. Sind Sie infiziert, werden Sie erkranken, d.h., Sie müssen Medikamente nehmen, die wir Ihnen geben. Diese Pharmazeutika sind zwar hochgiftig und letztendlich sogar letal (tödlich), aber was soll's, Sie müssen ja sowieso sterben. Wir haben den Test, der keinen Zweifel zulässt. Die Menschen müssen glauben, dass der AIDS-Test über jeden Zweifel erhaben und unabdingbar ist. Dafür muss die Ware AIDS-Test unter allen Umständen an den „Mann“, sprich in die Köpfe der Menschen gebracht werden. Die vorgetäuschte Korrektheit eines Tests mit 99% funktioniert dabei immer. Jeder Mensch sollte daher, unabhängig ob gesund oder nicht, auf AIDS getestet werden.

Test kann ein gewaltiges Wort sein, denken Sie einmal darüber nach. Sie lassen einen Test durchführen, fallen durch oder bestehen ihn. Der Test ergibt für Sie eine reale, nicht manipulierbare Punktzahl. Diese Punktzahl teilt ihnen ein Priester in weiß mit. Der Priester ist über allem erhaben, wenn es zu einem Test kommt, er weiß Bescheid, Sie nicht.

Heute empfindet Steve großes Bedauern für sein früheres Tun. Um den Menschen die Augen in Anbetracht dieser so eindeutigen Fakten zu öffnen, gab er dieses Interview.

AIDS-Test

Mitte der achtziger Jahre begannen die ersten „ernsthaften“ AIDS-Tests. Bis zu diesem Zeitpunkt war es in der Medizin unbestritten, dass ein Patient bei Anwesenheit von **Antikörpern** bei bester Gesundheit ist. So der gemeinsame Konsens. Der Patient infiziert sich mit einem Erreger, sein Immunsystem produziert daraufhin **Antikörper**, der Erreger wird neutralisiert, das ist alles. Zu diesem Zeitpunkt gab es niemanden, der eine andere Meinung vertrat. Die Anwesenheit von **Antikörpern bedeutete Gesundheit** und wies unter keinen Umständen auf eine gegenwärtige oder zukünftige Krankheit hin.

Mitte der 1980er-Jahre wäre es noch vollkommen unproblematisch gewesen, wenn sich mitten in China Millionen von Menschen mit dem H5N1-Virus (Vogelgrippe) infiziert und dann dagegen **Antikörper** entwickelt hätten. Man wäre dann davon ausgegangen, dass diese infizierten Menschen gesund geblieben wären. Dann kam AIDS und mit AIDS die AIDS-Forschung und alles, was einmal gut und richtig war, wurde plötzlich auf den Kopf gestellt. Patienten, die **Antikörper** im Blut hatten, waren plötzlich HIV-positiv und krank oder auf dem sicheren Weg zu einer bösartigen Erkrankung. Ein riesiger Schwindel tat sich auf, aber es gab nur wenige Wissenschaftler, die diesen Paradigmenwechsel anprangerten. Plötzlich gab es eine neue Herausforderung, eine neue Krankheit, mit ihr eine neue These, die fast alle akzeptierten, als wäre es das Normalste der Welt.

Warum stellte man sich nicht die einfache Frage, warum überhaupt bei HIV auf **Antikörper** getestet wurde, wie konnte es dazu kommen, dass diese Methode ohne großen Widerstand als aussagekräftig akzeptiert wurde? Was ist der Grund, dass die Anwesenheit von **Antikörpern** bei HIV nun als Zeichen von Krankheit gewertet wurde?

Mit den beiden HIV-Tests „Elisa“ und „Western Blot“ wurden weltweit Millionen Menschen getestet. Beide Tests beruhen einzig und allein auf der Grundlage, **Antikörper** zu erkennen. Es wird wohl immer ein Geheimnis der Wissenschaft bleiben, warum **Antikörper-Tests** als Ermittler für gegenwärtige und zukünftige Krankheiten dienen sollen. Wenn also ein Mensch auf natürliche Art **Antikörper** gegen das **fiktive** sogenannte „HI-Virus“ bildet, gilt er als krank oder ist gefährdet zu erkranken. Würde der Patient jedoch gegen HIV geimpft und daraufhin die gleichen **Antikörper bilden**, wäre er laut gängiger wissenschaftlicher Meinung gegen das Virus immun. Angesichts dieses kaum fassbaren wissenschaftlichen Betruges kann man sich nur noch über die Dreistigkeit wundern, eine derartige Interpretation zum Standard zu erklären.

Bis zum heutigen Tag wird dieser die Grundmauern der Medizin erschütternde Gegensatz sowohl vom Netzwerk des AIDS-Kartells als auch von der Mainstream-Presse ignoriert. Ein Impfstoff hatte nach bisheriger Vorstellung grundsätzlich die alleinige Aufgabe, Immunität gegen einen Erreger aufzubauen, indem er **Antikörper** gegen diesen Erreger bildete. Das war, ist und sollte immer der Sinn und Zweck eines „guten Impfstoffs" sein. Aber auch diese Bastion ist schon gefallen.

Zusammenfassend kann mit Fug und Recht behauptet werden, dass weder die beiden HIV-Antikörpertests (Elisa und Western Blot) in ihren Ergebnissen zuverlässig und richtig sind noch die Behauptung der Medizin, die Anwesenheit von **Antikörpern** sei ein eindeutiges Zeichen für eine gegenwärtige oder zukünftige Erkrankung. All dies ist nichts weiter als ein ausgemachter Schwindel und kompletter Unsinn.

Still ist es geworden um die H1N1-Vogelgrippe
In Österreich auf dem 9. European-Health-Forum in Gastein wurde erstmals offen zugegeben, dass es ein Fehler war zu behaupten, dass die Vogelgrippe durch Vögel eingeschleppt bzw. verbreitet worden sei. Dies hätte zu einem massiven Vertrauensverlust in die Wissenschaft geführt. Ab sofort solle man nun verbreiten, dass die Vogelgrippe durch illegale Fleischtransporte und den Tourismus übertragen würde?! Auch sagte man auf dem Forum schon voraus, dass in einem südostasiatischen Land durch die WHO ein neuer Virus-Typ H5N8 auftreten wird, der dann von Mensch zu Mensch übertragen wird und ihn umbringt.

Mit Ausbruch der „Schweinegrippe" hat die Gesundheitsbehörde von Mexico City nahezu gleichzeitig einen umfassenden Impffeldzug gegen dieses fiktive Virus begonnen. Offen bleibt daher die Frage, welcher „nicht vorhandene" Impfstoff diesen armen, nichts ahnenden Menschen wirklich gespritzt wurde. Bis zu diesem Zeitpunkt war kein „offizieller Impfstoff" gegen das fiktive Schweinegrippe-Virus verfügbar!

Vogelgrippe, Schweinegrippe, Pandemie

Niemandem ist es bis zum heutigen Tag gelungen, das behauptete Vogelgrippevirus zu isolieren oder zu fotografieren. Daher bleibt die alles entscheidende Frage offen, auf welche konkreten Publikationen sich die Wissenschaft beruft. Wo und wie wurde das Vogelgrippevirus isoliert, charakterisiert und dokumentiert? Eine wissenschaftliche Dokumentation existiert hierzu überprüfbar nicht. Alle Versuche, das Vogelgrippevirus H5N1 indirekt im Reagenzglas nachzuweisen, sind gescheitert. Das Virus selbst wurde nie gesehen oder isoliert. Die bisher veröffentlichen Fotos sind nichts weiter als Zellkultur-Artefakte. Dr. rer. nat. Stefan Lanka, promovierter Biologe, würde dies vor Gericht eidesstattlich versichern.

Dagegen sind die Krankheitssymptome der behaupteten „Vogelgrippe" natürlich für den Einzelnen sehr real. Doch zur Erklärung dieses Krankheitsbildes benötigt man kein Virus. Symptome, die bei einem Mangel an Vitaminen und Mineralien, bei Vergiftungen durch Impfungen, die Massentierhaltung, Parasiten, Schwermetalle, verschmutztes Wasser, Allergien, Fast Food etc. auftreten, sind identisch mit den Symptomen der behaupteten Vogelgrippe.

Impfungen an Menschen, gleich welcher Art, sind ungerechtfertigte Körperverletzungen. Es ist ein Mythos, dass durch eine Impfung auch nur irgendeine positive Wirkung erzielt werden kann. Außer faktischen Impfschäden haben sie keinen „Nutzen", erzielen sie keine Wirkung. In Deutschland gilt seit 2001 das Infektionsschutzgesetz, das zum ersten Mal den Nachweis eines Erregers und einen Beweis für den Nutzen einer Impfung fordert. Dass etwas als nachgewiesen behauptet wird, gilt ab sofort nicht mehr als ausreichender Nachweis.

Mittlerweile haben die zuständigen Mitarbeiter des Robert-Koch-Instituts (RKI) sowie die „Ständige Impfkommission" zugegeben, dass es keine positive Risiko-Nutzen-Analysen für Impfungen gibt!

Es werden lediglich **Risiko-Kosten-Analysen** durchgeführt, die jedoch der Geheimhaltung des jeweiligen Impfstoffherstellers unterliegen. Die Ärzte sind dann am Ende der Verantwortungskette in der Regel die Dummen, da sie für mögliche Impfschäden haften. Die zuständige Behörde, die Gesundheitsbehörde, die uns eigentlich vor gesundheitlichen Schäden, insbesondere auch durch pharmazeutische Produkte, schützen soll, hat bewusst oder unbewusst vollumfänglich versagt. Diesen Missstand hat die Organisation gegen Korruption „Transparency International Deutschland" mittlerweile aufgegriffen und geht dagegen vor. Zu deutlich sind die Verflechtungen zwischen der Pharmalobby und den Behörden. So wird offiziell eine Offenlegung sämtlicher Entscheidungsprozesse der „Ständigen Impfkommission" hinsichtlich der Impfungen gegen die Schweinegrippe gefordert.

Auch Schweizer Gruppen sind aktiv geworden. So erstattete das „Schweizer Komitee Koordination" Strafanzeige wegen der Schweinegrippe gegen die Lobby des Pharma-Kartells und gegen Politiker wegen systematischer Irreführung der Bevölkerung. In der Begründung für die Strafanzeige wurde die medizinisch völlig unbegründete Vergiftung der Bevölkerung mit in der Wirksamkeit wissenschaftlich ungesicherter Grippeimpfstoffe angeführt, mit der Folge möglicher realer und schwerwiegender Schädigung von zu schützenden Kindern, schwachen, älteren und kranken Menschen.

Deutschland ging dagegen gleich in die Vollen und orderte unmittelbar für 600 Millionen Euro Impfstoffe (damalige Bundesgesundheitsministerin Ulla Schmidt). Die gleiche Summe ist dann in etwa noch einmal für die Impfdurchführung zu veranschlagen, wohlgemerkt für eine Bevölkerung, die Impfungen ablehnt. Laut einer Umfrage lehnen zwei Drittel der Deutschen eine Impfung ab. Bezieht man noch die anderen Länder, die den Impfstoff auch bestellt haben, mit ein, kommt eine so stattliche Summe zusammen, dass mögliche Skrupel von Politik, Pharma-Industrie oder Wissenschaft irrelevant werden. Auch ist kein Unterschied mehr zwischen einer Pandemie und einer „gewöhnlichen" Grippe zu erkennen. Die Definition „Pandemie" wurde so verwässert, dass der Willkür Tür und Tor geöffnet ist. Zwei entscheidende Punkte der Definition, was eine Pandemie wirklich ausmacht, wurden ersatzlos gestrichen. Es fehlen nun die eigentlich unabdingbaren Kriterien: **Anzahl von Erkrankten und Sterblichkeitsrate.** Die WHO hat damit die entscheidenden Kriterien zum Ausruf einer Pandemie bis zur Unkenntlichkeit abgeschwächt. Der leicht zu durchschauende Grund, die höchste Pandemiestufe 6 nicht unbedingt in Abhängigkeit von der tatsächlichen Seuchengefahr auszurufen, könnte möglicherweise darauf zurückzuführen sein, dass Pandemie-Musterimpfstoffe mit einer Vorzulassung, laut europäischer Zulassungsbedingung, nur dann in der Vorsorge eingesetzt werden dürfen, wenn die Pandemiestufe 6 durch die WHO oder EMEA ausgerufen wurde.

Die Machenschaften der hier vernetzten Parteien sind einfach zu durchschauen. Ohne die höchste Pandemiestufe 6 wird der jeweilige Impfstoff nicht zugelassen, ohne Zulassung erfolgt keine Produktion des Impfstoffs, ohne Produktion des Impfstoffs keine Umsätze und keine zusätzlichen Milliardengewinne für diese global operierenden Konzerne. Frau Chan, Generaldirektorin der Weltgesundheitsorganisation (WHO) Genf, hat am 11. Juni 2009 die Schweinegrippe zur Pandemie deklariert. In den entsprechenden Mitgliedsländern der WHO wurden daraufhin die festgelegten Pandemie-Prozeduren (Impfstoffproduktion, Ankauf des Impfstoffs) in Gang gesetzt. Dabei ist die Verbindung Frau Chans zur Pharma-Industrie nicht unumstritten. So kritisierte sie die Regierung Thailands schon 2007 dafür, dass für preiswerte AIDS-Mittel Zwangslizenzen vergeben wurden.

Aber es geht noch besser, Kathleen Sebelius, seit dem 28. April 2009 Health Minister of USA (Gesundheitsministerin), hat allen Herstellern, die möglicherweise in Verbindung mit den neuen Schweinegrippe-Impfstoffen verklagt werden, vollständige Immunität für sämtliche Strafverfahren in Aussicht gestellt!

Ein nicht unwesentlicher Faktor kommt noch hinzu. Sollte den Empfehlungen der Weltgesundheitsorganisation (WHO) von den jeweiligen Nationen nicht innerhalb sechs Wochen widersprochen werden, gelten sie und sind anschließend nationales Recht. Die WHO beruft sich bei Ausruf einer Pandemie, hier der sogenannten Influenza-Pandemie, immer auf die Information aus dem CDC (Center of Disease Control, USA), das, wie nachgewiesen, auch keine Beweise für die Existenz des HIV-AIDS vorlegen kann.

Covid-19 – Ergänzende Fakten zu „Viren“

Welche Fragen sind bezüglich Covid-19 bis dato unbeantwortet?

- Gibt es Covid-19 oder ist das alles nur Phantasie?
- Ist die Aussagekraft des PCR-Tests über Covid-19 verlässlich?
- Gibt es eine Tröpfchen-Infektion?
- Ist Impfen gesundheitsschädlich?

Die für die meisten wohl überraschende Antwort lautet:

- *„Es gibt weder ein Virus Covid-19, noch hat der PCR-Test irgendeine Aussagekraft.“*

Die Wissenschaftler, die behaupten, dass es Covid-19 gebe, haben die exakt von der Medizin formulierten, keine Unklarheit zulassend, zwingend vorgeschriebenen Kontrollversuche schlicht nicht durchgeführt. Sie haben ausschließlich typische zelleigene Bestandteile (Zellartefakte) in Mensch und Tier lediglich **gedanklich** zu einem Modell eines Erbgutstranges zu einem **vermuteten** Virus zusammengefasst. Diese gedankliche Aneinanderreihung von Molekülen bezeichnet man als „Alignment“.

Weder in der wissenschaftlichen Literatur noch in der Realität taucht jemals ein kompletter Erbgutstrang oder ein komplettes Corona-Virus auf! Corona ist daher ausschließlich politisch motiviert und nicht existent; ein in der Geschichte der Welt einzigartiges Verbrechen an der Weltbevölkerung!

Folgende Fragen sollten den <u>gleichgeschalteten</u> Institutionen, der Politik, den sogenannten Wissenschaftlern, den Virologen und den Medien gestellt werden:

1. „VIRUS“

- **Ist es jemals einem Wissenschaftler gelungen, ein Virus zu isolieren und mittels der 3 Koch’schen Postulate zu belegen, dass es dieses gibt?** Nur wenn ein Erreger/„Virus“ durch die 3 Koch’schen Postulate nachgewiesen wurde, gilt er auch als nachgewiesen!
- **Die Antwort lautet:** Noch nie ist es jemandem gelungen, ein Virus nachzuweisen; weder ein HI-Virus, noch ein Schweinegrippe- oder Vogelgrippe-Virus und auch kein Covid-19-Virus, trotz Elektronenmikroskopie, die bis auf die atomare Ebene Fotos machen kann. **Es existiert kein Nachweis für die Existenz von Viren! Es ist lediglich ein Denkmodell der Virologen, was sie auch nicht bestreiten. Covid-19 gilt daher als nicht nachgewiesen!**
- Zum 1.12.2021 waren es 25 Länder und 127 Institute, die darlegen konnten, dass sie bis dato kein Virus extrahieren oder nachweisen konnten. Darunter die CDCs (Centers of Disease Control) von China, Japan, USA und die WHO. Sechs amerikanische Universitäten haben daraufhin die WHO wegen Betrugs verklagt.

Die Behauptung der Existenz eines Virus ist nichts weiter als der Ausdruck vollkommen korrupter Wissenschaftler, Virologen, Politiker und Medien.

2. PCR-TEST

- **<u>Was testet der PCR-Test?</u>** Der PCR-Test, mit dem das angebliche Covid-19-Virus „festgestellt“ wird, ist laut dem Entwickler, dem Nobelpreisträger Kary Mullis, in keiner Weise geeignet, Viren oder deren angebliche Antikörper festzustellen.
- Wenn dem so ist, dass man mit dem PCR-Test ausschließlich Moleküle, Nukleinsäurecluster bzw. Exosome (Zellbestandteile) und keine Viren feststellen kann, dann stellt sich doch, der Logik folgend, die alles entscheidende Frage: ***„Durch was lässt sich überhaupt herleiten, dass es dieses Virus gibt?***

- Auf dem Beipackzettel für die **PCR-Tests** von „CD Creative Diagnostics“ steht: SARS-CoV-2 Antikörper und ELISA-Kits ... **für Forschungszwecke; nicht für diagnostische Verfahren verwenden!**
- **Das Virus wurde also noch nie nachgewiesen, wie kann man dann auf ein nie isoliertes Virus mit einem nicht geeigneten PCR-Test testen?** Hier wird auf eine **Fiktion**, auf ein **Denkmodell**, auf ein **nicht vorhandenes Virus** mit **irgendetwas** auf einen **unbekannten Antikörper** getestet.

Mit dem PCR-Test schaffen wir lediglich aus gesunden Menschen **testpositive „kranke“ Menschen.** Auf mehr als 70 bekannte Krankheiten schlägt der PCR-Test positiv an (auch auf Obst, Wasser, Gemüse und z.B. auch auf Coca Cola).

- CDC USA erkennt den PCR-Test seit Dez. 2021 nicht länger als zulässige Methode zum Nachweis von „Covid-19“ an. Das heißt, der PCR-Test war nie zuverlässig und konnte nie eine Covid-Erkrankung aus o.e. Gründen nachweisen. Ein Riesenschwindel, der nun auch offiziell vom CDC USA zugegeben wird.

3. TRÖPCHENÜBERTRAGUNG

- **Gibt es eine Tröpfchenübertragung?** Hierzu wurden einige wissenschaftliche Versuche gemacht, die allesamt im Sande verlaufen sind. Zur Überraschung aller Wissenschaftler musste am Ende eines jeden Testlaufs konstatiert werden, es konnte niemals, bei keinem Probanden, je eine Infektion initiiert oder nachgewiesen werden. **Alle Probanden blieben in mehreren Versuchsläufen gesund.** Die Tests wurden beispielsweise mit schwer Grippekranken („Grippe-Virus“) oder mit an „Spanischer Grippe“ Erkrankten durchgeführt. Die sogenannte „Spanische Grippe“ trat nachweislich ausschließlich nach einer Massenimpfung auf.
- **Antwort:** Es gibt keine Übertragung von Krankheiten durch eine Tröpfcheninfektion. Ein indirekter Beweis auch dafür, dass es keine Viren gibt, geben kann! **Die Gesichtsmaske zu tragen ist daher völliger Unsinn.** (Die Gesichtsmaske hilft in etwa soviel, als wollten Sie mit einem Maschendrahtzaun eine Flutwelle aufhalten.)

Die „Perth Group“ und Dr. rer. nat. Stefan Lanka (promovierter Biologe) vertreten die gemeinsame Position, dass Viren **nicht existent** sind.

4. IMPFUNGEN

- **Gibt es auch nur einen wissenschaftlichen Beweis dafür, dass Impfungen den Zweck erfüllen, für den sie erfunden wurden? (Immunisierung gegen pathogene Erreger/„Viren“)?**
- **Antwort:** Nein, seit ca. 100 Jahren ist bekannt, dass Impfungen einen äußerst schädlichen und krankmachenden Einfluss auf den Körper haben (Körperverletzung), ohne auch nur im Geringsten eine Immunisierung gegen, was auch immer, zu erreichen.
- **Bei vielen Wissenschaftlern gilt die Impfung historisch gesehen** (zweifelsfrei bestätigt durch eine Vielzahl von Studien sowie eine umfangreiche Literatur), **als einer der größten Irrtümer der Schulmedizin!** Bisher ist es niemandem gelungen, den Nutzen einer Impfung wissenschaftlich zu beweisen. Die Impfung ist und bleibt ein schädlicher Eingriff in die natürlichen Regulationssysteme des menschlichen Organismus.

Der Impfirrtum geht auf Arbeiten Louis Pasteurs (1822-1895) zurück, der zwischenzeitlich als Betrüger entlarvt wurde. Sein riesiges, zehntausend Seiten umfassendes Werk (bekannt seit 1964) enthüllt, dass er schon damals erkannte, dass Impfen in Bezug auf die gewünschten Eigenschaften unwirksam ist.

Denken Sie jetzt einmal daran, was Bill Gates bezüglich Impfungen postuliert: Er will, dass die gesamte Weltbevölkerung geimpft wird, nur so sei noch ein geordnetes Leben möglich. *„The Supreme Court In The Us Has Ruled That The Covid Pathogen Is Not A Vaccine, Is Unsafe, And Must Be Avoided At All Costs."* (Der Oberste Gerichtshof der USA hat entschieden, dass der Covid-Erreger kein Impfstoff ist, unsicher ist und um jeden Preis vermieden werden muss)!

Zudem hat der Oberste Gerichtshof der USA entschieden, **dass Geimpfte keine „Menschen", sondern GMOs** (Genmanipulierte Organismen) **sind**, da ihre göttliche DNS unwiderruflich verändert wurde. Sie seien deshalb „patentierbar" geworden und daher „Eigentum" der Hersteller des Impfstoffes.

Das New Yorker Bezirksgericht verabschiedete seine im Juli 2018 bekanntgemachte Entscheidung, nachdem Robert F. Kennedy und das Informed Consent Action Network (ICAN), eine Anti-Impfstoff-Organisation, eine Klage gegen das US-Gesundheitsministerium (HHS) wegen Verstoßes gegen das Informationsfreiheitsgesetz eingereicht hatte. Laut der Klage forderte ICAN das US-Gesundheitsministerium auf, Kopien von Impfstoffsicherheitsberichten bereitzustellen, erhielt jedoch mehrere Monate lang keine Informationen. Es wurde festgestellt, dass das 1986 entwickelte National Vaccine Injury Compensation Program (NVICP) das HHS verpflichtet, den Kongressausschüssen zweijährliche Berichte vorzulegen, in denen vom HHS die in den letzten zwei Jahren erzielten Verbesserungen der Impfstoffsicherheit detailliert beschrieben werden.

Als Reaktion auf die Anfrage von ICAN stellte das HHS fest, dass es die angeforderten Berichte nicht finden könne. **Basierend auf dieser offiziellen Antwort vom HHS wurde von ICAN festgehalten, dass das Gesundheitsministerium seit über 30 Jahren keine Sicherheitsüberwachung für ihre Vakzine mehr durchgeführt habe.**

Zudem ist der Covid-Impfstoff lediglich ein experimenteller Impfstoff, dessen Inhaltsstoffe von den Herstellern gesetzwidrig geheimgehalten werden. Jede Arznei muss aus rechtlichen Gründen einen Beipackzettel enthalten, der sowohl die Wirkung als auch die Nebenwirkungen und Inhaltsstoffe enthält. Beim Covid-Impfstoff wird dies in krimineller Art und Weise missachtet.

Viren sind nicht existent!

Die „Perth Group", Prof. Dr. Johann Menser und Dr. Stefan Lanka vertreten die gemeinsame Position, dass Viren **nicht existent** sind und folglich auch keine Krankheiten verursachen können. Dr. Lanka (Mikrobiologe) macht unmissverständlich klar, dass es keine Viren gibt, geben kann!

Dazu Prof. Dr. rer. nat., Dipl. Biol. Heinz Ludwig Sänger zu HI-Viren (HIV). ***„Bis zum heutigen Tag gibt es nicht einen einzigen überzeugenden wissenschaftlichen Beweis für die Existenz des HIV-AIDS'!"***

Hierzu führte er Folgendes aus:

- Standardisierte virusspezifische Komponenten sind nicht existent, sodass ein HIV-AIDS-Nachweis unmöglich und auch völlig unzuverlässig ist. Dies gilt sowohl für den protein-orientierten ELISA- und Western Blot-Test als auch für den PCR-Test.
- Selbst der Entwickler des hochsensiblen PCR-Tests (der PCR-Test soll retrovirale zelleigene Sequenzen nachweisen), Nobelpreisträger Kary Mullis, hält den PCR-Test angesichts des fehlenden Virus für vollkommen ungeeignet. Kary Mullis drückte es sehr deutlich in etwa so aus: „Obwohl sich weltweit mehr als 10.000 Wissenschaftler auf die Erforschung des AIDS-Virus spezialisiert haben, gibt es niemanden, der wirklich daran interessiert ist, dass bekannt wird, **dass AIDS nicht durch HIV verursacht wird!**

Mit dem PCR-Test schaffen wir lediglich aus gesunden **testpositiv „kranke" Menschen,** die nun aufgrund der Nachricht, sie seien positiv, schockiert sind (man kann ja laut dem RKI daran sterben) und produziert so wirklich kranke Menschen. **Nur kranke Menschen bringen Profit.** Wenn man dann auch noch möglichst viele gesunde Menschen mit einbeziehen kann, z.B. durch eine Pandemie (die es nachweislich in dieser Form nicht gibt), ist der Profit des Geld-Konglomerats gesichert.

In der Medizin galt immer der Grundsatz, wer Antikörper gebildet hat, hat eine Krankheit überwunden und ist immun. Heute wird dieser Grundsatz ad absurdum geführt, indem man jetzt in der Medizin behauptet, wer Antikörper gebildet hat, ist krank oder wird in der Zukunft krank werden. **Wie krank ist das denn?**

- Die stärkste Waffe gegen das Corona-Verbrechen ist Wissen und Intelligenz, gepaart mit einem gesunden Menschenverstand! Leider sind noch viele Menschen vollkommen „unbewaffnet"!

Zur Erhärtung der o.e. Fakten können folgende Videos empfohlen werden:

- YouTube-Videos von Dr. Stefan Lanka; Beweisführung, dass es keine Viren gibt.
- das YouTube-Video *https://odysee.com/@DeansDanes:1/FT-6-Special:1*; Dean Braus, Dr. Stefan Lanka, Dr. Tom Cowan, Dr. Andrew Kaufman belegen eindrucksvoll, dass es keine Viren gibt; 58:35min.

Kein Virologe ist bis dato in der Lag zu behaupten, dass er eine virale „Corona-Erbsubstanz" oder eine virale „Corona-Struktur" nach dem heutigen „Stand der Wissenschaft und Technik" entdeckt und isoliert, die Kontrollversuche durchgeführt und entsprechend den wissenschaftlichen Vorgaben dokumentiert habe. **Kein** Virologe ist in der Lage zu beweisen, dass zelleigene Bestandteile die Bestandteile eines vermuteten Virus seien. Doch das geschieht im Augenblick jeden Tag weltweit. Zelleigene Bestandteile im Blut werden, ohne den wissenschaftlichen Nachweis zu führen, einfach als Bestandteil eines vermuteten Virus fehlgedeutet. Ob wissentlich oder nicht ist zum gegenwärtigen Zeitpunkt nicht mehr wichtig, ein brachiales Verbrechen an der Menschheit ist es allemal.

Was bleibt?
Wer hat als Erster den Mut, sich öffentlich gegen den Mainstream und gegen diese nicht zu rechtfertigenden Maßnahmen zu stellen und damit zigtausende Menschenleben (von Übermedikation oder tödlicher Panik) zu retten und die uns alle tragende Wirtschaft am Leben zu erhalten? Noch ist niemand da, aber sollte der Damm, wie ich hoffe, eines Tages brechen, müssen die Verantwortlichen in Politik, Medizin und Medien zur Rechenschaft gezogen werden.

„Wo RECHT zu UNRECHT wird, wird Widerstand zur Pflicht."
Bertold Brecht

Hinweis:
Die nachfolgende Rubrik „**Neue Medizin**" ist in physiologischer als auch technologischer Hinsicht eine vollkommen andere Heilmethode als die vorab genannten. Aufgrund der völlig unterschiedlichen Heilansätze und um Unklarheiten zu vermeiden, bringen Sie bitte diese Methoden nicht zueinander in Bezug. Sehen Sie den Heilansatz der „Neuen Medizin" ausschließlich als das, was sie ist, eine weitere mögliche Option, schwere Krankheiten zu besiegen. Die beiden beschriebenen Methoden schließen sich dabei untereinander nicht aus!

Die Neue Medizin (nachfolgend NM genannt)

Die „Neue Medizin" (auch GNM – Germanische Neue Medizin) begründet sich aus der Naturwissenschaft. Sie umfasst das gesamte medizinische Terrain und basiert auf fünf empirischen, biologischen Naturgesetzen. Sie findet Anwendung auf jeden Einzelfall einer Erkrankung aller Lebewesen, ob Mensch, Tier, Pflanze oder Einzeller. Die Neue Medizin erfordert keine Dogmen, keine Hypothesen oder statistische Wahrscheinlichkeiten, sie ist in sich logisch, präzise und während aller Phasen sogenannter Krankheiten im Detail nachvollziehbar. Die Neue Medizin gilt für alle sogenannten Krankheiten, denn alle sogenannten Krankheiten sind in der Tat nur Elemente eines von der „Natur" festgelegten zweiphasigen „Sinnvollen Biologischen Sonderprogramms", die sämtlich nach denselben fünf Biologischen Naturgesetzen verlaufen.

Es fanden mehr als dreißig Begutachtungen von Professoren und Ärzten statt. Mit ihren dokumentierten Unterschriften bestätigten sie die Richtigkeit ihrer Aussagen bezüglich der Wirksamkeit der Neue Medizin.

Die 5 biologischen Naturgesetze der NM

Der schulmedizinische Apparat betrachtet dagegen alle sogenannten Krankheiten als Irrtum oder Fehler der Natur, als etwas Bösartiges und als Zusammenbruch unseres sogenannten „Immunsystems", mit dem Ziel, unseren Organismus zu zerstören. Aus dieser Vorstellung heraus muss dieser Fehler, diese Krankheit mit allen Mitteln, die der Schulmedizin zur Verfügung stehen, nach einem medizinmilitärischen Schlachtplan bekämpft und vernichtet werden. Diese Hypothese ist so falsch, wie eine Hypothese nur falsch sein kann. Dr. Hamer, der Urheber der „Neuen Medizin", hat sich über Jahrzehnte intensiv mit dieser Thematik auseinandergesetzt und sich um Lichtjahre von der gemeinen Vorstellung der Schulmedizin entfernt.

Es ist nicht ganz einfach, den Sprung in diese neue Dimension des biologisch-medizinischen Denkens zu tun. Trotzdem sollte man nichts unversucht lassen, diesem neuen Ansatz, dieser gewaltigen medizinischen Revolution trotz ihrer Komplexität Gehör zu verschaffen.

Die „Neue Medizin"

Im Jahre 1981 wurde die „Neue Medizin" von Dr. med. Ryke Geerd Hamer (1935-2017) entdeckt. Die NM ist eine unmissverständliche, strenge Naturwissenschaft, die ausschließlich 5 biologischen Naturgesetzen gehorcht. Sie ist keine Hypothese, mit ihr wird man in die Lage versetzt, jeden beliebigen Patientenfall und jede beliebige sogenannte Krankheit streng naturwissenschaftlich zu reproduzieren. Die medizinisch-biologischen Zusammenhänge eines lebenden Organismus als Einheit von Psyche, Gehirn und Organ werden durch die NM exakt beschrieben, ohne dass sie auch nur eine irgendwie geartete Interpretation zulassen würde. Sämtliche Abläufe in der Psyche und den Organen werden letztendlich im Gehirn zusammengefasst und koordiniert.

Im Übrigen wurde die NM am 8. und 9. Sept. 1998 an der slowakischen Universität Trnava amtlich verifiziert Das Gehirn ist also der Computer und die Psyche der Programmierer unseres Körpers. Körper und Psyche gemeinsam sind das Erfolgsorgan unseres Gehirns, sowohl bei korrekter als auch bei fehlerhafter Programmierung. Keinesfalls aber programmiert ausschließlich die Psyche das Gehirn und die Organe, sondern die Organe sind bei Verletzungen eigenständig in der Lage, eine automatische Konditionierung von Psyche und Gehirn auszulösen.

Das ist der urgewaltige Unterschied zu allen bisherigen medizinischen Denkweisen, insbesondere der sogenannten Schulmedizin. Die NM ist, basierend auf ihren 5 biologischen Naturgesetzen, eine empirische, auf Erfahrung beruhende Naturwissenschaft. Die NM gab es als gottgegebenes Naturgesetz schon immer und wird es immer geben. Sie gilt für den gesamten Kosmos, Menschen, Tiere, Pflanzen und auch einzellige Lebewesen. Sie gilt zudem für alle so bezeichneten Krankheiten, die nur Bestandteil eines in der Regel in zwei Phasen ablaufenden „Sinnvollen Biologischen Sonderprogramms“ (SBS) der Natur sind.

In Unkenntnis der 5 biologischen Naturgesetze ist die Schulmedizin nicht in der Lage, auch nur eine Erkrankung korrekt einordnen und in der Folge richtig zu behandeln. Weder werden die Zusammenhänge bei Krebs erkannt, noch gibt es die Möglichkeit, die sogenannten Infektionskrankheiten überhaupt zu verstehen, die ja nicht als Heilungs-, sondern als aggressive Krankheitsphase gesehen werden, in denen die Mikroben versuchen, uns zu liquidieren. So bleibt auch das Gesetz der „Zweiphasigkeit einer jeden Erkrankung“ bei der Behandlung von Erkrankten unberücksichtigt. Sowohl der psychische als auch der zerebrale Bereich und auch die Berücksichtigung von Rechts- oder Linkshändigkeit spielen in der Schulmedizin keine Rolle; von der häufigsten Todesursache, der epileptoiden Krise, in Kombination mit dem sogenannten „Syndrom“ gar nicht zu reden.

Aus dem Verständnis der sogenannten „Eisernen Regel des Krebses“, dem „1. Biologischen Naturgesetz“ und des sogenannten „Dirk-Hamer-Syndroms“ (DHS) leiten sich alle Wege des Begreifens, Erkennens und des Heilens ab. Das „DHS“ wurde nach dem Sohn Dr. Hamers benannt, der durch den Tod seines geliebten Sohnes an Hodenkrebs erkrankte. Die „Eiserne Regel des Krebses“ wurde so benannt, da sie eine unverrückbare, dauerhaft beständige, biologische Regel/Gesetzmäßigkeit ist, sowie die biologische Gesetzmäßigkeit, dass Kinder immer eine Mutter und einen Vater haben. In der NM gibt es 5 biologische Naturgesetze, die quasi eisern (unverrückbar) sind.

Das 1. Biologische Naturgesetz

Die drei Kriterien der EISERNEN REGEL DES KREBSES

1. Kriterium (Seelisch-geistiger Krankheits-„trigger“)

Mit einem „Dirk-Hamer-Syndrom“ (**DHS**), einem allerschwersten, hochakut-dramatischen und isolativen Konflikt-Erlebnisschock zeitgleich auf den Ebenen Gehirn, Psyche und Organ beginnt jedes „Sinnvolle Biologische Sonderprogramm“ (**SBS**). Dieser schwere, hochakut-dramatische, isolative Konfliktschock (**DHS**) erwischt das Individuum „auf dem falschen Fuß“, völlig unerwartet, der Boden unter den Füßen tut sich auf, man ist sprachlos, wie versteinert, im Schockzustand. Aber zugleich bietet die Natur die Chance, dieses Erlebnis wieder „auszulöschen“, um in irgendeiner Form dieser blitzartig in Erscheinung getretenen Lebenssituation begegnen zu können. Nahezu synchron wird mit dem Erlebnisschock ein Sonderprogramm in der Psyche, im Gehirn und am Organ eingeschaltet, sichtbar, messbar, feststellbar. **Es ist immer ein Konflikt-Erlebnis**, nie ein Ereignis oder ein Schicksalsschlag, an dem man sowieso wenig hätte verändern können.

Mit dem „Einschlag“ des DHS steht der Organismus des Betroffenen im Dauerstress, was sich in kalten Händen und Füßen äußert. Tag und Nacht versucht er, den Konflikt zu lösen. Er schläft nicht mehr, und wenn, dann nur zu Beginn der Nacht, halbstundenweise. Sein Appetit lässt nach, und er verliert Gewicht. Die konflikt-aktive Phase hat begonnen, nimmt ihren naturgegebenen biologischen Lauf. Im Unterschied zu Alltags-Konflikten gerät der Betroffene bei biologischen Konflikten in einen Dauerstress, der klar definierte Symptome zeigt, die nicht zu übersehen sind.

Erst wenn der Betroffene diesen Konflikt gelöst hat, kann sich sein Zustand wieder ändern. Es findet eine Ruhigstellung statt, die Psyche kann sich erholen, der Betroffene fühlt sich zwar müde und entkräftet, ist aber gelöst und hat wieder guten Appetit. Dabei ist der Körper heiß, der Betroffene hat Fieber und oft Kopfschmerzen. Sein Schlaf bessert sich, meist aber erst in den Morgenstunden ab 3 Uhr. Das ist die positive Phase der Konfliktlösung. **Als Menschen können wir viele Konflikte erdulden, ohne zu erkranken, aber nur dann, wenn wir uns in der Gesamtheit unseres Seins ausreichend zeitlich darauf einstellen können. Nur dann werden wir nicht krank!**

Im Augenblick des DHS, das uns wie ein Blitzeinschlag trifft, werden gleichzeitig „Schienen“ gelegt, die den Konflikt wie einen Zug in genau vorgezeichneten Bahnen rollen lässt. Diese sogenannten Schienen sind Umstände, Konfliktaspekte, die im Augenblick eines DHS mit verknüpft, mit assoziiert werden. Tier und Mensch realisieren im Moment des DHS sowohl kleinste Einzelheiten als auch Begleitumstände. Dazu gehören Töne, Gerüche, Laute, der Geschmack und Empfindungen aller Art. Diese Eindrücke behält der Betroffene sein Leben lang. Kommt ein ehemals Betroffener später wieder auf eine solche Schiene zurück, kann es durchaus sein, dass sich daraus ein Rückfall (Rezidiv) des vormals schon gelösten Gesamtkonflikts bildet.

Als wären die Zusammenhänge nicht schon kompliziert genug, treten neben der DHS-Schiene auch noch „Nebenschienen" in Erscheinung, die der Betroffene zum Zeitpunkt des DHS als wesentliche Erinnerung reflektiert. Bis zu sechs Begleitschienen sind gleichzeitig möglich. Von diesen Nebenschienen fährt man aber immer wieder auf die DHS-Schiene auf. Diese Schienen empfinden wir Menschen als „krankhaft". Man spricht dann von Allergie, Asthma, Neurodermitis, Heuschnupfen etc., was jedoch nichts weiter als unterschiedliche Konfliktphasen inklusive ihrer physischen und im Gehirn manifestierten Symptome sind. Ist einmal das DHS mit seinen Schienen gefunden, die damals in der Sekunde des DHS-Einschlags mitgeschwungen haben, steht der Gesundung eigentlich nicht mehr viel im Weg. Der Konflikt kann dann angegangen und gelöst werden.

Beispiel

Während einer Fruchtwasseruntersuchung, die aus Gründen des Vaterschaftsnachweises erfolgte, bekam die junge Frau während des Eingriffs schreckliche Angst, dass ihr Kind während der Durchführung möglicherweise geschädigt wurde. Es entstand in diesem kurzen Augenblick der großen Angst ein Mutter-Kind-Sorge-Konflikt, der sich in einem Brustdrüsenkrebs manifestierte. Der angehenden Mutter war es in der Folgezeit nicht möglich, den andauernden Konflikt aufzulösen, da sie während des Vaterschaftsprozesses immer wieder neu auf die eingefahrene Schiene gesetzt wurde, obwohl ihr Kind schon gesund auf die Welt gekommen war.

Solange Briefe vom Gericht oder vom Rechtsanwalt kamen, konnte sie sich nicht aus dem Griff der Schiene, auf der sie nach wie vor fuhr, befreien, und der Brustdrüsenkrebs machte weiter. Es ist also nicht nur der akut-dramatische Konfliktschock, den das DHS umfasst, sondern insbesondere auch der Inhalt des Konflikts, durch den die Lokalisation des Hamer'schen Herdes im Gehirn, des Krebses, der Nekrose oder des Funktionsausfalls am Organ bestimmt wird. In dem blitzartigen Augenblick des DHS werden demnach sämtliche Schienen angelegt, auf denen der Zug dann in der folgenden Zeit rollt oder immer wieder neu anrollt.

2. Kriterium

Im blitzartigen Augenblick des Eintritts eines DHS bestimmt der biologische Konflikt als sogenannter Hamer'scher Herd sowohl die Position des SBS (Sinnvollen Biologischen Sonderprogramms) im Gehirn als auch den Ort des Krebses oder des Krebsäquivalents am Organ.

Das Sonderprogramm (SBS) schaltet sich also im Augenblick des DHS praktisch synchron ein; im Gehirn, in der Psyche und am Organ. Gehirn, Psyche und Organ sind für die diagnostische und therapeutische Arbeit jedoch nur drei gedachte Ebenen, in Wirklichkeit bilden sie eine Einheit, die auf diesen drei Ebenen lediglich erfasst werden.

Jeder Konflikt erfährt also im Augenblick des DHS einen ganz spezifischen Inhalt, der sich assoziativ, mithin durch unwillkürliche Gedankenzuordnung, am Filter unseres Verstandes vorbei etabliert. Man denkt, dass man denkt, doch der Konflikt hat schon eingeschlagen, bevor auch nur der erste Gedanke in Sicht kommt. Der nicht erwartete Schock hinterlässt einen „Abdruck" im Gehirn, der mit Hilfe der Computertomographie sichtbar gemacht werden kann. Ein solcher Abdruck, Dr. Hamer nennt ihn „Relais", wird als Hamer'scher Herd (HH) bezeichnet, der auf dem Bild einer Computertomographie wie eine Schießscheibe mit konzentrischen Ringen aussieht.

Zu jedem Inhalt eines Konfliktes gehören demnach eine ganz spezielle Implikation (Auswirkung) am Organ selbst und ein exklusiver Abdruck im Gehirn. Mit Einschlag des DHS werden diese Veränderungen sofort im Gehirn sichtbar. Je umfangreicher ein HH ist, desto umfassender ist auch die Veränderung der Zellen, des Tumors oder der Nekrose an dem betroffenen Organ. Je ausgeprägter der Konflikt ist, umso schneller wachsen Tumor oder Nekrose. Während dieser Phase kann eine vorübergehende Hirnschwellung auftreten, die, wenn der Konflikt z.B. länger andauert oder das Hirnödem sich an einer ungünstigen Stelle entwickelt hat, große Schwierigkeiten bereiten kann. Besonders umfangreich wird ein Ödem am Organ und dem damit einhergehen HH im Gehirn, wenn gleichzeitig ein als „Syndrom" bezeichneter sogenannter „Nierensammelrohr-Wasserretentions-Konflikt" auftritt. Der HH wird in diesem Fall zu einem „raumfordernden Prozess", der sich darin zeigt, dass das umgebende Hirngewebe zur Seite gedrückt oder eingedrückt werden kann.

Die konflikt-aktive Phase und die konflikt-gelöste Phase haben den HH an der gleichen Stelle im Gehirn, jedoch in differentem Zustand. Die konflikt-aktive Phase zeichnet stets scharf markierte Kreise, während die Kreise des HH in der konflikt-gelösten Phase aufgequollen und ödematisiert sind und sich dunkel anfärben. Zum Zwecke der Reparatur des HH wird dann gegen Ende der konflikt-gelösten Phase, der Heilungs-Phase, sogenannte Glia, ungefährliches Hirnbindegewebe, eingelagert. Mit Jod-Kontrastmittel angefärbt, sind die hellen, gliaverdichteten HH im Computertomogramm gut erkennbar. Sie sind nichts weiter als Reparaturen während der Konfliktlösung und geben in keiner Weise Grund zur Sorge. Der HH ist nach der Heilungs-Phase lediglich eine harmlose, unbedeutende Narbe einer durchgestandenen Erkrankung mit der Einlagerung von Glia, sogenannte Glia-Ringe. Leider werden Glia-Ringe von der Schulmedizin immer noch als „Hirntumore" (Astrozytome, Gliome, Glioblastome, Oligodentrogliome etc.) fehlgedeutet und in der Folge zum Leidwesen der Erkrankten dann auch operiert.

3. Kriterium

Das SBS (Sinnvolles Biologisches Sonderprogramm) läuft, beginnend mit dem DHS bis zur Lösung des Konfliktes und epileptischer/epileptoider Krise auf dem Höhepunkt der konflikt-gelösten Phase (Heilungs-Phase) bis zur Normalisierung auf allen Ebenen völlig synchron ab! Das bedeutet, auch die Sonderprogramme laufen auf allen drei Ebenen synchron. Nimmt der Konflikt zu, vergrößert sich auch der Krebs am betroffenen Organ. Nimmt der Konflikt ab, schwächt er sich mithin auf allen drei Ebenen ab. Wird der Konflikt gelöst, dann geschieht Konfliktlösung auf allen Ebenen. Kommt es zu einem Rückfall (Rezidiv), läuft auch dieser simultan auf allen Ebenen ab.

Die Conflictolyse (Konfliktlösung) ist ein sehr charakteristischer Augenblick, denn jede sogenannte Krankheit hat ihre ganz spezifischen mit der Konfliktlösung einsetzenden Symptome in der Heilungs-Phase. Um die psychische Ebene eines Konfliktes zu erfassen, muss der Betroffene befragt werden. Das Computertomogramm (CT) vom Gehirn zeigt die Gehirnebene. Auf der Organebene stellt man z.B. Neurodermitis, eine Lähmung, Diabetes etc. fest.

Die Faszination der NM macht aus, dass man in die Lage versetzt wird, aus dem Gehirn-CT sowohl den biologischen Konflikt als auch den Inhalt des Konfliktes herauszulesen. Zudem kann man sofort das betreffende Organ zuordnen und ob eine Zellminderung oder eine Zellvermehrung erfolgt. Zweifelsfrei lässt sich ebenso feststellen, ob der Konflikt noch in der konflikt-aktiven Phase (ca-Phase) feststeckt oder sich schon in der bereits konflikt-gelösten pcl-Phase befindet!

Das 2. Biologische Naturgesetz (Gesetz von der Zweiphasigkeit)

Das 2. biologische Naturgesetz, also das Gesetz von der Zweiphasigkeit aller Sinnvollen Biologischen Sonderprogramme gilt generell immer dann, wenn ein Konflikt gelöst werden konnte. Sämtliche Erkrankungen verlaufen ausnahmslos in dieser Zweiphasigkeit. Das Wissen um dieses Naturgesetz stellt die bisherigen Annahmen der Medizin, ihre vermeintlich fundamentierten Grundlagen, völlig auf den Kopf.

In Unkenntnis der Sachlage und der Zusammenhänge beschrieb man in den medizinischen Lehrbüchern einige hundert „kalte und warme Krankheiten". Als warme Krankheiten beschrieb man Erkrankungen, bei denen die Erkrankten neben Fieber auch heiße oder nur warme Extremitäten hatten, verbunden mit gutem Appetit und großer Müdigkeit. „Kalte Krankheiten" wurden als solche beschrieben, wenn sich die Extremitäten und die äußere Haut der Patienten kalt anfühlten, zudem Gewicht verloren und an Schlafstörungen litten. Die sogenannten „kalten Krankheiten" wurden demnach als eigenständige „Krankheiten“ interpretiert oder in Unkenntnis die nachfolgende „heiße Phase“ nicht zur Kenntnis genommen, die ja die Heilungs-Phase darstellt. Diese zwei Phasen, die kalte und die heiße Phase, sind zwei Seiten derselben Medaille, sind immer die zwei Phasen ein und derselben Erkrankung, das Sonderprogramm des Organismus zur Gesundung. Bleibt der Konflikt jedoch ungelöst, verharrt der Patient in der „kalten Phase“. Der Konflikt verbleibt einphasig, d.h. die Krankheit, der Patient, erreicht nicht die heiße konflikt-lösende, heilende Phase, er magert immer mehr ab und stirbt schließlich an Kachexie (starke Abmagerung) und Entkräftung.

Jede Krankheit, die eine Konfliktlösung erlebt, hat also ohne jede Ausnahme eine konflikt-aktive **kalte** Phase und eine **heiße** Heilungs-Phase. Die heiße Heilungs-Phase durchlebt am Tiefpunkt der Vagotonie (Verschiebung des vegetativen Gleichgewichts) eine kritische epileptische oder epileptoide Phase, es sei denn, sie wird durch einen konflikt-aktiven Rückfall (Rezidiv) unterbrochen. Diesen Vorgang der epileptischen oder epileptoiden Krise, der immer auf allen drei Ebenen abläuft, kennt die Natur seit Tausenden von Jahren. Er verschafft dem Organismus die Chance, auf dem Gipfel der konflikt-lösenden Phase zur Normalität zurückzukehren. Ein epileptoider Muskelkrampf-Anfall ist dann nach dem Lösen eines motorischen Konfliktes lediglich eine besondere Form der epileptischen Phase.

Grundsätzlich findet man bei allen Krankheiten epilepsieähnliche, d.h. epileptoide Krisen, allerdings alle ein wenig unterschiedlich. Jede biologische, durch einen Konflikt in Gang gesetzte Erkrankung drückt sich durch eine ganz besondere Erscheinungsform in der epileptoiden Phase aus. Dieser bedeutsame Vorgang in der Heilungs-Phase stellt sich wie ein Trick der Natur dar. Mitten in der Heilungs-Phase durchlebt der Patient, quasi im Zeitraffer, nochmals seinen gesamten Konfliktverlauf, mit der Folge einer kurzen Stressphase mit kalten Händen und Schweiß und den Symptomen der Konfliktaktivität.

Die Bewältigung der epileptoiden Krise stellt sich als große medizinische Aufgabe dar, wie z.B. die Lyse (Zerfall organischen Materials) bei der Lungenentzündung, der Herzinfarkt in Folge eines Revierkonflikts, die Absence (epileptische Bewusstseinsstörung) oder der Herzinfarkt rechts mit Lungenembolie, einem Trennungskonflikt folgend.

Liegt beispielsweise die Konfliktdauer bei einem Koronar-Herzinfarkt bei über neun Monaten, sind die Überlebenschancen nach heutigem Stand der schulmedizinischen Behandlung nur gering. Eine Wiener Herzinfarktstudie zeigte dann auch, dass kein Patient überlebte, der einen Revierkonflikt bei „normaler“ Konfliktaktivität hatte, der über neun Monate andauerte.

Die **Händigkeit** eines Patienten ist ein weiteres bedeutendes Kriterium der NM. Ohne das Wissen, ob Links- oder Rechtshändigkeit vorherrscht, ist ein Arbeiten in der NM nicht möglich. So wie man wissen muss, ob der Patient weiblichen oder männlichen Geschlechts ist oder wie alt er ist, welche Medikamente oder Hormone er/sie einnimmt (z.B. Anti-Baby-Pille), ob eine Patientin eine Eierstockentfernung oder Eierstockbestrahlung hatte, ob eine Chemotherapie durchgeführt wurde oder sie im Klimakterium ist etc. Genauso muss bekannt sein, ob er Rechts- oder Linkshänder ist. Ob Sie Rechts- oder Linkshänder sind, lässt sich sehr einfach feststellen, indem Sie in die Hände klatschen. Die dabei obenliegende Hand ist die Führhand. Liegt also z.B. die linke Hand beim Beifall klatschen oben, dann ist man vom Gehirn her linkshändig und umgekehrt. Mit diesem Test findet man so sehr einfach die Hirnhemisphäre eines Menschen heraus. Viele Menschen halten sich für Rechtshänder, sind aber lediglich umtrainierte Linkshänder, daher ist dieser Test unumgänglich und sehr wichtig.

Die Händigkeit wird mit dem Kleinhirn beginnend bestimmt. Das Stammhirn spielt hierbei praktisch keine Rolle. Mit dem Start der allerersten Zellteilung beginnt die Entwicklung des „Kleinhirns“ und damit die Unterscheidung in die Rechts- und Linkshändigkeit. Bei der Linkshändigkeit findet der Konflikt auf der gegenüberliegenden Hirnseite im Gegensatz zur gängigen Rechtshändigkeit statt. Die Psyche und das Gehirn eines Linkshänders sind daher grundsätzlich anders „gepolt“.

Es wäre in der NM folglich ein grober, unverzeihlicher Fehler, die Händigkeit eines Patienten nicht zu beachten, da ohne diese Zuordnung eine Konflikt-Bestimmung zu dem HH und einer Nekrose oder Geschwulst des betreffenden Organs nicht möglich ist. Die Händigkeit entscheidet demnach sowohl über den Gehirn- und Konfliktweg als auch, welches SBS abläuft und welche Krankheit der Patient bei welchem Konflikt erleidet. Die Seiten des Kleinhirns sind jeweils konflikt-thematisch gebunden, d.h. die Konflikte schlagen exakt nach Zugehörigkeit ihres Inhaltes in Beziehung zum Organ ein. So schlägt ein Mutter/Kind-Sorge-Konflikt bei einer rechtshändigen Frau immer auf derselben Kleinhirnseite rechts lateral ein, sodass die Drüsen der linken Brust betroffen sind. Kommen noch andere Konflikte für die Mutter hinzu, z.B. ein weiterer Mutter/Kind-Sorge-Konflikt, dann schlägt auch dieser Konflikt in dasselbe Relais des Kleinhirns als HH ein.

Es gilt zu differenzieren, ob eine Mutter ihr schon erwachsenes Kind noch als Kind oder nur noch teilweise als „Kind“ empfindet. In letzterem Fall schlägt der Konflikt auf der anderen, auf der linken Kleinhirnseite ein und löst dort in der Brustdrüse rechts Krebs aus, da die Kleinhirnseite links für die rechte Seite des Körpers, also der Seite des Partners, zuständig ist. Hierzu zählen außer dem Ehemann auch noch der Freund, der Bruder und Vater und auch die Schwiegermutter, Schwester oder Nachbar usw.

Hierzu ein Beispiel:
Bei einem Unfall wurde ein Kind schwer verletzt. Die Mutter erlitt hierdurch einen Mutter/Kind-Sorge-Konflikt. Die Mutter erlebt einen Konflikt, weil sie sich dem Vorwurf aussetzt, nicht gut genug auf ihr Kind aufgepasst zu haben. Von diesem Augenblick an kann die Mutter nicht mehr schlafen, hat kalte Extremitäten, der Appetit ist weg, sie nimmt an Gewicht ab und beschäftigt sich pausenlos, Tag und Nacht, mit diesem Konflikt, über den sie sich, z.B. aus Scham, auch nicht mitteilt. In dieser konflikt-aktiven Phase grübelt die Mutter unentwegt über das Ereignis nach. So manifestiert sich dann bei der rechtshändigen Frau eine Reproduktion der Brustdrüsenzellen linksseitig, was dann gemeinhin als Krebs bezeichnet wird. Zudem wird im „Computer-Relais“ für die linksseitige Brust gleichzeitig in der rechten Kleinhirnhälfte eine Schießscheibenbildung als Signal der Aktivität dieses Konfliktes erkennbar. Kann die Mutter diesen Konflikt nicht lösen, wächst der Tumor in der Brust unaufhörlich weiter. Wird der Konflikt jedoch gelöst, z.B. dadurch, dass das Kind wieder vollkommen gesundet, stoppt das Brustdrüsenwachstum und somit der Krebs.

Beim ductalen Milchgangskarzinom ist der Inhalt des Konfliktes ein Trennungskonflikt. In der Phase des aktiven Konfliktes bilden sich daher in den Milchgängen Geschwüre (Ulcera), Rötung und Schwellung der Brust in der konflikt-gelösten pcl-Phase, der Heilungs-Phase. Das Relais dieses Konfliktes liegt in der Großhirnrinde. Eine sogenannte „Kleinhirn-Schizophrenen-Konstellation“ liegt immer dann vor, wenn zwei Konflikte gleichzeitig auf zwei unterschiedliche Hemisphären des Kleinhirns einschlagen. Ohne dass die logische Denkfähigkeit irgendwie beeinträchtigt wäre, was sich äußern kann wie *„Ich fühle mich ausgebrannt.“* oder *„Ich bin völlig leer, ich kann nichts mehr fühlen.“*, geht mit der „Kleinhirn-Schizophrenen-Konstellation“ immer eine schwere Störung der Emotionalität in paranoid-wahnhafter Weise (sogenannte „Asozial-Paranoia“) einher. Diese sogenannte „Kleinhirn-Schizophrenen-Konstellation“ tritt also immer dann auf, wenn der Organismus keine Möglichkeit findet, seine Konflikte zu verarbeiten. Er schaltet dann auf die „Notreaktion“ Schizophrenie um.

Das 3. Biologische Naturgesetz

Das 3. Biologische Naturgesetz umfasst das ontogenetische System der SBS (Sinnvollen Biologischen Sonderprogramme) des Krebses und der Krebsäquivalente.

Die Embryonalentwicklung wird in drei sogenannte Keimblätter eingeteilt

- Das Entoderm
- Das Mesoderm
- Das Ektoderm

Schon zu Beginn der Entwicklung eines Embryos bilden sich diese drei Keimblätter aus, von denen sich sämtliche Organe ableiten. Jedes Organ, jede Zelle des Organismus lässt sich diesen drei Keimblättern zweifelsfrei zuordnen. Alle sogenannten Krankheiten haben daher nach dem 3. Biologischen Naturgesetz der NM eine eindeutige Keimblatt-Zuordnung.

Entwicklungsgeschichtlich gehören zu jedem Keimblatt

- ein dedizierter Gehirnteil
- eine besondere Art des Konfliktinhalts
- eine dedizierte Ortung im Gehirn
- eine dedizierte Histologie
- spezifische, dem Keimblatt zugehörige Mikroben

Darüber hinaus ist zu beachten, dass jede sogenannte Krankheit auch einen entwicklungsgeschichtlichen biologischen Sinn hat. Der älteste Teil des Gehirns ist das Stammhirn, das innere Keimblatt betreffend. Von hier aus werden die Zellen bzw. Organe gesteuert, haben hier ihr Relais. Zudem befindet sich an dieser Stelle die ordnungsgemäße Lokalisation von Zellen und Organen.

Karzinome sind histologisch gesehen ohne Ausnahme sämtliche Adeno-Karzinome. Im Krebsfall findet an den Organen, die zu diesem Keimblatt gehören, eine Zellvermehrung mit kompakten massiven Tumoren, sogenannte Rundherde, (in Leber, Lunge und Darm) statt. Die Hirnrinde des menschlichen Großhirns ist mithin das jüngste Gehirnteil. Von hier aus werden die Zellen und Organe gesteuert, deren Entwicklung aus dem äußeren Keimblatt erfolgte, sie haben hier ihr Relais. In der konflikt-aktiven Phase entwickeln sie im Krebsfall Geschwüre (Ulcera) und Zellschwund. Außerdem kommen sinnvolle biologische Änderungen der Funktion, teils Verstärkungen, teils Einschränkungen der Funktion (Diabetes, motorische Lähmungen etc.) zum Tragen.

Während der Heilungs-Phase wird sowohl die Organfunktion wiederhergestellt (oder partiell wieder hergestellt) als auch das Geschwür wieder „abgebaut". Das mittlere Keimblatt kann man in eine jüngere und eine ältere Gruppe unterteilen. Die Zellen/Organe des älteren Teils des mittleren Keimblattes haben ihr Relais im Kleinhirn und gehören somit noch zum Althirn. Im Krebsfall entwickeln sie in der konflikt-aktiven Phase kompakte Tumore des adenoiden Zelltyps (Melanome, Pleura-, Peritoneum-, Pericard-Mesotheliome).

Die Zellen bzw. Organe des jüngeren Teils dieses mittleren Keimblattes haben ihr Relais im Marklager des Großhirns. Im Krebsfall entwickeln sie in der ca-Phase Nekrosen und/oder Zelleinschmelzungen (Gewebelöcher z.B. in der Niere, im Knochen, in der Milz oder in den Eierstöcken). In der Heilungs-Phase werden die Nekrosen (Osteolysen) und die Verhärtungen (Indurationen) der vom Großhirn geregelten mesodermalen Organe wieder aufgebaut. Anhand dieser geordneten Abläufe wird zweifelsfrei deutlich, dass Krebs kein unsinniger Vorgang beliebig wild gewordener Zellen ist, sondern ein gut verständliches, vorhersehbares Ereignis, das sich mit Präzision an die ontogenetisch vorgegebenen Grundlagen hält.

Der eigentliche Grund, warum der Ablauf der Krebsentstehung in der Schulmedizin nicht verstanden werden kann, ist der Tatsache geschuldet, dass es hierfür kein System, keine Systematik gibt. Erstmalig gibt es mit der Eisernen Regel des Krebses und der Gesetzesregel der Zweiphasigkeit aller Erkrankungen eine systematische Einteilung für alle Bereiche der Medizin. Vergleichbar ist dieses ontogenetische System, ganz besonders das der Tumore, mit der Bedeutung der in der Naturwissenschaft ermittelten Daten des periodischen Systems der Elemente. Das ontogenetische System beschreibt im Detail umfassend sämtliche Zusammenhänge und Abläufe der gesamten medizinischen Gesundheitslehre.

Das 4. Biologische Naturgesetz *(Das ontogenetisch-bedingte System der Mikroben)*

Bisher ging man davon aus, dass die mikroskopisch kleinen Lebewesen (Einzeller und Mehrzeller), die Mikroben, ursächlich für die sogenannten Infektionskrankheiten verantwortlich zeichnen. Diese Sicht der Dinge lag nahe, nachdem bei allen sogenannten Infektionskrankheiten immer auch Mikroben gefunden wurden. Leider ist das ein tragischer Trugschluss. Nicht beachtet wurde bei diesen vermeintlichen Infektionskrankheiten die ca-Phase (konflikt-aktive Phase), die einer vermeintlichen Infektionskrankheit immer voraus geht.

Ab welchem Zeitpunkt Mikroben zur Gesundung des Organismus eingesetzt werden, wird ausschließlich durch das Gehirn bestimmt und hängt in keinem Fall von äußeren Gegebenheiten ab. Mikroben sind also keinesfalls, wie fälschlich angenommen, unsere Feinde. Mikroben sind unsere Helfer, sie arbeiten auf Befehl unseres Organismus, gesteuert durch unser Gehirn. Zu jeder Keimblatt-Organgruppe gehören spezifische Keimblatt-Mikroben. Die Mikroben kann man hinsichtlich der Organe, bei denen sie eingesetzt werden, als auch der Art und Weise, wie sie funktionieren, als Spezialisten bezeichnen.

Alle Mikroben arbeiten bei Lösung des Konfliktes nach dem Gesetz der Zweiphasigkeit aller Erkrankungen ausschließlich, ohne jede Ausnahme, in der 2. Phase, der Heilungs-Phase; beginnend mit der Lösung des Konflikts bis zum Abschluss der Heilungs-Phase. Allerdings werden die erst später mit der Konfliktlösung zum Einsatz kommenden Mikroben mit Eintritt des DHS (Dirk-Hamer-Syndroms) in weiser Voraussicht schon in der Menge vorproduziert, die später zum Abbau des Tumors benötigt wird.

Der Einsatz von Mikroben in Bezug zu ihrer Evolution

- Pilze und Pilzbakterien sind als älteste Mikroben für die entodermalen Organe zuständig, vom Stammhirn gesteuert.
- Pilzbakterien (Tbc), als „alt-mittelalterliche“ Mikroben, sind für die mesodermalen Organe zuständig, gesteuert vom Kleinhirn.
- Die „jung-mittelalterlichen“ Bakterien bearbeiten die mesodermalen Organe, gesteuert vom Großhirnmarklager.

Mikroben werden seit ihrer Entdeckung als etwas Böses angesehen, das wir bekämpfen müssen. Dies trifft aber nach Erkenntnis der NM nicht zu. Mikroben werden in ihrer gesamten Vielfalt unseres geografischen Breitengrades dringend gebraucht. Fehlen z.B. die Mykobakterien (Tbc), dann sind Tumore in der pcl-Phase, der Heilungs-Phase, mit möglicherweise dramatischen Auswirkungen nicht mehr abbaubar. Zum Beispiel wird dann bei einem Schilddrüsen-Karzinom trotz Konfliktlösung das biologisch inzwischen völlig sinnlos gewordene Thyroxin weiterhin produziert und der Tumor nicht abgebaut. Ein durch fehlende Mykobakterien nicht mehr abbaubares Dickdarm-Karzinom müsste dann chirurgisch entfernt werden.

Mikroben fügen sich demnach entwicklungsgeschichtlich gesehen sinnvoll in den bioökologischen Ablauf des „Sinnvollen Biologischen Sonderprogramms“ ein. Sie sind ein Teil eines Regelkreises des Ökosystems, mit und für uns geformt und geschaffen. In Unkenntnis dieser biologischen Gegebenheiten wird versucht, diese nutzbringenden kleinen Helfer mit Antibiotika oder Sulfonamiden zu zerstören. Das sogenannte „Immunsystem“, das die „bösartigen“ Krebszellen und die „bösartigen“ Mikroben in Schach halten soll, das wir als Gesundheitspolizei unseres Körpers verstehen, gibt es in diesem Sinne nicht. Auf Anweisung unseres Gehirns werden aus den irrtümlich angenommen pathogenen Mikroben wieder apathogene, benigne (gutartige) Mikroben (siehe Pleomorphismus). Sie ziehen sich in unserem Organismus an irgendeinen Ort zurück, wo sie nicht stören. Von hier aus können sie dann jederzeit reaktiviert werden.

Wir müssen uns von der Vorstellung verabschieden, dass es irgendwelche „Kribbel-Krabbel-Metastasen“ gibt, die irgendwo im Blut umherirren, die nie ein Mensch gesehen oder entdeckt hat. Die Darstellung der von der Schulmedizin behaupteten Metastasen ist eine unbewiesene und bleibt eine unbeweisbare Hypothese. Niemals wurde im Blut eines an Krebs Erkrankten eine Krebszelle gefunden, und man wird auch nie eine finden. Angenommen jedoch, es gäbe Krebszellen, die in andere Organe schwimmen, dann könnten sie das zweifelsfrei nur über das arterielle Blut erreichen, denn das venöse System und die Lymphbahnen führen ja ausschließlich zum Herzen. Nur, wie gesagt, niemals hat ein Wissenschaftler/Forscher eine Krebszelle im Blut gefunden. Die Vorstellung der Metastasenbildung über das Blut ist und bleibt eine Mär.

Anmerkung des Autors:
Die Ausbreitung von Parasiten über das Blut ist hiervon ausdrücklich ausgenommen!

In der NM versteht man unter „Metastasen", dass der Patient während der Diagnose, möglicherweise durch den Arzt ausgelöst, einen neuerlichen Schock erleidet und sich hierdurch ein neues DHS mit einem neuen biologischen Konflikt bildet.

Nehmen wir noch einmal das Beispiel, in dem eine Frau an Brustkrebs erkrankte, nachdem ihr Kind, das vor ein Auto gelaufen war, erheblich verletzt wurde. Und gehen wir weiter davon aus, dass das Kind nach einigen Wochen wieder gesund wurde. Nun findet der Arzt aber unglücklicherweise aufgrund des Unfallschocks mit dem Kind bei der rechtshändigen Mutter einen „Tumor" linksseitig in der Brust. Der sogenannte „Heilplan" des Arztes beinhaltet daraufhin Brustamputation mit anschließender Chemotherapie, um die „bösartigen, streuenden Krebszellen", die „Fernmetastasen" auslösen können, bekämpfen und abtöten zu können. Operation und Chemotherapie mit anschließender Bestrahlung seien unvermeidlich.

Diese Diagnose trifft die junge Mutter wie ein Schlag, zieht ihr den Boden unter den Füßen weg, sie ist geschockt und erleidet aufgrund der angekündigten Eingriffe, deren Folgen und Prognose z.B. folgende mögliche Konfliktschocks:

- Brust-Verunstaltungs-Konflikt, mit der Konsequenz eines Melanoms im Bereich der OP-Narbe der vormals linken Brust
- Selbstwerteinbruch-Konflikt, mit der Folge von Rippenosteolysen im Brustbereich der ehemals linken Brust („*Ich tauge hier nichts mehr.*")
- Attacke-Konflikt, gerichtet gegen den Brustbereich links. Folge: Pleura-Mesotheliom des linken Brustfells (Pleura)
- Todesangst-Konflikt, mit der Auswirkung, dass sich Lungenrundherde bilden (Adeno-Karzinom)

An diesem Beispiel wird erkennbar, wie mittelalterlich der Metastasen-Dogmatismus ist. Die Metastasen-Fabel ist und bleibt eine unbeweisbare Hypothese. **Das Faktum eines Zweit- oder Dritt-Karzinoms wird hierdurch keinesfalls bestritten.** Bestritten wird lediglich die von der Schulmedizin behauptete Darstellung **der Entstehung** von Zweit- oder Drittkarzinomen.

Das 5. Biologische Naturgesetz

Das 5. Biologische Naturgesetz ist das Gesetz vom Verständnis jeder sogenannten Krankheit, eingebettet in ein entwicklungsgeschichtlich verstehbares, sinnvolles, biologisches Sonderprogramm der Natur. Das 5. Biologische Naturgesetz dreht in der Tat die gesamte Medizin um, ist das Wesentliche, die Quintessenz, stellt Sinn und Zweck dar. Betrachtet man die drei Keimblätter einmal gesondert, fällt auf, dass die sogenannten Krankheiten in keiner Weise sinnlose Fehler der Natur sind, sondern offensichtlich einen höchst wichtigen biologischen Sinn haben und ein äußerst sinnvolles Geschehen sind.

Nach dem Erkennen dieser so konträr zum schulmedizinischen Lehrbuch stehenden Grundlagen biologischer Abläufe, Krankheiten nicht mehr als Strafe Gottes oder als bösartige Panne der Natur zu verstehen, sondern als Phasen eines sinnvollen biologischen Sonderprogramms der Natur, kommt dem biologischen Sinn, dem biologischen Ziel des SBS ganz besondere Bedeutung zu.

Beispiel eines *Adenoiden Brustkrebses*
Das Brustdrüsengewebe vermehrt sich beim „Adenoiden Brustkrebs" während der ca-Phase (konflikt-aktive Phase) mit dem zweifelsfrei biologischen Sinn, dem Säugling, der möglicherweise durch eine Krankheit oder einen Unfall eine Störung in seiner Entwicklung durchmacht, Beistand zu geben, indem er schlicht mehr Muttermilch erhält. Der Organismus der Mutter ist darauf programmiert, das entstandene Defizit so wieder wettzumachen. Der biologische Sinn liegt hier also in der konflikt-aktiven Phase. Der Tumor wächst und die Milchvermehrung hält an, solange der Konflikt besteht.

In der Regel laufen derartige Vorgänge/Konflikte bei der Frau außerhalb der Stillzeit ab. Erleidet eine Frau einen Mutter-Kind-Konflikt, auch lange nach der Stillzeit, dann entwickelt sich der gleiche Tumor in den Brustdrüsen und ahmt so den ursächlichen Zweck des „Mehr-Milch-geben-Wollens" an den Säugling nach, auch wenn an Stelle des Säuglings jetzt schon das Kind steht.

Die biologische Sinnhaftigkeit bei einem Wasser-/Flüssigkeitskonflikt (Großhirn-Mesoderm) liegt dagegen in der Heilungs-Phase. In der konflikt-aktiven Phase bildet sich im Nierengewebe eine Nekrose. Gleichzeitig erhöht sich der Blutdruck mit dem biologischen Sinn, den Raum, der im Nierengewebe aufgrund der Nekrose entstanden ist, der Funktion entsprechend zu kompensieren, um genügend Harnstoff und Urin ausscheiden zu können. In der konflikt-gelösten Phase, der Heilungs-Phase, entsteht dann, ausgehend von der Nekrose, eine mit Körperflüssigkeit gefüllte Ausstülpung, eine Nierenzyste. Im Zysteninneren läuft jetzt eine außergewöhnlich starke Zellvermehrung ab. Nach etwa neun Monaten entsteht hierdurch festes Zellgewebe, das ein eigenständiges Blutgefäßsystem besitzt, das mit der gesamten Gewebeumgebung verwachsen ist. Später, nachdem die Zyste induriert (verhärtet) ist, löst sie sich selbstständig wieder ab und schaltet sich dann ganz natürlich in die Produktion von Urin mit ein. Der biologische Sinn eines Wasser- und Flüssigkeitskonflikts liegt somit zweifellos in einer bleibenden Vergrößerung der Niere in der Heilungs-Phase.

Das SBS verfolgt demnach immer grundsätzlich einen sinnvollen biologischen Nutzen, oder es soll mit dem SBS etwas Sinnvolles, biologisch Erforderliches, erreicht werden. Einmal liegt der biologische Sinn in der ca-Phase (konflikt-aktive Phase), ein anderes Mal in der pcl-Phase (Heilungs-Phase). Nun wird auch verständlich, warum die Entstehung von Krebs, solange diese Mechanismen und die entwicklungsgeschichtlichen Zusammenhänge der Entstehung von biologischen Konfliktabläufen nicht durchschaut wurden, immer ein Mysterium war. La Medicina Sagrada, „die heilige Medizin", hat alles verändert, nichts stimmt mehr, was vormals richtig war, es zählen nur noch die Fakten. Auch die gleichzeitige Kombination verschiedener SBS – im Sinne schizophrener Konstellation – hat eine ganz bestimmte biologische Bedeutung, gleichsam einen „Übersinn". Das bedeutet weder etwas Transzendentes, Übernatürliches noch Spirituelles, sondern erklärt lediglich die Tatsache, dass die Natur offensichtlich auch schon scheinbar ausweglose Situationen wie Psychosen mit eingeplant hat, um dem Individuum eine Chance zu eröffnen, diese schwere Situation in den Griff zu bekommen.

Mit dem 5. Biologischen Naturgesetz wird die NM glanzvoll abgerundet bzw. vollendet. Es eröffnet sich eine völlig neue Dimension einer sinnvollen therapeutischen Behandlung und Betreuung. Erstmalig bekommen wir Menschen in großer Bescheidenheit und Demut eine Ahnung von dem, was sinnvolle Ordnung der Natur, Fauna, Flora und Menschen betreffend, im wahrsten Sinne des Wortes bedeutet. Dass sogenannte Krankheiten keinesfalls unsinnige Störungen sind, die von Zauberlehrlingen der Medizin wieder instandgesetzt werden müssen, sondern ein „Sinnvolles Biologisches Sonderprogramm" (SBS) der Natur sind, müssen wir in Dankbarkeit anerkennen. Wir sehen voller Staunen, dass diese Vorgänge nie etwas Sinnloses, Bösartiges oder Krankhaftes waren, sind oder sein werden.

Die Therapie
Die NM setzt einen gesunden Menschenverstand und auch logisches Denken voraus. Die erste Pflicht eines Therapeuten der NM besteht darin, dem Erkrankten die Panik vor Krebs zu nehmen und ihm deutlich zu machen, dass er wieder gesund wird. Schulmedizinisch gilt als gesetzt, dass das Symptom, der Tumor, beseitigt werden muss, um eine Streuung von Metastasen zu unterbinden. Zur Sicherheit,

dass alle Krebszellen auch entfernt bzw. vernichtet wurden, wird zusätzlich eine Chemotherapie und Bestrahlung verordnet. Nach den Kriterien und Grundlagen der NM sind die sogenannte Bestrahlungstherapie und die Behandlung mit Chemotherapie völlig sinn- und nutzlos.

Demjenigen, der die Qual der Chemotherapie als „Heilverfahren" eingeführt hat, möchte man fast wünschen, dass ihm ein Platz in der Hölle freigehalten wird!

Chemotherapie heißt, der Organismus wird mit Zellgiften, wie das Wort Zellgift schon ausdrückt, vergiftet. Mit der Chemotherapie soll eine Zellvermehrung, einer Teufelsaustreibung gleich, verhindert werden. Diese Zellgifte greifen insbesondere das Knochenmark und die Fortpflanzungsorgane an, was zu einer bleibenden oder, wenn der Patient Glück hat, nur zu einer vorübergehenden Unfruchtbarkeit führen kann. Kriminell wird die Chemotherapie-Behandlung insbesondere durch die Tatsache, dass sie z.B. bei den vom Althirn gesteuerten Tumoren nicht nur keinen die Gesundheit fördernden Effekt hat, sondern das Krebswachstum sogar noch beschleunigt und verstärkt, da das alle Zellen angreifende Gift die Sympathicotonie (Gleichgewicht zwischen Sympathikus und Parasympathikus) in Richtung Sympathikus verschiebt. Sicher besteht die Möglichkeit, unter Hinnahme der Zerstörung des Knochenmarks, das Krebswachstum abrupt zu stoppen, ohne Rücksicht darauf, von welchem Relais im Gehirn der Krankheitsverlauf gesteuert war. Nur diese vordergründig vermeintlichen „Erfolge" der Schulmedizin liegen dabei ausschließlich in der Verhinderung des Heilungsvorgangs, der von ihr als bösartig dargestellt wird.

Natürlich besteht die Möglichkeit, bei einem duktalen Brustkrebs (Karzinom in den Milchgängen) mit Chemotherapie die Schwellung und Rötung der abheilenden Brust zu stoppen und zu verkleinern, doch um welchen Preis? Man stoppt hiermit den Heilungsvorgang und macht dabei zweifach Sinnloses in der Vorstellung, einen nur durch schulmedizinisches Diktat bestimmten Tumor vernichten zu müssen, der in der Realität keiner ist. Die Wirkung von Bestrahlung und Chemotherapie auf das Gehirn ist gleichfalls dramatisch. Die bemerkenswerte Widerstandskraft unseres Gehirns liegt insbesondere in der Fähigkeit, biologische Konflikte lösen zu können bzw. den HH ausheilen zu lassen. Dies geschieht während der Heilungs-Phase unter Zuhilfenahme eines Ödems, durch das die Gehirnzellen mit dem Aufquellen des HH weit gedehnt werden. Durch Bestrahlung und Chemotherapie wird dieser Heilungsvorgang jedoch gestoppt, das Ödem verschwindet, doch der HH besteht fort, ist nicht geheilt. Sobald die Chemotherapie und Bestrahlung jedoch ausgesetzt oder beendet werden, beginnt der klügere Organismus sofort wieder mit der Heilung bzw. Restheilung, er füllt den HH wieder mit einem Ödem auf. So werden in den Pausen von Bestrahlung und Chemotherapie die Synapsen, die Anschlussstellen der Nervenzellen, wieder auseinander gezogen, um sich dann bei der nächsten Tortur mit Bestrahlung und Chemotherapie sogleich wieder zusammenzuziehen. Der in der Behandlung von Krebs so gefürchtete Ziehharmonika-Effekt nimmt seinen Lauf. Die NM lehnt Operationen nicht grundsätzlich ab, jedoch muss dabei ausschließlich dem Gesichtspunkt der Gesundung des Patienten Rechnung getragen werden.

Morphium dagegen ist für jeden Patienten eine Katastrophe. Die Natur sieht solche Eingriffe schlicht nicht vor. Die Verwendung von Morphium und seinen Derivaten liegt die Vorstellung zugrunde, den Schmerz abstellen zu können, um dann zu gesunden. Diese Rechnung geht leider nicht auf, denn das Morphium verändert das gesamte Gehirn so grundsätzlich, dass der Patient zu einem willenlosen, leicht zu behandelndem Medium wird. In der NM werden auch Medikamente genutzt, jedoch ausschließlich, um Komplikationen im naturgegebenen Heilungsverlauf zu vermeiden oder zumindest zu mildern. Medikamente, die symptomatisch positiv wirken, sollten zum Wohle des Patienten eingesetzt werden, jedoch unter der Einschränkung, dass der behandelnde Arzt dieses Medikament auch bei seinem Kind und seiner Familie anwenden würde.

Die Schulmedizin, die alles mit ihrer angeblichen Wissenschaftlichkeit begründet, muss sich die berechtigte Frage gefallen lassen, ob sie nicht schon lange den Weg der Naturwissenschaft verlassen hat. In der Medizin sind nun erstmals durch die NM fundamentale Naturgesetze, wie in anderen Naturwissenschaften schon längst geschehen, erkannt worden. Durch diese Erkenntnisse hat die Medizin jetzt zum ersten Mal eine reale Chance, eine wirkliche Naturwissenschaft im Sinne des Wortes zu werden!

„Alle Wahrheit durchläuft drei Stufen!
Zuerst wird sie lächerlich gemacht.
Dann wird sie bekämpft.
Und schließlich wird sie als selbstverständlich angenommen."
Arthur Schopenhauer

„Mein Studentenmädchen" (nur ein Liebeslied?)
Das kleine Liebeslied „Mein Studentenmädchen", das Dr. Hamer 1976 für seine Frau Sigrid gedichtet und komponiert hat, blieb lange Zeit unbeachtet, bis die Pianistin Dr. Giovanna Conti bei ihrem Studium der klassischen Musik feststellte, dass eine Vielzahl der Kompositionen der Klassik nach dem Schema des Hamer'schen Liedchens verliefen. Daraufhin beschäftigte sie sich näher mit „Mein Studentenmädchen" und konnte feststellen, dass auch viele Volkslieder dem gleichen Schema entsprachen.

In dem Buch „Per una Musica biologicamente sensata nell'ottica della Nuova Medicina Germanica" (Eine sinnvolle biologische Musik im Hinblick auf die NM) veröffentlichte sie ihre Erkenntnis, die daraufhin in Deutschland unter dem Titel „Die archaischen Melodien" veröffentlicht wurde. Es kam einer Sensation gleich, als man mit der Zeit erkannte, dass durch dauerhaftes Hören dieses Liedes chronische Krankheitsverläufe positiv ausliefen oder gar ausheilen konnten.

Aus der Vermutung scheint nun Gewissheit geworden zu sein. Die Schwingungen dieses Liedchens sollen Rezidive verhindern und Heilung bewirken, wie das klassische Programm der NM. Die Wirkung soll jedoch ausschließlich in der o.e. konflikt-gelösten pcl-Phase liegen.

Anmerkung
Möglicherweise empfinden Sie als Leser dieses Buches nach dem Lesen der Rubrik „Neue Medizin" einen Konflikt zu den anderen Kapiteln dieses Buches, in denen ja dargestellt wird, dass Krebs ausschließlich nur dann entstehen kann, wenn sich Parasiten im menschlichen Organismus befinden.

In der Tat gibt es möglicherweise so etwas wie einen Nebenkonflikt mit der Heilmethode der „Neuen Medizin", die davon ausgeht, dass Krebs durch einen schweren, hochakut-dramatischen, isolativen Erlebnisschock ausgelöst wird. So stehen sich scheinbar die Parasiten-These und der schwere, hochakut-dramatische, isolative Erlebnisschock bezüglich der Krebsentstehung als zwei eigenständige Methoden gegenüber.

Gehen wir einmal gedanklich davon aus, dass Krebs, wie durch die „Neue Medizin" dargestellt, auch durch einen Erlebnisschock entstehen kann, dann stellt sich folgende Frage:

- *Entsteht Krebs, d.h. eine „Erlebnisschock-Konfliktgeschwulst" bei der „Neuen Medizin" allein durch einen Erlebnisschock oder sind zur Konfliktgeschwulst-Bildung zwingend auch Parasiten erforderlich?*

Nehmen wir einmal an, eine „Erlebnisschock-Konfliktgeschwulst" könnte auch ohne Parasiten entstehen, dann hätten wir es in der Tat mit einer weiteren Option zu tun, wie Krebs entstehen kann, und Heilung wäre nur durch Konfliktlösung möglich, wie in der „Neuen Medizin" beschrieben. Studien oder Forschungen hierzu sind leider nicht verfügbar oder bekannt. Würde jedoch eine „Erlebnisschock-Konfliktgeschwulst" nur in Verbindung mit Parasiten entstehen, dann gilt für die Krebsentstehung und -heilung ausschließlich, was in den anderen Kapiteln dieses Buches beschrieben wurde. Dass dem mit großer Wahrscheinlichkeit so ist, lässt sich daraus ableiten, dass kein Fall bekannt wurde, in dem nach der Vernichtung von Parasiten und o.g. Maßnahmen Krebs nicht geheilt worden wäre.

***Als gesichertes Wissen gilt**, wie in den anderen Kapiteln dieses Buches ausgeführt, Krebs entsteht letztendlich durch das Vorhandensein von Parasiten. Die „Neue Medizin" muss daher separat betrachtet werden. Ob eine „Erlebnisschock-Konfliktgeschwulst" ohne Parasiten oder nur in Kombination mit Parasiten entstehen kann, muss daher gegenwärtig offen bleiben. Mit großer Sicherheit kann man jedoch davon ausgehen, gleich ob eine „Erlebnisschock-Konfliktgeschwulst" mit oder ohne Parasiten entsteht; beide Methoden, separat oder in Kombination miteinander, können Betroffene von Krebs heilen.*

Die Schulmedizin, ein unwissenschaftlicher amorpher Brei, ein Hypothesensammelsurium

An: Hochschule für Technik, Wirtschaft und Kultur Leipzig
Studium generale und Arbeitsstelle Technikgeschichte
Prof. Dr. Hans-Ulrich Niemitz
PF 301166, 04251 Leipzig; Karl-Liebknecht-Straße 132, 04277 Leipzig
H.-U. Niemitz, HTWK Leipzig, PF 301166, 04251 Leipzig

Von: Dr. med. Mag. theol. Ryke Geerd Hamer
Camino Urique 69/Apdo. 209
E–29120 Alhaurin el Grande

Betrifft: **Gutachten zur Neuen Medizin/8 Seiten/** (Gutachten-Hamer 030818) 18.8.2003

Gutachten zur Neuen Medizin (Abschrift)

von Prof. Dr. Hans-Ulrich Niemitz,
HTWK Leipzig/Studium generale.
Berufungsgebiet: Geschichte und Ethik von Technik und Naturwissenschaften

Die Anfragen – Anlass zum Gutachten

Mit Brief vom 23. Juli 2003 bat mich Dr. med. Mag. theol. Ryke Geerd Hamer um die „naturwissenschaftliche Beantwortung“ von drei Fragen.

Die Fragen lauten:

- **Frage 1:** Kann und darf es sein, dass eine Medizin (Schulmedizin), die nur auf Hypothesen basiert, sich hochtrabend „wissenschaftlich“ nennt, obwohl noch niemals eine einzige Verifikation stattgefunden hat?
- **Frage 2:** Kann und muss man dagegen nicht die Germanische Neue Medizin, die keine einzige Hypothese hat, allein auf Grund der vorgelegten 30 Verifikationsurkunden als wissenschaftlich und nach bestem Wissen richtig bezeichnen?
- **Frage 3:** Ist es nicht in den Naturwissenschaften üblich und ausreichend, schon eine einzige Verifikation zu bestehen, um die Richtigkeit (hier: der Neuen Medizin) zu beweisen?

Vorrede

Im Kern stellt Hamer zwei Fragen, die im Folgenden nur bezogen auf das Krebsgeschehen beantwortet werden, obwohl die Neue Medizin generell für „Krankheit“, Psychosen und spontane Straftaten Erklärung und Theorie bietet.

A) Ist die Schulmedizin wissenschaftlich und richtig?
B) Ist die Neue Medizin wissenschaftlich und richtig?

Zu A) Die Schulmedizin bedient sich zwar wissenschaftlicher Methoden (z.B. Beobachtung, Statistik), ist aber wegen ihrer vielen Hypothesen, d.h. (nicht bewiesenen) Unterstellungen weder eine Wissenschaft (denn wissenschaftliche Methoden zu benutzen reicht allein nicht aus, um „Wissenschaft“ bzw. Wissenschaftler zu sein), geschweige denn eine Naturwissenschaft. Sie hat keine hypothesenfreie Theorie des biologischen Geschehens beim einzelnen „kranken Menschen“. Die Schulmedizin kann ihren Krebspatienten nur aus Statistiken gewonnene Überlebenswahrscheinlichkeiten nennen. Sie neigt bezeichnenderweise im Einzelfall zu leeren therapeutischen Versprechungen, Verzweiflungstaten („Lotteriespielen“) und „Experimenten“. Und Spontanheilungen bleiben unverstanden.

Im Tagesspiegel vom 12.11.2001 erschien kurz vor dem Tod des Beatles Harrison folgende Notiz: *„Georg Harrison (58) geht es nach einer radikalen Bestrahlungstherapie in New York offenbar besser. Das berichtete „Mail on Sunday". Die umstrittene neue Therapie ist von dem Arzt selbst als ein „Lotteriespiel" bezeichnet worden."* Also: Einem der bekanntesten und reichsten Personen gelingt es nicht, eine Krebstherapie zu bekommen, die kein Lotteriespiel ist. Wie ist das zu erklären? Doch nur so, dass die Schulmedizin keine Therapie anzubieten hat, die kein Lotteriespiel ist.
Also: Die Schulmedizin ist unwissenschaftlich und versteht so gut wie nichts, noch nicht einmal Spontanheilungen. Die Schulmedizin ist keine Wissenschaft. Sie ist nicht richtig, d.h. muss nach bestem menschlichem Ermessen als falsch bezeichnet werden.

Zu B) Die Neue Medizin hat eine wissenschaftliche und hypothesenfreie und damit überprüfbare (bzw. potentiell falsifizierbare – siehe Genaueres dazu im eigentlichen Gutachten) Theorie bzw. Modell des Krebsgeschehens bzw. allgemein von „Krankheit". Sie kann für jeden Einzelfall – und das überprüfbar und damit hypothesenfrei (und selbstverständlich nach einer genauen Anamnese) – das Geschehen wissenschaftlich erklären. Weil das Geschehen aus der Theorie heraus vorhersagbar ist, können auf den Einzelfall zugeschnittene – und damit wissenschaftlich begründete – Therapievorschläge gemacht werden. (Eventuell während der Therapie auftretende Komplikationen können verstanden und die Therapie darauf eingestellt werden. Dies sei erwähnt, weil Hamer von vielen Presseorganen unterstellt wird, er nenne sich selbst Wunderheiler und garantiere Heilung. Es ist zu bedenken: Neue krebsauslösende Konfliktschocks kann kein Arzt der Welt vorhersagen und damit verhindern; man kann aber eine Situation schaffen – und Hamer fordert dies für seine Patienten –, in der neue Konfliktschocks vermieden werden).

Also: Die Neue Medizin ist wissenschaftlich und entsprechend naturwissenschaftlicher Kriterien richtig. Die Neue Medizin ist eine Wissenschaft und darüber hinaus die sicherste Methode, um „krebskranke" Menschen zu heilen.

Zu Frage 1: (Wissenschaft)
Es ist nicht ganz unumstritten, was Wissenschaft ist oder sein soll. Im Lexikon (Brockhaus Enzyklopädie 2001) ist zu lesen: *„**Wissenschaft,** der Inbegriff menschlichen Wissens einer Epoche; eine Gesamtheit von Erkenntnissen, die sich auf einen Gegenstandsbereich beziehen und in einem Begründungszusammenhang stehen. Methodisch kennzeichnet die Wissenschaft ein gesichertes, in einen Begründungszusammenhang von Sätzen gestelltes und damit intersubjektiv kommunizierbares und nachprüfbares Wissen, das bestimmten wissenschaftlichen Kriterien (z.B. Allgemeingültigkeit, Systematisierbarkeit) folgt."* Die Unsicherheit der Erklärung zeigt sich im Zirkel: Wissenschaft muss wissenschaftlichen Kriterien folgen. Dennoch ist klar: „wissenschaftlich" meint, über ein Wissen – inhaltlich und methodisch – zu verfügen, das aus nachprüfbaren Aussagen (oder „Sätzen") besteht.

Wissenschaft erzeugt überprüfbare Aussagen
Eine Aussage oder ein System von **Aussagen können nur dann als wissenschaftlich gelten, wenn** diese Aussage bzw. **diese Aussagen die Möglichkeit bieten, sie zu falsifizieren,** d.h. – umgangssprachlich ausgedrückt – zu überprüfen, ob sie falsch sind. Die exakten Naturwissenschaften heißen deshalb exakt, weil sie nur Aussagen machen, die durch Experimente im Prinzip jeder Zeit und an jedem Ort falsifiziert (oder umgangssprachlich: auf Stimmigkeit überprüft) werden können. Nicht jede Naturwissenschaft beruht nur auf Experimenten bzw. kann nur auf Experimenten beruhen. Die Biologie zum Beispiel und infolgedessen auch die Medizin müssen sich weitgehend auf Beobachtungen von „natürlichen" Abläufen stützen. Diese Beobachtungen können dann, wenn die Umgebungsbedingungen bei den jeweiligen Beobachtungen die gleichen sind, wie Beobachtungen von Experimenten genutzt werden.
Da in der Regel die Schulmedizin am und für den Einzelfall nicht potentiell falsifizierbare Aussagen machen kann, zieht sie sich auf die Statistik zurück. Statistik ist Mathematik, ist damit Wissenschaft, ist aber keine Naturwissenschaft. (Im Übrigen wird damit das höchste Ziel therapeutischer Arbeit verfehlt,

nämlich dem Patienten für seinen „Einzelfall" über den menschlichen Beistand hinaus wissenschaftlich helfen zu können. Beispiel: Der Schulmediziner nennt dem Krebspatienten Überlebenswahrscheinlichkeiten. Dem Patienten kann nicht gesagt werden, was er tun soll, um „heil" zu werden.)

Hypothesen sind noch nicht überprüfte oder gar unüberprüfbare Aussagen
Wenn man nur Aussagen machen kann, die (noch) nicht die Möglichkeit bieten, sie zu falsifizieren, spricht man von **Hypothesen.** In der Umgangssprache ist eine Hypothese eine Unterstellung und in der Wissenschaftstheorie im Grunde genommen auch, nämlich eine Aussage, deren Wahrheit noch nicht feststeht, die aber als Annahme dient, von der heraus Theorien und Vorhersagen abgeleitet werden (siehe Brockhaus Enzyklopädie 2001). Als Isaac Newton seine Gravitationstheorie vorstellte und er gefragt wurde, woher denn die Gravitation käme, sagte er: *„Ich mache keine Hypothesen."* Damit meinte er, dass ein jeder die Richtigkeit des von ihm aufgestellten Gravitationsgesetzes überprüfen könne (bzw. modern: versuchen könne, es zu falsifizieren) und dass es eine andere Sache sei, die Gravitation zu erklären. Da ihm dies nicht gelungen sei (er konnte also dazu keine Aussagen finden, die die Möglichkeit boten, sie zu falsifizieren), so sagte er, sollten dies die Wissenschaftlergenerationen nach ihm herausbekommen – was denen übrigens bis heute nicht gelungen ist.

Neue Medizin, Schulmedizin und (nicht) falsifizierbare Aussagen
Entsprechend diesem Wissenschaftsverständnis sagt Dr. Hamer, er mache keine Hypothesen. Das, was er aussage, sei jederzeit an jeder beliebigen Person (also an jedem Einzelfall) zu überprüfen, bei der Krebs bzw. krebsäquivalente Krankheiten diagnostiziert worden sei. Das heißt, es gibt hier die Möglichkeit, seine Aussagen am bzw. an jedem Einzelfall zu falsifizieren (auf Stimmigkeit zu überprüfen). Die Hypothese der Schulmedizin zum Beispiel, es gäbe ein Immunsystem, ist eine nicht falsifizierbare Aussage. Das Immunsystem hat bisher noch niemand unmittelbar beobachten können. Es werden zwar aus der Hypothese „Immunsystem" (also der Unterstellung, es gäbe eines) Theorien und Vorhersagen konstruiert und denen beobachtbare „Fakten" zugeordnet, die als Bestätigung gelten. Allerdings wird nicht in Betracht gezogen, dass diese Fakten auch zur Bestätigung anderer Aussagen dienen könnten (Anmerkung: wissenschaftlich kann es nur Falsifizierungen und keine Bestätigungen geben). Die Schulmedizin erkennt nicht, dass die Hypothese „Immunsystem" überhaupt nicht falsifizierbar ist, also letztlich keine wissenschaftliche Aussage darstellt.
Ob Mikroben wegen des Zusammenbruchs des Immunsystems im Körper aktiv werden können (so sieht es die Schulmedizin, und sie kann für den Einzelfall den Augenblick des Aktivwerdens nicht vorhersagen und damit nur „logisch" begründen, aber logisch bedeutet nicht automatisch wahr oder wirklich; Märchen sind auch logisch, weil sie sonst nicht erzählbar sind; maximal kommt die Schulmedizin zu statistischen Aussagen) oder Mikroben wegen eines Einschaltbefehls des Gehirns bzw. Organismus, der gerade ein „Sonderprogramm" laufen lässt, aktiv sind (so sieht es die Neue Medizin, sie kann den Augenblick des Aktivwerdens für den Einzelfall vorhersagen und auch begründen: Es ist der Start des zweiten Teils des Sonderprogramms; die Neue Medizin hat ein psycho-biologisches Modell vom Organismus und braucht deshalb keine Statistik), heißt, dass die Neue Medizin bezüglich der Mikroben und ihres Aktivwerdens potentiell falsifizierbare Aussagen erzeugt, die Schulmedizin dies aber nicht kann.

In der Umgangssprache müsste man sagen, die Schulmedizin liefert einen nicht fassbaren Brei von pseudo-logischen, d.h. märchenhaften und nicht überprüfbaren Aussagen (sie ist unwissenschaftlich), die Neue Medizin dagegen bietet eine fassbare Struktur von logischen und an der Wirklichkeit überprüfbaren Aussagen (sie ist wissenschaftlich).

Das Problem „Verifikation"
In der Frage 1 wird behauptet, dass die Schulmedizin nur auf Hypothesen basiert und dass noch niemals eine einzige Verifikation ihrer Hypothesen stattgefunden hat. Ist dem so? Man muss sagen: Es ist noch viel schlimmer. Wie schon erklärt, gelingt es der Schulmedizin in weiten Teilen nicht, falsifizierbare Aussagen zu erzeugen (und verliert damit insgesamt ihren Anspruch, „Wissenschaft" zu sein). Damit ist ei-

ne „Verifikation“ – was auch immer das sein soll (es wird bei der Behandlung der Frage 3 ausführlich erklärt, was das sein könnte) – persé unmöglich. Ganz kurz gesagt bedeutet „Verifikation“ ein System von Aussagen (und das damit verbundene Modell) als wahr bzw. richtig oder bestätigt anzuerkennen und dementsprechend zu handeln (in der Medizin würde das bedeuten, entsprechend zu therapieren). „Verifikation“ ist also eine ethische, damit gesellschaftspolitische und letztlich rechtliche Frage bzw. Angelegenheit.

Ergebnis zu Frage 1
Die Schulmedizin darf sich nicht naturwissenschaftlich nennen, weil sie entweder nur Aussagen anzubieten hat, die nicht die Möglichkeit bieten, sie zu falsifizieren, oder sie verwickelt sich schon vorher in unlösbare Widersprüche. Die Neue Medizin ist naturwissenschaftlich, weil sie ein psycho-biologisches Modell bietet, aus dem heraus Aussagen abzuleiten sind, die die Möglichkeit bieten, sie zu falsifizieren. Da bisher keine Aussage der Neuen Medizin falsifiziert werden konnte, muss die Neue Medizin zumindest für wissenschaftlicher erklärt werden als die Schulmedizin, die eben höchstens statistisch arbeiten kann (d.h. keine wissenschaftlichen Aussagen für den Einzelfall machen kann!), und es muss festgestellt werden: Die Schulmedizin ist keine Naturwissenschaft – weder inhaltlich noch methodisch.

Zu Frage 2:
Wichtig ist zu bemerken – und das wird in der Beantwortung der Frage 3 weiter ausgeführt –, sie „nach bestem Wissen“ als richtig zu bezeichnen (was eine ethische Frage ist). Also: Die Aussagen der Neuen Medizin stehen in einem Begründungszusammenhang, der intersubjektiv kommunizierbar und am Einzelfall nachprüfbar ist, d.h. naturwissenschaftlichen Kriterien genügt (z.B. Allgemeingültigkeit, Systematisierbarkeit, Vorhersagemöglichkeit, begründend erklärende Beschreibung vergangenen Geschehens, Falsifizierbarkeit).

Ergebnis zu Frage 2: Ja, die Neue Medizin ist richtig.

Zu Frage 3:
Bei Frage 3 muss man zurückfragen: Ausreichend wofür? Für die Bestätigung der Richtigkeit? Dazu ist in der Beantwortung der Frage 2 schon alles gesagt (ja, die Neue Medizin ist richtig). Streng wissenschaftlich gilt, dass Verifikationen nie ausreichen. Also lässt sich auch rein „naturwissenschaftlich“ diese Frage nicht beantworten, weil die Entscheidung darüber, ob eine Theorie „verifiziert“ ist, letztlich niemals endgültig entschieden werden kann. Denn jede Theorie hat Modellcharakter. Und damit kann eine Theorie niemals mit der Wirklichkeit voll übereinstimmen. Wenn das der Fall wäre, wäre dieses Modell die Wirklichkeit und damit kein Modell mehr. Wenn nun eine Theorie über längere Zeit nicht falsifiziert werden kann und wenn die konkurrierenden Theorien bzw. deren Anwendungen (hier Therapien) schlechtere Ergebnisse zeigen als die neue Theorie, dann **muss die neue Theorie anerkannt werden,** das ist eine Frage der wissenschaftlichen und ethischen Vernunft, Fairness und Redlichkeit. Die neue Theorie muss zugelassen werden als Erklärung, und sie muss zugelassen werden für die Anwendung bei praktischen Problemen, d.h. die Patienten müssen frei entscheiden können. Im Fall der Neuen Medizin heißt das: Die „Schulmedizin“ bzw. unsere Gesellschaft muss der Neuen Medizin Raum geben.

Bemerkung: Was sind Fakten? Beispiel Metastase: Fakt oder Hypothese?
Im Folgenden eine Bemerkung zum häufig ideologischen Charakter der „Fakten“ bzw. der „Richtigkeit“: Was den Menschen vor Anerkennung des kopernikanischen Systems richtig und ein Fakt zu sein schien, war, dass die Sonne am Abend unterging. Das Modell – die Erde als schwebende Scheibe in der Mitte der Welt und die Himmelskörper jeweils auf einer kugelförmigen und glasartigen Sphäre befestigt, die alle zusammen die Erde umhüllen und sich um die Erde herumdrehen – machte das sinnfällig. Heute wissen es fast alle Menschen besser, aber auch nur, weil sie es von Kindesbeinen an so erzählt bekommen. Das Wort „Sonnenuntergang“ benutzen wir bis heute, obwohl es den Fakten nicht entspricht. Dieses Wort schleppt das alte falsche Modell noch mit sich. Das ist aber kein Schaden, weil „ein jeder“ ja weiß, wie es richtig ist. Mit dem Begriff „Metastase“ wird es so sein, dass, sollte die Neue Medizin aner-

kannt werden, dieses Wort verschwinden wird. Als Fakt bedeutet Metastase eigentlich nur „Zweitkrebs“ bzw. Krebs zusätzlich zu schon vorhandenem. Die Schulmedizin verbindet aber mit dem Wort die Hypothese, dass der erste Krebs irgendwie – und zwar in Art einer innerkörperlichen Ansteckung – der Verursacher des Zweitkrebses ist. Die Neue Medizin leugnet nicht den Fakt „Zweitkrebs“, aber sie sagt, dass das keine Metastase ist. Sie sagt, dass jeder „Zweitkrebs“ durch einen eigenen Konflikt ausgelöst wird. Tragischerweise sind das meist Konflikte, die durch die Krebsdiagnose zu erklären sind (Tiere haben in den seltensten Fällen „Metastasen“).
Die Vorstellung, dass Krebs sich in Art einer innerkörperlichen Ansteckung im Körper verbreitet, ist eine Hypothese bzw. Unterstellung (gilt aber als Fakt in der Schulmedizin). Wenn es diese innerkörperliche Ansteckung gäbe, müssten alle Bluttransfusionen wegen drohender Krebsansteckungsgefahr verboten werden. Bis heute gibt es keinen „Krebs-Blut-Test“ – und es ist nicht bekannt, dass Tumormarker eingesetzt werden, um Blutspender auf Krebs zu überprüfen. Damit zeigt sich, dass die Schulmedizin ihre eigene Hypothese „Metastase“ (für die Schulmedizin ja ein Fakt!) nicht ernst nimmt bzw. ihr mit jeder Bluttransfusion faktisch selber widerspricht (letztlich: falsifiziert!). Ein Schulmediziner würde zur Rechtfertigung und sachlich völlig richtig sagen, dass man beim Menschen noch niemals eine Krebsansteckung von Körper zu Körper beobachtet habe. Die Neue Medizin dagegen argumentiert stimmig: Jedes Krebsgeschehen bedeutet einen Konfliktschock. Jeder Zweitkrebs einen Zweitkonfliktschock. Sollte dem nicht so sein, könnten die Gegner der Neuen Medizin das überprüfen (falsifizieren).

Ergebnis zu Frage 3
Die Schulmedizin unterstellt, dass ihre Hypothesen „Fakten“ sind. Es ist aber zu zeigen, dass das „Faktensystem“ der Schulmedizin widersprüchlich ist bzw. in weiten Teilen so aufgebaut, dass es nicht einmal potentiell falsifizierbar (und damit unwissenschaftlich) ist. Das System der Neuen Medizin dagegen ist stimmig und potentiell falsifizierbar. Daher ist es unwissenschaftlich, unethisch und damit letztlich verfassungswidrig, der Neuen Medizin keinen Raum zu geben.

Ein abschließender Kommentar
Die „Schulmedizin“ befindet sich in einer besonderen Situation. Sie erhebt den Anspruch, wissenschaftlich zu sein und müsste damit – so weit wie möglich – unpolitischen und nur wissenschaftlichen Prinzipien verpflichtet sein. Sie erhebt aber zugleich den Anspruch, den politisch herrschaftlichen und damit „unwissenschaftlichen“ Schutz einer (dienstleistenden) Zunft genießen zu dürfen. Das Zunft-Privileg ermöglicht den Vertretern der Schulmedizin, wissenschaftliche Auseinandersetzungen ungestraft mit nichtwissenschaftlichen, nämlich politischen bzw. machtpolitischen Mitteln zu entscheiden. Die Schulmedizin kann sich bis heute in dieser eigentlich „unmöglichen“ Situation halten, weil die Nichtmediziner (als Patienten oder Politiker) die ihnen verfassungsrechtlich zugestandene Therapiefreiheit nicht nutzen wollen bzw. können, weil sie voller Angst sind vor dem Tod und dem Verlust der Gesundheit, die ihnen bzw. der ganzen Gesellschaft angedroht werden, falls die schulmedizinische Therapie abgelehnt wird. Und Angst ist ein schlechter Ratgeber. Der Widerspruch zwischen „Wissenschaft“ und „Zunft“ wird im Fall der Therapienotwendigkeit von Kindern und Unmündigen heute so gelöst, dass diese – der Ansicht der Zunft und damit nicht wissenschaftlichen Kriterien entsprechend – schulmedizinisch zwangstherapiert werden müssen. Eltern oder Vormünder, die wissenschaftlich begründet diese Therapie für die ihnen Anvertrauten ablehnen und versuchen, diese dem zu entziehen, werden strafrechtlich verfolgt. **Dies ist ethisch gesehen eine „unmögliche Situation“, d.h. unethisch, d.h. in diesem Fall verfassungswidrig.**

Ergebnis zum Kommentar
Der Anspruch der Schulmedizin, aus ihrer „Zunft“ heraus, also unwissenschaftlich, einen Therapie-Entscheidungs-Alleinanspruch durchsetzen zu wollen bzw. bei der Therapie von Kindern schon durchgesetzt zu haben, ist **verfassungswidrig.**

Fazit
Nach naturwissenschaftlichen Kriterien muss die **Neue Medizin** nach derzeitigem Wissenschaftsstand und nach derzeit bestem Wissen für richtig erklärt werden.

Die Schulmedizin ist dagegen, naturwissenschaftlich gesehen, ein amorpher (unstrukturierter) Brei, der wegen grundlegend falsch verstandener (angeblicher) Fakten nicht einmal falsifizierbar *(nachbildbar)* **ist, von verifizierbar** *(überprüfbar)* **ganz zu schweigen. Sie muss deshalb nach naturwissenschaftlichen Kriterien als Hypothesensammelsurium und damit als unwissenschaftlich und nach bestem menschlichem Ermessen als falsch bezeichnet werden.**

Leipzig, den 18. August 2003
Prof. Dr. Hans-Ulrich Niemitz

Ende des Gutachtens.

Dieses Gutachten von Prof. Dr. Hans-Ulrich Niemitz lässt an Deutlichkeit nichts zu wünschen übrig. Prof. Niemitz ist nicht irgendwer, er ist auf seinem Gebiet der Wissenschaftsgeschichte und der naturwissenschaftlichen Erkenntnistheoretik der mit Abstand berühmteste deutsche Professor. Ein Urteil von Prof. Niemitz kann als das naturwissenschaftlich sachkundigste in ganz Deutschland gelten!

Bundesgerichtshof vom 23.7.1993, Az. IV ZR 135/92
Eindrucksvoll bestätigt wird das Gutachten von Prof. Dr. Niemitz in einem Urteilsspruch des Bundesgerichtshofs (es ging um die Klage gegen eine Versicherung bezüglich der Behandlungskosten für einen Multiple-Sklerose-Patienten), das in seiner Begründung ausführte: ***„auch die von der überwiegenden Zahl der Ärzte und Krankenanstalten geübte Behandlung könne nach den Vorstellungen des Berufungsgerichts nicht als wissenschaftlich allgemein anerkannt bezeichnet werden, weil die Ursache dieser Krankheit noch immer nicht erforscht sei und jede Art der Behandlung deshalb zwangsläufig experimentellen Charakter habe, ohne dass der Nachweis medizinischer Richtigkeit geführt werden könne!"***

Eid des Hippokrates (460 - ca. 370 v.Chr.)

Ich schwöre bei Apollon, dem Arzt, bei Asklepios, Hygieia und Panakeia und bei allen Göttern und Göttinnen, indem ich sie zu Zeugen mache, dass ich entsprechend meiner Kraft und meinem Urteilsvermögen folgenden Eid und folgenden Vertrag erfüllen werde:

Denjenigen, der mich diese Kunst gelehrt hat, gleich zu achten meinen Eltern, ihn an meinem Lebensunterhalt teilhaben zu lassen und ihm an den für ihn erforderlichen Dingen, wenn er ihrer bedarf, Anteil zu geben; seine Nachkommenschaft meinen männlichen Geschwistern gleich zu werten, sie diese Kunst zu lehren, wenn sie sie zu lernen wünschen, ohne Entgelt und Vertrag; an Unterweisung, Vorlesung und an der gesamten übrigen Lehre Anteil zu geben meinen Söhnen und den Söhnen dessen, der mich unterrichtet hat, wie auch den vertraglich gebundenen und durch ärztlichen Brauch eidlich verpflichteten Schülern, sonst aber niemandem.

Diätetische Maßnahmen werde ich zum Nutzen der Kranken entsprechend meiner Kraft und meinem Urteilsvermögen anwenden; vor Schaden und Unrecht werde ich sie bewahren. Auch werde ich niemandem auf seine Bitte hin ein tödlich wirkendes Mittel geben, noch werde ich einen derartigen Rat erteilen; in gleicher Weise werde ich auch keiner Frau ein fruchtabtreibendes Zäpfchen geben. Rein und heilig werde ich mein Leben und meine Kunst bewahren.

Das Schneiden werde ich nicht anwenden, nicht einmal bei Steinleidenden, dies werde ich vielmehr den Männern überlassen, die diese Tätigkeit ausüben.

In alle Häuser, die ich betrete, werde ich eintreten zum Nutzen der Kranken, frei von jedem absichtlichen Unrecht, von sonstigem verderblichen Tun und von sexuellen Handlungen an weiblichen und männlichen Personen, sowohl Freien als auch Sklaven.

Was auch immer ich bei der Behandlung oder auch unabhängig von der Behandlung im Leben der Menschen sehe oder höre, werde ich, soweit es niemals nach außen verbreitet werden darf, verschweigen, in der Überzeugung, dass derartige Dinge unaussprechbar sind.

Wenn ich nun diesen Eid erfülle und nicht verletze, möge es mir zuteil werden, dass ich mich meines Lebens und meiner Kunst erfreue, geachtet bei allen Menschen für alle Zeit, wenn ich ihn aber übertrete und meineidig werde, möge das Gegenteil davon eintreten.

Der Eid des Hippokrates wird in seiner klassischen Form heute Leider nicht mehr von allen Ärzten geleistet.

GVO, der Super-Gau auf alles Leben

Percy Schmeiser, alternativer Nobelpreisträger aus Kanada, bezeichnet das Ausbringen genmanipulierten Saatguts in das Ökosystem, in die Umwelt, als **„größten Angriff auf alles Leben unserer Welt"**. Der kanadische Farmer, geboren am 5. Januar 1931, kämpft für seine Position, dass eine Koexistenz gentechnikfreier mit genmanipulierten Pflanzen unter keinen Umständen möglich ist.

„Wer das Öl kontrolliert, kontrolliert die Kontinente.
Wer die Lebensmittel kontrolliert, kontrolliert die Völker."
Henry Kissinger in den 1970er-Jahren

Schmerzlich musste man in Kanada erfahren, dass niemand den Wind beherrschen kann. Mehr als fünfzig Jahre hatte der Farmer Percy Schmeiser Saatgut auf dem herkömmlichen natürlichen Weg gezüchtet, bis sich sein Saatgut mit dem Saatgut der genmanipulierten Pflanzen des amerikanischen Agro-Konzerns „Monsanto" (**heute Bayer AG**) kreuzte.

Wie hätte man auch verhindern können, dass „saubere" Pflanzen mit den Merkmalen gentechnisch manipulierter Pflanzen durch Auskreuzen verseucht werden? In Kanada zeigt sich dies durch die komplette Verunreinigung von Raps und Soja. Die Auswirkungen auf die Nahrungskette sind verheerend und nicht kontrollierbar. Gentechnisch mit Bakterien-Genen erzeugte Nahrungsmittel sind mittlerweile in den Läden. Mit Tier-, Insekten- und Fischgenen manipulierte Nahrungsmittel stehen in den Startlöchern. Diese Art der genetischen Veränderung lässt sich mit den traditionellen Zuchtmethoden nicht mehr vergleichen oder in Einklang bringen. Dennoch ist es erlaubt, derartige Nahrung zu verkaufen, ohne die Risiken zu kennen oder die Menschen diesbezüglich zu informieren. Mehr und mehr Wissenschaftler weisen darauf hin, dass ernsthafte Schäden für Gesundheit und Umwelt die Folge genmanipulierter Lebensmittel sein werden.

Mehr als 50% der Samen kontrolliert Monsanto mit seinen kongenialen Mitwirkern Dupont, Bayer und Syngenta. Monsanto hält etwa 650 Patente für Saatgut, die überwiegende Anzahl für Baumwolle, Soja und Mais. Dazu kommt ein fast 30%iger Anteil an aller Biotech-Forschung und Entwicklung.

Gentechnik

Gene sind Kopien vom Original, die Blaupause sämtlicher Bausteine eines Organismus. Mit der Gentechnologie hat man eine Möglichkeit geschaffen, die Blaupause eines Organismus – durch genetische Chirurgie, Schneiden und Verknüpfen der DNS künstlich zu manipulieren. Gene eines Organismus können so in jeden beliebigen anderen Organismus eingebracht werden. Begründet wird diese tiefgehende Manipulation von Organismen mit der Argumentation, wünschenswerte Eigenschaften in einen bestimmten Organismus einzubringen, um z.B. eine höhere Produktivität oder einen höheren Nährwert einer Pflanze zu erhalten, eine Kostenreduzierung nicht zu vergessen (siehe „Erbgut, das Genom").

So mag die Gentechnologie auf den ersten Blick vielversprechend und wie ein Zauberkasten für die vielfältigen Probleme unserer Zeit erscheinen. Auf den zweiten Blick aber wird erkennbar, dass mögliche Gefahren, ohne Rücksicht auf den Menschen, zu Gunsten kommerzieller und politischer Ziele den Vorrang einnehmen. Schon lange besteht die Möglichkeit, die Erdbevölkerung auch ohne die risikoreiche Gentechnik zu versorgen, sie wird nur nicht genutzt. Lieber setzt man die Menschheit der unberechenbaren, lebensbedrohenden Gefahr der Genmanipulation aus.

Differenzierung bekannter Gen-Typen:

Trans-Gen (Trans-Gen = genetisch verändert = GVO)

Transgene Organismen lassen sich in drei Gruppen aufteilen:

1. Gentechnisch modifizierte Mikroorganismen
2. Gentechnisch modifizierte Pflanzen („Grüne Gentechnik")
3. Gentechnisch modifizierte Tiere

Marker-Gene
Als Marker-Gene werden die Gene bezeichnet, die es ermöglichen, manipulierte Zellen von denen zu unterscheiden, die sich nicht verändert haben.

Resistenz-Gene
Gene, die durch Modifikation z.B. gegen Antibiotika resistent sind.

Terminator-Gene
Sogenannte „Terminator-Gene“ haben die alleinige Aufgabe, die Saat durch das Verhindern des Keimens unfruchtbar zu machen. Den Farmern wird dadurch die Möglichkeit genommen, das ihnen gehörende Saatgut im Folgejahr wieder aussäen zu können. Die Lebensgrundlage der gesamten Welt kann so zerstört oder zumindest stark gefährdet werden.

Betrüger-Gene
Die sogenannten „Betrüger-Gene“ wurden designed, um insbesondere Pflanzen-Schädlinge mit Giften zu bekämpfen, die die Pflanze dauerhaft selbst produziert. Dabei lassen es die Entwickler dieser Manipulationstechnik völlig offen, wie sich diese Art der Manipulation von Pflanzen auf andere Lebewesen und den Menschen auswirkt.

Novel-Food-Verordnung (Neue Lebensmittel-Verordnung)
(Freisetzungsrichtlinie 90/220/EWG und die Novel-Food-Verordnung regulieren die Kenntlichmachung genmanipulierter Nahrung). Die Novel-Food-Verordnung lässt keinen Zweifel daran aufkommen, dass gentechnisch veränderte Erzeugnisse, sobald sie sich vom Urprodukt unterscheiden, als solche kenntlich gemacht sein müssen!

Percy Schmeisers persönlicher Kampf
Der kanadische Farmer Percy Schmeiser wurde 1998 vom Gentechnik-Riesen Monsanto verklagt, gentechnisch verändertes, von Monsanto patentiertes Raps-Saatgut widerrechtlich angebaut zu haben, obwohl seine seit Jahrzehnten konventionell angebauten Felder ausschließlich durch Auskreuzen des Saatguts von Monsanto, sprich vom Wind verursacht, verunreinigt wurden. Percy Schmeiser wurde daraufhin von zwei Gerichten zu einer Strafe von umgerechnet 100.000 Euro verurteilt. Erst das oberste kanadische Bundesgericht machte diesem Irrsinn in der Berufung ein Ende und hob die Schadensersatzforderungen von Monsanto auf. Allerdings befand das Bundesgericht auch, dass die Patentansprüche auch für kontaminierte Felder gelte und Monsanto daher grundsätzlich im Recht sei.

Man möchte fast meinen, dieser Wahnsinn hat Methode. Stellen Sie sich einmal die Ungeheuerlichkeit dieser Entscheidung des Bundesgerichts vor. Da gibt es einerseits die Felder des Kanadiers Percy Schmeiser, die seit Jahrzehnten konventionell bewirtschaftet werden. Andererseits ist da die Firma Monsanto, die mit ihrem genmanipulierten Saatgut die Felder von Percy Schmeiser verunreinigt und unbrauchbar macht, und nun wird der Geschädigte von dem Verursacher auf Urheberrechtsverletzung verklagt und bekommt vor Gericht auch noch „Recht“. Diese Ungerechtigkeit kann den „Normalbürger“ nur noch wütend, sprach- und fassungslos zurücklassen.

Zur Erleichterung vieler Sympathisanten reichte Percy Schmeiser im Jahre 2005 Gegenklage gegen Monsanto wegen Zerstörung seiner gentechnikfreien Saatgutzüchtung und Umweltverschmutzung ein. Am 19 März 2008 kam es dann zu einem Vergleich zwischen den beiden Parteien. Die Pressemitteilung hierzu lautete: *„In einer außergerichtlichen Einigung zwischen Percy Schmeiser und Monsanto hat Monsanto heute seine Verantwortung für die gentechnische Kontamination von Schmeisers Rapsfeldern eingeräumt.“* Man ist versucht zu glauben, dass es doch noch so eine Art Gerechtigkeit gibt, aber in Wirklichkeit hat Monsanto in einer für sie nahezu aussichtslosen Situation schlicht den Weg des geringsten Widerstandes und Gesichtsverlustes gewählt.

Grundlagen und Fakten

John Francis Queeny, ein Pharma-Angestellter, gründete 1901 das Chemie-Unternehmen Monsanto. 1903 brachte Monsanto in einem ökonomischen Glücksgriff ihr erstes Produkt, den künstlichen Süßstoff „Saccharin", auf den Markt. Daraufhin expandierte der Konzern zu einem der führenden, dann nahezu übermächtigen Chemie- und Pharma-Konzerne. Die Produktpalette reicht von der beinahe harmlosen Arznei, dem Aspirin, über das im Vietnamkrieg verwendete Entlaubungsmittel „Agent Orange" bis hin zu dioxinhaltigen Herbiziden und dem Rinderwachstumhormon rBST. Das Portfolio von Monsanto ist ein einziges Horrorkabinett.

Ende der 1970er-Jahre begann die Entwicklungsabteilung des Konzerns mit der Pionierarbeit, Pflanzen gentechnisch zu verändern. Beginnend mit dem Jahr 1992 setzte der Konzern dann ganz auf die sogenannte „Life-Science-Strategie", ganz auf Gentechnik-Saatgut, was in der Konsequenz dazu führte, dass 1997 der Verkauf des übrigen Chemiegeschäftes durchgeführt wurde. Der Erlös wurde dazu aufgewandt, konkurrierende Saatguthersteller systematisch aufzukaufen. Schon im Jahr 1994 erhielt Monsanto von der amerikanischen Regierung die Zulassung für gentechnisch verändertes Saatgut und war somit auf einen Schlag Marktführer. Mit dem Zusammenschluss Monsantos mit „Pharmacia & Upjohn" entstand im Jahr 2000 ein pharmazeutischer Riese, der weltweit elftgrößte Pharmakonzern. Zwei Jahre später trennte man sich schon wieder. Seither ist Monsanto eigenständig mit den Hauptgeschäftsfeldern Agrar-Chemikalien und Saatgut. Monsanto bietet das Saatgut sowohl genmanipuliert als auch konventionell an. Mittlerweile hat Monsanto weltweit einen Anteil von 90% sämtlicher angebauter Gen-Pflanzen. Mit Milliarden-Umsätzen ist Monsanto unangefochten die Nummer EINS.

Mit dem Anspruch, die Welt-Landwirtschaft uneingeschränkt sowohl in Nordamerika und Europa, als auch in Asien, Afrika und Lateinamerika unter seine Kontrolle zu bringen, verfolgt Monsanto ein atemberaubendes, erschreckendes Ziel. Monsanto zeigt nicht nur an den großen landwirtschaftlichen Betrieben in Nordamerika Interesse, kein Familien-Betrieb ist zu groß oder zu klein, ob in Afrika oder Südamerika, als dass sich Monsanto nicht für ihn interessierte. Der Masterplan Monsantos zielt ausschließlich darauf ab, das weltweite Saatgut-Monopol zu besitzen. Monsanto versucht dies mit einer bösartigen Kombination aus irreleitenden und aggressiven PR-Kampagnen, bewusster Fehlinformation der Öffentlichkeit bis hin zur Einflussnahme auf Politik und Bildungsinstitutionen. In die Hände spielt Monsanto dabei zudem die durch sie verursachte Kontamination riesiger Landstriche und Länder mit ihren patentierten Gen-Saaten.

Für Werbekampagnen, deren Hauptbotschaft immer den gleichen Ansatz hatte, „genveränderte Produkte verringern den Pestizideinsatz, erhöhen den Profit des Landwirts und ernähren die Hungernden der Welt", soll Monsanto zwischen 1998 und 2002 mehr als 400 Millionen Dollar ausgegeben haben.

Monsanto verfolgt sein Ziel eines weltweiten Saatgut-Monopols mit vier Strategien:

1. Erwerben

Monsanto kaufte seit 1999 für mehr als dreizehn Milliarden Dollar auf der gesamten Welt Saatgutfirmen.

2. Patentieren

Monsanto erwirbt sowohl für gentechnische Verfahren als auch für ihr Gentechnik-Saatgut eine Unzahl von Patenten. Die Rendite erzielt Monsanto dann über Lizenzgebühren, die für das Saatgut anfallen, das an die Landwirtschaftsbetriebe verkauft wird. Zudem kassiert Monsanto auch für die Ernte Lizenzgebühren, da auch hierfür Patentschutz besteht.

3. Kontrollieren

Jeder Landwirt/Farmer, der mit Monsantos Produkten wirtschaften möchte, muss ein detailliertes Vertragswerk akzeptieren, das ihn aufs engste an Monsanto bindet. So wird dem Landwirt/Farmer z.B. untersagt, sein Erntegut wieder als neues Saatgut einzusetzen. Zudem muss er den Inspektoren Monsantos drei Jahre lang uneingeschränkten Zugang zu seinen Feldern garantieren.

4. Kontaminieren

Mit den GVO-Saaten Monsantos werden ganze Regionen, insbesondere Süd- und Nordamerikas, in dramatischem Ausmaß kontaminiert. Auch gentechnisch manipulierte Pollen fliegen halt, wie alle Pollen dieser Welt, dahin, wohin sie der Wind weht und kreuzen sich dann unkontrollierbar mit potentiellen Partnern. Sobald dies aber geschehen ist, klingelt die Kasse bei Monsanto, denn was auch immer aus „nicht beabsichtigten" Kreuzungen entsteht, gehört einzig und allein dem Konzern, denn es trägt ihre patentierten Gene.

Das Kontrollsystem Monsantos ist in Bezug auf Verkauf und Nutzung von GVO-Saaten in den USA aufgrund der Kombination dieser Vierfach-Strategie geradezu allumfassend. Und wenn dem kein Einhalt geboten wird, werden wir uns wohl darauf einstellen müssen, dass uns das gleiche Schicksal möglicherweise auf allen Kontinenten widerfährt.

Die Patentierung genmanipulierter Lebensformen gab der US-Supreme-Court schon im Jahr 1980 frei, die dann 2001 auf genveränderte Pflanzen ausgeweitet wurde. Der Weg zur Saatgut-Macht war damit frei. Schon in den 1980er- und frühen 1990er-Jahren hatte sich Monsanto den Zugang zu Genbanken sowohl privater als auch öffentlicher Forschungseinrichtungen gesichert. In den USA erwarben sie dazu wichtige Patente auf gentechnische Anwendungen und auf Gene, die auf konventionelle Pflanzensorten übertragen werden konnten.

Zwei Schlüsseltechnologien Monsantos

Bt-Technologie

Das Bt-Toxin, ein Insekten-Gift, ist eines der mächtigsten von der Natur produzierten Pestizide. Es ist in der Lage, sehr effektiv Käfer, Schmetterlinge und Motten zu töten. Produziert wird es durch das natürlich vorkommende Bakterium „Bacillus thuringiensis" (Bt). Monsanto hat dieses Bt-Toxin gentechnisch in Nutzpflanzen eingebracht und besitzt hierauf Patentrechte. Auf dem Markt sind die Produkte bekannt unter dem Namen „YieldGard-Mais®" und „Bollgard-Baumwolle". Diese Produkte produzieren das Bt-Toxin eigenständig. Laut Monsanto sind die Pflanzen durch diese Manipulation nun effektiv gegen Schädlinge geschützt.

Aus ökologischer Sicht ist die Bt-Technologie mehr als bedenklich, da sich durch eine flächenweite Bepflanzung mit Bt-Saaten Resistenzen in den Schädlings-Populationen bilden können und die Wirksamkeit des natürlichen Pestizids bedroht ist.

Roundup®-Ready-Technologie

Roundup mit dem aktiven Bestandteil „Glyphosat" ist ein unglaublich effektives Breitbandherbizid, dem sogar Nutzpflanzen zum Opfer fallen. Monsanto hat jedoch Nutzpflanzen wie Mais, Soja, Zuckerrüben und Raps als sogenannte Roundup-Ready-Nutzpflanzen per Gentechnik gegen Roundup resistent gemacht und behauptet demzufolge, dass durch Anbau von Roundup-Ready-Pflanzen der Verbrauch des Herbizids Roundup gesenkt würde. Wie mittlerweile zahlreiche Untersuchungen belegen, ist das Gegenteil die Wahrheit. Schon 1998 wurde auf US-amerikanischen Äckern 88% der gentechnisch veränderten Pflanzen Monsantos angebaut. 1999 waren 57% der gesamten Soja-Anbaufläche mit gentechnisch veränderten Pflanzen belegt, die unter das Monsanto-Patent fielen. Im Jahr 2004 war der Anteil der Soja-Anbaufläche aller US-amerikanischen Felder schon auf 85% gestiegen.

Mit Monsantos Kombination von Gentechnik und Patentrecht stehen dem Unternehmen effektive Instrumente zur Verfügung, die Lebensmittel-Produktion in Gänze wirtschaftlich zu beherrschen.

- Landwirte/Farmer werden aufgrund des patentgeschützten Saatguts Monsantos auf Jahre hinaus vertraglich gebunden.
- Durch das Patentrecht sichert sich Monsanto auch die Lizenzrechte auf die Ernte, sie gehört keinesfalls dem Farmer allein.
- Die Patentrechte sind so umfassend ausgelegt, dass sie zudem noch sämtliche Folgeprodukte bis zum Endprodukt einschließen.

Mehr als jedes andere Unternehmen hielt Monsanto auf diesem Gebiet schon im Jahr 2004 mehr als 600 Biotech-Pflanzen-Patente. Gentechnisch veränderter herbizidresistenter Raps wird seit etwa einer Dekade in Nordamerika angebaut. Während dieses Zeitraums haben sich Auskreuzungen derart verbreitet, dass eine Resistenz gegen mehr als drei Herbizide keine Ausnahme mehr darstellt. Konventionell oder biologisch wirtschaftende Höfe werden hierdurch vor ernsthafte Aufgaben gestellt, da durch die Auskreuzung zudem nicht erwünschte Beikräuter aufkommen. Zwischenzeitlich geht man davon aus, dass mehr als 50% allen herkömmlichen Soja- und Mais-Saatguts und annähernd das komplette Raps-Saatgut in den USA mit Monsantos genmanipulierten Saaten kontaminiert wurden. Auch die Biobauern in Kanada kämpfen gegen die Kontaminierung ihrer Raps-Felder. Die eingerichteten Pufferzonen erweisen sich aufgrund der zu geringen Entfernungen als vollkommen wirkungslos. Raps-Pollen können sich stundenlang in der Luft halten.

Die US-amerikanischen Landwirte verlieren jährlich mehr als dreihundert Millionen Dollar, schätzt das „American Farm Bureau", da sie ihr genmanipuliert kontaminiertes Getreide in Europa nicht mehr auf den Markt bringen können. Kontamination geht auch noch einfacher. Bei P. Schmeiser war es so, dass lediglich genmanipulierter Samen von einem Lastwagen geweht wurden. Auch verwundert nicht mehr, dass Kontamination ihren Ursprung in den sogenannten „Freisetzungs-Experimenten" Monsantos hat, die die „Wissenschaftler" unzählige Male angeblich zu Testzwecken in den USA und in vielen anderen Ländern durchführte.

Dale Adolphe, Exekutive Direktor der „Canadian Seed Growers Association", brachte es auf den Punkt: Weltweit ist der Widerstand gegen die Freisetzung gentechnisch veränderter Pflanzen so gewachsen, **dass die einzige Möglichkeit zu expandieren in der Kontamination besteht.**

In Kürze werden oder sind schon in den US-Märkten folgende genmanipulierten Nahrungsmittel verfügbar: Kartoffeln, Kürbisse, Tomaten, Hefe, Getreide und Sojabohnen, wobei Soja schon jetzt in mehr als 60% aller Nahrungsmittel wie Teigwaren, Torten, Brot, Kekse, Bonbons, Margarine, Eis, Fleischprodukten und vegetarischem Fleischersatz verarbeitet wird. Um Rapsöl (Canola-Öl) und Käse zu erzeugen, werden genetisch veränderte Organismen verwendet. Und so erschreckend das heute schon klingt, wir stehen erst am Anfang dieser Entwicklung. **Ein paar Jahre weiter, und es wird sicher schwer werden, überhaupt noch gentechnikfreie Nahrung zu finden.** Scheinbar unberührt gehen sowohl die Lebensmittelindustrie als auch die Regierungen davon aus, dass diese neuen „Nahrungsmittel" kein besonderes Risiko darstellen.

Genmanipulierte Nahrung wird nicht gekennzeichnet!
Ohne den Konsumenten gemäß derzeitiger gesetzlicher Regelung zu informieren, verwenden die Hersteller von Nahrungsmitteln bereits heute genveränderte Zutaten. Der Wunsch der Konsumenten nach erkennbarer Kennzeichnung wird von der Politik schlicht ignoriert. Bis zu 90% der Bevölkerung fordert eine deutliche Kennzeichnung aller genetisch veränderter Nahrung.

Monsantos Einflussnahme auf Institutionen und Politik (Quelle: Dairy Education Board)
Um auf politische Richtungsentscheidungen immer ausreichend Einfluss zu haben, ist Monsanto weltweit Mitglied von Lobbygruppen und strategischer Allianzen. Wichtige Positionen ihrer Firmenvertreter werden u.a. bei der „European Association of Genetic Engineering Industries" und im „Transatlantic Business Dialogue" gehalten.

Wenn sowohl in Beratungsgremien des US-Präsidenten als auch im „Advisory Committee for Trade Policy and Negotiations" (ACTPN) der Geschäftsführer Monsantos, Bob Shapiro, sitzt, eröffnen sich dem Konzern noch weitere Einflussmöglichkeiten. In den USA ist es gang und gäbe, dass Mitarbeiter von Monsanto zu US-Bundesbehörden wie der Zulassungsbehörde „Food and Drug Administration" (FDA), der Landwirtschaftsbehörde „United States Department of Agriculture" (USDA) und der Umweltbehörde „Environmental Protection Agency" (EPA) wechseln und umgekehrt.

Unheilvolle Verflechtungen
Die Food and Drug Administration (FDA) forderte Monsanto auf, wissenschaftlich zu belegen, ob Monsantos Rinder-Wachstumshormone sicher sind. Der Bericht wurde von Margaret Miller, einer Forscherin bei Monsanto, zusammengestellt. Kurz vor Abgabe des Berichtes an die FDA verließ Margaret Miller Monsanto und wurde Mitarbeiterin der FDA. Ihre erste Aufgabe bei der FDA war es dann, ihren bei Monsanto geschriebenen wissenschaftlichen Bericht zu prüfen. Machen wir es kurz, sie befürwortete ihren eigenen Bericht.

Unter die Verantwortung des ehemaligen Anwalts von Monsanto, dann des FDA-Funktionärs Michael Taylor, fiel die Entscheidung, ob Milch von mit Rinder-Wachstumhormonen (rBGH) behandelten Kühen zum Verzehr geeignet ist oder nicht. Die New York Times berichtete von einem offiziellen Mitarbeiter Monsantos, dass Monsanto in keiner Weise die Verantwortung für die Sicherheit seiner genmanipulierten Nahrungsmittel übernimmt. Zitat: „*Monsanto should not have to vouchsafe the safety of biotech food*" (Monsanto sollte nicht für die Sicherheit von Nahrungsmittel-Produkten zu garantieren haben), sagte Phil Angell, Monsantos „Director of corporate communications". „*Our interest is in selling as much of it as possible*" (Unser Interesse liegt darin, soviel wie möglich davon zu verkaufen), „*Assuring its safety is FDA's job*" (Seine Gefahrlosigkeit zuzusichern, ist der Job der FDA).

Die Umweltorganisationen „Friends of the Earth" und „Global 2000" erheben schwere Vorwürfe gegen die „Europäische Behörde für Lebensmittelsicherheit" (EFSA). Die in der EFSA angesiedelte Kommission zur „wissenschaftlichen Bewertung von Gen-Pflanzen" führt sicherheitsrelevante Bewertungen von genmanipulierten Pflanzen durch, die dann als Entscheidungsgrundlage für die Genehmigung genmanipulierter Pflanzen in den EU-Staaten gilt. In dem Artikel „Throwing Caution to the Wind" (Die Vorsicht in den Wind schlagen) vom November 2004 wird eine konstante Parteinahme der EFSA für die Interessen der Gentechnik-Industrie ausgewiesen. Nach den Ermittlungen von „Friends of the Earth" haben acht der einundzwanzig Mitglieder des Ausschusses eine Doppelfunktion und sind eine enge Verflechtung mit Monsanto, Bayer Crop-Science und Syngenta eingegangen, über deren Anträge ihr Ausschuss befindet. Deutschland ist in diesem Gremium mit drei Vertretern präsent.

Im Februar 2005 sendete das Politik-Journal „Report Mainz", dass zwei in dem Gremium vertretene Spitzenbeamte sich nicht scheuten, in einem Werbespot für den Anbau von Monsantos Gen-Mais aufzutreten. Einer der beiden Spitzenbeamten preist in diesem Spot mit dem Titel „Das streitbare Korn" die wirtschaftlichen Vorteile von Gen-Mais. Insbesondere nimmt Monsanto massiv Einfluss auf Universitäten und Bildungseinrichtungen. Die Umweltorganisation „GeneWatch UK", Großbritannien, kam 2000 in den Besitz eines internen Dokuments des Unternehmens, das in aller Deutlichkeit aufzeigt, dass Monsanto massiven Einfluss darauf nimmt, welche internationalen wissenschaftlichen Gremien mit welchen Experten besetzt werden.

Mittlerweile gilt es als Normalität, bei der Beschaffung neuer Technologie, Bildungsmaßnahmen, Promotionen und Professuren an vielen Universitäten in der gesamten Welt von Monsanto finanziell unterstützt zu werden. Und es ist kein Geheimnis, dass aufgrund der engen Verflechtungen Monsantos mit Bildungseinrichtungen öffentliche Mittel in Monsantos Forschung zurückfließen.

Ratten durch Gen-Mais krank
Im Jahr 2004 kamen Informationen über Ernährungsversuche mit Ratten an die Öffentlichkeit. Neunzig Tage bestand ihre Nahrung zu 33% aus Gen-Mais der Sorte „Mon863". Das Ergebnis war erschreckend und eindeutig, die Ratten wurden auf vielfache Weise krank. Bei den männlichen Ratten erhöhte sich die Anzahl der Leukozyten, die Nieren waren vielfach verkleinert und es traten mikroskopisch kleine Nierenkanälchen Aberrationen auf. Bei den weiblichen „Probanden" verringerte sich die Quantität der Retikulozyten, aus denen sich die Erythrozyten bilden, signifikant. Diese Studie bekamen außer den EU-Zulassungsbehörden nur noch die EFSA (European Food Safety Authority) zu sehen. Die Öffentlichkeit blieb außen vor.

Russische Wissenschaftler führten ein ähnliches Experiment durch, in dem sie einer Gruppe von Ratten genmanipuliertes Soja fütterten. Nach nur drei Wochen nach der Geburt waren 55% der Ratten tot.

In der Kontrollgruppe waren es nur 9%. Die Blutwerte mit Genmais gefütterter Ratten in Großbritannien stürzten dramatisch ab. Bei Mäusen, die 120 Tage lang mit „Round-up-Ready-Sojabohnen“ (RR-Soja) gefüttert wurden, waren die Zellkerne der Leber vergrößert – das Vorstadium von Krebs.

Entgegen bisheriger Erwartungen scheinen wohl Bruchstücke genmanipulierter Nahrung ins Blut und somit auch in die Organe zu gelangen, sodass die DNS des Menschen irreparabel geschädigt werden kann. Dramatische Funktionsstörungen von Zellen und Organen wären die Folge.

Gegenwärtig bekannte Gefahren durch Genfood

- Unfruchtbarkeit
- Tumorbildung (Krebs)
- Allergien
- Organschäden
- Missbildungen
- Fehlgeburten

Gigantische „Superweed“ (Super-Unkraut)-Plage

Dr. Mae-Wan Ho, Biologin am „Institute of Science in Society“ in London, macht deutlich, dass Konzerne wie Monsanto eine Herbizid-Toleranz (HT) in ihr Saatgut einschleusen, sodass das angegriffene Enzym in der Pflanze von dem Herbizid nicht blockiert werden kann. Eine Resistenz gegen Insekten versucht man nun durch das Einbringen von aus dem Bodenbakterium Bt (Bacillus thuringiensis) entwickelten Toxin-Gen zu erreichen.

Laut Dr. Mae-Wan Ho steht die ökologische Zeitbombe durch die „Gentechnisch Veränderten Organismen“ (GVO) kurz vor der Explosion. Aufgrund der ständigen jahrelangen Anwendung von Glyphosat-Herbiziden wie dem bekannten *Roundup* von Monsanto sind sogenannte „Superweeds“, neue herbizidresistente Unkräuter entstanden – eine schallende Ohrfeige der Natur auf diesen angewandten Wahnsinn, sich in so überheblicher Art gegen die Gesetze der Natur zu versündigen. Der Kampf gegen diese Superweeds ist durch einen deutlich höheren und keinesfalls geringeren Einsatz von Unkrautvernichtungsmitteln geprägt!

Vor einiger Zeit lief im US-Fernsehsender ABC unter der Headline „Superweeds, die nicht ausgerottet werden können“ eine Dokumentation. Wissenschaftler und Farmer aus Arkansas beschrieben hier in Interviews diese ökologische Katastrophe. Mittlerweile sind ganze Felder von weißem Gänsefuß (Amaranth) überwuchert, die auch durch das Ausbringen von Unmengen von Glyphosat nicht vernichtet werden konnten. Der misslungene Versuch, diese widerstandsfähigen Unkräuter auszurotten, hat einen Landwirt seiner Aussage zufolge im Zeitraum eines Vierteljahres annähernd 400.000 Dollar gekostet.

Erschwerend kommt hinzu, dass die neuen Superweeds so widerstandsfähig sind, dass eine Ernte mit Mähdreschern nicht mehr möglich ist und Handgeräte beim Ernteversuch zerbrechen. In Arkansas geht man von einer Fläche im Soja- und Maisanbau von wenigstens 400.000 Hektar aus, die von diesen mutierten Pflanzen, diesen Superweeds, befallen ist.

Zahlen und Daten über andere landwirtschaftliche Gebiete sind nicht verfügbar. Das US-Landwirtschaftsministerium, das den Agrobusiness-Unternehmen freundlich gegenüber steht, hält die Wahrheit über die Ernte in den USA lieber hinter verschlossenen Türen, um sowohl das entstandene Desaster zu vertuschen als auch eine öffentliche Revolte gegen die GVO zu verhindern.

Der Fuchsschwanz-Amaranth, eine Gattung dieser Superweeds, kann eine Größe von 2,40 Metern in der Höhe erreichen und übersteht längere Hitze- und Dürreperioden. Eine Pflanze ist in der Lage, an die 450.000 Samen zu produzieren, zudem entzieht ihr Wurzelwerk den angebauten Pflanzen die meisten Nährstoffe. Wenn es nicht gelingt, dieses Superweed sofort umfassend zu vernichten, ist diese Pflanze in der Lage, innerhalb eines Jahres ein ganzes Feld zu überwuchern, sodass die Äcker in der Regel aufgegeben werden müssen. Befallen vom Fuchsschwanz-Amaranth in GVO-Anbaugebieten sind neben Arkansas auch noch die Bundesstaaten South und North Carolina, Mississippi, Georgia, New Mexico, Tennessee, Kentucky und seit neuestem auch Missouri und Alabama.

Zulassungsbestimmungen der FDA für GVO in den USA.

Ihre erschreckenden Grundsätze:

- Eine eigene Kategorie für GVO ist nicht existent. GVO-Nahrungsmittel sind anderen Nahrungsmitteln gleichzusetzen. Es gibt keine spezifischen Untersuchungen für GVO.
- Inhaltsstoffe von konventionellen und Gen-Pflanzen werden als gleichwertig angesehen. Es gilt das Prinzip „substantieller Äquivalenz" (Gleichartigkeit).
- GVO-Erzeugnisse unterscheiden sich hinsichtlich ihrer Zusammensetzung, ihres Stoffwechsels, ihres Nährwertes, ihres Verwendungszweckes sowie ihrer Bestandteile an nicht erwünschten Stoffen nicht wesentlich vom traditionellen Vergleichsprodukt.

Die US-Regierung hat sich gesetzlich auf die sogenannte „substantielle Äquivalenz" (Gleichartigkeit) festgelegt. Für gentechnisch veränderte Organismen (GVO) werden daher keine besonderen Überwachungsmaßnahmen als erforderlich angesehen! Die sogenannte „substantielle Äquivalenz" ist eine Farce, ermöglicht sie doch lediglich den Multis, ihre Produkte schnellstmöglichst auf den Markt zu bringen, ohne dass es einer besonderen Prüfung oder Studien bezüglich der Schädlichkeit auf Fauna, Flora und den Menschen bedarf.

Der Einfluss Monsantos auf die Zulassungsbestimmungen für GVO in den USA ist gewaltig, und diese entsprechen demzufolge auch den Vorstellungen Monsantos. Die allgemeine Richtlinie der US-Regierung, die da lautet, unnötige Regulierungen abzubauen, die Entbürokratisierung voranzutreiben und die Zulassungsbestimmungen zu erleichtern, macht es Monsanto letztendlich auch sehr einfach. So ist es auch nicht verwunderlich, dass es eine ganz besonders enge personelle Verflechtung zwischen Monsanto und der Politik gibt. Politiker gehen zu Monsanto, Mitarbeiter Monsantos gehen zur FDA, der ganz normale Verflechtungs-Wahnsinn. Kritische Mitarbeiter der FDA, die der üblichen Praxis des „Prüfens und Akzeptierens" der Unterlagen Monsantos bei der FDA nicht zustimmen, werden entlassen. So wurde der anerkannte schottische Wissenschaftler Arpeid Pusztai, Spezialist für Proteine, am „Rowett Research Institute" in Schottland arbeitend, 1998 entlassen. Er testete im Rahmen einer Studie Blattlaus-resistente Gen-Kartoffeln an Ratten.

Seine Ergebnisse waren schockierend

Die Ratten wiesen ein zurückgebliebenes Wachstum, ein gestörtes Immunsystem, potenziell präkanzeröses abnormes Zellwachstum im Darm, Magenblutungen, Nierenschäden, beeinträchtigte Entwicklung der Blutkörperchen, missgebildete Zellstrukturen in der Bauchspeicheldrüse, der Leber und den Hoden, entzündete Nieren, veränderte Zellstoffwechsel und Genexpression, zum Teil atrophische Lebern, reduzierte Verdauungsenzyme, höhere Blutzuckerwerte, entzündetes Lungengewebe und erhöhte Sterblichkeit, auch der Nachkommen, aus.

Bericht der „Stimme Russlands" aus Moskau

Russische Wissenschaftler sprechen sich gegen gentechnisch veränderte Lebensmittel aus. Die Ergebnisse russischer Wissenschaftler sind deckungsgleich mit denen ihrer Kollegen aus Österreich und Frankreich. Frankreich hat die Produktion und den Verkauf von GVO-Mais verboten, nachdem Wissenschaftler den Beweis erbracht hatten, dass er für Säugetiere absolut schädlich ist. Russische Wissenschaftler stellten zu ihrer Überraschung bei Hamstern der dritten Generation Haarwuchs im Maul der Tiere fest, die an einem weiteren GVO-Experiment teilgenommen hatten.

CONTRACOMA, 8. Juli 2010 (auszugsweise aus der engl. Übersetzung)
Zwei Millionen Menschen sterben unter mysteriösen Umständen in den USA.

Monsanto und Genozid in den USA?

Im Kreml soll ein Bericht der „Russischen Akademie der medizinischen Wissenschaft und Technik" kursieren, demzufolge eine „geheimnisvolle Todesserie" seit 2008 in den USA mittlerweile über zwei Millionen Menschen dahingerafft haben soll. Es sei sehr wahrscheinlich, dass diese Todesfälle in Verbindung mit gentechnisch veränderten Lebensmitteln durch „crossover“ im Zusammenhang stehen.

Im Frühjahr 2008 erkrankten diesem Bericht zufolge im amerikanischen Agrar-Staat Iowa Menschen an einer bisher nicht identifizierten Lungenkrankheit, die für diesen Massentod verantwortlich gemacht wird. Wichtig zu wissen ist dabei, dass Iowa als Kornkammer gilt und eine der größten Regionen der Getreideproduktion in den USA ist. Etwa 99% der gentechnisch veränderten Sorten unter den Handelsnamen „MON 863“, dem Insektengift-produzierenden „Mon 810“ und dem Herbizid Roundup-absorbierenden „NK 603“ aus dem Hause Monsanto werden hier angebaut.

Vom „International Journal of Biological Sciences“ wurde im Rahmen einer Untersuchung eine Warnung herausgegeben, dass es bei den gentechnisch veränderten Maissorten Monsantos zu Organschäden kommen kann. Die Studie wird von Monsanto allerdings bestritten, „sie basiere auf fehlerhaften Analysemethoden“. Russische Wissenschaftler sehen dagegen in dem für den menschlichen oder tierischen Verzehr „ohne Validierung“ freigegebenen Produkt MON 863 eine weitgehend unterschätzte Gefahr. Diese Feststellung wird von der französischen „Commission du Génie Biomoléculaire“ (CGB) unterstützt, die festgehalten wissen will, dass *„aus den derzeit vorliegenden Unterlagen keinesfalls geschlossen werden kann, GV-Mais MON 863 sei ein sicheres Erzeugnis“*.

Trotz vielfältiger Studien und Untersuchungen, die zumindest belegen, wenn nicht gar beweisen, dass GVO-Produkte für den menschlichen Organismus schädlich sein können bzw. schädlich sind, werden alle Warnungen von offizieller Seite ignoriert und haben die Massen-Anpflanzung genetisch veränderter Pflanzen in den Vereinigten Staaten im Umfang von etwa 80% ihrer Mais- und 93% ihrer Sojabohnenbestände, zum Schaden ihrer Bevölkerung, freigegeben. Dies kann uns, so ein russischer Wissenschaftler, an den Rand einer ökologischen Katastrophe biblischen Ausmaßes bringen.

Und sieht man sich die diesbezüglich immer häufiger eingehenden Berichte an, hat das ökologische Desaster in den USA bereits begonnen. Von den jährlich knapp 2,5 Millionen regelmäßig gemeldeten Todesfällen in US-amerikanischen Todesfall-Statistiken treten nun seit einiger Zeit etwa 40% mehr „plötzliche Todesfälle“ auf. Nahezu alle Todesfälle, so die korrespondierenden Informationen, stehen in direkter Verbindung zu Lungen-Erkrankungen, werden aber, um eine Panik zu vermeiden, fälschlich als durch Pneumonie oder Grippe verursacht kommentiert. Auch gehen russische Wissenschaftler davon aus, dass die umfassende Impfung der Bevölkerung der USA gegen die angebliche Schweinegrippe-Epidemie (H1N1) eigentlich der „ungeschickte Versuch“ zur Vertuschung dieser mysteriösen Lungenkrankheit gewesen sein soll. Mit Hilfe einer Injektion sollte eine Reparatur-DNS gegen die Auswirkungen des genetisch veränderten Mais in den Organismus eingeschleust werden.

Sogar Wissenschaftler der FDA äußerten sich über die Entwicklung bezüglich der GVO besorgt und erklärten, dass diese neue ökologische Entwicklung ernsthafte Gesundheitsrisiken beinhalte, die es gelte, in sorgfältiger Forschung einschließlich in Studien/Versuchen am Menschen zu untersuchen. Die Gen-Industrie in den USA hat das Ganze allerdings auf ihre Weise gelöst, indem sie ihre Mitarbeiter an verantwortlichen Stellen der US-Regierung unterbrachte.

Natural News, 15. April 2010
Der Chemiekonzern Bayer AG hat in einer Studie offengelegt, dass es unmöglich geworden ist, die unkontrollierte Ausbreitung gentechnisch veränderter Kulturpflanzen zu verhindern. Die Studie schloss mit der Aussage, „Diese Stoffe waren nie Bestandteil tierischer oder menschlicher Ernährung, so sind auch die gesundheitlichen Folgen für den Konsumenten über längere Zeiträume nicht abschätzbar“. Mittlerweile hat Bayer AG Monsanto übernommen und damit auch alle Rechte und Pflichten.

Wegen der Kontamination der Ackerböden mit Aluminium durch das „Chemtrail-Geo-Engineering“ aus Flugzeugen entwickelt Monsanto nun aluminium-resistente GVO-Feldfrüchte. **Chemtrails** sind im Übrigen ein Thema für sich. Wer sich informieren möchte, findet alle Details im Internet.

28. Mai 2010, ANSAmed
Einer Entscheidung des Europäischen Gerichtshofs zufolge (Februar 2009) müssen die Örtlichkeiten aller Versuchsfelder mit genveränderten Pflanzen nun veröffentlicht bzw. publiziert werden. Bisher wurde diese Information streng geheim gehalten.

10. Feb. 2011
Erst kürzlich haben die nicht von den Bürgern der EU in ihre Ämter gebrachten Potentaten in Brüssel den unseligen Versuch gestartet, sich über die Mehrheit der EU-Bürger hinwegzusetzen und die Verbreitung genmanipulierter Organismen (GVO) in der Landwirtschaft Europas zu befürworten. Die geplante Abstimmung der EU-Mitgliedsstaaten über die Aufhebung der „Nulltoleranz für Futtermittel" wurde aufgrund erheblicher Bedenken einiger Mitgliedsstaaten vertagt. Die EU-Kommission wollte die Einfuhr gentechnisch veränderter Futtermittel erlauben. Die Entscheidung ist aufgrund des Widerstandes erst einmal verschoben. Für den Umwelt- und Verbraucherschutz stand dem EU-Präsidenten Manuel Barroso ein maltesischer Buchhalter als Kommissar zur Seite, um die GVO in der EU durchzusetzen, nachdem es mit dessen Vorgänger, einem Griechen und erbitterten GVO-Gegner, nicht möglich war.

Hoffnung
Die Farmer kehren den GVO-Produkten den Rücken zu und kommen zu konventioneller, gentechnikfreier Landwirtschaft zurück. Der Absatz organisch angebauter Lebensmittel ist laut US-Landwirtschaftsministerium 1997 von 3,6 Milliarden Dollar auf 21,1 Milliarden Dollar im Jahr 2008 gestiegen. Aufgrund dieser immens gestiegenen Nachfrage kommen die organisch wirtschaftenden Betriebe kaum noch mit der Produktion nach.

In einer Studie der State University Iowa und dem Landwirtschaftsministerium der Vereinigten Staaten von Amerika wurde die Wirtschaftlichkeit landwirtschaftlicher Betriebe in einer dreijährigen Übergangzeit vom konventionellen zum organischen Ackerbau ermittelt. Die Vorteile der organischen Landwirtschaft überwogen bei weitem die des konventionellen, gentechnikfreien Anbaus, ganz zu schweigen von denen der GVO-Landwirtschaft. Die Studie lief über vier Jahre. Das Ergebnis wies aus, dass die Ausbeute beim organischen Anbau von Sojabohnen und Mais zwar anfänglich geringer ausfiel, doch schon im dritten Jahr mit dem konventionellen Anbau gleichziehen konnte, und schon im Folgejahr höher lag.

Vom Weltagrarrat (International Assessment of Agricultural Knowledge, Science and Technology for Development, IAASTD) wurden die Ergebnisse von 400 Wissenschaftlern und Mitarbeitern von Organisationen aus 110 Ländern, die keine Verbindung zu Regierungen hatten, nach dreijähriger Beratung veröffentlicht. Das Fazit: Der richtige Weg ist eine klein dimensionierte, organische Landwirtschaft, die sowohl den Hunger und die soziale Ungleichheit in der Welt als auch Umweltschäden vermeiden hilft.

Es wurde übereinstimmend betont, dass ein grundsätzlicher Umbruch in der landwirtschaftlichen Praxis zwingend erforderlich sei, bevor eine Katastrophe apokalyptischen Ausmaßes alle Länder der Welt, auch Deutschland und die EU, erreicht.

Erbgut, das Genom

Die Gesamtheit aller vererbbaren Informationen einer Zelle eines Lebewesens, also der gesamte Umfang von Chromosomen, Genen oder der DNS (Desoxyribonukleinsäure) bezeichnet man als **Genom** oder auch **Erbgut.** In der Wissenschaft galt bisher das Dogma, dass das Erbgut des Menschen zu Beginn des Lebens festgelegt sei und einen unveränderlichen Bauplan darstellte. Diese Anschauung kann die Wissenschaft nun getrost beiseite legen, denn unsere Erbanlagen sind nach neuster Forschung in ständigem Wandel begriffen. Vor einigen Jahren versammelten sich in Berkeley an der University of California fünfundzwanzig Genetiker, um eine einzige simple Frage – *„Was ist ein Gen?"* – zu klären. Eigentlich sollte man davon ausgehen können, dass eine existente Wissenschaft ihr ureigenstes Forschungsgebiet zu definieren weiß. Dass dem nicht so ist, war eine echte Überraschung. So versuchten diese Genetik-Experten, ihr Fachgebiet präzise zu beschreiben, was sich aber als überaus schwierig herausstellte. Fast wäre das Treffen in stundenlangen Sitzungen im Desaster geendet, so Karen Eilbeck, Professorin für Humangenetik und Gastgeberin.

Eitelkeiten waren bei dem Streit in Berkeley nicht die Ursache, es ging um Grundsätzliches. Noch unbemerkt von der Öffentlichkeit stehen die Biowissenschaften vor einer radikalen Zäsur. Was die neuesten Forschungsergebnisse von den Chromosomensträngen von Mensch und Tier ans Licht bringen, sprengt jedes bisherige Denkmuster der Genetik. Die „Morgendämmerung" für ein neues Zeitalter einer relativistischen Genetik hat damit längst begonnen. Nebulös wird in ersten Umrissen, aber ganz besonders schmerzlich in der Medizinforschung erkennbar, dass Körper und Seele, Gesundheit und Krankheit, Entwicklung und Alterung einem genetischen Wechselspiel unterliegen, dessen Komplexität und Größenordnung alle bisherigen Vorstellungen übersteigt.

**Von dem vorherrschenden Bild eines konstanten Genoms,
in dem Wandel eine pathologische Ausnahme ist,
kann sich die Wissenschaftsgemeinde getrost verabschieden!**

Bei jedem Menschen verändert sich das Genom (Erbgut) fortlaufend, mit der Folge, dass jede Zelle, jeder Organismus eines Menschen ein einmaliges genetisches Universum darstellt.

Vor einem Jahrzehnt noch war die Analyse eines menschlichen Genoms eine langwierige, kostspielige und komplizierte Angelegenheit. Im Jahr 2000 wurde die Entschlüsselung des Erbguts, ein String von drei Milliarden Schriftzeichen, noch von Bill Clinton, damaliger US-Präsident, als „Buch des Lebens" gefeiert. Neue Techniken in den Laboren haben seitdem dazu geführt, dass eine Flut von Daten produziert und analysiert wurde, mit immer neuen Ergebnissen aus dem Innersten des Genoms des Menschen.

**Nun, zehn Jahre später, verdampft das „Buch" vor den Augen der geneigten Wissenschaft
vollständig. Schmerzlich erkennt man, das Genom ist kein belastbarer Text.**

Diese vollkommen neue Erkenntnislage lässt die Fragen nach der wirklichen genetischen und somit biophysikalischen Identität des Menschen unbeantwortet. Die Genetiker formulieren daher jetzt ihr neues Projekt so:

„Alles übers Ich."

Die neuesten Forschungsergebnisse zeigen dann auch den Menschen als ein Produkt genetischer Prozesse, ausgestattet mit vielen Freiheiten. Das genetische System ist offen, keineswegs ist alles vorbestimmt. Nur wenige ahnten etwas Derartiges nach der ersten Genom-Entschlüsselung. Die Mehrzahl der Fachleute ging davon aus, verstanden zu haben, wie ein Gen aussieht, funktioniert und auf welchen Funktionsprinzipien das Erbgut basiert.

In der Rückschau, so Craig Venter, der auch am Genom-Projekt beteiligt war, waren unsere damaligen Hypothesen über das Prinzip des Genoms derart naiv, dass es fast schon peinlich anmutet. Man ging damals von der Erwartung aus, eine Sammlung verständlicher „Kochrezepte" für alle Lebensabläufe zu finden, die zwar kompliziert sein würden, aber doch irgendwie einzuordnen. Nun, mehr als eine Dekade später, wird erkennbar, dass das vom amerikanischen Präsidenten Clinton so beschriebene „Buch des Lebens" voller rätselhafter Geheimnisse steckt.

Es war schlicht der Höhepunkt einer Revolution, an dessen Ende nichts weniger stand als das vollkommene Zerbrechen des Dogmas von der Überzeugung der genetischen Uniformität der Identität der Menschheit.

„Unsere Annahmen waren so naiv, dass es fast peinlich ist!"
Craig Venter

Bis dato galt die kaum bestrittene Hypothese, dass das Erbgut beliebiger Menschen sich nur unwesentlich voneinander unterscheidet. Dabei ging man von etwa einem Promille sämtlicher DNS-Anteile aus. Dass dies ein fulminanter Trugschluss war, ist die Wissenschaft heute bereit zuzugeben, zu groß sind die Differenzen im Erbgut der Menschen. Die Wissenschaft bestätigt nur das, was der kölsche Volksmund schon längst wusste: *„Jeder Jeck ist anders, ganz anders!"*

Craig Venter, der charismatische „Guru der Gene" aus dem Bundesstaat Maryland, hat maßgeblich zu dieser Erkenntnis beigetragen, er ließ sein Erbgut entziffern. Nahezu gleichzeitig entschlüsselten Forscher des 454 Life Sciences Unternehmens das Genom von James Watson, Nobelpreisträger und Entdecker der DNS-Doppelhelix.

Wissenschaftler aus Shenzhen gaben bekannt, dass sie einen anonymen Han-Chinesen komplett entschlüsselt hätten. Gert-Jan van Ommen, Genetiker an der Universität Leiden, vermeldete die erste Genom-Entschlüsselung einer Frau. Immer schneller kamen jetzt neue Erkenntnisse zu Tage. Die Analysen der Genforscher lassen nun keinen Zweifel mehr zu, das Genom der Menschen ist so vielfältig, wie sie an Psyche, Körper und Geist unterschiedlich sind.

Aufgrund von Craig Venters Erbgut wurde die Wissenschaft nun erstmals in die Lage versetzt, Unterschiede zu erfassen und einzuordnen. Dass der menschliche Körper je zur Hälfte aus einem ererbten Chromosomensatz vom Vater und der Mutter besteht, ist einfaches Basiswissen. Die Forscher gingen davon aus, dass die Mitgift von Mutter und Vater naturgemäß Differenzen aufweisen würde. Dass zahlreiche Veränderungen einzelner Buchstaben im Genom vorhanden sind (sogenannte single nucleotide polymorphisms, SNP), war ja seit langem bekannt.

Vom wirklichen Ausmaß der Unterschiede jedoch waren sie mehr als überrascht. Nahezu jedes zweite Gen zeigte zwischen den mütterlichen und väterlichen Genkopien Unterschiede. In der Gegenüberstellung selbst entdeckten die Forscher zudem in großer Anzahl sogenannte Indels. Ganze Abschnitte waren millionenfach neu in die Erbmoleküle eingebaut (Inversion) oder komplett verschwunden (Deletion). Andere Gene hatten sich aus ihrem eigentlich angestammten Umfeld gelöst, verdreht und wieder eingefügt. Auch die bis dato gültige Überzeugung, dass jedes Gen in der Regel nur jeweils einmal im väterlich und mütterlich ererbten Satz der Chromosomen existiert, kann man getrost über Bord werfen. In der Realität unterliegen die zahlreichen Erbinformationen einem Vervielfältigungsprozess, sodass im Zellkern bis zu sechzehn Kopien existent sein können. In etwa 1500 Genen hat man inzwischen derartige Kopievariationen (copy number variants, CNV) aufgespürt, sodass man davon ausgehen kann, dass es die sogenannten Xerox-Gene noch viel häufiger gibt.

Trotz dieser an sich schon gewaltigen Komplexität wird die Sachlage aufgrund der Instabilität der CNV-Muster innerhalb des Genoms noch verschärft. Man musste zur Kenntnis nehmen, dass die Anzahl der Kopien von Genen steigen oder sinken kann und dass sich sogar die Körperzellen ein und desselben Menschen voneinander unterscheiden.

Unter der Wucht dieser Forschungsergebnisse hat sich nun die Idee, dass das Genom eine naturgegebene Konstante, einen fixen Quellcode darstellen würde, vollständig in Luft aufgelöst. Der US-Genetiker Matthew Hahn hat das Genom daraufhin bereits als eine Art Drehtür beschrieben, wo ständig Gene kommen und gehen.

Erstmals in der kurzen Geschichte der Genom-Forschung liefert diese Erkenntnis eine plausible Erklärung für die Heterogenität der Menschen. Derart dynamische Prozesse können stark auf körperliche und psychische Eigenschaften von Menschen einwirken, die aus der Verflechtung oft Hunderter Erbanlagen gesteuert werden. Diese Gensysteme reagieren oft hochsensibel auf feine Änderungen einzelner Gene. Verstehen lässt sich dann auch, dass sich Kommunikationssysteme des Organismus verändern je nachdem, wie sich beispielsweise Gene für Botenstoffe oder deren Empfängermoleküle vervielfältigen. So kann die Kopiertechnik des Erbguts auch für physische Besonderheiten des Menschen verantwortlich zeichnen. Hirnfunktionen scheinen insbesondere durch CNVs betroffen. Möglicherweise stellen sie den Hauptgrund unterschiedlichster Formen geistiger Behinderung dar. David Haussler, Genetiker an der University of California in Santa Cruz spricht von einer der ergiebigsten und spannendsten Kategorien der Humangenetik. Die Suche nach dieser Art von Genvariationen zeige bereits beachtliche Erfolge und werde zukünftig durch ultraschnelle Computer stark beeinflusst sein. Um zu Ergebnissen zu kommen, müssen Tausende Gene gleichzeitig betrachtet und eingeordnet werden, um irgendwann Krankheiten wirklich verstehen zu können.

So entwickeln sich schon eineiige Zwillinge als Embryonen genetisch nicht konform. Nicht nur die individuellen Besonderheiten des Einzelnen lassen sich durch das Wechselspiel in den Genomen erklären, sondern auch das genetische Sortiment, das den Menschen in der Evolution weiterentwickelt. Große Bereiche des Erbguts haben sich unvorstellbar schnell gewandelt. Der Homo sapiens durchläuft offenbar eine Turboevolution. Neueste Untersuchungen gehen sogar davon aus, dass sich die Evolution der Kulturen seit der Jungsteinzeit um das 100-fache beschleunigt haben muss.

Die Entdeckung dieser genetischen Variationen erklärte das Magazin „Science“ zum Durchbruch des Jahres 2007, obwohl man schon Jahre zuvor den Ausblick feierte, in nicht ferner Zukunft den präzisen Vergleich der Genome von Mensch und Schimpanse darstellen zu können. Doch bevor überhaupt die Frage nach dem, was uns menschlich macht, auch nur annähernd zufriedenstellend beantwortet werden kann, steht die nächste Frage schon im Raum: ***„Was in meiner DNS macht mich zu mir?“***

Eine erste Antwort, die die neue Genetik hierzu formuliert, macht an sich diese Frage eigentlich schon wieder überholt. Die schockierende oder doch zumindest hochinteressante Antwort lautet:

„Ich bin viele.“

Der Mensch erscheint nicht länger als Individuum, sondern als Verband selbständig handelnder oder zumindest gegenwärtig nicht verständlich handelnder Zellkolonien. In nahezu 10% sämtlicher Erbanlagen, die bereits im Embryo festgelegt werden, ist nur eine Variante, entweder die väterliche oder die mütterliche, als sogenannte „autosomale monoallelische Expression“ aktiv. Jede Zelle trifft dort, durch was auch immer gesteuert, ihre eigene Entscheidung. Der Organismus ähnelt dann einem Sammelsurium von Zellverbänden, mit genetischen Netzwerken, die vollkommen andersartig gebaut sind.

Einschneidende Auswirkung hat, entgegen bisheriger Beurteilung, auch die Frage, ob Erbinformationen in diesen Gen-Kaskaden vom Vater oder der Mutter stammen. Schon der feinste Unterschied in den Inhalten dieser Informationen, die in den hochkomplexen Netzen die menschlichen Eigenschaften steuern, kann profunde Konsequenzen nach sich ziehen. Ein faszinierender Befund stammt diesbezüglich von Andrew Chess, einem Harvard-Labor-Mitarbeiter, der belegt, dass von monoallelischer Expression häufig Gene berührt sind, die während der Entwicklung des Menschen einer forcierten Evolution unterlagen und für wichtige Funktionen des zentralen Nervensystems zuständig sind. Nicht im Ansatz ist gegenwärtig abzuschätzen, was das für die Psyche und die Arbeitsabläufe im Gehirn bedeutet.

Die Auffassung, dass wenigstens ein gesunder Organismus ein harmonisches, mit sich selbst im Einklang stehendes System darstellt, ist seitdem nicht mehr haltbar. An Stelle dessen zeichnet sich der Rahmen eines zerbrechlichen Rätsels aus biologisch unvereinbaren Einheiten. Gesundheit kann man, so betrachtet, als einen instabilen Zustand ansehen, in dem die Eigenschaften der unterschiedlichsten Bausteine unter Kontrolle gehalten werden.

Die biologische Identität eines jeden Individuums steht wohl zur Disposition.

Ad absurdum führt sich damit auch jene Wissenschaft, die die Bedeutung der Umwelt auf die Entwicklung des Menschen messen will. Seit Dekaden versucht sie, insbesondere im Vergleich ein- und zweieiiger Zwillinge, Umwelteinflüsse gegen die scheinbar chaotische Ordnung der Gene abzugrenzen. Als Maßstab und Grundlage für Umwelteinflüsse auf die Entwicklung und Eigenschaften des Menschen galten bisher eineiige Zwillingspaare. Man setzte dabei einfach voraus, dass eineiige Zwillingspaare mit vollkommen identischen Genen ausgestattet wären, sodass Unterschiede zwischen ihnen kulturell und nicht biologisch bedingt seien.

Davon kann nach den neuesten Forschungserkenntnissen nicht im Entferntesten mehr die Rede sein. Heute gilt als bewiesen, eineiige Zwillinge sind genetisch nicht identisch. In den ausschließlich väterlichen oder mütterlichen Genen lassen sich sowohl in den CNV- als auch den Aktivitätsmustern eindeutige Unterschiede ausmachen. Die bis dato offene Frage, warum es bei eineiigen Zwillingen erhebliche Differenzen bei der Anfälligkeit für komplexe Erkrankungen gibt, hat jetzt ihre Antwort gefunden.

Und das ist lange noch nicht alles. Die Wissenschaftler mussten zur Kenntnis nehmen, dass sich Genfunktionen auch über soziale und materielle Außenfaktoren, sogenannte epigenetische Prozesse, verändern lassen. Folter, Stress, Ernährungsmangel, Liebesentzug etc. können bis in den Kern einer Zelle Veränderungen hervorrufen. Angesichts dieser Flut von Veränderungen und neuer Informationen ähnelt die Gemütslage der Genforscher denen der Kosmologen, als diese versuchten, die „dunkle Materie" im Universum zu verstehen. Nun rätseln Wissenschaftler wiederum über die dunkle Materie unseres Erbguts.

Das Genom bestimmt nicht, welcher Mensch sich aus ihm entwickelt!

Bisher als Müll, als „Junk-DNS" abgetan, sucht man nun das dunkle Geheimnis, die „dunkle Materie", in diesen Clustern des Erbguts. Als relevant betrachtete man bisher ausschließlich den Teil des Genoms, dessen Gene nach herkömmlicher Begrifflichkeit mit den nötigen Informationen für den Eiweißaufbau in den Zellen zu tun hatten. Der Rest wurde entwicklungsgeschichtlich als evolutionärer Abfall betrachtet.

So langsam dämmert es den Wissenschaftlern jedoch, dass es insbesondere die „Dunkle Junk-DNS-Materie" der Chromosomen ist, in denen sich die neu entdeckten Abläufe abspielen. Dieser Teil, vormals als „Schrott" betrachtet, steckt voller unbekannter Gene mit vielen Steuerungsmodulen; insbesondere die bis vor kurzem noch unbekannte Gruppe von Erbinformationen, der Micro-RNS, die möglicherweise für eine große Anzahl von Entwicklungsprozessen verantwortlich zeichnen.

Das Fazit dieser Revolution der neuen Generation von Erkenntnissen und gewaltigen Umbrüchen besteht darin, dass sich die Charakteristika eines Menschen auch in seinem Genom begründen, aber keinesfalls aus dem biologischen System embryonalen Erbguts abgeleitet werden kann, welcher Mensch sich hieraus entwickelt.

Selbst wenn man zwei vollkommen identische Embryos unter vollkommen identischen Bedingungen aufwachsen lassen würde, der Mensch wäre trotzdem ein völlig anderes, eigenständiges Individuum!

Ad acta legen kann man daher auch getrost die Vorstellung, man könne sich durch Klonen einen individuellen Menschen „basteln" oder in identischer Form wiederauferstehen lassen.

Die Manipulation am Genom, um ein bestimmtes Ziel zu erreichen, wird wohl auf unbestimmte Zeit Wunschdenken bleiben!

Auszüge aus einem Interview mit Craig Venter
Auszüge aus Äußerungen des Genomforschers Craig Venter über ein Jahrzehnt der Forschung am Erbgut des Menschen und den Trugschluss über die Macht der Gene. Nach Venter gibt es Menschen, die ihr Leben näher kennenlernen wollen und andere, denen wohler ist, lieber nichts zu wissen, um nicht immer mit der Angst leben zu müssen, in Kenntnis ihrer DNS-Sequenz auch jeden anderen Aspekt ihres Lebens, Krankheit, Tod etc. auslesen zu können. Vergessen Sie diesen Unfug gleich wieder, den die Genetiker jahrelang verbreitet haben.

Als vor Jahren die ersten wenigen Gendefekte, z.B. bei der Huntington-Krankheit, entdeckt wurden, war man der Überzeugung, dass man, wenn einem das Erbgut eines Menschen bekannt ist, auch weiß, woran und wann er stirbt. Das ist Humbug. Das Genom selbst hat überhaupt keine große Aussagekraft. Craig Venter hat z.B. sein Genom ins Internet gestellt, und passiert ist seitdem rein gar nichts.

Jim Watson hingegen, der Mitentdecker der DNS-Doppelhelix, gibt vor, nicht wissen zu wollen, welche der sogenannten APOE-Gen-Variante er hat, die eine Aussage darüber ermöglichen soll, welches Risiko man hat, an Alzheimer zu erkranken. Und davor soll er große Angst haben – Watson ist über achtzig?!

In der Tat macht es praktisch keinen Unterschied, ob man diese spezielle Gen-Variante hat, denn man könnte zudem noch eine große Anzahl anderer Gensequenzen haben, die das APOE-Gen neutralisieren. Diese isolierte Information über das APOE-Gen ist demnach vollkommen bedeutungslos. So ist auch die Angst vor dem Missbrauch von Geninformationen, z.B. durch den Arbeitgeber oder Versicherungen, in die Kategorie „Hysterie“ einzuordnen. An der Verfügbarkeit genetischer Daten, die praktisch überall verfügbar sind, kann ohnehin niemand etwas ändern. Missbrauch muss durch den Gesetzgeber geregelt werden. Da die sogenannten Experten, die Genforscher, weit davon entfernt sind, das Genom auch nur in Ansätzen lesen zu können, ist die Debatte über Ethik und Missbrauch vollkommen müßig.

Bei der Entschlüsselung des Craig-Venter-Genoms kam heraus, dass sein Ohrenschmalz eher etwas feucht ist… Ansonsten Fehlanzeige, gegenwärtig kann man noch nicht einmal mit Sicherheit die Farbe der Augen daraus ablesen. Eigentlich hatte man erwartet, im Erbgut Ja-Nein-Antworten auslesen zu können, ja, Sie werden Krebs bekommen oder nein, Sie nicht. Nur, so ist es eben überhaupt nicht. **Den Nutzen des Genomprojektes kann man daher getrost mit nahezu null bezeichnen.**

Einige Erkenntnisse hat man allerdings doch gewinnen können. Vor einem Jahrzehnt ging man noch davon aus, dass die Anzahl der menschlichen Gene bei etwa 100.000 bis 300.000 liegt. Heute weiß man, es sind etwa 20.000. Gegenwärtig erfahren wir außer Wahrscheinlichkeiten aus dem Genom in Wirklichkeit nichts. Erkenntnisse aus der Genomforschung sind daher auch noch nicht in den Kliniken angekommen. Wie könnte man auch ein um 3% erhöhtes Risiko für irgendetwas klinisch umsetzen? Solcher Art Informationen sind nutzlos.

Allerdings gibt es auch Krankheiten, die auf fehlerhafte Gene zurückzuführen sind. Aber auch hier geht man von einer falschen Erwartungshaltung aus. Am Beispiel des Louis-Bar-Syndrom, einer schrecklichen Erkrankung, bei der das Nervensystem degeneriert und die Betroffenen oft bereits im Teenageralter sterben, lässt sich das einfach verdeutlichen. Die Ursache dieser Krankheit ist ein fehlerhaftes Entwicklungs-Gen. Und wenn der menschliche Körper nun aufgrund eines einzelnen defekten Entwicklungs-Gens falsch gebaut wurde, dann lässt sich dies nicht einfach mit einer magischen Pille korrigieren und umbauen. Wenn ein Computer falsch programmiert, ein Auto falsch konstruiert, ein Gehirn falsch „verdrahtet“ ist, dann lässt sich diese falsche Programmierung, die falsche Konstruktion, die falsche Verdrahtung nicht einfach ungeschehen machen. Ein Computer kann dann neu programmiert, ein Auto neu konstruiert werden. Versuchen sie das einmal mit dem menschlichen Gehirn.

Designed ist designed, falsch oder richtig!

Die Genforschung ist jahrelang von falschen Vorstellungen, von Wunschdenken ausgegangen, indem man annahm, dass es für jede Eigenschaft eines Menschen ein verantwortliches Gen gäbe. Wenn sie beispielsweise Gier oder Neid heilen wollten, dann muss eben das Gier- oder das Neid-Gen verändert werden. Die Forscher haben einfach immer nur auf die einzelnen Gene geschaut und alles andere ausgeblendet. Das ist so, als wenn Sie in der Dunkelheit Ihren Schlüssel verloren hätten, aber ausschließlich unter einer Laterne suchen, weil Sie da eben etwas sehen können. In Wirklichkeit liegt der Schlüssel aber im Dunkeln.

So einfach ist es eben nicht. Nur im Licht zu suchen, reicht nicht aus. Wenn man wissen will, warum jemand an Alzheimer oder Krebs erkrankt, reicht es nicht aus, separierte Gene zu betrachten. Man braucht immer das gesamte Bild. Andernfalls ist es, als wollten Sie, an einem rostigen Tisch sitzend, eine Stadt erkunden, doch das einzige, was Sie sehen, wenn Sie sitzen bleiben, ist dieser verrostete Tisch, der Ihnen nicht viel über die Stadt erzählt. Und genau so steht es um unser Wissen vom Genom.

„Wir wissen, dass wir nichts wissen!“
Craig Venter

Kapitel 8

Ergänzendes – Hoffnung wird Realität

Makula-Degeneration

Die Makula (macula lutea, etwa 5 mm groß) ist ein Bereich der Netzhaut, der für das scharfe Sehen des Auges verantwortlich zeichnet. Degeneriert dieser Teil der Netzhaut, verschlechtert sich das scharfe Sehvermögen, mit der Zeit dramatisch, die sogenannte Makula-Degeneration manifestiert sich. Auch wenn diese Erkrankung selten zur Blindheit führt, können die Einschränkungen dieser Sehstörung erheblich sein. Schaut man z.B. einem anderen Menschen ins Gesicht, dann sieht man wohl noch dessen Umrisse, das Gesicht selbst aber nicht. Die Antwort der Schulmedizin auf diese Erkrankung ist sehr begrenzt und führt selten zu einer Verbesserung.

Man unterscheidet zwischen der feuchten und der trockenen Makula. Letztere ist die häufiger auftretende Form mit einem Anteil von etwa 80%. Die feuchte Makula, die sich aus der trockenen Makula entwickeln kann, wird als deutlich aggressiver beurteilt.

Gut zu wissen, dass es ganzheitliche Therapien gibt, diese Erkrankung zu stoppen oder gar deutlich zu verbessern. Dass eine Makula-Degeneration häufig erst im Alter auftritt, ist durch folgende Entwicklungen bedingt:

- Die Entgiftungskapazitäten des Körpers können mit zunehmendem Alter aufgrund der Ernährung, der Lebensweise, von Vergiftungen, Schwermetallen und einem Mangel an Vitaminen und Mineralien deutlich abnehmen.
- Im Laufe des Lebens können sich nach und nach Schlacken/Ablagerungen ansammeln (Stoffwechselabfälle), die, wenn sie ein bestimmtes Ausmaß erreicht haben, vom Organismus nicht mehr kompensiert bzw. abgebaut werden können. In der Folge kommt es dann zu Durchblutungsstörungen im ganzen Körper, so auch am Auge, wo es dann im wahrsten Sinne des Wortes sichtbar wird.
- Durchblutungsstörungen führen dann zu einer Unterversorgung des Augengewebes, Schlacken können nicht mehr in ausreichendem Maße abgeführt werden, es bilden sich freie Radikale, Gewebe stirbt ab. Ein Teufelskreis beginnt.
- All dies führt zu chronischen Entzündungsprozessen, die das Gesamtbild der Makula-Degeneration dann manifestieren.

Ganzheitliche Schritte zur Verbesserung der Makula-Degeneration

In der Naturheilkunde bietet sich ein umfassendes Spektrum zur Behandlung an, das dann zu einer erheblichen Verbesserung für den Betroffenen führen kann.

Im Einzelnen:

- Führen Sie eine Darmsanierung durch (Entschlackung des Körpers).
- Leiten Sie sämtliche Schwermetalle, Umweltgifte, radioaktive Strahlung, Medizinal- und Impfgifte aus Ihrem Körper aus (siehe PowerTube®, Koriander, Chlorella-Algen, Blaualgen, Apfelpektin, medizinische Aktivkohle).
- Reinigen Sie die Ausleitungsorgane Leber und Niere.
- Tanken Sie Sonnenlicht (Vitamin D3) und treiben Sie täglich Sport, ca. 30 min, oder supplementieren Sie Vitamin D3 (10.000 IE jeden 2.Tag).
- Vernichten Sie Parasiten, Pilze/Erreger in ihrem Organismus (Vitamin B17, bittere Aprikosenkerne, Backsoda, Chlordioxid, The Magix 4, Zapper von Dr. Hulda Clark), insbesondere aus Ihrem Darm (auch Allergie-Bekämpfung).
- Lassen Sie **niemals** eine Wurzelbehandlung an den Zähnen durchführen. Lassen Sie wurzelbehandelte Zähne unbedingt ziehen und Zahngifte wie Quecksilber, Palladium etc. entfernen.
- Eliminieren Sie Entzündungen: Nehmen Sie u.a. Astaxanthin, L-Gluthathion, R-Alpha-Lipon-

säure, Vitamin D3 und K2, Vitamin C, L-Prolin, L-Lysin, Curcumin, Ginkgo, Safran, MSM und anorganischen Schwefel.
- Reduzieren Sie pharmazeutische Produkte auf das absolute Minimum.
- Lassen Sie sich mit der Bioresonanzmethode auf einen Vitamin-/Mineralstoffmangel, Parasiten, Pilze, Erreger, Schwermetalle und Entzündungen austesten.

Ernähren Sie sich gesund!

- Essen Sie möglichst keine tierischen Produkte, Fleisch, Fisch, Milch, Eier, Käse (Casein) etc. wegen Parasiten, Antibiotika, Schwermetallen, Umweltgiften und der Übersäuerung des Organismus.
- Verzehren Sie ausschließlich vitalstoffreiche frische, nicht denaturierte Lebensmittel (Gemüse, Gemüsesäfte – Sauerkraut, Rote Bete, Möhren etc. –, Salat, Nüsse, Zwiebeln, Knoblauch, Kräutertees, Zitronen, Limonen etc.).
- Essen Sie täglich Quark mit Leinöl (siehe auch Ernährung Frau Dr. Ludwig).
- Verzehren Sie **wenig** Kohlenhydrate (Getreideprodukte, Alkohol, Gluten/Glutamat, Süßspeisen, Limonaden, etc.).
- Trinken Sie **niemals Milch** und keine kohlensäurehaltigen Getränke.
- Nehmen Sie zum Braten ausschließlich Kokosfett.
- Vitamin C täglich ca. 3 g (das sind etwa 15 g Acerola-Pulver), über den Tag verteilt.
- Täglich etwa 3 bis 6 g L-Lysin und etwa 1 bis 2 g L-Prolin, über den Tag verteilt.
- Verzehren Sie keine genveränderten Produkte (GVO).
- Vermeiden Sie alles, was auch nur im entferntesten Transfette oder Nitrat/Nitrit enthält (z.B. Backwaren, Chips, Pommes frites, Wurstwaren etc.).
- Zur Entsäuerung des Organismus nehmen Sie Mineralstoffe auf (z.B. grüne Mineralerde, Bentonit, Coral Calcium, Backsoda, Zeolith).
- Benutzen Sie niemals eine Mikrowelle.
- Trinken oder essen Sie täglich probiotische, fermentierte Produkte (z.B. Sauerkraut).

Alle o.e. Positionen sind ausführlicher Bestandteil dieses Buches, integrieren Sie sie in Ihren Alltag und Sie werden Erstaunliches bezüglich Ihrer Makula-Degeneration erleben.

Arthrose ist heilbar!

Schon in jungen Jahren beschäftigte sich der heutige Schmerzspezialist Roland Liebscher-Bracht mit den Zusammenhängen von Gesundheit und Bewegung. Ausgehend von seiner Leidenschaft für die Kampfsportart „WingTsun“, die insbesondere durch Bruce Lee bekannt wurde, erkannte er die besondere Korrelation zwischen den Bewegungsabläufen der Gelenke und der Entwicklung von Schmerzen mit sich hieraus entwickelnder Arthrose.

Sein Ziel wurde es (in etwa 30 Jahren Entwicklungsarbeit), nahezu jeden Menschen auf natürliche Weise, unter Beibehaltung seiner Beweglichkeit, bis ins hohe Alter von seinen Arthrose-Beschwerden zu befreien. Heute ist er mit seiner „Liebscher & Bracht-Methode“, die einen radikalen Wandel in der Behandlung von Arthrose darstellt, einer der führenden Schmerzspezialisten für Arthrose in Deutschland.

Wie kommt es überhaupt zu einer Arthrose?

Unser Bewegungsapparat, unsere Gelenke, sind so konstruiert, dass wir unsere maximal möglichen Gelenkwinkel auch vollständig ausnutzen können. Zu Problemen kommt es aber immer dann, wenn wir in unserem häufig einseitig belasteten oder „sitzenden Alltag“ die Gelenkwinkel nicht oder nur in ganz geringem Umfang nutzen. Diese falschen Bewegungsmuster merkt sich unser Gehirn, sodass sich mit der Zeit krankmachende Bewegungsabläufe manifestieren und die Muskelansteuerung durch das Gehirn nur noch in diesem eingeschränkten Bewegungsmuster erfolgt.

„Sofern richtig gezählt wurde“, besitzt der gesunde Mensch 656 Muskeln, umhüllt und durchdrungen von den Weichteilkomponenten des Bindegewebes, den Faszien. Wird ein Gelenk bewegt, dann ziehen oder dehnen sich die Muskeln mit den sie umhüllenden Faszien. Wird aber nur ein geringer Teil des möglichen Bewegungsumfangs der Gelenke ausgeschöpft, werden Muskel und Faszien nicht mehr ausreichend gedehnt und verkümmern mit der Zeit. Die Muskeln schrumpfen und werden unnachgiebiger, sodass ohne dauerhaftes Dehnungstraining keine größeren Bewegungsmuster mehr erreicht werden können. (Wer rastet, der rostet.) Der gesamte Muskel- und Faszienbereich „verkürzt“ sich und es kommt zu einer Zugkraftveränderung an diesen Stellen, die der Körper versucht, durch eine Zugkraftveränderung an anderer Stelle des Gelenks auszugleichen. Ein Teufelskreis beginnt, am Gelenk entstehen unzulässig hohe Zugkräfte, die die Gelenkflächen und Wirbel so stark aufeinander pressen, dass dem Verschleiß von Knorpelmasse, Knochen und Bandscheiben Tür und Tor geöffnet sind.

In sämtlichen Geweben und Organen des menschlichen Körpers sitzen Rezeptoren, die diese Zugkraftveränderungen messen und an das Gehirn weiterleiten. Erkennt das Gehirn einen Verschleiß an Gelenken oder Bandscheiben, die größer als die Reparaturfähigkeit des Organismus ist, wird ein Schmerz ausgelöst, um die Bewegung zu unterdrücken. Der Betroffene erkennt über diesen Alarmschmerz sein Problem, beginnende Arthrose. Unser Gelenk sagt uns unmissverständlich: *„So kann es nicht weitergehen, stopp die Bewegung!“* Doch daran sollten Sie nicht einmal denken, es wäre das denkbar Schlechteste, was Sie tun könnten.

Schmerz-Therapie nach Liebscher & Bracht

Die manual-therapeutische Technik von Liebscher & Bracht, die Osteopressur, zielt durch Ausübung eines Drucks auf die Alarmschmerz-Rezeptoren in der Knochenhaut gezielt darauf ab, sie zu aktivieren und einen Reparaturmechanismus in Gang zu setzen. So können die diesbezüglich pathologischen Programme im Gehirn zurückgesetzt und mit neuen gesunden Programmen programmiert werden. In der Folge lösen und normalisieren sich die muskulär-faszialen Spannungen, und die Wirbelkörper und Gelenkflächen werden nicht mehr so stark aufeinandergepresst. Die Rezeptoren unseres Körpers nehmen diese positiven Veränderungen wahr und leiten diese an das Gehirn weiter. Der Alarmschmerz wird daraufhin nach und nach eingestellt. Dies ist eine sehr einfache und effektive Methode, allerdings in den ersten Wochen der Ausübung auch sehr schmerzhaft.

Somit lässt sich festhalten, der Schmerz an den Wirbelkörpern und den Gelenken entsteht in der Regel nicht durch den Verschleiß der Knorpelmasse, sondern durch stark erhöhte, muskulärfasziale Spannungen, die das Gehirn registriert, hervorgerufen durch einseitige falsche Bewegungsmuster unseres Bewegungsapparates.

Die überwiegende Anzahl von Patienten, die mit der Liebscher & Bracht-Therapie behandelt wurden, erlebten erhebliche Schmerzminderung oder waren nach einigen Wochen oder Monaten vollkommen symptom- und schmerzfrei, der Knorpel hatte sich regeneriert. Voraussetzung für eine dauerhafte Schmerzfreiheit oder Linderung ist jedoch, dass die einseitigen falschen Bewegungsabläufe abgestellt werden oder, wenn das nicht möglich sein sollte, das therapeutische Trainingsprogramm beibehalten wird. Ansonsten bauen sich die muskulär-faszialen Spannungen wieder auf und der Teufelskreis beginnt von vorn.

Jeder Mensch ist in der Regel in der Lage, diese Entspannungs-/Engpassdehnungen durchzuführen, um eine dauerhafte Schmerzfreiheit zu erhalten. Allerdings ist eine konsequente regelmäßige Durchführung der Anwendungen erforderlich (6 Mal pro Woche mit einem Tag Pause zur Regeneration), was aufgrund der nicht geringen Schmerzbelastung manchmal nicht so einfach ist. Der Zeitaufwand, je nach Gelenk, ist recht gering (schon 15 min täglich können ausreichen).

Faszien-Rollmassage
Neben den o.e. Übungen wird dem Patienten zudem empfohlen, regelmäßig zu den Dehnungsübungen auch eine Faszien-Rollmassage durchzuführen. Das Netzwerk „Faszien" umschlingt die Muskeln; durchdringt aber auch die tiefliegenden Bereiche der Muskulatur. Erst die Faszien ermöglichen uns mit ihren über 100 Millionen Reiz-Rezeptoren die Stabilität, Bewegung, Feinkoordination und Kraftübertragung unserer Muskulatur. Faszien sind das Netz, das unsere Organe und Muskeln umschlingt; ohne Faszien würden unsere Muskeln und Organe schlicht auseinanderfallen, könnten ihre Form nicht erhalten. Auch die Regeneration unseres Gewebes und die Wundheilung erfolgt entlang der Faszien.

Es ist daher von enormer Wichtigkeit, die Faszien mit der Faszien-Rollmassage in unsere Entlastungsübungen für die Wirbelkörper und Gelenke mit einzubeziehen. Mit der Faszien-Rollmassage wird das Gewebe zusätzlich gelockert und die Abfallstoffe aus dem Fasziengewebe herausgepresst, sodass diese abgeführt werden können und neue frische nährende Zwischenzellflüssigkeit aufgenommen werden kann.

Ein weiteres Ziel der Faszien-Rollmassage besteht darin, verfilzte Faszienfäden abzubauen und zu ermöglichen, dass sich neues Fasziengewebe bilden kann. Dies geschieht in der Regel recht schnell in wenigen Tagen. Verfilzungen mit dem Muskelgewebe sind das Hauptproblem bei unflexiblen und zu kurzen Faszien, können aber durch die Faszien-Rollmassage weitestgehend gelöst und abgebaut werden. Ein positiver Nebeneffekt des Faszien-Rollens entsteht zudem durch die Minderung der in diesen Fällen krankmachenden Anspannung der Muskeln.

Alles in allem ist die manual-therapeutische Technik von Liebscher & Bracht das Mittel der Wahl, wenn es darum geht, ohne Medikamente oder Operation bei Gelenk- oder Wirbelschmerzen wieder weitestgehend schmerzfrei zu werden. Hierzu sei das Buch von Liebscher & Bracht „Die Arthrose-Lüge" sehr empfohlen.

Kollagen: Ein Wundermittel für Gelenke, Muskel und Haut?

Kollagen ist derzeit in aller Munde. Der Eiweißstoff, der die Haut elastisch, die Gelenke flexibel und die Knochen stabil macht, gilt als wahres Wundermittel. Wer hätte nicht gern straffe Haut, schöne Haare, gesunde Gelenke und bis ins hohe Alter starke Knochen? Wenn man den vielfachen Informationen der letzten Jahre Glauben schenkt, gibt es einen Stoff, der all das tatsächlich bewirkt.

Laut kaum zählbaren Forschungsergebnissen kann die Einnahme von Kollagen Knorpel, Gelenke, Sehnen, Knochen und Bänder stärken und sowohl Gelenkschmerzen als auch die Verletzungsgefahr reduzieren. Auch bei der Wundheilung und einer beschleunigten Regeneration nach Verletzungen spielt Kollagen eine wichtige Rolle.

Was genau ist Kollagen?
Kollagen ist neben Wasser, Elektrolyten und elastischen Fasern ein zentraler Bestandteil der sogenannten Extrazellulären Matrix (EZM), also des Teils des menschlichen Gewebes, der zwischen den Zellen liegt. Fast jedes Gewebe, ob Muskeln, Knorpel, Bindegewebe oder Knochen, wird durch EZM zusammengehalten.

Die Gewebezellen sind in die EZM eingebettet wie in ein Gittersystem. Die körpereigene Produktion von Kollagen findet hauptsächlich in Fibroblasten (Bindegewebszellen), Knochenzellen und Knorpelzellen statt. Zur Erzeugung benötigt der Körper Vitamin C. Die Ascorbinsäure wird über den Darm aufgenommen, über die Blutbahn transportiert und stimuliert „vor Ort" die Synthese von Kollagen aus Aminosäuren. Das Kollagen besteht aus mehreren Einzelbausteinen, unter anderem den Aminosäuren Glyzin, Prolin und Hydroxyprolin.

Die in Kollagen am häufigsten vorkommende Aminosäure Glyzin ist vor allem in tierischen Lebensmitteln wie Fleisch, Fisch, Eiern und Milch, aber auch in Soja, Nüssen und Hülsenfrüchten enthalten. Aus einer normalen Ernährung beziehen wir etwa 1,5 bis 3 Gramm Glyzin pro Tag. Für die Kollagen-Synthese benötigt unser Körper aber täglich rund 10 bis 12 Gramm. Daraus ergibt sich ein durchschnittliches Defizit von zehn Gramm Glyzin oder rund 30 Gramm Kollagen pro Tag.

Es kann also durchaus sinnvoll sein, den Stoff als Nahrungsergänzungsmittel zu sich zu nehmen, bei Sport ist der Bedarf nochmals erhöht. Kollagen ist sehr stabil und zugfest, aber wenig dehnbar. Dadurch ist es besonders geeignet, um die mechanische Stabilität von Bindegewebe herzustellen. Insgesamt gibt es 28 Arten von Kollagen, die mit ihren unterschiedlichen Eigenschaften dafür sorgen, dass alle Strukturen in unserem Körper der physischer Belastung standhalten.

Kollagen-Typen

- **Typ I:** Haut, Knochen, Sehnen, Faszien, innere Organe, Gefäße, Zähne, Knorpel
- **Typ II:** Glaskörper des Auges
- **Typ III:** Haut, Gebärmutter, Blutgefäße, Lunge, Leber
- **Typ IV:** Nieren, Augenlinse, umgibt Nerven und Muskeln
- **Typ V:** glatte und gestreifte Muskelzellen

Eine Kollagenfaser besteht aus mehreren Kollagen-Fibrillen, die durch viele Mikrofibrillen gebildet wird. In Sehnen verlaufen die fibrillären Einheiten parallel, während sie in der Haut kreuz und quer angeordnet sind. Je nach Bindegewebeart haben die Fibrillen eine unterschiedliche Lebensdauer, in der Haut 200 Tage, im Muskel 60 und in der Leber 30 Tage. 80 Prozent des Kollagens im menschlichen Körper ist Kollagen vom Typ I. Dieses findet sich überall dort, wo Gewebe hohen Zugbelastungen standhalten muss: In Sehnen, Bändern, Gelenkkapseln, Knorpel, Faszien, in und zwischen den Muskeln, Nerven und Organen, in der Haut, den Knochen, in Blutgefäßen und im Auge. In der Bauchhöhle unterstützt es die Fixierung der Organe, gewährleistet deren Verschiebbarkeit gegeneinander und festigt die Struktur.

Was bewirkt Kollagen?
Kollagen ist ein Eiweiß, genauer: ein Strukturprotein. Das Wort Kollagen stammt vom altgriechischen „Kolla" für Leim ab. In der Tat hält der Stoff, der mehr als 30 Prozent der menschlichen Gesamtproteinmasse ausmacht, unseren Körper zusammen.

Wenn sich im Alter eine abnehmende Straffheit der Haut und eine geringere Elastizität der Muskulatur bemerkbar machen, dann liegt das an einem sinkenden Kollagenanteil des Gewebes. Drei Viertel der Trockenmasse der menschlichen Haut besteht aus Kollagen. Haben wir zu wenig davon, kann dies über eine verringerte Zugfestigkeit der Kollagenfasern in der Haut zu schlaffer, faltiger Haut führen.

Aber das ist noch harmlos im Vergleich zu ähnlichen Veränderungen an Gelenken und Gefäßen, die ebenfalls kollagenabhängig erfolgen: Knochen werden spröde, Sehnen unflexibel und Gelenkprobleme entstehen wie aus dem Nichts. Ähnliches passiert, wenn wir verletzt sind: Stellt man ein Gelenk aufgrund einer Verletzung über mehrere Tage oder Wochen ruhig, wird es unflexibel. Ursächlich ist eine Verkürzung kollagener Fasern des Kapsel-Band-Apparats.

Die gute Nachricht: Durch Belastung und Mobilisation verlängern sich die Fasern wieder, werden dicker und belastbarer. Der Grund: Durch mechanische Beanspruchung des Bindegewebes erhöht sich dessen Kollagengehalt.

Bewegung fördert die Kollagenproduktion

Generell ist die körpereigene Kollagen-Synthese abhängig von mechanischen Reizen, also Bewegung. Dabei hängt das Ausmaß der Synthese nicht von der Trainingsintensität, sondern von den Bewegungsreizen ab. Das ist wohl ein Grund dafür, warum bei den meisten Gelenk- und Muskelschmerzen nicht Schonung, sondern Bewegung die größte Schmerzlinderung verschafft. In einer Studie konnte bei Personen mit Kniegelenks-Arthrose durch Injektion von dreimal vier Gramm Knochenkollagen eine 50-prozentige Reduktion der Schmerzen und Bewegungseinschränkungen erreicht werden. Auch als Nahrungsergänzungsmittel eingenommen, lindert Kollagen Gelenkschmerzen, doch die Studienergebnisse dazu sind alles andere als eindeutig.

Ein anderes Problem, das mit einem Kollagendefizit zusammenhängen kann, sind wiederkehrende Darmbeschwerden, von denen viele Läufer ein Lied singen können. Schuld daran sind meist eine gereizte Darmschleimhaut sowie Dünndarmzellen, die Nährstoffe nicht optimal aufnehmen können. Hier erweist sich Kollagen als wirksames Heilmittel. Vor allem die Aminosäure Glyzin, ein Hauptbestandteil von Kollagen, scheint eine schützende Wirkung auf Magen und Darm zu haben.

Die Bedeutung von Glyzin

Glyzin ist eine anabolisch wirkende Aminosäure, die unser Körper selbst herstellen kann. Sie ist weiß und schmeckt leicht süßlich. Als Geschmacksverstärker findet Glyzin unter der Bezeichnung E640 Anwendung in Lebensmitteln. Glyzin ist Bestandteil von Kreatin und Glutathion. Glutathion hat eine zellschützende Funktion, kommt in allen Körperzellen vor und sorgt in den roten Blutkörperchen dafür, dass defektes Hämoglobin wieder Sauerstoff transportieren kann.

Glyzin beeinflusst das Immunsystem, hemmt den Proteinabbau und beschleunigt das Zellwachstum. Glyzin wird bei Hunger abgebaut und steigert so die Energiebereitstellung, während es den Energieverbrauch hemmt. Bei Übergewicht und Diabetes kann der Glyzin-Stoffwechsel gestört sein. Zudem scheint Glyzin die Schlafqualität zu verbessern. Das Kollagen unterstützt die Reparatur der Darmzellen und der schützenden Darmschleimhaut. Was für den Darm gilt, funktioniert auch beim Zahnfleisch. Dessen Hauptaufgaben bestehen darin, dem Zahn Halt zu geben und ihn vor Erregern zu schützen. Voraussetzung ist eine gesunde Kollagenstruktur. Wer ständig mit Entzündungen im Zahnfleisch zu kämpfen hat, versorgt es am besten mit Kollagen.

Kollagenabbau und -synthese

Während der Wundheilung oder bei Entzündungsprozessen wird Kollagen schneller abgebaut. Umwelteinflüsse wie Stress, starke Sonneneinstrahlung und Lebensstilfaktoren wie Rauchen oder chronische Erkrankungen greifen das Depot an. Beim Kollagenabbau entstehen Stoffe, die in der Leber abgebaut und mit dem Urin ausgeschieden werden. Die Ausscheidung dient als Indikator des Kollagenumsatzes. Dieser ist etwa nach der Schwangerschaft und bei Knochenerkrankungen deutlich erhöht.

Harte Trainingseinheiten zerstören die EZM, die einen Muskel umgibt. Eine intakte EZM ist aber essenziell für Zugfestigkeit und Kraftübertragung der Muskulatur. Je besser die Durchblutungssituation, desto schneller kann der Körper das zerstörte Material abbauen. Anschließend wandern Entzündungsfaktoren und Flüssigkeit in das Muskelgewebe ein. Es entsteht das typische Schwellungsgefühl nach intensivem Training. Gleichzeitig steigt der Anteil kollagenspezifischer Aminosäuren im Muskel. Kollagen-Peptide wirken anabol, also aufbauend, insbesondere Glyzin, das über spezielle Signalwege Muskelwachstum und -regeneration stimuliert.

Die natürliche Muskelkollagen-Synthese bleibt 72 Stunden nach einer Trainingseinheit deutlich erhöht. Zugeführtes Kollagen kann die Synthese neuer EZM, insbesondere von Typ-I-Kollagen, nach dem

Training beschleunigen und so Beschwerden wie Muskelkater vermindern. Studien zeigen, dass die Einnahme von 20 Gramm pro Tag eine Woche vor einer erschöpfenden Trainingseinheit und zwei Tage danach den Muskelschmerz zwar nicht direkt nach dem Training, aber 48 Stunden später, wenn der Muskelkater normalerweise seinen Höchstpunkt erreicht, signifikant reduzieren kann. Unbeeinflusst bleiben jedoch die Entzündungswerte.

Eine weitere Studie ergab, dass 5 bis 10 Gramm bioaktives Kollagen pro Tag bei Sportlern mit allgemeinen Knieschmerzen nach zwölf Wochen eine Schmerzlinderung unter Belastung (nicht bei Entlastung) zu bewirken scheinen. Ähnlich gute Ergebnisse zeigen Studien zur Kollagensupplementation bei chronischen Achillessehnenbeschwerden. Ein Kollagensupplement mit hohem Glyzinanteil in Kombination mit zweimal 90 Wiederholungen exzentrischen Wadenhebens an der Treppe (hoch mit dem gesunden, absenken mit dem verletzten Bein) pro Tag führten nach sechs Monaten zu einer deutlichen Verbesserung und einer rascheren Rückkehr ins Lauftraining.

Kollagen bremst die Folgen des Alterns

Sarkopenie, ein über das normale Maß hinausgehender Verlust an Muskelmasse und Muskelkraft, betrifft bis zu 50 Prozent aller Menschen über 60 Jahren und führt häufig zu Stürzen und Knochenbrüchen. In einer Studie konnte durch Einnahme von Kollagen ein Anstieg der Kraft bei Männern erreicht werden, die bereits unter Sarkopenie litten.

Kollagen als Nahrungsergänzung in Kombination mit Krafttraining verändert zudem die Proteinzusammensetzung im Skelettmuskel: Wer über zwölf Wochen 3 Mal pro Woche ein Krafttraining absolviert und eine Stunde später 15 Gramm spezifisches Kollagen zu sich nimmt, kann seine Muskelkraft und den Anteil der fettfreien Masse demnach deutlich erhöhen, die Fettmasse selbst bleibt davon unberührt. Dieser Effekt konnte vor allem bei Frauen nachgewiesen werden, die nach der Menopause mit abnehmender Knochenfestigkeit zu kämpfen haben. Fünf Gramm Kollagen pro Tag über zwölf Wochen konnten in Studien die Knochenstruktur des Schenkelhalses und der Wirbelsäule deutlich verbessern. Kollagen stimuliert demnach nicht nur die Synthese von EZM in der Muskulatur, sondern auch im Knochen und fördert so die Mineralisierung. 10 Gramm Kollagen pro Tag über mindestens 30 Tage scheinen auszureichen, um die Frakturheilung zu verbessern.

Wann sollte man Kollagen einnehmen?

Kollagenpulver ist bei Sportlern beliebt, weil es einen hohen Proteinanteil hat, nahezu neutral riecht und schmeckt und sich schnell und einfach zubereiten lässt. Mischt man das Pulver in ein Glas Wasser, ergibt sich eine milchige Flüssigkeit. Besser schmeckt es mit Fruchtsaft, als Smoothie oder im Milchkaffee. Es gibt auch Pulver mit Geschmack, die man nur noch mit Wasser anzurühren muss. Zu welcher Tageszeit Sie Kollagen zu sich nehmen, spielt bei täglicher Einnahme keine Rolle. Wer gezielt die Regeneration nach dem Training verbessern möchte, supplementiert das Protein innerhalb von 90 Minuten nach dem Sport.

Bei täglicher Zufuhr bemerken Sie die erste Wirkung auf die Haut nach zwei Wochen. Eine beschleunigte Regeneration kann man nach vier Wochen feststellen, und eine Verbesserung für Gelenke und Knochen wird nach etwa zwei Monaten spürbar. Als Tagesdosis für Läufer werden maximal 20 Gramm Kollagen empfohlen. Der Körper nutzt die im Nahrungsergänzungsmittel enthaltenen Aminosäuren. Um die Einzelbausteine verwerten zu können, sind Vitamin C und Zink wichtig. Kupfer, Mangan, Zink, Eisen, Selen und Kieselsäure stimulieren die Fibroblasten zusätzlich.

Veganes Kollagen gibt es nicht

Kollagen als Nahrungsergänzungsmittel wird aus tierischer Haut und Knochen hergestellt. Für Veganer ist dies eine schlechte Nachricht: Veganes Kollagen gibt es nicht. Mit heißem Wasser wird es gereinigt, eingedickt, extrahiert und später getrocknet. Wird Kollagen gekocht, löst sich zunächst die Verbindung zwischen den drei Alphaketten. Sie liegen dann einzeln vor und können gelieren. Gelatine ist also „gekochtes Kollagen“ und bildet sich auch, wenn man eine frisch ausgekochte Knochenbrühe erkalten lässt.

Wird Gelatine enzymatisch weiter abgebaut, entsteht Kollagen-Hydrolysat. Dies ist ein weißliches Pulver, das gut in heißen und kalten Flüssigkeiten löslich ist.

Sowohl Gelatine als auch Hydrolysat sind kollagenes Eiweiß als Reinstoff, hergestellt aus dem gleichen Rohstoff. Hydrolysat ist besser löslich und geschmacksneutraler als Gelatine. Unterschiede zwischen Produkten gibt es hinsichtlich der Zusatzstoffe und Füllstoffe wie Zucker. Wenn Aromen enthalten sind, sollten dies lieber **natürliche** als synthetische sein. In seltenen Fällen können Proteine Allergien auslösen. Je ähnlicher das aus Tieren gewonnene Kollagen dem menschlichen Kollagen ist, desto geringer das Risiko. Daher sind Huhn, **Rind** oder Schwein als Kollagenquelle besser geeignet als Kollagen aus Fisch oder Quallen.

Kollagen für Haut und Haar

Mit einer Tagesdosis Kollagen-Hydrolysat von 2,5 bis 10 Gramm pro Tag über 4 bis 24 Wochen konnten in einer Studie erkennbare Verbesserungen der Wundheilung, Hautelastizität und Feuchtigkeit in der Haut erreicht werden. Die signifikant höhere Kollagenmenge hält bis zu acht Wochen nach der letzten Einnahme an. Bei moderater Cellulite führen bereits 2,5 Gramm Kollagen-Hydrolysat am Tag, über sechs Monate eingenommen, zu einer Verbesserung der Cellulite und der Hautdichte.

Fazit:

Kollagen hält uns nicht nur jung, hübsch und faltenfrei, es stärkt auch die Muskelkraft, fördert die Regeneration und trägt wesentlich dazu bei, bis ins hohe Alter unsere körperliche Leistungsfähigkeit zu erhalten.

COPD – Schluss mit der Luftnot

Wenn Sie es geschafft haben sollten, die krebsauslösenden Parasiten in der Lunge, nach den Methoden im Kapitel 5 dieses Buches beschrieben (The Magix 4, Zapper, DMSO u. MMS [Chlordioxid], Vitamin B17, Natriumbicarbonat [Backsoda, Natron]) zu eliminieren, geht es nun darum, Ihr Lungenvolumen zu erhöhen, um so Ihre Leistungsfähigkeit wieder steigern und normalisieren zu können. Hierzu bedarf es nur ein wenig täglicher Disziplin mit der u.a. Atemübung. Sie können diese Atemübung sitzend, stehend oder auch liegend durchführen, falls Sie aufgrund Ihrer Erkrankung an den Rollstuhl oder ans Bett gefesselt sein sollten.

Die Übung:

1. Sie holen, von unten, vom Bauchraum ausgehend, ausschließlich **durch die Nase** tief Luft und füllen Ihre Lungen so zu etwa 80%.
2. Dann holen Sie in weiteren kurzen Atemzügen **ruckweise** Luft durch die Nase, bis die Lunge mit Luft gefüllt ist (dies geschieht etwa nach 3 bis 6 ruckweisen Atemzügen).
3. Jetzt halten Sie die Luft solange an, wie es Ihnen möglich ist und atmen dann ganz langsam (mindestens doppelt solange wie beim Einatmen) über die Nase, **möglichst** mit Kehlkopfvibration, ganz **tief** aus. Das ist der Königsweg der Vagus-Stimulierung (der Vagus-Nerv ist der Ruhe-Nerv, der Ihren Körper völlig entspannen lässt). Sie werden bald sehr positiv bemerken, wie Sie mit der Zeit immer länger die Luft anhalten können und Ihre Luftnot nachlässt.
4. Diese Atemübung wiederholen Sie etwa 10 Mal vielleicht 3 bis 5 Mal pro Tag oder häufiger, wenn es Ihnen möglich ist. Innerhalb der jeweiligen Übung können Sie ruhig normal atmen, solange es die Luftnot noch erfordert.
5. Mit der Zeit werden Sie erleben, wie sich Ihr Lungenvolumen vergrößert, Ihre Leistungsfähigkeit immer mehr zunimmt und Ihre Luftnot nachlässt.

Die Vorteile, die sich aus dieser Atemübung mit der Zeit ergeben, sind:

1. Vergrößerung des Lungenvolumens (die Lunge wird wie ein Muskel trainiert).
2. Erhöhung des Sauerstoffgehaltes im Blut, es bilden sich vermehrt rote Blutkörperchen, die für den Transport des Sauerstoffs verantwortlich zeichnen.
3. Die Abfallstoffe der Lunge (Kohlendioxid) können besser abgeführt werden, sodass wieder vermehrt Sauerstoff aufgenommen werden kann.
4. Der Herzschlag verringert sich, und der Rhythmus von Herztätigkeit und Organen normalisieren sich. Dies geschieht über den Vagus-Nerv, der Hirn, Lunge, Herz, Leber, Magen, Pankreas und Dünn-/Dickdarm miteinander verbindet. Die Leistungsfähigkeit des gesamten Körpers nimmt zu, sie werden sich frischer und erholter fühlen.

Sollten Sie daran interessiert sein, Ihr Programm zur Regeneration des Körpers und speziell der Lunge durch Atemübungen zu erweitern, dann empfehle ich Ihnen das Buch „Breatheology – The Art Of Conscious Breathing“ von Stig Severinsen.

Das Geheimnis einer positiven Entwicklung des Lebens, das „Sog-Prinzip“

Vergessen Sie für einen Augenblick erst einmal all das, was Sie vorab gelesen haben – was jetzt kommt, ist etwas vollkommen anderes, eine unkonventionelle, ultimative Alternative für alles Leben.

Was ist das „Sog-Prinzip“?
Es ist der Schlüssel allen Lebens; es beantwortet **jede Frage** und erfüllt **jeden Wunsch**, ohne dass Sie auch nur einen Finger dafür krümmen müssten. **Es ist das Prinzip allen Lebens**, das auf **„Sog“** aufbaut. In der Natur und im Leben eines jeden Menschen gilt das Druck- und das Sog-Prinzip, nach dem auch fast alle Menschen ihr Leben gestalten, ohne davon auch nur im Ansatz gehört zu haben, geschweige denn es zu merken. Man findet das gleiche Prinzip, das Sog-Prinzip, auch bei einem Hurrikan. Entgegen der Gravitation saugt der Hurrikan in seinem Inneren Dinge nach oben, die dann in seinem Auge wie an einem neutralen Ort schwerelos verbleiben.

Lange Zeit verstand man nicht, wieso eine Hummel überhaupt fliegen kann. Aufgrund ihres Körperbaus war man sich in der Wissenschaft einig, dass dies eigentlich unmöglich war. Dann erkannte man jedoch, dass das Geheimnis ihrer Flugfähigkeit darin begründet lag, dass sie aufgrund der Frequenz ihres Flügelschlags sowie des Bewegungsablaufs ihrer Flügel die Gravitation, also die Erdanziehung, aufhob.

Viktor Schauberger, ein genialer österreichischen Wissenschaftler und Erfinder, wurde auf das Sog-Prinzip aufmerksam, als er die Vorgänge in der Natur beobachte, analysierte und daraus seine spektakulären Schlussfolgerungen zog. Die gipfelten später darin, dass Wissenschaftler aufgrund seiner Rückschlüsse aus der Natur eine Flugscheibe, ein UFO, konstruierten, das der Gravitation trotzte. Man übertrug dabei seine Erkenntnisse auf den Elektromagnetismus, indem man mit entgegengesetzt rotierenden Energie-/Magnetfeldern die Schwerkraft aufhob. In der Mitte dieser Flugscheibe, also im „neutralen Zentrum“, sitzt der Pilot, von den ungeheuren Kräften, die um ihn herum wirken, völlig unberührt. Das ist kein Hokus Pokus, lediglich eine Kopie der Naturgesetze basierend auf dem Gesetz der Resonanz. Das künstlich erzeugte Vakuum-Feld der Flugscheibe wird weder durch einen Motor noch eine Rakete angetrieben. Einzig rotierende, magnetische Energiefelder erzeugen den Antrieb. Die Flugscheibe wird, entgegen z.B. einem Raketenantrieb, nicht geschoben, sondern gezogen/gesogen.

Ergänzende Erklärung:
Unser Universum besteht aus zwei unvorstellbar großen Magneten, der eine Magnet ist das Universum der Materie (Pluspol), in dem wir Menschen leben. Der andere Magnet ist das Universum der Antimaterie (Minuspol). Beide Universen sind untrennbar miteinander verbunden, ja sogar vollständig ineinander verwoben und erzeugen gemeinsam das, was wir Gravitation nennen. Die Materie kann nicht ohne die Antimaterie und die Antimaterie nicht ohne die Materie leben. Beide Magnete zusammen sorgen für ein absolutes Gleichgewicht in unserem Universum.

Nur aufgrund des beschränkten menschlichen Sehspektrums sind wir nicht in der Lage, die Planeten, Sonnen und Galaxien der Antimaterie zu sehen, die genau so vor unseren Augen sind wie die materiellen Planeten und Sterne.

Wenn wir nun eine Flugscheibe, sprich die Technik eines „UFOs“ betrachten, dann machen sich diese Fluggeräte die unterschiedlichen Kräfte des Universums, die beiden Magnetpole, zunutze. Steht eine Flugscheibe z.B. auf der Erde, hebt diese durch ihre rotierenden Energiefelder die Gravitation (Erdanziehung) auf, sodass das Kraftfeld der Antimaterie wirksam werden kann und die Flugscheibe wie mit einem Magneten anzieht (mit vielfacher Lichtgeschwindigkeit). Umgekehrt geschieht das Gleiche.

Das Sog-Prinzip, auf das menschliche Leben bezogen, bedeutet:

- **Je stärker Sie vor etwas weglaufen oder sich drücken, umso schneller holt es Sie wieder ein, oder anders ausgedrückt, je mehr Sie sich etwas wünschen, umso weiter entfernt es sich von Ihnen.**
- **Je mehr Angst Sie vor etwas haben, umso sicherer tritt das ein, wovor Sie Angst haben (Verlust der Partnerschaft, Krankheit, Verlust des Arbeitsplatzes etc.).**
- Im Umkehrschluss bedeutet dies, dass Sie einen Partner finden oder behalten, eine Krankheit vermeiden, eine neue Geldquelle erschließen, einen neuen Arbeitsplatz erhalten oder den alten behalten, oder Informationen bekommen, wenn Sie, anstatt Angst zu haben, **einfach nichts tun!**

Nun denken Sie sicher, da ist jemand vollkommen abgedreht, aber warten Sie ab. Das einzige, was Sie wirklich tun müssen, ist nichts weiter als in der richtigen Art und Weise Ihre Wünsche zu jedem beliebigen Thema zu äußern. Das ist nicht nur richtig spannend, das funktioniert auch. Bezogen auf eine Information, die man benötigt, könnte man sagen: **Ich versuche nicht, verzweifelt an bestimmte Informationen zu kommen, ich lasse die Informationen auf mich zukommen.**

Wie funktioniert das?
Nun, eigentlich man muss nichts weiter machen wie die o.e. Flugscheiben (daher das Beispiel von den Flugscheiben). Sie müssen sich ein innerkörperliches Vakuum schaffen, in das Sie das, was Sie sich wünschen, hineinsaugen lassen. Wie geht das?

Nun, jeder Mensch ist auch ein Energiefeld; für Menschen mit hellseherischen Fähigkeiten ist dieses Energiefeld, die sogenannte Aura, farblich sichtbar. Sie müssen nun innerhalb Ihres Energiefeldes, in Ihnen, in Ihrem Geist ein Vakuum, eine Leere schaffen. Ihr Kopf muss leer sein, Sie dürfen an rein gar nichts mehr denken! In diesem Zustand der „Gedankenlosigkeit“ des absoluten Nichts in Ihrem Kopf sagen Sie dann dem Universum, dass es diese Leere füllen soll.

Anmerkung: Bekannt ist dieses Phänomen aus dem Physikunterricht. Wenn Sie ein Behältnis öffnen, das ein künstliches Vakuum enthält, dann wird es beim Öffnen sofort wieder vom Universum aufgefüllt. Nichts anderes geschieht, wenn Sie sich geistig leermachen und an nichts mehr denken. Wenn Sie sich dann in diesem Augenblick der Leere in Ihrem Kopf etwas wünschen, wird dieses Vakuum sofort vom Universum mit Ihrem Wunsch aufgefüllt (In den Geisteswissenschaften nennt man es das Prinzip des Ausgleichs).

Also, im Augenblick des Vakuums wünschen Sie sich etwas, jedoch nicht nur mit Ihrem Kopf, sondern auch mit Ihrem Bauch und mit Ihrem Gefühl. Sie wollen, dass sich dieser Wunsch unbedingt erfüllt, es ist eine Herzensangelegenheit!!

Und jetzt kommt das Allerwichtigste und das ist der schwerere Part: Sobald Sie Ihren Wunsch abgesetzt haben, dürfen Sie mit Ihrem Wunsch nichts mehr zu tun haben. Jeder Gedanke daran, jede weitere gedankliche Unterstützung ist kontraproduktiv und führt zum Versagen, führt zur Nichterfüllung Ihres Wunsches. Sie müssen förmlich vor Ihrem Wunsch wegrennen. Sie wollen damit nichts mehr zu tun haben, es ist für Sie ein absolutes NO GO!!! Sie entwickeln sozusagen einen Widerwillen gegen das, was sie sich eigentlich so sehr wünschen und tun so, als hätten Sie damit nichts mehr zu tun. Mit anderen Worten: **Lassen Sie vollkommen los! Und wenn Sie das schaffen, kommt das Gewünschte ganz automatisch mit absoluter Sicherheit zu Ihnen.**

Das kann ich und das können Sie auch.
In Ihrem Leben haben Sie das auch schon unzählige Male getan, nur leider mit umgekehrten Vorzeichen – im Negativen – mit der Angst. **Je mehr Sie vor etwas Angst haben, umso eher ziehen Sie das Unglück, vor dem Sie Angst haben, an.**

Je mehr Druck Sie auf Ihren Körper/Ihre Seele ausüben, sprich, je mehr Angst sie produzieren, umso wahrscheinlicher tritt ein Unglück ein; d.h. mit Druck arbeiten Sie immer gegen die Schöpfung. Sie müssen sich nach dem Sog-Prinzip ziehen und hin zu einem Resonanzfeld saugen und es einfach geschehen lassen, dann läuft alles von alleine. Auf das Leben übertragen bedeutet das **Druck-Prinzip: Ich muss, ich muss, muss, muss... Das Sog-Prinzip hingegen bedeutet: Ich lasse geschehen, ich lasse, lasse, lasse...**

Das Universum und GOTT arbeiten ausschließlich nach dem Sog-Prinzip. GOTT wird demnach niemals in seine Gesetze, in seine Schöpfung eingreifen, **ER wartet, dass wir kommen.** Lassen wir uns ansaugen. Kein Planet, keine Sonne, keine Galaxie fliegt durch einen Verbrennungsmotor oder eine Rakete angetrieben durchs All. Alles wird gezogen und dies ausschließlich durch Magnetfelder. Warum sind wir Menschen nur so ignorant? Oder sind unsere sogenannten Wissenschaftler, die sich damit beschäftigen, einfach nur unsäglich dumm?

Unzählige Stunden verbringt der Mensch im Internet, mit dem Fernseher oder Handy, immer mit dem Willen, sich diese oder jene Information unbedingt zu holen. Schon lange merkt er nicht mehr, wie weit er sich schon vom eigentlichen Leben und vom wirklichem Menschsein entfernt hat.

Der Mensch wird schleichend immer kopflastiger und instrumentalisierter. Es ist genau die Vorgehensweise, die dem göttlichen Sog-Prinzip entgegensteht. Das Internet ist druckbasiert, **ich muss, ich will – aber nicht <u>ich lasse</u>.**

Um es noch einmal zu verdeutlichen:

- Je mehr wir etwas unbedingt haben wollen, desto schneller entrinnt es unseren Händen.
- Je mehr wir vor etwas fliehen, umso schneller holt es uns ein.
- Je stärker wir vor etwas Angst haben, desto sicherer tritt das ein, wovor wir uns so fürchten.
- Je intensiver wir etwas suchen, desto weniger finden wir, obwohl das Gesuchte ganz unauffällig schon bei uns steht.

Es ist so wichtig, endlich aufzuhören zu suchen, um endlich das finden zu können, was nach dem Resonanzgesetz ganz automatisch auf uns zukommt. Ist man jedoch ständig auf der Suche, übersieht man leicht die Lösung eines Problems, oder das „Schicksal" schlägt einfach aus heiterem Himmel zu.

Erst wenn wir von etwas vollkommen überzeugt sind und mit einem Gefühl aus dem Bauch heraus **JA** zu dem sagen können, was wir wirklich wünschen, können Wunder geschehen, können Wünsche erfüllt werden. **Der Kopf allein genügt nicht!**

Machen Sie Ihr Meisterstück; Lassen Sie Ihren Geist die Materie beherrschen!

Nun, wenn Sie vom Gesellen zum Meister aufsteigen wollen, müssen Sie Teile Ihres Lebens über Bord werfen. Als Geselle können Sie noch den Meister fragen, als Meister müssen Sie selbst die Lösung finden, denn die Zeit des Verantwortung-Abgebens und die Zeit des Fragen-Stellens ist vorbei. Es geht schließlich um die Meisterschaft.

Das Suchen muss aufhören, wenn man finden will, denn wer Antworten auf seine Fragen nicht in seinem Inneren sucht, kann sie im Außen sicher auch nicht finden.

Viele von uns, die sich für Themen dieser Art interessieren, haben sicher einen Teil ihrer geistigen Lehrzeit schon hinter sich und die göttlichen Gesetze verinnerlicht. Sie, liebe Leser, wissen, dass in einem gesunden Körper ein gesunder Geist wohnt, Sie leben nach den göttlichen Gesetzen und sind gesund, Sie segnen Ihre tägliche Speise. Sie haben verstanden und Ihr Leben geistig ausgerichtet. Gratulation, Sie haben die Gesellenprüfung mit Bravour genommen. Doch jetzt geht es um die Meisterschaft, um die spirituelle Meisterschaft, d.h., werfen Sie einfach alles über Bord, was Sie Geselle hat werden lassen. Der Schritt zur Meisterschaft ist dadurch gekennzeichnet, dass er all das, was Ihren Weg bis hierher begleitet hat, umkehrt, im wahrsten Sinne des Wortes auf den Kopf stellt.

Als spiritueller Meister unterscheiden Sie sich nun derart von einem Gesellen, dass Sie innerhalb der göttlichen Gesetze Ihre eigenen Gesetze schaffen, Sie werden vom Suchenden zum Findenden. Es geht jetzt darum, Ihre bisher so rationale Welt vollkommen auf den Kopf zu stellen. Schreiben Sie Ihre eigenen Gesetze.

Beispielsweise ändern Sie bewusst Ihr Verhalten zum Negativen:

- Essen Sie Junk-Food, lassen Sie Bio links liegen, essen Sie Ungesundes
- Trinken Sie süße Säfte oder auch unsauberes Wasser
- Schlafen Sie unter einem Strommast
- Benutzen Sie schlechte Zahncremes
- Treiben Sie keinen Sport mehr etc

ohne dass Sie dabei Nachteile haben oder krank werden, denn Ihre Prüfung heißt:

Der Geist beherrscht die Materie

Natürlich machen Sie das ganz bewusst nur **kurzfristig**, Sie müssen ja wissen, ob Sie schon Meister sind. **Fühlen Sie sich unsicher, lassen Sie es bleiben!**

- Es geht darum, sich selbst und der Geistigen Welt zu beweisen, dass einem kein Gift mehr etwas anhaben kann, obwohl man sein Leben lang vom Gegenteil überzeugt war. Schreiben Sie Ihre eigenen Gesetze, Sie sind jetzt Meister.

Dass dies keine Hirngespinste sind, zeigen unzählige Ereignisse:

- Nehmen Sie das einfache Beispiel, wenn einfache, normale Menschen über glühende Kohlen laufen, ohne sich zu verbrennen.
- Medialen Kindern wurde Gift gegeben oder wurden Krankheitserreger gespritzt, ohne dass sie Schaden nahmen.
- Yogis bohren sich Gegenstände an jeder beliebigen Stelle durch den Körper, ohne zu bluten.
- Tibetische Mönche setzen sich bei Minusgraden in den Schnee und der Schnee schmilzt.
- Andere mediale Menschen lassen Gegenstände durch die Luft fliegen, heben Steine an oder gehen durch massive Mauern.

- Mediale Menschen stoppen den Blutfluss einer Wunde und schließen die Wunde.
- In der ehemaligen UDSSR wurde einer Frau die Gebärmutter entfernt. Allein durch Gedankenkraft wuchs die Gebärmutter wieder nach.
- In China heilte man Krebs allein durch Gedankenkraft in Minuten. Filmmaterial wurde diesbezüglich ins Internet gestellt.
- Noch spektakulärer wird es, wenn durch Gedankenkraft abgetrennte Gliedmaßen nachwachsen. Es gibt wirklich nichts, was es nicht gibt. Alles ist möglich, **im Universum gibt es kein Unmöglich**. Noch einmal, ALLES ist möglich!

In Ihrer Meisterschaft geht es darum, die uns sehr einschränkenden Naturgesetze aufzuheben, frei nach dem Wort von Jesus Christus *„Der Glaube versetzt Berge."* und *„Jedem geschieht nach seinem Glauben."*. Diese Worte bekommen jetzt eine vollkommen neue Bedeutung.

Natürlich wollen im Geistigen Reich unsere Schutzengel und Geistführer oder die für uns zuständigen Geistigen Wesenheiten und Freunde nicht, dass wir uns von nun an mit Gift ernähren, aber dies gehört zu unserer Meisterprüfung dazu. Denn sollte es einmal eine Situation erforderlich machen, etwas eigentlich Unmögliches tun zu müssen, dann sollten wir dieser Situation gewachsen sein und sie meistern können. Und dahin will uns die Geistige Welt führen. Die Materie will beherrscht werden.

Wenn wir uns wirklich des **GOTT-IN-UNS** vollkommen bewusst geworden und dort im Inneren auch angekommen sind, verschwindet wie von Zauberhand jegliche Angst. **„Wir wissen jetzt"**, wir müssen nicht mehr nur „Glauben". Ist dieser Abschnitt im Leben erst einmal erreicht, und hat man sich für einen bestimmten Weg entschieden, der ein Universeller sein kann, werden in der Folge viele Türen aufgehen, an die man früher nicht zu denken gewagt hätte.

Doch nun beginnt unser Weg, der Weg des Meisters, er führt nach außen. Alles Erreichte, die Erkenntnis und Weisheit, kombiniert mit selbstloser Liebe, gilt es jetzt in der häufig so korrupten, unmenschlichen Welt umzusetzen. Das ist sie, die Bewährungsprobe, Sie müssen an die Front.

Gehen Sie Ihrer Neigung nach. Was ist Ihre wirkliche Profession, was wollten Sie schon immer tun? Tun Sie es, tun Sie es jetzt, Sie haben jetzt das Rüstzeug dazu. Alles ist möglich, es gibt kein Unmöglich!

In allen Lebensbereichen werden spirituelle Meister und mediale Menschen benötigt. Wirken Sie jedoch allein durch Ihre Persönlichkeit und Präsenz, hängen Sie sich unter keinen Umständen ein Schild um den Hals, um sich zu erkennen zugeben.

Als Meister muss man nun alle Antworten auf jede Frage in sich selbst finden. Da ist jetzt niemand mehr, der das für Sie tut. Und sollten Sie auch eines Tages einmal (bildlich gesprochen) ohne Wasser und Nahrung in der Wüste landen, Sie wissen dann trotzdem, was zu tun ist.

Im Übrigen geht es nicht darum, der größte Guru zu sein; seien Sie eher das Gegenteil. Lockere Sprüche sind nicht mehr verlangt, sondern große Taten, die sich auch in Kleinigkeiten ausdrücken können, aber dennoch große Wirkung zeigen. Denken Sie dabei einmal an Jesus, der uns diese Feinheit beibrachte, als er, der Größte aller Meister, der von GOTT Gesandte, seinen Jüngern die Füße wusch.

Das ist wahre Meisterschaft.

Rebirthing

Rebirthing (Wiedergeburt, sich neu auf die Welt bringen) ist eine ganzheitlich wirkende, intuitive, integrative Atemtechnik, die von Leonard Orr 1974 in den USA entwickelt wurde. Bei dieser Atem-Methode gelangen Sie in eine Tiefenentspannung, in der Anspannungen durch das Atmen gelöst werden. Dadurch können auch tiefsitzende Verspannungen und alte, negative, krankmachende Verhaltensmuster und Erfahrungen bewusst werden, sodass man sie verändern und auflösen kann. Beispiele sind: Geburtstrauma, Kindheitstrauma, elterliche Missbilligung, Schultrauma, körperliche Symptome, Todessehnsucht usw. Von 1962 bis 1974 sammelte Leonard Orr ein umfassendes Wissen über die menschliche Atmung und machte innerhalb dieser 12 Jahre viele zufällige Entdeckungen. 1974 begann er dann Atemlehrer auszubilden, und es entstand ein neuer Beruf. Diejenigen, die ihn ausüben, nennen sich Atemarbeiter, Rebirther oder Atemlehrer. Atmen ist das Geheimnis des Lebens und der Gesundheit von Körper und Geist. Das Atmen beim Rebirthing ist die Fähigkeit, mit Luft auch Energie zu atmen. Atmen liefert uns spirituelle Energie, jedoch auch die Kraft, die es uns ermöglicht, gesund zu sein und zu bleiben. Wenn man es gelernt hat, ist man in der Lage, universelle Lebensenergie einzuatmen.

Die meisten Menschen denken, sie wüssten, wie man richtig atmet, obwohl sie selten oder noch nie darüber nachgedacht haben. Man weiß erst dann, was es heißt, richtig zu atmen, wenn man einmal 10 Atemsitzungen mit einem gut trainierten Rebirther erlebt hat. Energie wie auch Luft zu atmen, ist extrem wichtig. Eines der wichtigsten Ziele der ersten 10 Atemsitzungen ist es daher, diese Fähigkeit, auch Energie zu atmen, zu erreichen. Richtig zu atmen, kann einen allumfassenden Heilungsprozess in Gang setzen. Wenn man aufhört zu atmen, wird man sterben. Wenn man jedoch sein Atempotential meistert, wird das Leben wesentlich erfüllter sein. Energie zu atmen ist das Geheimnis von Gesundheit und des Lebens von Körper und Geist. Man kann sich selbst aus Ärger, Depression und schlechten Gefühlen zu Frieden und Klarheit „herausatmen" in reine Lebensenergie. Energieatmen ist eine trainierte Fähigkeit, die uns immer, in jedem Augenblick unseres Lebens, zur Verfügung steht.

Wenn man die Fähigkeit erlernt hat, sowohl Energie als auch Luft zu atmen, kann man sie jederzeit benutzen, um sich von Stress, Anspannung und Schmerz zu lösen. Zusammen mit der Fähigkeit, selbstständig zu denken und Gedanken und Gefühle zu verändern, ist Energieatmen die wichtigste Fähigkeit, die man erlernen kann.

Intuitives Atmen, gedanklich kombiniert mit anderen einfachen, spirituellen Reinigungstechniken mit Erde, Wasser, Feuer und Meisterschaft, ist ein komplettes und praktisches Programm gegen Burnout, viele Krankheiten und den Stress des täglichen Lebens. Es ist eine unschätzbare, praktische, persönliche Fähigkeit, die jeder haben sollte. Wenn wir atmen lernen, erleben wir eine physische Erfahrung unseres Energiekörpers. Wenn wir die Möglichkeit haben, unseren Energiekörper zu reinigen und auszubalancieren, sind wir Schöpfer unserer Gesundheit.

Ein praktisches Verständnis davon, was spirituelle Reinigung sein kann, ist grundlegend, um als intelligenter Mensch sein von Gott in uns hineingelegtes, unerschöpfliches Potential und Sein zu entdecken. Wenn wir die bewusste Wahrnehmung unseres Energiekörpers erlangt haben, die uns intuitives Atmen geben kann, bekommen andere Praktiken wie Fasten, Körpertraining, liebevolle Beziehungen, Meisterschaft über den Geist und bewusstes Baden mehr Bedeutung und praktischen Wert. Zum Beispiel ist bewusstes Atmen in einer Badewanne eine der besten Möglichkeiten zur Selbstheilung.

Das Ziel eines Atemlehrers ist es, nicht den Menschen zu heilen, sondern ihn die natürliche Fähigkeit zu lehren, Energie zu atmen. Den Atem des Lebens zu atmen, ist unser natürliches Geburtsrecht, und dies aktiviert unsere natürliche göttliche Energie. Jeder hat diese Fähigkeit natürlicherweise nach der Geburt und im ersten Lebensjahr, doch dann verlieren wir sie. Jeder negative Gedanke und jede Erfahrung hemmen unsere Fähigkeit, in jedem Augenblick unseres Lebens zu atmen. In der Zeit von 5 bis 12 Jahren müssten alle Menschen die Fähigkeit erlernen, wieder richtig zu atmen. Öffentliche Schulen und Religionen sollten es jeden lehren. Aber solange das nicht geschieht, sollte man es selbst tun.

Das Ziel sollte immer sein, jedermann die Möglichkeit zu geben, diese einfache Fähigkeit zu erlangen und dadurch Frieden, Energie und Gesundheit. Menschen geben ihr Geld für viele unnütze Dinge aus, denn sie haben keine Vorstellung, wie wundervoll das Leben mit dieser neuen Fähigkeit des Energieatmens sein kann – mit einer kleinen Investition.

Man braucht etwa zehn Rebirthing-Sitzungen mit einem Atemlehrer, um die Fähigkeit zu erlernen, mit dem Atem Energie aufzunehmen. Danach kann man diese Fähigkeit für immer nutzen. Energieatmen ist dann Deine persönliche Heilungsfähigkeit, um die Qualität des Lebens zu verbessern. Es ist ein Wiedererlernen des Atmens, wie wir als neugeborenes Kind geatmet haben und die Art und Weise, wie wir in der Mitte tiefen Schlafes atmen. Rebirthing ist eine biologische Erfahrung Gottes. Es ist eine Erfahrung des Geistes Gottes. Erfolgreiches Leben und Gesundheit brauchen mehr als Atmen. Doch diese Fähigkeit, unseren Energiekörper, unsere Aura, die die Grundlage für alle Organe des physischen Körpers und auch für den emotionalen Frieden des Verstandes ist, zu reinigen und auszugleichen, ist die Basis für intelligente, menschliche Existenz.

Atmung und Gesundheit (von Leonard Orr)
Menschen, die bereits gelernt haben, Energie zu atmen, berichten, dass sie physische und emotionale Schmerzen und sogar chronische Krankheiten wegatmen können.

Normale Erkältungen: Alle Studenten der Energieatmung, mit denen ich gesprochen habe, berichten, dass ihr erstes Jahr mit dieser Atemtechnik eine deutliche Reduktion der Dauer und der Häufigkeit von Erkältungen gebracht hat. Nach ein paar Jahren mit diesem Atemrhythmus erzählen viele von ihrem ersten Jahr ohne Erkältungen.

Alle Erkrankungen: Wenn Sie aufhören zu atmen, wird Ihr Körper nach kurzer Zeit sterben, das ist offensichtlich. Warum sollte es nicht genauso offensichtlich sein, dass Atmen das Geheimnis zur menschlichen Gesundheit ist, physisch, mental und emotional.

Die Bibel nennt es den Atem des Lebens, lebensnotwendig für die menschliche Existenz. Atmung ist die Grundlage für den Lebensfluss im menschlichen Wesen. Menschen, die das Energieatmen ausüben, haben über Heilungen von Erkrankung jeder Art berichtet. Viele Krankheiten verschwinden während der ersten zehn Sitzungen. Bedenken Sie, wenn Sie Rebirthing-Atmen lernen, können Sie lernen, alles zu heilen. Sollten Ihre Atemgewohnheiten jedoch schlechter werden, ist es nur eine Frage der Zeit, wann sich dies auf Ihre körperliche Befindlichkeit auswirkt. Bewusst Energie zu atmen, ist das Geheimnis zur Entspannung und daher ein wichtiger Teil Ihres Lebens ohne Anspannung und Krankheit. Entspannung und Anspannung kann nicht gleichzeitig nebeneinander existieren. Regelmäßige Sitzungen und ein fünftägiges Training können daher ein sehr effektives Mittel sein, um das Ausgelaugtsein im Beruf oder der Familie, chronische Müdigkeit und andere Symptome zu heilen.

Die Atemtechnik beim Rebirthing hat sich als wirkungsvoll erwiesen, wenn es darum geht, wieder Zugang zu alten Erinnerungen zu finden. Bevor unser Gehirn voll entwickelt war, wurden Erinnerungen als physische Empfindungen in verschiedenen Zellen unseres Körpers registriert und gespeichert. Diese sehr frühen Erinnerungen sind unserem Verstand nicht mehr zugänglich, denn sie haben sich nicht in unserem Gehirn eingeprägt, sondern nur in den jeweiligen Körperteilen, die an der ursprünglichen Erfahrung beteiligt waren. Jeder Gedanke und jedes Gefühl stellt eine Form von Energie dar, die durch den Atem wieder reaktiviert und erfahrbar gemacht werden kann. Erreicht wird diese Stimulation durch kreisförmiges Atmen in vollkommener Entspannung. Sie ermöglicht es den blockierten Erinnerungen, wieder an die Oberfläche zu kommen. Solche blockierten Erinnerungen sind mit Ereignissen verknüpft, die aus irgendeinem Grund nicht verarbeitet und integriert werden konnten; sie wurden einfach ins Unbewusste verdrängt. Mit Rebirthing können diese Blockaden gelöst, mit unserem heutigen Bewusstsein verarbeitet und anschließend integriert werden, sodass sie uns in unserem Leben nicht mehr behindern können.

Die fünf Elemente des Rebirthing

Leonard Orr und andere Rebirthing-Therapeuten haben in den letzten 30 Jahren die theoretischen und praktischen Grundlagen des Rebirthing verfeinert und weiterentwickelt.

Erstes Element
Das erste Element ist das kreisförmige Atmen. Man atmet in einem ununterbrochenen Rhythmus, ohne Pause zwischen Ein- und Ausatmen, wobei das Ausatmen entspannt, quasi „von selbst" geschieht.

Zweites Element
Das zweite Element ist vollkommene Entspannung. Der Rebirther leitet seine Klienten dazu an, den Körper und den bewertenden Verstand völlig zu entspannen, loszulassen und nur die Atemmuskeln weiter zu benutzen. Körperliche Entspannung ist die Voraussetzung für die Integration.

Drittes Element
Das dritte Element ist die bewusste Wahrnehmung aller Einzelheiten. Der Atmende macht sich zum genauen und interessierten Beobachter seiner Erlebnisse – ohne sie zu beurteilen.

Viertes Element
Das vierte Element ist die „Integration in Ekstase". Alles, was bisher in einen negativen und damit abwertenden Zusammenhang gestellt wurde, wird nun in einen positiven Zusammenhang verlagert, in dem es „gefeiert" wird. „Gefühle wie beispielsweise Traurigkeit oder Angst sind nun mal da, dann kann ich sie auch in Ruhe betrachten und höre auf, dagegen zu „kämpfen".

Fünftes Element
Das fünfte Element ist die Bereitschaft, der eigenen Intuition, dem eigenen Selbst zu folgen. Statt inneren Befehlen wie *„Du musst dies und das tun"*, gibt man sich dem hin, was gerade passiert.

Rebirthing-Sitzungen
Rebirthing ist ein natürlicher, organischer Prozess von Verstand und Körper, bei dem es um die Empfindungen in unserem Körper und die Integration unterdrückter Gefühle geht. Rebirthing eignet sich in erster Linie für Menschen, die ihre Vergangenheit klären und die Verantwortung für sich übernehmen können und wollen.

Rebirthing-Therapeuten
Rebirthing-Sitzungen dauern in der Regel zwischen ein und zwei Stunden in einer angenehmen und entspannten Atmosphäre. Auf einer weichen Matratze und unter einer Decke beginnen Sie bei geschlossenen Augen bewusst ein- und auszuatmen. Der Rebirther wird Sie anleiten, die Pause zwischen Ein- und Ausatmen wegzulassen und in einen kontinuierlichen Kreisatem überzugehen. Während einer Sitzung werden Sie auf ein zentrales Erlebnis zusteuern (ein Gefühl, eine Erinnerung oder eine Einsicht), Verwandlungen erleben und die Sitzung ausklingen lassen. In der letzten Phase kommt es oft zu einer sehr tiefen Entspannung, zu einem völlig frei fließenden Kreisatem und zu bisher nicht gekannten Zuständen von Frieden und Glück.

Rebirthing-Sitzungen sind in der Regel Einzelsitzungen. Ein besonderes Erlebnis ist das Warmwasser-Rebirthing. Die Teilnehmer atmen im warmen Wasser mit Hilfe eines Schnorchels und unterstützt von einem oder zwei Begleitern. Weil das Wasser warm ist und der Teilnehmer, von Unterstützern gehalten, im Wasser schwebt, ist die Situation ähnlich wie im Mutterleib. Deswegen werden Erinnerungen an die Geburt und frühe Kindheitsjahre besonders gut aktiviert.

Viele Rebirther verwenden zur Unterstützung der Prozesse ihrer Klienten zusätzliche Techniken oder Methoden wie beispielsweise Affirmationen, Massage, Voice-Dialogue, Energiearbeit usw.

Die Definition der Rebirthing-Atemarbeit (von Leonard Orr)
Die Rebirthing-Atemarbeit verwirklicht den Fluss von göttlicher Energie in einem sehr einfachen, leichten, entspannten und verbundenen Atemrhythmus. Wir können dies alleine tun, wenn wir es beherrschen, oder mit anderen Menschen, die uns in unserem Atemrhythmus führen, den sie bereits gemeistert haben. Die meisten Menschen lernen es in 10 ein- bis zweistündigen Atemsitzungen. Was in diesen 10 Sitzungen geschieht, ist für die meisten ein erstaunliches Erlebnis.

Die göttliche Energie zu beobachten, wie sie in unserem Körper fließt oder im Körper von anderen Menschen, ist eines der höchsten Privilegien in diesem Leben, auf diesem Planeten. Es ist das Wunder des Lebens in einem relativ vorherbestimmbaren und wissenschaftlich verlässlichen, immer durchführbaren Experiment. Der Atem ist das Geheimnis für die Gesundheit der Seele wie auch des Körpers und unseres emotionalen Verstandes. Göttliche Energie bewegt sich immer sehr kraftvoll. Sie kann alles heilen, manchmal geschieht jedoch nichts. Warum? Weil jedes Heilen der Seele und des Körpers individuell ist und die Komplexität des emotionalen Verstandes und der spirituellen Entwicklung des Individuums mit einbezieht. Man kann nie wissen, ob Heilung während des Ablaufs der Sitzungen auch eintritt, oder on man die Heilung wahrzunehmen imstande ist.

Wenn der Atemlehrer den Atemrhythmus führt, beginnt nach ein paar Minuten die göttliche Energie im Körper zu fließen. Typischerweise fließt die Energie immer stärker, bis es zum Höhepunkt kommt, danach geht der Fluss der göttlichen Energie ganz natürlich zurück, bis ein ausgeglichener Energiekörper erreicht ist und der Schüler sich sehr friedvoll, entspannt und energetisiert fühlt. Normalerweise fühlt man sich dann sauber, innerlich wie auch äußerlich, nachdem der Energiezyklus in ein bis zwei Stunden abgeschlossen ist. Dies ist eine einzigartige Kombination, Entspannung, Energetisierung, Frieden und Energie. In der Mitte einer Sitzung haben manche Menschen Gefühle, die sie ängstlich werden lassen. Wenn die Angst sehr groß wird, kann es eine Tetanie verursachen. Das Wort Tetanie ist ein medizinischer Ausdruck, der sich auf Enge oder Krämpfe oder eine vorübergehende Lähmung bezieht – normalerweise in den Extremitäten, Händen, Lippen, Füßen oder Beinen. Weiterführendes, entspanntes Atmen bringt dann ganz automatisch Entspannung. Die Anspannung und Enge verschwindet. Wenn Menschen Tetanie erleben oder ähnliche Gefühle, dann lernen sie sich zu entspannen, loszulassen und dem Leben zu vertrauen. Diese Symptome der Tetanie und andere Wahrnehmungen sind immer nur vorübergehend. Sie sind weniger ungemütlich als ein Besuch beim Zahnarzt, und bei den meisten Menschen kommen sie nur während einer oder wenigen Sitzungen vor. Viele Menschen haben gar keine.

Offensichtlich kann Tetanie durch ein Leben voll angesammeltem Stress und Anspannung hervorgerufen werden. Die grundlegende Ursache ist Angst vor diesen Gefühlen und eine eingeschränkte Atmung im ganzen Leben. Wenn der entspannte, verbundene Atemrhythmus gemeistert ist, kommen diese Symptome nicht länger vor. Es mag vielleicht ein bis zwei Sitzungen dauern, um diese Tetanie zu beherrschen. Bei manchen Menschen auch einige Sitzungen mehr. Rebirthing-Atemarbeit ist die Lösung für das Problem der Tetanie und anderer Hyperventilationssymptome.

Das erste und grundlegende Ziel der Atemsitzungen ist es, an diesen physiologischen Sinneswahrnehmungen und am emotionalen Drama vorbeizukommen. Rebirthing-Atemarbeit ist keine Therapie und kein Drama – es geht darum, bewusst Energie atmen zu lernen. Rebirthing-Atemarbeit ist eine spezielle Fähigkeit, die jedermann lernen kann und sollte. Es ist vielleicht die höchste Möglichkeit für Entspannung des Verstandes und des Körpers. Wenn wir während der ersten Sitzungen am physiologischen und emotionalen Drama vorbeikommen, dann erleben wir einen sanften, sehr vergnüglichen, göttlichen Energiefluss. Es ist schwierig, Entspannung und Krankheit im gleichen Raum zur gleichen Zeit zu haben. Entspannung löst Furcht und Krankheit auf.

Das zweite Ziel der ersten Sitzungen ist es tatsächlich zu bemerken, wie wir atmen und zu lernen, verbunden zu atmen. Sanft, bewusst und intuitiv, in einer Weise, die unsere göttliche Energie aktiviert und unseren Energiekörper reinigt. Wir können wirklich unsere Seele und unseren emotionalen Verstand und auch unser Körpersystem mit bewusstem Energieatmen reinigen.

Das dritte Ziel ist es, die Atembefreiung zu erleben. Das bedeutet häufig, den Moment des ersten Atemzugs bei der Geburt wieder zu erleben und die damit verbundene Angst und das Trauma, das seitdem unsere Atemfähigkeit beeinträchtigt hat, aufzulösen. Diese Atembefreiung bringt eine permanente und mühelose Transformation unseres Atemmechanismus hervor. Es bewirkt die Heilung der Quelle unserer Lebenskraft in unserem Lebensstrom. Diesen Teil der Geburtstrauma-Erinnerung aufzulösen, kann oder kann noch nicht während der ersten Sitzungen geschehen. Oft geschieht es. Wenn es geschieht, ist es ein wundervoller Vorzug, atmen zu lernen.

Das vierte Ziel der ersten Atemsitzungen ist es, fähig zu sein, diesen Atemrhythmus für eine Stunde ohne Supervision ausführen zu können. Dieses Ziel beinhaltet die Meisterschaft, Energie wie auch Luft atmen zu können. Dies gibt uns eine neue Ebene der spirituellen Selbstständigkeit und ein sehr praktisches und kraftvolles Mittel zur Selbstheilung. Wir können es jeden Tag benutzen oder so oft wir mögen. Wir müssen das bewusste Energieatmen nur einmal im Leben lernen. Dieses Ziel zu erreichen, ist eine wertvolle Leistung, und es ist eine wertvolle Investition in uns selbst – in unsere Gesundheit und unser Wohlbefinden auf allen Ebenen. Dann können wir darüber nachzudenken beginnen, diese wundervolle Fähigkeit mit anderen zu teilen. Rebirthing-Atemarbeit ist das Lernen und Spielen mit göttlicher Energie. Das praktische Wissen unserer eigenen, natürlichen göttlichen Energie ist eines der wertvollsten Geschenke, die Gott uns gegeben hat.

Die wichtigsten Atemübungen sind:

1. 20 verbundene Atemzüge

- Atme bewusst sanft und langsam ein. Halte den Atem nicht an.
- Atme bewusst sanft und langsam aus und atme sofort wieder bewusst sanft und langsam ein. Atme ganz natürlich, es gibt nichts zu kontrollieren. Das ganze viermal.
- Dann hole 1 Mal so tief Luft wie möglich und atme ohne Unterbrechung wieder aus.
- **Also viermal sanft ein- und ausatmen, 1 Mal tief ein und ausatmen und das Ganze viermal wiederholen. Das ist die Grundübung.**
- Verbinde das Ein- und Ausatmen miteinander immer ohne Pause. Es sollte ein ununterbrochener Kreislauf sein. So verschmelzen Geist und Materie.

2. 20 verbundene Atemzüge geräuschlos

- Grundlage ist die Atemübung unter (1.). Nur versucht man jetzt das Ein- und Ausatmen geräuschlos zu tun.

3. 20 verbundene Atemzüge durch den Mund

- Grundlage ist die Atemübung unter (1.). Nur atmet man jetzt ausschließlich durch den offenen Mund.

4. 20 verbundene Atemzüge durch Mund und Nase

- Grundlage ist die Atemübung unter (1.). Nur atmet man jetzt gleichzeitig durch den offenen Mund und Nase.

5. 20 verbundene Atemzüge individuell

- Grundlage ist die Atemübung unter (1.). Nur holt man nun, anstatt des viermaligen Ein- und Ausatmens, 5 oder 6 Mal oder so häufig Luft wie einem angenehm ist, sodass man sich wohlfühlt.
- Danach erfolgt wieder das einmalige tiefe Ein- und Ausatmen.
- Das Ganze auch viermal wiederholen, sodass man wieder auf 20 Atemzüge kommt.

Das ist alles, was Sie tun müssen.

Das LEBENS-ELIXIER für dauerhafte GESUNDHEIT und ein langes LEBEN?

Dr. Tamás Szikra; „Probieren geht über studieren"!

Am 17.6.1962 wurde Dr. Tamás Szikra in Budapest, Ungarn, geboren. Er hatte eine normale Kindheit und liebevolle Eltern, seine Lehrer waren nicht übergriffig, sodass er die Chance hatte, die Welt um sich herum offen und richtig wahrzunehmen. Was ihn seit seiner Kindheit fortwährend belastete, war die dauerhaft erkrankte Mutter, die unter ständigen Schmerzen litt, und da die Ärzte der damaligen Zeit noch einen guten Ruf hatten, lag für ihn die Überlegung nahe, Arzt zu werden. Allerdings starb die Mutter, bevor er sein Medizinstudium abschließen konnte. Seiner Mutter konnte er nicht mehr helfen, doch vielleicht auch hierdurch erwachte in ihm ein unbändiger Drang, auf ALLES im Leben eine Antwort zu finden.

1986 machte er seinen Abschluss an der stattlichen Semmelweis-Universität für Medizin in Budapest. In der Folge arbeitete er 3 Jahre in der Anästhesie-Pflege, absolvierte dann seinen Militärdienst, um sich anschließend mit der Psychotherapie zu beschäftigen. Er beherrscht drei Sprachen fließend, ist verheiratet und Vater von drei Kindern, die im Ausland ihren Lebensunterhalt verdienen.

Seine Leidenschaft für Langlebigkeit/„Unsterblichkeit" und die Philosophie entdeckte er beim Alchemie-Studium 1991. Dieses Studium entwickelte sich dann zu seinem Lebenstraum. (*Als Alchemie oder Alchimie bezeichnet man die Lehre von den Eigenschaften der Stoffe und ihren Reaktionen*). Seine ersten Gedanken kreisten damals um das Geheimnis „Krankheit", sie zu erkennen, zu behandeln und letztendlich auch zu besiegen, doch dazu benötigte er Antworten. Als er die, wie er dachte, wichtigen Antworten gefunden hatte, begriff er, dass alle Antworten, die er erhielt, nur ein Tropfen im großen Ozean waren.

Nachdem er nun viele Antworten auf seine Fragen zu Krankheiten gefunden hatte, um Menschen wirklich heilen zu können, fiel im auf, dass er noch weitere Kenntnisse für eine größere Sache benötigte, die ihm genug Freiraum gaben, um noch andere Dinge gründlich erforschen zu können. Sein großes Ziel wurde es daher, so lange wie möglich zu leben, Langlebigkeit zu erreichen. So blickt Tamás Szikra nun schon auf 54 Jahre des Erforschens des Unbekannten, des Ergründens des Lebens und der Anwendung und Bekanntmachung seines großen erworbenen Wissens zurück. Und er sagt, dass es nun an der Zeit sei, dieses kaum vorstellbare Wissen und der kaum glaublichen Geschichten, die dahinter stecken, mit der Welt und den Menschen zu teilen. Ein Geschichte, die sich über viele Jahrtausende erstreckt, die in tiefe, kaum vorstellbare Schätze und Geheimnisse, die er nun ans Tageslicht bringt.

Auf der Erde gibt es die Alchemie schon seit Anbeginn der Tage. Aus dem Alten Testament ist bekannt, dass sich gleichzeitig mit uns Menschen, neben verschiedenen anderen Rassen, auch die Anunnaki auf der Erde befunden haben, die aufgrund ihrer Alchemie-Kenntnisse über Langlebigkeit als „Götter" angesehen wurden. Bei den Anunnaki soll es sich nach alten Schriften um Außerirdische eines anderen Planeten handeln, die die Erde zu Forschungszwecken benutzten und so ihre Entwicklung entscheidend beeinflussten. Diese Anunnaki sollen nun aufgrund ihrer Kenntnisse der Alchemie in die Genetik (DNS) der damaligen Menschen eingegriffen und unsere Lebenszeit begrenzt haben. Der Unterschied zwischen den damaligen Menschen und den Anunnaki war, dass in der DNS des Menschen ein Code verankert wurde, der verhindert, dass sich die DNS selbst repariert und erneuert. Die Lebenserwartung wurde so auf etwa 120 Jahre begrenzt. Ganz sicher haben die Anunnaki unsere Langlebigkeits-Gene unterdrückt, denn sie konnten es nicht ertragen, dass wir so waren wie sie.

Die Anunnaki lebten unvorstellbar lange, ihre Lebenszeit bemaß sich in Jahrtausenden, denn sie besaßen ein Elixier, das „Wasser des Lebens", „die Flüssige Zeit", das in der Lage war, ihre DNS zu reparieren. Dieses Elixier wurde aus Gold und Quecksilber gewonnen, das die Anunnaki in der Lage waren aufzulösen und in „Flüssige Zeit" zu verwandeln.

Hätten wir Menschen nun die Möglichkeit, eine Tinktur dieser Art herzustellen und einzunehmen, würde man ein Guthaben auf seine von Gott begrenzte Lebenszeit erhalten. Würde man mehr davon zu sich nehmen, also mehr als der Körper braucht, um nicht zu altern, dann würde sich der Körper sogar verjüngen. Die menschliche DNS ist in der jetzigen Zeit auf etwa 120 Jahre limitiert. Durch Stress, schlechte Ernährung, ein langes Arbeitsleben, Luft- und Wasserverschmutzung, atomare Verseuchung, Schicksalsschläge etc. tickt die Lebensuhr viel schneller, sodass am Ende vielleicht, wenn es gut geht, noch 80 Jahre übrigbleiben.

Alchemie
In der Alchemie geht es in der Regel nur um eine Sache, um die Auferstehung des Phönix aus der Asche, der als mytische Kreatur immer wieder aus Asche wiedergeboren wurde. **Aus Asche, nicht aus <u>ihrer</u> Asche.**

Im Laufe seiner Forschungstätigkeit offenbarten sich Dr. Szikra drei entscheidende Erkenntnisse:

1. Ihm wurde bewusst, dass diese physischen „Götter“ Realität waren, und dass sie in der Lage waren, das Leben erheblich zu verlängern.
2. Dass es zur Lebensverlängerung die „Flüssige Zeit“ und
3. das Brot des Lebens aus der „Asche von Kindern“ benötigte.

Die Aufgabe Dr. Szikras bestand nun darin, die Zusammensetzung der „Flüssigen Zeit“, des „Wassers des Lebens“ herauszufinden und selbstverständlich einen Ersatz für die Asche von verbrannten Kindern zu finden, was keiner weiteren Erklärung bedarf. So fanden die Alchemisten der Neuzeit nach langem Suchen eine Alternative der Ascheherstellung durch das Verbrennen von gesunden jungen Schweinen, deren Körper dem menschlichen Körper ähnlich sind.

Zur Herstellung der „Flüssigen Zeit“, des „Wassers des Lebens“:
Ein gesundes junges Schwein wird, nach Möglichkeit, schmerzfrei getötet und das Blut aufgefangen, es wird ausgeweidet, die Innereien und das Fleisch gewaschen und anschließend alles gemeinsam eingeäschert. Das war dann das sogenannte „Opferfeuer“.

Die Schweineasche wird danach pulverisiert und mit dem Superkatalysator aus Gold (entspricht der Red Lion Tinktur) aktiviert. Dann wird diese Asche hälftig mit Weingeist vermischt und anschließend bei mäßiger Hitze über einige Monate reifen gelassen. Letztendlich werden die Reste des Weingeistes verdampft und das Pulver getrocknet. Der gesamte Prozess dauert etwa zwei Jahre. Dr. Szikra stellt diese Substanzen in seinem eigenen Labor her. Die Analyse der Asche entspricht den allseits bekannten Schüßler-Salzen, die einen wesentlichen Baustein des Körpers darstellen. Schüßler nahm anfangs auch die weiße Asche, als stärkste Annäherung zur Quelle, von Schweinen und hat so die Schüßler-Salze hergestellt. Damit begann seine Tätigkeit des Heilens. Die Schweineasche (Pig Salt) ist die perfekte Mischung der Grundbausteine des Körpers (Wilhelm Heinrich). Alchemistisch gesehen ist das die Wiedergeburt des Knochens, sprich des Kalziums – es wird wiederbelebt. Das soll die Manifestation dessen sein, was Gesundheit und Jugendlichkeit ausmacht. Auf die gleiche Weise stellt Dr. Szikra das Pulver her. Um eine Transformation im Körper des Menschen in Gang zu setzen, soll ein Gramm Asche/Tag ausreichen. Wenn das Pulver über einen längeren Zeitraum eingenommen wird, soll es praktisch einen neuen Organismus aufbauen und sämtliche Krankheiten heilen. Wird die Einnahme gestoppt, nimmt der normale Alterungsprozess wieder seinen Lauf.

Nach dem alchemistischem Prinzip muss Leben genommen werden, um neues Leben entstehen zu lassen. So muss also ein Schwein sterben, damit Menschen gesünder und länger Leben können. Wenn man also durch Feuer Leben zerstört, bleibt etwas übrig, die Asche, die man durch Wasser wieder aktivieren kann. Brennt man beispielsweise eine Steppenlandschaft/Gras/Büsche nieder, erhält man durch die Asche einen Dünger, der die Flora stärker als vorher wachsen lässt. Man nimmt Leben und bekommt stärkeres Leben zurück. Das Produkt der Zerstörung durch Feuer ist weiße Asche, die die Grundlage für die Verjüngung und das Nachwachsen darstellt. Nach alchemistischer Lehre gibt es daher keine Langlebigkeit/Gesundheit ohne die Asche z.B. des Schweins, das „Pig Salt". In Verbindung mit dem „Red Lion" soll so eine Lebensverlängerung möglich sein, natürlich keine Unsterblichkeit.

Nicht unwichtig ist der Beweggrund, warum man das „Red Lion" mit dem „Pig Salt" einnehmen sollte. Haben Sie z.B. unlautere Absichten in Ihrer Lebensplanung, wird es geringere Wirkung zeigen als im umgekehrten Fall. Ein destruktiver und negativer Mensch wird immer eine schlechtere Wirkung erfahren als ein geistiger, konstruktiver oder lauterer Mensch.

Und so begann es:
Dr. Szikra erzählt seine Geschichte, wie er in Kontakt zu einem 300-jährigen Eremiten kam und hierdurch sein Leben komplett auf den Kopf gestellt wurde. Es war der Durchbruch in seiner Forschertätigkeit über Langlebigkeit.

In aller Kürze: Dr. Szikra kam in 2004 mit einem Friseur, Enzo, in Kanada in telefonischen Kontakt, der auch an dem Thema Langlebigkeit/Unsterblichkeit interessiert war. Enzo ist ein umtriebiger Mensch mit einem großen Bekanntenkreis. Als Enzo sich derzeit einmal in einem schlechtem gesundheitlichen Zustand befand, bekam er über eine Dame aus Washington D.C. Informationen über einen Alchemisten, der in den Wäldern Arizonas, ohne Telefon, in einer Blockhütte lebte. Enzo gelang es, die ältere Dame zu überreden, ein Mobiltelefon zu kaufen und damit quer durch die Vereinigten Staaten zu fahren, um dem Eremiten das Telefon zu übergeben. Die Dame tat, was Enzo wünschte, und so konnte er telefonischen Kontakt mit dem Eremiten aufnehmen. Das allein ist schon unglaublich.

Wie sich herausstellte, besaß der Eremit die „Red Lion" Tinktur. Er war aber nicht bereit, die Tinktur an einen Fremdem herauszugeben, und das würde auch so bleiben. Auf Enzos Frage, warum er die Tinktur nicht herausgeben wollte, bekam er die Antwort, dass einen die Tinktur findet und nicht umgekehrt. Enzo gab jedoch nicht auf, und nach langem Verhandeln in den folgenden Tagen gelang es ihm letztendlich, die Tinktur zu Testzwecken zu erhalten, was allerdings eine Stange Geld kostete. Dr. Szikra war jedoch bereit, sein Hab und Gut für das „Red Lion" aufs Spiel zu setzen. Auf die Frage Enzos, wie alt er denn sei, antwortete der Eremit, dass er keine Erdenjahre zähle. Doch Enzo bohrte weiter und letztendlich kam der Eremit damit heraus, dass er in der Blockhütte im Wald lebe und diese schon 6 Mal erneuern musste. Seine Blockhütte hielte ungefähr 50 Jahre. Somit konnte man sein Alter auf mehr als 300 Jahre schätzen.

Nun war Enzo neugierig geworden, und er fragte den Eremiten weiter, wie er denn die „Flüssige Zeit" gefunden habe? Die Antwort war, wie kaum anders zu erwarten: *„Um ehrlich zu sein, das ‚Red Lion' hat mich gefunden."* Auf eine weitere Frage Enzos, woraus denn das „Red Lion" gemacht sei, bekam er die Antwort: Aus der Verbindung (Hochzeit) von Wasser und Feuer und eine Mischung aus Gold und „xxxx". Einige Zeit später gelang es dann Dr. Szikra, dem Eremiten das Rezept für die Tinktur abzukaufen, sodass er damit in die Lage versetzt war, seine eigene Tinktur herstellen zu können.

Im Prinzip kann jeder das „Red Lion" einnehmen. Wenn man das „Red Lion" und das „Pig Salt" als eine Art Wunderpille ansieht, werden Wunder geschehen, wenn man es zur Genesung einnimmt, werden Heilungsprozesse in Gang gesetzt, so Dr. Szikra. Sollte jemand das „Red Lion" und das „Pig Salt", ohne ein bestimmtes Ziel im Auge zu haben, einnehmen, wird sich Heilung von alleine einstellen, ohne dass derjenige es bemerkt oder es ihm bewusst wird.

Bleibt die Frage: Was bewirkt nun die, nennen wir sie einfachheitshalber einmal „Graue Pille" (Red Lion und Pig Salt) im menschlichen Körper, da chemisch ja außer der Asche vom Schwein kaum noch etwas vorhanden ist? Doch die Wirksamkeit der „Grauen Pille" beweist sich darin, dass sie Informationen für den DNS-Code des Menschen enthält; eine chemische Reaktion mit dem Körper findet insofern nicht statt. Die „Graue Pille" greift auf der Bewusstseinsebene, der seelischen Ebene ein und verändert so den Organismus in Richtung Heilung. Nimmt nun jemand die „Graue Pille" regelmäßig ein, dann hilft es ihm, sich darüber klar zu werden, warum er wirklich erkrankt ist, was sein Problem, was an seinem Verhalten falsch ist. Ist ihm dies klar geworden und ändert er daraufhin seine Haltung, wird auch seine Krankheit verschwinden. Die Tinktur nimmt jeden Zweifel und bringt den Menschen der Schöpfungsquelle näher, die weder wertet noch bewertet. Aus seinem Inneren heraus spürt der Mensch dann, wer er wirklich ist und warum er auf diesem wunderschönen Planeten leben darf. Man entscheidet plötzlich viel einfacher, leichter, präziser und richtiger.

Bei der Verjüngungs-Therapie, bei der Lebensverlängerung, geht es um nichts anderes als um Zeit. Allerdings kann es Jahre dauern, laut dem Eremiten bis zu 10 Jahren, bis die Veränderung dann **deutlich** sicht- und fühlbar wird. Bei manchem Menschen mag es schneller gehen, bei anderen langsamer, Konstitution und Lebensverhältnisse sind individuell. Eines ist jedoch vollkommen klar, die „Graue Pille" dient einer sehr erfolgreichen Langzeittherapie zur Gesunderhaltung des menschlichen Körpers.

Vom Tag der ersten Einnahme der „Grauen Pille" beginnt der Körper zu gesunden. Ist dieser Prozess der Gesundung einmal abgeschlossen, beginnt der Organismus, sich kontinuierlich zu verjüngen. Man sollte die „Graue Pille" einfach einmal einen Monat lang ausprobieren. Man wird sofort spüren, ob der Organismus und auch der feinstoffliche Körper darauf ansprechen. Wenn ja, gehen sie diesen Weg weiter, Monat für Monat, ohne Pause.

Es braucht weder Therapien noch teure Technologien, Diagnosen etc. Diese Verjüngungs-Therapie korrigiert einfach alles im menschlichen Körper. Alles, was sich in oder auf unserem Körper befindet, ist in unserer DNS, dem genetischen Code, hinterlegt; das gilt für unser Wohlbefinden ebenso wie für alle Krankheiten, Alterung und Tod. Die DNS ist jedoch nicht ein starrer Komplex, sondern sehr flexibel und ändert sich jeweils mit unserem negativen oder positiven Verhalten gegenüber den Menschen, Gott und der Natur. Die DNS ist unsere innere Software, die in ihrer Gesamtheit unsere Zellen und unseren Organismus abbilden. Dazu gehört, wie wir aussehen, wie wir uns fühlen oder ob wir krank oder gesund sind. In dieser Software ist auch eine innere Uhr hinterlegt, die bestimmt, wann die Uhr aufhört zu ticken. Mit jedem Ticken verlieren wir also Zeit, und unsere Lebenszeit verkürzt sich. Mit Einnahme der „Grauen Pille" erhält unsere innere Uhr eine Botschaft vermittelt, die sie nicht abwehren kann. Mit täglich zwei „Grauen Pillen" bekommt die DNS jeweils einen Impuls, sich wieder positiv auf das Leben auszurichten. Die Uhr Ihres Körpers wird buchstäblich gestoppt und zurückgestellt, eine Woche, einen Monat und immer weiter, mit jeder Einnahme. Dies geschieht solange, bis Sie aufhören, die „Graue Pille" einzunehmen, dann altern Sie weiter wie zuvor. Nach einjähriger Einnahme von zwei Kapseln täglich wird der Unterschied zur vorherigen Verfassung, natürlich individuell bei jedem Einzelnen, erst so richtig deutlich.

Dr. Szikra geht davon aus, dass ein 60-Jähriger, wenn er die „Graue Pille" über einen Zeitraum von 10 Jahren genommen hat, die Konstitution eines 40jährigen haben kann. Entscheidend ist, so Dr. Szikra, dass, gleich, wem er die „Graue Pille" auch gegeben hat, es demjenigen sofort entscheidend besser ging. Viele, so sagte er, lagen im Sterben, starben aber nicht. Jedenfalls habe niemals jemand mit der Einnahme aufgehört. Setzt die Verjüngung einmal ein, kann man die Dosierung reduzieren. Nebenwirkungen gäbe es nicht, außer dem positiven sogenannten „Wiederbelebungseffekt".

Dr. Szikra geht zudem davon aus, dass die „Graue Pille" sowohl den Organismus als auch die DNS regeneriert. Die Persönlichkeit der Menschen verbessert sich hin zum Guten, sodass schlechte Angewohnheiten sehr schnell der Vergangenheit angehören. Klare Gedankenmuster treten in den Vordergrund, die Gesichtszüge und die Haut werden sanfter, die Aura und die Augen strahlen heller. Die ganze Welt verändert sich im wahrsten Sinne des Wortes hin zum Positiven.

Der „Wiederauflebungs-Effekt" wird in der Regel als stark und angenehm erlebt. Wenn Sie damit beginnen, Ihre vorgegebene Lebenszeit dauerhaft zu verlängern, drehen Sie im gleichen Maße Ihre biologische Uhr zurück. Krankheiten, die sie einmal durchgemacht haben, „mucken" noch einmal kurz als Symptom auf, um dann dauerhaft zu verschwinden, ähnlich einer Erstverschlimmerung in der Homöopathie; keine große Sache. Man nimmt an, dass sich das Unterbewusstsein von der Information „Krankheit", die noch in der Seele gespeichert war, befreit.

Hatten Sie beispielsweise Krebs, dann kommt lediglich die Erinnerung und die Emotion daran kurz zurück, niemals der Krebs selbst. Damit ist der erlebte Krebs auch im Unterbewusstsein gelöscht, was mit einer großen Erleichterung einhergehen kann. Jede Krankheit manifestiert sich zweifach, einerseits auf der informativen Seite, der DNS, und andererseits auf der materiellen Seite, dem Organismus, da wo sich die Krankheit einmal manifestierte. Die Information von Krankheit in der DNS wird durch die „Graue Pille" aufgelöst. Im gleichen Maße gilt das für eine weitere neu entwickelte Kapsel, dem „Red Calcium"; doch dazu später mehr. In der Regel dauert die Löschung der Information in der DNS nur wenige Tage, individuell natürlich unterschiedlich.

Im Januar 2018 gelang Dr. Szikra ein weiterer großer Durchbruch, der seine bisherigen Forschungsergebnisse noch erheblich verbesserte – und Schweine müssen dafür auch nicht mehr geschlachtet werden. Es handelt sich um das vorab erwähnte „Red Calcium". Nach langem Experimentieren gelang es Dr. Szikra, eine Substanz herzustellen, die er dann „Red Calcium" nannte. Er behauptet von sich, dass es die beste Erfindung seines Lebens sei.

„Red Calcium", so Dr. Szikra, ist „lebendes" Kalzium. Uns bekanntes Kalzium wird mehr oder minder aus Mineralien gewonnen, daher ist es für den menschlichen Organismus kaum verwertbar. Um eine Heilwirkung zu erzielen, benötigt der Mensch jedoch „lebendes" Kalzium, das „Red Calcium" plus Milchsäure, was z.B. in der Muttermilch enthalten ist.

Dr. Szikra hat es nun gemeinsam mit einem Alchemisten-Freund geschafft, diese beiden Substanzen, Milchsäure und „Red Calcium", in einen alchemistischen Prozess zusammenzubringen. Um das „Red Calcium" herstellen zu können, benötigt man entweder Muttermilch, Rentierknochen oder Sepia (Fisch). Zusammen mit noch anderen Komponenten und der Milchsäure bilden diese Stoffe die Grundlage für die Mixtur, mit denen der alchemistische Prozess angegangen wird. Dr. Szikra verwendet im übrigen Sepia.

Das „Red Calcium" wird sofort vom Organismus aufgenommen, der Organismus reagiert im gleichen Augenblick.

- Das „Red Calcium" ist so etwas wie das Brot des Lebens, das den materiellen Körper ernährt.
- Das „Red Lion" mit dem „Pig Salt", die „Graue Pille", ist hingegen die Essenz des „Wassers des Lebens", der Stoff, der die DNS aktiviert.

Selbst wenn man schon die „Graue Pille", das „Wasser des Lebens", die Langlebigkeit, einnimmt, so sollte doch auch der materielle Körper gesunden. Dazu braucht es das „Red Calcium". Trotz einer gesunden Ernährung baut der Körper Tag für Tag etwa 0,5 g Kalzium ab (bei einem etwa 80 kg schweren Menschen). Möchte man also gesund älter oder gar sehr alt werden, kann man das nicht erreichen, wenn man nicht täglich wasserlösliches Kalzium zuführt.

Einer der wichtigsten Bausteine des Organismus ist Kalzium, von den Alchemisten auch „Stein der Weisen" genannt, weil in ihrem Verständnis der Körper den Kalzium-Stein verkörpert. Ist das Kalzium zudem wasserlöslich, kann es sehr einfach von den Körperzellen aufgenommen werden. Das von Dr. Szikra entwickelte „Red Calcium" ist wasserlöslich und wird demzufolge sehr einfach vom Körper, von den Zellen, absorbiert.

Das Geheimnis des „Red Calcium" liegt in der Fertigung, wie das Kalzium wasserlöslich gemacht wird. Dazu werden im Fertigungsprozess besondere Zutaten beigemischt, die die Wasserlöslichkeit bewerkstelligen. Begibt man sich nun auf den Pfad, diese alchemistischen Substanzen zu konsumieren, dann soll sich das Leben, die Emotionen und der Geist zum Positiven hin verändern, so Dr. Szikra. Es ist ein äußerst wertvoller, spannender, ein transformierender Prozess.

Dr. Szikra rät, zuerst mit dem „Red Calcium" zu beginnen, um einen gesunden Boden zu schaffen und den Körper für die „Graue Pille" aufnahmebereit zu machen. Es sei von Vorteil, wenn der Körper positiv aufgebaut ist, bevor man die „Graue Pille“ zu sich nimmt. Führt man dem Körper das lebende „Red Calcium“ zu, wird der Kalziumabbau gestoppt. Führt man mehr Kalzium zu als abgebaut wird, wird es dazu genutzt, die Defizite im Organismus aufzufüllen, z.B. bei Osteoporose. Natürlich geschieht dies nicht über Nacht, es ist ein längerer Prozess, aber es wirkt, und ein Effekt ist sofort spürbar.

Das „Red Calcium“ wirkt also hauptsächlich auf der materiellen Ebene, auf den Organismus, es wirkt lebenserhaltend und lebensverlängernd und bereitet den Körper für die Aufnahme der „Grauen Pille“ vor.

Was macht aber nun das „Red Lion“ in Kombination mit dem „Pig Salt“, die „Graue Pille“?
Die „Graue Pille“ wurde entwickelt, um die Fehler der DNS zu reparieren und zu regenerieren, da die DNS über Generationen hinweg krankhafte Veränderungen erfahren hat. Und genau hier setzt die „Graue Pille“ an, sie sortiert, belebt und repariert die Veränderungen und Defekte, die über die Zeit entstanden sind. Die „Graue Pille“ wirkt also auf geistig-seelischer Ebene.

- Zur Reparatur genetischer Defekte benötigt man also zuallererst Schüßler-Salze, in unserem Fall das „Pig Salt“, die „Graue Pille“.
- Um aber die DNS dauerhaft reparieren zu können, muss man die Information aus der DNS auslesen können, die man zur Reparatur der DNS benötigt, und das macht der Superkatalysator „Red Lion“, der aus Gold und „xxxx“ besteht. Beides zusammen ist eine perfekte Kombination.

Für das spirituelle Wachstum und seine Träume benötigt man sowohl das „Red Calcium“ als auch die „Graue Pille“.

- Das „Red Calcium“ heilt den Körper, und man träumt von Genesung.
- Nimmt man anstatt des „Red Calcium“ die „Graue Pille“ ein, so erhält man eher visionäre Träume, die geistige Ebene betreffend.
- Nimmt man beides zusammen ein, erhält man eine Kombination aus beiden.

Träume sind jedoch immer in Abhängigkeit von z.B.:

- Ist man noch jung oder schon älter?
- Ist man krank oder relativ gesund?
- Hat man eine Neigung zum Geistigen oder nicht?
- Glaubt man an einen Schöpfer oder nicht? etc.

Es gibt:

- 1. Das **„Red Calcium“** Monatsration (60 Kapseln = 2 pro Tag)
- 2. Die **„Graue Pille“** Monatsration (30 Kapseln = 1 pro Tag)
- 3. Die **Kombi-Packung** Red Calcium (2 pro Tag) und Graue Pille (1 pro Tag)

Man sollte die Behandlung, so Dr. Szikra, mit dem „Red Calcium“ beginnen, (60 Kapseln) und erst später dann die „Graue Pille“ hinzunehmen.

Sollten Sie nach der Einnahme des „Red Calcium“ nichts spüren, können Sie auf die „Graue Pille“ wechseln oder auf beide Kapseln gleichzeitig, eingenommen über einen Monat. Möglicherweise sprechen Sie ja auf die eine oder die andere Kapsel besser an. Sollten Sie nach einem Monat immer noch keine Wirkung erfahren, dann lassen Sie es ganz einfach, ansonsten: Willkommen im Club!

Dr. Szikra entwickelt seine Substanzen ständig weiter. Diejenigen, die es einnehmen, dürfen sich als privilegiert betrachten, denn sie partizipieren an der fortwährenden Weiterentwicklung seiner Produkte.

Auf der Internetseite *www.red-lion.hu* lässt sich diesbezüglich alles nachlesen.

Mono-atomisches Gold

Das zentrale Element der mono-atomischen Metalle ist das Gold. Es dient der Unterstützung der allgemeinen Fähigkeiten des Menschen und der Stärkung des Bewusstseins und der Seele. Gold ist der Allrounder für viele Bereiche, mental, spirituell, emotional, energetisch und physisch. Es löst Blockaden und Begrenzungen auf, stärkt die Mitte des Körpers, steigert das Bewusstsein, auch das Liebesbewusstsein, verstärkt die Klarheit und die Manifestation der Gedanken, sprengt zu enge Weltbilder, erweitert die Wahrnehmung und die Selbsterkenntnis, optimiert die Zirbeldrüse etc. Zudem aktiviert es die Herz-Gehirn- und die DNS-Potentiale des Meridiansystems und der Chakren.

In Verbindung mit dem Element Feuer bei der alchemistischen Produktion erhält das Gold eine äußerst starke Wirkdynamik und eine hohe Sättigung. Aus reinem Gold hergestellt, ist dies ein echtes alchemistisches Elixier. 1.200 ppm mono-atomisches Gold in destilliertem Wasser (ohne Alkohol) ist ein hochpotentes Mittel. Die Einnahmeempfehlung liegt bei 3 bis 10 Tropfen pro Tag, oral einzunehmen unter der Zunge morgens oder abends.

Schon im alten Ägypten war hochpotentes mono-atomisches Gold (von den Hebräern Manna genannt) in allen gnostischen Schulen (religiöse Lehren) bekannt und wurde zur Erweiterung des Bewusstseins und zur Aktivierung des gesamten DNS-Potentials von Eingeweihten wie z.B. Aristoteles oder Plato eingenommen. Mono-atomisches Gold ist kein kolloidaler Stoff (kolloidal = metallisch), es ist dem Aggregatszustand eines kolloidalen Stoffes übergeordnet und existiert nur noch zu etwa 55% aus physischen Bestandteilen, der Rest ist „Geist“. Mono-atomisches Gold besitzt daher auch eine vollkommen andere atomare Struktur als metallisches Gold. Die Wirkweise des mono-atomischen Goldes liegt daher primär im geistig-seelischen Bereich. Mono-atomisches Gold wird entweder durch einen alchimistischen Prozess hergestellt oder seit einiger Zeit auch mit neuester Technologie aus reinem, metallischen Gold in einen mono-atomischen Zustand überführt. Die Partikel des mono-atomischen Goldes sind etwa 100.000 Mal kleiner als beim kolloidalen Gold. Bei diesem speziellen Herstellungsverfahren wird das Gold in eine kristalline Form, in einen sogenannten M-Zustand transformiert. Bei diesem Verfahren entstehen Cluster von extrem kleinen Teilchen in der Größe von 3 bis 15 Atomen.

Während das kolloidale Gold seine Wirksamkeit auf körperlicher Ebene entfalten kann, durchdringt das mono-atomische Gold praktisch alles. Nicht umsonst wird es das „Gold des Geistes“ genannt, es hat eine einzigartige transformative Wirkung.

Folgende einzigartige physikalische und energetische Eigenschaften spricht man dem mono-atomisches Gold zu:

- Bei Zimmertemperatur weist es Eigenschaften zur Energieerzeugung auf und kann Licht/Information und Energie verlustfrei empfangen, speichern und wieder abgeben.
- Seine Elektronen rotieren um den Nukleus, verschmelzen mit den Anti-Elektronen und bilden gegenläufige Lichtbänder.
- Es bildet einen ätherischen Prana-Vortex, der entlang einer Doppelhelix durch den Atomkern fließt.
- Es erzeugt ein unabhängiges Nullmagnetfeld (Meissner-Feld), welches der sogenannten MER-KA-BA eines Menschen entspricht. Die MER-KA-BA ist ein bestimmter Bewusstseinskörper, der Lebensträger des Menschen, abgeleitet von altägyptischen Begriffen; MER bedeutet Licht, KA bedeutet Geist und BA ist der Ausdruck für die Seele. Mehrere KA-BA sollen letztlich die ganze Lichtstruktur des menschlichen Körpers darstellen. MER-KA-BA transportiert das göttliche Bewusstsein und bringt das Licht, das Christusbewusstsein, in die materielle Welt.
- Es levitiert auf dem Erdmagnetfeld.
- Seine Lebensdauer und Funktion sind ewig, es nutzt sich nicht ab.
- Es wird vom Organismus aufgenommen und verbessert sämtliche Bereiche des physischen Körpers sowohl schwingungsmäßig als auch energetisch. Es soll nach bestätigten Laborversuchen die Leitfähigkeit der menschlichen DNS um das 10.000fache erhöhen.

Von Alchemisten behauptete Wirkungen des mono-atomischen Goldes auf den menschlichen Organismus:

- Durch die energetische Reparatur fehlerhafter oder manipulierter DNS-Programme wird der Alterungsprozess umgekehrt. Es verlängert die Dauer des vitalen Lebens und wirkt verjüngend.
- Energetische Funktionsstörungen von Zellen, auch Gehirnzellen, werden behoben.
- Das endokrine Drüsensystem der Thymusdrüse, Zirbeldrüse, Epiphyse und Hypophyse werden energetisch aktiviert.
- Der Photonenfluss im gesamten Meridian- und Nervensystem wird dauerhaft verstärkt.
- Deutliche Verbesserung der Selbstheilungskräfte.
- Intensive Stabilisierung der Emotionen.
- Deutliche Leistungssteigerung und stark verbesserte Stressbelastbarkeit.
- Man ruht mehr in sich und ist in seiner Mitte deutlich stabiler.
- Probleme treten in den Hintergrund, Lösungswege sind einfacher ersichtlich.
- Stärkung der Manifestation von Gedanken.
- Die Intelligenz erweitert sich auf höhere Ebenen des Geistes.
- Die Körper- und Chakren-Frequenzen erhöhen sich.
- Geistig-seelische Fähigkeiten werden aktiviert, und die Wahrnehmung erweitert sich.
- Übernatürliche Potentiale erwachen; die latent vorhandenen Eigenschaften des mono-atomischen Goldes führen auf alle physischen, geistigen und emotionalen Ebenen zu einer Verbesserung der Lebensqualität und des Bewusstseins.

In der gegenwärtigen Zeit der Transformation und den damit verbundenen inneren alchimistischen Prozessen unterstützt uns das mono-atomische Gold, sodass dieser Prozess zu einem guten Ende geführt werden kann.

Mono-atomisches Gold ist in seiner grundsätzlichen Wirkungsweise bei jedem Menschen gleich. Natürlich sind individuelle Veränderungen, die subjektiv erfahrbar ausgelöst werden, immer sehr unterschiedlich. Mono-atomisches Gold wird mittlerweile von verschiedenen Lieferanten angeboten. Beachten Sie bitte unbedingt die Qualitätsmerkmale, die solch ein Produkt unbedingt erfüllen muss. In nicht wenigen Produkten ist kaum etwas von mono-atomischem Gold vorhanden. Die Wirksamkeit wäre in diesem Fall gleich null, im schlechtesten Fall wäre es sogar schädlich.

Der Hamoni®-Harmonisierer

Das Problem: Wenn der Hamoni-Harmonisierer einen wirksamen Schutz gegen Elektrosmog darstellen soll, dann ist es unerlässlich, zuerst zwei Dinge genauer zu definieren. Einerseits, was man unter dem Begriff Elektrosmog versteht und andererseits, welches Problem durch den Harmonisierer eigentlich gelöst werden soll. Grundsätzlich ist der Begriff „Elektrosmog" gar nicht glücklich, denn er ist „nebulös", klingt unwissenschaftlich und definiert nicht klar, welche Belastungen damit überhaupt gemeint sind. Aber er ist mittlerweile im deutschen Sprachraum so weit verbreitet, dass wir mit ihm leben müssen. Sagen wir einfachheitshalber, wir verstehen darunter elektromagnetische Belastungen von Organismen durch technische Feldquellen.

Unter einem Schutz vor Elektrosmog sollte man dann konsequenterweise einen Schutz vor genau diesen Belastungen verstehen. Um die Funktionsweise des Harmonisierers zu verstehen, ist es notwendig, zu klären, welche Anteile von elektromagnetischen Feldern diese Schadwirkung ausmachen.

Das sagt das Hamoni-Forschungsteam darüber: Was ist Elektrosmog? Ein Überblick
Elektrosmog ist ein Phänomen, das in den letzten 25 Jahren enorm an Bedeutung gewonnen hat. Natürlich gab es auch schon davor Belastung durch elektromagnetische Felder, allerdings vorwiegend anderer Natur. Man kann Elektrosmog grob in 2 große Klassen einteilen, die sich sowohl physikalisch als auch in ihrer biologischen Wirkung voneinander unterscheiden:

1. Niederfrequente elektromagnetische Wechselfelder
Seit der Elektrifizierung der Industrienationen am Ende des 19. Jahrhunderts wurden wir vor allem von sogenannten niederfrequenten Wechselfeldern (heute in Europa bei 50 Hz, in den USA 60 Hz) „belastet". Diese Felder sind heute alle auch noch als Belastung für unseren Körper vorhanden, und zwar jedes Jahr stärker, da unser Stromverbrauch mit dem Wirtschaftswachstum zunimmt.

Hier sprechen wir von den elektrischen und magnetischen Feldern, die bei der Energieübertragung (Hochspannungsleitungen, normale Freileitungen, Stromversorgungsleitungen auch im Haushalt), Transformation (nahegelegene Trafostation, aber auch das Ladegerät Ihres Handys) und beim Energieverbrauch in Industrie, Verkehr, Büro oder Privatleben entstehen.

2. Hochfrequente elektromagnetische Felder: Mikrowellenstrahlung
In den 1990er-Jahren kam es dann zu zwei technologischen Revolutionen, die nicht nur unser aller Leben stark verändert hat, sondern auch für eine ganz neue, bislang in diesem Ausmaß völlig unbekannte Belastung mit hochfrequenter elektromagnetischer Strahlung gesorgt haben. Das waren einerseits die Mobilfunktechnologie und andererseits das Internet, das bald bevorzugt drahtlos per WLAN genutzt wurde.

2007 kam es dann mit der Einführung des ersten sog. Smartphones (das iPhone von Apple) zur Konvergenz beider Technologien, sodass das Internet in zunehmendem Maße per Mobilfunk genutzt wurde. Die weitere Entwicklung seither dürfte Ihnen bekannt sein. Die Smartphone-Nutzung explodierte, einhergehend mit der Einführung anderer mobiler Geräte wie sogenannter Tablets, so stark, dass heute die Mehrzahl der Nutzer damit online geht. Vom technischen Standpunkt bedeutet das, dass heute praktisch jeder Mensch einen oder mehrere Mikrowellensender und -empfänger meist sehr nahe am Körper trägt. Die zahlreichen Sendeanlagen, die von Mobilfunkunternehmen zur Vernetzung der Geräte betrieben werden müssen, haben wir dabei noch gar nicht erwähnt.

Zudem potenziert sich die Belastung auf kleinem Raum mit vielen Menschen. Ein Klassenzimmer, ein Bahnabteil, eine Einkaufspassage, das Großraumbüro oder normale Wohnhäuser in Ballungsgebieten: Sie alle sind zu Orten geworden, die von Mikrowellenstrahlung vieler einzelner Sender und Empfänger belastet werden.

Natürlich haben all diese Technologien durchaus schätzenswerte Vorteile, die sich für unser aller Leben hierdurch ergeben. Ein völliger Verzicht ist unrealistisch und würde unser Leben einschränken. Jeglicher Gedanke in diese Richtung ist auch aus dem Grund müßig, weil der zugrunde liegende Industriezweig inzwischen viel zu wichtig für die Wirtschaft geworden ist. Ein bedachtsamer Umgang mit dieser Technologie ist allerdings sehr wohl möglich.

So macht uns Elektrosmog krank – was wir bisher darüber wissen

Natürliche elektromagnetische Felder und Strahlung waren immer Bestandteil unserer Umwelt. Im Laufe der Evolution haben wir uns an sie angepasst. Diejenigen unserer Vorfahren, die das nicht getan haben, sind schlicht ausgestorben. Eine gewisse Dosis an Strahlung bestimmter Frequenzen ist für unsere Gesundheit sogar notwendig. So brauchen wir eine Mindestmenge Sonnenlicht, damit wir in ausreichendem Maße Vitamin D und Serotonin (Glückshormon) erzeugen können.

Elektromagnetismus per se ist also nichts Gefährliches. Problematisch wird es erst dann, wenn wir Menschen von Frequenzen bestrahlt werden, mit denen wir nie zuvor in der Evolution zu tun hatten und daher keine körpereigenen Schutzmechanismen gegen sie aufbauen konnten. Solch ein Bestrahlungsexperiment findet aber seit ein paar Jahrzehnten weltweit statt, wir wollen es hier als „Mobilfunkzeitalter" bezeichnen. Derzeit wird dieses Experiment durch die Einführung des „Internets der Dinge" und bald durch selbstfahrende Fahrzeuge (mit mehreren Radargeräten an Bord) noch einmal deutlich beschleunigt.

- **Erbgutschädigung:** Elektrosmog kann die DNS schädigen. Dadurch entstehen Mutationen, die schwere Krankheiten erzeugen können.
- **Manipulation der Blut-Hirn-Schranke:** Beeinträchtigung der natürlichen Barriere für Schadstoffe. Diese können vermehrt ins Hirn eindringen und dieses schädigen.
- **Schwächung des Abwehrsystems:** Menschliche Krebszellen wuchsen unter E-Smog-Einfluss 24 (!) Mal schneller als normal und setzten sich gegen ihre Zerstörung durch körpereigene Abwehrzellen viel aggressiver zur Wehr.
- **Störung der nächtlichen Melatonin-Produktion:** Störung der körpereigenen Produktion wichtiger Antioxidantien wie Melatonin. Schwächung des Immunsystems, Schlafstörungen und Müdigkeit sind die Folge.
- **Stress:** Diesen nehmen elektrosensible Menschen unmittelbar wahr. Weniger sensible Menschen werden genauso unter Stress gesetzt, allerdings nehmen sie ihn oft nicht bewusst wahr, sondern merken erst dessen Auswirkungen in Form einer Vielzahl möglicher Krankheiten.
- Unser Organismus zeigt bei Elektrosmog vielfältige Stressreaktionen: Erhöhter Adrenalinspiegel (Gefahrenindikator), erhöhter Cortisol-Spiegel (Stresshormon), unterdrückte Immunreaktion, gesteigerte Herzfrequenz und erhöhter Blutdruck sind nachweisbar.
- Ein weiterer Nachweis gelingt über den Herzfrequenz-Variabilitätstest, der u.a. auch im baubiologischen Test des Hamoni-Harmonisierers angewandt wurde.

Elektrosmog-Beschwerden: immer wieder dieselben Muster

Über die Jahre hinweg wurde aufgrund der Erfahrungen mit einer Vielzahl von Kunden ein Muster erkennbar, dem Elektrosmog-Beschwerden häufig folgen:

Die Beschwerden beginnen in der Regel mit typischen stressbedingten Krankheiten bzw. Symptomen. Schlafstörungen, Kopfschmerzen, chronische Müdigkeit, Tinnitus, Muskelverspannungen und innere Unruhe (auch bei Kindern) stehen dabei an oberster Stelle. Wir sehen darin den ersten Gefahrenindikator. Der Körper zeigt uns, dass ihm irgendetwas nicht behagt. Damit wir auch etwas dagegen unternehmen, muss unser Körper das zwingend auf unangenehme Weise tun, sonst würden wir ja nicht reagieren.

Elektrosmog verursacht Dauerstress mit hohem Risikopotential

- **Herz:** Steigender Blutdruck kann Herzinfarkt oder Schlaganfall auslösen. Stresshormone heben den Cholesterinspiegel an (Arteriosklerose-Gefahr).

- **Endokrines System:** Gesteigerter Ausstoß von Adrenalin und Cortisol bewirken erhöhte Ausschüttung von Zucker ins Blut. Bei Gefahrensituationen bekommen wir so schnell Kraft. Bei Dauerstress durch Elektrosmog gelangt dadurch jedoch zu viel Zucker ins Blut und erhöht das Risiko für Diabetes.
- **Verdauungssystem:** Starke Beeinträchtigung durch chemische Stoffe, die bei chronischem Stress ausgeschüttet werden. Blähungen, Verstopfung und Durchfall sind möglich. Chronisches Sodbrennen und saures Aufstoßen sind Risikofaktoren für Speiseröhrenkrebs.
- **Fortpflanzungssystem:** Bei Männern ist die Senkung des Testosteronspiegels durch Stresshormone möglich. Dies kann die Spermienproduktion stören und zu Erektionsproblemen und Impotenz führen. Bei Frauen kann die Durchblutung der Fortpflanzungsorgane reduziert und die Einnistung der befruchteten Eizelle erschwert werden. Fruchtbarkeitsexperten sehen in chronischem Stress die Ursache von 1/3 aller Unfruchtbarkeitsfälle.

Der hochwirksame Schutz gegen Elektrosmog; (WLAN, Handy, Stromnetz…) und Erdstrahlung.
Das Hamoni-Forschungsteam hat in vielen Lebensjahren sein Herzblut in die Entwicklung desjenigen Geräts gesteckt, um das sich alles auf ihrer Webseite dreht: **Der Hamoni-Harmonisierer.** Das Resultat ist ein hochwirksamer Schutz vor den wichtigsten Elektrosmog-Belastungen unserer Zeit (Handy, WLAN, Stromnetz) sowie vor geopathischen Belastungen durch Erdstrahlung.

- Hochwirksamer Schutz gegen Elektrosmog (WLAN, Handy, Stromnetz) und Erdstrahlung (geopathische Belastungen).
- Kunden und Heilpraktiker berichten von Hilfe bei diversen, teils schweren und chronischen Erkrankungen.
- Ein Baubiologe zeigt im Herzfrequenz-Variabilitäts-Test: Der Dauerstress bei Belastung durch Elektrosmog (Mobiltelefon) und auch bei Erdstrahlung (Wasserader) konnte bei allen Probanden stark reduziert wurden.
- Heilpraktiker-Tests zeigen mit Hilfe der NLS-Diagnose-Methode eine sehr positive Wirkung des Geräts.
- Nur ein Gerät schützt auch große Häuser und Wohnungen. Großer Schutzbereich: Halbkugel von ca. 12 m Radius.
- Einfache Anwendung: Gerät wird am passenden Ort auf dem Fußboden platziert. Eine kurze, gut verständliche Bedienungsanleitung liegt bei.

Wartungsfrei und sehr langlebig: Hochwertige, vergoldete Innenkomponenten für jahrzehntelange Lebensdauer. Kein Stromanschluss, Batterie bzw. Erdung notwendig. Gerät versorgt sich per „Energy Harvesting“ selbst mit elektrischer Energie.

- 2-Komponenten-Technologie: Elektronische und Festkörperphysik-Komponente.
- 30-jährige Entwicklungshistorie (Deutschland, Kanada, Österreich). Patentierte Technologie. Jedes Stück Handarbeit.
- Hochqualifiziertes, wissenschaftliches Entwicklungsteam: Dipl. Ing. der technischen Physik, Dipl. Ing. des Maschinenbaus, Radiästhet mit jahrzehntelanger Erfahrung.
- Der Hamoni-Harmonisierer schützt eine Halbkugel von ca. 12 Metern Radius. Die Schutzkuppel wirkt von der Aufstellebene des Geräts nach oben.
- Der große Wirkbereich schützt auch große Wohnungen und Einfamilienhäuser.

Die Schadwirkung: Wenn „durchschnittlich sensible“ (also nicht elektrosensible) Menschen an die Wirkung denken, die sie am eigenen Leib durch Elektrosmog erfahren, fällt den meisten das Wärmegefühl ein, das nach einem langen Handytelefonat im Kopf auftritt. So unangenehm das sein mag, biologisch stellt diese Wärme, in der Fachsprache auch „thermische Wirkung“ genannt, kaum ein Problem für unseren Organismus dar, im Gegenteil. Denken Sie an den therapeutischen Einsatz von Wärme bei einer Reihe von Beschwerden (z.B. Gelenks- und Muskelprobleme, Wundheilung).

Zudem werden wir durch natürlich vorkommende elektromagnetische Strahlung teilweise deutlich stärker bestrahlt als durch technische, ohne darauf negativ zu reagieren.

Beispiele

Je nach geographischer Lage und Jahreszeit beträgt die Strahlungsflussdichte der Sonnenstrahlung zwischen 8 und 24 mW/cm², während sie bei einem Handytelefonat typischerweise weniger als 0,2 mW/cm² (also ca. 1/80 davon) liegt. Und wenn Sie neben einem Mitmenschen in 1 Meter Abstand stehen, so strahlt dieser Wärmestrahlung im Infrarotbereich von ca. 0,3 mW/cm² auf Sie ab, was also dem 1,5fachen der Strahlungsflussdichte beim Handytelefonat entspricht.

Warum also bekommt uns technisch erzeugte Strahlung so schlecht, während uns natürliche Strahlung, teils 100fach stärker, nichts anhaben kann, ja im Falle von Sonnenstrahlung (in Maßen) und Körperwärme sogar positiv für uns ist?

Die Wissenschaft ist sich heute einig, dass dies deswegen so ist, weil wir an die natürliche Strahlung aus der Evolution gewöhnt sind, an die technische allerdings nicht. Und bei dieser Gewöhnung ist nicht die Wärme relevant, sondern eine andere Wirkung. Man bezeichnet sie konsequenterweise als „nicht thermische“ bzw. „athermische“ Wirkung. Genauer gesagt handelt es sich dabei um eine ganze Reihe von Wirkungen bzw. Eigenschaften des elektromagnetischen Feldes, wovon einige aber noch nicht bekannt bzw. hinreichend erforscht sind. Was allen diesen Wirkungen gemein ist: Sie erzeugen Stress. Deswegen tragen diese Anteile des Elektrosmogs auch den treffenden Beinamen „stresserzeugende Komponenten“. Der Stress entsteht dabei zuerst auf zellulärer Ebene in Form von sogenanntem oxidativem Stress. Dieser äußert sich dann schnell auf Ebene des ganzen Organismus in Form der typischen Stressreaktionen von Herz-Kreislauf-System, Verdauung etc.

Hier sei nur so viel gesagt: Das hohe Schadpotential des Zellstresses kann eine Vielzahl von Beschwerden und Krankheiten erklären, von Kopfschmerzen, chronischer Erschöpfung, Allergien, einer Vielzahl von neuropsychiatrischen Krankheiten bis zu DNS-Schäden, Schäden am Embryo und Krebs.

Und dass wir es im wahrsten Sinne des Wortes mit athermischen Wirkungen zu tun haben, zeigt, dass im Mikrowellenbereich schon bei Strahlungsflussdichten von einem Zehntausendstel der heutigen Grenzwerte biologisch wirksame Zellveränderungen beobachtet wurden.

Die lange Erfahrung in der Strahlen- und Magnetbiologie zeigt auf, dass die biologischen Effekte von elektromagnetischen Feldern athermisch sind und daher aus einer Niedrigenergie-Sichtweise unbedingt beachtet werden müssen. Der Harmonisierer kann daher das Mittel der Wahl sein, um diesen elektromagnetischen Stress erheblich zu reduzieren.

Der Celltuner (Tesla-Oszillator)

Aspekte der „Energetischen Wirkweise" des Celltuners

Die Basiserfindung der Hochfrequenztechnologie und damit letztlich auch des Celltuners, geht auf Nikola Tesla, den genialsten Erfinder aller Zeiten, zurück.

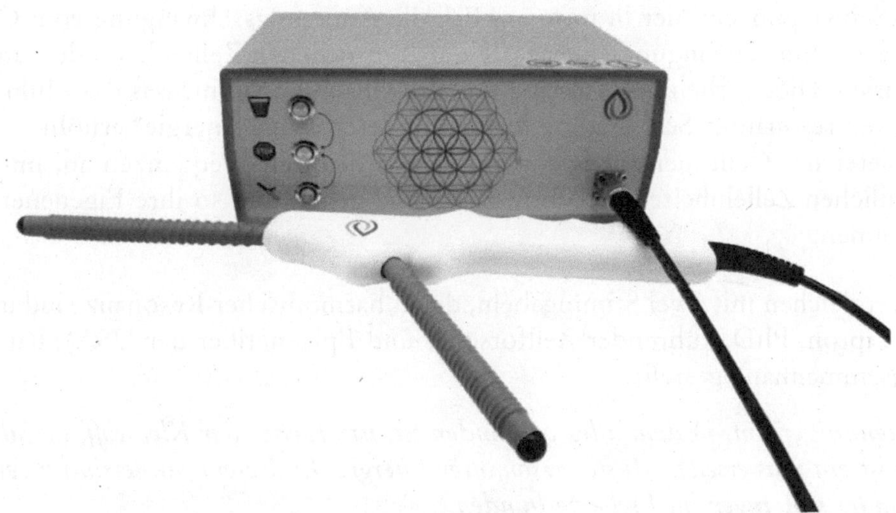

Abb. 12: Der Celltuner ist ein Hochfrequenztechnologiegerät, das auf Nikola Tesla zurückgeht, der als bedeutenster Erfinder aller Zeiten gilt.

Mit dieser Zusammenfassung wird versucht, die enorme Tragweite des wichtigsten Credos von Nikola Tesla zu unterstreichen: Wenn Du die Geheimnisse des Universums finden möchtest, dann … denke in den Begriffen Energie, Frequenzen und Schwingung.

Resonanz und Antennen

Der Celltuner arbeitet über eine spezifische, von Nikola Tesla erfundene, longitudinale elektromagnetische Trägerwelle, auf die Informationsfrequenzen und Energieimpulse moduliert sind:

- Trägerwelle mit 144 Mhz; der Celltuner nutzt eine Trägerwelle mit 144 MHz; dies entspricht dem „Code 144", was als Code der göttlichen Ordnung betrachtet wird.
- Energiesignale von -70 Millivolt für die elektrische Zellmembranspannung.
- Portfolio der wichtigsten „Lebensinformations-Frequenzen" für alle Organe, Zelleinheiten, Zellen, Mitochondrien und auch Bakterien; der Celltuner spricht damit das komplette „Ökosystem Mensch" an.

Damit erfahren alle angesprochenen Systeme einen Reset in die nativen, harmonischen Ur-Frequenzen und einen signifikanten Energiezuwachs. Gleichzeitig können Trinkwasser und vor allem auch die Körperflüssigkeiten durch die Befeldung hexagonal aufbereitet werden, was der „Schlüssel" zur Gesundheit ist. Zusätzlich können die damit aktivierten Mitochondrien in den Zellen, in denen es erforderlich ist, künstliches Fieber erzeugen, und so zur intrazellulären Neutralisierung von Krankheitserregern aller Art beitragen.

Das Spektrum der genutzten Signale und Frequenzen ist dabei auch ganz spezifisch auf die nativen Urinformationen/Urschwingungen unserer Trillionen von Mitochondrien in all unseren Zellen abgestimmt. Da sie für die Energieversorgung aller Zellen zuständig sind, sind die Mitochondrien die für unseren Körper mit Abstand wichtigsten Organellen.

Optimal funktionierende Mitochondrien sind daher eine wichtige Voraussetzung für die Gesundheit aller Organe und eines starken Immunsystems. Sehr gute Mitochondrien erzeugen sehr viel Energie (ATP); mit ihren multiplen Funktionen stoppen sie vorzeitige Alterungsprozesse und wirken präventiv sowie regenerierend bezüglich vieler Erkrankungen, denn Krankheit beruht auf der Abwesenheit von Energie.

Wie wird das wertvolle Portfolio von Lebensinformations-Signalen des Celltuners empfangen und umgesetzt?

- Resonanz/konstruktive Interferenz: bei der konstruktiven Interferenz überlagern sich zwei phasengleiche Schwingungen; hier in unserem Fall die Anregungsschwingung vom Celltuner sowie eine dazu resonante Schwingung einer gezielt angesprochenen Zelleinheit oder zum Beispiel von Mitochondrien. Diese gehen in Resonanz und schwingen kohärent, was dazu führt, dass sich die Amplitude der resonanten Schwingung und damit deren „Eigenenergie" erhöht.
- Insoweit bietet der Celltuner ein Spektrum der wichtigsten Frequenzen an, mit denen unsere unterschiedlichen Zelleinheiten/Zellen in Resonanz gehen und so ihre Eigenenergie signifikant erhöhen können.

Man kann das vergleichen mit zwei Stimmgabeln, die in harmonischer Resonanz sind und gemeinsam schwingen. Bruce Lipton, PhD (führender Zellforscher und Epigenetiker der USA), hat dies einmal in einen größeren Zusammenhang gestellt:

- *„Im Quantenuniversum, in dem alles verbunden ist, ist „Liebe" der Klebstoff, der alles zusammenhält. Liebe ist ein universelles Muster resonanter Energie. In diesem Sinne sind zwei Stimmgabeln, die miteinander schwingen, in Liebe verbunden."*
- Mit anderen Worten, mit den durch den Celltuner erzeugten resonanten, kohärenten Schwingungen sind wir in kohärenter, resonanter Weise in Liebe mit unseren Zellen, Mitochondrien, Bakterien usw. verbunden.
- Resonanz I Magnetresonanzfeld I „Hado": Masaru Emoto (berühmter japanischer Parawissenschaftler und Wasserforscher) fand heraus, dass sämtliche Substanzen ihr eigenes spezielles Magnetresonanzfeld haben. Das bedeutet z.B. für Wasser (99% aller Moleküle im Körper eines Menschen sind Wassermoleküle), dass es in Gegenwart einer anderen Substanz, z.B. eines Kristalls oder entsprechender Magnetfelder seine „kristalline Struktur" verändert und die Substanz bzw. Energiefelder spiegelt.
- Dies gilt selbst für Gedanken, Absichten und insbesondere Emotionen. **Wasser verändert sich in eine schönere, kristalline Form, wenn die Gedanken positiv sind oder die Felder des Celltuners lebensbejahende Signale und Felder vermitteln.**
- Viele Schweizer Laborversuche mit mikroskopischen Fotografien nach dem Vorbild von Masaru Emoto haben bewiesen, dass bereits eine 5-minütige Befeldung mit dem Celltuner genügt, um Wasser neu zu informieren, völlig neu und hexagonal zu strukturieren und eine harmonische, hexagonale Energiesignatur des Wassers zu erhalten.
- Das Prinzip hinter dieser Offenbarung nennt Emoto „Hado" oder die „Quelle der Energie", die hinter allem steht. Hado steht dabei für die spezifische Schwingungswelle, die von Elektronen erzeugt wird.
- Wo immer Hado ist, ist ein Magnetresonanzfeld. Nach Emoto bedeutet das: *„Hado – der Ursprung von allem – ist das Magnetresonanzfeld selbst."*
- Der Celltuner erhöht und aktiviert durch die komplexe Wirkweise seiner differenzierten, elektrischen und elektromagnetischen Signale auch die Spins und Schwingungswellen der Elektronen und beeinflusst damit in sehr positiver Weise „Hado".
- Antennen-System: Im ganzen Körper haben wir ein multiples, fantastisches Antennensystem, das gerade für den Empfang von magnetischen und elektromagnetischen Wellen und Signalen wunderbar geeignet und bestimmt ist. Hier geht es z.B. um das Erdmagnetfeld, lunisolare

Schwingungen (und auch Gravitationsfelder), kosmische Strahlungen, Schwingungen aus dem universellen Informationsfeld/Quantenvakuum usw. Selbst Informationen aus dem „morphischen Feld" nach Rupert Sheldrake und insbesondere die elektromagnetischen und magnetischen Signale von unserem Gehirn und von den 40.000 bis 50.000 unabhängigen Neuriten im Herz können wir mit diesen körpereigenen Antennen-Systemen empfangen und verwerten. Äquivalent dazu empfangen wir natürlich auch die Frequenzen des Celltuners.

Unsere wichtigsten leistungsstärksten Antennen-Systeme einmal aufgelistet:

- Doppelhelix-Struktur der DNS; die DNS/Gensequenzen sind im Zellkern einer jeden einzelnen Zelle; ein Mensch mit 70 kg hat ca. 70 Billionen Zellen; pro kg Körpergewicht ca. 1 Billion.
- Ringförmige DNS der Mitochondrien; es befinden sich ca. 160-180 Trillionen Mitochondrien und damit ca. 6 kg in den Zellen eines Menschen.
- Ringförmige Haupt-DNS unserer Bakterien; numerisch gibt es 9-mal mehr Bakterien als Zellen im Körper; bei einem 70 kg-Menschen also ca. 630 Billionen Bakterien!
- Magnetitkristalle in der Hirnmembran (100 Millionen pro Gramm) und sonstiges Gehirngewebe (5 Millionen pro Gramm) sowie in einem Nervenbündel bei der Zirbeldrüse und hinter der Siebbeinhöhle in der Nähe der Nasen- und Augenhöhlen. Aber auch alle unsere Bakterien enthalten Magnetitkristalle, die von russischen Wissenschaftlern zuerst entdeckt und nachgewiesen wurden.
- Calcite in der Zirbeldrüse und im Innenohr; die Zirbeldrüse verfügt damit über die leistungsstärkste Antenne des Körpers für entsprechende Signale aus der Umwelt und sogar aus dem universellen Informationsfeld.
- Gliazellen im Gehirn; es gibt zehnmal mehr elektro- und magneto-sensible Gliazellen im Gehirn als Neuronen, also ca. 1 Billion Gliazellen im Gehirn.
- Gliazellen im Herz- und Darmbereich; auch hier gibt es unabhängig vom Gehirn arbeitende Nervenzellen, die von Gliazellen und damit Antennen umgeben sind.
- Mikrotubuli in allen Nervenzellen; im Zytoskelett der einzelnen Nervenzellen (allein im Gehirn ca. 100 Milliarden) gibt es eine Unzahl von winzig kleinen Röhrchen (Durchmesser 25 Nanometer).
- Diese sogenannten Mikrotubuli dienen als Antennen, jedoch auch dazu, durch einen quantenmechanischen Tunneleffekt eine innere Kommunikationsvernetzung aller Gehirnzellen zu ermöglichen. Über diese Mikrotubuli können freie, delokalisierte Elektronen (im hexagonalen Wasser gibt es ganze Elektronenplasmaschichten davon) sogar in Hyperräume/andere Dimensionen tunneln und dort entweder Informationen aus dem universellen Informationsfeld oder gar pure Energie aus der „dunklen Energie" oder „dunklen Materie" zurück in die Zellen transportieren.
- Wasser/Körperflüssigkeiten: Wasser macht 99% aller Moleküle im Körper eines Menschen aus und ist damit unsere allumfassende, größte und ebenfalls hochsensible Antenne. Die Wirkeffizienz ist dabei umso besser, je mehr hexagonale Anteile die Körperflüssigkeiten haben. Hexagonales Wasser ist so sensibel, dass es selbst geringfügigste Schwankungen im Erdmagnetfeld wahrnimmt.
- Gleiches gilt für lunisolare und kosmische Strahlungen und insbesondere elektromagnetische Wellen, die durch Gedanken (vom Gehirn) oder insbesondere magnetische Signale aus dem Herz (siehe „Heart Coherence"-Methode/Gregg Braden) ausgesendet werden. Unser „hexagonales, reines Wasser" kann ca. 3.000 unterschiedliche Informationsfrequenzen sowie Energiefrequenzen aufnehmen, speichern und wieder abgeben. Hexagonales Wasser gelingt dies dabei mit dreimal so viel Energie wie „normalem", unstrukturiertem Wasser.
- Hinzu kommt, dass durch die Befeldung bereits vorhandene, schädliche Informationen gelöscht werden und sich dadurch noch die Kapazität zur Aufnahme neuer Informationen erhöht.

Sonderfunktion des Herzens (u.a. Dr. med. Hollerbach/Der Quantencode)
Die Mayas verstanden den Menschen als einen eigenen Kosmos im Kleinen, und dass unser Herz mit dem Zentrum des Sonnensystems gekoppelt ist. Auch Paracelsus wusste um die besondere Stellung des Herzens und setzte es mit dem Edelmetall Gold und der Sonne gleich. Rudolf Steiner räumte dem Herzen wie auch der Sonne eine ebenso wichtige Bedeutung ein.
Das Herz ist ein Wahrnehmungsorgan (Antenne), das eine unglaubliche Fülle an Informationen aus dem Universum wahrnimmt und unserem Körper vermittelt. Als energetische Basisstation produziert das Herz elektromagnetische Impulse (EKG), die selbst über den Körper hinaus messbar sind. Diese elektromagnetischen Wellen durchströmen, rhythmisieren und synchronisieren den ganzen Körper bis hinein in die DNS jeder Zelle. Die vom Herzen ausgehenden Signale sind auf extrem große Entfernungen (bei enger emotionaler Verbindung der Menschen sogar über Kontinente; dies lässt sich über das quantenmechanische Phänomen der „Verschränkung" erklären) auf andere Menschen übertragbar und bewirken nicht nur eine Änderung des EKGs bei den Empfängern, sondern sogar eine Änderung der Hirnströme (Delta-, Theta-, Alpha-, Beta-, Gamma-Frequenzen) – messbar über EEG. Die magnetischen Signale, die vom Herzen, initiiert durch positive Emotionen, gesendet werden können, sind insoweit 5.000-fach stärker als die Gehirnfrequenzen.

Wie wir von Masaru Emoto wissen, hat jede Substanz/Materie ein eigenes Magnetresonanzfeld, das mit diesen Signalen des Herzens in Resonanz gehen kann. Jegliche Substanz, Materie, Zellen etc. kann damit positiv beeinflusst und letztlich gesteuert werden. Mit ruhiger, gleichmäßiger Atmung und der Aufmerksamkeit beim Herz (die Energie orientiert sich an der Aufmerksamkeit) kann man die sogenannte Herzkohärenz trainieren. Dies führt zu einer kompletten Harmonisierung und Synchronisierung im Körper und einer optimalen Herzfrequenzvariabilität.

Dr. med. Hollerbach nennt seine Methode „Herzdenken". Dr. Joe Dispenza mit seiner „Formula" (Heart and Brain Coherence) und Gregg Braden mit seiner „Heart Coherence"-Methode, gehen noch einen Schritt weiter und erklären 100% nachvollziehbar, dass wir mit den „Herzsignalen" nicht nur unsere Materie, sondern sogar unser Quantenvakuum, das „Meer aller Möglichkeiten", „Field of Potentiality", „IP, Infinite Potentiality", „Göttliche Matrix", „Kraftfeld" (nachfolgend kurz „Feld" genannt) für die Erschaffung einer neuen Realität nutzen können, und dies in jeder Hinsicht. Wir haben damit Zugang und nutzen die weiteren Dimensionen des quantenphysikalisch nachgewiesenen „Feldes" und sind insoweit temporär nicht an die Begrenzung von Raum, Zeit und Materie gebunden, sondern sind pure ENERGIE. Letztlich können wir mit der „Formula" unsere eigene neue Welt in einer eigenen neuen Dimension erschaffen. Dr. Dispenza fasst das in einem Kernsatz so zusammen:

NEW PERSONALITY LEADS TO A NEW PERSONAL REALITY.

Über die longitudinalen Trägerwellen des Celltuners kommen nun diese lebenswichtigen, elektromagnetischen Informationssignale unverfälscht und praktisch zeitgleich ohne Energie- oder Informationsverlust an. Dies geschieht übrigens mit 100-fach stärkerer Wirkung auf die Zellen, als z.B. mit chemischen Molekülen/Medikamenten. Die Übertragungsgeschwindigkeit dabei beträgt über 300.000 km/s. So erreichen die Informationssignale Billionen von Zellen, Billiarden von Bakterien und Trillionen von Mitochondrien sowie 99% aller Moleküle des Körpers (idealerweise wie gesagt hexagonales Wasser) sowie das „Feld", das „Meer aller Möglichkeiten".

Bakterien und Mitochondrien
Wie können wir mit den gleichen elektromagnetischen Informationssignalen auch die mitochondriale DNS und insbesondere auch die DNS aller Billionen von Bakterien in uns erreichen und informieren? Hierzu muss man wissen, dass unsere geniale Natur die DNS aller lebenden Organismen (dazu gehören auch Mitochondrien und Bakterien) immer aus den gleichen vier Basen herstellt, nämlich aus Adenin (A), Guanin (G), Thymin (T) und Cytosin (C). Auch lassen sie sich immer nur in ganz bestimmten Sequenzen verbinden. Man spricht hier deshalb vom göttlichen „Universellen Code".

Mit anderen Worten: Der Celltuner kennt und nutzt die Geheimnisse des „Universellen Codes".

Zirbeldrüse

Zirbeldrüse, auch „Drittes Auge" oder „Auge des Horus" genannt; von der Hirnregion mit der Hypophyse, dem Hypothalamus sowie der Zirbeldrüse spricht man auch vom „Kristallpalast". Diese Wortwahl legt schon nahe, welche ungeheure Bedeutung der Zirbeldrüse zu allen Zeiten zu Recht zugeschrieben wurde. Mit ihrer Zapfenform kommt sie auch in vielen dominanten Symbolen in allen weltweiten Religionen und Kulturen vor. Zum Teil wurde auch angenommen, dass der Sitz der Seele in der Zirbeldrüse sei. Man geht auch davon aus, dass die Zirbeldrüse selbst sogar ein Magnetfeld erzeugt.

Verwenden wir den Celltuner am oberen Nacken, können wir den Körper darin unterstützen, die in den Membranen der Zirbeldrüse vielfach eingelagerten Giftstoffe wie Fluoride, Aluminium, Blei, Quecksilber, Titan, Kohlenwasserstoffe, Glyphosat, Cortisol usw. mit Unterstützung von hexagonalem Wasser bestmöglich loszuwerden und damit einerseits Entzündungen und andererseits Kalzifizierungen in der Zirbeldrüse stark zu reduzieren.

Mit der Kalzifizierung geht oft ein dramatischer Schrumpfungsprozess der Zirbeldrüse einher; so kann sie auf etwa ein Zehntel der ursprünglichen Größe (wie wir sie bei einem gesunden 10-Jährigen vorfinden) schrumpfen. Um die Zirbeldrüse vor schweren weiteren Schädigungen durch Entzündungen zu schützen, verursacht unser Körper den Kalzifizierungs-Prozess. All das hat natürlich schwerwiegende Auswirkungen auf unseren, auch spirituellen Gesundheitszustand.

Die Zirbeldrüse liegt am oberen Ende der Wirbelsäule und ragt in einen kleinen Hohlraum (drittes Ventrikel), der mit einer soleartigen Flüssigkeit (vergleichbar dem Fruchtwasser) gefüllt ist. Sie ist nicht wie die Nervenzellen des Gehirns besonders gegen Giftstoffe und Krankheitserreger geschützt, da dieser Bereich außerhalb der Bluthirnschranke lokalisiert ist. Der Celltuner macht nun genau diese Flüssigkeit hexagonal, erhöht durch konstruktive Interferenzen die Eigenenergie der Zirbeldrüse und erhöht die elektrische Zellmembranspannung der Zellen der Zirbeldrüse. Damit wird die Funktion der Zirbeldrüse in jeder Hinsicht optimiert.

Obwohl nur ca. bohnengroß, ist die Zirbeldrüse das nach der Niere am zweitstärksten durchblutete Organ, was auch insoweit deren Bedeutung klarmacht. Sie ist die Masterdrüse aller Drüsen. Ihr obliegt nicht nur die Steuerung vieler anderer Drüsen, sondern auch die Initialsteuerung des Mikrobioms (Billionen von Bakterien im Darm) und unseres Circadianischen Systems; sie ist verantwortlich für den Herstellungsprozess und die Ausschüttung von Serotonin (Tageslichthormon), von Melatonin (Schlaf- und Hauptregenerations-Hormon), von Piolin (begünstigt einen übersinnlich-medialen Bewusstseinszustand) sowie von DMT, dem „spirit-Molekül" oder „Molekül des Bewusstseins", das einen Zugang zu anderen Dimensionen schaffen soll und sogar Halluzinationen hervorrufen kann. DMT gilt als Wunderstoff, der im Gehirn ein höheres Bewusstsein schafft und die Mittelhirn-Aktivität auf ca. 40% erhöht. Die Zirbeldrüse wird deshalb auch als „Spirituelle Drüse" betrachtet. Sie hat piezoelektrische Fähigkeiten (Druck kann in elektrische Energie umgewandelt werden) und ist selbst elektro- und lichtsensibel.

Selbst Blinde unterliegen deshalb dem biologischen Tag/Nacht-Rhythmus. Die extrem sensitive Zirbeldrüse ist besonders anfällig für Handystrahlen und sonstigen Elektrosmog. Sie ist unser direkter Zugang zum universellen Informationsfeld/Quantenvakuum. Entsprechend ist sie auch mit den notwendigen Calcit-Antennen für den optimalen Empfang aller magnetischen, elektromagnetischen oder Gravitationsfeld-Signale/-Wellen ausgestattet. Da erstaunt es auch schon nicht mehr, dass die Zirbeldrüse in ihrem zapfenähnlichen Aufbau der magischen Fibonacci-Zahlenfolge-Spirale, die die Grundordnung der Natur decodiert, folgt. Sie folgt damit auch dem „Goldenen Schnitt".

Die Funktion der Zirbeldrüse mit dem Celltuner zu optimieren, hat deshalb absolute Priorität und eine enorme, auch spirituell positive Wirkung für unsere Gesundheit.

Schumann-Frequenz – Schumann-3D-Systeme – Zirbeldrüse

Man kann die Identität und Wirkweise der Zirbeldrüse nicht komplett erfassen, ohne die Schumann-Frequenz dabei zu berücksichtigen. Diese ist nach Prof. Otto W. Schumann benannt, der 1952 die wichtigste und elementare Frequenz auf der Erde für alle lebenden Organismen berechnete. Die Schumann-Frequenz ist die elektromagnetische Eigenresonanzfrequenz der Erde, die taktgebende Hintergrundschwingung in unserem Lebensraum. Sie wirkt sehr positiv auf den gesamten menschlichen Körper ein und aktiviert den Stoffwechsel. Sie wird auch „Heartbeat of Mother Earth" genannt. 1952 wurde sie mit 7,83 Hz definiert (dies entspricht dem oberen Theta-, unteren Alphabereich der Hirnfrequenzen). Dies ist auch ein bleibender Wert, da sich diese Frequenz aus dem konstanten Verhältnis von Erdumfang und Lichtgeschwindigkeit berechnet.

Es ist umstritten, ob sich die schon immer bestehenden, mehreren Oberwellen zur Schumann-Frequenz (14 Hz, 20 Hz, 26 Hz, 33 Hz, 39 Hz, 45 Hz und 59 Hz) heute erhöht haben; nach dem HeartMath-Institut ist dies jedoch nicht der Fall.

Wie wichtig die Schumann-Frequenz ist, zeigt die Aussage von Prof. König, ehemaliger Präsident der Technischen Universität in München. Für ihn *„sei es die wichtigste wissenschaftliche Einzelerkenntnis des Jahrhunderts, die Auswirkungen der Schumann-Frequenz auf alle lebenden Organismen erkannt zu haben."*

Wie bereits beschrieben, liegt unsere wichtigste Drüse, die Zirbeldrüse, ziemlich exakt im Zentrum des Gehirns. Sie ist der „Dirigent" aller anderen Drüsen und für die Taktung von Zigtausenden von Enzymen verantwortlich. Diese Enzyme sorgen für die Erneuerung und das Recycling von durchschnittlich 7 Millionen Zellen pro Sekunde. Die Zirbeldrüse bewirkt selbst die Initialsteuerung der Darmflorabakterien, auch Mikrobiom genannt. Es geht dabei um die Information, welche Hormone in welcher Quantität gebraucht werden, denn ca. 80% der Hormone werden vom Mikrobiom hergestellt. Die Zirbeldrüse hat, und das ist nun sehr wichtig, als Eigenfrequenz die Schumann-Frequenz und wird durch diese harmonisiert und aktiviert. Alle dreißig Sekunden erfolgt über das Erdmagnetfeld, aufgenommen über die Calcit-Antennen in der Zirbeldrüse, eine Rekalibrierung auf die Schumann-Frequenz. Die Zirbeldrüse ist über röhrenförmige Kanäle sowie Ventrikel mit dem Zentralkanal des Rückenmarks verbunden; über diese Verbindungen gelangen die Hormone in weit entfernte Teile des Körpers. Insbesondere ragt sie in den mit wässriger Flüssigkeit gefüllten dritten Ventrikel (Hohlraum) des Gehirns und kann deshalb mit Schallwellen oder anderen Schwingungen zum Mitschwingen gebracht werden.

Die Zirbeldrüse, die auch über piezoelektrische Eigenschaften verfügt (Druck kann in elektrische Energie umgewandelt werden wie auch im Bindegewebe), kann nun durch die von den Schumann-3D-Systemen in die wässrige Flüssigkeit übertragenen Schwingungen in ihre harmonische Eigenfrequenz zurückkalibriert werden. Zusätzlich können über die wässrige Flüssigkeit auch Druckimpulse erzeugt werden, die das piezoelektrische System aktivieren. Die Folge ist, dass die Zirbeldrüse wieder in ihrer harmonischen Eigenschwingung ist und selbst Energie erzeugt, was ihre Funktion wieder optimiert.

Zur Dekalzifizierung können hier beispielsweise Vitamin K2 (wirkt dekalzifizierend in allen Bereichen), Kokosöl, Chlorella und Spirulina, Petersilie, Alfalfa, Bentonit und Zeolith, Paranüsse (hoher Gehalt an Selen und Vitamin E), Kurkuma und Tamarinde beitragen – ebenso die abendliche Einnahme von Melatonin (bis max. 10 mg). Ganz wichtig und äußert positiv wirkt die Reharmonisierung durch die Schumann-Frequenz/-Schwingung. Hierzu gibt es entsprechende wissenschaftliche Untersuchungen von Prof. Dr. Dr. Enrico Edinger, die dies belegen.

Alles ist letztlich pure Energie und Information und kann durch longitudinale, elektrische, elektromagnetische und magnetische Felder und Informationssignale, wie sie auch vom Celltuner generiert werden, äußerst positiv beeinflusst werden.

Code „144" – Der Code der Göttlichen Ordnung
Der Celltuner arbeitet ganz bewusst über die longitudinale Trägerfrequenz von 144,015 MHz mit dem „Code 144"; er wird auch der „Code der göttlichen Ordnung" genannt. Jegliches Dasein und damit auch alle Aspekte menschlichen Daseins beruhen auf Schwingungssignaturen, also auf Codierungen, und erscheinen deshalb mathematisch und numerisch darstellbar. Dieser Auffassung waren über die Jahrtausende praktisch alle Kulturen und Religionen und vor allem sehr viele bedeutende Wissenschaftler.

Erwähnt sei hierzu der berühmte, aber auch sehr umstrittene, russische Heiler Grabovoi, sowie der genialste Erfinder aller Zeiten, Nikola Tesla, der z.B. als oberste und wichtigste Zahl die 144 darstellte in seiner „MAP TO MULTIPLICATION / COMPOSITES AND PRIMES".

Der italienische Mathematiker „Fibonacci" hatte bereits um das Jahr 1200 n.Chr. erkannt, dass der Natur eine verborgene Ordnung zugrunde liegt. Er hat diese in der magischen Fibonacci-Zahlenfolge, die eng mit dem „Goldenen Schnitt" zusammenhängt, in seiner berühmten Zahlenfolge ausgedrückt. Die „144" ist die einzige Quadratzahl, die darin vorkommt und sie spielt auch hier eine zentrale Rolle. Die spezielle 144-Hz-Frequenz wird als eine Grundschwingung im Universum zum Erschaffen von Vollkommenheit verstanden und enthält auch die Schwingungen der magischen Zahl 12, aus der sie aus dem Quadrat 12 x 12 entstanden ist.

Auch gibt es die 432 Hz (entstehend aus 144 x 3) kosmische Welle; zum einen bekannt als die eigentliche Herz-Eigenfrequenz, zum anderen die ideale harmonische Tonfrequenz zur Stimmung aller Musikinstrumente. „144 Hz" steht auch für Heilung und Zellenergie: *„Der Code 144 ist die göttliche Ursprungskraft. Diese Schwingung trägt alles im gesamten Universum in sich."*

Der Code 144 spielt(e) eine Rolle bei den Ägyptern, den Maya, den Druiden… und auch in der dreidimensionalen Darstellung des Davidsterns, dem MER-KA-BA sowie der keltischen TARA-Brosche. Der Code 144 spielt auch bei der hier vorgestellten „These" eine wichtige, im Detail beschriebene Rolle mit folgender Symbolik: Die zwei Vieren sind der Hinweis auf die je 4 Ecken der 2 Pyramidenformen, die mit ihren Spitzen verbunden sind, also die Struktur, in der und durch die alles Sein existiert. Die „1" bedeutet die Mitte dieser Struktur, die Verbindungspunkt an der Spitze der beiden Pyramiden.

144 ergibt zudem in der Quersumme 9 = die 9 Punkte des Lebensbaumes bzw. der Lebens-Pyramide des Menschen und bedeutet: der vollkommene Mensch, der nach Gottes Gebot in der Liebe lebt.

An dieser Stelle nur noch kurze Hinweise bzgl. der Bedeutung der einzelnen Elemente des Code 144:

- **Die 1:** Das Eine, Gott, Der große Geist, Ewigkeit, Kreis, Zentrum, reinster Ton.
- **Die 4:** Das erste Ergebnis der Zeugung aus Zweien sowie Basis des dreidimensionalen Raumes.
- **Die 4:** Die 4 Elemente Feuer, Erde, Luft, Wasser; Symbol für Erde und die natürliche Welt.
- **Die 9:** Quersumme von 144; 9 ist die himmlische Ordnungszahl und das vollendete Leben.
- **Die 12:** Das physische Universum besteht aus drei Generationen von 4 Grundteilchen, also 12.

NIKOLA TESLA – Celltuner – TESLA-OSZILLATOR

„Wenn Du die Geheimnisse des Universums finden möchtest, dann…
denke in den Begriffen Energie, Frequenzen und Schwingung."

Primäre Quellen sind Veröffentlichungen von Arthur Tränkle, Bruce Lipton, PhD, Dr. Joe Dispenza, Gregg Braden. Dr. med. Hollerbach, Burkhard Heim, Prof. Dr. Mu Shik Jhon, Dr. Ulrich Warnke, Dr. Masaru Emoto, Lothar Hirneise, Prof. Dr. Dr. Edinger, K. Strlek, Pam Grout, Cyndi Dale … Peer Zebergs/Cell Energy Center

Fullerenes Wasser, der Gesundbrunnen für Heilung und Gesundheit

Was sind Fullerene?

Fullerene sind Kohlenstoffmoleküle in Form einer geschlossenen Kugel, wobei sich die Kohlenstoffatome – und das ist die Besonderheit – an der Oberfläche dieser Gebilde zu einem Gitter anordnen, während das Innere hohl bleibt. In den am besten untersuchten Fullerenen aus sechzig bis siebzig Kohlenstoffatomen erkennt man eine Art Fußball. Ihren Namen haben die Fullerene jedoch in Erinnerung an Richard Buckminster Fuller, einem Architekten ähnlich aussehender, kugelförmiger Häuser.

Erzeugt wurden Fullerene erstmals von Richard Smalley und seinen Mitarbeitern im Jahre 1985. Für diese Entdeckung und ihre Erforschung wurden Robert F. Curl jr., Sir Harold W. Kroto und Richard E. Smalley 1996 mit dem Nobelpreis für Chemie ausgezeichnet.

Fullerene entstehen, wenn Kohlenstoff bei hoher Temperatur in einer sauerstofffreien Atmosphäre verbrannt wird, etwa in einem elektrischen Lichtbogen – bei Anwesenheit von Sauerstoff würde der Kohlenstoff wie ein Brikett verbrennen. Dabei lagern sich Kohlenstoffatome aneinander und wachsen zu Ketten unterschiedlicher Länge. Einige davon wachsen auch in die Breite und bilden so allmählich die kugelförmige Struktur des Fullerens. Durch gezielte Anlagerung weiterer Kohlenstoffatome an ein solches, etwa bei der Herstellung im Labor, kann ein Fulleren fast beliebig verlängert werden. So entstehen lange Schläuche, die sogenannten Nanoröhren.

Das chemische Element Kohlenstoff kann aufgrund seiner Elektronenkonfiguration eine beliebige Anzahl von Verbindungen eingehen und so äußerst komplexe Moleküle bilden. Ohne diese Verbindungsvielfalt von Kohlenstoff wäre kein Leben auf der Erde möglich. In reiner Form, also ohne Verbindung mit anderen Elementen, kommt Kohlenstoff als Grafit, Diamant und eben als Fulleren vor. Kaum jemand hatte erwartet, dass eine derart stabile und symmetrische Kohlenstoff-Modifikation (Fulleren) außer den bisher bekannten möglich sein kann. Noch größer war die Überraschung der Wissenschaftler, als sich später herausstellte, dass diese Kohlenstoff-Modifikation auch in der Natur vorkommt – und zwar unter anderem im Edelschungit-Gestein. Inzwischen kennt man über ein Dutzend von Fullerenformen. Die zuerst entdeckte und die bisher am besten bekannte ist C60. Es ist das symmetrischste und stabilste Fulleren. Das Molekül ist kugelförmig und besteht aus 60 Kohlenstoffatomen, die zu Fünf- und Sechsecken verbunden sind. C60 ist auch die Fullerenform, die im Edelschungit vorkommt. Nach dieser Form ist das Fulleren auch insgesamt benannt. Das C60-Molekül erinnert der Form nach an die sogenannten geodätischen Kuppeln, wie sie von dem Architekten Richard Buckminster Fuller konstruiert wurden. Es heißt daher auch Buckminster-Fulleren bzw. „Buckyball". Der Name Fulleren hat sich aber auch für alle anderen bekannten Fullerenarten eingebürgert.

Sensationell war 2010 auch die Entdeckung von Fullerenen im Weltall. Damit sind sie nach dem aktuellen Forschungsstand die größten Moleküle im Weltall. Die Vermutung liegt nahe, dass sie der Schlüssel zum organischen Leben überhaupt sein könnten. Die positiven Eigenschaften der Fullerene kann man für sich nutzen, wenn man Edelschungit-Produkte verwendet: als Körperschmuck oder zur Wasseraufbereitung.

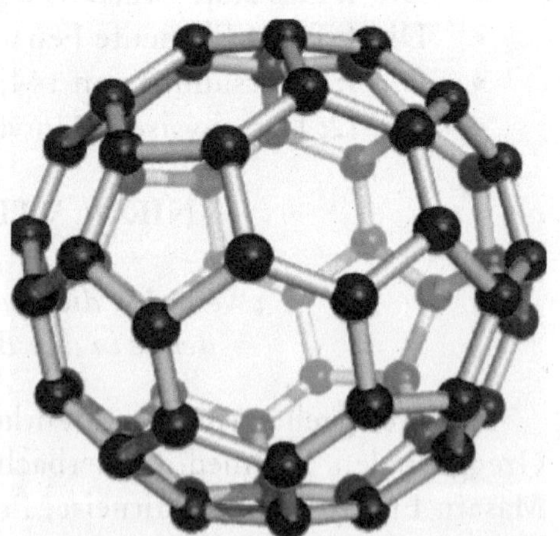

Abb. 13: Das Kohlenstoff-Molekül ist kugelförmig und besteht aus 60 Kohlenstoffatomen, die wie bei einem Fußball zu Fünf- und Sechsecken miteinander verbunden sind.

Heilende Fußbälle

Ein Medikament gegen alle Krankheiten ist der Traum für Mediziner und Patienten. Eine solche Wunderwaffe gibt es eigentlich nicht. Doch seit kurzem wird ein Stoff geprüft, der das Zeug dazu hat, vielen Krankheiten den Garaus zu machen, darunter auch Alzheimer und Parkinson. Bei dieser Substanz handelt es sich um die fußballförmigen Hohlkugeln aus Kohlenstoff, den Fullerenen.

„Medizin“ aus Kohlenstoff, daran wagten die Forscher vor rund zwanzig Jahren nicht zu denken. Damals entdeckten sie im schmutzigen Ruß kunstvolle, bunte Moleküle in Fußballform aus sechzig und mehr Kohlenstoffatomen. Die Wissenschaftler tauften sie auf den Namen „Fullerene“. Völlig unlöslich in Wasser, konnten die Fullerene niemals zu einem Medikament werden, so glaubten die Forscher damals. Doch vor wenigen Jahren wendete sich das Blatt überraschend: Amerikanische Mediziner behandelten Mäuse, die ALS hatten, mit Fullerenen. ALS ist eine schwere Nervenkrankheit, die beim Menschen in wenigen Jahren zum Tod führen kann.

Forscher stellten jedoch fest, dass sich die Lebenserwartung von Mäusen um mindestens 15 Prozent verlängert, wenn ihnen bestimmte Fullerene verabreicht werden, berichtete Andreas Hirsch, Professor für Organische Chemie an der Universität Erlangen, dessen Forscherteam federführend an der Entwicklung der Buckybälle für Medikamente beteiligt ist. Auch scheinen die Kohlenstoffkugeln sehr gut verträglich zu sein. „Erst ab 0,8 g pro Kilogramm Körpergewicht treten Beeinträchtigungen auf“, so Andreas Hirsch gegenüber der Nachrichtenagentur ddp. Bei gängigen Medikamenten liegt diese Schwelle meist erheblich niedriger.

Nun kündigen die amerikanische Niederlassung des Unternehmens Merck und das Startup „C Sixty“ in Houston an, die Buckybälle in Kürze in klinischen Studien testen zu wollen. Das Potenzial gegen Krankheiten wie Alzheimer und Schlaganfall, ALS, Durchblutungsstörungen und Parkinson sowie Folgebeschwerden der Diabetes sei sehr vielversprechend, teilt Russ Lebowitz von „C Sixty“ mit. Für viele dieser Krankheiten gibt es bisher kaum eine wirksame Therapie, geschweige denn Heilung.

All diese Erkrankungen hofft man, mit ein und demselben Buckyball behandeln zu können. In einer ungewöhnlichen Eigenschaft des Stoffes sehen Mediziner einen Schlüssel zur Heilung: Fullerene entfernen gefährliche freie Radikale aus dem Körper. Sie saugen diese förmlich auf wie ein Schwamm. *„Darin sind sie mit Abstand am besten, verglichen mit sämtlichen bekannten Stoffen.“*, sagt Andreas Hirsch.

Freie Radikale zerstören im Körper das Gewebe, attackieren die Zellmembranen und das Erbgut. Sie beschleunigen das Wachstum von Tumoren und sind vermutlich auch bei der Entstehung von Krebs beteiligt. Bei vielen Erkrankungen bestimmen freie Radikale, wie schwer der Patient erkrankt. So wird nach einem Schlaganfall der Körper mit freien Radikalen überschwemmt. Erst diese rufen die schlimmen Folgen wie etwa Lähmungen hervor. Auch bei Alzheimer sind sie die Übeltäter, die das Gehirn unwiederbringlich zerstören.

Trotz der herausragenden Eigenschaften der Fullerene war lange Zeit unklar, ob sie je als Medikament taugen können. Buckybälle aus purem Kohlenstoff werden nämlich nicht vom Körper aufgenommen und sind daher nutzlos. Erst jüngst gelang es Hirschs Team, den Stoff so zu verändern, sodass er in die Zellen eindringen kann.

Die einfachste Methode, Fullerene sofort im täglichen Leben einzusetzen, besteht darin, natürliches Wasser, möglichst Osmose-Wasser, mit Edelschungit zu veredeln. Dazu legen Sie etwa 50 bis 100 g. echtes Edelschungit in einen etwa 2 Liter großen Glaskrug und gießen dann das Osmosewasser darüber. Nach etwa 6 bis 12 Stunden haben sie Fullerenes Wasser. Es wird empfohlen, das Edelschungit alle 3 Monate auszutauschen. Es bleibt allerdings unklar, warum der Edelschungit nach dieser Zeit ausgetauscht werden soll. Möglicherweise ist dies ausschließlich kommerziellen Gesichtspunkten geschuldet.

Nachgedanken

Kümmert sich unsere sogenannte Gesellschaft eigentlich noch um die wahren Grundlagen unseres Lebens oder schert sie sich nur noch um das, was man gemeinhin als „gesellschaftskonform" bezeichnen könnte? Gibt es noch Menschen, die sich mit der Frage befassen, was wirklich Recht ist, was für uns, für den normalen Bürger gut ist? Nur noch Wenige kümmern sich wirklich um die Armen, die Schwachen, um die, die am Rand der Gesellschaft leben, leiden und dahinvegetieren. Längst ist bei vielen Menschen die Freude des Gebens, des Helfens dem Objekt der Verdrängung gewichen. Ehre, Moral und Ethik sind zur Handelsware verkommen und können nach Belieben gekauft werden, anstatt Richtlinie unseres Verhaltens zu sein.

Für Unschuldige und Opfer „unseres Systems" interessiert sich niemand mehr, es ist kein Platz. Die wenigen Sanftmütigen, Bescheidenen, Liebenswürdigen werden in unserer Verdrängungsgesellschaft mitleidsvoll belächelt. Die Unehrlichen werden belohnt und die Despoten, Boshaften und Rücksichtslosen an der Macht werden geehrt. Integrität, Ehrlichkeit und Verlässlichkeit sind kein erstrebenswertes Ziel mehr. Die „Wahrheit" wird in Politik, Wirtschaft, den Medien, im Umgang miteinander mit Füßen getreten, ja letzten Endes sogar als gefährliches Gut gesehen. Man denke nur an die Menschenrechte, die Ausbeutung der Völker oder die gesundheitliche „Versorgung" ärmster Volksgruppen.

Skrupellosen Geschäftsleuten und Politikern, die alle und jeden betrügen, nicht selten die Ärmsten der Armen, wird applaudiert. Unsere Umwelt wird vergiftet, unser Wasser verunreinigt, unsere Luft verpestet, und trotzdem hofieren wir die geistlose Mittelmäßigkeit unserer politischen „Elite". Vielfach sind wir von unfähigen, profillosen Politikern umgeben, die lediglich ihre belanglosen Ambitionen, persönliche Macht und Habgier verfolgen, ohne jede Verantwortung und Gewissen für gerechtes oder gerechtfertigtes Handeln. Es scheint, als hätten wir Menschen uns mit der Unfähigkeit und der erbärmlichen Mittelmäßigkeit unserer politischen „Elite", die aus dem Hintergrund gesteuert wird, auf allen politischen Ebenen arrangiert.

Die Furcht vor Talenten und Andersdenkenden ist gewaltig. Alles Neue, Innovative, Kreative, Einfallsreiche muss abgelehnt werden. Offensichtliche Wahrheiten werden ignoriert. Es kann nicht sein, was nicht sein darf; es kann nicht sein, was gegen die Interessen der eingefahrenen Strukturen, gegen die „Macht des Geldes" verstößt.

Aber halten wir einen Augenblick inne. Sind nicht wir es, die diese Gesellschaft errichtet und geformt haben und mit Leben erfüllen sollen? Sind nicht wir es, das Volk, wir Menschen, die die Verantwortung tragen? Niemand von uns kann sich aus der Verantwortung stehlen, mit nur „den Mund halten" ist es schon lange nicht mehr getan. Und wenn wir schweigen, dann geschieht das Böse, das Ungerechte auch in meinem, in Ihrem, in unserem Namen. Wenn uns diese Welt, in der wir jetzt und heute leben, am Herzen liegt und etwas wert ist, wenn wir wollen, dass sie ein besserer Ort für Mensch und Tier und letztendlich auch für unsere Kinder und Enkel wird, dann bleibt uns nichts weiter, als endlich, endlich unsere Stimme zu erheben.

Kämpfe für das, was Du willst,
damit Du nicht das bekommst, was Du nicht willst.

In diesem Sinne möchte ich auch diese Dokumentation verstanden wissen. Ein wenig aufstehen, ein wenig angehen, ein wenig die Stimme erheben gegen das Unrecht, das im Namen nicht nur des medizinischen Establishments tagtäglich wissentlich oder auch unwissentlich geschieht.

Möge dieses Buch dazu dienen, dass Sie und Sie und Sie eine Chance erhalten, selbst zu entscheiden, wie und was Sie tun, um Ihre Gesundheit zu erhalten oder wiederzugewinnen. Wenn das erreicht wird, habe auch ich mein Ziel erreicht und meinen Traum erfüllt, Kranken oder wegen ihrer Gesundheit verzweifelten Menschen eine Hilfe zur Selbsthilfe zu sein. Jedes Wort, jeder Satz spiegelt meine volle Überzeugung und vielfach auch meine Erfahrung wieder.

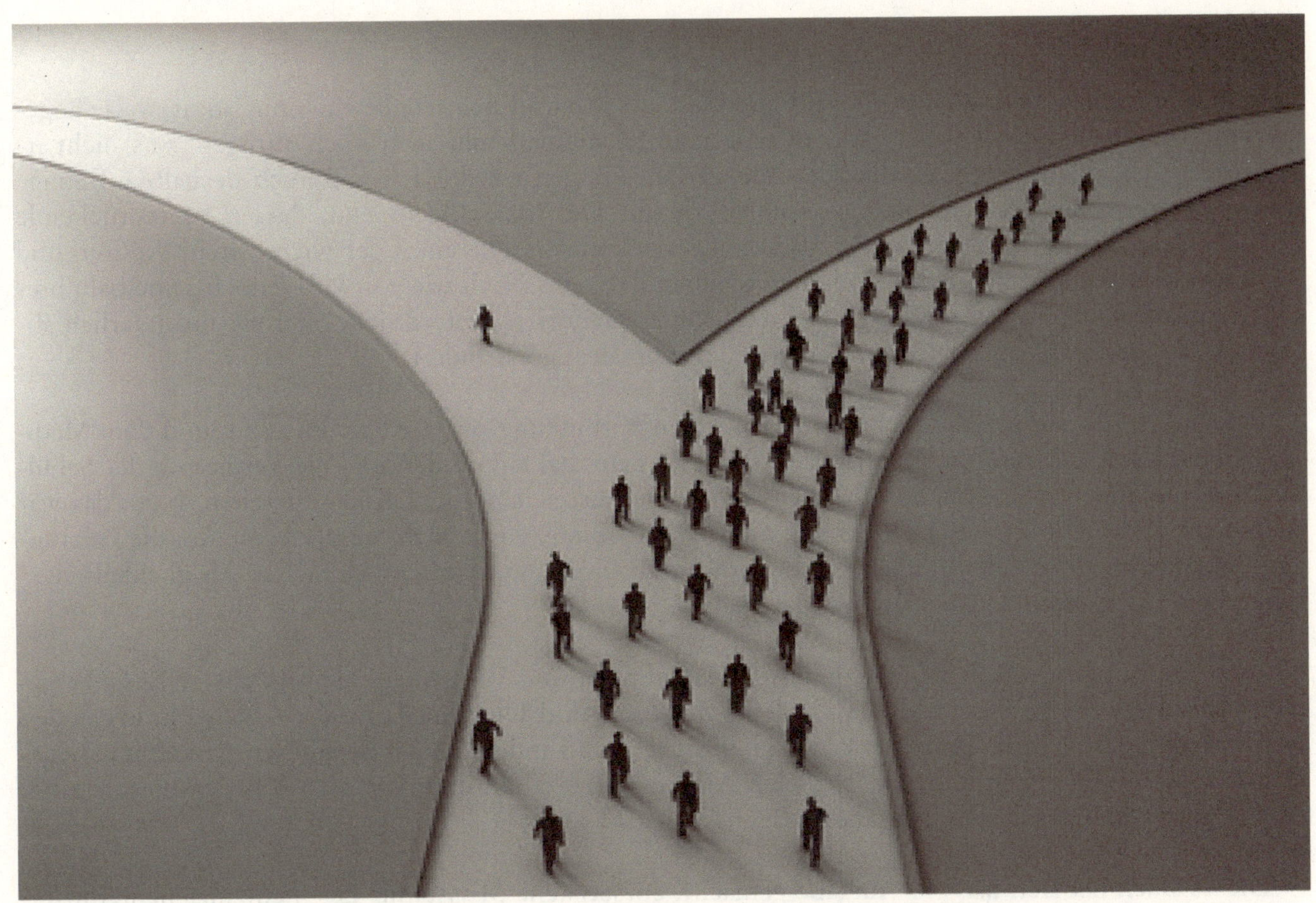

Abb. 14: Jeder Mensch kommt in seinem Leben an einen Punkt, an dem er sich entscheiden muss.

Erst wenn Sie etwas gefunden haben, für das es sich zu leben lohnt, werden Sie wissen, was das Leben wirklich ausmacht!

Ich hoffe sehr, dass Sie die doch umfassende Fülle der Informationen nicht ratlos zurücklässt. Obwohl ich versucht habe, nur das wirklich Wichtige, das Notwendigste, aufzuzeigen, kommt doch in der Gesamtheit und der Ausführlichkeit eine Flut von Informationen zusammen, die den Einzelnen möglicherweise hilflos zurücklässt. Sollte dies der Fall sein, werden Sie nicht mutlos, nutzen Sie die einzelnen Kapitel dieses Buches dann einfach als Nachschlagewerk.

Den wahren Wert eines Augenblicks lernt man erst dann richtig zu schätzen, wenn er eine Erinnerung wird!

Schlusswort

Es ist nicht einfach, Formulierungen zu finden, die das vorab Beschriebene auch nur ansatzweise angemessen zusammenfassen können. Was könnte man an dieser Stelle auch noch anfügen, was nicht irgendwie geschwollen, aufgebauscht oder übertrieben klingen würde? Ich will mich deshalb auf einige wenige Anmerkungen beschränken, exemplarisch mit Dr. Weber beginnend, dessen beeindruckende Forschungsarbeit der Entdeckung der Protozoen als Krebsursache eines der wichtigsten, größten und einschneidendsten Ereignisse der Medizingeschichte darstellt. Nach wie vor wird jedoch seine bahnbrechende Entdeckung vom medizinischen Establishment ignoriert, unterdrückt oder als absonderlich abgetan, was aber die Bedeutung seiner Lehre weder schmälert noch ändert.

Manche von Ihnen mögen die brutalen Fakten in Verbindung mit der Schulmedizin und dem Medizin-Kartell als unangemessen, möglicherweise als zu pauschal empfinden und die Verdienste der Schulmedizin, die ohne Zweifel auch vorhanden sind, nicht ausreichend berücksichtigt sehen. Nun, das war auch nicht die Intention dieser Dokumentation. Dieses Buch wurde nicht geschrieben, um die Leistungen der Schulmedizin hervorzuheben, sondern aufzuzeigen, welche sehr einfachen Möglichkeiten es schon heute gibt, gesund zu werden und zu bleiben.

Zweifelsfrei gibt es auch schulmedizinische Leistungen und Verdienste. Mein höchster Respekt gebührt beispielsweise in diesem Zusammenhang der Not- und Unfallmedizin, der Gelenkchirurgie, den vielen Medizinern in ihren Praxen oder Krankenhäusern und anderen nicht benannten Ärzten im Dienste am Menschen, die in aufreibender täglicher Arbeit mit Herzblut ihren Dienst am Patienten tun. Aber das war nicht die Aufgabenstellung dieses Buches.

Dieses Buch hat sich u.a. zur Aufgabe gemacht, entsetzliche Missstände des medizinischen Apparates, der Schulmedizin, der Pharma-Industrie und teils der Politik und Wirtschaft aufzudecken und bekanntzumachen, die zwangsläufig alle, irgendwann, irgendwo unsere Gesundheit tangieren. Für den Leser mag sich aufgrund des ungeheueren Umfangs der Missstände ein Gefühl der pauschalen Verurteilung des gesamten medizinischen Apparates einstellen, was nicht die Absicht des Autors ist, aber sich aufgrund der entsetzlichen Entgleisungen und Taten unweigerlich vollkommen automatisch ergibt. Sollten Sie trotzdem der Meinung sein, ich hätte übertrieben, dann möchte ich Ihnen das Buch **„Heilen verboten – töten erlaubt“** ans Herz legen.

So trifft denn auch die Kritik dieses Buches die Schulmedizin nicht pauschal, sondern deren Strukturen, Inflexibilität und Intoleranz. Man muss die Schulmedizin als eine hierarchisch gegliederte Organisation ansehen. Keinesfalls ist sie eine demokratische, ethische, moralische Gedankenschmiede. Sie orientiert sich knallhart und ausschließlich an monetären Fakten, Einfluss und Macht. Dies ist an sich schon ein großer Mangel dieses gewaltigen medizinischen Apparates, über den man möglicherweise noch großzügig hinwegsehen könnte, würde er sich nur, wie bei anderen Naturwissenschaften selbstverständlich, dem Diktat, dem Beweis durch das Experiment als letztem Richter beugen.

Doch auch hier versagt dieser kaum durchschaubare medizinische Apparat vollkommen. Der Beweis durch das Experiment wird kategorisch abgelehnt oder nur dann akzeptiert, wenn es opportun erscheint und seine menschenverachtende Struktur nicht angreift oder schwächt. Diese uneinsichtige, für den Menschen nicht mehr zu akzeptierende Gesinnung wird in absehbarer Zeit ganz sicher dazu führen, dass die Schulmedizin ihre Vormachtstellung an alternative Heilmethoden verlieren wird.

Die Menschen werden nicht mehr länger erdulden, dass Sie ausschließlich als wehrlose Opfer, als „cash cow“ (Geld-Kuh) monetär ausgerichteter Gruppen gesehen werden. Der Patient hat das Recht, sich zur Wehr zu setzen, die „unabhängigen Medien“ haben die Verantwortung und die Pflicht, dieses schreiende Unrecht anzuprangern, auf Besserung zu drängen und die in der Falle sitzenden Patienten nach besten Kräften zu unterstützen.

Der Mensch, der Patient hat ein Recht darauf, dass neue Erkenntnisse, auch und insbesondere alternative Heilmethoden zu seinem Nutzen und Vorteil anwendbar gemacht werden. Die Politik hat die Pflicht, diesen selbstherrlichen Filz des gesamten medizinischen Apparates, der sich hinter dem Anspruch der alleinigen „Wissenschaftlichkeit" versteckt, zu kontrollieren und den Menschen vor diesem Herrschaftsdenken, vor Gefahr an Leib und Leben zu schützen.

Die Schulmedizin ist, laut Prof. Dr. Hans-Ulrich Niemitz, naturwissenschaftlich gesehen, ein amorpher (unstrukturierter) Brei, der wegen grundlegend falsch verstandener, angeblicher Fakten nicht einmal falsifizierbar (nachbildbar) ist, von verifizierbar (überprüfbar) ganz zu schweigen. Die Schulmedizin muss deshalb nach naturwissenschaftlichen Kriterien als Hypothesensammelsurium und damit als unwissenschaftlich und nach bestem menschlichem Ermessen als falsch bezeichnet werden. Es liegt an uns, so lange den Finger in die Wunde zu legen, bis die Schulmedizin mit allen anderen alternativen Heilmethoden und insbesondere mit den Erkenntnissen und Entdeckungen Dr. Webers in den Ring gezwungen wird. Jede Seite mag dann ihre Behauptungen nach naturwissenschaftlichen Regeln darlegen und beweisen.

Dass die Schulmedizin diesen Schlagabtausch, diesen experimentellen Beweis jetzt seit mehr als 70 Jahren scheut, ihm ausweicht, ihn ablehnt und mit allen Mitteln bekämpft, mag ein Indiz und Beweis ihrer unhaltbar schwachen und immer schwächer werdenden Position sein. Die Schulmedizin sowie der medizinische Apparat haben buchstäblich auf Sand gebaut, und dieses Kartenhaus wird früher oder später nicht mehr zu stützen sein, es wird früher oder später kollabieren.

Das Grundgesetz, die Grundrechte, ein gebrochenes Versprechen?!

- Die Würde des Menschen ist unantastbar. Sie zu achten und zu schützen, ist die Verpflichtung der staatlichen Gewalt. Art. 1 (1)
- Die Grundrechte des Grundgesetzes binden die Gesetzgebung, die vollziehende Gewalt und die Rechtsprechung als unmittelbar geltendes Recht. Art. 1 (3)
- Jeder hat das Recht auf Leben und **körperliche Unversehrtheit.** Die Freiheit der Person ist unverletzlich. Art. 2 (2) (***Der Gesetzgeber darf aber aufgrund eines Gesetzes in diese Grundrechte eingreifen!***)

Anmerkung: *Diese Einschränkung, dass der Gesetzgeber (also die Legislative, und das sind Menschen/Politiker wie „Du und ich") aufgrund eines Gesetzes in diese Grundrechte eingreifen kann, widerspricht dem wahren Sinn des Grundgesetzes und ist daher in sich grundgesetzwidrig. Durch diesen Text des Grundgesetzes wird es anderen Menschen/Politikern ermöglicht, die Grundrechte derer zu beschneiden, deren Grundrechte zu wahren ihre ureigenste hoheitliche Verpflichtung ist.* ***Derartige Einschränkungen zu verfassen, darf ausschließlich dem Volk vorbehalten sein.***

Versucht man das Grundgesetz mit dem Sinn dessen zu füllen, was im guten Glauben wohl die wahre Absicht des „Parlamentarischen Rates", der Gründungsväter, war, gerät man schnell an Grenzen. Die staatliche Gewalt, **„der verfassungsrechtliche Hüter unserer Grundrechte"**, ignoriert in „demokratisch" überheblicher Machtausübung in Übereinstimmung mit den Parteien auf entsetzliche Weise unsere elementarsten Grundrechte.

Wissenschaft, Forschung und Lehre sind frei!!?? (Artikel 5, (3))
Dieser Artikel 5 (3) des Grundgesetzes sowie die o.g. Artikel 1 (1), 1 (3) und 2 (2) werden durch die Realpolitik unserer „politischen Elite" ad absurdum geführt. Versuchen Sie einmal, die folgenden u.g. erschreckenden Auswüchse (nur eine kleine Auswahl) mit den o.g. Artikeln des Grundgesetzes in Einklang zu bringen.

- Trotz besseren Wissens der staatlichen Instanzen wird nach wie vor behauptet, dass AIDS durch HIV initiiert wird. So ermöglichen unsere Legislative, Exekutive und Judikative unter voller Mitwisserschaft, dass vormals „gesunde" Menschen mit Pharmazeutika zu Tode therapiert werden können.
- Die Wissenschaft behauptet und die Politik segnet in skrupelloser Ignoranz ab, dass es Viren, die Vogel- und die Schweinegrippe und nun Covid-19 geben soll, obwohl nach vielen Jahrzehnten der Forschung niemals ein Virus irgendeiner Art gefunden wurde.
- Kinder und Erwachsene werden trotz besserem Wissen nach wie vor geimpft, obwohl es in etwa 100 Jahren Forschung niemandem gelungen ist, den Nutzen einer Impfung wissenschaftlich zu beweisen. Die Impfung ist und bleibt ein schädlicher Eingriff in die natürlichen Regulationssysteme des menschlichen Organismus. Der Impfirrtum geht auf Arbeiten Louis Pasteurs (1822-1895) zurück, der zwischenzeitlich diesbezüglich als Betrüger entlarvt wurde.
- Wo bleibt das Grundrecht auf **körperliche Unversehrtheit**, wenn der Gesetzgeber dem Volk ein Gesundheitssystem aufzwingt, das den hehren Anspruch der körperlichen Unversehrtheit schon lange aus den Augen verloren hat? Wo ist die **freie Therapiewahl**, gedeckt durch Krankenkassen, in die wir alle genötigt sind einzuzahlen? Leistungen der Schulmedizin werden von den Krankenkassen nahezu bedingungslos anerkannt, obwohl z.B. etliche naturheilkundliche Therapien denen der Schulmedizin nicht nur gleichwertig, sondern ihnen haushoch überlegen sind. Zudem erzeugen diese naturheilkundlichen Therapien nur einen Bruchteil der Kosten der Schulmedizin.
- Warum gibt es noch kein Verbot für die extrem schädlichen Transfette in Backwaren und das schädliche Nitrit/Nitrat in Fleischwaren? Warum gibt es noch kein Verbot für die gesundheitsschädigende Mikrowelle?
- Warum lässt der Gesetzgeber genveränderte Produkte zu, die in höchstem Maß unsere Gesundheit und die nachfolgender Generationen zerstören können?
- Warum darf Milch noch positiv beworben werden, obwohl sie nachweislich ausschließlich schädigende Wirkung auf den menschlichen Organismus hat?
- Warum wird die Anwendung von g-Strophanthin beim Herzinfarkt diskriminiert, obwohl es das mit Abstand wirkungsvollste Heilmittel gegen Herzinfarkt ist?
- Warum werden die atemberaubenden Forschungsergebnisse über die wahre Ursache von Krebs durch die staatlichen Instanzen ignoriert und nicht einer objektiven Überprüfung unterzogen? Warum wird die heilbringende Elektromedizin ohne objektive Überprüfung kategorisch abgelehnt und diffamiert?
- Warum lassen die staatlichen Instanzen zu, dass naturheilkundliche Therapien, die nicht in das Raster der „empirischen Schulmedizin" passen, durchgängig diffamiert und ohne objektive wissenschaftliche Prüfung abgelehnt werden? (Das „Wissen" der Schulmedizin beruht ausschließlich auf **empirischen** Daten – einer methodischen Sammlung von Daten, die zu einer Hypothese führt oder sie bestätigen soll.)

Versuchen Sie einmal, diese o.g. Fakten mit unseren verbürgten Grundrechten in Einklang zu bringen. Würde sich die Politik und das medizinische System, wie bei anderen Naturwissenschaften selbstverständlich, dem Diktat, dem Beweis durch das Experiment (z.B. Schulmedizin mit Naturheilkunde) als letztem Richter beugen, würde sie ihren Bürgern ihre verbürgten Grundrechte zuteilwerden lassen.

In der Realität ist das Grundgesetz jedoch vielfach nichts weiter als eine schöne Maske, hinter der sich die staatliche Instanz in Gänze verbergen kann, um dann hinter diesem Trugbild, diesem Deckmantel, all das tun zu können, was nichts, aber auch rein gar nichts mit den hehren Absichten der Väter des Grundgesetzes zu tun hat.

Wichtiges zusammengefasst

Es existiert kein wissenschaftlicher Beweis für die Existenz von Viren:

- Folglich sind weder eine Vogel- noch eine Schweinegrippe existent
- Folglich gibt es kein HIV-AIDS und keine Virus-Erkrankungen wie z.B. die Grippe
- Folglich ist Covid-19 nicht existent
- **Es gilt als erwiesen, dass Parasiten** (Einzeller, Trichomonaden, Protozoären, Pilze) **die Krebsauslöser sind.**
- **Es existiert kein wissenschaftlicher Beweis dafür, dass Bakterien Krankheiten verursachen können. Im Gegenteil, ohne Bakterien (siehe Mikrobiom) wäre der Mensch nicht lebensfähig.**
- **Es gilt als erwiesen, dass Impfungen gesundheitsschädigend sind und nicht den geringsten therapeutischen Nutzen haben.**
- **Zucker (Kohlenhydrate) ist enorm gesundheitsschädigend; Krebszellen ernähren sich ausschließlich von Zucker.**
- **Aus der DNS, unserem Erbgut, lassen sich auf absehbare Zeit keine Rückschlüsse auf etwaige Krankheiten ziehen, möglicherweise sogar niemals.**

Belastungsfaktoren:
Allergien, Schwermetalle, Umweltgifte, Nahrungsgifte, Vitalstoffmangel, Medizinal- und Impfgifte, GVO*, Radioaktivität, 5G-Strahlung, Bewegungsmangel und eine gemeinhin **saure** Ernährung etc. bereiten den Boden für nahezu sämtliche Krankheiten. **Der Auslöser für Krebs sind sie jedoch nicht!**

Durch die o.e. Belastungsfaktoren wird jedoch z.B. bei Krebs das elektrische Potential der Körperzellen so geschwächt, dass es für die in den Organismus eingedrungenen Erreger/Parasiten ein Leichtes ist, Stammzellen/Trophoblasten** zu penetrieren und so den Prozess der Proliferation, der Wucherung, in Gang zu setzen.

Schwermetalle, Umwelt-, Medizinal- und Impfgifte, Radioaktivität, Bewegungsmangel, belastetes Wasser, 5G, GVO* und insbesondere eine schlechte Ernährung***
sind der **Wegbereiter und die Ursache** für nahezu sämtliche Krankheiten!
Kommen **Parasiten** hinzu, ist die Grundlage, der **Auslöser für Tumore** geschaffen!

* GVO (Gen-veränderte Organismen) Gen-veränderte Nahrungsmittel.

** Trophoblasten (Stammzellen) enthalten sämtliche Informationen des vollständigen menschlichen Organismus. Sie haben die einzigartige, universelle Fähigkeit, sich zu jedem Körperteil, Organ, Gewebe oder Zelle entwickeln zu können.

*** Zucker/Kohlenhydrate, Milch, Weizen/Getreide, Mikrowellennahrung, Nitrit/Nitrat, Transfette, Mineral-/Vitaminmangel, belastetes Wasser, eine „saure" Ernährung.

Gesund werden und gesund bleiben ist so einfach!

Das nachhaltige Wissen, wie eine umfassende Gesundheit dauerhaft erreicht werden kann, klingt daher fast banal und ist unspektakulär einfach! **Hier ist der einfache, „genial spektakuläre geheimnisvolle" Schlüssel für Ihre allumfassende Gesundheit!**

- Leiten Sie sämtliche Schwermetalle, Umweltgifte, radioaktive Strahlung, Medizinal- und Impfgifte aus Ihrem Körper aus (siehe PowerTube, Koriander, Chlorella-Algen, Blaualgen, Apfelpektin, medizinische Aktivkohle)
- Vernichten Sie Parasiten, Pilze/Erreger in ihrem Organismus (Vitamin B17, bittere Aprikosenkerne, Backsoda, Chlordioxid, The Magix 4, Zapper von Dr. Hulda Clark), insbesondere aus Ihrem Darm (Allergiebekämpfung), anorganischer Schwefel

- Eliminieren Sie sämtliche Entzündungen. Nehmen Sie Astaxanthin, L-Gluthathion, R-Alpha Liponsäure, Vitamin D3 und K2, Schwarzkümmelöl, L-Prolin, L-Lysin, OPC, MSM, Kefir, Serrapeptase und anorganischen Schwefel gegen alle Entzündungen des Organismus ein (bei Allergien/„Erkältung", Darmentzündung, Demenz, Depressionen, freien Radikalen (Histamin)).
- Tanken Sie Sonnenlicht (Vitamin D3) und treiben Sie täglich Sport, ca. 30 min, oder supplementieren Sie mit Vitamin D3 (etwa 10.000 IE jeden 2.Tag).
- Lassen Sie **keine** Wurzelbehandlung an den Zähnen durchführen. Lassen Sie wurzelbehandelte Zähne unbedingt ziehen und Zahngifte wie Quecksilber etc. entfernen.
- Lassen Sie sich niemals impfen.
- Reduzieren Sie pharmazeutische Produkte auf das absolute Minimum.
- Vermeiden Sie möglichst Stress, Angst und negative Gedanken.
- Lassen Sie sich mit der Bioresonanzmethode auf einen Vitamin-/Mineralstoffmangel, Parasiten, Pilze, Erreger, Schwermetalle und Entzündungen testen.
- Reinigen Sie Ihre Leber für einen besseren Stoffwechsel (enorm wichtig).
- Kombinieren Sie Bewegungs-, Kraft- und Ausdauer-Training.

Ernähren Sie sich bewusst gesund!

- Essen Sie möglichst keine tierischen Produkte, Fleisch, Fisch, Milch, Eier, Käse (Casein) etc. wegen der Parasiten, den Antibiotika, Schwermetallen, Umweltgiften und der Übersäuerung des Organismus.
- Verzehren Sie ausschließlich vitalstoffreiche frische, nicht denaturierte Lebensmittel, Gemüse, Gemüsesäfte (Sauerkraut, Rote Bete, Möhren etc.), Salat, Nüsse, Zwiebeln, Knoblauch, Kräutertees, Zitronen, Limonen etc.
- Essen Sie täglich Quark mit Leinöl (siehe auch Ernährung nach Frau Dr. Ludwig).
- Verzehren Sie **wenig** Kohlenhydrate (Getreideprodukte/Gluten, Alkohol, Glutamat, Süßspeisen, Limonaden, etc.), **Krebszellen lieben Zucker über alles.**
- Trinken Sie **nie Milch** und keine kohlensäurehaltigen Getränke.
- Trinken Sie reines, mineralstoffarmes, möglichst Osmose-Wasser.
- Nehmen Sie zum Braten ausschließlich Kokosfett.
- Vitamin C täglich mindestens ca. 3 g (das sind etwa 15 g Acerola-Pulver) über den Tag verteilt.
- Täglich etwa 3 bis 6 g L-Lysin und etwa 1 bis 2 g L-Prolin und 2 x 2 Kapseln OPC täglich.
- Verzehren Sie keine genveränderten Produkte (GVO).
- Vermeiden Sie alles, was auch nur im entferntesten Transfette oder Nitrat/Nitrit enthält (z.B. Backwaren, Chips, Pommes frites, Wurstwaren etc.).
- Zur Entsäuerung des Organismus nehmen Sie Mineralstoffe auf (z.B. grüne Mineralerde, Bentonit, Schindele's Mineralien, Backsoda, Zeolith).
- Benutzen Sie niemals eine Mikrowelle.
- Trinken oder essen Sie täglich probiotische, fermentierte Produkte (z.B. Sauerkraut und Kefir).

Halten Sie sich an die o.g. Maßnahmen, werden Sie Wundervolles erleben!

- Das Blut wird revitalisiert, die Fließeigenschaften verbessern sich enorm.
- Bluthochdruck und Cholesterinspiegel werden sich normalisieren.
- Die Funktion von Darmflora, Leber und Nieren verbessert sich dauerhaft.
- Herzinfarkt und Schlaganfall verlieren ihren Schrecken.
- Erregern/Parasiten und Pilzen wird die Lebensgrundlage entzogen.
- „Krebszellen" werden ausgehungert, Ihr Energielevel verbessert sich spürbar.
- Auch schwere Erkrankungen gehören so schnell der Vergangenheit an.

Besprechen Sie dies bitte auch immer mit dem Therapeuten Ihres Vertrauens.

Vergessen Sie das niemals!

- Krebszellen ernähren sich ausschließlich von **Kohlenhydraten** (Zucker).
- Die wahre Ursache von Krebs und vieler schwerer Krankheiten sind Parasiten.
- Es gibt keine krankmachenden Viren, demzufolge auch kein durch HIV ausgelöstes AIDS, keine Vogel- und Schweinegrippe und kein Covid-19.
- Impfen kommt einer Körperverletzung gleich und hat nicht den geringsten positiven Effekt auf Ihre Gesundheit.
- Eine Erkältung/Grippe ist eine Allergie und hat rein gar nichts mit Viren oder Bakterien zu tun (eine Allergie entsteht durch Schwermetalle und Pilze im Darm).

„Tue erst das Notwendige, dann das Mögliche, dann plötzlich schaffst Du auch das Unmögliche!"

Franz von Assisi

Prof. Béchamp wie auch die Wissenschaftler und Forscher Günther Enderlein und Wilhelm von Brehmer kamen zu folgendem Ergebnis über Krankheitsentstehung:

- Krankheiten entstehen in unserem Organismus ausschließlich durch Einflüsse wie Nahrung, Giftstoffe, Schwermetalle, Radioaktivität, Parasiten, Seele usw.
- Mikroben/Bakterien/Pilze sind dabei das Ergebnis, jedoch niemals die Ursache von Krankheiten; **sie erzeugen keine Krankheit, sie zeigen sie nur an!**
- Bakterien und Mikroben entstehen je nach saurem Milieu aus den roten Blutkörperchen. Ändert sich das Milieu in Richtung basisch, verwandeln sich die Bakterien und Mikroben wieder zurück in rote Blutkörperchen.

Frieden

Den wahren Wert eines Augenblicks lernt man erst dann richtig zu schätzen, wenn er eine Erinnerung wird.

Und nun atmen Sie einmal kräftig durch. Mit den Informationen aus diesem Buch ist Ihnen ein einfaches Handwerkszeug an die Hand gegeben, Ihre Krankheit zu überwinden und im wahrsten Sinne des Wortes gesund zu werden und zu bleiben.

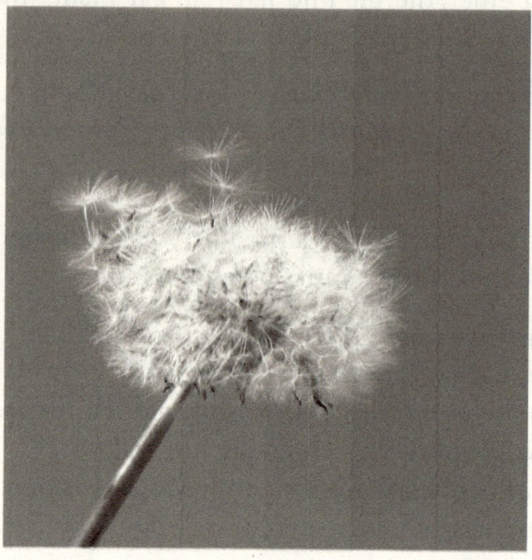

Abb. 15: Wie der Sturm die Samen der Pusteblume hinwegfegt, so einfach werden Sie mit den in diesem Buch dargestellten Möglichkeiten Ihre Krankheit besiegen.

Stellen Sie sich einmal eine ganz gewöhnliche Pusteblume mit ihren an Schirmen hängenden Samen vor, eine Pusteblume, über die ein gewaltiger Sturm hinwegfegt. Der Samen der Pusteblume, das sei Ihre Krankheit. Der gewaltige Sturm, das sind Ihre jetzt vielfachen Möglichkeiten zur Gesundung, die ich in diesem Buch beschrieben habe. So einfach wie der Sturm die Samen der Pusteblume hinwegfegt, so einfach werden Sie mit den in diesem Buch dargestellten Möglichkeiten Ihre Krankheit ein für allemal besiegen.

Genießen Sie diese über alles befreiende Botschaft. Es gibt sie wirklich, diese mannigfachen Möglichkeiten zur Gesundung. Lassen Sie Ihre Sorgen, Ihre Ängste, Ihre negativen Gedanken los, atmen Sie tief durch, ein neues und gesundes Leben liegt im Bewusstsein der Schönheit desselben wieder in der ganzen Fülle vor Ihnen.

Nur wer mehr Träume in seiner Seele hat, als das Leben zerstören kann, und nur wer wirklich loslässt, hat die Hände frei, seine Zukunft zu ergreifen!

Ich sage „Danke“ meiner geliebten Frau, die sich der Mühe, der nicht einfachen Aufgabe unterzogen hat, diesen zeitweise nicht einfachen Text zu rezensieren und mit hilfreichen Kommentaren zu versehen, ohne die dieses Buch in dieser Form nie hätte erscheinen können.

Ein ganz besonderer Dank gehört den Wissenschaftlern, Entdeckern und Erfindern, die trotz vielfältiger persönlicher Verfolgung mit ihren atemberaubenden Forschungsergebnissen einen bedeutenden Beitrag zur Gesundheit der Menschheit geleistet haben. Die komprimierte Darstellung ihrer Arbeit kann somit auch nur ein bruchstückhafter Versuch sein, ihre großartige Lebensleistung posthum zu würdigen. Mehr und mehr verdichten sich jedoch die Anzeichen, dass die Zeit nicht mehr allzu fern ist, dass ihre bedeutsamen Forschungsergebnisse den Stellenwert in der Gesellschaft erhalten, den sie verdienen.

Quellenverzeichnis (Für die Internetquellen gilt: Stand ab Frühjahr 2011)

KAPITEL 1

- „Zukunftschance Gesundheit", Rolf Carson, 3. Aufl. 2009
- „Gesundheit für unsere Zellen mit BION-PADS®, Günter A. Ulmer, Günter Albert Ulmer Verlag
- „Ein medizinischer Insider packt aus" („Die Psyche, der wahre Schlüssel zur Gesundheit", „Timothys Story"), Pseudonym: Prof. Dr. Peter Yoda, 2008, Sensei Verlag
- „Am Anfang war der Quantengeist", www.pm-magazin.de/a/am-anfang-war-der-quantengeist, P.M. Magazin
- „Die Enteignung der Gesundheit", Ivan Illich, Rowohlt Verlag, 1975
- „Bakterien", www.medizinfo.de/infektionen/bakterien/bakterien.shtml, MedizInfo®
- „Bakterien", www.onmeda.de/lexika/krankheitserreger/uebersicht/bakterienallgemeines.html, Onmeda
- Bakterien – Urkeime, Helfer, Erreger, www.planet-wissen.de/naturtechnik/mikroorganismen/bakterien/index.jsp, Planet Wissen
- „Infektionstheorie widerlegt", http://impfen-nein-danke.jimdo.com/wissenschaftsbetrug/infektionstheorie-widerlegt/, Frank Reite-meyer
- „Darm / Mikrobiom", Bundesärztekammer (Arbeitsgemeinschaft der deutschen Ärztekammern) und Kassenärztliche Bundesvereinigung, www.aerzteblatt.de/archiv/127068/ Mikrobiomforschung-Wie-koerpereigene-Keime-als-Superorgan-agieren
- „Darm / Mikrobiom", Das Europäische Informationszentrum für Lebensmittel (EU-FIC), http://www.eufic.org/article/de/artid/Die_Funktion_von_Darm-Mikroorganismen_fur_die_menschliche_Gesundheit/
- „Darm / Mikrobiom", www.pdfescape.com/account/?des=o&url=http%3A%2F%2F www.laborzentrum.org%2Fdokumente2%2FDr.Meyer_Mikrobiom%2520und%2520Gesundheit_270216.pdf
- „Darm / Mikrobiom", www.corktale.com/10-dinge-die-sie-wissen-mussen-uber-ihre-microbiome-wissen/
- „Darm-Bakterien", www.biomedical-center.de/mediathek/
- „Darm-Bakterien", https://www.zentrum-der-gesundheit.de/depressionen-darmflora-ia.html
- „Parasiten - life undercover", http://web.ard.de/galerie/content/nothumbs/default/979/html/1291_9004.html
- „Die Vorstellung, Parasiten zu nehmen, bereitete mir Albträume", www.Sueddeutsche.de/wissen/parasiten-in-der-medizin-heilung-mit-dem-hakenwurm-1.13902-2, Bild: Süddeutsche Zeitung Digitale Medien GmbH
- „Fuchs- und Hundebandwürmer – uralte Parasiten", www.nmb.bs.ch/ausstellungen/bandwurm.htm, Bild: Naturhistorisches Museum Basel
- „Einflussreiche Schmarotzer",www.dradio.de/dlf/sendungen/forschak/821591/bilder/image_main/
- „Parasiten: Ersticken ist besser als vergiften", http://diepresse.com/home/gesundheit/583695/Parasiten_Ersticken-ist-besser-als-vergiften, Bild: „Die Presse" Digital GmbH & Co KG
- „Die Achillesferse der Parasiten", www.eb.tuebingen.mpg.de/neuigkeiten/die-achillesferse-der-parasiten, Bild: Max-Planck-Institut
- „Parasiten-Entgiftung", www.diegesundheitsseite.de/Entgiftung/Parasiten-Entgiftung, Die Gesundheitsseite
- „Parasiten / Mikroparasiten als Krebsauslöser", Disk-plus-Buch-Verlag u. Buchvertrieb G. Gutemann, www.j-lorber.de/krank/krebs/krebs-durch-mikroparasiten.htm
- „Krebs-Zellwucherungen durch Parasiten", Disk-plus-Buch-Verlag u. Buchvertrieb G. Gutemann, www.j-lorber.de/krank/krebs/webersparasitennachweise.htm
- Pilzerkrankungen und ihre Behandlung, www.urtherapie.de/mykose/, Mario Fassen
- „Pilzinfektion", www.zentrum-der-gesundheit.de/pilzinfektion.html, Neosmart Consulting AG
- „Krebs", Dr. Johanna Budwig, 9. Aufl., 2007
- „Dr. Johanna Budwig", Neues Leben, Fachversand für Naturheilmittel, www.nlnv.de/frontcontent.php?client=1&lang=1&idcat=72&idart=385&m= &s=
- „Die Öl-Eiweiss-Kost nach Dr. Budwig", Ganzheitliche Krebsberatung über biologische Krebstherapien, Elke Linder, www.lebenmitkrebs.com/4.html
- „Transfette", Öl-Eiweiss-Kost, Michael Bierschenk, www.oel-eiweiss-kost.de/dr_johanna_budwig.html
- „Die Öl-Eiweiß-Kost nach Dr. Johanna Budwig", neues leben, Adelheid Stutz, www.neuesleben.net/archive/text/oeleiweiss01.shtml
- „Die Krebstheorie der Johanna von Budwig", Hoffnung bei Krebs, René Gräber, www.hoffnung-bei-krebs.com/Krebstheorie-Johanna-von-Budwig.html
- „Öl-Eiweiss-Kost", Dr. Johanna Budwig, Hyperion Verlag
- „Krebs. Das Problem und die Lösung", Dr. Johanna Budwig, Sensei Verlag, Aufl. 6 (2004)
- „Budwig (Krebs) Therapie", mediaprint infoverlag gmbh, www.janus-online.de/vitaler/therapien/budwig.cfm
- „Öl-Eiweiß Kost", Michael Bierschenk, www.oel-eiweiss-kost.de/oel_eiweiss_kost.htm
- „Nitrat, Nitrit und Nitrosamine: Alles Wurscht?", www.inform24.de/nitro.html, Michael Kindt, Inform24
- „Nitrat, Nitrit und Nitrosamine in Lebensmitteln", www.jodkrank.de/Nitrat_Nitrit/nitrat_nitrit.html, Inform24
- „Nitrat, Nitrit, Nitrosamine", www.bernd-leitenberger.de/nitrat.shtml, Bernd Leitenberger
- „Milchlos.de", Joh. Ulbrich, www.milchlos.de/milos1000.htm

- „Zucker – Krebs durch Überernährung", KREBSLIGA SCHWEIZ, www.Krebsforum.ch/forum/viewtopic.php?p=9033&sid=a39a5693c0f6cfa8fa6ece0e 8036c23c
- „Die Chancen der neuen Anti-Krebs Ernährung von Dr. Johannes Coy", ASLAN Holding International GmbH, www.aslan.info/aktuell/aktuelles/artikel/die-chancen-der-neuen-anti-krebs-ernaehrung-von-dr-johannes-coy. html
- „Hoffnungsschimmer für Krebspatienten", Ulrike Gonder Dipl. oec. Troph, www.ernaehrgesund.de/html/artikelkrebsdiaet.html
- „Krebs liebt Fructose", ZDG Ges. für Ernährungsheilkunde GmbH, Neosmart Consulting AG, www.zentrum-der-gesundheit.de/krebs-zucker-ia.html
- „Xylit, der gesunde Zuckerersatz", www.xucker.de/infoflyer-xylit.pdf
- „High-Fructose-Corn-Sirup", „Die gefährlichste Form aller Zuckerarten", ZDG Ges. für Ernährungsheilkunde GmbH, Neosmart Consulting AG, www. Zentrum-der-gesundheit.de/fruchtzucker.html
- Tote Zähne machen krank, www.endobiont.de/images/zahn.pdf, Dr. med. dent. Peter Schmid
- WAS SIE ÜBER Wurzelkanäle WISSEN, http://translate.google.de/translate?hl=de&langpair=ende&u=www.newswithviews.com/Howenstine/james34.htm, Dr. James Howen stine, MD
- „Speisesalz, Zahnpasta, Deodorants – giftige Cocktails?" Vitaswing u. Buchvertrieb Gerhard Gutemann www.j-lorber.de/gesund/salz/salz-als-zellgift.htm
- „Erschwertes Überleben im globalen Mikrowellenherd", ZeitenSchrift Verlag Seiler&Co, www.zeitenschrift.com/magazin/44-mikrowellen.ihtml www.zentrum-der-gesundheit.de/mikrowelle.html, www. Zentrum-der-gesundheit.de/ia-wirkung-der-mikrowelle.html
- „Mikrowellen können Krebs erzeugen", „Mikrowellennahrung erzeugt Krebs", „Wirkung der Mikrowellen", ZDG Ges. für Ernährungsheilkunde GmbH, Neosmart Consulting AG, www.zentrum-der-gesundheit.de/mikrowelle-macht-dick-und-krank-ia.html?et_cid=21&et_lid=806857
- „Mikrowelle – Nein Danke!", Disk-plus-Buch-Verlag u. Buchvertrieb G. Gutemann, www.j-lorber.de/krank/urs/mikrowellenherde.htm
- „Mikrowellen können Krebs erzeugen", Alfredo Dumitrescu, Arzt, Ganzheitliche Medizin, www.dumitrescu.de/aktuelle-infos-ueber-ganzheitliche-medizin-homoeopathie-natur medizin-gesundheitsvorsorge-seminare-usw/aus-der-presse/mikrowellen-koennen-krebs-erzeugen.html
- Impf-Industrie: Ein Insider packt aus, www.zentrum-der-gesundheit.de/ia-impfindustrie-insider.html, Neosmart Consulting AG
- „VACCINE EXCIPIENT & MEDIA SUMMARY", Vaccination Liberation, www.zentrum-der-gesundheit.de/impfstoff-herstellung-ia.html, Neosmart Consulting AG
- Impfungen – ein Angriff auf das Immunsystem, www.zentrum-der-gesundheit.de/schaedliche-impfungen-ia.html, Neosmart Consulting AG
- „Cell culture (Vero) derived whole virus (H5N1) vaccine based on wild-type virus strain induces cross-protective immune responses", Kistner O. *et al.*, Vaccine, 2007 August 10; 25(32): 6028–6036, www.zentrum-der-gesundheit.de/impfstoff-herstellung-ia.html, Neosmart Consulting AG
- „Vaccine Excipient & Media Summary, Part 2: Excipients Included in U.S. Vaccines, by Vaccine", Centers for Disease Control and Prevention, www.zentrum-der-gesundheit.de/impfstoff-herstellung-ia.html, Neosmart Consulting AG
- Department of Health and Human Services, Public Health Service, Food and Drug Administration, Center for Biologics Evaluation & Research – Vaccines and Related Biological Products Advisory Committee Meeting – Thursday, Nov. 19, 1998 (Seite 13 bis 25 des Protokolls des Vortrag von Dr. Khan der WHO über die Verunreinigung des MMR Impfstoffs), www.zentrum-der-gesundheit.de/impfstoff-herstellung-ia.html, Neosmart Consulting AG
- „What Is Coming Through That Needle? The Problem of Pathogenic Vaccine Contamination", Benjamin McRearden, www.zentrum-der-gesundheit.de/impfstoff-herstellung-ia.html, Neosmart Consulting AG
- „Vaccines' Dark Inferno" Global Research, Sept. 29, 2009; Progressive Radio Network – 2009-09-28, Richard Gale, Dr. Gary Null, www.zentrum-der-gesundheit.de/impfstoffherstellung-ia.html, Neosmart Consulting AG
- „The Bridge - Alternative Methods of Making Influenza Vaccines by Alan Shaw", National Academy of Engineering, www.zentrum-der-gesundheit.de/impfstoff-herstellung-ia.html,Neosmart Consulting AG
- „Polio vaccine and simian virus 40 (SV40)", Informed Choice, www.zentrum-der-gesundheit.de/impfstoff-herstellung-ia.html, Neosmart Consulting AG

KAPITEL 2

- „Darmsanierung, Antibiotika und Darmbakterien", Neosmart Consulting AG, www.zentrum-der-gesundheit.de/darmsanierung.html
- „Leberreinigung", Dr. Hulda Regehr Clark Ph.D.,N.D., Aus „Heilung aller fortgeschrittenen Krebsarten", New Century Press, 2001
- „Leberreinigung", Agenki GmbH, www.agenki.de/gesundheitsratgeber/leberreinigung.php
- „Die Leberreinigung" (nach Andreas Moritz), Ayurveda-Kurzentrum Triguna, www.ayurvedazentrum.de/leberreinigung.phtml
- „Die Kuren nach Dr. Hulda Clark", Georg Keppler, www.gesund-im-net.de/kuren.htm

- „Nierenreinigung“, Clinica Dr. Clark, www.clinica-dr-clark.com/index.php?option=comcontent&view=article&id=94&Itemid=126
- „Die Anleitung zur Nierenreinigung“, Research for Health Foundation, www.naturheilkunde-lexikon.eu/1455.html
- „Nierenreinigung nach Dr. Hulda Clark“, Nature Power International Inc., www.naturepower.ch/wissen-fuer-sie/was-hilft-bei-welchen-beschwerden/was-hilft-bei-beschwerden-mit-nieren-und-harnwegen/was-hilft-bei-nierensteinen.pdfx
- „Die Schwermetallausleitung“, Wellness & Naturheilkunde, www. Schwermetallausleitung-klinghardt.de/schwermetallausleitung_dr_klinghardt. html
- „Candida und Schwermetalle“, Daniela Keller, www.lichtnetz.at/candida-pilz-erkrankung.html
- „Power for Life“, Albrecht Henze - Evelyn Henze, www.power-for-life.com/impressum.html
- „QuickZap®“, http://quickzap.ch/, Fritonex AG
- „Power Tube, Power QuickZap®“, www.quickzap.de/grundlagen.html, Gesundheitsversand Andreas Heine GmbH
- „Power Tube QuickZap®“, Carmen Martin, Bioenergetik-Zentrum, www.bioenergetik-zentrum.de/power-tube-quickzap.htm
- „Power Tube QuickZap®“, Gesundheitsversand Andreas Heine GmbH, www.quickzap.de/index.cfm?contentid=25
- „Entgiftend und Verjüngend in Einem (Sonderdruck)“, „Der Strahl der den Körper entstaubt“, ZeitenSchrift-Verlag Seiler&Co., www.zeitenschrift.com/magazin/54pqz.pdf
- „Entgiftend und verjüngend in einem“, www.zeitenschrift.com/magazin/59powerquickzap_1.ihtml, ZeitenSchrift-Verlag Seiler & Co.
- „Natürliches Zeolithe Klinoptilolith“, www.zeolithwelt.de/news/zeolith-gesundheit-medizin, Zeolithwelt GmbH
- „Bindung und Ausscheidung radioaktiver und anderer giftiger Partikel“, http://www.j-lorber.de/gesund/ernaehrung/mikrozeolith.htm#Bindung%20und%20Ausscheidung%20radioaktiver%20und%20anderer%20giftiger%20Partikel, Disk-plus-Buch-Verlag u. Buchvertrieb G. Gutemann
- „Bentonit absorbiert radioaktive Elemente“, www.zentrum-der-gesund heit.de/bentonit-ia.html, Neosmart Consulting AG

KAPITEL 3

- „Grundlagen der Ernährung“, Norbert Messing, 5. Aufl. 2004
- „Die Basenpulver“, Norbert Messing, 1. Aufl., 2003
- „Jungbrunnen Entsäuerung“, Kurt Tepperwein, 8. Aufl., Goldmann Verlag
- „Der Säuren-Basen-Haushalt“, Constantia-Verlag, www.nwzg.de/der-Saeuren-Basen-Haushalt_NWzG25.php
- „Säure-Basen-Haushalt“, foodlexikon, www.lebensmittellexikon.de/s00 03940.php
- „Säure-Basen-Haushalt“, MedizInfo®, www.medizinfo.de/ernaehrung/saeuren-basen-haushalt/start.shtml
- „Wenn das Licht im Blut verlischt“, ZeitenSchrift-Verlag Seiler&Co., www.zeitenschrift.com/magazin/56-uebersaeuerung.ihtml
- „Die Wahrheit über den Säure-Basen-Haushalt“, Hans-Heinrich Jörgensen, http://lichtstrahlmagazin.de/Artikel/Gesundheit/s%E4ure%20basen%20haushalt.html
- „Goldene Gesundheitsregeln“, Prof. Dr. K. Tepperwein, www.scribd.com/doc/44177 452/Kurt-Tepperwein-Goldene-Gesundheitsregeln
- „Ernährung, Übersäuerung“, ZDG Ges. für Ernährungsheilkunde GmbH, Neosmart Consulting AG, www.zentrum-der-gesundheit.de/ernaehrung.html, www.zentrum-der-gesundheit.de/uebersaeuerung.html
- „Wie Sie Ihren Arzt davon abhalten Sie umzubringen“, „Mangelernährung“ Vernon Colman, 5. Aufl. 03/2008
- „Ärzte ihr sollt nicht lügen“, Sabine Hinz Verlag, Kent Depesche, besser leben, www.naturepower.ch/wissen-fuer-sie/hintergrundwissen/aerzte-ihr-sollt-nicht-luegen-ein-ironischer-vortrag-mit-viel-wahrheit/
- „Funktion und Aufgabe von Mineralien“, eesom AG, www.eesom.com/go/RILU5F4L3V0LAQYZUBVJ0PF15G65IZCG
- „Grüne Mineralerde“, www.naturepower.ch/vitamine-und-noch-viel-mehr/mineralstoffe/gruene-mineralerde-zum-entgiften-des-koerpers/, Nature Power Trading Ltd.
- „Schindele's Mineralien™“, Robert Schindele GesmbH, www.mineralien.co.at/, „Superbiomin“, Robert Schindele, ISBN 385068 273 0
- „Grüne Smoothies“, Neosmart Consulting AG, www.zentrum-der-gesundheit.de/gruene-smoothies-ia.html
- Heilfasten und Krebs, https://www.gesundheitsindustrie-bw.de/fachbeitrag/pm/fasten-gegen-krebs, https://www.zentrum-der-gesundheit.de/bibliothek/abnehmen/fasten-uebersicht/heilfasten-krebs-ia
- Schüßler-Salze, https://gesundheitszentrum-kleis.de/leben/schuessler-salze-das-steckt-dahinter/ https://www.mylife.de/schuessler-salze/
- „Umkehrosmose“, ROS - Reverse Osmosis Systems, www.gesundheitswasserosmose.de/src/umkehrosmose/trinkwasser,umkehrosmose.htm
- „Welche Vorteile hat Osmosewasser wirklich?“ ECO-World, www.ecoworld.de/scripts/basics/econews/basics.prg?a_no=9041
- „Reinigung“, Brigitte Berg, www.gesund-durch-wasser.de/reinigung/reinigung.html
- „Kokosfett bei Alzheimer“, ZDG Ges. für Ernährungsheilkunde GmbH, Neosmart Consulting AG, www.zentrum-der-gesundheit.de/kokosoel-ia.html
- „Das Erkältungs-Ansteckungs-Experiment“ Auszug aus der gedruckten Ausgabe des Impf-Reportes Nr. 8/9, Aug. 2005 www.impfreport.de

- „Astaxanthin", „Histamin", Neosmart Consulting AG, www.zentrum-der-gesundheit.de/astaxanthin-ia.html
- „Astaxanthin", ESOVita Limited, http://astaxanthin.de
- „Glutathion", www.j-lorber.de/gesund/ernaehrung/glutathion.htm
- „MSM (Methyl-Sulfonyl-Methan)", Neosmart Consulting AG, www.zentrum-der-gesundheit.de/organischer-schwefel-msm-pi.html
- „Resveratrol", Pharmazeutische Zeitung online, Govi-Verlag, Pharma-Verlag GmbH, www.pharmazeutische-zeitung.de/index.php?id=3381
- „Resveratrol", © 2011 Nature Power Trading Ltd., www.naturepower.ch/wissen-fuer-sie/archiv-der-gesundheitsbriefe/gesundheitsbriefe-archiv7/resveratrol-schluessel-fuer-ein-langes-leben-2.pdfx
- „Herzinfarkt und Schlaganfall vermeiden", Heilpraktiker Wolf-Alexander Melhorn, dipl. rer. pol, www.wahrheitssuche.org/herzinfarkt2.html
- „Die Ketzerin von Moskau", Verlag Driediger, Adelheid Stutz, Neues Leben, www.nlnv.de/front_content.php?idart=157
- „Krebs ein Parasit", Der NordStern, www.nordstern-net.de/archiv/2004/091004/ar091004_lebedewa.shtml
- „Die Ketzerin von Moskau", neues leben, www.nlnv.de/front_content.php?idart=157
- „Krebs durch Parasiten-Die Theorie der Tamara Lebedewa", Hoffnung bei Krebs, René Gräber, www.hoffnung-bei-krebs.com/Krebs-Parasiten-Tamara-Lebedewa.html
- „Krebserreger entdeckt", Verlag Driediger, Hagen, www.grenzenlos.net/ archiv_new/arc_ges_krebserreger.htm
- „Eine Welt ohne Krebs - Trophoblastenthese", CO-ART® Publications Limited www.gesundheit-wissen24.de/ernaehrung/krebs/news/eine-welt-ohne-krebs-teil-1-1/, www.gesundheit-wissen24.de/ernaehrung/krebs/news/eine-welt-ohne-krebs-teil-2-1/?tx_ttnews[backPid]=18&cHash=70b31c8568 bca147bff1157ee2912d87
- „Trophoblastenthese", Fritz Stratmann, Coreo de Coroico (San Pablo), http://www.alternativheilung.eu/html/trophoblastenthese.html
- „Die Trophoblastenthese", Peter Kern, www.vitamin-b-17.info/Trophoblastenthese.pdf
- „Laetril im Kampf gegen Krebs", Neues Leben, Adelheid Stutz, www. nlnv.de/front_content.php?client=1&lang=1&idcat=47&idart=1050&m=&s=
- „Vitamin B17 und die Krebszelle", Internationales Zentrum für Neue Krebstherapie Mallorca, www.neue-krebstherapie.com/statistik/buch.htm
- „Vitamin B17", Fritz Stratmann, Coreo de Coroico (San Pablo), Bolivien, www.alternativheilung.eu/html/vitaminb17.html
- „Laetril" Research for Health Foundation, Naturheilkunde von A bis Z, www.naturheilkunde-lexikon.eu/1385.html
- „Vitamin B17 – Laetril – Amygdalin, Healthcare 2000", www.healthcare-2000.info/front_content.php?idcat=80&idart=815
- „Krebs bekämpfen mit Vitamin B17", Peter Kern, Vak-Verl., 2008

KAPITEL 4

- „Über die Ursache der Krebskrankheit", Dr. Alfons Weber, 1.Aufl. 1969, Gebr. Parcus KG
- „Über die Ursache der Krebskrankheit - Auf den Spuren von Alfons Weber", Dipl.-Psych. Robert E. Picard, www.Elektromedizinische Krebsprophylaxe.htm
- „Dr. med. Alfons Weber", Neues Leben, Adelheid Stutz, www.nlnv.de/front_content.php?idart=255
- „Der Krebs Bankrott", Ernst Wollenberg, 1. Aufl. 2003, Verl. Driediger
- „Jahrhunder-Skandal KREBS", ES-Verlag AG, 1987, W. O. Lenberg,
- „Royal Raymond Rife", EsoWatch, www.esowatch.com/ge/index.php?title=Royal_Raymond_Rife
- „Rife – Frequenztherapie", Netzwerk Ganzheitlichkeit, www.netzwerkganzheitlichkeit.de/dictionary/index.jsp?doAction=showdictionaryentry&dictionaryentryid=34130

KAPITEL 5

- „DMSO", Gesundheitliche Aufklärung, www.gesundheitlicheaufklaerung.de/dmso-ein-verkanntes-wundermittel, Sascha Amolsch
- „DMSO Nature' Healer", Dr. M. Walker, 1993, Avery Publishing Group Inc.,U.S.
- „Jim Humble MMS", Mosquito Verlag Limited, www.nexus-magazin.de/artikel/lesen/interview-jim-humble-und-die-geschichte-hinter-mms
- „MMS", Gesundheitliche Aufklärung, Sascha Amolsch, www.gesundheitlicheaufklaerung.de/dmso-ein-verkanntes-wundermittel
- „MMS - Miracle Mineral Supplement", ZeitenSchrift-Verlag Seiler&Co., www.zeitenschrift.com/wissen5.ihtml?aid=2529&p=p24
- „Jim Humble: MMS - der Durchbruch", Neues Leben, Adelheid Stutz, http://www.nlnv.de/front_content.php?client=1&lang=1&idcat=30&idart=870&m= &s=
- „MMS2", www.jim-humble-mms.de/mms2/, vitalundfitmit100S.L
- „Natriumhydrogencarbonat-Ahornsirup-Krebsbehandlung", Politaia Unabhängige Medien, www.politaia.org/umwelt-und-gesundheit/natriumhydrogencarbonat-ahornsirup-als-krebsbehandlung-politaia
- „Heil- und Hilfsmittel Backpulver", „Mit Backpulver von Krebs geheilt", ZDG Ges. für Ernährungsheilkunde GmbH, Neosmart Consulting AG, www.zentrum-der-gesundheit.de/backpulver.html

- „Blutelektrifizierung nach Dr. Robert C. Beck“, www.wasserauto.de/Blutelektrifizierung_nach_Dr_Beck.pdf
- „Blutelektrifizierung mit Beck-Zapper (Blutzapper)“, Disk-plus-Buch-Verlag u. Buchvertrieb G. Gutemann, www.j-lorber.de/heilg/beckzapper/blutzapper.htm
- „Die 4 Säulen Therapie nach Dr. Robert Beck“, www.becktherapie.de/links.html, Fiona Hein
- „Ozon in Wasser und Öl“, Phyto Products SL, www.huldaclark.de/allinonecleaning.pdf
- „Ozonisiertes Olivenöl“, ZDG Ges. für Ernährungsheilkunde GmbH, Neosmart Consulting AG, www.zentrum-der-gesundheit.de/ozonisiertes-olivenoel-pi.html
- „Ozonisiertes Olivenöl“, MZ-Verlag, www.naturheilkundelexikon.de/o/olivenoel-ozonisiertes.html
- „Zapper“, Dr. Clark Information Center, www.drclark.net/de/productsdevices/devices/zapper.php
- „Heilung ist möglich“, Hulde Regehr Clark, Ph.D.,N.D., Droemersche Verlagsanstalt, Erstausgabe März 2000
- „Heilung aller fortgeschrittenen Krebsarten“, Hulde Regehr Clark, Ph.D., N.D., New Century Press, 2001
- „Heilverfahren aller Krebsarten“, Hulde Regehr Clark, Ph.D.,N.D., New Century Press, 1993
- Schwarze Salbe, Buch „Adrian Jones Schwarze Salbe“; Jim Humble Verlag

KAPITEL 6

- „Heilung von Seele und Leib“, Das ist Mein Wort / Das Evangelium Jesu, Gabriele-Verlag Das Wort, 6. erw. Aufl. Nov. 2011
- Schlafprobleme ade, Schlaf gut!: Das Geheimnis erholsamer Nachtruhe Taschenbuch von Guy Meadows (Autor), Diane von Weltzien (Übersetzer)
- „Ein medizinischer Insider packt aus“ („Die Seele, wissenschaftliche Erkenntnisse, der wahre Schlüssel zur Gesundheit“, „Timothys Story“), Pseudonym: Prof. Dr. Peter Yoda, 2008, Sensei Verlag
- „Quantenbewusstsein“, Vortrag von Dr. Deepak Chopra, http://akaleku.de/files/quantenbewusstsein_deepak_ch.pdf
- „Quantenheilung“, „Quantenheilung erleben“, Dr. Frank Kinslow, VAK Verlags GmbH, www.vakverlag.de/vak_pdf/leseprobe/978-3-867 31-039-0.pdf, www.pranahaus.de/share/pdf/0318818.pdf

KAPITEL 7

- „Die Pestilenz: Moderne Medizin“, „Die Enteignung der Gesundheit“, Ivan Illich, Rowohlt Verlag GmbH, 1975
- „Die Pestilenz: Moderne Medizin“, „Gedanken zur Medizin“ Shin + Arik OH kommt, lasst uns URI spielen, www.google.de/url?sa=t&rct=j&q=&esrc=s&source=web&cd=1&ved=0CCgQFjAA&url=http%3A%2F%2Fwww.heilpraktikergesetz.de%2FDas%2520 URI-Spiel%2520Ipdf&ei=ZG5PUJCxFcnm4QSD0YGQAg&usg=AFQjCNEbylQO1AKHVYqKrTyJVYBW
- „Prozac - Bekenntnisse eines Pharma-Täters“, ZeitenSchrift-Verlag Seiler & Co., www.zeitenschrift.com/magazin/58-prozac.ihtml
- „Medizinische Forschung“, Neosmart Consulting AG, www.zentrum-der-gesundheit.de/medizinische-forschung-ia.html
- „Gefälschte Studien“, Neosmart Consulting AG, www.zentrum-der-gesundheit.de/gefaelschte-studien-ia.html
- „Fragwürdige Pharma-Studie“, Neosmart Consulting AG, www.zentrum-der-gesundheit.de/pharmazeutika-studie-ia.html
- „Drei Millionen Tote durch Arzneimittel“, Neosmart Consulting AG, www.zentrum-der-gesundheit.de/aerzte-gesundheit-schaden-ia.html
- „Manipulation in der Wissenschaft“, Neosmart Consulting AG, www.zentrum-der-gesundheit.de/manipulation-in-der-wissenschaft-ia.html?utm_source=nl&utm_medium=newsletter&utm_campaign=NL132
- „Ghostwriting der Pharmaindustrie“, Neosmart Consulting AG, www.zentrum-der-gesundheit.de/pharmawerbung-ia.html
- „Nebenwirkung-Krank durch Medikamente“, Neosmart Consulting AG, http://www. zentrum-der-gesundheit.de/nebenwirkungen-von-medikamenten-ia.html
- „Drei Millionen Tote durch Arzneimittel“, Neosmart Consulting AG, www.zentrum-der-gesundheit.de/tod-durch-medikamente-ia.html
- „Blut-Transfusionen“, www.jw.org/de/publikationen/buecher/blut/bluttransfusionen-wie-sicher/, © 2014 Watchtower Bible and Tract Society of Pennsylvania, Inc.
- „Blut-Transfusionen“, www.wahrheitssuche.org/bluttransfusion.html, Valentin Fortister Mutrasiel
- „Blut-Transfusionen“, www.tagblatt-anzeiger.de/Home/aus-der-region_artikel,-Jens-Meier-vergleicht-die-Transfusionspraxis-in-Europa-und-plaediert-fuer-alternative-Therapien_arid,215950.html, Verlag SCHWÄBISCHES TAG BLATT GmbH
- „Leukämie - Glück im Unglück?“, Dr. med. Ryke Geerd Hamer, www.Neue-medizin.de/html/leukamie.html
- „Sepsis, Blutvergiftung“, CHEMIE.DE Information Service GmbH, 12435 Berlin, www.chemie.de/lexikon/Stickstoffmonoxid.html
- „Sepsis, Blutvergiftung“, medizin-netz.de ist ein Produkt der, united vertical media GmbH, www.medizin-netz.de/wissenswertes/stickstoffmonoxid-no-ein-kleines-molekuel-mit-grosser-wirkung/
- „Brust-Screening (Mammografie)“, Kopp Verlag e.K., http://info.kopp-verlag.de/medizin-und-gesundheit/gesundes-leben/mike-adams/schockierende-studie-zeigt-mammografien-sind-medizinischer-schwindel-ueber-eine-million-frauen-in-.html

- „Brust-Screening (Mammografie)“, Geschäftsführer: Dr. med. Rainer Mutschler, www.biomedizin-blog.de/de/sind-sie-noch-immer-fuer-eine-mammographie-sehen-sie-sich-diese-ueberraschenden-neuen-daten-an-wp261-223. html
- „Briefe von Prof. Dr. Heinz Ludwig Sänger, Interview mit Stefan Lanka“, Über die wissenschaftliche AIDS-Kritik, AIDS-Kritik, Webmaster, Michael Nitsche, http://AIDS-kritik.de/ index.html, http://AIDS-kritik.de/AIDS/saenger/Saenger-Leserbrief.html, http://aids-kritik. de/aids/diverses/lanka-interview.htm
- „Dr. Lanka, AIDS, Viren und ein Interview“, FAKTuell ®, http://archiv.faktuell.de/content/view/2086/33/, Versicherung an Eides statt
- „Virenexistenz“, klein-klein-verlag, Dr. Stefan Lanka, www.klein-klein-verlag.de/wer_sind_wir/Kurzgefasst/Impfungen/Virenexistenz/virenexistenz_html
- „Eine fatale Lüge mit dramatischen Folgen-Vogelgrippe-Virus“, taz.de,
- „AIDS – HIV“, klein-klein-verlag, www.klein-klein-verlag.de/hier_das_Neueste/Antw_zusammengef_/AIDS-HIV/AIDS-hiv.html
- „Ein neuer Virus wird erfunden - Schweinegrippe-Virus konstruiert? - Die Hintergründe der Schweinegrippe - Schweinegrippe: Massenimpfung überflüssig, ZDG Ges. für Ernährungsheilkunde GmbH, Neosmart Consulting AG, www.zentrum-der-gesundheit.de/ia-vogel grippe-h5n1-h5n8.html, www.zentrum-der-gesundheit.de/schweinegrippe-ia.html, www.zentrum-der-gesundheit.de/schweinegrippe-hinter gruende-ia.html, www. zentrum-der-gesundheit.de/schweinegrippe-massenimpfung-ia.html
- „AIDS - HIV - Lügen“, ZDG Ges. für Ernährungsheilkunde GmbH, Neosmart Consulting AG, www.zentrum-der-gesundheit.de/ia-AIDS-propaganda.html
- „Schweinegrippe, Grippe, Influenza“, klein-klein-verlag-Newsletter v. 11.12. 2009, Detlef Nolde, http://detlefnolde.wordpress.com/2009/12/11/dr-stefan-lanka-drei-fragen-zur-schweinegrippe/
- „AIDS-Propaganda: Wie verkauft man eine Lüge?“, Mosquito Verlag Limited & Co. KG, www.nexus-magazin.de/artikel/lesen/AIDS-propaganda-wie-verkauft-man-eine-luege/3
- „AIDS: Nur eine lukrative Lüge“, ZeitenSchrift-Verlag Seiler&Co., www.zeitenschrift.com/news/AIDSnureineluege.ihtml
- „Die Wahrheit über AIDS“, Wahrheit.org, www.wahrheitssuche.org/AIDS.html
- „Kurze Einführung in die Germanische Neue Medizin“ Dr. med. Mag. theol. Ryke Geerd Hamer, Verlag: Amici di Dirk, Ediciones de la Nueva Medicina, 2004, www.neue-medizin.de, www.neue-medizin.com/mikroben.Htm
- „Gutachten zur Neuen Medizin“, Prof. Dr. H. U. Niemitz, www.buck-info.de/20030818_Gutachten_Prof_Niemitz_Neue_Medizin.pdf
- Strategiewahl als Risikofaktor in der Nahrungsmittel- und Pharmaindustrie: Der Fall „Gentechnik“ von Monsanto, Thorsten Bernsmann, Holger Olschewski, www.krisennavigator.de/rifa3-d.htm, www.monsanto.de
- Trojanische Saaten. GenManipulierte Nahrung - GenManipulierter Mensch, Jeffrey M. Smith, Riemann, Verlag 2004
- Monsanto products accounted for over 90% of the total area planted with GE crops in the world in 2001, http://archivo.greenpeace.org/toursoja/informes/Multinacionales/monsanto_eng.pdf
- Monsanto: Behind the Scenes, A corporate profile, Kimiko Inouye, Polaris Institute, Februar 2004, www.polarisinstitute.org/polaris_project/bio_justice/corp_biotech/monsanto_profile.pdf
- Watchdog slams Monsanto ads, John Arlidge, Guardian Unlimited, Sunday February 28, 1999, www.guardian.co.uk/Archive/Article/0,4273,3829-135,00.html
- Monsanto vs. U.S. Farmers, A Report by the Center for Food Safety, 2005, 22, www.centerforfoodsafety.org/Monsantovsusfarmersreport.cfm
- EPA widerruft Patent auf indischen Weizen, Greenpeace Internet-Redaktion, 04.10.2004, www.greenpeace.org/deutschland/news/gentechnik/epa-widerruft-patent-auf-indischen-weizen
- Die Patentstrategie von Monsanto. Monsanto: Manipulieren, Patentieren, Abkassieren, Dr. Christoph Then, 26.10.2002, Greenpeace Deutschland, http://www.greenpeace.org/deutschland/fakten/gentechnik/patente/die-patent-strategie-von-monsanto
- Monsanto vs. U.S. Farmers, A Report by the Center for Food Safety, 2005, 22, www.centerforfoodsafety.org/Monsantovsusfarmersreport.cfm
- Monsanto darf für Kontaminierung kassieren, Michael Richter, 11.08. 2004, Greenpeace Deutschland, www.greenpeace.org/deutschland/news/gentechnik/monsanto-darf-fuer-kontaminierung-kassieren
- Monsanto + WTO = Umweltzerstörung, Greenpeace Internet-Redaktion, 12.09.2003, www.greenpeace.org/deutschland/news/gentechnik/monsan to---wto---umweltzerstoerung
- Tech Fees To Be Charged In Brazil. LOGAN AGRI-SERVICE (December 2003 newsletter): www.loganag.com/news.htm
- The day the sun dies: contamination and resistance in Mexico, Silvia Ribeiro, GRAIN Seed ling Juli 2004, www.grain.org/seedling/?id=292
- Argentina slams Monsanto for „attitude“ on GMO royalties, Taos Turner, Dow Jones News wires, March, 17, 2005, http://money.excite.com/jsp/nw/nwdt_rt. jsp?section=news&news_id=dji-00090720050317&feed=dji&date=20050317&cat=INDUSTRY

- World Food Day: Iraqi farmers aren't celebrating, GRAIN, 15.10.2004, clarification of February 2005, www.grain.org/nfg/?id=253
- Brasilien: Kongress stimmt für Gen-Soja, Greenpeace Internet-Redaktion, 03.03.2005, www.greenpeace.org/deutschland/?page=/deutschland/-news/-gentechnik/brasilien-kongressstimmtfuer-gen-soja
- Gentechnologie in der Landwirtschaft – Chronik einer angekündigten Katastrophe, Februar 2005, www.swissaid.ch/politik/d/documents/symposium_ doku_001.pdf
- Sprouting Up: Contamination by GM maize found in nine states in Mexico, Sylvia Ribeiro, Seedling, Jan. 2004, www.grain.org/seedling/index.cfm?id=262
- Promoting corporate profits in the name of the poor, ISAAA-Report Asien, Oktober 2000, www.grain.org/briefings/?id=137
- Biotech Boom Linked to Development Dollars - Critics, Katherine Stapp, IPS, 3.12.2003, www.ipsnews.net/interna.asp?idnews=21395
- Iraq's New Patent Law - A declaration of war against farmers? FOCUS ON THE GLOBAL SOUTH und GRAIN (29.11.2004): http://gnn.tv/articles/article.php?id=942
- Kontamination in Mexiko, Gen-ethischer Informationsdienst (GID) 166, Okt./ Nov.2004, www.genethischesnetzwerk.de/gid/TEXTE/ARCHIV/PRESSEDIENST_GID166/SCHWERPUNKT166.HTML
- Plowing for Profits: U.S. agribusiness eyes Iraq's fledgling markets. IN THESE TIMES (11.3.2005): www.inthesetimes.com/site/main/article/2009/
- Privater Agrarhandel setzt Zeichen bei der Koexistenzsicherung, Märkische Kraftfutter GmbH, Pressemitteilung vom 14.01.2005, www.monsanto.de/biotechnologie/koexistenz.php
- Britische Genfood-Pläne gestoppt, Daniel Unsöld, DNR, EU-Rundbrief, 3.9.03 www.dnr.de/publikationen/eur/artikel.php?id=71&archiv=t
- Throwing Caution to the Wind, Friends of the Earth, November 2004, www.foeeurope.org/GMOs/publications/EFSAreport.pdf
- Gen-Lobby – Wie befangen sind deutsche Spitzenbeamte?, Report Mainz, 28. Februar 2005, www.swr.de/report/archiv/sendungen/050228/05/frames.html
- Unterwanderung auf dem Acker, Wolfgang Löhr, taz, 7.3.2005, www.taz.de/pt/2005/03/07/a0138.nf/text
- Monsanto verurteilt, Wolfgang Löhr, taz, 8.1.2005, www.taz.de/pt/2005/01/08/a0108.nf/text
- Monsanto's desperate Propaganda Campaign reaches global Proportions, Genewatch UK, 6.9.2000, www.genewatch.org/Press%20Releases/pr15. Htm
- Monsanto leads list in biotech violations, Houston Chronicle, 17.10.2003, www.proxyinformation.com/monregagen1.html
- EU-Kommission führt EU in die Irre, Greenpeace Internet Redaktion, 15.2.2005 Greenpeace Germany, www.greenpeace.org/deutschland/?page=/deutschland/news/gentechnik/gen-mais-anbau-in-der-eu-ohne-kontrollen
- Gen-Mais: schädlich für Ratten, gesund für Menschen?, Presseerklärung Greenpeace, 17.9.2004
- Ratten, die Gen-Mais fraßen, zeigten verändertes Blutbild, Süddeutsche Zeitung, Dienstag, 27. April 2004, Nr.97, www.gene.ch/genpost/2004/Jan-Jun/msg00343.html
- Genetically Engineered Crops and Pesticide Use in the United States: The First Nine Years, www.biotech-info.net/technicalpaper7.html
- Splitting headache, New Scientist, 20.11.99, www.newscientist.com/article.ns?id=mg16422133.700
- Indien: Betrug mit Gen-Baumwolle entlarvt, Greenpeace Internet-Redaktion, 3.3.2005, www.greenpeace.org/deutschland/news/gentechnik/indien-betrug-mit-gen-baumwolle-entlarvt
- Gen-Soja in Argentinien belastet Umwelt, Greenpeace Internet-Redaktion, 20.1.2005, www.greenpeace.org/deutschland/news/gentechnik/gensoja-in-argentinien-belastet-umwelt
- Rust, Resistance, Run Down Soils, and Rising Costs - Problems Facing Soybean Producers in Argentina. Benbrook, C. M. (2005), www.greenpeace.de/benbrook
- Monsanto & Genetic Engineering: Risks for Investors, Januar 2005, Innovest Strategic Value Advisors und Polaris Institute, www.innovestgroup.com/pdfs/Monsanto_Analysis4-03.pdf
- Broken Promises, Will GM crops really help developing countries?, Lim Li Ching, 13.5.2004, www.peoplesfoodsovereignty.org/docs/new/05.htm
- Greenpeace e.V. April 2005, www.flegel-g.de/PDF/greenpeace_monsantoreport.pdf
- Monsanto's expanding monopolies, Vandana SHIVA, THE HINDU (1999-05-01), www.hinduonline.com/today/stories/05012524.htm, http://www.netlink.de/gen/Zeitung/1999/990511a.htm
- Gentechnik-Zwickmühle in Indien, Greenpeace Internet-Redaktion,
- Firma Weltstaat AD, „Saat des Bösen", http://pharma-schwindel.com/firma-weltstaat-ag-saat-des-boesen/
- Monsanto, mit Gift und Genen www.andrioli.com.br/de/index.php?option=com_content&view=article&id=131:monsanto-mit-gift-und-genen&catid=35:atualidades&Itemid =41, ANTÔNIO INÁCIO ANDRIOLI
- GENMANIPULIERTE NAHRUNG – Eine ernste Bedrohung der Gesundheit, www.netlink.de/gen/fagand.html, John Fagan Ph.D.
- Genmanipulation von Nahrungsmitteln, www.ghswedel.de/Comenius/Arbeit1/gendeutsch.htm, Christina Brandt, Anna Gröne, Sönke Schölermann

- Monsantos Machtstrategien & Unternehmensaufkäufe, www.greenpeace.de/themen/gentechnik/konzerne/artikel/monsantos_machtstrategien_unternehmensaufkaeufe/, Greenpeace e. V.
- Monsanto, Das Lebensmittel-Terror-Regime der Rothschilds, www.contracoma.Com/monsanto-das-lebensmittel-terror-regime-der-rothschilds/Contracoma
- Monsanto's Government Ties, www.redicecreations.com/specialreports/monsanto.html, Henrik Palmgren
- Die Monsanto Diktatur, www.mmnews.de/index.php/wirtschaft/3782-die-monsanto-diktatur, dexweb GmbH
- EU-Staaten verschieben Entscheidung über Nulltoleranz, www.genfoodneindanke.de/wp/, bio verlag gmbh
- Monsanto kauft Firma für Terminator'-Saatgut, http://oilgeopolitics.net/AufDeutsch/Monsanto/monsanto.html, F. William Engdahl
- Briefing Pack zur Gentechnik, Greenpeace, März 2004
- Genmanipulation, The Real Stories, http://therealstories.wordpress.com/genfood/
- Monsantos Saat für Europa! www.derbagger.org/artikel/monsantos_saat_fuer_europa,Zwischen Ernst und Satire – Verein für Diversität in der Medienlandschaft ZVR-Zahl: 720349459
- Trojanische Saaten, Jeffrey M. Smith, Riemann Verlag, März 2009
- „Erbgut in Auflösung", Zeitverlag Gerd Bucerius GmbH & Co. KG, www.zeit.de/2008/25/M-Genetik
- „Wir wissen nichts" (Genom), SPIEGEL ONLINE GmbH, www.spiegel.de/spiegel/0,1518,703085,00.html

KAPITEL 8

- Makula-Degeneration, www.sehen.de/sehen/sehschwaeche/makuladegeneration/
- Arthrose ist heilbar, www.liebscher-bracht.com/schmerzlexikon/arthrose/
- COPD, www.copd-deutschland.de/
- „Das neue Sog-Prinzip", Giso Weyand
- Der Geist beherrscht die Materie, Taschenbuch – 1. Januar 1984, Eberhard Maria Körner
- Rebirthing: bewusst atmen – bewusst leben: Die Integration von Körper, Geist und Seele durch bewusstes Atmen Taschenbuch – 31. Juli 2016, Gudrun Anders (Autor)
- Tamás Szikra, www.red-lion.hu
- Harmonisierer, Hamoni®, www.elektrosmoghilfe.com/shop/
- Der Celltuner, Cell Energy Center, https://cell-energy-center.com/de/celltuner-de/
- Fullerenes Wasser, Hamoni®, www.elektrosmoghilfe.com/shop/
- „Nachgedanken", Die Enteignung der Gesundheit, Ivan Illich, 1. Aufl. Mai 1975

Bildquellen

Coverbild: Shutterstock, Cover_146024906

(1) „Kopf in den Sand", Fotolia LLC, Fotolia_35284291_XS
(2) „Die Zelle", Fotolia LLC, Fotolia_20537434_XS
(3) www.thelifetree.com/gallery.htm www.electroherbalism.com/ Naturopathy/MiscAltHealthTopics/Parasites/Parasite_Pictures_and_videos.htm, Electroher balism
(4) www.thelifetree.com/gallery.htm www.electroherbalism.com/ Naturopathy/MiscAltHealthTopics/Parasites/Parasite_Pictures_and_videos.htm, Electroher balism
(5) „Zähne", Fotolia LLC, Fotolia_44444874_XS
(6) Impfgifte: Pic-Hoster, René Carnot, Schweiz, http://pic-hoster.net/
(7) „Die Niere", Fotolia LCC, Fotolia_39945027_XS
(8) „Gitterstruktur im gesunden Gewebe", Atomphysiker Merkl, www.nlnv.de/ front_content.php?idart=402
(9) „Power Tube", Fritonex AG
(10) Umkehr-Osmose-Wasser, Fotolia LLC, Fotolia_28808365_XS
(11) „Bio-Hazard" Shutterstock Images LLC, shutterstock_87734170
(12) Celltuner, www.wissenschaft.de
(13) Heilende Fußbälle, www.wissenschaft.de/erde-umwelt/heilende-fussbaelle-riesenmolekuele-aus-kohlenstoff-sollen-alzheimer-und-die-folgen-von-schlaganfaellen-bekaempfen/
(14) „Nachgedanken", Fotolia LLC, Fotolia_41597621_XS
(15) „Pusteblume" Shutterstock, shutterstock_31108819

Der Inhalt von Internetseiten als auch die Internetseiten selbst sind dynamisch und können nicht mehr existieren oder sich jederzeit ändern. Auch ist eine Prüfung sämtlicher Inhalte von Internetseiten als auch der Internetseiten, auf die ein Link erstellt wurde, nicht möglich. Der Autor hat keinen Einfluss auf die o.a. Internetseiten und „fremde Inhalte" verlinkter Webseiten Dritter und kann dafür auch keine Gewähr übernehmen.

Sachregister

Namenregister

WENN DAS DIE PATIENTEN WÜSSTEN

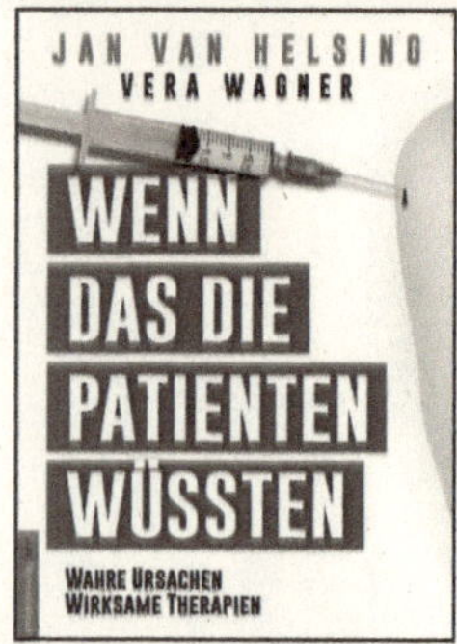

Vera Wagner Jan van Helsing

Geld oder Gesundheit? Mensch oder Fallpauschale? Worum geht es in unserem Gesundheits-System? Warum sterben immer noch unendlich viele Menschen elend an Krebs, der Krankheit, deren konventionelle Behandlung horrende Summen verschlingt? Weil die wahren Ursachen das medizinische Establishment nur selten interessieren. Weil es bei der konventionellen Krebstherapie nicht um Heilung, sondern ums Geld geht, das ist die perfide Regel, nach der dieses System funktioniert. Bestimmte Dinge laufen nach dem immer gleichen Prinzip ab: Jemand entdeckt eine Krankheitsursache oder entwickelt eine vielversprechende Heilmethode, das Wissenschafts-Establishment will nichts davon wissen. Den Patienten bleibt nichts anderes übrig, als sich selbst auf die Suche zu machen nach wahren Ursachen und wahren Heilern. Sie finden sie oft in einer Welt jenseits des medizinischen Mainstreams, einer Welt, in der von Schulmedizinern aufgegebene Patienten die Chance auf ein zweites Leben bekommen.

Jan van Helsing: *„Es ist an der Zeit, dass wir die Macht über unseren Körper zurückerobern – vor allem, was die Impfthematik angeht. Ich bin alt genug, selbst zu entscheiden, was in meinen Körper reinkommt und was nicht. Und die Anordnungen der Regierung interessieren mich nicht, denn ich habe diese Regierung nicht gewählt."*

ISBN 978-3-938656-75-4 • 25,00 Euro

ES IST KRIEG

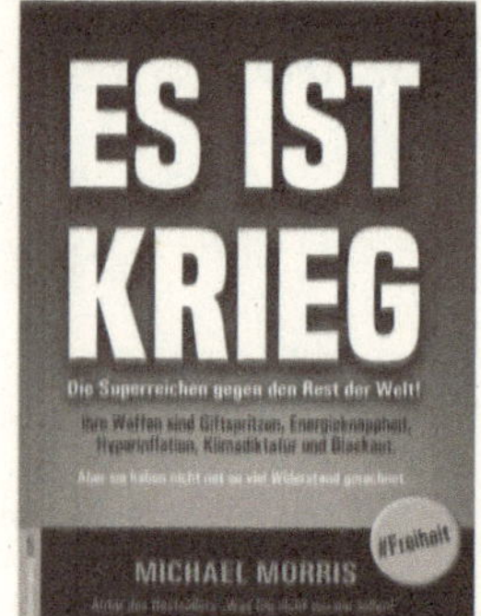

Michael Morris

Die Superreichen gegen den Rest der Welt!

Wir befinden uns in jener Zeit, die künftig vielleicht als die Endschlacht um das Überleben der Menschheit in die Geschichtsbücher eingehen wird, und der Ausgang dieses Krieges ist ungewiss. • Die vermeintliche „Corona-Impfung" zerstört das Immunsystem der Geimpften und führt dazu, dass jeder Betroffene an seiner ganz individuellen Schwachstelle erkrankt oder daran verstirbt. • Die Regisseure dieser künstlich geschaffenen Krise kommen vorwiegend aus dem Bereich der IT, der Pharmaindustrie, des militärisch-industriellen Komplexes und der Geheimdienste. • Im Rahmen der Corona-Inszenierung sollen wir Menschen auf eine digitale Identität (QR-Code) reduziert werden, um uns uneingeschränkt kontrollieren zu können (Social Ranking System). • Die Lüge vom menschengemachten Klimawandel dient dem Zweck, die Bevölkerung in Angst zu halten und immer neue Steuern zu erheben und Verbote auszusprechen. All diese Themen sind eng miteinander verflochten und verfolgen dasselbe Ziel: den klassischen Menschen abzuschaffen und durch einen digital gesteuerten Sklaven zu ersetzen. Wissen ist Macht. Vorbereitung ist essentiell. Widerstand ist unsere letzte Hoffnung!

ISBN 978-3-938656-96-9 • 24,00 Euro

MASSENMORD ODER NATÜRLICHE AUSLESE

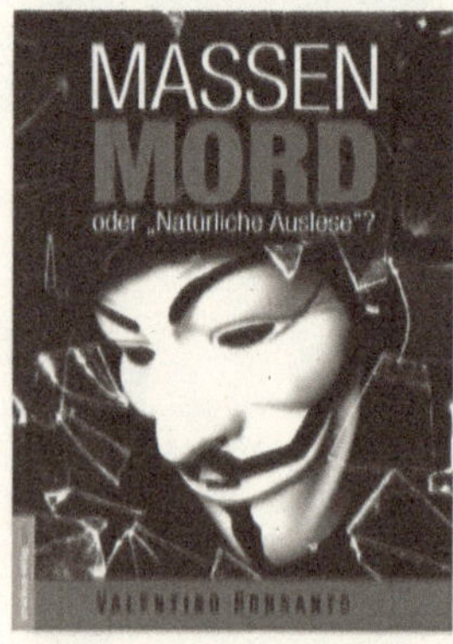

Valentino Bonsanto

Obwohl die allermeisten Ängste und Befürchtungen niemals eintreffen werden, sind überraschend viele Menschen regelrecht in Panik. Angeheizt durch die immer wieder neu aufbereiteten Schreckensmeldungen der Mainstream-Medien läuft ein großer Teil der Bevölkerung wie aufgeschreckte Hühner durch die Landschaft. Covid-19, weltweite Konflikte und der Krieg in der Ukraine stellen die Welt, so wie wir sie einmal kannten und liebten, auf den Kopf. Doch warum ist das so? Warum steckt die Menschheit in einer Sackgasse und steuert schnurstracks auf den Dritten Weltkrieg zu? Welche Verantwortung tragen die Massenmedien und die Politiker an diesem Dilemma? Gibt es doch einen Plan für die Versklavung und Reduzierung der Menschheit? „Wir befinden uns am Anfang einer globalen Umwälzung. Alles, was noch fehlt, ist eine große, weltweite Krise, bevor die Nationen die ‚Neue Weltordnung' akzeptieren." David Rockefeller Valentino Bonsanto hat aufgrund des „politisch unkorrekten" Inhalts seines ersten Buches „Corona – Der große Intelligenztest" seine Arbeitsstelle an einer deutschen Universität verloren. Dennoch hat er sich nicht davon abhalten lassen, seine Recherchen fortzusetzen, um mit diesem Buch weitere brisante sowie unbequeme Tatsachen ans Licht zu bringen.

ISBN 978-3-938656-79-2 • 24,00 Euro

DIE RÜCKKEHR DER DRITTEN MACHT

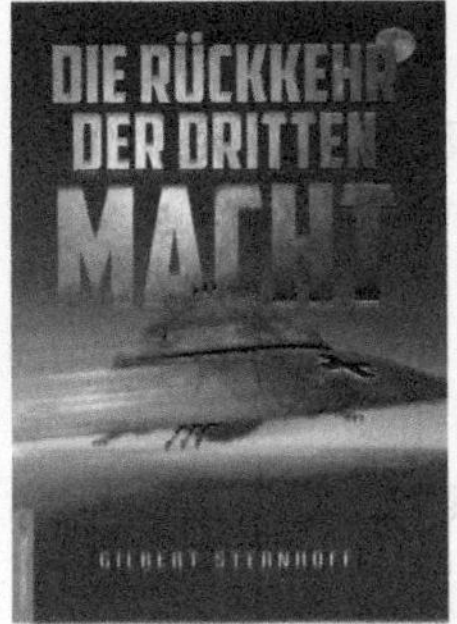

Gilbert Sternhoff

Seit dem Ende des Zweiten Weltkrieges mehren sich die Anzeichen dafür, dass auf der Erde im Verborgenen eine Dritte Macht existiert. Entstanden in den letzten Tagen des großen Völkerringens hat sie sich in den folgenden Jahrzehnten mittels einer Absetzbewegung und fortschrittlicher Technologien, die den unseren weit überlegen sind, etabliert. Ihr Ziel besteht unverhüllt in der Übernahme der Welt. Der Zeitpunkt scheint nicht mehr fern, da für ihr „Projekt Zeitenwende" die letzte Phase eingeleitet wird. Seit dem Jahr 2017 ist auch das UFO-Phänomen aus seinem Schattendasein getreten und hat sich vor allem in den USA durch veröffentlichte und vom Militär für echt erklärte Sichtungen offizielle Anerkennung verschafft. Sogar eine UFO-Task-Force wurde von der US-Regierung eingerichtet. Die alles entscheidende Frage ist: Wer sind SIE? Der im Juni 2021 von den US-Geheimdiensten vorgelegte Bericht verschweigt der Öffentlichkeit die schockierende Wahrheit.

ISBN 978-3938656716 • 14,80 Euro

MEIN VATER WAR EIN MiB – Band 5

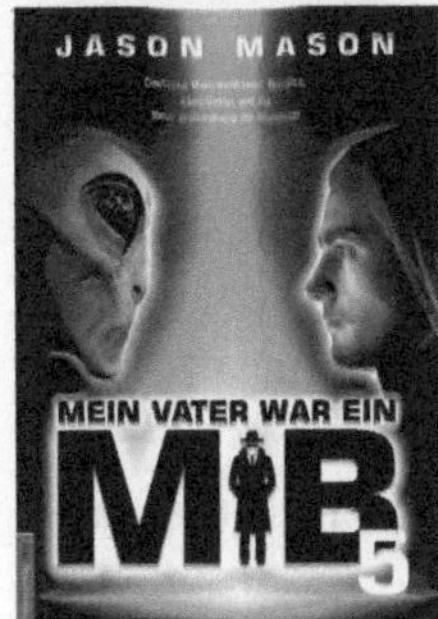

Jason Mason

Wir nähern uns dem Kern der größten Mysterien unserer Zeit! Band 5 der MiB-Reihe reiht sich nahtlos in die Serie ein und es gibt eine Unmenge an neuen Informationen zu entdecken. Jason Mason berichtet wieder von den Bucegi-Bergen in Rumänien und die dortigen Tunnelsysteme, die ins Zentrum der Erde führen. Die Botschafter innerirdischer Zivilisationen hüten Aufzeichnungen der wahren historischen Geschichte der Menschheit. Wieso versucht die Weltelite, das zu verhindern? Erfahren Sie die aufregendsten Geheimnisse deutscher Wissenschaftler, die für das frühe amerikanische Weltraumprogramm aktiv waren. Wer steuert die unbekannten Flugobjekte, und wird die Welt gerade auf die Bekanntgabe von UFOs und Außerirdischen auf der Erde vorbereitet? Jason Mason präsentiert neue Whistleblower, die weitere Details über die Alien-Präsenz auf der Erde enthüllen. Weitere Themen: Enthüllungen von militärischen Whistleblowern über UFOs, unheimliche Begegnungen mit Reptiloiden, geheime Untergrundbasen und das Geheime Weltraumprogramm sowie die Rückkehr der Anunnaki.

ISBN 978-3938656860 • 14,80 Euro

CORONA – DER GROSSE INTELLIGENZTEST

Valentino Bonsanto

SIND WIR ALLE VERRÜCKT GEWORDEN?

Alles begann im Winter 2019/20 mit einem völlig „neuartigen" Virus. Die Welt, wie wir sie kannten, war mit einem Schlag auf den Kopf gestellt. Die Menschheit befand sich in kürzester Zeit in einer Pandemie, die so schrecklich eingestuft wurde, dass sie Millionen von Menschen ins Grab bringen sollte. Doch entspricht das wirklich der Wahrheit? Ist das Virus tatsächlich so tödlich, oder könnte es sein, dass all die Veränderungen schon viel früher begannen, von uns unbemerkt und von einer Elite von langer Hand geplant? Valentino Bonsanto hat in den tiefsten Tiefen gegraben, recherchiert und Informationen zusammengetragen, die selbst ihn an manchen Tagen an ein Limit brachten. Direkt und mit einer ordentlichen Prise Sarkasmus spricht er in diesem Buch Klartext: *„Wenn wir heute nicht für unsere Freiheit einstehen, dann werden wir und die nächsten Generationen für lange Zeit keine mehr haben. Es wird kein Morgen mehr geben, so wie wir es uns wünschen und wie wir es einst geliebt haben, denn sie werden versuchen, uns alles zu nehmen."* Es ist höchste Zeit, die Augen mutig zu öffnen und der Wahrheit ins Gesicht zu schauen. Denn es liegt an uns – den Menschen, dem Volk, den Bürgern –, wie unsere zukünftige Welt aussehen wird.

ISBN 978-3-938656-78-5 • 21,00 Euro

ISS RICHTIG ODER STIRB!

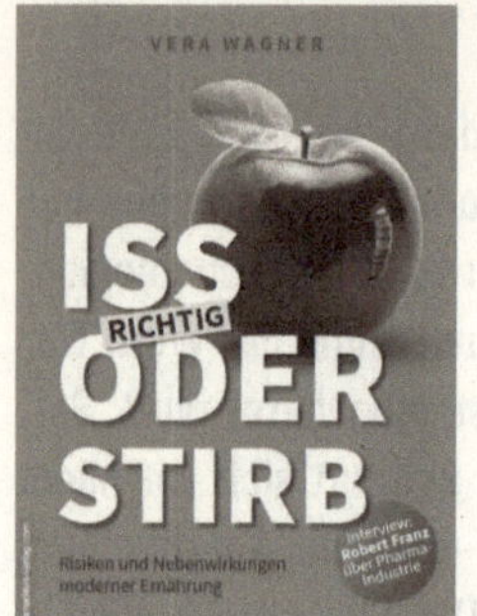

Vera Wagner

Von der Wiege bis zum Pflegebett, von der Babymilch bis zum Menü im Heim: Big Food konditioniert unseren Geschmack. Macht uns krank mit Zucker, Salz und Fett. Vergiftet uns mit toxischen Zusätzen und in High-Tech-Laboren zusammengebrauten Aromen. Und bringt damit viele Menschen ins Grab. Die Nahrung ist für die meisten Todesopfer weltweit verantwortlich, sagt die WHO – und kollaboriert hinter den Kulissen mit den Food-Konzernen. Diejenigen, die Ernährung kontrollieren müssten, haben die Kontrolle abgegeben. Früher wäre es strafbar gewesen, Erdbeergeschmack aus Sägespänen herzustellen. Heute ist es legal.

Die Zeit des Umbruchs ist gekommen, auch beim Thema Ernährung. Ernährungswissenschaftler fordern: Der Grad der industriellen Verarbeitung sollte auf Produkten angegeben werden. Doch wie lange wird es dauern, bis das umgesetzt ist? **Sie haben nur eine Chance: Sie müssen die Sache selbst in die Hand nehmen!**

ISBN 978-3-938656-57-3 • 24,00 Euro

LOCKDOWN

Michael Morris

Der Ausnahmezustand ist die neue Norm!

- Wie kann man den längst überfälligen systemischen Crash der Weltwirtschaft organisieren, ohne dass es einen Schuldigen gibt?
- Wie kann man die Nutzung von Bargeld abschaffen, ohne Widerstand aus der Bevölkerung zu erzeugen?
- Wie kann man problemlos die flächendeckende und lückenlose Überwachung aller Menschen etablieren?
- Wie kann man Versammlungs- und Demonstrationsverbote ohne Widerstand durchsetzen?
- Wie kann man die Menschen dazu bewegen, sich freiwillig impfen und chippen zu lassen?
- Wie kann man die Weltbevölkerung reduzieren, ohne dass irgendjemand Verdacht schöpft?

Dafür bräuchte es ein Ereignis, das so einschüchternd wirkt, dass die Menschen freiwillig auf ihre verfassungsmäßig garantierten Rechte verzichten und alle bisherigen Überzeugungen, Gewohnheiten und Ideale aufgeben. Dafür bräuchte es einen unsichtbaren Feind, der nie besiegt werden kann, weil er sich immer wieder verändert und immer wieder hinterhältig und erbarmungslos zuschlägt. Es bräuchte etwas, das uns alle betrifft, das niemand versteht, und das dennoch alle Menschen in Angst und Schrecken versetzt. Und genau das erleben wir jetzt!

ISBN 978-3-938656-19-8 • 21,00 Euro

HANDBUCH FÜR GÖTTER

Jan van Helsing

Egal, was die Illuminaten vorhaben, was ist DEIN Plan?

In diesem Buch spricht Jan van Helsing, der bereits im August 2019 über den Corona-Plan informiert war, mit Johannes, einem Hellsichtigen, der sozusagen einen guten „Draht nach oben" hat. Beide gehen der Frage nach, wieso die Mächtigen dieser Welt – die Illuminaten –, die hinter all diesen Szenarien stecken, eine solche Angst haben, dass ihre Machenschaften auffliegen, dass sie deswegen Videos, Bücher sowie Menschen auf dem gesamten Globus zensieren. Wovor haben sie Angst? Die Illuminaten kennen ein Geheimnis, das sie ganz schnell ihrer eigenen Macht berauben würde – hätten die Menschen Kenntnis davon. Es ist etwas, das in jedem von uns verborgen ist, weshalb man uns durch eine gigantische Ablenkungsindustrie davon abhält, uns auf die Suche nach diesem Geheimnis zu machen. Das „Handbuch für Götter" zeigt Möglichkeiten auf, wie jeder Einzelne diese Kraft entdecken und im täglichen Leben zum Einsatz bringen kann.

ISBN 978-3-938656-64-8 • 21,00 Euro

LÜGENMÄULER

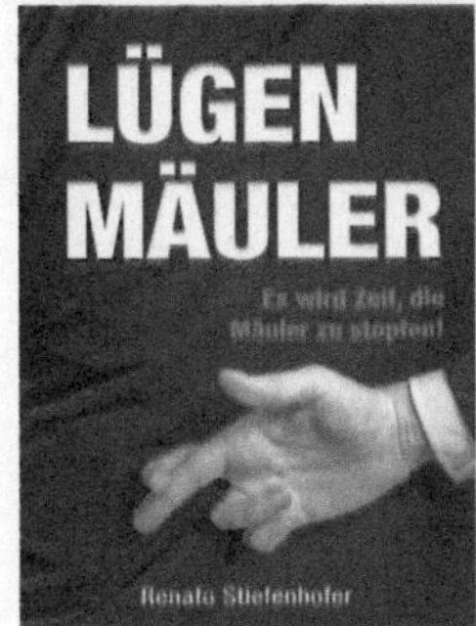

Renato Stiefenhofer

Es wird Zeit, die Mäuler zu stopfen!

Der Schweizer Jumbo-Kapitän Renato Stiefenhofer (geb. 1963) fliegt seit Jahrzehnten hauptsächlich für asiatische Airlines. Als ehemaliger Airforce-One-Pilot der Vereinigten Arabischen Emirate und Privatjet-Chauffeur für europäische Milliardäre tanzt er auf verschiedenen Hochzeiten und auf ver-schiedenen Kontinenten. Die ihm anvertraute Informationsvielfalt – vom Scheich Sultan über David Beckham bis hin zum Uno-Generalsekretär – versucht er in diesem Buch einzuordnen. Im Laufe der Zeit erkannte er, dass es mindestens zwei Parallelwelten geben muss: Die eine kennen wir alle, die andere ist ein sehr gefährliches Pflaster. Spätestens seit einem intensiven, privaten Gespräch mit einem US-Vier-Sterne-General in der First Class weiß er: Die brutale Realität und die Meinung, welche durch die tendenziöse Berichterstattung unserer Mainstream-Medien verbreitet wird, klaffen weit auseinander. Der US-General stellte infrage, ob 9/11 so passiert ist, wie es uns die Geschichtsbücher und die Politik vorbeten. Dieses Gespräch wurde zum Beginn einer Odyssee, die Captain Stiefenhofer ein gigantisches Lügengebilde von Politik und Presse offenbarte. Gleichzeitig werden die EU, der deutsche Staat und die verwirrenden Covid-19-Maßnahmen akribisch untersucht und entlarvt.

ISBN 978-3-938656-68-6 • 21,00 Euro

DEINE SEELE GEHÖRT UNS!

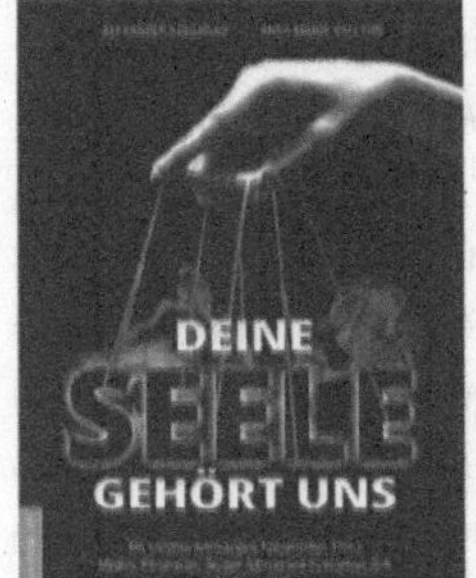

Alexander Kohlhaas Anna-Maria Valeton

Zeugen Jehovas und Klimaretter – dasselbe Prinzip!

Glauben Sie, dass Religionen als überwunden anzusehen sind? Religionen, die seit Jahrhunderten Menschen spalten, verurteilen, abwerten und Andersdenkende diffamieren? Oder leben wir heute nicht in einer Zeit, in der solche teuflischen Methoden wieder zur vollen Wirkung kommen? Mit Insiderwissen eines Aussteigers einer Extremgruppe und einer Aussteigerin aus der Medienbranche beleuchten die Autoren:

- Welche Mechanismen in Extremgruppen wie Scientology oder den Zeugen Jehovas wirken und mit welchen Methoden sie Menschen an sich binden.
- Wie Klimaretter gleiche Methoden und religiöse Sprache verwenden!
- Welche Mechanismen in Greta Thunbergs Familie wirken, damit sie Erlösung erfährt!
- Wie der Öffentliche Rundfunk Framing als Waffe verwendet, um Menschen zu spalten

ISBN 978-3-938656-59-4 • 19,00 Euro

WIR TÖTEN DIE HALBE MENSCHHEIT!

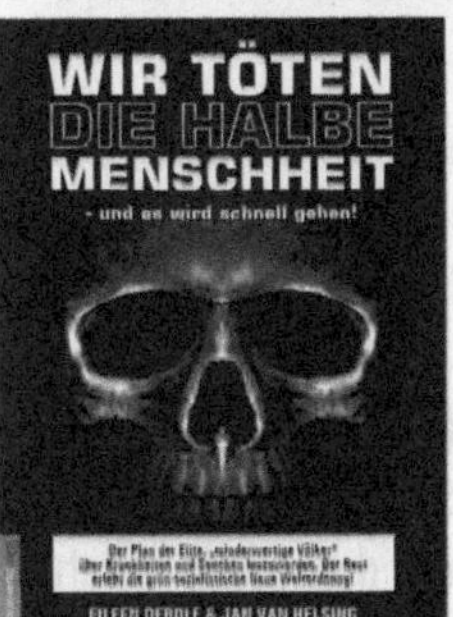

Eileen DeRolf Jan van Helsing

Jetzt machen sie Ernst. Corona ist erst der Anfang!

„China wird eine Erkältung bekommen.' Diese Epidemie soll sich dann über die ganze Welt ausbreiten – entweder als Rache der Chinesen oder weil der Virus mutiert ist – und die Menschen generell dezimieren, um zirka 50 Prozent!" Das sagte ein britischer Hochgradfreimaurer im Gespräch mit Bill Ryan (Project Camelot) im Jahr 2010.

Über die Jahrzehnte haben verschiedene Autoren über die kommende Neue Weltordnung geschrieben und darüber, dass eine kleine Elite die Welt an sich reißen und alles privatisieren will. Die Corona-Epidemie ist ein geschickt genutztes Werkzeug, einen Finanzcrash zu tarnen, Bargeld zu entziehen, Zwangsimpfungen und möglicherweise auch ein Chippen von Menschen zu erwirken. Und es gibt einen Plan: Zum einen gibt es den für die Menschheit der Zukunft, die auf mindestens die Hälfte reduziert werden soll. Wie sie das machen werden und wen sie als erstes im Visier haben, erfahren Sie in diesem Buch. Die Neue Weltordnung selbst wird u.a. über die Agenda 21 und Agenda 2030 im links-grünen Gewand eingeführt. Dies schildert die Aktivistin Eileen DeRolf am Beispiel der USA in aller Ausführlichkeit. Um die 'Privatisierung der Welt' und die historischen Hintergründe derselben besser verstehen zu können, hat Jan van Helsing mit dem Insider Hannes Berger und dem Climate-Engineering-Spezialisten Andreas Ungerer im Anhang ein langes Interview geführt.

ISBN 978-3-938656-53-2 • 21,00 Euro

WAS SIE NICHT WISSEN SOLLEN!

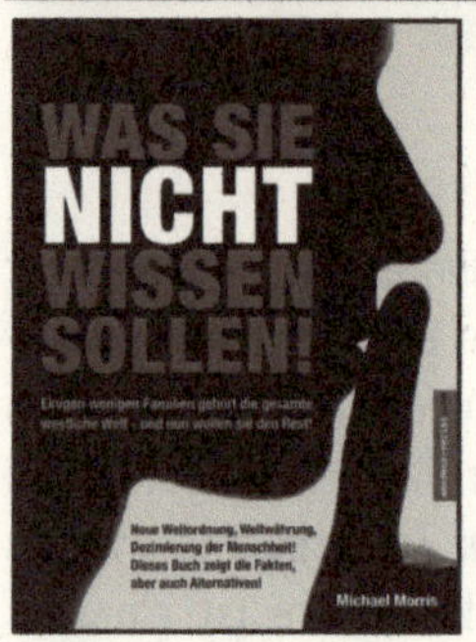

Michael Morris

Einigen wenigen Familien gehört die gesamte westliche Welt – und nun wollen sie den Rest!

Eine kleine Gruppe von Privatbankiers regiert im Geheimen unsere Welt. Das Ziel dieser Geldelite ist kein Geringeres als die Weltherrschaft, genannt die *Neue Weltordnung*!

Michael Morris erklärt über die Zukunft der Finanz- und Wirtschaftswelt: *„Die Ländergrenzen werden bleiben, aber die Währungsgrenzen fallen! Ich habe in diesem Buch den Fokus auf die Wirtschaft, auf Geld und das Bankwesen gelegt, denn die Mechanismen des Geldes sind der Schlüssel zur Macht dieser Bankier-Clans. Seit fast zweihundert Jahren sind wir immer wieder auf dieselben Tricks hereingefallen... Jeder Börsencrash war geplant und so ist es auch der nächste – und der kommt sehr bald!"*

ISBN 978-3-938656-13-6 • 21,00 Euro

GIFTDEPONIE MENSCH

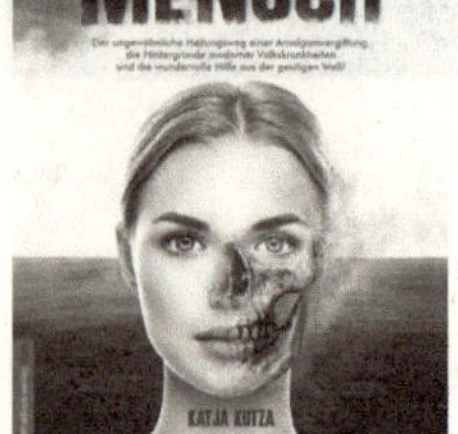

Katja Kutza

Der ungewöhnliche Heilungsweg einer Amalgamvergiftung...

„Sie sind austherapiert. Wir können keine körperlichen Erkrankungen bei Ihnen feststellen und vermuten eine psychische Störung." Das waren die Worte, mit denen Katja Kutza aus den meisten schulmedizinischen Praxen entlassen wurde. Am Ende eines langen Leidensweges stand die Autorin mit einem nicht mehr funktionieren wollenden Körper und allein gelassen von Ärzten vor den Trümmern ihres einst glücklichen Lebens. Völlig verzweifelt an diesem Punkt angekommen, bekam ihr Leben endlich eine glückliche Wende. Nicht nur ihre Grunderkrankung – eine Amalgamvergiftung – wurde aufgedeckt, auch spirituelle, geistige und energetische Heilsysteme ebneten ihr den Heilungsweg. Auf diesem Weg zurück in ihr Leben machte sie zahlreiche wichtige Erfahrungen, die sie immer zuerst zu hundert Prozent am eigenen Leib spürte und erfuhr, um dann einen optimalen Genesungs- bzw. Lösungsweg zu erfahren. Ihr daraus entstandenes Wissen, ihre spannende Lebensgeschichte und ihre Erfahrungen auf körperlicher, geistiger und seelischer Ebene gibt sie in ihrem Buch völlig authentisch und ehrlich weiter, bietet Hilfe zur Selbsthilfe und macht Mut, niemals aufzugeben und offen zu sein, ungewöhnliche Wege zu gehen.

ISBN 978-3-938656-47-1 • 21,00 Euro

SELBSTHEILKRAFT

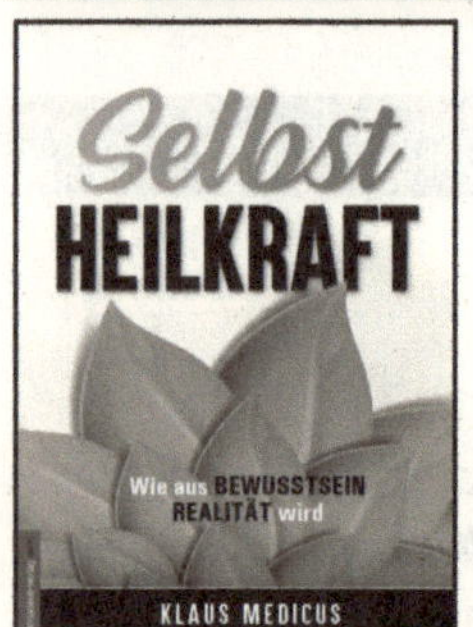

Klaus Medicus

Die Schlüssel zur Entfaltung höchster Potentiale gesundheitlich – psychisch – spirituell

»Selbst-Heilkraft« ist das innovative Praxisbuch eines wirklichen Medicus unserer Zeit, das sich mit Leichtigkeit über künstlich gesetzte Grenzen klassischer Medizin, konventioneller spiritueller Leitfäden und des herkömmlichen Denkens hinwegsetzt. Wir sind frei, eine Revolution des Geistes zu erleben, mit der wir die Fesseln alltäglicher Propaganda hinsichtlich Gesundheit, Spiritualität, Gesellschaft, Umwelt und Politik sprengen. In jedem Menschen liegt ungeahntes Potential eigener Schöpferkraft verborgen, das es zu entdecken gilt. Der Medicus nimmt seine Leser mit auf eine faszinierende Reise in Weiten menschlichen Bewusstseins, auf der sich durch die Aktivierung der Zirbeldrüse Zugänge ins universelle Quantenfeld öffnen und die Kraft erlebter Gegenwärtigkeit direkt erfahrbar wird.

ISBN 978-3-938656-74-7 • 21,00 Euro

DIE KINDER DES NEUEN JAHRTAUSENDS

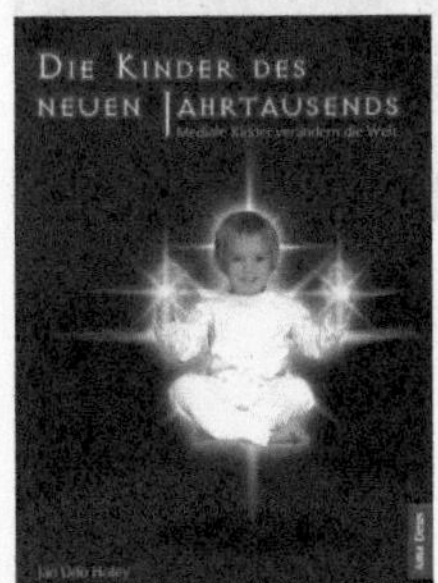

Jan van Helsing

Sie werden sich sicherlich fragen, wieso Sie dieses Buch nicht in die Hand nehmen sollen. Handelt es sich hierbei nur um eine clevere Werbestrategie? Nein, der Rat: **„Hände weg von diesem Buch!"** ist ernst gemeint. Denn nach diesem Buch wird es nicht leicht für Sie sein, so weiterzuleben wie bisher. Heute könnten Sie möglicherweise noch denken: *„Das hatte mir ja keiner gesagt, woher hätte ich denn das auch wissen sollen?"* Heute können Sie vielleicht auch noch meinen, dass Sie als Einzelperson sowieso nichts zu melden haben und nichts verändern können. Nach diesem Buch ist es mit dieser Sichtweise jedoch vorbei! Sollten Sie ein Mensch sein, den Geheimnisse nicht interessieren, der nie den Wunsch nach innerem und äußerem Reichtum verspürt hat, der sich um Erfolg und Gesundheit keine Gedanken macht, dann ist es besser, wenn Sie den gut gemeinten Rat befolgen und Ihre Finger von diesem Buch lassen.

ISBN 978-3-9807106-8-8 • 21,00 Euro

HÄNDE WEG VON DIESEM BUCH!

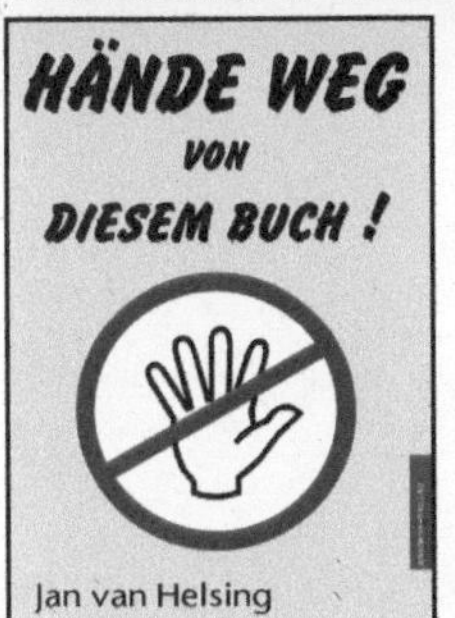

Jan van Helsing

Mediale Kinder verändern die Welt!

Der dreizehnjährige Lorenz sieht seinen verstorbenen Großvater, spricht mit ihm und gibt dessen Hinweise aus dem Jenseits an andere weiter. Kevin kommt ins Bett der Eltern gekrochen und erzählt, dass „der große Engel wieder am Bett stand". Peter ist neun und kann nicht nur die Aura um Lebewesen sehen, sondern auch die Gedanken anderer Menschen lesen. Vladimir liest aus verschlossenen Büchern und sein Bruder Sergej verbiegt Löffel durch Gedankenkraft.

Ausnahmen, meinen Sie, ein Kind unter tausend, das solche Begabungen hat? Nein, keinesfalls! Wie der Autor in diesem, durch viele Fallbeispiele belebten Buch aufzeigt, schlummern in allen Kindern solche und viele andere Talente, die jedoch überwiegend durch falsche Religions- und Erziehungssysteme, aber auch durch Unachtsamkeit oder fehlende Kenntnis der Eltern übersehen oder gar verdrängt werden. Und das spannendste an dieser Tatsache ist, dass nicht nur die Anzahl der medial geborenen Kinder enorm steigt, sondern sich auch ihre Fähigkeiten verstärken. Was hat es damit auf sich?

Lauschen wir den spannenden und faszinierenden Berichten medialer Kinder aus aller Welt.

ISBN 978-3-9807106-4-0 • 23,30 Euro

VERRATEN – VERKAUFT – VERLOREN?

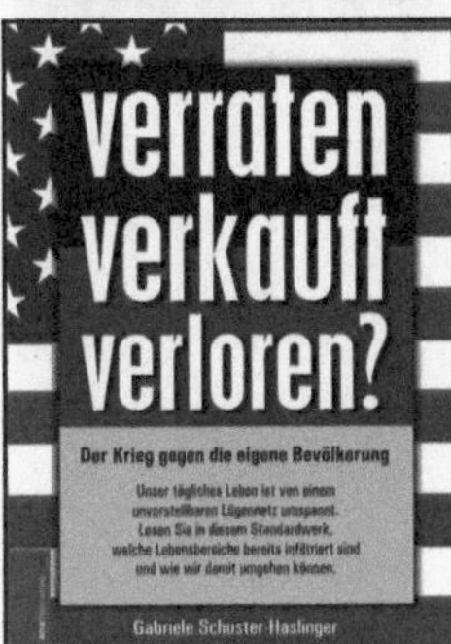

Gabriele Schuster-Haslinger

Der Krieg gegen die eigene Bevölkerung

Wir Menschen werden – speziell in der westlichen Welt – gezielt manipuliert. Wir wissen, dass die Politiker unfrei sind und selten zum Wohle des Volkes entscheiden. Medien werden für Propaganda genutzt. Es ist mittlerweile auch bekannt, dass Konzerne politische Entscheidungen diktieren. Dass wir jedoch in sämtlichen Alltagsbereichen absichtlich verraten, belogen und betrogen werden, ist der Bevölkerung meist nicht bekannt. Wussten Sie beispielsweise, dass Ex-Papst Benedikt vom *Internationalen Tribunal für die Aufklärung der Verbrechen von Kirche und Staat* (ITCCS) wegen angeblichem rituellen Kindesmord angezeigt wurde? Oder dass Fluorid bereits vor 75 Jahren eingesetzt wurde, damit die Menschen stumpfsinnig wurden und nicht auf die Idee kamen, zu rebellieren? Es ist ein unvorstellbar großes Netzwerk, das alle Lebensbereiche durchdringt und beeinflusst. Wer sind die Drahtzieher?

ISBN 978-3-938656-32-7 • 26,00 Euro